哈里森内科学手册

HARRISON'S MANUAL
OF MEDICINE

（第 18 版）

注　意

医学是一门不断探索的学科。随着新的研究和临床试验不断拓宽我们现有的知识，医学手段和药物治疗也在不断更新。这本书籍是作者和出版商通过不懈努力、查阅多方资料，为读者提供的完整且符合出版时标准的内容。然而，鉴于难以避免的人为错误或医学科学的多变性，本书作者、出版商或其他参与本书准备和出版的工作人员均无法保证本书的每一方面都是准确和完整的，当然他们对本书中所有错误、纰漏或引用信息所产生的后果也难以承担所有的责任。我们鼓励读者参阅其他资料来验证本书的内容。例如，我们特别建议读者在使用每一种药物时查阅相关产品信息以确保本书内容的信息准确性，确认本书推荐的剂量或使用的禁忌证有无变化，尤其是涉及新的或不常用的药物时。

哈里森内科学手册

HARRISON'S MANUAL
OF MEDICINE

（第 18 版）

原　著　Dan L. Longo

Anthony S. Fauci

Dennis L. Kasper

Stephen L. Hauser

J. Larry Jameson

Joseph Loscalzo

主　译　陈　红

北京大学医学出版社

HALISEN NEIKEXUE SHOUCE(DI 18 BAN)

图书在版编目(CIP)数据

哈里森内科学手册：第 18 版／（美）朗顾
（Longo，D. L.）等原著；陈红主译．—北京：
北京大学医学出版社，2016.1（2018.12 重印）
　书名原文：Harrison's manual of medicine
　ISBN 978-7-5659-1276-4

Ⅰ．①哈… Ⅱ．①朗… ②陈… Ⅲ．①内科学—手册
Ⅳ．①R5-62

中国版本图书馆 CIP 数据核字（2015）第 276660 号

北京市版权局著作权合同登记号：图字：01-2013-8432

Dan L. Longo，Anthony S. Fauci，Dennis L. Kasper，Stephen L. Hauser，J. Larry
Jameson，Joseph Loscalzo
HARRISON'S MANUAL OF MEDICINE
ISBN 978-0-07-174519-2
Copyright © 2013，2009，2005，2002，1998，1995，1991，1988 by McGraw-Hill Education.

哈里森内科学手册（第 18 版）

主　　译：陈　红
出版发行：北京大学医学出版社
地　　址：（100191）北京市海淀区学院路 38 号
　　　　　北京大学医学部院内
电　　话：发行部 010-82802230；图书邮购 010-82802495
网　　址：http://www.pumpress.com.cn
E - mail：booksale@bjmu.edu.cn
印　　刷：北京信彩瑞禾印刷厂
经　　销：新华书店
责任编辑：高　瑾　　责任校对：金彤文　　责任印制：李　啸
开　　本：889mm×1194mm 1/32　　印张：46.125　　字数：1541 千字
版　　次：2016 年 1 月第 1 版　2018 年 12 月第 3 次印刷
书　　号：ISBN 978-7-5659-1276-4
定　　价：198.00 元
版权所有，违者必究
（凡属质量问题请与本社发行部联系退换）

译者名单

主　译　陈　红

副主译　（按姓名汉语拼音排序）

冯婉玉	冯　艺	高旭光	高占成	洪　楠	黄晓军
纪立农	李忠佑	栗占国	刘玉兰	宋俊贤	王　辉
王立群	王　杉	魏　来	余力生	张建中	赵明威
朱继红	左　力				

译　者　（按姓名汉语拼音排序）

敖冬慧	蔡美顺	蔡晓凌	曹成富	曹　珊	陈　红
陈江天	陈　静	陈　玲	陈　宁	陈燕文	陈颖丽
陈玉珍	程　敏	迟　骋	邓利华	邓咏梅	丁　茜
董　葆	董霄松	杜　昌	杜　炜	段天娇	房继莲
封　波	冯桂建	冯婉玉	冯　艺	冯　云	甘良英
高蕾莉	高　莉	高伟波	高旭光	高元丰	高占成
高志冬	耿　强	公丕花	关文龙	郭丹杰	韩进超
韩学尧	何晋德	洪　楠	胡　嫣	胡肇衡	黄　勍
黄文凤	黄晓军	霍　阳	纪立农	姜冠潮	姜　红
蒋　绚	金　江	靳文英	赖云耀	李　鼎	李红校
李　晶	李清华	李　冉	李　夏	李晓波	李晓雪
李　雪	李　延	李永杰	李月红	李忠佑	栗占国
梁斯晨	林晓清	刘传芬	刘　靖	刘　晴	刘　田
刘　蔚	刘文玲	刘　栩	刘雅芬	刘　扬	刘玉兰
刘元生	柳小婧	卢冰冰	罗樱樱	吕　飒	马　慧
马艳良	马玉良	穆新林	祁文静	曲　姗	饶慧瑛
仁　晖	任景怡	任　倩	沈　明	宋　丹	宋广军
宋俊贤	苏　琳	隋　准	孙艺红	谭星宇	田敬华
王　芳	王峰蓉	王鸿懿	王　辉	王建六	王江源
王景枝	王峻瑶	王克强	王　岚	王　磊	王梦琳
王　宓	王　杉	王　殊	王思琦	王向群	王晓丹
王晓峰	王雪梅	王　琰	王智峰	魏　来	吴　静

吴彦喜　许俊堂　杨冬红　杨团峰　于垚　张静　张伸　赵明威　周灵丽　朱宇

吴芸　夏长胜　许克新　杨锋　姚岚　余兵　张黎明　张思敏　赵晓蕾　周倩云　朱元民

吴泽璇　谢兴旺　薛倩靓　杨智菁　姚力生　余明君　张向阳　张新菊　赵翔海　周　左力

武蓓迪　谢艳涵　闫溪　杨梦健　叶阮锋　张沁　张茉　张秀英　周德训　朱继红

武楠　徐涛宇　杨燕明江　叶颖　张昊　张荣葆　张媛媛　周靖　朱建莹

席雯　徐　杨亭　于　张建　赵慧　周　朱

雯燕　冰亭　浩中　瑞　静萍　朱丽

著者名单

Dan L. Longo, MD

Professor of Medicine, Harvard Medical School;
Senior Physician, Brigham and Women's Hospital;
Deputy Editor, *New England Journal of Medicine*,
Boston, Massachusetts; Adjunct Investigator,
National Institute on Aging, National Institutes of Health,
Bethesda, Maryland

Anthony S. Fauci, MD, ScD(HON)

Chief, Laboratory of Immunoregulation;
Director, National Institute of Allergy and Infectious Diseases,
National Institutes of Health, Bethesda, Maryland

Dennis L. Kasper, MD, MA(HON)

William Ellery Channing Professor of Medicine, Professor of
Microbiology and Molecular Genetics, Harvard Medical School;
Director, Channing Laboratory, Department of Medicine, Brigham
and Women's Hospital, Boston, Massachusetts

Stephen L. Hauser, MD

Robert A. Fishman Distinguished Professor and Chairman,
Department of Neurology, University of California, San Francisco,
San Francisco, California

J. Larry Jameson, MD, PhD

Robert G. Dunlop Professor of Medicine; Dean, University
of Pennsylvania Perelman School of Medicine; Executive
Vice-President, University of Pennsylvania Health System,
Philadelphia, Pennsylvania

Joseph Loscalzo, MD, PhD

Hersey Professor of the Theory and Practice of Medicine, Harvard
Medical School; Chairman, Department of Medicine;
Physician-in-Chief, Brigham and Women's Hospital, Boston,
Massachusetts

译者前言

内科疾病是最常见的一大类疾病。我们在临床实践中，时刻都要面临着对其诊断和处理。因此，内科学在临床医学中占有极其重要的位置，是临床医学的基础和核心学科。《论语·魏灵公》曰："工欲善其事，必先利其器。"一位医学生或临床医生要想对内科疾病诊疗做到胸有成竹，首先需要有一本优秀的内科学教材。当今众多内科学教材中，《哈里森内科学》由国际上内科权威专家领衔编撰，自第一版出版至今65年，历经19次修订再版，始终深受众多医学生和临床医生的喜爱，堪称全世界最具影响力的经典教科书之一。曾记得，大学期间和开始参加临床工作后，拥有属于自己的《哈里森内科学》教材一直是我和许多医生最大的梦想。

随着科技的进步和信息化的发展，现代临床医学进入了知识"大爆炸"时期，不仅内容快速增加而且变化日新月异。同时，临床医生也面临着日益繁重的医疗服务工作。在如此背景下，如何能更快速、便捷和高效地获取主要内科疾病的重要信息，从而快速转化到临床实践中就显得尤为重要。为顺应这一临床需求，《哈里森内科学》编者们于1988年首次创新性地将其浓缩成《哈里森内科学手册》，并不断再版更新，成为一线临床医生的口袋书。

最新的第18版《哈里森内科学手册》仍然秉承"临床实用至上"的原则，于上一版的基础之上，对版式进行了优化，简练语言，采用更多精美的图表方便读者于繁忙的工作中查阅与理解。第18版《哈里森内科学手册》原版书发行不久，北京大学医学出版社就将其引进国内，并且非常荣幸能由我承担主译工作。为保证翻译质量和充分体现原书权威性，本书邀请了相关领域的知名学者担任译者与审阅专家。经历近2年齐心协力的团队工作，终于不辱使命完成全书翻译。本书力争以"忠于原著，精益求精"的思想，期许呈现"信、达、雅"之译著，从而原汁原味地将原著内容呈现给中国广大的医务人员。

《哈里森内科学》自出版以后，就被国外众多著名医学院校，如：哈佛大学、约翰·霍普金斯大学等列为内科学参考书。因此，我们翻译的这本第 18 版《哈里森内科学手册》也十分适合国内各大医学院校医学生在见习和实习阶段、住院医师培训阶段使用，也可供一些高年资临床医师查阅和学习。

在本版著作的翻译过程中，非常感谢出版社全体同仁，尤其是高瑾编辑给予的倾力支持；感恩诸位参与翻译及审译的临床医生的辛勤付出，为本书的高质量出版奠定了最坚实基础！

此外，由于受限于语言水平与医疗行为习惯，翻译著作中难免出现纰漏，敬请各位读者朋友们谅解，同时欢迎大家的建议和指正，监督我们提高后续的工作质量。

北京大学人民医院

陈　红

2015 年 11 月 16 日

原著前言

《哈里森内科学》蕴含全面的知识体系，为掌握优质医疗照护的生物和临床方面之重要基础。长期以来，也一直是临床医生与医学生们首选的医学教材。由于医学知识极速膨胀，以及现代医学状况下繁重的患者照护责任制约了时间，临床工作者难以事先悉数阅读如此庞杂的疾病内容与其临床表现和治疗方案，甚至在面对患者后也很难当下就展开查阅。正是如此，编辑们于1988年第一次将《哈里森内科学》浓缩成一本口袋书，即《哈里森内科学手册》（下文简称《手册》）。最新版本《手册》撷取自《哈里森内科学》第18版，且与之前7个版本相似，着重呈现了医学实践中常见主要疾病的诊断、临床表现和治疗要点。

编辑们深感《手册》内容并不足以应对深入分析临床问题的需求，但是其条理清楚和翔实总结的知识可备为临床现场随时应用的资源，也可为读者日后深化认识进行广泛阅读奠定基础。近年来，《手册》之所以越来越受到欢迎，得益于其排版简洁，对于发病机制的叙述简明扼要，以及处理流程适用于争分夺秒的临床情境。本书的编辑排版可方便读者在章节内迅速查找及获取信息。《手册》采取的编写方式，也将便于读者可更简单且无缝地对照查阅第18版《哈里森内科学》全文。编辑们推荐，倘若时间容许读者应尽快参阅《哈里森内科学》全文教材或在线版本。最新版《手册》也秉承了过去版本的传统，紧跟内科学实践中的最新进展。为此，本书每一章节均经过作者精炼总结，并对前一版本进行更新，包括大幅修订，甚至编撰全新章节。本书版式也进一步优化处理，缩减了文字而应用大量表格和图，以协助读者理解及做出临床决策。

我们在此衷心感谢我们的伙伴和同事 Eugene Braunwald 博士。多年来，他为促成《手册》以及所有哈里森系列的书籍出版做出了许多贡献并提供了宝贵的建议。

缩略语表

任景怡　校　仁晖　译

A2	aortic second sound	
	主动脉瓣第二心音	
ABGs	arterial blood gases	
	动脉血气	
ACE	angiotensin converting enzyme	
	血管紧张素转化酶	
AF	atrial fibrillation	
	心房颤动	
AIDS	acquired immunodeficiency syndrome	
	获得性免疫缺陷综合征	
ALS	amyotrophic lateral sclerosis	
	肌萎缩侧索硬化	
ANA	antinuclear antibody	
	抗核抗体	
ARDS	adult respiratory distress syndrome	
	成人呼吸窘迫综合征	
bid	two times daily	
	每日两次	
biw	twice a week	
	每周两次	
bp	blood pressure	
	血压	
BUN	blood urea nitrogen	
	血尿素氮	
CAPD	continuous ambulatory peritoneal dialysis	
	持续性非卧床腹膜透析	
CBC	complete blood count	
	全血细胞计数	
CF	complement fixation	
	补体结合	
CHF	congestive heart failure	
	充血性心力衰竭	
CLL	chronic lymphocytic leukemia	
	慢性淋巴细胞白血病	
CML	chronic myeloid leukemia	
	慢性粒细胞白血病	

CMV	cytomegalovirus
	巨细胞病毒
CNS	central nervous system
	中枢神经系统
CPK	creatine phosphokinase
	肌酸磷酸激酶
CSF	cerebrospinal fluid
	脑脊液
CT	computed tomography
	计算机化断层显像
CVP	central venous pressure
	中心静脉压
DIC	disseminated intravascular coagulation
	弥散性血管内凝血
DVT	deep venous thrombosis
	深静脉血栓形成
Dx	diagnosis
	诊断
EBV	Epstein-Barr virus
	EB 病毒
ECG	electrocardiogram
	心电图
EEG	electroencephalogram
	脑电图
ELISA	enzyme-linked immunosorbent assay
	酶联免疫吸附试验
EMG	electromyogram
	肌电图
ENT	ear, nose, and throat
	耳鼻喉
EOM	extraocular movement
	眼球外转动
ESR	erythrocyte sedimentation rate
	红细胞沉降率
FDA	US Food and Drug Administration
	美国食品药品管理局
FEV1	forced expiratory volume in first Second
	一秒用力呼气量
GFR	glomerular filtration rate
	肾小球滤过率
GI	gastrointestinal
	胃肠道
G6PD	glucose-6-phosphate dehydrogenase
	6-磷酸葡萄糖脱氢酶
Hb	hemoglobin
	血红蛋白

Hct	hematocrit	
	血细胞比容	
HDL	high-density lipoprotein	
	高密度脂蛋白	
HIV	human immunodeficiency virus	
	人类免疫缺陷病毒	
hs	at bedtime	
	睡前	
HSV	herpes simplex virus	
	单纯疱疹病毒	
Hx	history	
	病史	
ICU	intensive care unit	
	重症监护治疗病房	
IFN	interferon	
	干扰素	
Ig	immunoglobulin	
	免疫球蛋白	
IL	interleukin	
	白介素	
IM	intramuscular	
	肌内注射	
IV	intravenous	
	静脉注射	
IVC	inferior vena cava	
	下腔静脉	
IVP	intravenous pyelogram	
	静脉肾盂造影	
JVP	jugular venous pressure	
	颈静脉压	
LA	left atrium	
	左心房	
LAD	left axis deviation	
	心电轴左偏	
LBBB	left bundle branch block	
	左束支传导阻滞	
LDH	lactate dehydrogenase	
	乳酸脱氢酶	
LDL	low density lipoprotein	
	低密度脂蛋白	
LFT	liver function test	
	肝功能检查	
LLQ	left lower quadrant	
	左下象限	
LP	lumber puncture	
	腰椎穿刺术	

LUQ	left upper quadrant
	左上象限
LV	left ventricular
	左心室
MI	myocardial infarction
	心肌梗死
MRI	magnetic resonance imaging
	磁共振成像
NPO	nothing by mouth
	禁食
NSAIDs	nonsteroidal antiinflammatory drugs
	非甾体抗炎药
P_2	pulmonic second sound
	肺动脉瓣第二心音
PaO_2	partial pressure of O_2 in arterial blood
	动脉血 O_2 分压
P_AO_2	partial pressure of O_2 in alveolar blood
	肺泡血 O_2 分压
PCR	polymerase chain reaction
	聚合酶链反应
PFTs	pulmonary function tests
	肺功能检测
PMN	polymorphonuclear cells or leukocytes
	多核细胞或白细胞
PO	by mouth
	口服
PPD	purified protein derivative, skin test for tuberculosis
	（结核病）纯化蛋白衍生物，皮肤测试
prn	as needed
	必要时
pt/pts	patient/patients
	患者
PT	prothrombin time
	凝血酶原时间
PTT	partial thromboplastin time
	部分促凝血酶原激酶时间
q_{AM}	every morning
	每日上午
qd	every day
	每日
qh	every hour
	每小时
qhs	every bedtime
	每日睡前
qid	four times daily
	每日四次

qod	every other day
	每间隔一日
R	respiratory rate
	呼吸频率
RA	rheumatoid arthritis
	类风湿关节炎
RBBB	right bundle branch block
	右束支传导阻滞
RBC	red blood (cell) count
	红细胞计数
RLQ	right lower quadrant
	右下象限
RUQ	right upper quadrant
	右上象限
RV	right ventricular
	右心室
S1...S4	heart sounds, 1st to 4th
	第一至第四心音
SARS	severe acute respiratory syndrome
	严重急性呼吸综合征
SC	subcutaneous
	皮下
SL	sublingual
	舌下
SLE	systemic lupus erythematous
	系统性红斑狼疮
Sx	signs and symptoms
	症状与体征
SVC	superior vena cava
	上腔静脉
TIA	transient ischemic attack
	短暂性脑缺血发作
tid	three times daily
	每日三次
tiw	thrice a week
	每周三次
TLC	total lung capacity
	肺总量
TNF	tumor necrosis factor
	肿瘤坏死因子
UA	urinalysis
	尿检
URI	upper respiratory infection
	上呼吸道感染
UTI	urinary tract infection
	泌尿道感染

UV   ultraviolet
            紫外线
VDRL   test for syphilis
            梅毒检测试验
VPC   ventricular premature contractions
            室性期前收缩
VZV   varicella-zoster virus
            水痘-带状疱疹病毒
WBC   white blood (cell) count
            白细胞计数

目　录

第三篇　患者常见的临床表现

第四篇　眼及耳鼻咽喉科学

第五篇　皮肤病学

第六篇　血液病学及肿瘤学

第七篇　感染疾病

第十一篇　胃肠病学

第十二篇　过敏、临床免疫及风湿病学

第十五篇　精神病学及物质滥用

第十六篇　疾病预防及保健

第十七篇　药物不良反应

第十八篇　实验室参考值

第1章
普通内科患者的初始评估及入院医嘱

刘元生　校　曹成富　译

当患者出现下列情况时，常需要入院治疗：①病因不明，门诊无法安全有效地明确诊断；②急性病程，需要入院完善诊断检查、干预及治疗。当做出入院决定后，需进一步选择入住科室（例如内科、泌尿科、神经科），确定护理级别［观察、普通护理、遥控监测、入住重症监护治疗病房（ICU）］，以及给予必要的咨询与解答。此外，入院时还应与患者及家属进行充分的沟通，以获取病情信息并交代住院期间的诊疗计划与可能预后。患者的诊疗工作常需多名医生配合，他们之间应基于临床问题的特点，互相交流获取相关病史以协助住院期间或日后的临床照护。电子病历有助于医生、医院以及其他医疗服务提供者之间的医学信息交流。

内科医生诊治的疾病谱非常广泛。在一个普通工作日，内科医生，特别是培训中的住院医生经常会收治十位诊断不同、受累器官各不相同的患者。由于疾病的多样性，新住院患者诊治的系统性和连续性尤为重要。

内科医生必须时刻关注可能出现的错误诊疗决定。例如，对肺炎患者的抗生素处方不当，或错误估算新发深静脉血栓形成（DVT）患者的肝素使用剂量。同时，也存在一些常见的疏忽导致患者未能接受挽救生命的干预治疗。例如，对冠心病患者没有检测血脂水平，对糖尿病合并蛋白尿患者未开出血管紧张素转化酶（ACE）抑制剂处方，或忘记对骨质疏松的髋关节骨折患者开出钙剂、维生素D及口服双磷酸盐处方。

住院患者诊疗的核心在于急性病情的诊断和治疗。但是，大多数患者常合并累及不同器官系统的多种疾病，并且预防院内并发症同样重要。对于所有内科住院患者，预防常见院内并发症，例如DVT、消化性溃疡、输液局部感染、摔倒、谵妄及褥疮等，亦是疾病诊疗中重要的一方面。

入院流程形成标准化路径可确保医嘱全面而清晰并且及时被执行。下达入院医嘱时，使用一些备忘列表可有效发挥提示作用。以下是推荐的入院医嘱检查列表，包含预防几种常见院内并发症的干预措施。电子医嘱录入系统促进入院医嘱采用结构式格式设计，同样奏效。然而，这些电子医嘱录入系统不应把个别患者需求的特定医嘱排除在外。

检查列表：住院基本信息及体格检查

- 入院：科室（内科，肿瘤科，ICU）；病情（严重或观察）。
- 诊断：此次入院的主要诊断工作。
- 医生：包括主治医师、住院医师、实习医生、医学生、初级保健医生和医学顾问。
- 隔离要求：呼吸道或接触隔离及理由。
- 遥控监测：遥控监测的指征及监测的参数。
- 生命体征（VS）：生命体征监测的频率，必要时监测脉氧饱和度和直立位 VS。
- 建立静脉通路和静脉输液或全肠外营养（TPN）医嘱（第 2 章）。
- 临床专家：呼吸、语言、物理治疗和（或）作业疗法等专业临床专家的需要。
- 过敏反应：同时需明确其不良反应的类型。
- 实验室检查：血常规、生化、凝血分析、血型与感染筛查、尿酸（UA）及其他特殊检查。
- 影像学检查：计算机化断层显像（CT）扫描（包括增强）、超声、血管造影、内镜等。
- 活动情况：负重能力/运动指导、摔倒/癫痫发作的预防及限制活动。
- 护理医嘱：何时应呼叫医生、仪器设备参数管理、日常体重及血糖监测。
- 饮食：包括禁食（NPO）或鼻饲。检查操作后何时恢复饮食。
- 预防消化性溃疡：高危患者应用质子泵抑制剂或米索前列醇。
- 预防 DVT：肝素或其他措施（华法林、加压靴、弹力袜）。
- 预防医源性感染：拔除导尿管或非必要的中心静脉导管。
- 皮肤护理：采用足跟部护理、充气垫、专科护士（RN）护理创口以预防褥疮。
- 呼吸道管理：预防肺不张和院内获得性肺炎。
- 对应用糖皮质激素、骨折或骨质疏松的患者使用钙剂、维生素 D 和双膦酸盐。

- ACE抑制剂及阿司匹林：几乎所有冠心病和糖尿病患者均需服用。
- 血脂管理：合并高脂血症的心血管疾病患者均需评价和治疗。
- 心电图（ECG）：所有50岁以上入院患者均需完善。
- X线：胸部X线，腹部X线；评价中心静脉导管及气管插管位置。
- 医疗照护事前指示：全力抢救或放弃复苏（DNR），说明是否无意于何种措施。
- 药物：确认与医嘱一致。

记住各种给药频率与途径的医嘱缩写符号十分必要。为了各位医师间可互通执行，需提供有关必要时用药的医嘱，如对乙酰氨基酚、苯海拉明、粪便膨松剂或导泻药，以及安眠药。注意医嘱中录入"每日一次"的常规用药当日可能将不予发药，除非指示"立即执行"或"现在给予首剂"。

第2章
电解质、酸碱平衡

刘元生　校　曹成富　译

钠

钠离子（Na^+）浓度的紊乱多是因体内水平衡异常，导致钠/水比例失调所致。反之，Na^+浓度本身的紊乱又可导致细胞外液容量的变化（容量不足或容量负荷过重）。尿液中Na^+的排泄在维持"有效循环血容量"中起主要作用，而水的摄入和尿液中水的排泄共同维持体内水的平衡（表2-1）。当水、钠代谢均存在异常时，可使两者产生紊乱。例如，低血容量的患者，肾小管对滤过的NaCl重吸收增加，使尿钠浓度相对较低；同时，作为维持有效循环容量的机制之一（表2-1），循环中精氨酸血管加压素（AVP）升高，使肾对水的重吸收增加，进而导致低钠血症。

■ 低钠血症

低钠血症是指血清Na^+浓度＜135mmol/L，是住院患者最常见的电解质紊乱。患者的症状包括恶心、呕吐、精神错乱、昏睡，以及定向力障碍；当出现严重的低钠血症（＜120mmol/L）和（或）骤然出现低钠血症时，可以导致癫痫发作、脑疝、昏迷或死亡（见下文"急性症状性低钠血症"）。低钠血症几乎均是由于循环中AVP增加和（或）肾对AVP的敏感性增加所致；但有一个例外的情况是钠摄入较少

表 2-1 渗透压调节与容量调节

	渗透压调节	容量调节
感受内容	血浆渗透压	"有效"循环容量
感受器	下丘脑渗透压感受器	颈动脉窦 入球小动脉 心房
效应器	AVP 口渴	交感神经系统 肾素-血管紧张素-醛固酮系统 ANP/BNP AVP
效应内容	尿渗透压 水的摄入	尿钠排泄 血管紧张度

注意：详见正文。

缩略词：ANP，心房钠尿肽；AVP，精氨酸血管加压素；BNP，脑钠肽。

资料来源：Adapted from *Rose BD，Black RM（eds）：Manual of Clinical Problems in Nephrology. Boston，Little Brown*，1988；*with permission.*

("嗜啤酒综合征")，此时尿钠排泄显著减少，不足以支持足够的自由水排泄而引起低钠血症。血清 Na^+ 浓度并不能反映体内总钠含量，低钠血症主要是因为水平衡异常所致。依据患者的容量状态，可将低钠血症分为三类：低容量性，等容量性，以及高容量性低钠血症（图2-1）。由于血清渗透压的下降，三种类型的低钠血症均可引起大幅度的"非渗透性"AVP 释放增加。临床上低钠血症常由于多种因素共同导致，包括药物、疼痛、恶心以及剧烈运动等均可作为非渗透性的刺激因子促进 AVP 的释放，而增加低钠血症的风险。

低钠血症患者的实验室检查项目应包括血清渗透压的测定，以除外由于高脂血症或高蛋白血症所致"假性低钠血症"。同时，需检测血糖；因血糖可使细胞内水外流，血糖每升高 100mg/dl，血清 Na^+ 浓度下降 1.4mmol/L。此外，高钾血症可提示肾功能不全或低醛固酮血症；血尿素氮（BUN）及肌酐升高可提示肾源性低钠血症。尿电解质浓度及尿渗透压在低钠血症的评估中也非常重要。当临床上无充血性心力衰竭（CHF）等容量负荷过重的表现时，尿钠＜20mmol/L 常提示低容量性低钠血症（图2-1）。当尿渗透压＜100mosmol/kg 时，提示烦渴或少数病例中的钠摄入减少；当尿渗透压＞400mosmol/kg 时，提示AVP 分泌过多，而当尿渗透压在 100～400mosmol/kg 时常是多种病理生理学过程共同参与的结果（如 AVP 分泌过多及烦渴）。最后，必要时还应完善甲状腺、肾上腺及垂体功能的检查。

低容量性低钠血症

肾及肾外原因所致的低血容量均可导致低钠血症。其中，可导致

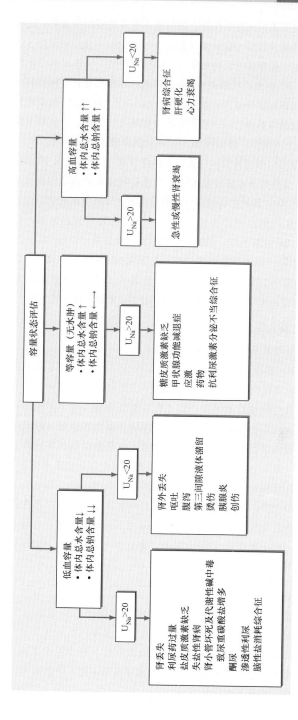

图 2-1 低钠血症诊断流程。详见正文。U_{Na}，尿钠浓度（资料来源：From S Kumar，T Berl：Diseases of water metabolism，in Atlas of Diseases of the Kidney，RW Schrier（ed）. Philadelphia，Current Medicine，Inc，1999；with permission.）

低血容量的肾原因包括原发性肾上腺功能不全及低醛固酮血症，失盐性肾病（如反流性肾病、非少尿型急性肾小管坏死），使用利尿药，以及渗透性多尿。低容量性低钠血症时，随机"即时"尿样尿 Na^+ 浓度常 $>20mmol/L$，但在利尿相关性低钠血症时，在服用较长时间的利尿药后检测随机即时尿样尿 Na^+ 浓度可 $<20mmol/L$。非肾病所致低容量性低钠血症包括胃肠道（GI）液体丢失（如呕吐、腹泻、引流管引流液），皮肤丢失（出汗、烧伤）；此时，尿钠浓度常 $<20mmol/L$。

低血容量可以激活神经体液系统，包括肾素-血管紧张素-醛固酮轴（RAA）、交感神经系统以及 AVP，以维持机体有效循环容量（表 2-1）。循环中 AVP 的增加促进自由水的重吸收，导致低钠血症。低容量性低钠血症的最佳治疗方法是补液，一般补充等张晶体液，即 0.9% NaCl（"生理盐水"）。如果病史提示低钠血症是"慢性"的，即持续 48h 以上，一定要避免快速纠正（见下文），导致 AVP 因液体复苏而出现显著下降；如有必要，给予患者人工合成血管加压素（DDAVP）和自由水可再诱发血钠降低或终止纠正低钠血症（见下文）。

高容量性低钠血症

CHF、肝硬化及肾病综合征可造成水肿，并常伴有轻至中度的低钠血症（ Na^+ 浓度 $125\sim135mmol/L$ ）；但有时严重的 CHF 和肝硬化也可引起重度低钠血症，Na^+ 浓度甚至 $<120mmol/L$。其病理生理过程与低容量性低钠血症类似，但"有效循环容量"的下降是由特定原因造成的，即心功能不全，肝硬化时的外周血管扩张，以及肾病综合征时的低白蛋白血症。低钠血症的程度是神经体液系统激活的间接标志（表 2-1），并可作为高容量性低钠血症预后的重要因素。

高容量性低钠血症的治疗主要是针对原发病的治疗（如心力衰竭患者降低后负荷，肝硬化患者进行腹腔穿刺大量放腹水，肾病综合征患者可进行免疫调节治疗）。此外，还应当限钠、利尿，有些患者还需限水。对于肝硬化及 CHF 患者，血管加压素拮抗剂（如托伐坦、考尼伐坦）可有效治疗低钠血症。

等容量性低钠血症

等容量性低钠血症多是由于抗利尿激素分泌不当综合征（SIADH）所致。其他原因包括甲状腺功能减退症及垂体疾病所致的继发性肾上腺功能不全。值得注意的是，继发性肾上腺功能不全时如补足糖皮质激素，可以引起循环中 AVP 水平迅速下降，使血清 Na^+ 浓度矫枉过正（参见下文）。

SIADH 的常见原因包括肺部疾病（如肺炎、肺结核及胸腔积液）及中枢神经系统（CNS）疾病（如肿瘤、蛛网膜下腔出血及脑膜炎）；除此，SIADH 也见于某些恶性肿瘤（如小细胞肺癌）及服用某些药物时（如选择性 5-羟色胺再摄取抑制剂、三环类抗抑郁药、烟碱、长春新碱、氯磺丙脲、卡马西平、麻醉性镇痛药、抗精神病药、环磷酰胺、异环磷酰胺）。等容量性低钠血症的最佳治疗措施主要是针对基础原发病的治疗。限制水的摄入量＜1L/d 是治疗的基础，但患者耐受性差，常难以起效。不过，血管加压素拮抗剂有助于纠正 SIADH 患者的血 Na^+ 水平。其他治疗方法包括同时服用袢利尿药以抑制逆流机制并降低尿液的浓缩，还可联合使用盐片纠正利尿药导致的盐丢失及血容量不足。

急性症状性低钠血症

急性症状性低钠血症是一种临床急症；血钠水平的突然下降可突破脑血流的调节机制，导致脑水肿、癫痫发作，甚至死亡。常见于女性，特别是绝经前期的女性；而在男性患者其神经系统并发症相对少见。许多患者的低钠血症是医源性原因所致，包括术后输注低渗液体、给予噻嗪类利尿剂，结肠镜术前准备或术中应用甘氨酸冲洗液。烦渴及相应的 AVP 升高，马拉松等剧烈运动导致的水摄入增加，均可导致急性低钠血症。摇头丸［甲烯二氧甲苯丙胺（MD-MA）］等也可通过增加 AVP 的释放和口渴导致急性低钠血症。

中等程度的血钠水平降低（125mmol/L 左右）即可引起严重症状。恶心和呕吐常预示患者可能出现更为严重后果。其中一项严重的并发症为呼吸衰竭，可由于 CNS 抑制导致高碳酸血症，或因神经源性因素引起正常碳酸水平的非心源性肺水肿所致；继发的低氧血症会进一步加重低钠血症性脑病的影响。

治疗 低钠血症

低钠血症的治疗主要有三个关键点。第一，症状的有无及其严重性决定了治疗的紧急性（见急性症状性低钠血症）。第二，低钠血症持续 48h 以上（"慢性低钠血症"）的患者存在渗透性脱髓鞘综合征的风险，如果血钠水平纠正的速度在 24h 内＞10～12mmol/L 和（或）48h 内＞18mmol/L，则可出现典型的脑桥中央髓鞘溶解。第三，对治疗的反应，如对高渗性盐水或血管加压素拮抗剂的治疗常具有不可预测性，因此必须定时（每 2～4h）检测血钠水平。

急性症状性低钠血症的治疗应输注高渗盐水，使血钠水平每小时快速升高 1～2mmol/L，直至总量增加 4～6mmol/L；此时足以缓解低钠血症的急性症状，然后按照"慢性"低钠血症的处理原则继续进行治疗（见下文）。目前临床上有数个公式或算法可以计算高渗盐水的输注速度；常用的计算"钠缺失"的公式为：Na^+ 缺失＝0.6×体重×（目标 Na^+ 浓度－起始 Na^+ 浓度）。由于机体生理状态的快速变化，不论应用哪种计算方法，血清钠浓度的增加常具有不可预测性；因此高渗盐水治疗中及治疗后应每 2～4h 监测血清钠浓度。急性低钠血症的患者如果出现急性肺水肿或高碳酸型呼吸衰竭，吸氧及通气支持治疗非常关键。此外，还应当静脉应用祥利尿药，通过干预肾逆流倍增系统，有助于治疗急性肺水肿和促进体内自由水的排出。需注意的是，抗利尿激素拮抗剂对治疗急性低钠血症无效。

慢性低钠血症的纠正速度应相对缓慢（24h 内血钠浓度上升应 ＜10～12mmol/L，48h 内＜18mmol/L），以避免渗透性脱髓鞘综合征。对于 SIADH 或高容量性低钠血症（心力衰竭或肝硬化所致），抗利尿激素拮抗剂治疗有效。如果患者的血清钠水平被抗利尿激素拮抗剂、高渗性盐水、等渗性盐水（在慢性低容量性低钠血症时）过度纠正，可通过使用血管加压素激动剂 DDAVP 和自由水（特别是静脉输注 5% 葡萄糖溶液）降低血钠水平，再次诱发出低钠血症或稳定血钠水平。同样，在调整治疗过程中，应密切监测血钠水平。

■ 高钠血症

高钠血症极少由高血容量引起，而常是由医源性因素所致，如静脉输注高渗性碳酸氢钠。当机体容量不足且失水大于失钠时，常出现高钠血症。老年患者伴有渴觉下降和（或）限制入液量时，导致水的摄入量下降，常是高钠血症的高危人群。肾性失水的常见原因包括继发于高血糖症的渗透性利尿、尿路梗阻解除后利尿，或者药物（造影剂、甘露醇等）；水利尿发生在中枢性或肾性尿崩症（第51章）。对于肾性失水所致高钠血症的患者，除计算基础失水量外，还必须计算每日持续失水量（表 2-2）。

治疗 高钠血症

高钠血症的治疗见表 2-2。如同低钠血症，为避免神经系统并发症，应在 48～72h 内缓慢降低血钠水平。根据患者血压及容量状

表 2-2 高钠血症的治疗

失水量

1. 估算机体总水量（TBW）：体重的 50%～60%，取决于躯体构成组分
2. 计算自由水的缺失量：[（血钠测定值－140)/140]×TBW
3. 48～72h 补充失水量

水持续丢失量

4. 计算尿自由水清除率（C_eH_2O)

$$C_eH_2O = V\left(1 - \frac{U_{Na} + U_K}{S_{Na}}\right)$$

其中，V 为尿量；U_{Na} 为尿钠浓度；U_K 为尿钾浓度；S_{Na} 为血清钠浓度

不显性失水量

5. 每天约 10ml/kg：机械通气时失水较少，发热时失水较多

总量

6. 计算总体水缺失量及继续失水量，48～72h 纠正总体水缺失量，然后仅需补充每日继续失水量

态，起始治疗可应用低渗性盐水（1/4 或 1/2 张力）。对输注大量 5% 葡萄糖溶液的患者，应监测血糖情况。对于中枢性或肾性尿崩症的患者，计算每日尿电解质－自由水排泄量有助于评估每日继续失水量（表 2-2）。在一些高钠血症的患者中，也可以采取其他的治疗方法。对于中枢性尿崩症患者，可鼻腔内滴注 DDAVP。对于锂所致的稳定肾性尿崩症患者，可使用阿米洛利（2.5～10mg/d）和（或）氢氯噻嗪（12.5～50mg/d）。阿米洛利及氢氯噻嗪均可增加近端肾小管水的重新收，并降低远端肾小管的离子分泌，从而改善患者的多尿症状；此外，阿米洛利还可以通过抑制阿米洛利敏感型上皮钠通道（ENaC），减少锂离子进入远端肾单位的主细胞。但是，大多数锂诱导的肾性尿崩症可以通过增加水的摄入而完全代偿。有时，非甾体抗炎药（NSAID）也可用于治疗肾性尿崩症，减少局部前列腺素浓缩尿液的负性效应；但是 NSAID 的肾毒性限制了其临床应用。

钾

钾（K^+）是细胞内主要阳离子，涉及钾代谢紊乱时必须考虑到细胞内外 K^+ 的交换。（细胞外 K^+ 仅占体内总 K^+ <2%。）胰岛素、β_2 受体激动剂、碱中毒均可导致 K^+ 向细胞内转移，而酸中毒、胰岛素缺乏或急

性高渗状态（如输注甘露醇或 50%葡萄糖）促进 K^+ 从细胞内外流或降低 K^+ 的摄取。组织坏死可以导致 K^+ 的大量释放而引起严重高钾血症，尤其是合并急性肾损伤时。横纹肌溶解引起的高钾血症十分常见，因为横纹肌是巨大的钾池；肿瘤溶解综合征也可引起明显的高钾血症。

肾是 K^+ 排泄的重要器官。在整个肾单位中，连接部及皮质集合管的主细胞在 K^+ 排泄中起关键作用。Na^+ 可通过阿米洛利敏感型上皮钠通道（ENaC）进入主细胞内，导致管腔内产生负电位差，可促使 K^+ 通过 K^+ 通道被动流出。此机制是导致 K^+ 代谢紊乱的关键。例如，远端肾小管 Na^+ 交换减少可以导致 K^+ 排泄障碍，进而导致高钾血症。RAA 的异常既可以造成高钾血症，也可导致低钾血症；醛固酮主要影响 K^+ 的排泄，机制为通过增加 ENaC 的活性，从而增加主细胞管腔侧细胞膜内外 K^+ 分泌的驱动力。

■ 低钾血症

低钾血症的主要原因见表 2-3。房性及室性心律失常是低钾血症所致并发症，严重威胁健康。低钾血症使合并低镁血症和（或）服用地高辛的患者心律失常发生风险增加。低钾血症的其他临床表现包括肌肉无力，尤其当血钾浓度<2.5mmol/L 时更明显，如果低钾血症持续存在，可以出现高血压、肠梗阻、多尿、肾囊肿，甚至肾衰竭。

低钾血症的原因常可从病史、体格检查和（或）基本实验室检查中找到。然而，持续性低钾血症常需要更为详细、系统的评估（图 2-2）。初步的实验室检查包括电解质、BUN、血肌酐、血浆渗透压、Mg^{2+}、Ca^{2+}、血细胞计数，以及尿 pH、尿渗透压、尿肌酐及尿电解质。血和尿渗透压有助于计算跨肾小管 K^+ 浓度梯度（TTKG）。在低钾血症时，TTKG 应<3。在某些特定的病例中，应进一步检测尿 Mg^{2+}、Ca^{2+} 和（或）血浆肾素、醛固酮水平。

表 2-3   低钾血症的原因

Ⅰ. 摄入不足
　A. 饥饿
　B. 摄入黏土

Ⅱ. 细胞内外重新分布
　A. 酸碱平衡
　　1. 代谢性碱中毒

表 2-3　低钾血症的原因（续）

B. 激素
　　1. 胰岛素
　　2. β_2 受体交感活性增加：心肌梗死后、头外伤
　　3. β_2 受体激动剂：支气管扩张剂、宫缩抑制剂
　　4. α 受体拮抗剂
　　5. 甲状腺毒性周期性瘫痪
　　6. Na^+/K^+-ATP 酶下游激活：茶碱、咖啡因
C. 合成代谢状态
　　1. 维生素 B_{12} 或叶酸（红细胞生成）
　　2. 粒细胞-巨噬细胞集落刺激因子（白细胞生成）
　　3. 全肠外营养
D. 其他
　　1. 假性低钾血症
　　2. 低体温
　　3. 家族性低钾性周期性瘫痪
　　4. 钡中毒：钾"漏"通道抑制

Ⅲ. 丢失过多
A. 肾外丢失
　　1. 胃肠道丢失（腹泻）
　　2. 皮肤丢失（出汗）
B. 肾丢失
　　1. 远端肾小管流量及 Na^+ 转运增加：利尿药、渗透性利尿、失盐性肾病
　　2. 钾排泄增加
　　　　a. 盐皮质激素分泌增加：原发性醛固酮增多症〔醛固酮分泌性腺瘤（APAs）〕、原发性或双侧肾上腺增生（PAH 或 UAH）、单侧肾上腺增生及肾上腺癌所致特发性高醛固酮血症（IHA）、家族性高醛固酮血症（FH-Ⅰ、FH-Ⅱ、类固醇 21-羟化酶缺乏症）、继发性醛固酮增多症（恶性高血压、肾素瘤、肾动脉狭窄、血容量不足）、库欣（Cushing）综合征、Batter 综合征，以及 Gitelman 综合征
　　　　b. 显性盐皮质激素分泌增加：11β-脱氢酶-2 先天缺乏（显性盐皮质激素过多综合征）、11β-脱氢酶-2 抑制〔甘草次酸/甘草酸和（或）甘珀酸、甘草、食物和药物〕、Liddle 综合征〔先天性上皮细胞钠通道（ENaC）激活〕
　　　　c. 远端非重吸收阴离子排泄增多：呕吐、鼻饲、远端肾小管性酸中毒、糖尿病酮症酸中毒、吸胶毒（滥用甲苯）、青霉素类抗生素（青霉素、萘夫西林、双氯西林、替卡西林、苯唑西林及羧苄西林）
　　3. 低镁血症、两性霉素 B、Liddle 综合征

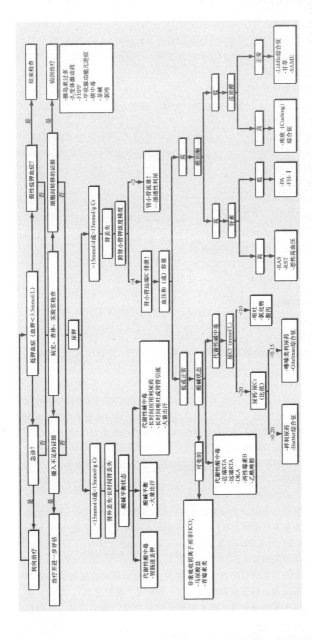

图 2-2 低钾血症的诊断流程。详见文述。Cr，肌酐；DKA，糖尿病酮症酸中毒；FHPP，家族性低钾性周期性瘫痪；FH-I，I型家族性高醛固酮血症；PA，原发性醛固酮增多症；RAS，肾动脉狭窄；RST，肾素瘤；RTA，肾小管性酸中毒；SAME，盐皮质激素分泌过多综合征（资料来源：*From Mount DB, Zandi-Nejad K: Disorders of potassium balance, in The Kidney, 8th ed, BM Brenner (ed). Philadelphia, Saunders, 2008; with permission.*）

> ### 治疗 低钾血症
>
> 通过积极治疗原发病（如腹泻）、停用袢利尿药或噻嗪类利尿药等药物，并口服 KCl 后，低钾血症一般均能纠正。当合并低镁血症时，低钾血症常难以纠正。肾小管损伤后，导致阳离子在肾大量丢失，多见于使用顺铂等肾毒性药物后。如果无法停用袢利尿药或噻嗪类利尿药，应当加用阿米洛利或醛固酮等远端肾小管保钾药物。对于 CHF 患者，应用 ACE 抑制剂可以代偿利尿药导致的低钾血症并预防心律失常的发生。对于严重低钾血症（<2.5 mmol/L）和（或）不适合/耐受口服补钾治疗的患者，可考虑通过中心静脉补钾，并进行严密的心电监测，且补钾速度不能超过 20mmol/h。由于葡萄糖可以刺激胰岛素释放进而加重低钾血症，因此 KCl 应溶于生理盐水中输注而非葡萄糖中。

■ 高钾血症

高钾血症的原因见表 2-4；高钾血症多是由于肾排 K^+ 减少所致。但是，对于合并低肾性低醛固酮血症及慢性肾病的糖尿病患者，饮食中 K^+ 的摄入增加是导致高钾血症的主要原因。此外，在心脏和（或）肾疾病时，服用影响肾素-血管紧张素-醛固酮轴的药物如螺内酯、血管紧张素受体阻滞剂、ACE 抑制剂，也是导致高钾血症的主要原因，尤其是联合使用这些药物时。

高钾血症的治疗首先要评估是否需要急诊处理［出现高钾血症的 ECG 改变和（或）$K^+>6.0$ mmol/L］。随后，应全面检查寻找高钾血症的原因（表 2-3）。病史及体格检查应重点询问患者的用药史（如 ACE 抑制剂、NSAID、甲氧苄啶/磺胺甲基异噁唑）、饮食和膳食补充剂（如食盐代用品）、急性肾衰竭的危险因素、尿量减少、血压，以及容量状态。起始实验室检查应包括电解质、BUN、肌酐、血浆渗透压、Mg^{2+}、Ca^{2+}、全血细胞计数，以及尿 pH、尿渗透压、尿肌酐及尿电解质。当尿 Na^+ 浓度 <20 mmol/L 时，提示肾小管远端 Na^+ 转运障碍限制 K^+ 的排泄；如用生理盐水扩容并继之以呋塞米利尿可以通过增加肾小管远端 Na^+ 的转运而有效降低血 K^+ 水平。此外，血、尿渗透压有助于计算跨肾小管钾浓度梯度（TTKG）。TTKG 的预期值主要取决于以前的数据，低钾血症时 TTKG<3，高钾血症时 TTKG 在 $7\sim8$。

表 2-4   高钾血症的原因

Ⅰ. "假性"高钾血症

    A. 细胞外排：血小板增多症、红细胞增多症、白细胞增多症、体外溶血

    B. 红细胞膜转运遗传性缺陷

Ⅱ. 细胞内血钾外流

    A. 酸中毒

    B. 高渗状态，造影剂、高渗右旋糖酐、甘露醇

    C. β受体阻滞药（非心脏选择性）

    D. 地高辛和相关的苷类（黄花夹竹桃、洋地黄、蟾蜍二烯羟酸内酯）

    E. 高钾性周期性瘫痪

    F. 赖氨酸、精氨酸及 ε-氨基己酸（结构上相似，带正电荷）

    G. 琥珀酰胆碱、热损伤、神经肌肉损伤、失用性萎缩、黏膜炎或长时间制动

    H. 肿瘤溶解综合征

Ⅲ. 钾离子排泄不足

    A. 肾素-血管紧张素-醛固酮轴受抑制，联合使用将增加高钾血症风险

        1. 血管紧张素转化酶（ACE）抑制剂

        2. 肾素抑制剂：阿利吉仑〔联合使用 ACE 抑制剂或血管紧张素受体阻滞剂（ARB）〕

        3. ARB

        4. 盐皮质激素受体阻滞药：螺内酯、依普利酮、屈螺酮

        5. ENaC 阻滞药：阿米洛利、氨苯蝶啶、甲氧苄啶、喷他脒、萘莫司他

    B. 肾小管远端转运下降

        1. 充血性心力衰竭

        2. 容量不足

    C. 低肾素性低醛固酮血症

        1. 肾小管间质性疾病：系统性红斑狼疮（SLE）、镰状细胞贫血、梗阻性肾病

        2. 糖尿病，糖尿病肾病

        3. 药物：非甾体抗炎药、环氧合酶-2（COX-2）抑制剂、β受体阻滞剂、环孢素、他克莫司

        4. 慢性肾病、高龄

        5. Ⅱ型假性低醛固酮血症：WNK1 或 WNK2 激酶缺乏

表 2-4　高钾血症的原因（续）

　　D. 盐皮质激素肾抵抗

　　　　1. 肾小管间质性疾病：SLE、淀粉样变、镰状细胞贫血、梗阻性肾病、急性肾小管坏死后

　　　　2. 遗传性：Ⅰ型假性低醛固酮血症——盐皮质激素受体或 ENaC 缺陷

　　E. 晚期肾功能不全伴低肾小球滤过率（GFR）

　　　　1. 慢性肾病

　　　　2. 终末期肾病

　　　　3. 急性少尿型肾损伤

　　F. 原发性肾上腺功能不全

　　　　1. 自身免疫性：艾迪生（Addison）病、多腺体内分泌病

　　　　2. 感染性：HIV、巨细胞病毒、结核、播散性真菌感染

　　　　3. 浸润性：淀粉样变、恶性肿瘤、转移癌

　　　　4. 药物相关：肝素、低分子肝素

　　　　5. 遗传性：先天性肾上腺皮质发育不全、先天性类脂质肾上腺皮质增生、醛固酮合成酶缺陷

　　　　6. 肾上腺出血或梗死，包括抗磷脂综合征

$$TTKG = \frac{[K^+]_{尿液} \times OSM_{血浆}}{[K^+]_{血浆} \times OSM_{尿液}}$$

治疗　高钾血症

　　高钾血症最主要的危害是影响心脏传导系统，可引起心动过缓，甚至心搏骤停。图 2-4 显示高钾血症的 ECG 变化，ECG 出现高钾血症的表现是需要急诊处理的指征。但是，ECG 敏感性并不高，尤其是在合并慢性肾病的患者中；因此对于严重高钾血症的患者（$K^+ \geqslant 6 \sim 6.5mmol/L$），即使 ECG 没有高钾血症的表现，也应积极进行治疗。

　　高钾血症的急诊处理包括完善 12 导联 ECG、入院治疗、持续心电监测并立即治疗。高钾血症的治疗包括三个方面：①拮抗高钾血症的心脏毒性；②将细胞外 K^+ 转移至细胞内；③将 K^+ 排出体外。高钾血症的治疗见表 2-5。

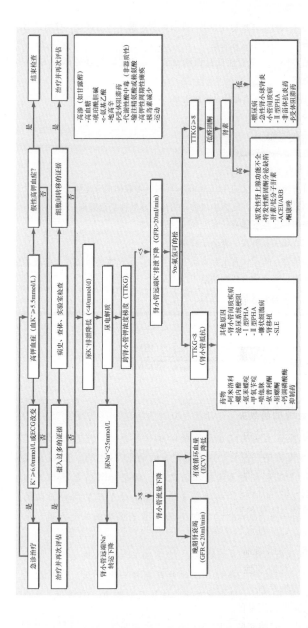

图 2-3 高钾血症的诊断流程。详见文述。ACEI, 血管紧张素转化酶抑制剂；ARB, 血管紧张素 Ⅱ 受体拮抗剂；ECG, 心电图；GFR, 肾小球滤过率；PHA, 假性低醛固酮血症；SLE, 系统性红斑狼疮（资料来源：From Mount DB, Zandi-Nejad K: Disorders of potassium balance, in The Kidney, 8th ed, BM Brenner (ed). Philadelphia, Saunders, 2008; with permission.）

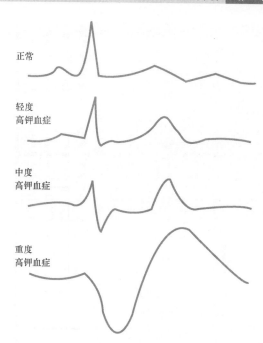

正常

轻度
高钾血症

中度
高钾血症

重度
高钾血症

图 2-4　正常及高钾血症时心电图变化图解。T 波高尖（胸导联），随后出现 R 波降低、QRS 波增宽、PR 间期延长和 P 波消失，最终变为正弦波

酸碱失衡（图 2-5）

人体正常 pH 值（7.35～7.45）的调节主要依赖肺和肾。根据 Henderson-Hasselbalch 方程式计算，pH 值由 HCO_3^-（肾调节）$/P_{CO_2}$（肺调节）比值的函数决定。HCO_3^-/P_{CO_2} 的比值有助于确定酸碱平衡紊乱类型。酸中毒是由于酸性物质的增加或碱性物质的丢失，其病因可能是代谢性（血浆 HCO_3^- 浓度下降）或呼吸性（P_{CO_2} 升高）。碱中毒是由于酸性物质的丢失或碱性物质增加，其病因可能是代谢性（血浆 HCO_3^- 浓度升高）或呼吸性（P_{CO_2} 降低）。

为了维持 pH 值的稳定，代谢性酸碱平衡紊乱发生后会即刻引起通气代偿性反应；呼吸性酸碱平衡紊乱发生后肾的代偿是慢性过程，这种"急性"代偿的幅度不如"慢性"代偿大。单纯性酸碱平衡紊乱主要包括一种原发性紊乱及其代偿反应。混合型酸碱平衡紊乱则存在两种原发性紊乱。

单纯酸碱平衡紊乱的病因通常可从病史、体格检查和（或）实验室检查中找到。初始实验室检查主要取决于酸碱平衡紊乱的类型，其中对于代谢性酸中毒及碱中毒主要包括电解质、BUN、肌酐、白蛋

表 2-5　高钾血症的治疗

机制	治疗	剂量	起效	持续时间	备注
稳定细胞膜电位	钙	10%葡萄糖酸钙10ml，10min以上	1~3min	30~60min	如果心电图改变持续存在，5min可重复给药1次；地高辛中毒时禁用
K⁺向细胞内转移	胰岛素	10U胰岛素溶于50%葡萄糖50ml，若血糖<250mg/dl时	30min	4~6h	15min可重复给药1次；为避免低血糖，可给予10%葡萄糖50~75ml/h泵入
	β₂受体激动药	10~20mg沙丁胺醇溶于4ml生理盐水中，雾化吸入	30min	2~4h	作为胰岛素的协同/辅助治疗，禁止单独应用；心脏病患者需慎用，可导致心动过速/高血糖症
促进 K⁺排泄	降钾树脂	30~60g溶于20%山梨醇中口服	1~2h	4~6h	可导致缺血性结肠炎及结肠坏死，尤其是灌肠剂形式及术后患者
	呋塞米	20~250mg IV	15min		依赖于肾功能/肾功能情况
	血液透析		即刻	4~6h	有效性取决于高钾血症的前期处理（伴随血 K⁺水平的降低），使用的血液透析器、血流及透析液流速、透析时间、以及血清和透析液间的 K⁺浓度梯度

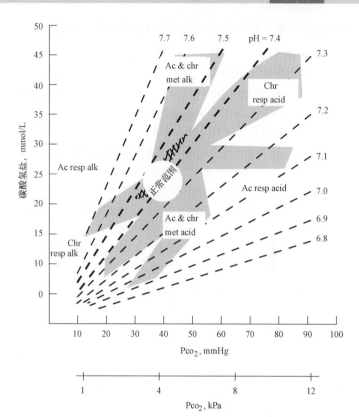

图 2-5 单纯呼吸或代谢性酸碱平衡紊乱的区间图解。每一可信区间为均数±2 标准差（SD），代表正常人或患者对某种酸碱平衡紊乱的代偿反应。Ac，急性；chr，慢性；resp，呼吸性；met，代谢性；acid，酸中毒；alk，碱中毒（资料来源：*From Levinsky NG：HPIM-12，p. 290；modified from Arbus GS：Can Med Assoc J 109：291，1973.*）

白、尿 pH 值及尿电解质。对于单纯酸碱平衡紊乱患者，如慢性肾衰竭合并的轻度代谢性酸中毒者，动脉血气（arterial blood gas，ABG）分析通常并不是必需的。但是，对于复杂性酸碱平衡紊乱的患者，必须要完成 ABG 及血电解质检查。应通过 ABG 评估患者代偿反应程度；Winter 公式 $Pa_{CO_2} = [1.5 \times (HCO_3^-)] + 8 \pm 2$，常用于评估代谢性酸中毒时的呼吸性代偿反应。同时，应计算阴离子间隙；阴离子间隙 = $Na^+ - (HCO_3^- + Cl^-)$ = 未测定阴离子－未测定阳离子。白蛋白为主要的未测定阴离子，计算阴离子间隙时应校正血白蛋白浓度的影响；"校正的阴离子间隙" = 阴离子间隙 + ～2.5 × [4－白蛋白（mg/dl）]。其他的实验室检查可用于阐明特殊类型的阴离子间隙性酸中毒（见下文）。

■ 代谢性酸中毒

代谢性酸中毒时酸性物质（有机酸或无机酸）增多或 HCO_3^- 丢失导致血 HCO_3^- 浓度降低；根据有无阴离子间隙增加，代谢性酸中毒可分为两大类（表2-6）。阴离子间隙增加性酸中毒（>12mmol/L）主要是由于体内酸性物质（除 HCl 外）或未测定阴离子增加。常见原因包括酮症酸中毒［糖尿病（DKA）、饥饿、乙醇］、乳酸性酸中毒、中毒（水杨酸、乙二醇及甲醇），以及肾衰竭。

少见及新近发现的引起阴离子间隙性酸中毒的原因包括 D-乳酸性酸中毒、丙二醇中毒、5-羟脯氨酸尿（又称焦谷氨酸尿）。其中，D-乳酸性酸中毒（乳酸的 D-异构体增加）发生于结肠切除、结肠病变或旁路手术后出现短肠综合征的患者，导致结肠内碳水化合物排出增多。此外，肠道内定植菌的过度增长使碳水化合物的代谢产物 D-乳酸生成增多导致 D-乳酸性酸中毒；D-乳酸性酸中毒可引起一系列的神经系统症状，使用适当抗生素改变肠道内菌落情况可使症状缓解。丙二醇是静脉输注某些药物（最常见为劳拉西泮）的常用溶剂。大量使用此类药物的患者，导致体内乳酸水平升高，进而可出现高渗性阴离子间隙性代谢性酸中毒，尤其是合并有急性肾衰竭的患者。焦谷氨酸尿（5-羟脯氨酸尿）是一种高阴离子间隙性酸中毒，其机制是 γ-谷氨酰循环障碍，导致细胞内谷胱甘肽蓄积；5-羟脯氨酸是此循环的中间代谢产物。遗传性谷氨酰循环缺陷常导致 5-羟脯氨酸尿；使用对乙酰氨基酚治疗中的患者，可发生获得性的谷氨酰循环缺陷，因为对乙酰氨基酚可通过还原型谷胱甘肽抑制谷氨酰循环，进而产生过量 5-羟脯氨酸。患者停止使用对乙酰氨基酚后，病情可获得缓解；使用 N-乙酰半胱氨酸增加谷胱甘肽储存量也可促进病情好转。

各种阴离子间隙性酸中毒的鉴别诊断取决于临床表现及常规实验室检查（表2-6），并结合血乳酸、酮体、毒物（如怀疑乙二醇或甲醇吸入时）及血渗透压检测。D-异构体是诊断 D-乳酸性酸中毒的特异性检查；5-羟脯氨酸尿可以通过临床表现及尿气相色谱/质谱（GC/MS）分析得以确诊，尿分析现广泛应用于新生儿先天性代谢缺陷的筛查（通常呈"有机酸尿"）。

乙二醇、甲醇或丙二醇中毒的患者常出现"渗透压间隙"，其定义为血清渗透压计算值与测量值之间的差值>10mosm/kg。渗透压计算值＝$2 \times Na^+$＋血糖/18＋BUN/2.8。值得注意的是，酒精性酮症酸中毒和乳酸酸中毒患者也可出现渗透压间隙一定程度升高；患者

表2-6 代谢性酸中毒

非阴离子间隙性酸中毒		阴离子间隙性酸中毒	
病因	线索	病因	线索
腹泻、肠造口术	病史、K^+排泄	糖尿病酮症酸中毒	高血糖、酮体
肾衰竭	早期慢性肾病	肾衰竭	慢性肾病终末期
肾小管性酸中毒		乳酸性酸中毒（L-乳酸）	临床表现+血乳酸↑
近端肾小管	K^+↓、其他近端肾小管缺陷的表现（Fanconi综合征）	酒精性酮症酸中毒	病史、乏力、+酮体、+渗透压间隙
远端——低钾性	K^+↓、高尿钙，UpH>5.5	饥饿	病史、乏力、轻度酸中毒、+酮体
远端——高钾性	K^+↑、PRA/aldo正常，UpH>5.5	水杨酸中毒	病史、耳鸣、血清水杨酸浓度升高、+酮体、+乳酸
远端——低肾素低醛固酮血症	K^+↑、PRA/aldo↓，UpH<5.5	甲醇	AG增加、合并呼吸性碱中毒、视网膜炎、+毒物筛查、+渗透压间隙
稀释	生理盐水大量扩容	乙二醇	肾衰竭、CNS症状、+毒物筛查、+结晶尿、+渗透压间隙
输尿管乙状结肠吻合术	回肠袢梗阻	D-乳酸性酸中毒	小肠疾病、显著的神经症状
静脉高营养	输注氨基酸	丙二醇	静脉输液：如劳拉西泮；+渗透压间隙
乙酰唑胺、NH_4Cl、盐酸赖氨酸、盐酸精氨酸、盐酸司维拉姆	具有输注前述制剂的病史	焦谷氨酸尿、5-羟脯氨酸酸尿	AG增加；对乙酰氨基酚

缩略词：AG，阴离子间隙；CNS，中枢神经系统；PRA，血浆肾素活性；aldo，醛固酮；UpH，尿pH

可能将乙二醇或甲醇完全代谢，而仅表现为阴离子间隙增加而渗透压间隙不增高。无论如何，血浆渗透压可迅速测得，可协助此类急症患者的紧急评估与诊治。

正常阴离子间隙性酸中毒多是由于胃肠道 HCO_3^- 丢失所致。腹泻是其中最常见的原因，但是其他导致富含碳酸氢盐的肠液大量丢失的胃肠道疾病，也可造成大量的碱液丢失，如肠梗阻可能潴留多达数升的碱性体液在肠腔内。除此，在各种肾病时，由于肾小管重吸收碳酸氢盐下降和（或）NH_4^+ 分泌下降，也可引起非阴离子间隙性酸中毒。其中，慢性肾病早期常引起非阴离子间隙性酸中毒，而在晚期肾衰竭时常引起阴离子间隙性酸中毒。此外，非阴离子间隙性酸中毒也见于肾小管性酸中毒或肾小管间质损伤，例如急性肾小管坏死后、过敏性间质性肾炎或泌尿系梗阻。另外，外源性酸负荷增加也可导致非阴离子间隙性酸中毒，常见于快速输注大量含盐溶液、NH_4Cl（止咳糖浆的成分）、盐酸赖氨酸或使用磷酸盐结合剂盐酸司维拉姆。

尿阴离子间隙及尿 pH 值测定有助于评估高氯性代谢性酸中毒。尿阴离子间隙＝尿（$Na^+ + K^+$）－Cl^-＝未测定阴离子－未测定阳离子；代谢性酸中毒时，NH_4^+ 是尿中主要的未测定阳离子，阴离子间隙为负值。阴离子间隙负值提示胃肠道丢失碳酸氢盐，同时肾适度代偿使 NH_4^+ 分泌增加；阴离子间隙正值提示尿液酸化，见于肾衰竭或远端肾小管性酸中毒。需警惕的是，在阴离子间隙性酸中毒时，肾快速分泌未测定阴离子（如 DKA）可以降低血清阴离子间隙，此时即使充分分泌 NH_4^+，也可导致尿阴离子间隙为正值；这可能会诱导误诊为肾小管酸中毒。

治疗　代谢性酸中毒

代谢性酸中毒的治疗取决于其病因及严重程度。DKA 的治疗需胰岛素及大量补液；同时由于纠正胰岛素缺乏可导致严重的低钾血症，因此必须密切监测血钾水平并在必要时输注 KCl。对于阴离子间隙性酸中毒输注碱性溶液仍有争议，较少应用于 DKA 患者。虽然，此治疗对严重乳酸性酸中毒的患者是适宜的，可静脉输注 HCO_3^- 以维持 pH＞7.20；但是中度乳酸性酸中毒是否使用 HCO_3^- 尚存争议。无论如何，静脉输注 HCO_3^- 适用于纠正 D-乳酸性酸中毒、乙二醇及甲醇中毒及 5-羟脯氨酸尿。

对于慢性代谢性酸中毒，HCO_3^- ＜18～20mmol/L 时应予以治疗。其中，对慢性肾病患者，有证据显示酸中毒增快蛋白质代谢并加重骨病。枸橼酸钠比口服碳酸氢钠口感更佳，但失代偿性晚期肾功能不全患者禁用，因为枸橼酸钠可以促进铝的重吸收。口服碳酸氢钠的初始剂量常为 650mg tid，逐渐加量至可以维持血 HCO_3^- 浓度。

■ 代谢性碱中毒

代谢性碱中毒是由于血浆 HCO_3^- 浓度原发性增加并伴有动脉 pH 值增加，有别于慢性呼吸性酸中毒。当慢性呼吸性酸中毒时，肾对 HCO_3^- 重吸收代偿性增加，使动脉 pH 值正常或降低。如果排泄 HCO_3^- 的能力下降或肾对 HCO_3^- 的重吸收增加，外源性碱性物质（HCO_3^-、醋酸盐、柠檬酸盐或乳酸盐）也可导致碱中毒。最近复现的一个临床状况是"奶碱综合征"，指由于摄取碳酸钙过多导致的高钙血症、代谢性碱中毒及急性肾衰竭三联征，多见于骨质疏松症的预防或治疗。

代谢性碱中毒主要由于肾潴留 HCO_3^- 增加所致，也见于其他多种机制。患者可分为两种亚型：Cl^- 反应型和 Cl^- 抵抗型。临床上可通过测定尿 Cl^- 浓度来区分（图 2-6）。Cl^- 反应型碱中毒多见于由呕吐或经鼻胃管

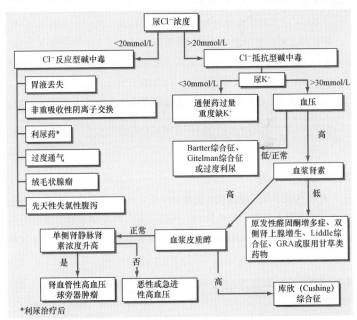

图 2-6 代谢性碱中毒诊断流程。详见文中。GRA，糖皮质激素可治疗性醛固酮增多症［资料来源：*Modified from Dubose TD：Disorders of acid-base balance*，*inThe Kidney*，*8th ed*，*BM Brenner（ed）*. *Philadelphia*，*Saunders*，*2008；with permission.*］

胃内抽吸导致的胃肠道病因，以及因利尿治疗引起的肾源性因素。低血容量、氯化物缺乏、肾素-血管紧张素-醛固酮轴激活以及低钾血症在低氯血症性碱中毒或"浓缩性"碱中毒中起到相互关联的作用。各种真性或显性盐皮质激素过多综合征均可导致 Cl^- 抵抗型碱中毒（图2-6），大多数此类患者有低钾血症、容量负荷过重和（或）高血压。

代谢性碱中毒的常见病因一般可通过病史、体格检查和（或）基本实验室检查而得以明确。动脉血气分析有助于确定 HCO_3^- 升高是来源于代谢性碱中毒还是慢性呼吸性酸中毒的代偿增高，并用于混合型酸碱平衡紊乱的诊断。尿电解质测量有助于鉴别 Cl^- 反应型或 Cl^- 抵抗型碱中毒。其中，Cl^- 反应型碱中毒患者，尽管存在血容量不足，但尿 $Na^+ > 20mmol/L$；尿 Cl^- 则非常低。但是，利尿药相关的碱中毒患者，尿 Cl^- 水平变化不一，主要取决于其与利尿药使用的相互关系。其他诊断检查，如血浆肾素、醛固酮、皮质醇，有助于诊断合并有高尿 Cl^- 的 Cl^- 抵抗型碱中毒（图2-6）。

治疗 代谢性碱中毒

Cl^- 反应型碱中毒可以通过输注盐水纠正；同时，应纠正其伴随的低钾血症。真性或显性的盐皮质激素增多患者需针对其基础病因进行治疗。例如，对于因阿米洛利敏感型上皮钠通道（ENaC）导致的 Liddle 综合征，可使用阿米洛利或其他相关药物进行治疗；而醛固酮增多症患者对螺内酯或依普利酮等盐皮质激素受体拮抗药的治疗有反应。最后，对于危急的严重碱中毒患者，需使用酸化药物治疗，如乙酰唑胺或盐酸。

■ 呼吸性酸中毒

呼吸性酸中毒是肺通气功能障碍导致 CO_2 潴留所致。常见病因包括使用镇静剂、卒中、慢性肺病、气道阻塞、严重肺水肿、神经肌肉系统疾病，以及心肺功能骤停。常见症状包括意识模糊、扑翼样震颤及思维迟钝。

治疗 呼吸性酸中毒

呼吸性酸中毒的治疗目标是通过肺灌洗和支气管解痉来改善肺通气功能。对于严重急症患者，常需要气管插管或无创性正压通气（NPPV）。高碳酸血症所致酸中毒常较轻；但是，呼吸性酸中毒合并代谢性酸中毒可导致 pH 值显著降低。在重症监护治疗病房（ICU）

住院患者，呼吸性酸中毒常伴随低通气状态，为了维持 pH 值的稳定，常需要代谢性因素"过度"代偿。

■ 呼吸性碱中毒

过度通气可导致原发性 CO_2 浓度降低及 pH 值升高，常见于肺炎、肺水肿、间质性肺病及哮喘患者。此外，疼痛及精神性因素也是常见原因；其他病因还包括发热、低氧血症、脓毒血症、震颤性谵妄、应用水杨酸类药物、肝衰竭、机械过度通气，以及 CNS 损伤。另外，妊娠也可出现轻度呼吸性碱中毒。严重的呼吸性碱中毒可导致痫性发作、手足抽搐、心律失常或意识丧失。

治疗 呼吸性碱中毒

呼吸性碱中毒的治疗应针对基础疾病进行。对精神性因素所致的呼吸性碱中毒患者，常需要镇静和呼吸袋。

■ "混合型"酸碱平衡紊乱

在很多情况下，常同时出现一种以上酸碱平衡紊乱。例如，心源性休克患者可出现代谢性酸中毒及呼吸性酸中毒；呕吐及糖尿病酮症酸中毒患者可出现代谢性碱中毒及阴离子间隙性酸中毒；乙酰水杨酸中毒患者可出现阴离子间隙性代谢性酸中毒及呼吸性碱中毒。如果临床表现和（或）P_{CO_2} 及 HCO_3^- 浓度关系与单纯酸碱平衡紊乱不符时，应考虑混合型酸碱平衡紊乱的诊断。例如，代谢性酸中毒合并呼吸性碱中毒患者的 P_{CO_2} 要明显低于根据 HCO_3^- 浓度和 Winter 公式计算所得的预测值 $[PaCO_2 = (1.5 \times HCO_3^-) + 8 + 2]$。

在"单纯"阴离子间隙性酸中毒，阴离子间隙的增加与 HCO_3^- 浓度的降低成比例。如果 HCO_3^- 浓度的下降幅度低于阴离子间隙的幅度，常提示合并代谢性碱中毒。相反，如果 HCO_3^- 浓度的下降幅度高于阴离子间隙的幅度，常提示合并有阴离子间隙或非阴离子间隙性代谢性酸中毒。值得注意的是，以上均是假定未测定阴离子及下降的 HCO_3^- 浓度比例为 1∶1，但在不同患者或随着酸中毒的进展，上述比例并不是一成不变的。例如，当糖尿病酮症酸中毒（DKA）患者进行容量复苏时，肾小球滤过率及肾对酮体的排泄会逐渐增加，可引起阴离子间隙的降低，但不会进一步导致非阴离子间隙性酸中毒。

更多内容详见 HPIM-18 原文版：Mount DB：Fluid and Elec-trolyte Disturbances, Chap. 45, p. 341；DuBose TD Jr：Acidosis and Alkalosis, Chap. 47, p. 363；Mount DB, Zandi-Nejad K：Disorders of potassium bal-ance, in The Kidney, 9th ed, BM Brenner（ed）. Philadelphia, Saunders, 2011；Ellison DH, Berl T：Clinical practice. The syndrome of inappropriate antidiuresis, N Engl J Med 356：2064, 2007.

第3章
内科疾病的影像学诊断

洪楠　校　赖云耀　译

内科医师可选择多种非侵入性影像学检查方法，以协助其完成诊断。尽管已有各类特异度极高的影像学技术，胸片和超声仍是患者医疗照护中至关重要的辅助检查。大多数的医疗机构现已具备急诊 CT 检查的条件，其对创伤、卒中、疑似中枢神经系统出血或缺血性卒中患者的初始评估具有不可估量的作用。MRI 和相关技术（磁共振血管成像、功能 MRI、磁共振波谱）对脑、血管、关节及多数大器官均可提供清晰的高分辨图像。包括正电子发射断层显像（PET）在内的放射性核素显像可对靶向器官或器官内特定区域进行功能评价。结合 PET 与 MRI 或 CT，既可提供局部极其详尽的影像信息，还可显见病变的代谢活性状态，如癌症病灶。

本章将介绍内科医师常用的影像学检查方法及其适应证。

■ 胸部 X 线片 （图 3-1）

- 简便快捷，应是心肺疾病患者标准评估的一部分。
- 可快速辨识一些危及生命的疾病，如气胸、腹腔游离气体、肺水肿、肺炎和主动脉夹层。
- 大部分急性肺栓塞患者胸片表现正常。
- 急性肺炎患者应于 4～6 周后复查，以了解浸润病灶的消退情况。
- 可结合临床体格检查，用于佐证充血性心力衰竭的诊断。诊断心力衰竭的影像学表现特征包括心影增大、上肺野血管影较下肺野增粗、Kerley B 线和胸腔积液。
- 对于气管插管患者应每天行胸片检查，了解插管位置和有无

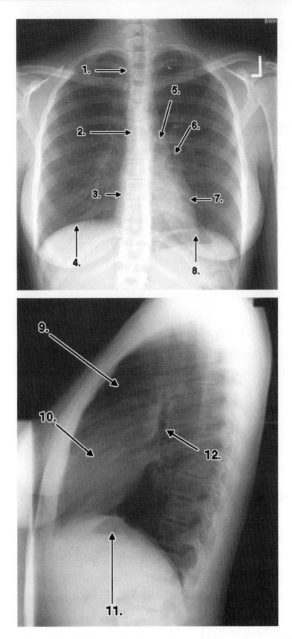

图 3-1　正常胸片解剖影像。**1.** 气管；**2.** 隆突；**3.** 右心房；**4.** 右侧膈面；**5.** 主动脉结；**6.** 左肺门；**7.** 左心室；**8.** 左侧膈面（膈下可见胃泡）；**9.** 胸骨后区；**10.** 右心室；**11.** 左侧膈面（膈下可见胃泡）；**12.** 左上叶支气管

气压性损伤。

- 有助于发现肺实质和气管疾病。这些疾病的胸片特征为不均质、斑片状影和支气管气像。
- 有助于了解胸腔积液的流动分布情况。胸腔穿刺引流术前需完善卧位片以除外包裹性积液。

■ 腹部 X 线片

- 应作为疑似肠梗阻患者的影像学初筛检查。小肠梗阻的腹平片征象包括多发气液平、结肠不充气和小肠袢的"阶梯状"影像。
- 可疑肠穿孔、门静脉积气和中毒性巨结肠时避免使用钡灌肠造影。
- 可评估肠管的大小：
  1. 正常小肠直径＜3cm。
  2. 盲肠直径可达 9cm，其余结肠直径可达 6cm。

■ 超声

- 对检出胆结石的敏感性和特异性优于 CT 扫描。
- 对肾功能不全患者可快速测定其肾大小，并可除外肾盂积水。
- 可迅速用于评价腹部钝伤患者是否存在腹水。
- 结合多普勒技术用于评估动脉粥样硬化性疾病。
- 用于评价心脏瓣膜和室壁运动情况。
- 用于胸腔、腹腔内包裹性积液引流术前定位。
- 可用于测定甲状腺结节大小，并引导针吸穿刺活检。
- 可用于定位并测量肿大淋巴结，特别是颈部等表浅位置。
- 可用于已知或疑似阴囊疾病的评价。
- 评价卵巢疾病的首选影像学方法。

■ 计算机化断层显像（CT）

- CT 的辐射剂量远高于普通 X 线，因此选用时需审慎。
- 头颅 CT 检查是疑似卒中患者的影像学初筛检查。
- 对蛛网膜下腔出血敏感性较高，在急性期的敏感性高于磁共振成像（MRI）。
- 对于神志改变的患者，颅脑 CT 扫描是必要的检查，可除外颅内出血、占位病变、硬脑膜下血肿、硬脑膜外血肿和脑积水。
- 评价头颅和脊柱骨性病变优于 MRI。
- 对于胸痛患者，必要时考虑胸部 CT 检查以除外肺栓塞和主动脉夹层等疾病。
- 胸部 CT 是评价肺部结节时鉴定胸部淋巴结病的必要检查。

- 肺部高分辨CT扫描是可用于评价间质性肺病患者肺间质组织的影像学检查。
- 可用于评价有无胸腔积液、心包积液和包裹性积液并定位。
- 对不明原因的腹痛患者，CT检查可用于评价有无阑尾炎、系膜缺血或梗死、憩室炎和胰腺炎。
- 对于肾绞痛患者，腹部CT可评价有无肾结石。
- 可确定有无胸腔或腹腔脓肿。
- 腹部CT结合腹部平片有助于确定肠梗阻的原因。
- 可辨识腹痛患者有无肠套叠和肠扭转等腹部情况。
- 是评价腹膜后病变的影像学方法之一。
- 腹部外伤患者应立即行CT检查，评价有无腹腔内出血和腹腔脏器损伤。

■ 磁共振成像（MRI）

- MRI对缺血性梗死、痴呆、占位病变、脱髓鞘病变、大多数非骨性脊柱病变等疾病的诊断优于CT扫描。
- 大关节（如膝关节、髋关节和肩关节）显像极为清晰。
- 可结合CT或血管造影，用于评价主动脉瘤破裂风险和心血管系统的先天性异常。
- 心脏MRI对评价缺血性心脏病患者的室壁运动情况极具价值，且可评估心肌存活性。
- 相比CT而言，MRI对肾上腺占位（如嗜铬细胞瘤）的诊断价值更高，并可鉴别肿物良恶性。
- 对脑垂体病变和鞍旁肿物性质的诊断价值优于CT。

■ 放射性核素显像

- 放射性核素可使用放射性离子（碘、镓、铊）、具有特异性组织亲和力的放射性标志物［放射性药物，如双膦酸盐、甲氧异腈、奥曲肽、间碘苯甲胍（MIBG）、碘化胆固醇等］，或是用于正电子发射断层扫描（PET）的氟脱氧葡萄糖。
- 放射性核素显像可与CT、MRI图像结合/融合，精确对核素显像的组织解剖学定位。
- 放射性核素断层显像［单光子发射计算机化断层显像（SPECT）］与CT技术相似，但采用放射性核素替代X线。连续断层图像可经计算机处理形成三维重建图像。
- PET检查对检出肿瘤及其转移灶等代谢增强的组织非常敏感，

现已取代大部分传统核素检查（如镓闪烁显像）。

- 内科医师常用的放射性核素检查有如下几种：

  1. 骨扫描，用于判断有无骨转移、骨髓炎。

  2. 甲氧异腈扫描，用于甲状旁腺腺瘤的术前定位。

  3. 甲状腺扫描（锝或碘），用于判断甲状腺热结节和冷结节。

- 特殊放射性核素检查包括铊或甲氧异腈心肌灌注显像、肺通气/灌注显像、神经内分泌肿瘤的奥曲肽显像、嗜铬细胞瘤MIBG显像、肾上腺皮质腺瘤碘化胆固醇显像，以及甲状腺癌转移全身放射性碘显像。

- 甲状腺的放射性碘检查定量测定甲状腺碘摄取情况，有助于鉴别亚急性甲状腺炎和Graves病。

第4章
常用内科操作

刘元生　校　　李忠佑　译

内科医师需进行多种医学操作，然而在不同的医院及专科，却有着许多的不同之处。内科医师、护士或其他医疗辅助专业人员需进行静脉穿刺以采血检验、动脉穿刺以行血气分析、气管内插管和可弯曲式乙状结肠镜检查，以及置入静脉导管、鼻胃（NG）管和导尿管等。本章不述及上述操作，但是这些操作均要求技术熟练，以最大限度减轻患者的不舒适感和潜在的并发症。在本章中，我们将关注由内科医师实施且更具侵入性的诊断和治疗操作，包括胸腔穿刺术、腰椎穿刺术和腹腔穿刺术。还有其他许多操作需由专科医师进行，并要求相应的培训及认证，包括如下：

- 变态反应科——皮试、鼻镜检查

- 心血管内科——运动负荷试验、超声心动图、冠状动脉导管插入术、血管成形术、支架置入术、心脏电生理检查及射频消融、起搏器及埋藏式心脏复律除颤器植入、电转复

- 内分泌科——甲状腺活检、动态激素水平检测、骨密度检查

- 消化内科——上和下消化道内镜、食管测压、内镜逆行胰胆管造影、支架置入术、超声内镜、肝活检

- 血液科/肿瘤科——骨髓活检、干细胞移植、淋巴结活检、血

浆置换

- 呼吸内科——气管插管及通气治疗、支气管镜
- 肾内科——肾活检、透析
- 风湿免疫科——关节腔穿刺

目前，超声、CT 和 MRI 越来越多地用于指导侵入性操作，且可弯曲式光学纤维仪器可更深入地到达体内各部位。绝大部分的侵入性操作，包括以下所述各项，均应在开始操作以前获得患者签署的知情同意书。

胸腔穿刺术

胸膜腔引流可在床旁实施。其适应证包括获取胸腔积液以行诊断性检测、胸腔积液引流以缓解症状，或给予反复胸腔积液（多为恶性）的患者注入硬化剂。

■ 术前准备

熟悉胸腔穿刺包内的各组件是成功实施胸腔穿刺术的前提。术前需获得近期后前位（PA）及双侧卧位胸片以供观察胸腔积液的自然分布情况。对于包裹性胸腔积液，在引流前需经超声或 CT 定位。

■ 操作过程

一般而言，胸腔穿刺更多选择后方穿刺的方法。患者处在较为舒适的体位对患者及医师而言均是成功操作的关键。患者需坐在床边，身体前倾，双臂环抱枕头倚在床架上。另外，拟行胸腔穿刺术的患者常有严重呼吸困难，因此，术前评估患者是否可维持操作体位至少 10min 极为重要。胸腔穿刺进针点的确定有赖于体格检查或影像学提示。浊音叩诊法可用于确定胸腔积液的范围，一般选择此区域内浊音最明显的 1～2 个肋间隙作为进针点。另外，胸腔穿刺术的进针点应在肋骨上缘，以避免损伤在肋骨下缘走行的肋间神经、动脉及静脉（图 4-1）。

用记号笔标记穿刺点以指引胸腔穿刺。然后，消毒皮肤并覆盖无菌单，以使术者可全程遵循无菌操作技术。其后，使用细针局部麻醉皮肤，再以较粗的针逐层浸润麻醉至肋骨上缘，然后此针沿着肋骨上缘深入麻醉至壁胸膜，并最后进入胸膜腔内。全程需始终给予足量的利多卡因。

下一步，采用带有注射器的专用胸腔穿刺针，刺破皮肤后沿着肋骨上缘的方向进针。该过程中需持续保持适当的负压，缓慢进针直至进入胸膜腔。对于诊断性穿刺，在结束操作以前，仅抽吸 30～

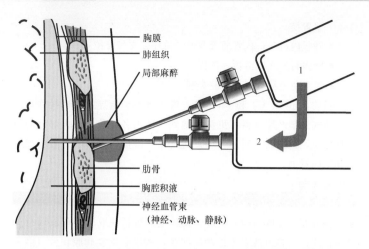

图 4-1 胸腔穿刺术中，进针时应在两肋之间下一肋骨的上缘，避免损伤神经血管束（资料来源：*From LG Gomella*，*SA Haist*：*Clinician's Pocket Reference*，*11th ed. New York*，*McGraw-Hill*，*2007.*）

50ml 的胸腔积液即可。若为治疗性穿刺，可连接三通接头以将抽吸的胸腔积液导入采集瓶或采集袋中。任何一次穿刺均不可抽吸大于 1L 的胸腔积液，总量大于 1～1.5L 可导致复张性肺水肿。

完成采集所有标本后，拔除胸腔穿刺针，并按压穿刺处至少 1min。

■ 标本采集

根据患者临床情况展开胸腔积液的诊断性检测项目。所有的胸腔积液标本均应送检细胞计数及分类、革兰氏染色以及细菌培养，并需检测 LDH 及蛋白质水平以用于鉴别渗出液和漏出液。若考虑诊断为脓胸，还需检测 pH 值。胸腔积液的其他检测项目还包括分枝杆菌及真菌培养、葡萄糖、三酰甘油水平、淀粉酶和细胞学检查。

■ 术后处理

术后复查胸片以排查气胸，并嘱咐患者若新出现呼吸困难需及时告知医师。

腰椎穿刺术

对于疑似脑膜感染、蛛网膜下腔出血、软脑膜肿瘤、非感染性脑膜炎的患者，脑脊液（CSF）的检测极为关键。腰椎穿刺术的相对禁忌证包括腰椎部位局部皮肤感染、颅内及脊髓疑似占位性病变。

在腰椎穿刺术（LP）前，应予纠正任何可能导致出血倾向的因素，以避免发生硬膜外血肿。为了 LP 可安全操作，要求血小板计数＞50 000/μl 及 INR＜1.5。

■ 术前准备

熟悉腰椎穿刺包中的各组件是成功实施 LP 的前提。体格检查中发现局灶神经功能障碍或伴有视盘水肿的患者，在行 LP 前需进行头部 CT 扫描检查。

■ 操作过程

患者处于适宜的体位对确保成功实施 LP 极为重要。患者可采用两种不同的体姿：侧卧位和坐位。绝大部分的 LP 常规采取侧卧位（图 4-2），而坐位更适用于肥胖患者。无论何种体位，均需嘱咐患者尽可能地弯曲其脊柱。在侧卧位时，患者需弯曲双膝使其紧贴腹部，形同胎儿。而在坐位时，患者则需俯身弯腰于床旁桌之上，并双手交叠，将头枕于其上。

LP 的进针点需在脊髓圆锥水平之下，在大部分成人中脊髓可延伸至 L1～L2 处。因此，可选择 L3～L4 或 L4～L5 椎间隙作为穿刺部位。平髂后上棘的脊柱水平，即为 L3～L4 椎间隙，其余的椎间隙可参照此标志确定。棘突椎间隙的中点是腰椎穿刺针的进针点。用记号笔标记穿刺点以指引腰椎穿刺。然后，消毒皮肤并覆盖无菌单，以使术者可全程遵循无菌操作技术。其后，使用细针逐层浸润麻醉皮肤和皮下组织。腰椎穿刺针需在中线上垂直皮肤进针，并缓慢刺入，在该过程中需较频繁地抽出针芯观察。当穿刺针进入蛛网膜下腔时，常有"落空感"。如果遇到骨性阻挡，需将穿刺针退至皮下处，然

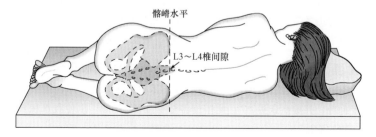

图 4-2 腰椎穿刺术中患者的侧卧位体姿。注意肩部和臀部在同一垂直平面，同时躯干与床面垂直［资料来源：*From RP Simon et al（eds）：Clinical Neurology，7th ed. New York，McGraw-Hill，2009.*］

后将针尖偏向足侧重新穿刺。一旦见到脑脊液流出，就可开始测量脑脊液压力。脑脊液测压需在侧卧下进行，若操作开始时患者采用坐位，需转换体位至侧卧位。测压完毕后，以相应的标本管采集 CSF 送检进行不同的检测。各采集管至少需 CSF 总量 10～15ml。

当采集所需的 CSF 后，再放回针芯并拔出腰椎穿刺针。

■ 标本采集

根据患者的临床情况展开 CSF 的诊断性检测项目。一般而言，常规送检细胞计数及分类、蛋白质、葡萄糖及细菌培养。CSF 的其他特殊检测项目包括病毒培养、真菌及分枝杆菌培养、梅毒检测试验（VDRL）、隐球菌抗原、寡克隆带检测和细胞学检查。

■ 术后处理

为了避免腰椎穿刺术后发生头痛，嘱咐患者至少去枕平卧 3h。一旦患者发生头痛，给予卧床休息、补液或口服镇痛药均有助于缓解症状。倘若术后继而出现了难以忍受的头痛，则提示患者可能发生了持续性脑脊液渗漏。在此种情况下，应考虑邀请麻醉医师会诊行硬膜外自体血充填。

腹腔穿刺术

对于新发或原因未明的腹水患者，抽取及分析腹水极具意义。此外，对于已知有腹水且临床出现失代偿情况的患者，腹腔穿刺术也极为必要。相对禁忌证包括出血倾向、腹部外科手术史、肠管扩张或已知包裹性腹水。

■ 术前准备

在进行腹腔穿刺术前，需纠正任何严重的出血倾向。对于肠管扩张的患者需置入鼻胃管减压，且在开始操作前需排空膀胱。若拟大量引流液体，应当备妥大容量真空引流瓶及相应的连接管路。

■ 操作过程

患者处在合适的体位将使腹腔穿刺术更易于操作。术前需嘱患者仰卧，并抬高床头 45°。此体位需至少维持 15min，以使腹水积聚于腹腔低位。

腹腔穿刺术最佳的穿刺点是在中线上耻骨联合与脐连线的中点。这是由于此处为腹部血管相对较少的白线位置。若中线上存有既往外科手术的瘢痕，则应避免在此处穿刺，以避开可能形成的新生血管。其他可选择的穿刺点包括两侧下腹部的腹直肌外侧，但在门静脉高压的患者中需注意避开其在腹壁形成的侧支血管。

消毒皮肤并用无菌单覆盖后，逐层浸润麻醉皮肤、皮下组织、腹壁直至腹膜。然后，以带有注射器的穿刺针在中线上垂直进针。为了预防术后发生腹水渗漏，可采用"Z字"进针的方法。在穿透皮肤后，将穿刺针送入 1～2cm，然后持续给予负压缓慢进针。当穿透腹膜后，针尖会有显著的"落空感"，同时很快就可见到腹水顺畅地流入注射器内。对于诊断性穿刺而言，引流 50ml 的腹水即可；而对于大量腹水的穿刺，常用的方法是使用连接管将腹水直接导入至大容量真空容器中。

完成所有的标本采集后，拔除腹腔穿刺针并按压穿刺部位。

■ 标本采集

应将腹腔积液送检细胞计数与分类、革兰氏染色及细菌培养，也有必要检测腹水白蛋白以计算血浆腹水白蛋白梯度。根据患者临床情况，可再完善其他的检测项目，包括分枝杆菌培养、淀粉酶、腺苷脱氨酶、三酰甘油和细胞学检查。

■ 术后处理

腹腔穿刺术后需密切监测患者情况，嘱咐患者仰卧平躺数小时。如果穿刺部位持续发生渗漏，继续卧床并给予穿刺部位加压包扎。对于肝功能不全的患者，经穿刺大量引流腹水时，可能导致血管内容量骤然减低而诱发肝肾综合征。在大量引流腹水后，静脉补充白蛋白 25g 可有效减少术后肾功能不全的发生率。最后，如果腹水检查提示自发性细菌性腹膜炎，应尽快静脉给予抗生素（覆盖革兰氏阴性肠道菌）及白蛋白。

更多内容详见 HPIM-18 原文版：Robbins E, Hauser SL: Technique of Lumbar Puncture, Chap. e46, Clinical Procedure Tutorial videos in Chaps. e54-e57.

第 5 章
危重症医学原则

刘元生　校　李忠佑　译

■ 危重症患者的初步评价

面对危重症患者需迅速展开救治，甚至早于获取其详细病史。

患者生理状况的稳定始于高级心血管生命支持，常需多种有创性技术，如机械通气和肾替代治疗，以支持正在衰竭的器官系统。现已有多种用于危重症患者严重程度的评分系统，如急性生理学与慢性健康状况评分（acute physiology and chronic health evaluation, APACHE）。尽管这些评分系统有助于确保临床试验入选患者群的组间相似性，以及便于研究质量保证监测，但是这些评分系统与每名患者的实际相关性并不明确，而且通常不适用于指导临床诊治。

■ 休克

休克的主要特征是多系统器官微循环低灌注和组织缺氧，患者常需收住 ICU 治疗。临床中休克有多种征象，包括平均动脉压下降、心动过速、呼吸急促、肢端冰凉、神志改变、少尿，以及乳酸性酸中毒，均提示患者可能已发生休克。尽管患者多伴有低血压，但定义休克并无特定的血压阈值。休克的发生可由于心排血量降低、全身血管阻力下降，或两者兼之。休克可分为三种主要类型，即低血容量性休克、心源性休克和高心排血量/低体循环血管阻力性休克。可通过临床评估知晓心排血量情况，若有脉搏细速、肢端冰凉和毛细血管再充盈时间延长均提示心排血量减低。若有高心排血量表现（如水冲脉、肢端温暖和毛细血管再充盈时间缩短）伴休克提示体循环血管阻力降低。低心排血量还可因血管内容量丢失（如失血）或心功能不全导致。血管内容量丢失可通过颈静脉压、自主呼吸时右心房压力变化及正压机械通气下脉压变化来评价。体循环血管阻力下降常由于脓毒血症所致，但是高排低阻也可见于胰腺炎、肝衰竭、烧伤、过敏反应、外周动静脉瘘及甲状腺毒症。早期复苏可改善脓毒血症及心源性休克患者的生存率；客观检查如超声心动图和（或）有创血管监测可用于辅助临床评价及减轻终末器官的损伤。休克患者的处理路径见图 5-1。

■ 机械通气支持

危重症患者常需机械通气支持。患者开始复苏后，标准原则是随之必须有高级心血管生命支持。对于心源性休克、肺水肿（心源性或非心源性）或肺炎所致的急性低氧性呼吸衰竭，均需考虑机械通气。另外，由于呼吸系统作功增加导致的通气障碍，也需考虑机械通气治疗，此时患者多表现为乳酸性酸中毒及肺顺应性降低。机械通气可降低呼吸作功，改善动脉氧合而增加组织供氧，以及减轻酸中毒。机械通气后常见平均动脉压下降，多因正压通气使静脉回流减少、内源性儿茶酚胺分泌减少，以及为了易化气管插管而使用

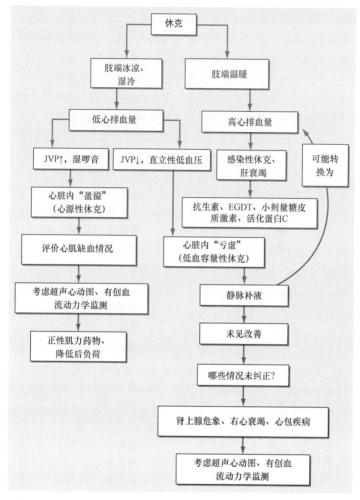

图 5-1　休克患者的处理路径。EGDT，早期目标导向治疗；JVP，颈静脉压

镇静剂而造成。低血容量也常导致患者气管插管后低血压，此时可考虑静脉补液。呼吸衰竭的主要类型见第 16 章。

治疗　机械通气的患者

　　许多接受机械通气的患者同时需要镇痛治疗（通常使用阿片类药物）和抗焦虑治疗（多使用苯二氮䓬类药物，兼具有遗忘效用）。较少见的情况是，呼吸机与患者呼吸作功不协调，而又无法通过调整机械参数纠正，则需要使用神经肌肉阻滞剂以协调患者的通气；此时，需同时给予强效镇静剂。但是，需谨慎使用神经肌肉阻滞剂，因为长期保持肌肉松弛可能引起肌病。

当患者的病情通过气管插管获得改善后，就需考虑撤除机械通气。期间，每日均应常规评价患者脱机的可能性。在考虑进行撤离机械通气试验前，患者应处在氧合能力稳定［其呼气末正压（PEEP）水平较低］、咳嗽及气道反射完整并且无需血管活性药物支持的状况。最有效撤除机械通气的评价方法是自主呼吸试验，即在缺乏显著通气支持的条件下观察患者 30~120min。临床上可选择连接 T 管或给予低水平通气支持［正压支持以克服气管插管内阻力和（或）低水平持续气道正压通气（CPAP）］。若患者出现呼吸急促（>35 次/分，持续>5min）、低氧血症（氧饱和度<90%）、心动过速（>140 次/分或较基线增高>20%）、心动过缓（较基线降低>20%）、低血压（收缩压<90mmHg）、高血压（收缩压>180mmHg）、焦躁不安或大汗时，提示自主呼吸试验失败。在自主呼吸试验的终末，通过每分呼吸频率除以潮气量（以 L 为单位）计算浅快呼吸指数（RSBI 或 f/VT），可用于预测患者脱机的可行性。f/VT<105 时允许拔除气管插管。每日间断使用镇静药，同时结合自主呼吸试验可有效限制过量使用镇静药并缩短机械通气的时间。尽管操作如此谨慎，仍有高达 10% 的患者在拔管后发生呼吸窘迫并可能需要再次气管插管。

■ 多器官系统衰竭

危重症患者中同时发生 2 个或 2 个以上器官功能衰竭时定义为多器官系统衰竭综合征。全身性炎症状态（如脓毒血症、胰腺炎和创伤）最常继发导致多器官系统衰竭。在多器官系统衰竭的诊断标准中，器官衰竭需持续>24h。患者预后因其器官衰竭病程延长及受累器官系统增加而恶化。

■ ICU 的监测

危重症患者需密切及连续地监测其多个器官系统。除脉氧饱和度外，需频繁地进行动脉血气分析，以及时发现酸碱平衡紊乱及评价通气情况。动脉内血压监测常用于动态观察血压及提供动脉血以进行血气分析或其他血液检测。肺动脉（Swan-Ganz）导管可用于监测肺动脉压、心排血量、体循环血管阻力和氧释放情况。然而，使用肺动脉导管监测并未被证实有助于降低患者的患病率与死亡率，反而可能导致较为少见但极为严重的并发症。其中，中心静脉置管可导致气胸、感染，肺动脉导管可能引起心律失常、肺动脉破裂。因此，并不推荐在危重症患者中常规应用肺动脉导管。

对于接受容量控制模式机械通气的患者而言，可较容易监测其呼吸动力学参数。患者的气道峰压可经呼吸机常规测得，而其气道平台压可采用吸气末屏气法测出。患者的气道阻力为气道压峰值与平台压的差值（也与气体流速强弱相关）。气道阻力的增高可由于支气管痉挛、气道分泌物增多或气管插管扭折。呼吸系统的静态顺应性通过计算潮气量除以气道压力梯度（平台压减去 PEEP）获得。呼吸系统顺应性降低可因胸腔积液、气胸、肺炎、肺水肿或内源性呼气末正压所致（auto-PEEP，由于在开始下一次吸气前肺泡内气体排出时间不足，而导致呼气末压增高）。

■ 危重症患者并发症的预防

重症患者极易出现多种并发症，包括如下：

- 脓毒血症——常与危重症患者进行的有创性监测相关。
- 贫血——常为慢性炎症和医源性失血所致。除非患者有活动性出血，否则推荐采用保守的方法，给予输血治疗。
- 深静脉血栓形成——尽管给予标准的肝素皮下注射或下肢序贯加压装置预防，仍有发生深静脉血栓的可能性，且可发生于中心静脉置管的部位。在高危患者中，低分子肝素（如依诺肝素）较普通肝素更为有效。
- 消化道出血——胃黏膜的应激性溃疡常见于具有出血倾向、休克和呼吸衰竭的患者，有必要给予这类患者预防性的抑酸治疗。
- 急性肾衰竭——常见于 ICU 患者，可由于肾毒性药物及低灌注诱发，而最常见的病因是急性肾小管坏死。低剂量的多巴胺治疗并不能保护患者免于发生急性肾衰竭。
- 营养不良及高血糖症——如果条件许可，胃肠内喂饲优于胃肠外营养，因经胃肠外途径会更多地导致多种并发症，包括高血糖症、胆石症及脓毒血症。ICU 内采取较为严格的血糖控制策略目前仍存有争议。
- ICU 获得性肌无力——已认识到患者可合并神经和肌肉病变，特别是至少经 ICU 医疗照护 1 周后。此并发症尤其常见于脓毒血症。

■ 危重症患者的神经功能损伤

ICU 的重症患者可能发生多种神经功能问题。大多数 ICU 内患者出现谵妄，多表现为急性的精神状态改变、注意力涣散、思维混乱和意识程度的改变。ICU 内患者使用右美托咪定可较使用传统镇静药咪达唑仑更少发生谵妄。其他较少见但极为重要的神经并发症包括缺氧性脑损伤、卒中和癫痫持续状态。

■ 限制或终止医疗照顾

给予继续或者终止治疗是 ICU 中经常需要面临的决策。医学技术的进展使 ICU 内仅有一线生机或近乎不可能康复的患者得以维持生命。目前，患者、家属及医疗人员均已充分认识到，当患者的临床情况已再也无法获得改善时，在伦理上应由患者自身或其授权代理人决策患者的医疗照顾目标。

> 更多内容详见 HPIM-18 原文版：Kress JP, Hall JB: Approach to the Patient With Critical Illness, Chap. 267, p. 2196.

第 6 章
疼痛及其治疗

冯艺　校　王晓丹　译

临床思路　疼痛

疼痛是驱使患者就医的最常见症状，其诊疗关键在于确定病因、缓解诱因并去除潜在危险因素以及尽可能快地缓解症状。疼痛可为躯体性（皮肤、关节、肌肉）、内脏性或神经性（神经元、脊髓或丘脑损伤）来源，其特点见表 6-1。

神经病理性疼痛　定义：**神经痛**：疼痛位于单一神经分布区，如三叉神经痛。**触物感痛**：自发性，令人不适的触物感觉异常。**感觉过敏和痛觉过敏**：分别指对疼痛刺激或触觉刺激反应过度。**异常痛觉**：轻度机械刺激如振动即可引起痛觉。**痛觉下降或痛觉缺失**分别指痛觉感受下降或缺失。**灼性神经痛**：周围神经损伤后，发生

表 6-1　躯体性、内脏性和神经性疼痛特点

躯体性疼痛
　　痛性刺激显著
　　可准确定位
　　与患者既往其他躯体性疼痛类似
　　抗炎药或麻醉镇痛药可缓解

内脏性疼痛
　　常由炎症刺激所致
　　定位不清，常伴放射痛
　　伴全身性不适，如：恶心、腹胀
　　麻醉性镇痛药可缓解

神经病理性疼痛
　　无显著痛性刺激
　　伴神经损伤，如：感觉受损、乏力
　　少见，性质与躯体性疼痛不同，多为电击样或枪击样
　　麻醉性镇痛药仅可部分缓解，抗抑郁药或抗惊厥药物可能有效

边界不清的严重持续性烧灼样疼痛，伴交感神经功能障碍（出汗；血管、皮肤及毛发改变——交感神经萎缩）。

　　痛觉过敏：指损伤或炎症组织经反复刺激后，伤害性感受器的激活阈值降低，引起压痛、酸痛和痛觉过敏（如同晒伤时）。炎症因子在其中发挥重要作用。

　　*放射痛*产生机制是由于内脏和皮肤的痛觉感受刺激通过共同的脊髓神经元传至大脑，导致深部脏器的疼痛被错误地定位于同一脊髓节段所分布的皮肤。

　　慢性疼痛　本问题常难以诊断，患者可出现情绪烦躁。下述多种病因可引发、延长或恶化慢性疼痛：①无法治愈的痛性疾病（如：关节炎、肿瘤、偏头痛、糖尿病神经病变）；②由躯体疾病所致的永久性神经性痛（如感受器或交感神经损伤）；③精神因素，应关注患者的临床病史及抑郁情况，常伴发于严重抑郁症，虽可治疗，却潜在致命风险（自杀）。

■ 病理生理学：疼痛产生的通路

　　刺激皮肤及内脏的痛觉感受器可兴奋初级传入神经元的外周神经末梢，随后在脊髓或延髓内与二级神经元完成突触传递（图 6-1）。二级神经元的神经纤维交织形成上行传导通路将痛觉信号传导至丘

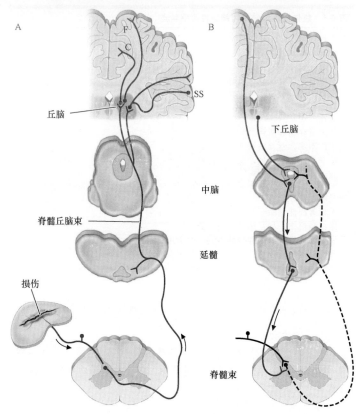

图 6-1　疼痛传导及调节通路。**A.** 痛觉信息传导系统。伤害性刺激通过神经冲动方式兴奋初级传入神经元的外周神经末梢（伤害性感受器）。痛觉信息随后从外周传递进入脊髓，在其内经突触传入主要的上行传导通路——脊髓丘脑束，最后在丘脑交换神经元后投射至前扣带回（C）、顶叶脑岛（F）和皮质躯体感觉区（SS）。**B.** 疼痛调节系统。来自顶叶脑岛和下丘脑的冲动激活中脑神经元，调节脊髓的疼痛传导过程

脑，最终定位于皮质的躯体感觉区。平行传导通路连接脑干核团、丘脑中层核团，投射至边缘系统产生疼痛体验。脊髓背角通过调节5-羟色胺、去甲肾上腺素和多种神经肽构成脑脊髓下传通路来调节痛觉的传递。

　　止痛药物可经下述机制起效：减轻组织炎症反应（如：非甾体抗炎药、前列腺素合成抑制剂）、抑制疼痛传导（麻醉剂）或调节下传通路（麻醉剂和抗抑郁药）。抗惊厥药（如加巴喷丁、卡马西平）对周围神经损伤造成的异常痛觉敏感可能有效。

治疗 疼痛（表6-2）

急性躯体性疼痛

- 中度疼痛：一般非麻醉性镇痛药治疗有效，如：阿司匹林、对乙酰氨基酚及非甾体抗炎药，其作用机制是抑制环氧化酶（COX），除对乙酰氨基酚外，均有抗炎作用，尤其是大剂量应用时。对于头痛及骨骼肌性痛效果显著。

- 许多急性重度疼痛患者，发作时肠外给予酮咯酸的效果显著且迅速，可取代阿片类药物。

- 口服或肠外给予麻醉性镇痛药可用于治疗重度疼痛，是目前最有效的镇痛药；在不稳定的患者中应用，或大剂量使用本品需备好阿片受体拮抗剂纳洛酮。

- 可控性镇痛药（PCA）在给予基线剂量的基础上，允许患者自行按需丸注（按钮激活）增加药物剂量以控制疼痛。

慢性疼痛

- 制订清晰的治疗计划，包括具体可行的治疗目标，如：可维持夜间良好睡眠、具备前去购物的能力或恢复正常工作。

- 为了提高患者生活质量，需多学科共同协作，包括：药物治疗、心理咨询、物理治疗、神经阻滞，甚至外科手术治疗。

- 患者的精神心理状态评估极为关键，行为治疗也常有帮助。

- 部分患者需转诊疼痛门诊，而其他患者一般可经单独药物治疗显著好转。

- 三环类抗抑郁药对头痛、糖尿病性神经痛、带状疱疹后遗神经痛、慢性背痛、卒中后中枢性疼痛等慢性疼痛疗效明显。

- 抗惊厥药物和抗心律失常药可缓解神经性疼痛，但对交感神经功能障碍（如糖尿病性神经痛、三叉神经痛）收效甚微。

- 恶性疾病引起的疼痛可使用长效阿片类药物，但是否用于非恶性疾病所致的慢性疼痛尚存在争议。其他治疗无效时，可供恶性疾病患者选用的长效阿片类药物包括酒石酸左啡诺、美沙酮、吗啡控释片或透皮芬太尼等。

更多内容详见 HPIM-18 原文版：Rathmell HP, Fields HL：Pain：Pathophysiology and Management, Chap. 11, p. 93.

表 6-2　镇痛药

非麻醉性止痛药：常用剂量及时间间隔

常用药物	剂量 (mg)	用药间隔	备注
水杨酸	650 PO	q4h	肠溶制剂
对乙酰氨基酚	650 PO	q4h	不良反应少
布洛芬	400 PO	q4~6h	非处方药物
萘普生	250~500 PO	q12h	半衰期长，药效持续时间较长
非诺洛芬	200 PO	q4~6h	肾病患者禁用
吲哚美辛	25~50 PO	q8h	胃肠道反应常见
酮咯酸	15~60 IM/IV	q4~6h	肌内注射或静脉给药
塞来昔布	100~200 PO	q12~24h	治疗关节炎有效
度洛西汀	10~20 PO	q12~24h	2005 年从美国退市

麻醉性止痛药：常用剂量及时间间隔

常用药物	肠外剂量及时间间隔	口服剂量 (mg)	备注
可待因	30~60 q4h	30~60 q4h	恶心常见
盐酸羟考酮	—	5~10 q4~6h	可与对乙酰氨基酚或阿司匹林合用
吗啡	5 q4h	30 q4h	
吗啡控释片	—	15~60 bid 或 tid	缓慢释放的口服制剂
氢吗啡酮	1~2 q4h	2~4 q4h	药效时间短于吗啡
酒石酸左诺啡	2 q6~8h	4 q6~8h	作用时间长于吗啡
美沙酮	5~10 q6~8h	5~20 q6~8h	半衰期长，镇静作用延长
哌替啶	50~100 q3~4h	300 q4h	口服吸收差，代谢产物去甲哌替啶具有毒性。初始剂量应间隔至少 3 日，每次加量应间隔 ≤40mg/d，不推荐作为常规使用

常用药物		口服剂量（mg）	用药间隔	备注
布托啡诺		—	1~2 q4h	鼻腔内给药
芬太尼	25~100µg/h	—		72h 透皮贴
曲马朵		—	50~100 q4~6h	兼具阿片样/肾上腺素能作用

抗抑郁药[a]

常用药物	受体阻滞剂 5-羟色胺	去甲肾上腺素	镇静作用	抗胆碱作用	直立性低血压	心律失常	平均剂量（mg/d）	剂量范围（mg/d）
多虑平	++	+	强	中	中	少	200	75~400
阿米替林	+++	++	强	强	中	有	150	25~300
丙米嗪	+++	++	中	中	强	有	200	75~400
去甲替林	+++	++	中	中	低	有	100	40~150
去甲丙咪嗪	+++	++++	低	低	低	有	150	50~300
万拉法新	+++	++	低	无	无	无	150	75~400
度洛西汀	+++	+++	低	无	无	无	40	30~60

抗惊厥药物和抗心律失常药[a]

常用药物	口服剂量（mg）	用药间隔
苯妥英钠	300	qd
卡马西平	200~300	q6h
奥卡西平	300	bid
氯硝西泮	1	q6h
加巴喷丁[b]	600~1200	q8h
普瑞巴林	150~600	bid

[a] 抗抑郁药、抗惊厥药物和抗心律失常药尚未被美国食品和药品管理局（FDA）批准用于疼痛治疗。

[b] FDA 批准加巴喷丁用于治疗带状疱疹后遗神经痛的最大剂量为 1800mg/d

第7章
营养状态评估

任景怡 校 张静 译

体重的稳定有赖于能量摄入与消耗的平衡。能量消耗的主要类型包括静息能量消耗（resting energy expenditure，REE）及机体活动，次要类型包括食物代谢能量消耗（食物热效应或特殊动力作用）及战栗产热。个体的能量摄入需求受年龄、体型及活动量影响，估测男性与女性的日平均能量摄入分别约为 2800kcal 和 1800kcal。基础能量消耗（basal energy expenditure，BEE）可应用 Harris 及 Benedict 公式计算，单位为 kcal/d（图 7-1）。

营养学家们制订了膳食营养素参考摄入量（dietaryreferenceintakes，DRI）及推荐的膳食营养素供给量（recommended dietary allowances，RDA），涵括了 9 种必需氨基酸、4 种脂溶性及 10 种水溶性维生素、多种矿物质、脂肪酸、胆碱及水（Table 73-1 and 73-2，pp. 590 and 591，HPIM-18）。在校正多余损耗后，通常成年人每消耗 1kcal 能量需摄入水 1.0～1.5ml。RDA 推荐蛋白质摄入量为 0.6g/kg（理想体重），占总能量的 15%；脂肪摄入量应≤30%总能量，其中饱和脂肪酸应<10%总能量，而至少 55%总能量应来自碳水化合物。

■ 营养不良

营养不良的原因包括热量摄入不足或胃肠道吸收功能异常，以

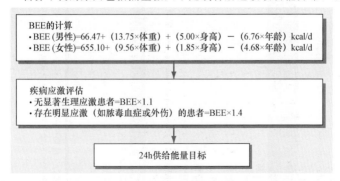

BEE的计算
- BEE（男性）=66.47+（13.75×体重）+（5.00×身高）－（6.76×年龄）kcal/d
- BEE（女性）=655.10+（9.56×体重）+（1.85×身高）－（4.68×年龄）kcal/d

疾病应激评估
- 无显著生理应激患者=BEE×1.1
- 存在明显应激（如脓毒血症或外伤）的患者=BEE×1.4

24h供给能量目标

图 7-1 Harris 和 Benedict 公式计算基础能量消耗（BEE），单位为 kcal/d（1kcal＝4.186kJ）

及过度的能量消耗或内在疾病导致的能量供给不足。

门诊及住院患者满足以下 1 项或者多项，就提示存在营养不良的风险：

- 平时体重下降＞10％，而近 3 个月未刻意减重
- 体重＜90％理想体重（表 7-1）
- 体重指数（body mass index，BMI）＜18.5kg/m²

重度的营养不良可表现为两种形式：①重度消瘦型营养不良（marasmus），即长期能量摄入不足导致的全身性消耗状态；②恶性营养不良症（kwashiorkor），以蛋白质缺乏为主，由于急性、致命性疾病或慢性炎症性疾病下蛋白质摄入不足及分解增加导致。此时，需积极给予患者营养支持以预防感染并发症及创口愈合不良。

病因

营养不良的主要原因是饥饿、手术或危重症疾病应激，以及混合性因素。饥饿可源于每日能量摄入减少〔贫穷，长期酗酒，神经性

表 7-1 身高-理想体重表

男性				女性			
身高[a]	体重[a]	身高	体重	身高	体重	身高	体重
145	51.9	166	64.0	140	44.9	161	56.9
146	52.4	167	64.6	141	45.4	162	57.6
147	52.9	168	65.2	142	45.9	163	58.3
148	53.5	169	65.9	143	46.4	164	58.9
149	54.0	170	66.6	144	47.0	165	59.5
150	54.5	171	67.3	145	47.5	166	60.1
151	55.0	172	68.0	146	48.0	167	60.7
152	55.6	173	68.7	147	48.6	168	61.4
153	56.1	174	69.4	148	49.2	169	62.1
154	56.6	175	70.1	149	49.8		
155	57.2	176	70.8	150	50.4		
156	57.9	177	71.6	151	51.0		
157	58.6	178	72.4	152	51.5		
158	59.3	179	73.3	153	52.0		
159	59.9	180	74.2	154	52.5		
160	60.5	181	75.0	155	53.1		
161	61.1	182	75.8	156	53.7		
162	61.7	183	76.5	157	54.3		
163	62.3	184	77.3	158	54.9		
164	62.9	185	78.1	159	55.5		
165	63.5	186	78.9	160	56.2		

[a] 身高单位为 cm，体重单位为 kg

资料来源：*Adapted from GL Blackburn et al. Nutritional and metabolic assessment of the hospitalized patient. J Parxnter Enteral Nutr1；11，1977.*

厌食症，节食，严重抑郁症，神经退行性疾病，痴呆或严苛的素食主义者，胃肠道缺血性或胰腺炎性腹痛，或与艾滋病（AIDS）、恶性肿瘤、心力衰竭或肾衰竭相关的厌食]，或消化功能减退（胰腺功能不良，短肠综合征，腹腔疾病，食管、胃或肠梗阻）。生理应激包括发热、急性创伤、大手术、烧伤、急性脓毒血症、甲状腺功能亢进症，以及胰腺炎、结缔组织病、慢性感染性疾病如结核病或 AIDS 机会性感染等导致的炎症状态。混合性因素见于 AIDS、恶性肿瘤、慢性阻塞性肺疾病、慢性肝病、克罗恩病、溃疡性结肠炎及肾衰竭。

临床表现

- *一般情况*——体重减轻、暂时性的近端肌肉萎缩、皮肤皱襞厚度变薄
- *皮肤、头发及指甲*——易脱发（蛋白质缺乏）；头发稀少（蛋白质、生物素、锌缺乏）；头发卷曲、易挫伤、瘀斑及毛囊周围出血（维生素 C 缺乏）；下肢皮疹，典型表现为红斑上继发鳞屑、结痂和糜烂（锌缺乏）；皮肤暴露部位色素沉淀（烟酸、色氨酸缺乏）；匙状甲（铁缺乏）
- *眼*——结膜苍白（贫血），夜盲、眼干及比奥斑（Bitot spots）（维生素 A 缺乏），眼肌麻痹（维生素 B_1 缺乏）
- *口腔及黏膜*——舌炎和（或）唇干裂（核黄素、烟酸、维生素 B_{12}、吡哆醇及叶酸缺乏），味觉下降（锌缺乏），牙龈炎及牙龈出血（维生素 C 缺乏）
- *神经系统*——定向障碍（烟酸、磷缺乏），虚构症、共济失调步态或过指试验异常（维生素 B_1 缺乏），周围神经病变（维生素 B_1、吡哆醇、维生素 E 缺乏），振动觉及方位感丧失（维生素 B_{12} 缺乏）
- *其他*——水肿（蛋白质、维生素 B_1 缺乏），心力衰竭（维生素 B_1、磷缺乏），肝大（蛋白质缺乏）

蛋白质营养不良的患者在实验室检查中可见血清白蛋白水平降低、总铁结合力降低，以及对皮肤抗原试验无反应，并可能存有特定的维生素缺乏症。

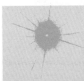

更多内容详见 HPIM-18 原文版：Dwyer J: Nutritional-Requirements and Dietary Assessment, Chap. 73, p. 588; Russell RM and Suter PM: Vitamin and Trace Mineral Deficiency and Excess, Chap. 74, p. 594; Heimberger DC: Malnutrition and Nutritional Assessment, Chap. 75, p. 605.

第8章
肠内及肠外营养

任景怡　校　张静　译

营养不良或存在营养不良风险的患者（无法经口摄入足够营养或处于高分解代谢状态，如脓毒血症、烧伤、创伤等）应给予营养支持。临床应用不同专用营养支持（specialized nutrition support，SNS）方案的决策路径见图8-1。

肠内营养治疗是通过饲喂管（鼻胃管、鼻十二指肠管、胃造口术、空肠造口术或联合胃空肠吻合术），经由胃肠道口服补充或灌输给予营养素或配方营养液的营养支持方式。肠外营养治疗是通过中心静脉导管、经外周静脉置入中心静脉导管（PICC）、隧道式中心静脉导管或皮下置入式输液港等将营养溶液输注至血循环中的营养支持方式。若条件许可，首选肠内营养治疗，以助于维持胃肠道的消化、吸收及免疫功能，并最大限度地减少液体和电解质水平失衡的风险。肠外营养支持更多用于重症胰腺炎、坏死性小肠炎、肠麻痹及远端肠道梗阻。

■ 肠内营养支持

标准肠内营养配方如下：

- 能量密度：1kcal/ml
- 蛋白质：约占总能量的14％；包括酪蛋白酸盐、大豆、乳清蛋白
- 脂肪：约占总能量的30％；包括玉米、大豆、红花籽油
- 碳水化合物：约占总能量的60％；包括水解玉米淀粉、麦芽糊精、蔗糖
- 总能量≥1500kcal/d时推荐补充每日所需各类矿物质及维生素
- 渗透压：约300mosmol/kg

上述肠内营养配方需根据不同临床情况和（或）伴随的疾病状态调整。饲喂前需抬高床头并确认管路位置正确。持续性的胃肠饲喂需从半量起始，速度控制在25～50ml/h，在患者可耐受的情况下增加至全量以实现能量供给目标。肠内管饲的主要风险包括误吸、腹泻、电解质水平失衡、华法林抵抗、鼻窦炎和食管炎。

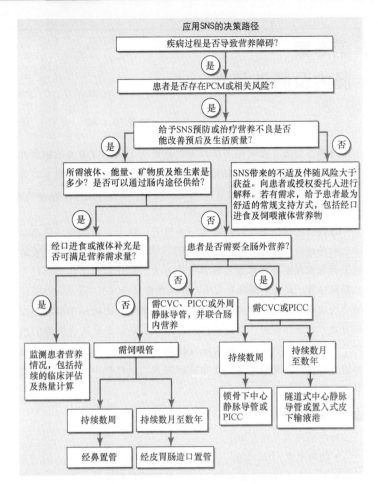

图 8-1　临床应用不同专用营养支持（SNS）方案的决策路径。CVC，中心静脉导管；PCM，蛋白质-热量营养不良；PICC，经外周静脉置入中心静脉导管。（资料来源：*Adapted from chapter in Harrison's Principles of Internal Medicine*，*16e*，*by Lyn Howard*，*MD.*）

■ 肠外营养

　　肠外营养的主要成分包括足量液体（成人每24h需30ml/kg＋任何异常丢失量），供能的葡萄糖、氨基酸及脂质溶液，重症患者的必需营养素还包括谷氨酰胺、核苷酸和甲硫氨酸代谢产物，以及电解质、维生素和矿物质。肠外营养治疗的风险包括置入输液导管的机械性并发症、导管相关性脓毒血症、液体过量、高血糖症、低磷血症、低钾血症、酸碱及电解质失衡、胆汁淤积、代谢性骨病，以及微量营养素缺乏。

对于所有接受肠内或肠外营养支持的患者，均应监测下列指标：

- 液体平衡（体重，出、入量）
- 血糖、电解质及 BUN（每日 1 次直至稳定，随后每周 2 次）
- 血清肌酐、白蛋白、磷、钙、镁、Hb/Hct、WBC（基线值，随后每周 2 次）
- INR（基线值，随后每周 1 次）
- 必要时检测微量营养素

■ 微量营养素缺乏

微量营养素缺乏的相关内容见表 8-1。

表 8-1　维生素及矿物质缺乏的常规治疗

营养素	治疗
维生素 A[a,b,c]	60mg PO（存在视觉改变于 14 天后重复给药） 30mg PO（6～11 个月龄婴儿） 15mg PO qd×1 个月（慢性吸收不良者）
维生素 C	200mg PO qd
维生素 D[a,d]	建议尽可能接受日光照射 50 000U PO qw×4～8 周，随后 400～800U PO qd 慢性吸收不良可能需要更大剂量
维生素 E[a]	800～1200mg PO qd
维生素 K[a]	10mg IV 随后 1～2mg PO qd 或慢性吸收不良者给予 1～2mg IV qw
维生素 B[1][b]	100mg IV qd×7 天，随后 10mg PO qd
烟酸	100～200mg PO tid×5 天
吡哆醇	50mg PO qd，若为药物相关性缺乏给予 100～200mg qd
锌[b,c]	60mg PO bid

[a] 与脂肪吸收不良有关

[b] 与长期酗酒相关，酗酒者在摄入碳水化合物前需给予足量的维生素 B_1 以避免急性维生素 B_1 缺乏

[c] 与蛋白质-热量营养不良有关

[d] 治疗期间需监测血清钙水平

更多内容详见 HPIM-18 原文版：Russell RM and Suter PM: Vitamin and Trace Mineral Deficiency and Excess, Chap. 74, p. 594；Bistrian BR and Driscoll DF: Enteral and Parenteral Nutrition Therapy, Chap. 76, p. 612.

第9章
输血和单采治疗

黄晓军　校　张伸　译

输血

■ 全血输注

可用于急性大量失血导致的低血容量。全血输注可提高携氧能力，并有效扩充体内容量。急性失血的48h内，体液分布未趋至平衡前，血细胞比容（HCT）无法精准反映失血程度。

■ 红细胞输注

适用于症状性贫血对特异性治疗无效，或急需纠正。一般而言，血红蛋白<70g/L（7g/dl）需输血治疗。症状性的心血管或肺部疾病患者血红蛋白处在70～90g/L（7～9g/dl）就具备输注压积红细胞（RBC）的指征。1单位的压积RBC可提高血红蛋白约10g/L（1g/dl）。急性失血的情况下，压积RBC、新鲜冰冻血浆（FFP）和血小板以近似3：1：10的配比输注，可足以替代全血。去除白细胞可降低异体免疫反应及巨细胞病毒传播的风险。洗涤去除献血者的血浆，可降低过敏反应的风险。辐照可灭活来自献血者的异体反应性淋巴细胞，预防免疫功能低下受血者发生移植物抗宿主病。避免使用亲缘献血者。

其他适应证

①高量输血疗法，可阻断缺陷细胞的生成，如地中海贫血、镰状细胞贫血；②换血疗法，新生儿溶血性疾病、镰状细胞危象；③移植受者术前输血，降低尸体来源肾移植的排斥反应。

并发症（见表9-1）

①输血反应。急性或迟发性输血反应，发生率在1‰～4‰；IgA缺乏的患者出现严重反应的风险高。②感染。细菌（罕见）；丙型病毒性肝炎，输血发生率为1/1 800 000；HIV感染，发生率为1/2 300 000。③循环负荷过载。④铁过载。每单位红细胞含200～250mg铁；在无失血的情况下，输注100U红细胞制品（儿童低于此）后可发生血色素沉着病；需应用去铁胺来进行铁螯合治疗。⑤移植物抗宿主病。⑥异体免疫反应。

■ 自体输血

输注患者自身贮存的血液，可避免献血者血液带来的风险，也可用于有多种 RBC 抗体的患者。机体铁储备正常下可应用促红细胞生成素（50～150U/kg 皮下注射，每周 3 次）以加速自身血液的采集。

■ 红细胞交换

红细胞交换输注的主要目的是去除镰状红细胞，以正常的红细胞取而代之，阻断红细胞镰变、淤滞、血管阻塞及组织缺氧的恶性循环，否则这一过程可促使镰状细胞危象的发生。一般治疗目标是输注后血红蛋白 A 比例达 70%。

■ 血小板输注

血小板计数<10000/μl（急性白血病<20000/μl）时，常需预防性输注血小板。若先前的输注未造成血小板抗体生成，1 单位的血小板可提高血小板计数约 10000/μl。以输注后 1h 及 24h 的血小板计数评价输注效果。存在血小板抗体的患者，需输注人类白细胞抗原（HLA）匹配的单一供者血小板。

表 9-1　输血并发症的风险

	发生频率，次数：单位数
反应	
发热（FNHTR）	（1～4）：100
变态反应	（1～4）：100
迟发性溶血	1：1000
TRALI	1：5000
急性溶血	1：12 000
致死性溶血	1：100 000
过敏反应	1：150 000
感染[a]	
乙型肝炎	1：220 000
丙型肝炎	1：1 800 000
HIV-1、HIV-2	1：2 300 000
HTLV-I、HTLV-II	1：2 993 000
疟疾	1：4 000 000
其他并发症	
RBC 同种异体致敏	1：100
HLA 同种异体致敏	1：10
移植物抗宿主病	罕见

[a] 输血相关的感染理论上可以发生，但罕见或风险未知，包括西尼罗河病毒、甲型肝炎病毒、细小病毒 B-19、果氏巴贝虫（巴贝虫病）、博氏疏螺旋体（莱姆病）、嗜吞噬细胞无形体（人粒细胞性埃利希体病）、克氏锥虫（Chagas 病）、梅毒螺旋体，以及人类疱疹病毒 8

缩略词： FNHTR，非溶血性输血反应性发热；HTLV，人嗜 T 淋巴细胞病毒；RBC，红细胞；TRALI，输血相关的急性肺损伤

■ 血浆成分输注

新鲜冰冻血浆（FFP）可提供凝血因子、纤维蛋白原、抗凝血酶，以及蛋白 C 和 S，可用于纠正凝血因子缺乏、快速拮抗华法林的药物效应及治疗血栓性血小板减少性紫癜（TTP）。血浆冷沉淀物富含纤维蛋白原、凝血因子Ⅷ和 vW 因子；可以在不具备重组凝血因子Ⅷ或凝血因子Ⅷ浓缩物时，使用冷沉淀物。

单采治疗

单采指移去血液中的细胞或血浆成分；根据需采集的血液成分进行相应操作。

■ 白细胞单采

去除白细胞；最常用于急性白血病，尤其是急性髓性白血病（AML）外周血原始细胞计数显著升高（$>100\,000/\mu l$），以降低白细胞淤积症风险（原始细胞引起血管阻塞事件，导致中枢神经系统或肺梗死、出血）。目前白细胞单采技术已用于替代骨髓穿刺抽吸采集造血干细胞。经化疗药物及粒细胞-巨噬细胞集落刺激因子治疗后，造血干细胞从骨髓动员到外周血中；应用白细胞单采可获得这些干细胞，然后用于大剂量清髓性治疗后的造血重建。另外，可用白细胞单采术采集淋巴细胞，用作过继性免疫治疗。

■ 血小板单采

用于部分骨髓增殖性疾病伴有血小板增多及合并出血和（或）血栓的患者。一般不作为首选疗法。血小板单采也用于提高献血者的血小板采集量。

■ 血浆单采

适应证

①高凝状态，如华氏巨球蛋白血症；②TTP；③免疫复合物和自身抗体异常，如 Goodpasture 综合征（肺出血肾炎综合征）、急进性肾小球肾炎、重症肌无力；吉兰-巴雷综合征、系统性红斑狼疮、特发性血小板减少性紫癜；④冷凝集素病、冷球蛋白血症。血浆置换可去除异常蛋白，替代正常的血浆或血浆成分；在 TTP 中应用可有效去除抗 ADAMTS13 抗体，恢复正常的 ADAMTS13 水平。

更多内容详见 HPIM-18 原文版：Dzieczkowski JS, Anderson KC: Transfusion Biology and Therapy, Chap. 113, p. 951.

第 10 章
缓和医疗与临终关怀

任景怡／校　王岚　译

2008 年，美国的死亡人数为 2 473 000 人，死亡率较前有所下降。心脏病和癌症是两大主要的死亡原因，二者几乎占据总死亡人口的半数。死亡人群中，约 70% 存在已知可导致其死亡的临床情况。因此，临终关怀计划极为重要，也颇具实际意义。另外，相较于医院，在临终安养院或家中死亡的比例愈来愈高。

理想的安宁照护基于对患者需求的深入理解，包括因疾病而影响的四个层面：躯体，心理，社会，以及精神。现已有多种评估工具可协助完成这一过程。

沟通和持续评估患者的临床管理目标是实施临终关怀的关键举措。医生需清楚知悉疾病的可能转归与预后，预先提供医疗照护目标和计划。一旦患者的照护目标从"治愈"变为"缓和"，医生需清楚解释及告知此转变。实现临终关怀目标包括以下七个步骤：

1. 确保患者的医疗信息的尽可能全面和完整，且所有相关方均能理解。

2. 探索患者的照护目标，并确认其可行性。

3. 阐释可供选择的方案。

4. 对于病情预期的调整与患者及其家属共情。

5. 制订目标可实现的照护计划。

6. 按照制订的计划执行。

7. 当患者情况发生变化时回顾及修订计划。

■ 事前指示

约 70% 的患者在其临终前已经丧失决策能力，而事前指示可为患者提前阐明其接受各类干预措施的意愿。现有的两种合法法律文件：一是事前指示，用于患者自身声明其明确的意愿；二是长期医疗照护代理人，用于患者指定某名人士并授权代表其行使医疗决策。上述两种文件的表格均可在美国国家临终关怀及姑息照护组织（www.nhpco.org）免费获取。其实，医生从自身角度出发也应准备妥善上述文件。

■ 躯体症状与处理

终末期患者最常见的躯体及心理症状见表 10-1。研究发现，癌症晚期的患者平均每人发生 11.5 个症状。

疼痛

疼痛见于 36％～90％ 的终末期患者。疼痛的类型及处理详见第 6 章。

便秘

便秘见于高达 87％ 的终末期患者。常见的导致便秘的药物包括用于镇痛及呼吸兴奋的阿片类药物，以及具有抗胆碱能活性的三环类抗抑郁药。缺乏活动、摄食减少、高钙血症也可引起便秘。某些情况下，消化道梗阻亦参与其中。

干预措施　条件许可下，尽可能增加患者的活动量；充分补充液体；阿片类药物的效应可经由 μ-亚型阿片受体拮抗药甲基纳曲酮拮抗（8～12mg SC qd）；外科解除肠梗阻；使用导泻药或粪便膨松剂（表 10-2）。

恶心

多达 70％ 的癌症晚期患者会出现恶心。恶心的原因可能为尿毒症、肝衰竭、高钙血症、肠梗阻、严重的便秘、感染、胃食管反流、

表 10-1　终末期患者常见的躯体及心理症状

躯体症状	心理症状
疼痛	焦虑
疲乏无力	抑郁
呼吸困难	绝望
失眠	无意义感
口干	易激惹
厌食	注意力不集中
恶心和呕吐	思维混乱
便秘	谵妄
咳嗽	性欲下降
四肢水肿	
瘙痒	
腹泻	
吞咽困难	
头晕	
尿便失禁	
手/足麻木/刺痛感	

表 10-2　便秘的药物治疗

干预	剂量	备注
刺激性导泻药		这类药物可直接刺激肠蠕动并
西梅汁	120～140ml/d	减少结肠对水分的吸收。
番泻叶	2～8 片 PO bid	作用时间持续 6～12h
比沙可啶	5～15mg/d PO 或灌肠	
渗透性缓泻药		这类药物不被吸收。它们可以将水分吸住并潴留在胃肠道中。
乳果糖	15～30ml PO q4～8h	乳果糖可导致胃肠积气及腹胀。
氢氧化镁（乳剂）	15～30ml PO	乳果糖作用时间持续 1 天，镁制剂作用时间持续 6h
柠檬酸镁	125～250ml/d PO	
粪便膨松剂		这些药物可增加水分的分泌，增加水分浸入粪便发挥软化作用。
多库酯钠（古来时）	300～600mg/d PO	
多库酯钙	300～600mg/d PO	作用时间持续 1～3 天
栓剂和灌肠剂		
比沙可啶	10～15mg 灌肠 qd	
磷酸钠灌肠剂	灌肠 qd	固定剂量，4.5 盎司（128g），不保留

前庭疾病、脑转移、药物（癌症化疗药、抗生素、非甾体抗炎药、阿片类药物、质子泵抑制剂），以及放射治疗（放疗）。

干预措施　针对病因进行治疗。停止使用可能导致恶心的药物。如有可能，缓解其基础病情。疑似胃肠动力障碍导致者，可使用甲氧氯普胺。癌症化疗所致的恶心一般可使用糖皮质激素和 5-羟色胺受体阻滞药（如昂丹司琼、多拉司琼）预防。阿瑞匹坦可有效控制强致吐药物如顺铂导致的恶心。前庭性恶心可使用抗组胺药（美克洛嗪）或抗胆碱能药物（东莨菪碱）治疗。预想性恶心可使用苯二氮䓬类如劳拉西泮预防。无任一特定原因的恶心，有时可选用氟哌啶醇。

呼吸困难

高达 75% 的终末期患者发生呼吸困难。呼吸困难是患者承受的最严重不适，甚至比疼痛更令人绝望。呼吸困难可能由肺实质疾病、感染、积液、肺栓塞、肺水肿、哮喘或气道压迫所致。尽管许多上述情况可被干预，但其基础病因却无法逆转。

干预措施　倘若干预过程并未较呼吸困难更为痛苦，则应尽可能给予纠正其基础病因（如重复性胸腔穿刺）。更多情况下，采取的是对症处理（表 10-3）。

疲乏

疲乏几乎是终末期患者的普遍症状，常是疾病进展过程（和此过程中产生的各类细胞因子）的直接后果，亦可由于合并营养不良、脱水、贫血、感染、甲状腺功能减退症和药物反应导致。另外，抑郁也可导致疲劳。患者活动功能评估可采用 Karnofsky 行为表现量表或美国东部肿瘤协作组（Eastern Cooperative Oncology Group, ECOG）体力状态评分，根据患者每日卧床时间评分，具体为：0分，正常活动；1分，症状轻，正常活动；2分，日间卧床时间＜50％；3分，日间卧床时间＞50％；4分，终日卧床不起。

干预措施 适度锻炼和物理治疗可减少肌肉萎缩，改善抑郁和情绪；如情况许可，停止使用可能加重疲劳的药物；糖皮质激素可使患者增强活力及改善情绪；晨起服用右苯丙胺（5～10mg/d）或哌甲酯（2.5～5mg/d）可提高患者活力水平，但需避免于夜间用药因其可能导致失眠；另外，莫达非尼和左旋肉碱干预也初见成效。

抑郁

高达 75％ 的疾病终末期患者存有抑郁体验。缺乏经验的医生会以

表 10-3　呼吸困难的药物治疗

干预	剂量	注意事项
弱阿片类		适用于轻度呼吸困难的患者
可待因（或可待因联合 325mg 对乙酰氨基酚）	30mg PO q4h	适用于从未使用过阿片类药物的患者
氢可酮	5mg PO q4h	
强阿片类		适用于既往未使用过阿片类药物的中重度呼吸困难患者
吗啡	5～10mg PO q4h 基础剂量的 30％～50％ q4h	适用于已使用阿片类药物镇痛或治疗其他症状的患者
羟考酮	5～10mg PO q4h	
氢吗啡酮	1～2mg PO q4h	
抗焦虑药		每 1h 1 次直至患者症状缓解，然后给予维持量
劳拉西泮	0.5～2.0mg PO/SL/IV qh，然后 q4～6h	
氯硝西泮	0.25～2.0mg PO q12h	
咪达唑仑	0.5mg IV q15min	

为抑郁是对终末期疾病理所当然的反应；无论如何，相当一部分患者可发生强于常人的抑郁体验。既往有抑郁症病史的患者具有更高的风险。多种可纠正的临床情况可导致抑郁样症状，包括甲状腺功能减退症、库欣综合征、电解质紊乱（如高钙血症），以及药物包括多巴胺受体阻滞药、干扰素、白细胞介素 2、长春新碱和糖皮质激素。

干预措施　右苯丙胺或哌甲酯（见上文）；5-羟色胺再摄取抑制剂，如氟西汀、帕罗西汀和西酞普兰；莫达非尼 100mg/d；晨起或中午给予匹莫林（苯异妥英）18.75mg。

谵妄

谵妄是一种全脑功能障碍伴认知和意识改变，常有焦虑的前驱症状。不同于痴呆，谵妄呈突发性发作，特征表现为意识障碍波动性变化和无法集中注意力，但均是可逆性改变。多在死亡前数小时出现。谵妄可由于肝肾衰竭引发的代谢性脑病、低氧血症、感染、高钙血症、副癌综合征、脱水、便秘、尿潴留以及中枢神经系统转移肿瘤导致。谵妄也是常见的药物副作用，可诱发的药物包括常用于临终患者的阿片类药、糖皮质激素、抗胆碱能药物、抗组胺药、止吐药以及苯二氮䓬类药物。早期识别极为关键，因为应当在患者清醒时鼓励其与挚爱的人进行最后的交流。患者精神状态改变伴昼夜颠倒可能是谵妄的早期征兆。

干预措施　停止任何非必要却可能诱发谵妄副作用的药物；给患者提供日历、钟表、新闻报纸，或其他具有定向标志的物件；和缓地纠正患者的幻觉或认知错误；药物干预见表 10-4。

表 10-4　谵妄的药物治疗

干预	剂量
神经阻滞剂	
氟哌啶醇	0.5～5mg q2～12h，PO/IV/SC/IM
硫利达嗪	10～75mg q4～8h，PO
氯丙嗪	12.5～50mg q4～12h，PO/IV/IM
非典型神经阻滞剂	
奥氮平	2.5～5mg qd 或 bid，PO
利培酮	1～3mg q12h，PO
抗焦虑药	
劳拉西泮	0.5～2mg q1～4h，PO/IV/IM
咪达唑仑	1～5mg/h 持续注射，IV/SC
麻醉药	
异丙酚	0.3～2.0mg/h 持续注射，IV

■ 临终时刻的照护

患者的临终过程大部分是可预测的。图 10-1 展示患者生命最后数日内常见与不常见的变化。向患者家属告知这些可能发生的变化可有助于减少其所带来的悲痛。另外，医生需敏感地体会到家属内疚和无助的感受。他们需被劝慰，告知患者的疾病正在走向其自然

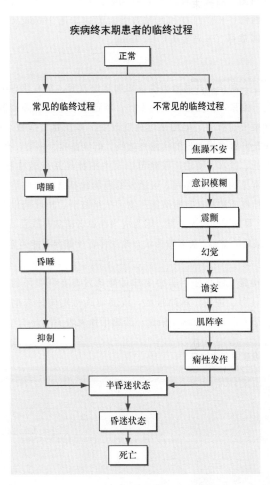

图 10-1   疾病终末期患者生命最后数日内的临终过程（资料来源：*Adapted from FD Ferris et al：Module 4：Palliative care，in Comprehensive Guide for the Care of Persons with HIV Disease. Toronto：Mt. Sinai Hospital and Casey Hospice，1995，www. cps online. info/content/resources/hivmodule/ module4complete. pdf.*）

过程，他们对患者的照护并无不当之处。患者不再进食是因为已经濒临死亡，而他们并非因为停止进食而濒临死亡。无论患者是否还具有意识，都鼓励家属和看护者与临终患者进行直接的沟通。握着患者的手，或可使患者与家属/看护者均获得慰藉。表 10-5 列举了患者在临终之际的一些变化，以及如何处理这些变化的建议。

关于管理疾病终末期患者的更多资源可详见如下网站：www.epec.net，www.eperc.mcw.edu，www.capc.org，以及 www.nhpco.org。

表 10-5　患者临终前数日或数小时之际的变化与处理

患者情况变化	可能的并发症	家属可能的反应以及可能关心的问题	建议与干预
极度疲乏	卧床不起使褥疮发生及加重，进而导致感染、恶臭、疼痛，以及关节痛	患者懒惰，并且放弃生机	抚慰家属及看护者，告知任何干预对临终时的疲劳并无理想的效果，且不应去抵抗。必要时使用气垫床
厌食	无	患者放弃了；患者会饱尝饥饿之苦，甚至饿死	抚慰家属及看护者，告知患者未进食是由于他们已在弥留之际，此时不进食本身并不会导致痛苦和死亡。强迫饲喂，无论是经口、肠外或者肠内并不会减轻患者症状或延长寿命
脱水	黏膜干燥（见下文）	患者会饱受干渴之苦，会脱水致死	抚慰家属及看护者，告知临终时脱水不会导致痛苦，因为患者会在任何痛苦症状出现前已失去意识。静脉补液可导致肺水肿和周围水肿，因此加重呼吸困难，并延长死亡过程
吞咽困难	无法吞服姑息治疗所使用的口服药		勿强迫经口摄食。停用还在使用的非必要药物，包括抗生素、利尿药、抗抑郁药、导泻药。倘若无法吞服片剂药物，将必要的药物（镇痛药、止吐药、抗焦虑药和拟精神药物）改为口服溶液，经口颊、舌下、直肠黏膜途径给药

表 10-5   患者临终前数日或数小时之际的变化与处理（续）

患者情况变化	可能的并发症	家属可能的反应以及可能关心的问题	建议与干预
"濒死喉鸣"——聒噪的呼吸声响		患者窒息和无法通气	抚慰家属及看护者，告知患者此种情况乃口咽内分泌物导致，而并非窒息。使用东莨菪碱减少分泌物（0.2～0.4mg SC q4h 或 1～3 贴片每 3 天 1 次）改变患者体位以助于引流。勿给予患者吸痰。因吸痰会导致患者及家属的不适，而且通常无助于改变现况
呼吸暂停、潮式呼吸、呼吸困难		患者窒息	抚慰家属及看护者，告知患者无意识的情况下不会感受到窒息或缺氧。间断性呼吸暂停是临终前一种常见的变化。可使用阿片类药物或抗焦虑药治疗呼吸困难。吸氧并不能有效缓解呼吸困难的症状，并且会延长死亡过程
尿便失禁	如果离世前尿便失禁时日较长可导致皮肤破溃 可能将感染性病原体传染给看护者	患者脏、臭，令人排斥	提醒家属及看护者采取一般防护措施。经常更换床单被褥。如果腹泻或排尿量较多，建议使用尿布、导尿管或直肠管
易激惹或谵妄	昼夜颠倒 伤及自己或看护者	患者处于极度痛苦中，且不能安宁死去	抚慰家属及看护者，告知患者易激惹及谵妄状态并不意味着躯体的痛苦。根据患者的预后与治疗目标，考虑评价其谵妄的原因及调整药物方案。使用氟哌啶醇、氯丙嗪、地西泮或咪达唑仑控制症状

表 10-5　患者临终前数日或数小时之际的变化与处理（续）

患者情况变化	可能的并发症	家属可能的反应以及可能关心的问题	建议与干预
黏膜干燥	口唇干裂，口腔溃痛，念珠菌病亦可导致疼痛口腔异味	患者恶臭，令人排斥	食用苏打水清洗口腔或人工唾液 q15～30min。局部使用制霉菌素治疗念珠菌病。凡士林涂抹口唇及鼻腔黏膜，q60～90min。眼部用润滑剂 q4h 或人工眼泪 q30min

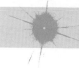

更多内容详见 HPIM-18 原文版：Emanuel EJ：Palliative and End-of-Life Care, Chap. 9, p. 67.

第二篇 内科急症

第 11 章
心搏骤停和猝死

刘文玲 校 孙艺红 译

突发心搏骤停及猝死最常见于急性或慢性冠状动脉粥样硬化性疾病的患者，由于发生心室颤动造成。其他常见病因可见表 11-1。心律失常可因电解质紊乱（主要为低钾血症）、低氧血症、酸中毒或中枢神经系统损伤造成交感风暴而诱发。此时，必须紧急心肺复苏（CPR），并辅以高级生命支持措施（见下文）。若心室颤动或心脏停搏 $4\sim6\,min$ 内未予 CPR 施救，将导致患者死亡。

表 11-1 心搏骤停和心源性猝死原因

结构性疾病
1. 冠心病（慢性心绞痛或急性冠脉综合征）
2. 心肌肥厚（如：肥厚型心肌病）
3. 扩张型心肌病
4. 炎症（如：心肌炎）及浸润性疾病
5. 瓣膜性心脏病
6. 电生理异常（如：WPW 预激综合征）
7. 遗传性疾病伴随电生理异常（如：遗传性长 QT 综合征、右心室发育不良、Brugada 综合征、儿茶酚胺敏感性多形性室性心动过速）
功能性因素
1. 一过性缺血
2. 低心排血量状态（心力衰竭，休克）
3. 全身性代谢性异常
A. 电解质失衡（如：低钾血症）
B. 低氧血症、酸中毒
4. 神经系统异常（如：中枢性神经系统损伤）
5. 毒性反应
A. 抗心律失常的药物效应
B. 心脏毒素（如：可卡因、洋地黄中毒）

■ 心脏猝死的治疗

基本生命支持（BLS）必须立即启动（图 11-1）：

1. 拨通急救电话；若有可能，快速取得自动体外除颤器（AED）。

2. 如果患者出现呼吸喘鸣音，评价有无误吸异物并予以 Heimlich 手法施救。

3. 持续胸外按压（胸骨下移 4～5cm），频率为 100 次/分。若有可能，再求助一名施救者，并使用 AED。

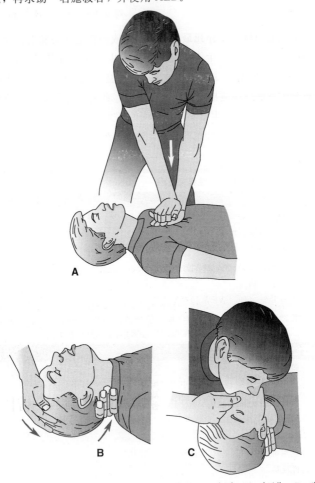

图 11-1　心肺复苏的主要步骤。**A.** 开始心外按压，频率 100 次/分；**B.** 确认被救者呼吸道开放；**C.** 若无法获取高级生命支持则由受过培训的施救人员实施口对口人工呼吸。（资料来源：*Modified from J Henderson*，Emergency Medical Guide，*4th ed*，*New York*，*McGraw-Hill*，1978.）

4. 若有两名专业施救人员参与，持续胸外按压的同时，给予患者仰颌抬头实施口对口人工呼吸（为避免交叉感染，建议使用口袋型面罩）。每连续 30 次快速胸外按压后，应予肺充气 2 次。若无专业施救人员在场，不给予通气而只进行胸外按压，直至有能力展开高级生命支持。

5. 一旦获得复苏设备，则在持续胸外按压和气道通气下开始高级生命支持。尽管所有的高级生命支持应尽可能同时进行，但除颤（单相≥300J 或双相 120～150J）最为优先（图 11-2），其次为气管插管和开放静脉通路。经气管插管给予 100% 氧气，若不能快速进行气管插管亦可使用复苏；实施气管插管时，呼吸支持暂停的时间不应超过 30s。

6. 静脉通路首选肘前静脉，若无法通过外周静脉给药，则给予

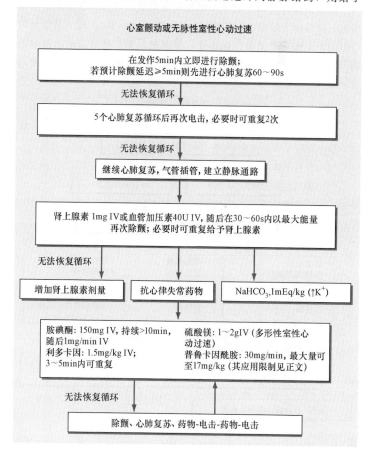

图 11-2　心搏骤停处置流程。心室颤动或低血压性室性心动过速则立即进行除颤。如复苏失败，给予肾上腺素或血管加压素，并使用抗心律失常药物

中心静脉（颈内或锁骨下静脉）置管。只有在充分通气下仍持续存在严重酸中毒（pH<7.15）时才给予碳酸氢钠静注。钙剂不作常规使用，除非患者存在低钙血症、钙通道阻滞剂中毒或其顽固性心室颤动的原因为急性高钾血症。

7. 缓慢性心律失常、心脏停搏或无脉性电活动引发的心脏事件处置见图 11-3。

8. 心搏骤停存活但未能恢复意识者，应考虑低温疗法（体温降至 32～35℃，持续 12～14h）。

■ 后续处理

若心搏骤停是由于急性心肌梗死发病数小时内发生心室颤动而引起，随后给予规范化心肌梗死治疗（第 128 章节）。对于其他原因引发的心室颤动存活者，则需进一步评估，尤其包括冠状动脉解剖和左心室功能。除非为短暂或可逆性病因，否则应当植入埋藏式心

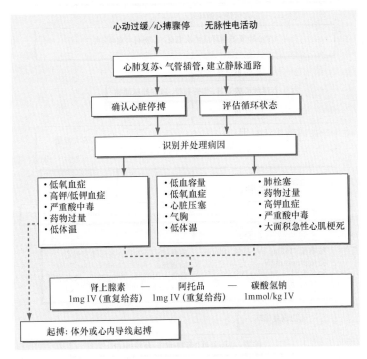

图 11-3 缓慢性心律失常/心搏骤停或无脉性电活动的处理流程。首先持续给予患者生命支持，并积极寻找可逆性因素。（资料来源：*Modified from My-erburg R. and Castellanos A. Chap. 23，HPIM*-18.）

脏复律除颤器。

> 更多内容详见 HPIM-18 原文版：Myerburg RJ, Castellanos A: Cardiovascular Collapse, Cardiac Arrest, and Sudden Cardiac Death, Chap. 273, p. 2238.

第 12 章
休 克

任景怡 校 仁晖 译

■ 定义

因组织灌注严重受损导致细胞损伤和功能异常的临床症候群。早期识别与治疗对预防脏器不可逆损伤和死亡至关重要。休克的常见病因见表 12-1。

■ 临床表现

- 低血压（平均动脉压＜60mmHg）、心动过速、呼吸急促、面色苍白、烦躁不安和感知异常。
- 外周血管急剧收缩征象，伴脉弱和肢端湿冷。在分布性休克（如脓毒血症）中，因容量血管扩张而表现肢端温暖。
- 常见少尿（＜20ml/h）和代谢性酸中毒。
- 急性肺损伤和急性呼吸窘迫综合征（ARDS；见第 15 章）伴非心源性肺水肿、低氧血症和弥漫性肺浸润。

临床思路 休克

详细采集患者病史，包括是否存有心脏疾病（冠心病、心力衰竭、心包疾病）、近期发热或感染导致脓毒血症、药物效应（如过度利尿或降压）、可导致肺栓塞的临床情况（见第 142 章），以及潜在出血来源。

■ 体格检查

在低血容量性或分布性（感染性）休克时，颈静脉不突起；颈静脉怒张（JVD）则提示心源性休克；JVD 同时伴有奇脉（第 119 章）

表 12-1　休克的常见类型

临床情况
低血容量性休克
出血
体液丢失（如呕吐、腹泻、利尿药过量、酮症酸中毒）
体腔内液体积聚（腹水、胰腺炎、肠梗阻）
心源性休克
肌源性疾病（急性心肌梗死、扩张型心肌病）
机械性（急性二尖瓣反流、室间隔缺损、严重主动脉瓣狭窄）
心律失常
心外梗阻性休克
心脏压塞
大面积肺栓塞
张力性气胸
分布性休克（全身血管张力显著下降）
脓毒血症
毒物过量
过敏反应
神经源性（如脊髓损伤）
内分泌性（Addison 病、黏液性水肿）

提示心脏压塞（第 125 章）。检查双侧脉搏是否不对称（主动脉夹层，第 134 章）。评价有无心力衰竭的证据（第 133 章），以及提示主动脉瓣狭窄、急性二尖瓣或主动脉瓣反流及室间隔缺损的杂音。腹部压痛或反跳痛提示患者可能为腹膜炎或胰腺炎，而高调肠鸣音提示肠梗阻。行粪便潜血试验以除外消化道出血。

感染性休克多伴有发热与寒战，但高龄、尿毒症或酗酒者发生脓毒血症可能无发热表现。一些皮肤损害表现可提示感染性休克为特定病原体所致：出血点或紫癜（脑膜炎奈瑟菌或流感嗜血杆菌），坏疽性深脓疱（铜绿假单胞菌），全身性红皮病（金黄色葡萄球菌或化脓性链球菌所致的中毒性休克）。

■ 实验室检查

完善血细胞比容（Hct）、白细胞（WBC）、电解质、血小板计数、凝血酶原时间（PT）、部分促凝血酶原时间（PTT）、弥散性血管内凝血（DIC）筛查。动脉血气常提示为代谢性酸中毒（感染性休克时，呼吸性碱中毒可发生在代谢性酸中毒前）。若患者疑似脓毒血症，行血培养、尿液分析，以及痰、尿液或其他可疑感染部位革兰氏染色涂片及培养。

完善 ECG（心肌缺血或急性发作的心律失常）、胸部 X 线检查

（心力衰竭、张力性气胸、肺炎）。超声心动图亦有助于辅助诊断
（心脏压塞、左/右心室功能不全、主动脉夹层）。

中心静脉压或肺毛细血管楔压（PCWP）测量在鉴别不同类别休克
时可作为必要参考（表 12-2）。平均 PCWP<6mmHg 提示低血容量性或
分布性休克，PCWP>20mmHg 提示左心室衰竭。心排血量（热稀释法）
在心源性和低血容量性休克时下降，而在感染性休克初期通常升高。

表 12-2　不同休克类型的生理特点

休克的类型	CVP 和 PCWP	心排血量	体循环血管阻力	静脉氧浓度
低血容量性	↓	↓	↑	↓
心源性	↑	↓	↑	↓
感染性				
高动力性	↓↑	↑	↓	↓
低动力性	↓↑	↓	↑	↑↓
创伤	↓	↓↑	↑↓	↓
神经源性	↓	↓	↓	↓
肾上腺功能低下	↓↑	↓	=↓	↓

缩略词：CVP，中心静脉压；PCWP，肺毛细血管楔压

治疗　休克（见图 12-1）

目标是尽快改善组织低灌注和呼吸障碍：

- 动态监测血压（推荐动脉内置管）与心率，持续监测 ECG、尿量及脉搏血氧饱和度；血液检查，包括 Hct、电解质、肌酐、BUN、ABG、pH、钙、磷、乳酸、尿钠浓度（<20mmol/L 提示容量不足）。活动性出血或疑似心功能不全的患者考虑监测 CVP 和（或）肺动脉压/PCW 压。

- 留置 Foley 导尿管监测尿流量。

- 密切评估患者神志状态。

- 提高收缩压至>100mmHg：①头低脚高位；②除外心源性休克，否则给予快速静脉补液（500～1000ml）（倘若伴有贫血，初始给予补充生理盐水或乳酸林格液，随后输注全血或压积红细胞）；根据容量情况按需继续补充容量。

- 在充分补充血管内容量后加用血管活性药物；若体循环血管阻力（SVR）下降，可使用血管加压药（表 12-3）[初始时予以去甲肾上腺素（推荐）或多巴胺，持续性低血压者加用去氧肾上腺素或血管加压素]。

- 若存在慢性心力衰竭（CHF），联合使用正性肌力药物（常为多巴酚丁胺）（表 12-3）；目标是维持心脏指数＞2.2L/(min·m²)［感染性休克时＞4.0L/(min·m²)］。
- 给予 100% 纯氧；P_{O_2}＜70mmHg 时，行气管插管机械通气。
- 如出现严重代谢性酸中毒（pH＜7.15），给予 NaHCO₃。
- 识出并治疗休克的病因。急性心肌梗死导致的心源性休克见第 128 章。急诊冠状动脉再血管化对于持续存在缺血的患者是挽救生命的举措。

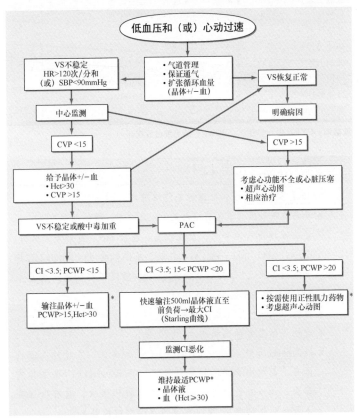

图 12-1 休克患者复苏流程。*监测 S_{VO_2}、SVRI 及 RVEDVI 作为纠正灌注和低容量的附加指标。CI 需校正年龄因素。S_{VO_2}，静脉血红蛋白氧饱和度；SVRI，体循环血管阻力指数；RVEDVI，右心室舒张末容量指数。CI，心脏指数 [L/(min·m²)]；CVP，中心静脉压（mmHg）；Hct，血细胞比容；HR，心率；PAC，肺动脉导管；PCWP，肺毛细血管楔压（mmHg）；SBP，收缩压；VS，生命体征

表 12-3　休克状态时使用的血管活性药物[a]

药物	剂量	备注
多巴胺	$1\sim2\mu g/(kg \cdot min)$ $2\sim10\mu g/(kg \cdot min)$ $10\sim20\mu g/(kg \cdot mins)$	辅助利尿 正性肌力和正性频率效应；增加氧运送能力同时氧耗增高；使用受限于心动过速 全身血管收缩（肾灌注降低）
去甲肾上腺素	$05\sim30\mu g/min$	强效血管收缩药；具有中等强度正性肌力效应；在脓毒血症休克中增加氧运送能力同时使氧耗增高，但因正性变时作用和不良反应较少，在脓毒血症时使用优于多巴胺；心源性休克时体循环血管阻力下降可适用，但一般仅在顽固性低血压时使用
多巴酚丁胺	$2\sim20\mu g/(kg \cdot min)$	主要用于心源性休克（第 128 章）；具有正性肌力作用，无血管收缩活性；最适用于轻度血压下降且欲避免心动过速之时
去氧肾上腺素	$40\sim180\mu g/min$	无正性肌力作用的强效血管收缩药物；适用于分布性（感染性）休克
血管加压素	$0.01\sim0.04U/min$	偶用于顽固性感染性（分布性）休克；可在血管加压素不足状态（如脓毒血症）时恢复血管张力

[a] 异丙肾上腺素因其潜在低血压和致心律失常效应，而未被推荐用于休克

更多内容详见 HPIM-18 原文版：Maier RV：Approach to the Patient With Shock, Chap. 270；p. 2215；Hochman JS, Ingbar DH：Cardiogenic Shock and Pulmonary Edema, Chap. 272, p. 2232.

第 13 章
脓毒血症和脓毒性休克

朱继红　校　杨靓　译

■ 定义

- **全身炎症反应综合征（SIRS）：**满足以下两个或以上条件：
    ◇ 发热（口腔温度 $>38℃$）或低体温（口腔温度 $<36℃$）；

◇ 呼吸频数（>24 次/分）；

◇ 心动过速（>90 次/分）；

◇ 白细胞增多（>12 000/μl）、白细胞减少（<4000/μl），或杆状核中性粒细胞>10%；有可能存在非感染因素。

- *脓毒血症*：SIRS 伴有或可疑有微生物学感染的证据。

- *严重脓毒血症*：脓毒血症伴有一个或多个器官功能障碍。

- *脓毒性休克*：脓毒血症伴有低血压（经液体复苏后，动脉血压仍<90mmHg 或较基础血压低 40mmHg，持续至少 1h）或需要应用升压药物才能维持收缩压≥90mmHg 或平均动脉压≥70mmHg。

■ 病因学

- 脓毒血症患者血培养阳性率为 20%～40%，脓毒性休克患者血培养阳性率为 40%～70%。

- 血培养阳性的患者中有约 70% 为单纯细菌感染；其余患者为真菌或是多种微生物混合感染。

■ 流行病学

- 在美国严重脓毒血症及脓毒性休克的发生率以每年>700 000 例持续增长，并导致每年>200 000 例死亡。

- 侵袭性细菌感染是世界范围内导致死亡的主要原因，特别是对于幼儿而言。

- 随着年龄及本身伴随疾病的增加，脓毒血症相关事件的发生率及死亡率也增加。2/3 的病例发生于伴有严重基础疾病的患者。

- 脓毒血症的高发病率归因于人口老龄化、慢性病患者存活时间延长和削弱宿主抵抗力的医学治疗（如免疫抑制剂、留置导管和机械装置），同时，艾滋病患者的发病率相对也较高。

■ 病理生理学

局部和全身宿主反应

- 宿主体内存在许多可识别高度保守微生物分子的受体（如脂多糖、脂蛋白、双链 RNA），并可触发细胞因子及其他宿主分子的释放，增加局部血流和趋化中性粒细胞至感染部位，并使局部血管通透性增加，引起疼痛。

- 许多局部和全身的防御机制均可削弱对微生物分子的细胞反

应，包括血管内血栓（防止感染和炎症扩散）和抗炎细胞因子（如白介素-4 和白介素-10）增高。

器官功能障碍和休克

- 广泛的内皮损伤被认为是多器官功能障碍的主要机制。
- 脓毒性休克主要特点是：组织氧供减少随后出现血管扩张（虽然收缩血管的儿茶酚胺类物质增加，但外周血管阻力下降）。

■ 临床表现

- 过度通气。
- 脑病（定向力障碍、意识模糊）。
- 低血压和弥散性血管内凝血（DIC）导致肢端发绀、外周组织（如手指、脚趾）缺血性坏死。
- 皮肤：出血性损伤、水疱、蜂窝织炎、脓疱。皮肤病变亦可提示特异性的感染病原体，如：瘀点和紫癜提示奈瑟脑膜炎球菌感染；中性粒细胞缺乏的患者出现脓疱样坏疽提示铜绿假单胞菌感染。
- 胃肠道：恶心、呕吐、腹泻、肠梗阻、梗阻性黄疸。

主要并发症

- *心肺表现*：
  ◇ 通气-灌注比例失调，使肺泡毛细血管通透性增加，肺水增多，并使肺部氧交换能力下降，导致约 50% 的患者发生急性呼吸窘迫综合征（进行性弥漫性肺浸润、低氧血症）。
  ◇ 低血压：脓毒性休克患者心排血量正常或下降，全身血管阻力下降，可与心源性休克和低血容量休克鉴别。
  ◇ 心脏射血分数减少，但心室扩张以维持正常的每搏量。
- *肾上腺皮质功能不全*：在危重患者中较难诊断。
- *肾表现*：由急性肾小管坏死引起的少尿或多尿、氮质血症、蛋白尿、肾衰竭。
- *凝血系统*：血栓性血小板减少。
- *神经系统表现*：持续脓毒血症引起多发性神经病变、远端肌力下降。
- *免疫抑制*：患者可出现单纯疱疹病毒、巨细胞病毒或带状疱疹病毒再激活感染。

实验室检查

- *全血细胞计数*：中性粒细胞核左移、血栓性血小板减少。

- *凝血功能*：凝血酶原时间延长、纤维蛋白原下降、D-二聚体升高提示发生 DIC，此时血小板计数多低于 50 000/µl。
- *化学检查*：代谢性酸中毒、阴离子间隙增加、乳酸增加。
- *肝功能*：转氨酶增高、高胆红素血症、氮质血症、低蛋白血症。

■ 诊断

确诊需血液或局部感染灶的微生物分离鉴定。感染引起的皮肤损害组织培养亦有助于诊断。

治疗　脓毒血症及脓毒性休克

对于疑似存在脓毒血症的患者应立即予以治疗，并尽可能在 1h 内起始。

1. 抗生素治疗：见表 13-1。

2. 清除或引流局部感染灶。

　　a. 拔除留置的血管内导管，更换 Foley 管和其他引流管，引流局部感染灶。

　　b. 排除鼻插管患者合并鼻窦炎。

　　c. 完善胸部、腹部和（或）盆腔的影像学检查除外脓肿。

3. 血流动力学、呼吸和代谢支持

　　a. 初始治疗以 1~2L 生理盐水持续静滴 1~2h，保持中心静脉压 8~12cmH$_2$O，尿量＞0.5ml/(kg·h)，平均动脉压＞65mmHg；必要时可加用升压药。

　　b. 若液体复苏后仍存在低血压，则予以氢化可的松 50mg IV q6h。若临床症状在 24~48h 内有所改善，大部分专家推荐继续应用氢化可的松 5~7 天。

　　c. 存有指征时进行机械通气支持维持氧合。新近研究推荐应用低潮气量，通常予以 6ml/kg（理想体重），维持平台压≤30cmH$_2$O。

　　d. 血红蛋白≤7g/dl 时，推荐输注红细胞，并使血红蛋白水平达到 9g/dl。

4. 对于 APACHE Ⅱ评分≥25 分的严重脓毒血症和脓毒性休克患者，输注重组活化蛋白 C（aPC）的治疗已被证实有效。然而，考虑严重出血风险增加和临床实践的不确定性，许多专家推荐在更多临床试验结果公布前，不予广泛地使用 aPC。

5. 一般支持：对于脓毒血症持续超过 2～3 天的患者应予以营养支持，且现有证据建议首选肠内营养。倘若患者无活动性出血或凝血功能障碍，应予以肝素预防深静脉血栓形成；应用胰岛素使血糖浓度维持在 150mg/dl 以下。

表 13-1　肾功能正常、未明确感染原的严重脓毒血症成年患者的初始抗感染治疗

抗感染用药方案（静脉治疗）	临床情况
正常免疫力的成年人	多种可供选用的方案，包括： (1) 哌拉西林-他唑巴坦（3.375g q4～6h）； (2) 亚胺培南-西司他丁（0.5g q6h）或美罗培南（1g q8h）； (3) 头孢吡肟（2g q12h）。 若患者对 β-内酰胺类过敏，可选用环丙沙星（400mg q12h）或左氧氟沙星（500～750mg q12h）联合克林霉素（600mg q8h）。上述各方案均应联合万古霉素（15mg/kg q12h）
中性粒细胞缺乏（<500/μl）	方案包括： (1) 亚胺培南-西司他丁（0.5g q6h）或美罗培南（1g q8h）或头孢吡肟（2g q8h）； (2) 哌拉西林-他唑巴坦（3.375g q4h）联合妥布霉素（5～7mg/kg q24h）。 如下情况联合万古霉素（15mg/kg q12h）：患者留置血管内导管，或已预防性应用喹诺酮类药物治疗；或接受强化化疗可致黏膜损伤；或疑似葡萄球菌感染；或该地区 MRSA 感染的发生率较高；或社区内 MRSA 菌株感染的患病率较高。倘若患者存有低血压或正在接受广谱抗生素治疗，则应经验性使用抗真菌药物，如：半合成脂肽类化合物（卡泊芬净 70mg 负荷，随后每日 50mg）或二性霉素 B 的脂质体
脾切除	头孢噻肟（2g q6～8h）或头孢曲松（2g q12h）。若地区内耐头孢菌素的肺炎球菌患病率较高，联合万古霉素。如果患者对 β-内酰胺类过敏，选用万古霉素（15mg/kg q12h）联合环丙沙星（400mg q12h）或左氧氟沙星（750mg q12h）或氨曲南（2g q8h）
静脉药物滥用者	万古霉素（15mg/kg q12h）
艾滋病	头孢吡肟（2g q8h）或哌拉西林-他唑巴坦（3.375g q4h）联合妥布霉素（5～7mg/kg q24h）。如果患者对 β-内酰胺类过敏，选用环丙沙星（400mg q12h）或左氧氟沙星（750mg q12h）联合万古霉素（15mg/kg q12h）和妥布霉素

缩略词：MRSA，耐甲氧西林的金黄色葡萄球菌
资料来源：*Adapted in part from WT Hughes et al*：*Clin Infect Dis* 25：551，1997；*DN Gilbert et al*：*The Sanford Guide to Antimicrobial Therapy*，2009

■ **预后**

总体而言，严重脓毒血症患者 30 天死亡率为 20％～35％，脓毒性休克死亡率为 40％～60％，其进一步死亡多发生于 6 个月内。预后评分系统（如 APACHE Ⅱ）可评估严重脓毒血症的死亡风险。

■ **预防**

在美国，大部分严重脓毒血症和脓毒性休克由于院内感染导致。降低此类院内感染的措施可降低脓毒血症的发生率。

更多内容详见 HPIM-18 原文版：Munford RS：Severe Sepsis and Septic Shock, Chap. 271, p. 2223.

第 14 章
急性肺水肿

吴彦　校　王鸿懿　译

急性进展性、致命性肺泡水肿由下述一种或多种原因导致：

1. 肺毛细血管静水压升高（左心衰竭、二尖瓣狭窄）。

2. 特定的诱因（表 14-1），导致处于心力衰竭代偿期患者或者既往无心脏病史者发生心源性肺水肿。

3. 肺泡-毛细血管膜通透性增加（非心源性肺水肿）。常见原因见表 14-2。

表 14-1　急性肺水肿的诱因
突发的心动过速或心动过缓
感染，发热
急性心肌梗死
严重的高血压
急性二尖瓣或主动脉瓣反流
循环血容量增加（Na^+ 摄入、输血、妊娠）
代谢需求增加（剧烈运动、甲状腺功能亢进症）
肺动脉栓塞
慢性心力衰竭患者依从性不良（突然撤药）

表 14-2 非心源性肺水肿的常见病因

直接肺损伤	
胸部创伤，肺挫伤	肺炎
误吸	氧中毒
烟尘吸入	肺动脉栓塞，再灌注损伤
血源性肺损伤	
脓毒血症	反复输血
胰腺炎	经静脉药物滥用（如二醋吗啡）
非胸部创伤	体外循环
可能是肺损伤并伴有肺毛细血管静水压升高	
高原肺水肿	复张性肺水肿
神经源性肺水肿	

■ 体格检查

患者呈急性病容，常表现为大汗淋漓、端坐位及呼吸急促，可伴有发绀。双肺对称性湿性啰音，可闻及 S_3，及咳出血性泡沫样痰。

■ 实验室检查

早期动脉血气分析提示 PaO_2 及 $PaCO_2$ 均降低。随着呼吸衰竭进行性加重，逐渐出现高碳酸血症伴酸血症。胸部 X 线检查（CXR）显示肺血流再分配，肺野呈弥漫性片状模糊影，肺门周围出现"蝶翼征"。

治疗 急性肺水肿

需立即给予积极的治疗以挽救生命。对于心源性肺水肿的患者应尽可能同时给予下列措施：

1. 面罩吸纯氧，使 $PaO_2 > 60mmHg$；如无法达到，可给予经口鼻面罩或鼻面罩正压通气，必要时气管插管辅助通气。
2. 降低前负荷：
   a. 如不存在低血压，可使患者保持坐位以减少静脉回流。
   b. 静脉使用袢利尿药（如呋塞米 0.5～1.0mg/kg 起始）；倘若患者未长期服用利尿药，可使用较低的剂量。
   c. 硝酸甘油（舌下含服，0.4mg×3 q5min），如必要可续以 5～10μg/min 静脉滴注。
   d. 吗啡 2～4mg IV（可重复使用）；密切留意患者有无低血压和呼吸抑制，如必要可给予纳洛酮以逆转吗啡的药物效应。

　　e. 合并血压高或急性心肌梗死伴随心力衰竭者，可考虑使用 ACE 抑制剂。

　　f. 症状顽固者考虑使用奈西立肽，先以 $2\mu g/kg$ 静脉因注，后于 $0.01\mu g/(kg \cdot min)$ 静脉滴注。急性心肌梗死或心源性休克的患者禁用。

3. 心源性肺水肿伴严重左心室功能不全是正性肌力药物的适应证，包括多巴胺、多巴酚丁胺、米力农（见第 12 章）。

4. 明确导致心源性肺水肿的病因（表 14-1）并给予治疗，特别是急性心律失常或感染。顽固性肺水肿伴持续心肌缺血，尽早行冠状动脉再血管化是挽救患者生命的举措。对于非心源性肺水肿，找出其病因并给予治疗/去除（表 14-2）。

更多内容详见 HPIM-18 原文版：Schwartzstein RM：Dyspnea, Chap. 33, p. 277. Hochman JS, Ingbar D：Cardiogenic Shock and Pulmonary Edema, Chap. 272, p. 2232.

第 15 章
急性呼吸窘迫综合征

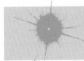

卢冰冰　校　席雯　译

■ 定义和病因

　　急性呼吸窘迫综合征（ARDS）进展迅速，其临床特征包括严重呼吸困难、弥漫性肺浸润性病变和低氧血症，常常导致呼吸衰竭。ARDS 的关键诊断标准包括：①胸部 X 线（CXR）双肺弥漫性浸润影；② PaO_2/FiO_2（动脉氧分压 mmHg/吸入氧浓度）$\leqslant 200mmHg$；③不伴左心房压力升高（肺毛细血管楔压$\leqslant 18mmHg$）。急性肺损伤（ALI）是与 ARDS 紧密相关但病情相对轻微的综合征，其低氧血症程度较轻（$PaO_2/FiO_2 \leqslant 300mmHg$），也可由此进展为 ARDS。虽然内科及外科多种情况均可诱发 ARDS，但是大多数 ARDS（＞80%）源于脓毒血症、细菌性肺炎、创伤、大量输血、胃酸误吸及药物过量。伴有多个诱发因素的个体罹患 ARDS 风险更高。其他危险因素包括高龄、酗酒、代谢性酸中毒及各种危重疾病。

■ 临床病程和病理生理

ARDS 的自然病程分为 3 期：

1. *渗出期* 以肺泡水肿和白细胞浸润为特点，进一步出现弥漫性肺泡损伤伴透明膜形成。肺泡水肿以坠积部位最为显著，可导致肺不张和肺顺应性下降。患者临床表现为低氧血症、呼吸急促、进行性呼吸困难、肺泡死腔增加造成高碳酸血症。CXR 可见双肺弥漫性肺泡和间质浸润影。此时需鉴别多种临床情况，其中需要考虑的常见病因包括心源性肺水肿、肺炎及肺泡出血。不同于心源性肺水肿，ARDS 的影像学检查较少见到心影增大、胸腔积液或肺部血管重新分布的表现。渗出期通常在发病后 12～36h 内开始，一般持续 7 天。

2. *增生期* 通常在发病后 7～21 天为增生期。尽管大部分患者开始逐渐恢复，仍有少数患者发展为进行性肺损伤和肺间质纤维化。这一时期即使病情已迅速获得改善的患者，仍可持续存在呼吸困难和低氧血症。

3. *纤维化期* 虽然大多数患者在 ARDS 发病的 3～4 周内逐渐恢复，仍有部分患者进展为肺间质纤维化，需要长期通气支持和（或）氧疗。在此时期，患者气胸发生风险增高、肺顺应性下降、肺泡死腔增多。

治疗　ARDS

新近的治疗进展强调，除了肺保护性通气策略外，更要重视 ARDS 患者全面的危重症照护，包括：治疗导致肺损伤的原发疾病或外科情况、减少医源性并发症（如医疗操作相关并发症）、预防静脉血栓栓塞及胃肠道出血、积极抗感染治疗以及充分的营养支持。ARDS 患者初始管理流程见图 15-1。

机械通气

由于严重低氧血症及呼吸作功增加，ARDS 患者通常需要机械通气支持。随着认识到在机械通气条件下，正压对正常肺组织的过度牵张也可导致或加重肺损伤并进而诱发或加重 ARDS，患者的预后已获得显著改善。目前推荐的 ARDS 通气策略中，要求限制肺泡过度牵张，同时维持充分的组织氧合。

现已证实，相较于大潮气量（12ml/kg 理想体重）通气，小潮气量通气（≤6ml/kg 理想体重）显著降低了 ARDS 患者的死亡率。ARDS 中，由于肺泡或间质内液体积聚及肺泡表面活性物质大量丢失，可造成肺泡萎陷，进而加重低氧血症。因此，采用小潮气量联合呼气末正压（PEEP）通气策略可有效减少肺泡萎陷，并

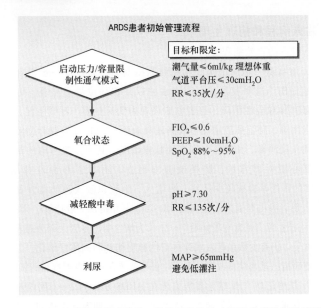

ARDS患者初始管理流程

目标和限定：

启动压力/容量限制性通气模式
潮气量≤6ml/kg 理想体重
气道平台压≤30cmH₂O
RR≤35次/分

氧合状态
FIO₂≤0.6
PEEP≤10cmH₂O
SpO₂ 88%～95%

减轻酸中毒
pH≥7.30
RR≤135次/分

利尿
MAP≥65mmHg
避免低灌注

图15-1　ARDS患者初始管理流程。临床试验已为ARDS患者早期机械通气、氧疗、纠正酸中毒、利尿治疗提供了循证医学治疗目标

促使患者在最低FiO₂水平下获得充分的氧合。应用高于改善氧合需求水平的PEEP未被证实获益。通过食管测压法估测跨肺压有助于确定最佳PEEP水平。其他改善氧合同时又限制肺泡过度牵张的方法包括延长呼吸机的吸气相时间（反比通气）和俯卧位通气。然而，这些措施并未被证实能够降低ARDS患者的死亡率。

辅助治疗

ARDS患者的肺血管通透性增高，引起肺间质及肺泡水肿，因此应根据患者的尿量、内环境酸碱情况及血压按需输液，以保证足够的心排血量和组织充分的氧供。目前，尚无确凿的证据支持ARDS患者需应用糖皮质激素或吸入一氧化氮。

■ 结局

由于综合治疗措施的改进及小潮气量通气策略的实施，ARDS患者的死亡率已有所下降，目前其死亡率为26%～44%，主要死因是脓毒血症和肺外器官功能衰竭。ARDS患者死亡风险增加的相关危险因素包括：高龄、既往器官功能障碍（如：慢性肝病、酗酒、长期免疫功能低下状态、慢性肾病）、直接肺损伤（如：肺炎、肺挫伤、误吸）及间接肺损伤（如：脓毒血症、创伤、胰腺炎）。大多数存活的 ARDS 患者并未遗留明显的慢性肺部功能障碍。

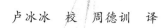

更多内容详见 HPIM-18 原文版：Levy BD, Choi AMK: Acute Respiratory Distress Syndrome, Chap. 268, p. 2205.

第 16 章
呼吸衰竭

卢冰冰　校　周德训　译

■ 呼吸衰竭的定义和分类

呼吸衰竭被定义为，由于呼吸系统的一个或多个部分出现功能障碍而引起气体交换不足。

急性呼吸衰竭主要有两种类型：低氧型和高二氧化碳型。低氧型呼吸衰竭被定义为：吸入氧分数>0.6 时动脉氧饱和度<90%。肺炎、肺水肿（心源性或非心源性）或肺泡出血均可引起急性低氧型呼吸衰竭。而低氧血症则由通气-灌注不匹配和肺内分流所导致。

高碳酸血症型呼吸衰竭的特征是 pH 值<7.30 的呼吸性酸中毒。每分通气量的下降和（或）生理性无效腔的增加都会引起高碳酸血症型呼吸衰竭。与高碳酸血症型呼吸衰竭相关的常见情况包括神经肌肉疾病，例如重症肌无力；以及伴有呼吸肌疲劳的呼吸系统疾病，如哮喘和慢性阻塞性肺疾病（COPD）。急性高碳酸血症型呼吸衰竭中，$PaCO_2$ 通常>50mmHg。慢性呼吸衰竭急性加重常见于 COPD 急性加重，可以观察到显著升高的 $PaCO_2$。在慢性呼吸衰竭急性加重中，呼吸性酸中毒的程度、患者的精神状态以及患者呼吸窘迫的程度较特定的 $PaCO_2$ 数值更能提示是否需要进行机械通气。通常还需要注意以下两类呼吸衰竭：①围术期肺不张引起的呼吸衰竭；②与休克相关的呼吸肌低灌注。

■ 机械通气的模式

呼吸衰竭通常需要机械通气治疗。机械通气模式通常被分为两大类：无创通气（NIV）和传统机械通气。NIV 通常需要佩戴贴合紧密的鼻面罩或全脸面罩，现已广泛用于 COPD 急性加重引起的慢性呼吸衰竭急性加重。NIV 一般包括一个预先设置好的吸气相正压和一个较低的呼气相压力；相较于需要气管插管的传统机械通气，其并发症更少，例如院内获得性肺炎等。尽管如此，NIV 仍禁用于心搏呼吸骤停、严重脑病、严重胃肠道出血、血流动力学不稳定、不稳定的冠状动脉疾病、面部手术或外伤、上呼吸道梗阻、气道保护能力受损，以及气道廓清能力丧失等情况。

绝大多数急性呼吸衰竭的患者需要通过带套囊气管插管进行传统机械通气支持。机械通气的目的是改善氧合，同时避免呼吸机相关性肺损伤。许多传统的机械通气模式被广泛使用，不同通气模式的特征主要基于触发（呼吸机如何感知并启动机械送气）、切换（如何决定吸气结束）和限制因素（操作者特意设定的关键参数，由呼吸机进行监测并且不允许超过其数值）。下文述及三种常见的机械通气模式，其他参见表 16-1。

- 辅助-控制指令通气：患者的吸气触发呼吸机送气，引发一次同步呼吸。如果在预设时间间隔内患者并未吸气，呼吸机将以时间触发方式送气。辅助-控制通气模式中，以预先设置的潮气量进行切换。限制性因素包括由操作者设定的最低呼吸频率；患者自主呼吸参与可达更高频率。其他限制因素包括气道峰压，也由操作者设置。由于患者的每次呼气均会触发一次完整的呼吸，非呼吸系统疾病导致的呼吸增快（例如疼痛）会导致呼吸性碱中毒。在气流阻塞性疾病患者（例如哮喘或 COPD），会形成内源性呼气末正压。

- 同步间歇指令通气（SIMV）：相同于辅助控制通气，SIMV 也以容量为切换，且具有相似的限制因素。其触发机制既可以是患者的吸气，也可以是超过预设的时间间隔。但是，如果患者的吸气发生于下一次指令通气的时间间隔结束之前，则无法触发机械通气支持，仅有患者自主呼吸。因此，SIMV 中呼吸机提供的通气次数是受限的，允许患者在辅助通气之间锻炼自身的呼吸肌。

- 压力支持通气（PSV）：PSV 由患者的吸气所触发。PSV 的切换取决于吸气流速。由于并未设置特定的呼吸频率，PSV 通气模式可联合 SIMV，从而确保患者呼吸抑制时可达到足够的呼吸频率。

其他通气模式可能更适合于某些特定的临床情况；例如对于气压伤或胸外科术后患者，压力控制通气模式有助于调节气道压力。

表 16-1 常用机械通气模式的临床特点

通气模式	独立变量（用户设置）	非独立变量（用户监测）	触发/切换限制	优点	缺点
ACMV（辅助控制指令通气）	FIO_2 潮气量 呼吸频率 PEEP水平 最大吸气流速 压力限制	最大气道压 动脉血气分析 每分通气量 平台压 平均动脉压 I/E 比例	患者/定时器 压力限制	后备频率 人机同步性 患者控制每分通气量	无法用于脱机 可能引发危险的呼吸性碱中毒
SIMV（同步间歇指令通气）	如同 ACMV	如同 ACMV	如同 ACMV	后备频率设置可用于脱机 自主呼吸舒适	潜在不同步风险
PSV（压力支持通气）	FIO_2 吸气压力水平 PEEP 压力限制	潮气量 呼吸频率 每分通气量	吸气流速 压力限制	确保同步性 适用于脱机	无后备频率；可能导致低通气
NIV（无创通气）	吸气和呼气压水平 FIO_2	潮气量 呼吸频率 I/E 比例	压力限制 吸气流速	患者完全控制	面罩造成的不适和擦伤 常见漏气 低通气

缩略词：I/E，吸气/呼气；FIO_2，吸入 O_2 浓度；PEEP，呼气末正压

■ 机械通气患者的管理

机械通气患者管理的一般原则参见第 5 章，包括如何脱离机械通气。带套囊的气管内导管常用于输送预处理后的气体来提供正压通气。通常建议使用保护性通气策略，包括下列内容：①目标潮气量大约为 6ml/kg 标准体重；②避免平台压＞30cmH₂O；③使用能够维持动脉血氧饱和度≥90％的最低吸入氧浓度（FIO_2）；④使用 PEEP 保持肺泡开放的同时避免过度牵张。在长时间留置气管内导管时，应该考虑气管切开，主要目的是改善患者的舒适度和更好地进行气道管理。气管切开没有绝对的时间窗，但当患者需要机械通气支持的时间可能＞2 周时，应考虑进行气管切开。

机械通气会导致多种并发症。气压伤-肺组织的过度牵张和损伤，常常发生在气道压力过高时（＞50cmH₂O）。气压伤会导致纵隔气肿、皮下气肿和气胸；而气胸通常需要胸腔闭式引流治疗。呼吸机相关性肺炎是气管插管患者的主要并发症；常见的病原体包括铜绿假单胞菌和其他革兰氏阴性杆菌，以及金黄色葡萄球菌。

更多内容详见 HPIM-18 原文版：Celli BR：Mechanical Ventilatory Support, Chap. 269, p. 2210; and Kress JP and Hall JB: Approach to the Patient With Critical Illness, Chap. 267, p. 2196.

第 17 章
意识模糊、昏睡和昏迷

高旭光　校　杨团峰　译

临床思路 ▷ 意识障碍

意识障碍是临床常见的症状，常提示中枢神经系统功能紊乱。需评估患者的意识水平（嗜睡、昏睡、昏迷）和（或）意识内容（意识模糊、持续言语、幻觉）是否改变。意识模糊是指思维不清晰，注意力不集中；谵妄是一种急性的意识模糊状态；昏睡是对强刺激才有反应的状态；而昏迷则是无反应状态。出现以上症状提示患者病情危重，需积极寻找病因（表 17-1 和 17-2）。

表 17-1 谵妄的常见病因

毒素

处方药：尤其是具有抗胆碱能效应的药、麻醉药和苯二氮䓬类

药物滥用：酒精中毒和酒精戒断、阿片类、亚甲二氧基苯丙胺（"摇头丸"）、麦角酸二乙基酰胺（LSD）、γ-羟基丁酸（GHB）、五氯酚（PCP）、氯胺酮、可卡因

中毒：吸入剂、一氧化碳、乙二烯、杀虫剂

代谢状况

电解质紊乱：低血糖、高血糖、低钠血症、高钠血症、高钙血症、低钙血症、低镁血症

低温和高温

呼吸衰竭：低氧血症和高碳酸血症

肝衰竭/肝性脑病

肾衰竭/尿毒症

心力衰竭

维生素缺乏：B_{12}、硫胺素、叶酸、烟酸

脱水和营养不良

贫血

感染

全身感染：泌尿系统感染、肺炎、皮肤和软组织感染、脓毒血症

中枢神经系统感染：脑膜炎、脑炎、脑脓肿

内分泌疾病

甲状腺功能亢进症（甲亢）、甲状腺功能减退症（甲减）

甲状旁腺功能亢进症

肾上腺皮质功能不全

脑血管病

全脑低灌注状态

高血压脑病

局灶性缺血性脑卒中和脑出血：尤其是非优势侧顶叶和丘脑病变

自身免疫性疾病

中枢神经系统血管炎

狼疮脑

痫性发作相关性疾病

非惊厥性癫痫持续状态

间歇性痫性发作伴长时间发作后状态

肿瘤性疾病

弥漫性脑转移瘤

大脑胶质瘤病

癌性脑膜炎

住院治疗

临终谵妄状态

■ 谵妄

谵妄是在床旁做出的临床诊断；需要详细询问病史和体格检查，重点查找其常见的病因，尤其是有毒物质和代谢状况。通常能观察到患者意识水平改变或注意力缺陷。可以在床旁通过简单的数字记忆测试评估患者的注意力——要求患者从重复两位数开始，依次重复更长的随机字符串；如果无听力或语言障碍，数字广度未能超过四位数通常提示注意力缺陷。谵妄常常被漏诊，尤其是那些临床表现为安静、活力减退的患者。

根据病史和体格检查完善相关辅助检查是评估谵妄的比较经济的方法。由于谵妄的潜在病因众多，没有一种固定的诊断流程能适用于所有患者，表 17-2 只列举其一。

谵妄的治疗首先是要去除诱因（例如全身感染要给予合适的抗生素，电解质紊乱要积极纠正）。一些相对简单的支持治疗也很有效，例如由医护人员反复帮助患者调整定向，维持正常的睡眠-觉醒周期和尽可能地模拟家庭环境。镇静药可加剧谵妄，因此只有在需要保护患者或医护人员免受可能的伤害时使用；小剂量抗精神病药通常是治疗的首选。

■ 昏迷 （见表 17-3）

由于昏迷需要立即处理，临床医师必须采用一种有条理的临床路径。几乎所有的昏迷情况都能追溯到双侧大脑半球广泛性异常或脑干网状结构上行激活系统的活性降低。

病史

如果可能，应唤醒患者，并询问是否使用胰岛素、麻醉药、抗凝药及其他处方药物，是否有自杀企图，近期有无外伤、头痛、癫痫、重要的医学问题和前驱症状。可以通过电话的形式询问目击者和家庭成员。突发头痛，随之意识丧失，提示颅内出血；以眩晕、恶心、复视、共济失调、偏身感觉障碍为前驱表现，提示椎-基底动脉供血不足；胸痛、心悸和昏厥，提示心血管疾病。

快速评估

评估神经系统之前，应首先关注心肺问题。评估患者的生命体征，并予相应的生命支持。如果无法快速明确昏迷的病因，应经验性地给予硫胺素、葡萄糖和纳洛酮治疗。应采血化验血糖、电解质、

表 17-2 评估谵妄患者的流程

初始评估

　　病史：尤其要注意药物服用史（包括非处方药和中草药）

　　全身体格检查和神经系统检查

　　全血细胞计数

　　电解质分析包括钙、镁、磷

　　肝功能检查包括白蛋白

　　肾功能检查

根据初评结果进一步评估（一线方案）

　　全身感染筛查

　　　　尿常规和尿培养

　　　　胸部 X 线片

　　　　血培养

　　心电图

　　动脉血气

　　血清和（或）尿的毒理学筛查（年轻患者尽早完成）

　　头颅 MRI（首选弥散加权成像和钆增强扫描）或 CT

　　怀疑中枢神经系统感染：头颅成像后行腰椎穿刺

　　怀疑与癫痫相关的病因：脑电图（如高度怀疑，应立即完成）

进一步评估（二线方案）

　　维生素水平：B_{12}、叶酸和硫胺素

　　内分泌方面的实验室检查：促甲状腺激素（TSH）和游离 T_4；皮质醇

　　血氨

　　红细胞沉降率

　　自身免疫血清学指标：抗核抗体（ANA），补体水平；p-ANCA，c-ANCA

　　感染的血清学指标：快速血浆抗体试验（RPR）；真菌和病毒血清学检查
　　（如果高度怀疑）

　　HIV 抗体

　　腰椎穿刺（如果尚未进行）

　　头颅 MRI 平扫及钆增强（如果尚未进行）

缩略词：p-ANCA，核周型抗中性粒细胞胞质抗体；c-ANCA，胞浆型抗中性粒细胞胞质抗体

血钙、肾功能（血尿素氮、肌酐）和肝功能（血氨、转氨酶）；也可筛查酒精和其他毒物浓度，如果怀疑感染可完善血培养。动脉血气有助于肺部疾病和酸碱平衡紊乱患者的诊断。发热尤其是伴皮肤瘀点提示脑膜炎。脑脊液检查对诊断脑膜炎和脑炎至关重要；如果怀疑脑膜炎，应尽早行腰椎穿刺，但需先完善 CT 平扫除外占位病变。在脑脊液结果未回报之时，可经验性地应用抗生素和糖皮质激素治疗脑膜炎。发热伴皮肤干燥提示热休克或抗胆碱能药物中毒。低温提示黏液性水肿、中毒、脓毒血症、低温环境暴露或低血糖。血压显著升高见于颅内压增高（ICP）和高血压脑病。

表 17-3　昏迷的鉴别诊断

1. 没有局灶或偏侧神经系统体征，通常脑干功能正常；CT 平扫和脑脊液细胞学检查正常的疾病
   a. 中毒：酒精、镇静药、阿片类等
   b. 代谢紊乱：缺氧、低钠血症、高钠血症、高钙血症、糖尿病酸中毒、非酮症高渗性高血糖、低血糖、尿毒症、肝性脑病（肝昏迷）、高碳酸血症、肾上腺皮质危象（Addisonian 危象）、甲减和甲亢状态、严重的营养不良
   c. 严重的全身感染：肺炎、脓毒血症、伤寒、疟疾、Waterhouse-Friderichsen 综合征
   d. 任何原因引起的休克
   e. 痫性发作后状态、癫痫持续状态、亚临床癫痫
   f. 高血压脑病、子痫
   g. 严重的高温、低温
   h. 脑震荡
   i. 急性脑积水

2. 引起脑膜刺激征，伴或不伴发热，脑脊液白细胞或红细胞增多，通常不伴局灶性或偏侧大脑或脑干体征；CT 或 MRI 未发现占位病变的疾病
   a. 动脉瘤破裂、动静脉畸形和外伤引起的蛛网膜下腔出血
   b. 急性细菌性脑膜炎
   c. 病毒性脑炎
   d. 其他：脂肪栓塞、胆固醇栓塞、癌性和淋巴瘤性脑膜炎等

3. 引起局灶性脑干或偏侧大脑体征，伴或不伴脑脊液改变；CT 或 MRI 有异常的疾病
   a. 半球出血（基底节、丘脑）或梗死（大面积的大脑中动脉供血区梗死）继发脑干受压
   b. 基底动脉血栓形成或栓塞引起的脑干梗死
   c. 脑脓肿、硬膜下积脓
   d. 硬膜外和硬膜下出血、脑挫伤
   e. 脑肿瘤伴周围水肿
   f. 小脑、桥脑出血和梗死
   g. 大面积脑外伤
   h. 既往有局灶性脑损伤的代谢性昏迷（见上）
   i. 其他：大脑皮质静脉血栓形成、单纯疱疹病毒性脑炎、细菌性心内膜炎引起的多灶性脑栓塞、急性出血性白质脑炎、急性播散性（感染后）脑脊髓炎、血栓性血小板减少性紫癜、脑血管炎、大脑胶质瘤病、垂体卒中、血管内淋巴瘤等

神经系统检查

　　重点是明确患者的最佳功能状态和寻找有助于特异性诊断的体征。评估昏迷患者的最佳运动和感觉功能的方法是测试其对伤害性刺激的反应；仔细观察任何非对称性反应，这常提示局灶性病变。多灶性肌阵挛提示很可能存在代谢障碍性疾病；间歇性抽动可能是

痫性发作的唯一体征。

反应性

增大刺激强度常用来评估无反应的程度和任何感觉或运动功能的非对称性。运动反应可以是自主的或反射性的。自发性肘屈曲伴腿伸展，称为*去皮质状态*，见于中脑以上对侧半球的严重病变。上臂内旋伴肘、腕和腿伸展，称为*去大脑状态*，提示中脑或间脑病变。这些姿势反射见于严重的脑部病变。

瞳孔

昏迷患者，若双侧瞳孔等大等圆，对光反射存在，可以除外中脑病变，提示为代谢性疾病。针尖样瞳孔见于麻醉药过量（哌替啶除外，因其可致中等大小瞳孔）、脑桥、脑积水或丘脑出血；麻醉药过量时患者对纳洛酮有反应且存在眼球运动反射可鉴别。单侧瞳孔扩大呈椭圆形，对光反射迟钝是由中脑病变、第Ⅲ对脑神经受压引起的，见于小脑幕切迹疝。双侧瞳孔散大，对光反射消失，提示严重的双侧中脑病变、抗胆碱能药物过量或眼外伤。

眼球运动

检查自主性和反射性眼球运动。嗜睡患者常可出现间断的水平运动偏移。缓慢的来回水平运动提示双侧大脑半球功能障碍。

双眼同向性偏视见于对侧脑桥病变或同侧额叶病变。静息时眼球内收，外展受限提示外展神经麻痹，常见于颅内压增高或脑桥损伤。瞳孔散大、对光反射消失，静息时眼球外展，无法完全内收是由第Ⅲ对脑神经功能障碍引起的，见于小脑幕切迹疝。视轴垂直分离（斜视）见于脑桥或小脑病变。玩偶样头部运动（眼头反射）和冷热诱导的眼球运动提示凝视麻痹或脑神经麻痹，患者不能自主地转动眼球。玩偶样头部运动可通过观察侧向转头时的眼球运动来测试（怀疑颈部损伤的患者禁用）；眼球完全性共轭运动见于双侧大脑半球功能障碍。脑干功能完好的昏迷患者，头部水平抬高60°，凉水刺激外耳道可出现双眼向刺激侧同向注视运动（前庭冷刺激试验）。意识清醒的患者，可伴有眼球震颤、眩晕和呕吐。

呼吸模式

呼吸模式可以提示神经系统损伤的部位。潮式呼吸（周期性呼吸）常见于双侧大脑半球功能障碍和代谢性脑病。喘息或其他不规则呼吸常提示低位脑干损伤；这类患者常需气管插管和辅助通气。

影像学检查

引起颅内压增高的病变常导致意识障碍。昏迷患者的头颅 CT 或 MRI 检查往往是异常的，但可能不具诊断性；不能因等待 CT 或 MRI 检查而延误恰当的治疗。因颅内压增高而出现意识障碍的患者，病情可迅速恶化；急诊头颅 CT 对于明确占位、指导外科减压手术至关重要。部分蛛网膜下腔出血的患者头颅 CT 平扫正常，对于这部分患者，诊断需依靠临床症状及脑脊液出现红细胞或黄变。对于有脑干体征的患者，如果考虑昏迷是基底动脉卒中所致，则有必要行 CT、MRI 或常规脑血管造影。对于代谢性或药物诱发的昏迷，脑电图检查有用，但极少具有诊断性；而痫性发作或疱疹病毒性脑炎导致的昏迷脑电图检查往往有用。

■ 脑死亡

脑死亡时，全脑功能丧失，而躯体功能可以通过人工手段维持，心脏可以继续跳动。在法律和伦理层面上，脑死亡与传统的心肺死亡是等同的。患者对各种形式的刺激均无反应（广泛的皮质破坏），脑干反射消失（全脑干损伤），呼吸完全停止（延髓破坏）。证实呼吸停止需要在维持氧分压和血压正常的情况下以浓度足够高的 CO_2 分压刺激呼吸中枢。

高增益条件下脑电图平直。由于脊髓可能仍有功能，跟腱反射可能存在。诊断脑死亡前，必须密切监护，以除外药物中毒和低温状态。只有当上述状态持续超过一定时间，通常为 $6\sim24h$，才能做出脑死亡的诊断。

更多内容详见 HPIM-18 原文版：Josephson SA, Miller BL：Confusion and Delirium, Chap. 25, p. 196；and Ropper AH：Coma, Chap. 274, p. 2247.

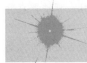

第 18 章
卒 中

高旭光 校 高旭光 译

卒中是指血管因素导致的突发性神经系统功能障碍，其中 85% 为缺血性的；15% 为原发性出血，包括蛛网膜下腔出血（第 19 章）

和脑实质出血。若缺血症状迅速缓解称为*短暂性脑缺血发作*(TIA)；虽然大多数的 TIA 仅持续 5～15min，但是无论是否有新发的梗死，一般仍将 24h 作为区别 TIA 和脑卒中的界限。最新的定义将所有的脑梗死，无论症状持续多长时间，都归类为脑卒中。脑卒中是导致成人神经系统功能障碍的主要原因；在美国每年有 200 000 人死于脑卒中。预防和急性期的介入措施可以减少其发病率和病死率。

■ 病理生理学

缺血性脑卒中通常是由脑部大血管血栓栓塞所致；栓子可能来源于心脏、主动脉弓或其他动脉病变，例如颈动脉。脑深部的小的缺血灶多与微小血管相关（腔隙性脑卒中）。低血流量性脑卒中见于近端血管重度狭窄和侧支循环不足，体循环低血压时加重缺血。脑出血常见于动脉瘤或脑实质内小血管破裂。脑卒中的恢复情况受侧支循环、血压、病变部位、血管栓塞机制等因素的影响；如果能在出现明显的细胞死亡之前恢复血流，患者可能仅有一过性的症状，例如 TIA。

■ 临床表现

缺血性脑卒中

缺血性脑卒中的典型特点是突发的显著的局灶性神经系统症状。患者自己可能不会寻求帮助，因为他们很少感觉到疼痛且可能没有意识到疾病的存在（病觉缺失）。症状可反映出受累的血管区域（表18-1）。短暂性单眼盲（一过性黑矇）是 TIA 的一种特殊形式，是由视网膜缺血导致的，患者描述为视野内出现阴影。

表 18-1　卒中的解剖定位

症状和体征
大脑半球，外侧面（大脑中动脉）
偏瘫
偏身感觉障碍
运动性失语（Broca 失语）——理解正常，但言语不能，找词困难
感觉性失语（Wernicke 失语）——命名障碍，理解力差，词不达意
单侧忽视，失用
同侧偏盲或象限盲
眼球向病灶侧凝视

表 18-1   卒中的解剖定位

大脑半球，内侧面（大脑前动脉）
足和腿瘫痪，伴或不伴上臂瘫痪
腿以上皮质感觉丧失
握持和吸吮反射
尿失禁
步态失调
大脑半球，后面（大脑后动脉）
同向性偏盲
皮质盲
记忆力减退
精细感觉丧失，自发性疼痛，感觉迟钝，舞蹈手足徐动症
脑干，中脑（大脑后动脉）
第三对脑神经麻痹，对侧偏瘫
眼球垂直运动不能
辐辏性眼球震颤，定向力障碍
脑干，脑桥延髓结合部（基底动脉）
面神经麻痹
眼球外展麻痹
凝视麻痹
单侧面部感觉障碍
脑干，脑桥延髓结合部（基底动脉）
霍纳（Horner）综合征
半侧身体痛温觉减退（包括或不包括面部）
共济失调
脑干，延髓侧部（椎动脉）
眩晕，眼球震颤
霍纳（Horner）综合征（瞳孔缩小，上睑下垂，出汗减少）
共济失调，向病变侧倾倒
半侧身体痛温觉减退（包括或不包括面部）

腔隙综合征（小血管性卒中）

最常见的症状有：

- 单纯运动性偏瘫包括面部、上肢和下肢（内囊或脑桥）偏瘫。
- 单纯感觉性卒中（丘脑腹侧）。
- 共济失调性偏瘫（脑桥或内囊）。
- 构音障碍、手不灵活（脑桥或内囊膝部）。

颅内出血

部分患者出现呕吐和嗜睡，约半数患者有头痛。症状和体征不只局限于单一血管支配区。病因多种多样，但高血压性出血是最常见的（表 18-2）。典型的高血压性出血主要发生在以下部位：

- 壳核：对侧轻偏瘫，常伴有同向性偏盲。
- 丘脑：轻偏瘫，伴有显著的感觉障碍。
- 脑桥：四肢瘫痪，"针尖样"瞳孔，眼球水平运动障碍。
- 小脑：头痛，呕吐，步态失调。

神经系统功能缺失在 5～30min 内逐渐加重，高度提示颅内出血。

治疗 卒中

处理原则详见图 18-1。脑卒中需要与潜在的疾病相鉴别，包括痫性发作、偏头痛、肿瘤和代谢紊乱。

- 影像学。病情稳定后，需完善急诊头颅 CT 平扫，以鉴别缺血性和出血性卒中。大面积的缺血性卒中，在发病后几个小时内 CT 上可以看到显著的改变，但小的梗死灶通常很难在 CT 上见到。CT 或 MR 血管造影（CTA/MRA）以及灌注成像有助于显示闭塞的血管和具有梗死风险的组织。MRI 弥散加权序列对识别缺血性卒中高度敏感，甚至在发病后的数分钟内就可识别。

急性缺血性卒中 治疗目的是逆转或减轻组织梗死，包括：①支持疗法；②溶栓和血管内介入技术；③抗血小板治疗；④抗凝治疗；⑤神经功能保护。

支持治疗 保证梗死周围缺血半暗带的最佳灌注。

- 血压不能降得太快（可加重缺血），只有在极特殊的情况下才考虑逐渐降低血压（例如恶性高血压，血压＞220/120mmHg，或计划溶栓治疗时血压＞185/110mmHg）。
- 应给予等张液体维持血容量，限制入量很少获益。对于大面积梗死，必要时予甘露醇渗透性脱水治疗以控制脑水肿，但必须补充等张液体以避免血容量不足。
- 小脑梗死（或出血），当出现脑干受压和脑积水时，病情可急剧恶化，需要神经外科介入治疗。

溶栓和血管内介入治疗

- 若缺血性神经功能缺失时间＜3h且CT平扫无出血，静脉注射重组组织型纤溶酶原激活剂（rtPA）可能获益（表18-3）。
- 最新资料显示，在一些医疗中心，静脉rtPA被用于神经功能缺失持续3～4.5h的患者，但在美国和加拿大尚未批准。
- 颅内大血管闭塞所致的缺血性卒中具有高致死率和致残率；这样的患者，在专病中心紧急行脑血管造影，并及时行动脉内溶栓（病程＜6h）或介入取栓术（病程＜8h），可能获益。

抗血小板治疗

- 急性缺血性卒中患者应用阿司匹林（最大剂量325mg/d）是安全的，获益虽小，却具有显著意义。

表18-2   颅内出血的病因

病因	部位	描述
头颅外伤	脑实质内：额叶、颞叶前部、蛛网膜下腔	脑部减速期的冲击和对冲伤
高血压性出血	壳核、苍白球、丘脑、小脑半球、脑桥	慢性高血压导致这些部位的小血管（约100μm）破裂出血
既往的缺血性梗死灶转化而来	基底核、皮质下区、脑叶	见于1%～6%的缺血性卒中，多为半球的大面积梗死灶
脑转移瘤	脑叶	肺癌、绒毛膜癌、黑色素瘤、肾细胞癌、甲状腺癌、心房黏液瘤
凝血功能障碍	任何部位	少见病因；既往曾患脑卒中或有血管畸形基础病
药物	脑叶、蛛网膜下腔	可卡因、安非他明、苯丙醇胺
动静脉畸形	脑叶、脑室、蛛网膜下腔	每年有2%～4%的出血风险
动脉瘤	蛛网膜下腔、脑实质内、极少见于硬膜下	细菌性和非细菌性动脉瘤
血管淀粉样变	脑叶	颅内血管的退行性病变；与阿尔茨海默病连锁，60岁以下的患者少见
海绵状血管瘤	脑实质内	多发性海绵状血管瘤与KRIT1、CCM2和PDCD10基因突变相关
硬脑膜动静脉瘘	脑叶、蛛网膜下腔	静脉高压导致出血
毛细血管扩张症	通常在脑干	出血的少见病因

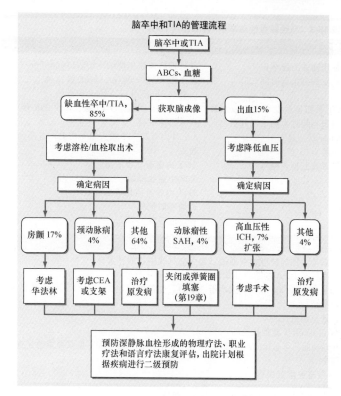

脑卒中和TIA的管理流程

脑卒中或TIA

ABCs、血糖

缺血性卒中/TIA，85% ← 获取脑成像 → 出血15%

考虑溶栓/血栓取出术　　　　　考虑降低血压

确定病因　　　　　　　　　　确定病因

房颤 17%　颈动脉病 4%　其他 64%　动脉瘤性 SAH, 4%　高血压性 ICH, 7% 扩张　其他 4%

考虑华法林　考虑CEA或支架　治疗原发病　夹闭或弹簧圈填塞（第19章）　考虑手术　治疗原发病

预防深静脉血栓形成的物理疗法、职业疗法和语言疗法康复评估，出院计划根据疾病进行二级预防

图 18-1 卒中和 TIA 的管理流程。圆角框为诊断；直角框为干预措施。数字为占全部脑卒中的比例。缩略词：ABCs，开放气道、通气和建立循环；CEA，颈动脉内膜切除术；ICH，颅内出血；SAH，蛛网膜下腔出血；TIA，短暂性脑缺血发作

抗凝治疗
- 临床试验并不支持急性脑卒中的患者急性期使用肝素或其他抗凝药。

神经功能保护
- 心搏骤停后昏迷的患者采用低温治疗有效，但在脑卒中患者尚缺乏足够的研究。其他一些神经保护剂尽管在动物实验中的数据令人振奋，但在人类试验中没有显示获益。

脑卒中中心和康复
- 在高级卒中单元救治，后续康复治疗的患者，可改善神经功能预后，并减少病死率。

表 18-3　急性缺血性脑卒中ª 静脉应用 rtPA

适应证	禁忌证
临床确诊为脑卒中 从发病到给药时间≤3h	经处理后血压仍持续＞185/110mmHg 血小板＜100 000/μl；红细胞比容＜25％； 血糖＜50mg/dl 或＞400mg/dl
CT 平扫显示没有出血或水肿 面积不超过大脑中动脉供血区 的 1/3	48h 内使用过肝素，PTT 延长，或 INR 升高 症状迅速改善
年龄≥18 岁	3 个月内有脑卒中或头颅外伤史；有颅内出 血史
患者或监护人同意	14 天内曾有大手术史
	脑卒中症状轻微
	21 天内曾有消化道出血史
	近期心肌梗死
	昏迷或昏睡

rtPA 治疗
建立 2 个外周静脉输液通道（避免动脉或中心静脉置管） 再次回顾 rtPA 的适应证和禁忌证 总量 0.9mg/kg IV（最大剂量 90mg），先静脉推注 10％的量，剩余量在 1h 内给药 频繁监测血压 24h 内不给予其他抗栓药 神经功能状态恶化或血压难以控制者，停止静滴，给予冻干血浆并紧急复查影 像学 2h 内避免留置尿管

ª 详见 rtPA 包装内的全部禁忌证条目和剂量
缩略词：PTT，部分凝血活酶时间；INR，国际标准化比值

急性脑出血

- 头颅 CT 平扫确诊。
- 迅速识别并纠正任何凝血功能障碍。
- 约半数患者死亡；预后取决于出血量和血肿部位。
- 对于昏睡或昏迷的患者一般经验性治疗颅内压增高。对于脑水肿和占位效应，给予渗透性制剂可能是必要的；糖皮质激素帮助不大。
- 应请神经外科会诊，必要时行急诊小脑血肿清除术；其他部位的出血，现有资料并不支持外科干预。

■ 评估：明确脑卒中的病因

　　虽然急性缺血性脑卒中或 TIA 的最初处理并不依赖于病因学，但明确病因对降低复发风险至关重要（表 18-4）。应特别关注心房颤

动和颈动脉粥样硬化,因为这些病因已被证明是二级预防的决策因素。即便行全面的评估,仍有近 30% 的脑卒中病因不明。

表 18-4 缺血性脑卒中的病因

少见病因	常见病因
血栓形成	高凝性疾病
腔隙性脑卒中(小血管)	蛋白 C 缺乏
大血管血栓形成	蛋白 S 缺乏
脱水	抗凝血酶 III 缺乏
栓子栓塞	抗磷脂综合征
动脉到动脉	V 因子 Leiden 突变[a]
颈动脉分叉处	凝血酶原 G20210 突变[a]
主动脉弓	恶性肿瘤
动脉夹层	镰状细胞贫血
心源性栓塞	β 地中海贫血
心房颤动	真性红细胞增多症
二尖瓣血栓	系统性红斑狼疮
心肌梗死	同型半胱氨酸血症
扩张型心肌病	血栓性血小板减少性紫癜
瓣膜病变	弥散性血管内凝血
二尖瓣狭窄	异常蛋白血症
机械瓣膜	肾病综合征
细菌性心内膜炎	炎症性肠病
反常栓子	口服避孕药
房间隔缺损	静脉窦血栓形成[b]
卵圆孔未闭	纤维肌性发育不良
房间隔动脉瘤	血管炎
自发性超声对比现象	系统性血管炎〔PAN、肉芽肿性血管炎(Wegener)、Takayasu 动脉炎、巨细胞动脉炎〕
	原发性中枢神经系统血管炎
	脑膜炎(梅毒、结核、真菌、细菌、带状疱疹)
	心源性
	二尖瓣钙化
	心房黏液瘤
	心脏内肿瘤
	消耗性(Marantic)心内膜炎
	Libman-Sacks 心内膜炎
	蛛网膜下腔出血血管痉挛
	药物:可卡因、安非他明
	Moyamoya 病(烟雾病)
	子痫

[a] 主要引起静脉窦血栓形成。
[b] 可能与任何高凝障碍性疾病有关
缩略词:PAN,结节性多动脉炎

临床检查应集中在外周血管和颈部血管系统。常规检查包括胸部 X 线片、心电图、尿常规、全血细胞计数/血小板、电解质、血糖、红细胞沉降率、血脂、凝血酶原时间、部分凝血酶原时间以及梅毒血清学检查。如果怀疑高凝状态，进一步做凝血功能检查。

影像学评估包括脑部 MRI（与 CT 相比，对皮质和脑干的小梗死灶的敏感性增加）；MR 和 CT 血管造影（评估颅内血管、颅外段颈动脉和椎动脉的通畅程度）；非侵袭性动脉检查（"双功能"检查：联合超声血管显像和多普勒技术评估血流特点）；或脑血管造影（是评估颅内和颅外血管病的"金标准"）。如疑似为心源性病因，应行心脏超声检查，注意有无向左分流，注意 24h 动态心电图，或监测远期心脏事件。

■ 脑卒中的一级和二级预防

危险因素

动脉粥样硬化是累及全身动脉的系统性疾病。高血压、糖尿病、高脂血症和家族史等多种因素都是脑卒中和 TIA 的危险因素（表 18-5）。心源性危险因素包括心房颤动、心肌梗死、瓣膜性心脏病和心肌病。

表 18-5　脑卒中的危险因素

危险因素	相对风险	治疗后相对风险减少度	NNT[a] 一级预防	NNT[a] 二级预防
高血压	2～5	38%	100～300	50～100
心房颤动	1.8～2.9	华法林 68% 阿司匹林 21%	20～83	13
糖尿病	1.8～6	未证明有效		
吸烟	1.8	1 年为 50% 戒烟 5 年后可达基线水平		
高脂血症	1.8～2.6	16%～30%	560	230
无症状性颈动脉狭窄	2.0	53%	85	无资料
症状性颈动脉狭窄（70%～99%）		2 年为 65%	无资料	12
症状性颈动脉狭窄（50%～69%）		5 年为 29%	无资料	77

[a] NNT（number needed to treat to prevent one stroke annually），即每年预防 1 例卒中需要治疗的例数。在此不包括其他心血管疾病结局

高血压和糖尿病也是腔隙性卒中和脑出血的独立危险因素。吸烟是所有血管性卒中的潜在危险因素。识别可治疗的危险因素，并且预防性干预以降低风险，可能是减少卒中发生的最佳方法。

抗血小板治疗

抗血小板聚集药物通过抑制动脉内的血小板聚集而预防动脉血栓形成事件，包括 TIA 和卒中。阿司匹林（50～325mg/d）抑制血栓素 A_2（促血小板聚集和血管收缩）的形成。阿司匹林、氯吡格雷（拮抗血小板的 ADP 受体）和阿司匹林加双嘧达莫缓释复方制剂（抑制血小板对腺苷的摄取）是最常使用的抗血小板药物。一般而言，抗血小板药物能减少 25％～30％ 的新发卒中事件。曾发作过 TIA 或血栓性卒中的患者，平均每年再发风险是 8％～10％，因此如无禁忌证，都应规律服用一种抗血小板药物。阿司匹林、氯吡格雷和阿司匹林加双嘧达莫复方制剂的选择要权衡利弊，后者比阿司匹林更为有效，但价格不菲。

栓塞性卒中

心房颤动的患者，根据年龄和危险因素决定使用抗凝药物还是阿司匹林预防治疗；任何危险因素的存在都有可能改变抗凝药物的选择（表 18-6）。

非心源性卒中的抗凝治疗

资料显示，不论是颅内还是颅外脑血管病，都不支持长期口服华法林用于预防动脉血栓形成性卒中。

颈动脉血管重建

颈动脉内膜切除术使许多有症状的颈动脉重度狭窄（＞70％）患者获益；相对风险降低约65％。但是，对任何外科医生来说，如果围术期卒中的发生率超过 6％，将无获益可言。血管内支架植入术是一项新兴的治疗手段；至于如何决策患者应行支架置入术或颈动脉内

表 18-6　心房颤动患者预防性抗栓治疗的推荐共识

CHADS2 评分[a]	推荐
0	阿司匹林或不用抗栓治疗
1	阿司匹林或华法林 INR2.5
＞1	华法林 INR2.5

[a] CHADS2 计算方法如下：年龄＞75 岁 1 分，高血压 1 分，充血性心力衰竭 1 分，糖尿病 1 分，卒中或 TIA 2 分；累计计算 CHADS2 的总分。

资料来源：*Modified from DE Singer et al；Chest 133；546S，2008；with permission.*

膜切除术仍有争议。**无症状性颈动脉狭窄患者的外科治疗结果缺乏强有力的证据**，此类患者，一般推荐采取降低动脉粥样硬化危险因素的内科疗法加上抗血小板药物。

更多内容详见 HPIM-18 原文版 Smith WS, English JD, Johnston SC: Cerebrovascular Diseases, Chap. 370, p. 3270.

第 19 章
蛛网膜下腔出血

高旭光　校　高旭光　译

除头颅外伤外，蛛网膜下腔出血（SAH）最常见的原因是颅内（囊状）动脉瘤破裂；其他病因包括血管畸形（动静脉畸形或硬脑膜动静脉瘘）、感染性（真菌性）动脉瘤的出血以及原发性脑出血扩展到蛛网膜下腔。人群中约 2% 患有脑动脉瘤，在美国每年有 25 000～30 000 例 SAH 因脑动脉瘤破裂引起；直径＜10mm 的脑动脉瘤年破裂风险是 0.1%；然而，对未破裂的动脉瘤采取外科手术干预，其致病风险远高于此。

■ 临床表现

突然、严重的头痛，发病时常伴有短暂的意识丧失；呕吐常见。出血可能损伤周围的脑组织，引起局灶性神经功能缺失。进展性的第Ⅲ对脑神经麻痹，且多累及瞳孔及伴有头痛，提示病灶为后交通动脉瘤。除上述典型的临床表现，动脉瘤也可能发生微小破裂，伴有血液渗入蛛网膜下腔（前哨性出血）。可采用现有的量表对 SAH 的早期临床表现进行分级（表 19-1）评估；分级越高，预后越差。

■ 初始评估

- CT 平扫是首选检查，通常可在 72h 内发现出血灶。若 CT 未发现出血且又疑似 SAH，有必要进行腰椎穿刺。血管破裂后 6～12h 内可见脑脊液变黄，且持续 1～4 周。

- 为了确定动脉瘤的位置及解剖学特点，以及知晓是否存在未破裂的动脉瘤，脑血管造影是必要的检查。一旦确诊 SAH，需立即行血管造影。

表 19-1 蛛网膜下腔出血的分级量表

分级	Hunt-Hess 量表	世界神经外科联合会（WFNS）量表
1	轻度头痛，神经精神状态正常，无脑神经或运动功能障碍	GCS[a] 评分 15 分，无运动功能缺失
2	严重的头痛，神经精神状态正常，可有脑神经功能缺失	GCS 评分 13～14 分，无运动功能缺失
3	嗜睡，意识模糊，可有脑神经或轻度运动功能缺失	GCS 评分 13～14 分，伴有轻度运动功能缺失
4	昏睡，中到重度运动功能缺失，可有间歇性去脑强直姿势	GCS 评分 7～12 分，伴或不伴运动功能缺失
5	昏迷，去脑强直或软瘫	GCS 评分 3～6 分，伴或不伴运动功能缺失

[a] Glasgow 昏迷评分：见表 20-2

- 心电图上可以看到类似心肌缺血的 ST 段和 T 波的改变；这是由循环中的儿茶酚胺和过量的交感神经元释放所致。患者还可能出现可逆性的心肌病，引起休克或充血性心力衰竭。

- 需完善凝血功能和血小板计数的检查，且一旦确诊 SAH，需快速纠正凝血和血小板异常。

治疗 ▶ 蛛网膜下腔出血

动脉瘤修复

- 早期行动脉瘤修补，防止再次破裂。

- 国际蛛网膜下腔出血动脉瘤临床试验（ISAT）表明，与外科手术相比，血管腔内治疗可改善预后；然而，有些血管瘤的形态并不适宜血管腔内治疗，因此，外科手术仍是部分患者的重要治疗选择。

内科治疗

- 密切监测血电解质和渗透压；低钠血症（"脑性耗盐"）多在 SAH 发生后的数日内出现。可经过口服补盐以及静脉滴注生理盐水或高张盐水补充肾性钠盐丢失。

- 在脑动脉瘤得到治疗之前可使用抗惊厥药物，但大多数专家认为仅应用于出现痫性发作的患者。

- 在保持脑血流灌注的同时，小心控制血压从而降低再次破裂的风险直至动脉瘤得以修复。

- 所有的患者都应穿戴气压弹力袜以预防肺栓塞；可在血管腔内治疗即刻以及开颅和外科夹闭术后数日起始皮下注射普

通肝素以预防深静脉血栓形成。

脑积水

- 严重的脑积水可能需要紧急行脑室置管引流脑脊液；部分患者需进行永久性分流手术。
- 在发病后数小时或数天内病情恶化的 SAH 患者，应立即复查 CT 平扫，评价脑室大小。

血管痉挛

- 为动脉瘤破裂后致残与致死的首要原因；可发生在发病后的 4～14 天，引起局灶性脑缺血，甚至可能发生脑卒中。
- 给予钙通道阻滞剂尼莫地平（60mg PO q4h）药物治疗可改善预后，其预防缺血性损伤的意义大于降低血管痉挛的风险。
- 对症状性的血管痉挛可以采取以下措施改善脑灌注：使用去氧肾上腺素或去甲肾上腺素等血管加压药升高平均动脉压；晶体液扩充血管内容量，增加心排血量，降低红细胞比容从而降低血液黏度。此可称之为"3H 疗法"（Hypertension、Hemodilution 和 Hypervolemic），被广泛应用于临床。
- 经充分的药物治疗后，若血管痉挛症状仍持续，动脉内输注血管扩张剂或者脑血管成形术可能有效。

更多内容详见 HPIM-18 原文版：Hemphill JC Ⅲ，Smith WS，and Gress DR：Neurologic Critical Care, Including hypoxic-ischemic Encephalopathy and Subarachnoid Hemorrhage. Chap. 275, p. 2254.

第 20 章
颅内压增高和颅脑损伤

高旭光　校　陈玉珍　译

颅内压增高和颅脑损伤

颅内容积仅足够再增添少量附加的组织、血液、脑脊液或水肿，而不致引起颅内压（ICP）升高。颅内压增高可造成颅内容物移位、挤压脑干生命中枢或损害脑血流灌注，导致临床病情恶化或死亡。

平均动脉压减去颅内压即是脑灌注压（CCP），其为血液流经大脑毛细血管床的驱动力。CCP 降低是继发性缺血性脑损伤的根本机制，为急需立即处置的急症。一般而言，颅内压应维持＜20mmHg，CCP 应至少保持≥60mmHg。

■ 临床表现

颅内压增高见于多种疾病，包括头颅外伤、脑出血、伴有脑积水的蛛网膜下腔出血（SHA）和暴发性肝衰竭。

颅内压增高的症状包括嗜睡、头痛（尤其是醒来后持续性头痛加重）、恶心、呕吐、复视和视物模糊。常伴有视盘（乳头）水肿和第Ⅵ对脑神经麻痹。如果颅内压增高未能得到控制，则可能出现大脑低灌注、瞳孔散大、昏迷、局灶性神经功能障碍、强迫体位、呼吸异常、体循环高血压和心动过缓。

占位病变引起颅内压增高的同时，也可改变中脑和间脑解剖位置，导致嗜睡和昏迷。肿块可将脑组织从固定的颅内结构中挤入正常情况下并不占用的间隙中。颅后窝占位病变早期可引起共济失调、颈强直和恶心。本病非常高危，因为占位可压迫重要脑干结构，且可造成阻塞性脑积水。

脑疝综合征（图 20-1）包括：

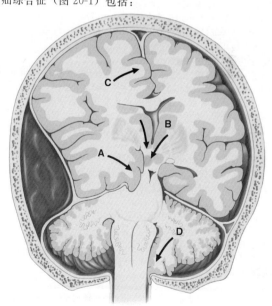

图 20-1 脑疝的类型。**A.** 钩回疝；**B.** 中央疝；**C.** 扣带回疝；**D.** 枕骨大孔疝

- *钩回疝*：颞叶内侧向下移位挤入小脑幕裂孔，压迫第Ⅲ对脑神经，并推挤大脑脚，导致同侧瞳孔散大、对侧肢体偏瘫以及大脑后动脉受压。
- *中央疝*：丘脑经小脑幕被向下推移；瞳孔缩小和嗜睡是其早期体征。
- *扣带回疝*：扣带回移位至大脑幕中线下方，导致大脑前动脉受压。
- *枕骨大孔疝*：小脑扁桃体被挤压至枕骨大孔，引起延髓受压以及呼吸停止。

治疗 **颅内压增高**

- 多种干预措施均可降低颅内压，应根据导致患者颅内压增高的机制选择最适宜的治疗（表 20-1）。
- 伴有脑积水者，颅内压增高的主要原因是脑脊液循环障碍；此种情况下，通过引流脑室脑脊液可有效降低颅内压。
- 若细胞毒性水肿是主要病因，如头颅创伤或脑卒中之时，早

表 20-1 颅内压增高的处理流程 *

置入 ICP 监测装置——脑室造口引流术或脑实质监测装置

总体目标：维持 ICP＜20mmHg 和 CPP≥60mmHg

倘若 ICP＞20～25mmHg，持续时间＞5min，采取如下措施：

1. 若已行脑室切开术，引流脑脊液
2. 抬高床头；头部处于中线位
3. 脱水治疗——按需给予甘露醇 25 ～ 100g q4h（维持血清渗透压＜320mosmol）或高张盐水（30ml，23.4% NaCl 团注）
4. 糖皮质激素——对肿瘤、脓肿所致的血管源性脑水肿，给予地塞米松 4mg q6h（脑外伤、缺血性和出血性卒中避免应用糖皮质激素）
5. 镇静（如：吗啡、丙泊酚或咪达唑仑），必要时可使用神经肌肉松弛剂（此时患者需给予气管插管和机械通气）
6. 过度通气，至 $PaCO_2$ 水平 30～35mmHg
7. 升压治疗——酚妥拉明、多巴胺或去甲肾上腺素维持足够的平均动脉压以确保 CPP≥60mmHg（保证充足血容量以将升压药物的全身性不良效应减至最小）
8. 对于难治性 ICP 增高者，可考虑二线方案
   a. 大剂量巴比妥疗法（"戊巴比妥"昏迷）
   b. 积极过度通气，直至 $PaCO_2$＜30mmHg
   c. 低温疗法
   d. 半脑切除术

---

* ICP 的治疗过程中，应考虑复查头颅 CT 以排查可通过外科手术切除的占位病变。

缩略词：CPP，脑灌注压；$PaCO_2$，动脉二氧化碳分压

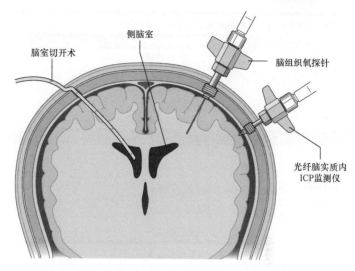

图 20-2 颅内压和脑组织氧监测。通过脑室切开术引流脑脊液可治疗颅内压（ICP）增高。通常采用颅骨螺钉以固定光纤 ICP 和脑组织氧监测仪。同时，也可应用类似的方式放置脑血流和微透析探针（未显示）

期治疗应给予高渗性脱水剂，如甘露醇或高张盐水。

- 颅内压增高可导致组织缺血；造成脑血管扩张，加重缺血，形成恶性循环。给予升压药物可提高平均动脉压，增加脑血流灌注而降低颅内压。因此，如果患者出现高血压，降压治疗需谨慎。
- 应限制水的摄入量。
- 积极治疗发热。
- 过度通气仅短暂用于可开展更具针对性的治疗措施之前。
- 对于符合条件的脑水肿患者，颅内压监测是指导内、外科治疗的重要手段（图 20-2）。

经启动上述治疗，患者病情平稳后，应行头颅 CT 平扫（或 MRI 检查，假若条件许可）明确颅内压增高的病因。对于伴有脑水肿的小脑卒中、外科手术可切除的肿瘤以及硬膜外或硬膜下出血，必要时可行急诊手术清除颅内容物减压。

头颅外伤

美国每年发生约一千万例头颅外伤，其中约 20% 严重至造成脑损伤。

表 20-2   用于头颅损伤的格拉斯哥昏迷评分（GCS）

睁眼反应（E）		言语反应（V）	
自主睁眼	4	回答切题	5
呼唤睁眼	3	答非所问	4
刺痛睁眼	2	用词错乱	3
无睁眼反应	1	只能发音	2
		无法发音	1
运动反应（M）			
可依指令活动	6		
可定位出疼痛位置	5		
对疼痛刺激能躲避	4		
对疼痛刺激有屈曲反应	3		
对疼痛刺激四肢过伸	2		
无运动反应	1		

注：昏迷评分＝E＋M＋V。3 或 4 分提示死亡或处于植物人状态概率为 85％；＞11 分提示死亡或处于植物人状态概率仅为 5％～10％，而中度致残或完全康复的概率为 85％。介于两者之间，评分值与康复概率呈正相关

■ 临床表现

　　头部损伤可立即造成意识丧失。若为一过性意识丧失，且伴有短暂的遗忘，称为脑震荡。由于脑实质、硬膜下或硬膜外血肿，或因剪切力导致脑白质内弥漫性轴索损伤可造成长时间的意识状态改变。外伤后出现脑脊液鼻漏、鼓室积血和眶周或乳突淤血时，应怀疑颅骨骨折。格拉斯哥（Glasgow）昏迷评分（表 20-2）对于判定脑损伤的严重程度极为实用。

临床思路　头颅损伤

　　对于头颅损伤的患者，医护人员应注意如下事项：

● 头颅损伤常伴有脊柱损伤，由于脊柱的不稳定性，必须做好照护防止脊髓压迫。

● 创伤性脑损伤常伴发于中毒，如果条件许可，应进行毒品及酒精检测。

● 伴发的全身性损伤，包括腹腔器官破裂，可造成血流动力学障碍或呼吸衰竭，需要立即处置。

　　轻度震荡伤　轻度头颅损伤的患者，于短时间意识丧失（＜1min）之后立即转醒，伴有头痛、头晕、虚弱、恶心、呕吐一次、注意力难以集中或轻微的视力模糊；通常提示其遭遇了脑震荡，并可能

表 20-3 运动中脑震荡的管理指南

脑震荡的严重程度

1 级：短暂意识模糊，无意识丧失，所有症状在 15min 内消失。

2 级：短暂意识模糊，无意识丧失，但脑震荡症状或精神状态异常持续超过 15min。

3 级：意识丧失，短暂（数秒）或者更长时间（数分钟）。

现场评估

1. 精神状态检查
   a. 定向力——时间、地点、人物、损伤环境
   b. 注意力——倒数数字、倒背一年中的月份
   c. 记忆力——其代表队名字、比赛细节、近期事件、0min 和 5min 时分别回忆 3 个单词以及物件
2. 睁眼和闭眼指鼻试验
3. 瞳孔对称性和对光反应
4. Romberg 试验和双足交替循直线行走
5. 诱发试验——36.6m（40 码）冲刺跑、俯卧撑运动 5 次、仰卧起坐 5 次、屈膝运动 5 次（出现头晕、头痛或其他异常症状）

管理指南

1 级：退出比赛。立即检查，每隔 5min 检查一次。如果在 15min 内症状消失，可恢复比赛。第二次发生 1 级脑震荡，运动员应休赛 1 周，且静息和运动状态下神经系统评估均正常方可归队。

2 级：退出比赛，至少 1 周不能运动，并赛场边反复检查。次日进行全面的神经系统检查。如果头痛或其他症状持续 1 周或更长时间，进行 CT 或 MRI 扫描。完全无症状 1 周，获准重返运动场前需重复静息和运动状态下神经系统评估。第二次发生 2 级脑震荡，静息和运动时症状完全缓解之后，还应至少休赛 2 周。如果影像学检查显示异常，运动员应休赛 1 个季度。

3 级：如果持续意识不清或出现异常体征，救护车转运至急诊室；可能需要颈椎固定措施。通过神经系统检查和 CT 或 MRI 扫描（必要时）指导后续处理。出现病理征或神志状态持续异常需收住入院。如果经过初步医学评估正常，可让运动员返家，但需要每日前来门诊检查。3 级脑震荡，直至症状完全消失后，短暂性意识丧失（持续数秒）的运动员仍应休赛 1 周；长时间意识丧失（持续数分钟）的运动员则为 2 周。第二次发生 3 级脑震荡，运动员应在症状消退后休赛至少 1 个月。如果 CT 或 MRI 扫描出现任何异常，运动员均应终止其赛季，并且不鼓励运动员重回运动场。

资料来源：*Modified from Quality Standards Subcommittee of the American Academy of Neurology：The American Academy of Neurology Practice Handbook. The American Academy of Neurology*，St. Paul，MN，1997.

出现短暂性遗忘期。观察数小时后，患者可由其家属或朋友陪同下返家观察1天。如果神经系统检查仍正常，伴有持续性头痛和反复呕吐通常无碍。但是，此种情况应进行影像学检查并考虑住院观察。

恢复竞技体育运动的时间取决于震荡的严重程度和检查情况；表20-3列举的处置流程为共识性建议，并无充分的资料支持。

高龄、发作呕吐2次或以上、逆行性遗忘＞30min或持续性顺行性遗忘、痫性发作和并存药物或酒精中毒，均为提示颅内出血的敏感（但无特异性）征象，需完善CT扫描。对于儿童进行头颅CT扫描的指征应更为宽松。

中度颅脑损伤 外伤后并未出现昏迷但伴有持续性意识模糊、行为改变、醒觉度改变、极度头晕或局灶性神经系统体征（例如偏瘫）的患者，应立即送院并进行CT扫描。通常能够发现脑挫伤或硬膜下血肿。外伤后中度颅脑损伤的患者需要住院医学观察，查明是否发生嗜睡加重、呼吸功能异常、瞳孔散大或神经系统检查的其他改变。外伤后数天或数月，注意力、理解力、自主性和记忆力异常恢复至趋于正常，但一些认知功能障碍可能持续存在。

重度颅脑损伤 外伤发生后昏迷的患者需立即关注其神经系统情况，并且通常需要复苏。气管插管（谨慎操作避免颈椎损伤）后，评估昏迷深度、瞳孔大小和对光反射、肢体运动以及巴宾斯基（Babinski）征。一旦生命体征许可，尽快进行颈椎X线片和头颅CT扫描，同时患者应转运至重症监护单元。脑白质轴索剪切性损伤的昏迷患者，CT扫描可能正常。

若发现硬膜外或硬膜下血肿或大面积脑出血，需要紧急进行外科减压术以挽救患者。后续治疗最好是在直接颅内压监测的指导下进行。推荐预防性应用抗惊厥药物，但支持性资料有限。

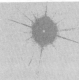

更多内容详见 HPIM-18 原文版：Hemphill JC Smith WS Gress DR: Neurologic Critical Care, Including Hypoxic-Ischemic Encephalopathy and Subarachnoid Hemorrhage, Chap. 275, p. 2254; Ropper AH: Concussion and Other Head Injuries, Chap. 378, p. 3377; and Ropper AH: Coma, Chap. 274, p. 2247.

第21章
脊髓压迫症

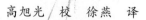

高旭光　校　徐燕　译

临床思路　脊髓压迫症

　　首发症状为局灶性颈部或背部疼痛，可以持续数日至数周。然后出现各种神经复合症状，包括感觉异常、感觉丧失、运动无力和括约肌功能障碍，通常经数小时至数日发展而成。局部的病变可能选择性地侵犯一个或多个神经传导束，或局限在一侧脊髓。在一些严重或突发病例中，腱反射消失提示可能存在脊髓休克，但经数日至数周后则表现为腱反射亢进。胸段脊髓病变者，躯干可有痛觉缺失的感觉平面，根据皮肤感觉障碍部位可以确定脊髓损害的节段。

　　对任何表现出脊髓受损症状的患者，首要的是排除易于处理的压迫性病变。这类病变多在导致躯体无力之前先引起一些预警症状，诸如颈背部疼痛、膀胱功能障碍以及感觉症状等；而诸如梗死和出血等非压迫性病因，则更容易引起脊髓病变而不伴有前驱症状。

　　最初的诊断步骤是以临床疑似的脊髓病变水平为中心进行钆增强MRI检查（禁忌MRI检查患者，脊髓CT造影有助于诊断）。全脊髓成像可用于发现尚未引起临床症状的其他病变。与肿瘤不同，感染性病因通常跨过椎间盘间隙而累及邻近的椎体。

■ 肿瘤性脊髓压迫症

　　见于3％～5％的癌症患者；恶性肿瘤可最早表现为硬膜外肿瘤而被发现。大多数的肿瘤来源于硬膜外，以及肿瘤转移到邻近椎体。几乎任何恶性肿瘤均可转移至脊柱，最常见于：肺癌、乳腺癌、前列腺癌、肾癌、淋巴瘤及浆细胞病。胸段脊髓最常受累及；但前列腺癌和卵巢肿瘤等例外，其主要通过硬膜外侧前间隙的静脉播散，因此首先累及腰段和骶段脊髓。本病最常见的临床表现为局限性背痛和压痛，继而出现神经系统损害的症状。由于多达40％的肿瘤性脊髓压迫症患者，可发现在其他部位有不同程度的无症状性硬膜外病变，因此当怀疑本病可能时，应行全脊柱MRI成像。X线平片会漏诊15％～20％椎体转移性病变。

治疗　肿瘤性脊髓压迫症

- 如果临床上高度疑似肿瘤性脊髓压迫症，在影像检查之前可给予糖皮质激素以减轻水肿（地塞米松，每日最大剂量40mg），并用小剂量维持至放疗结束（放射总量为3000cGy，分15天投给）。
- 尽早进行外科手术减压，切除椎板或椎体。最近的临床试验显示，对于硬膜外肿瘤所致单一区域脊髓压迫症的患者，术后接受放疗的效果优于单独放疗的患者。
- 时间是治疗的关键。固定的运动功能障碍（截瘫或四肢瘫）一旦出现并＞12h，通常无法改善；若＞48h，运动功能障碍的预后极差。
- 倘若患者并未伴有恶性肿瘤病史，则需要进行活检；简要的系统性病情检查，包括胸部影像、乳腺钼靶检查、前列腺特异性抗原（PSA）检测和腹部CT，可协助确定诊断。

■ 脊髓硬脊膜外脓肿

表现为疼痛、发热和进行性肢体无力三联征。疼痛几乎持续存在，或位于脊柱上方，或以神经根痛的方式存在。在其他神经症状出现前，疼痛持续时间一般不超过2周，但也可长达数月或更长。发热通常伴有白细胞计数升高、红细胞沉降率增快或C-反应蛋白升高。危险因素包括免疫受损状态（糖尿病、HIV、肾衰竭、酗酒和恶性肿瘤）、静脉药物滥用以及皮肤或其他软组织感染。多数病例由于金黄色葡萄球菌感染；亦可见于其他病原体感染，包括革兰氏阴性杆菌、链球菌、厌氧菌、真菌和结核（波特病）。

MRI可对脓肿进行定位。只有出现脑病或脑膜炎相关临床体征的患者，才需要进行腰椎穿刺，但具有相关特征的病例不足25%。应首先确定腰椎穿刺的部位，减少穿刺针经过感染组织从而导致脑膜炎的风险。

治疗　脊髓硬脊膜外脓肿

- 椎板切除减压加清创术，联合长期抗生素治疗。
- 病程超过数日的神经功能缺失者，外科清创治疗难以改善病情。
- 外科手术前应经验性应用广谱抗生素，然后根据细菌培养结果调整抗生素，并持续应用至少4周。
- 尽早诊断与治疗，多达2/3的患者可明显恢复。

■ 脊髓硬脊膜外血肿

出血进入硬膜外腔（或硬膜下腔）引起急性局灶性或根性疼痛，随后出现各种脊髓病变的体征。其促发条件多为抗凝治疗、外伤、肿瘤或血恶病质；极少数见于腰椎穿刺或硬膜外麻醉并发症。治疗包括迅速纠正任何造成出血的疾病和外科手术减压。

更多内容详见 HPIM-18 原文版：Gucalp and Dutcher J：Oncologic Emergencies, Chap. 276, p. 2266. and Hauser SL and Ropper AH：Diseases of the Spinal Cord, Chap. 377, p. 3366.

第 22 章
缺血缺氧性脑病

高旭光／校　徐燕　译

本病是由低血压或呼吸衰竭导致脑供氧不足所致。最常见病因包括心肌梗死、心搏骤停、休克、窒息、呼吸肌麻痹、一氧化碳或氰化物中毒。在某些情况下，缺氧是主要的致病因素。由于一氧化碳和氰化物中毒可造成呼吸链的直接损伤，因而被称作*组织中毒性缺氧*。

■ 临床表现

轻度单纯性缺氧（如处高原地区）可引起判断力受损、注意力不集中、运动不协调，甚至出现欣快感。然而，当发生脑循环受阻所致的缺血缺氧时，患者可在数秒内出现意识丧失。如果能在 3～5min 内恢复脑循环，患者可完全康复，如果超出上述时间，常导致永久性脑损伤。临床上很难精确判断缺血缺氧对脑组织的损伤程度，甚至有患者在全脑缺血 8～10min 后依然获得了相对完全的恢复。单纯缺氧和缺氧-缺血之间的鉴别非常重要，如果缺氧是逐渐发生且血压始终维持正常，即使氧分压（PaO_2）降至 2.7kPa（20mmHg），脑组织也可以耐受，但如果脑血流灌注减低或完全中断，即使时间很短，也有可能造成永久性脑损伤。

损伤发生（尤其是心搏骤停）后于不同时间段的临床检查可协助评估预后（图 22-1）。脑干功能未受损的患者预后相对较好，瞳孔对光反射、头眼反射（玩偶眼）、眼前庭反射和角膜反射正常则提示脑干功能完整。若上述反射消失，或瞳孔持续散大，对光无反应，

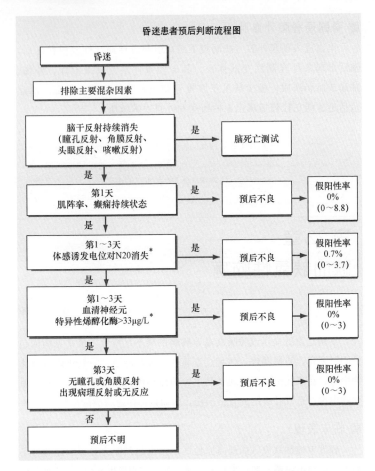

图 22-1 心肺复苏后昏迷患者预后判断。括号中数字为 95％ 可信区间。混杂因素包括使用镇静药或神经肌肉松弛剂、低温治疗、器官衰竭及休克。* 检验方法可能无法及时获得或测定值缺乏统一标准 [资料来源：*From EFW Wijdicks et al：Practice parameter：Prediction of outcome in comatose survivors after cardiopulmonary resuscitation（an evidence-based review）. Neurology 67：203，2006，with permission.*]

则提示预后不良。损伤后 3 天内，若患者瞳孔对光反射持续消失或对疼痛刺激无反应，提示预后不佳。发病初期双侧皮质体感诱发电位（SSEP）消失，血清生化标记物神经元特异性烯醇化酶（NSE）升高（＞33μg/L）也提示预后不佳，但此二者的临床应用有限，主要原因是上述指标难以及时获取，SSEP 需由专业医生判读，而 NSE

的测定值目前还没有统一标准。心搏骤停后采取低温治疗是否会对上述指标产生影响，目前尚不清楚。

缺血缺氧性脑病的预后包括持续昏迷或植物状态、痴呆、视觉失认、震颤性麻痹、舞蹈徐动症、共济失调、肌阵挛、痫性发作和遗忘状态。迟发性缺氧后脑病临床较为少见，患者表现为损伤初期脑功能短暂恢复，随之复发并进行性加重，影像学检查可见特征性弥散性脱髓鞘。

治疗　缺血缺氧性脑病

- 早期治疗目标是恢复正常心肺功能，包括开放气道，确保充分的氧合，恢复脑灌注，可行心肺复苏、静脉补液、升压药物或心脏起搏。
- 针对心室颤动或无脉性室性心动过速所致心律失常患者的临床研究显示，尽早开始并持续 12～24h 的低温（33℃）治疗可改善心搏骤停后持续昏迷患者的预后，潜在并发症包括凝血功能障碍及感染风险加大。
- 通常不预防性给予抗惊厥药物，但可用于控制痫性发作。
- 缺氧后肌阵挛可予氯硝西泮（1.5～10mg/d）或丙戊酸钠（300～1200mg/d），分次给药。
- 即使癫痫症状得以控制，缺血缺氧后 24h 内出现的持续性肌阵挛常提示预后不良。
- 严重一氧化碳中毒可用高压氧治疗。

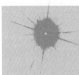

更多内容详见 HPIM-18 原文版：Hemphill JCⅢ，Smith WS，Gress DR：Neurologic Critical Care, Including Hypoxic – Ischemic Encephalopathy and Subarachnoid Hemorrhage, chap. 275, p. 2254.

第 23 章
癫痫持续状态

高旭光　译　高旭光　校

其定义为持续性或间断、反复的痫性发作，且发作间期意识不能恢复。传统定义为发作时间持续15～30min，但更为实用的定义是任何需要紧急使用抗癫痫药物的情况，如全面性惊厥性癫痫持续状态（GCSE），当发作持续超过5min时就需要紧急使用抗癫痫药物。

■ 临床表现

分为多种亚型：GCSE（如持续全面性痫性放电、昏迷及强直-阵挛运动）和非惊厥性癫痫持续状态（如持续失神发作或局灶性发作、意识模糊或意识不完全性损害、轻微运动异常）。表现为显著抽搐的GCSE易于诊断，但未经干预持续30～45min后，体征可逐渐隐袭（手指轻微阵挛；眼球纤细快速运动；或阵发性心动过速、瞳孔散大及血压升高）。对于此类体征隐袭患者，脑电图（EEG）可能是唯一的诊断手段；因此，如果患者痫性发作后持续昏迷，应进行EEG检查以除外癫痫持续状态。如果伴有心肺功能障碍、高热以及代谢性紊乱，如酸中毒（由于长时间肌肉收缩）等，GCSE可能危及生命。即使给予神经肌肉阻滞剂使患者处于肌松状态，癫痫持续状态仍可导致不可逆性神经元损伤。

■ 病因学

GCSE的主要病因包括突然停用抗癫痫药物或患者依从性不良、代谢性紊乱、药物中毒、中枢神经系统感染、中枢神经系统肿瘤、难治性癫痫和头颅外伤。

治疗　癫痫持续状态

GCSE是内科急症，需要立即治疗。

● 首要关注是否合并任何急性心肺情况或高热。

● 进行简要内科和神经系统检查，建立静脉通路，采血筛查代谢性异常；如果患者具有癫痫病史，监测其抗癫痫药血药浓度。

● 立刻起始抗癫痫治疗（图23-1）。

● 与此同时，积极查找病因，防止复发，治疗原发疾病。

非惊厥性癫痫持续状态通常不伴严重的代谢性紊乱，其治疗相对和缓。然而，有证据显示，其致痫病灶区局部存在细胞损伤，因此，也应尽早按照GCSE的处理原则予以治疗。

■ 预后

GCSE的病死率为20%，永久性神经系统后遗症的发生率为10%～50%。

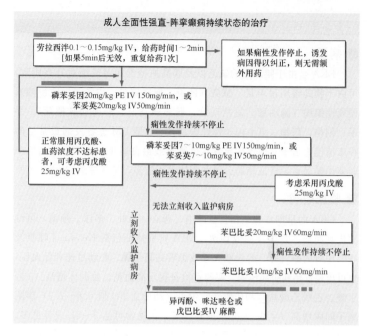

成人全面性强直-阵挛癫痫持续状态的治疗

图 23-1　成人全面性强直-阵挛癫痫持续状态的药物治疗。水平灰线条表示药物的输注时间。IV，静脉输注；PE，苯妥英等效剂量

更多内容详见 HPIM-18 原文版：Lowenstein DH：Seizures and Epilepsy, Chap. 369, p. 3251.

第 24 章
糖尿病酮症酸中毒和高血糖高渗状态

陈静　校　陈颖丽　译

糖尿病酮症酸中毒（DKA）和高血糖高渗状态（HHS）是糖尿病（DM）的急性并发症。DKA 主要见于 1 型 DM，而 HHS 主要见于 2 型 DM。二者均与胰岛素的相对或绝对缺乏有关，并伴有容量缺失及意识改变。DKA 和 HHS 的代谢变化异同见表 24-1。

糖尿病酮症酸中毒

■ 病因

DKA 是由于胰岛素的缺乏以及胰高血糖素相对或绝对升高所致，可由于胰岛素用量不足、感染（肺炎、尿路感染、胃肠炎、败血症）、梗死性疾病（脑动脉、冠状动脉、肠系膜动脉、外周动脉梗死）、手术、创伤、药物（可卡因）及妊娠诱发。1 型 DM 患者发病最常见的临床情境为由于其他疾病导致食欲减退或摄食减少，从而不适当地中断使用胰岛素，造成脂肪分解和酮体蓄积过多，最终导致 DKA。

■ 临床表现

DKA 的早期症状包括食欲减退、恶心、呕吐、多尿、烦渴，可继而出现腹痛、意识改变或昏迷。DKA 典型体征包括 Kussmaul 呼吸及呼气中有丙酮气味。容量缺失导致患者黏膜干燥、心动过速和低血压，也可出现发热和腹部压痛。实验室检查提示高血糖、血酮体增高（β-羟丁酸＞乙酰乙酸盐）和代谢性酸中毒（动脉血 pH 值 6.8～7.3）伴阴离子间隙增高（见表 24-1）。患者体液丢失通常可达 3～5L 或者更多。尽管体内的总钾量缺乏，但由于酸中毒，血钾水平可能正常或者轻度升高。磷酸盐水平也同样表现为正常而体内实际总磷酸盐量不足。

表 24-1   糖尿病酮症酸中毒和高渗性高血糖状态的实验室检查表现

	DKA	HHS
血糖[a]mmol/L（mg/dl）	13.9～33.3（250～260）	33.3～66.6（600～1200）[c]
钠 mmol/L	125～135	135～145
钾[a]mmol/L	正常或↑[b]	正常
镁[a]	正常[b]	正常
氯[a]	正常	正常
磷酸盐[a]	正常或↓[b]	正常
肌酐 mmol/L（mg/dl）	轻度↑	中度↑
渗透压（mOsm/ml）	300～320	330～380
血浆酮体[a]	＋＋＋＋	±
血清碳酸氢盐[a]（mmol/L）	＜15mmol/L	正常或轻度↓
动脉血 pH 值	6.8～7.3	＞7.3
动脉血 PCO_2[a]（mmHg）	20～30	正常
离子间隙[a] $[Na^+\text{-}(Cl^-+HCO_3^-)]$（mmol/L）	↑	正常或轻度↑

[a] 在 DKA 治疗过程中会出现较大的变化。
[b] 尽管当前血浆中水平表现为正常或升高，但体内的总储备量通常是不足的。
[c] 在治疗期间会发生较大的变化

患者常有白细胞增多、高三酰甘油（甘油三酯）血症和高脂蛋白血症。血清淀粉酶升高常因唾液腺分泌过多，但也可能提示患者存有胰腺炎。由于高血糖引起细胞内外液体转移，可导致血钠降低 [血糖每升高 5.6mmol/L（100mg/dl）血钠降低 1.6mmol]。

治疗　酮症酸中毒

DKA 的治疗见表 24-2。

高血压高渗状态

■ 病因

胰岛素相对缺乏和体液摄入不足是 HHS 的主要原因。高血糖诱发渗透性利尿从而导致血容量进一步丢失。HHS 常由于同时发生的严重疾患，如急性心肌梗死或脓毒血症伴有妨碍摄水的情况而诱发。

表 24-2　糖尿病酮症酸中毒的诊治

1. 确定诊断（血浆葡萄糖升高、血清酮体阳性、代谢性酸中毒）。

2. 收住入院：为严密监测患者或其血 pH 值＜7.00、意识障碍时，有必要安置在重症监护治疗病房。

3. 评估：血清电解质（K^+、Na^+、Mg^{2+}、Cl^-、碳酸氢盐、磷酸盐）、酸碱状态（pH 值、PCO_2、HCO_3^-、β-羟丁酸）及肾功能（肌酐和尿量）。

4. 补液：最初的 1～3h 内输注 0.9％生理盐水 2～3L [10～15ml/(kg·h)]；随后予以 0.45％生理盐水，按 150～300ml/h 的速度持续输注；血糖下降至 14mmol/L（250mg/dl）时，更换为 5％葡萄糖和 0.45％的生理盐水，以 100～200ml/h 的速度输注。

5. 短效胰岛素：静脉注射（0.1U/kg）或肌内注射（0.3U/kg），然后以 0.1U/(kg·h) 持续静脉输注。经 2～4h 后，病情未改善者，可增量胰岛素 2～3 倍。如果初始血 K^+＜3.3mmol/L，暂不使用胰岛素治疗直至纠正血 K^+＞3.3mmol/L；如果初始血 K^+＞5.2mmol/L，暂缓补钾直至高钾血症被纠正。

6. 评估患者：找寻诱因（未依从治疗、感染、创伤、梗死性疾病、使用可卡因）；完善相关的检查明确诱发原因（培养、胸片、心电图）。

7. 每 1～2h 检测毛细血管血糖；首个 24h 内，每 4h 监测电解质（尤其是 K^+、碳酸氢根、磷酸盐）和阴离子间隙。

8. 监测血压、脉搏、呼吸、神志状态，每 1～4h 计算出入量。

9. 补钾：血 K^+＜5.0～5.2mmol/L，心电图正常，尿量和肌酐正常时，可按 10mmol/h 的速度补钾；血 K^+＜3.5mmol/L 或者给予碳酸氢盐后，可以 40～80mmol/h 的速度补钾。

10. 持续上述治疗直至患者状态稳定。血糖水平控制在 150～250mg/L，且酸中毒纠正后，可减少胰岛素输注剂量至 0.05～0.1U/(kg·h)。

11. 一旦患者恢复进食，给予中效或者长效胰岛素，可静脉输注和皮下注射胰岛素重叠应用。

■ 临床表现

常见临床症状包括多尿、口渴、不同程度的意识状态改变（从嗜睡到昏迷），无恶心、呕吐、腹痛及 DKA 特征性的 Kussmaul 呼吸表现。典型发病者多为老年人，伴有多尿、体重下降和进食减少长达数周。实验室检查特点见表 24-1。相较于 DKA，患者多无酸中毒和酮血症，可由于乳酸酸中毒引起阴离子间隙轻度增高；因饥饿出现尿酮体中度升高，常见肾前性氮质血症。血清钠浓度检测呈正常或轻度降低，但是其实际钠浓度多升高（血糖每升高 100mg/dl 测得的血钠水平应加 1.6mmol）。即使经过积极的治疗，HHS 的死亡率依然较高（可达 15%），或与患者年龄及合并疾病相关。

治疗　高渗性高血糖状态

应尽早发现及纠正诱发因素。给予充分的静脉液体（初始的 2~3h 补充 0.9% 生理盐水 1~3L）支持以确保患者血流动力学稳定。估计的失水量（一般为 9~10L）应当在 1~2d 内补足，可先予 0.45% 盐水，然后再予 5% 葡萄糖。避免过度快速补液加重患者神经系统症状。通常需要给予补钾。血糖水平可随着液体扩容而迅速下降，但同时胰岛素治疗是必要的，以 0.1U/kg 静脉注射负荷，随后 0.1U/(kg·h) 持续输注。如果血糖水平没有下降，则加倍胰岛素的输注速度。当血糖水平降至 13.9mmol/L（250mg/dl）时，应当静脉补充葡萄糖并降低胰岛素的输注速率。胰岛素应当持续输注直至患者恢复进食，然后改为皮下注射治疗。

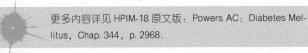

更多内容详见 HPIM-18 原文版：Powers AC：Diabetes Mellitus, Chap. 344, p. 2968.

第 25 章
低血糖症

任倩　校　张思敏　译

糖是脑代谢所必需的供能物质，当患者出现意识模糊、神志改变或抽搐时，均应考虑到低血糖症的可能。机体对低血糖的反馈调节机制包括抑制胰岛素分泌，增加儿茶酚胺、胰高血糖素、生长激素和皮质激素分泌。

尽管出现低血糖症状的血糖水平因人而异，低血糖的实验室诊断标准通常定义为血糖浓度＜2.5～2.8mmol/L（45～50mg/dl）。*Whipple 三联征*表现为：①低血糖后出现相关症状；②经精确测量方法（非血糖仪）确定血浆葡萄糖水平低下；③升高血糖水平后低血糖症状缓解。

■ 病因学

低血糖症最常发生于接受治疗的糖尿病患者，其他可致低血糖发作的病因如下：

1. 药物　胰岛素、胰岛素促泌剂（尤其是氯磺丙脲、瑞格列奈、那格列奈）、乙醇、大剂量水杨酸盐、磺胺类、喷他脒、奎宁、喹诺酮类药物。

2. 危重症疾病　肝衰竭、肾衰竭或心力衰竭；脓毒血症；长期饥饿。

3. 激素缺乏　肾上腺功能减退、垂体功能减退（尤其是幼儿患者）。

4. 胰岛素瘤（胰腺 β 细胞瘤）、β 细胞增生（胰岛细胞弥漫性增生、先天性或继发于胃减容术后）。

5. 其他罕见病因　非 β 细胞肿瘤（可产生不完全性 IGF-II 的间质或上皮细胞肿瘤、其他非胰腺肿瘤）、抗胰岛素抗体或抗胰岛素受体抗体、遗传性酶缺乏（如遗传性果糖不耐受症和半乳糖症）。

■ 临床特征

低血糖症状可分为交感神经兴奋症状（肾上腺素能：心悸、震颤、焦虑；胆碱能：大汗、饥饿和感觉异常）和神经精神症状（行为改变、意识模糊、疲乏、痫性发作、意识丧失，若重度低血糖长时间持续可导致死亡）。低血糖症患者一般可反应性出现交感神经兴奋体征，如：心动过速、收缩压升高、皮肤苍白和出汗，但仅有神经精神症状的患者则不会伴有。

反复发作的低血糖会改变自主神经系统和反馈调节机制对低血糖反应的阈值，导致无症状性低血糖症。此种情况下，低血糖症的首发表现为神经精神症状，置患者于无法自救的风险。

■ 诊断

明确低血糖症的病因是选择治疗方案防止低血糖再发的关键（图25-1）。对于疑似低血糖症的患者，常需紧急处理。然而，应在患者发生症状时，给予补充葡萄糖之前留取血样，以供检测血糖水平。如果血糖水平低而原因未明，应同时对该份血样进行其他化验检查，包括测定胰岛素、胰岛素原、C肽、磺脲类药物浓度、皮质醇和乙醇水平。如果缺乏自发性低血糖的证据，在门诊观察期间，嘱患者整夜空腹或禁食均可诱发低血糖症，而得以完善诊断性检测。

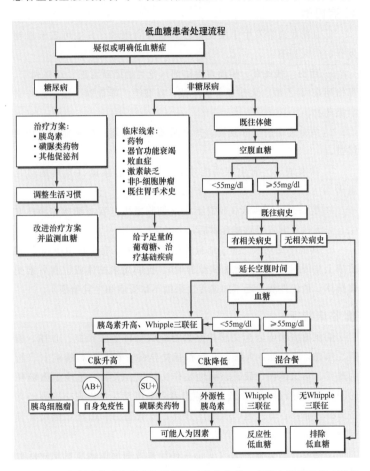

图25-1 疑似低血糖症患者确定诊断基于症状表现、血糖水平降低或二者兼有。AB+：抗胰岛素抗体或抗胰岛素受体抗体阳性，SU+：磺脲类药物检测阳性

如有必要，住院患者在严密监测下可延长禁食时间（可达 72h）。倘若患者血浆葡萄糖水平降至＜2.5mmol/L 并出现低血糖症状，则应终止试验。

空腹试验的实验室检测结果的阐释见表 25-1。

表 25-1　不同原因的低血糖症实验室检查表现

原因	葡萄糖 mmol/L （mg/dl）	胰岛素 μU/ml	C 肽 pmol/L	胰岛素原 pmol/L	尿或血浆磺脲类药物
非低血糖症	≥2.2（≥40）	＜3	＜200	＜5	无
胰岛素瘤	≤2.5（≤45）	≥3	≥200	≥5	无
外源性胰岛素	≤2.5（≤45）	≥3[a]	＜200	＜5	无
磺脲类药物	≤2.5（≤45）	≥3	≥200	≥5	有
非胰岛素介导性	≤2.5（≤45）	＜3	＜200	＜5	无

[a] 其数值多较高

治疗　低血糖症

无症状性低血糖症的糖尿病患者，经连续 2 周避免发生低血糖后，其感知血糖水平并产生交感神经兴奋症状的阈值浓度可恢复到较高的水平。

低血糖症的紧急处理为口服葡萄糖，没有葡萄糖的情况下，也可口服能够快速吸收的糖（如果汁），必要时可给予 50％葡萄糖 25g 静脉注射，随后以 5％或 10％葡萄糖持续输注。磺脲类药物所导致低血糖症通常持续时间较长，需给予治疗并监测 24h 或更长时间。皮下或肌内注射胰高血糖素可纠正糖尿病患者的低血糖症。防止低血糖症复发需纠正导致低血糖症的基础病因，包括停用或减量降糖药物、治疗危重原发病、对激素缺乏者给予激素替代治疗、手术切除胰岛素瘤或其他肿瘤。对于无法手术切除或已转移的胰岛素瘤患者，可使用二氮嗪或奥曲肽控制低血糖症。其他低血糖症的治疗措施为合理饮食，包括避免空腹和少量多次进食。

更多内容详见 HPIM-18 原文版：Cryer PE, Davis SN: Hypoglycemia, Chap. 345, p. 3003.

第26章
感染性疾病急症

朱继红 校 张向阳 译

临床思路 感染性疾病急症

- 对急性发热的患者需要立即予以关注，为改善预后，患者起病时就应予以适当的评估和治疗。快速评价患者的一般状况可以主观地判断患者发热是感染还是中毒。

- **病史**：症状常不特异，内科医生应该有针对性地在病史中寻找下列信息，有助于找到导致某种特定感染性疾病的危险因素：
  ◇ 症状的发作时间、持续时间，病情进展的严重程度、速度
  ◇ 患者因素（如酗酒、静脉用药）和合并症（如无脾、糖尿病、HIV 感染）
  ◇ 存在侵入性感染的潜在病灶（如近期的泌尿生殖系统感染、流感、创伤、烧伤、手术、异物）
  ◇ 接触史（如旅行、饲养宠物、饮食、用药史、疫苗接种史、患者接触史、月经史、性接触史）

- **体格检查**：应进行全面的体格检查，特别要注意患者的一般状况、生命体征、皮肤软组织检查、神经学评估（包括精神状态）

- **诊断性检查**：应尽早进行，最好在使用抗生素之前进行
  ◇ **血液检查**：血培养、血常规（含白细胞分类计数）、电解质、BUN、肌酐、肝功能、血涂片（用于诊断寄生虫或蜱传疾病），血沉棕黄层分析
  ◇ 若存在脑膜炎则需行脑脊液培养。若存在定位体征、视乳头水肿或精神异常，则应在取得血培养标本后进行抗生素治疗，行脑影像学检查，随后考虑腰穿
  ◇ CT 或 MRI 评估局灶性脓肿；若有指征，则行伤口或皮损刮取物培养
  ◇ 任何检查措施均不能延误治疗

- **治疗**：经验性抗生素治疗是关键，见表26-1。
  ◇ 辅助治疗（如糖皮质激素或静脉用丙种球蛋白）在某些特定情况下可降低发病率和死亡率。治疗细菌性脑膜炎时，地塞米松必须先于或者同时与首剂抗生素使用。

表 26-1 常见感染性疾病急症

临床表现	可能病原	治疗	注释
无明确病灶的脓毒症			
感染性休克	假单胞菌 革兰氏阴性肠杆菌 葡萄球菌 链球菌	万古霉素 (1g q12h) 联合庆大霉素 [5mg/(kg·d)], 联合哌拉西林/他唑巴坦 (3.375g q4h) 或头孢吡肟 (2g q12h)	根据培养结果调整治疗方案。人活化蛋白 C (Drotrecogin alfa)[a], 或小剂量氢化可的松和氟氢可的松[b] 可改善脓毒性休克患者的预后
无脾患者出现暴发性脓毒症	肺炎链球菌 流感嗜血杆菌 脑膜炎奈瑟菌	头孢曲松 (2g q12h) 联合 万古霉素 (1g q12h)	若确定为 β 内酰胺敏感的菌株, 则可停用万古霉素
巴贝西虫病	果氏巴贝虫 (美国) 双芽巴贝虫 (欧洲)	克林霉素 (600mg tid) 联合 奎宁 (650mg tid) 或 阿托伐醌 (750mg q12h) 联合 阿奇霉素 (负荷量 500mg, 维持量 250mg/d)	阿托伐醌联用阿奇霉素方案与克林霉素联合奎宁方案同等有效而副作用更少。对合并伯氏疏螺旋体或无形体感染的患者, 审慎联合多西环素[c] (100mg bid)
伴有皮肤病变的脓毒症			
脑膜炎奈瑟菌血症	脑膜炎奈瑟菌	青霉素 (4mU q4h) 或 头孢曲松 (2g q12h)	暴发性脑膜炎球菌血症可考虑活化蛋白 C 治疗

表 26-1　常见感染性疾病急症 (续)

临床表现	可能病原	治疗	注释
无明确病灶的脓毒症			
洛基山斑点热 (RMSF)	立克次体	多西环素 (100mg bid)	若考虑脑膜炎球菌血症和洛基山斑点热并存，使用头孢曲松 (2g q12h) 联合多西环素 (100mg bid) ，或单用氯霉素 [50~75mg/(kg·d)，分 4 次使用]。目前已证实，若确定为洛基山斑点热，多西环素效果更优
暴发性紫癜	肺炎链球菌，流感嗜血杆菌，脑膜炎奈瑟菌	头孢曲松 (2g q12h) 联合万古霉素 (1g q12h)	若确定为 β 内酰胺敏感菌株，可停用万古霉素
红皮病：中毒休克综合征	A 组链球菌葡萄球菌	万古霉素 (1g q12h) 联合克林霉素 (600mg q8h)	若分离的菌株对青霉素或苯唑西林敏感，则这两种药物优于万古霉素 (2g q4h)。产毒细菌感染所在部位需要清创；重症患者可静脉使用免疫球蛋白[d]
伴软组织病变的脓毒症			
坏死性筋膜炎	A 组链球菌 混合性需氧菌/厌氧菌感染[e] CA-MRSA[e]	万古霉素 (1g q12h) 联合克林霉素 (600mg q8h) 联合庆大霉素 [5mg/(kg·d)]	紧急外科评估至关重要。若分离的菌株对青霉素敏感，则这两种药物优于万古霉素 (2g q4h；或苯唑西林 2mU q4h)
伴软组织病变的脓毒症			
气性坏疽	产气荚膜梭菌	青霉素 (2mU q4h) 联合克林霉素 (600mg q8h)	紧急外科评估至关重要

神经系统感染

细菌性脑膜炎	肺炎链球菌、脑膜炎奈瑟菌	头孢曲松 (2g q12h) 联合 万古霉素 (1g q12h)	若确定为 β 内酰胺敏感菌株，则停用万古霉素。若患者大于 50 岁或有合并症，则联合氨苄青霉素 (2g q4h) 覆盖李斯特菌属。成人脑膜炎患者（特别是肺炎链球菌感染）伴脑脊液混浊、脑脊液或脑革兰氏阴性染色脑脊液白细胞计数>1000/ml，应用地塞米松 (10mg q6h × 4d) 可改善预后
脑脓肿、颅内化脓性感染	链球菌、葡萄球菌、厌氧菌、革兰氏阴性杆菌	万古霉素 (1g q12h) 联合 甲硝唑 (500mg q8h) 联合 头孢曲松 (2g q12h)	紧急外科评估至关重要。若分离的菌株对青霉素敏感，青霉素或青霉素（青霉素 2mU q4h；或苯唑西林 2g q4h）
脑型疟疾	恶性疟原虫	青蒿琥酯¹ (0h、12h、24h 时分别静脉应用 2.4mg/kg，随后静脉应用 2.4mg/kg qd) 或奎宁（负荷量 20mg/kg iv，维持量 10mg/kg q8h）联合多西环素 (100mg iv q12h)	禁用糖皮质激素。若没有奎尼丁静脉制剂，可使用奎尼丁静脉制剂，静脉应用奎尼丁期间应持续监测血压和心功能。定期监测血糖
脊髓硬膜外脓肿	葡萄球菌、革兰氏阴性杆菌	万古霉素 (1g q12h) 联用头孢曲松 (2g q24h)	外科评估必不可少。若分离的菌株对青霉素敏感，则这两种药物优于万古霉素（青霉素 2mU q4h；或苯唑西林 2g q4h）

表 26-1　常见感染性疾病急症（续）

临床表现	可能病原	治疗	注释
局灶性感染			
急性细菌性心内膜炎	金黄色葡萄球菌、β溶血性链球菌、HACEK^a、杂恶菌、肺炎链球菌	头孢曲松 (2g q12h) 联用 万古霉素 (1g q12h)	根据培养结果调整治疗方案。外科评估必不可少

a. 活化蛋白C (Drotrecogin alfa) 剂量 24μg/(kg·h)×96h。已获准用于严重脓毒症患者和死亡高危患者 [急性生理和慢性健康评分 (APACHE II) ≥25 分或多器官衰竭]。

b. 氢化可的松 (50mg 静脉团注 q6h) 联用氟氢可的松 (50μg po qd×7d) 可改善严重脓毒症患者的预后，特别是肾上腺皮质功能相对不全的患者。

c. 四环素类药物可能会对抗 β 内酰胺类药物的作用。一经确诊，即刻调整用药。

d. 丙种球蛋白静脉应用的最佳剂量尚未确定。在观察性研究中剂量中位数为 2g/kg（全剂量使用 1~5d）。

e. CA-MRSA (Community-acquired methicillin-resistant S. aureus) 社区获得性耐甲氧西林的金黄色葡萄球菌。

f. 在美国，青霉酶只能通过疾病预防控制中心 (CDC) 获取。一旦患者确诊为重型疟疾，则立即静脉使用足量最先可获得的任一种荐抗疟药。

g. HACEK, H (Haemophilus aphrophilus 嗜沫嗜血杆菌、H. paraphrophilus 副嗜沫嗜血杆菌、H. parainfluenzae 副流感嗜血杆菌), A (Aggregatibacter actinomy-cetemcomitans 抗伴放线菌放线杆菌), C (Cardiobacterium hominis 人类心杆菌), E (Eikenella corrodens 啮蚀艾肯菌) 和 K (Kingella kingae 金氏杆菌)

■ 具体表现（表 26-1）

无明确原发感染灶的脓毒血症

1. **感染性休克**　起病最初时原发感染部位不明显。

2. 无脾患者出现暴发性脓毒血症。

a. 大部分感染发生于脾切除后 2 年内，死亡率约 50%。

b. 大部分感染的病原体为具有荚膜的微生物，*肺炎链球菌*最常见。

3. **巴贝西虫病**　若近期到过流行区，则诊断的可能性增加。

a. 蜱叮咬后 1～4 周出现非特异性症状，可进展为肾衰竭、急性呼吸衰竭和 DIC。

b. 具有下列高危因素者病情严重：无脾，年龄＞60 岁，免疫抑制状态，*欧洲株巴贝西虫感染*（双芽巴贝虫），存在*伯氏疏螺旋体*（莱姆病）或嗜吞噬细胞无形体混合感染。

4. 兔热病与鼠疫可出现伤寒样或脓毒血症样综合征，死亡率约 30%，在某些流行病学背景下应考虑本病。

5. **病毒性出血热**　源于动物宿主或节肢动物媒介的人畜共患病毒性传染病（非洲的拉沙病毒出血热、亚洲的汉坦病毒肾出血热综合征、非洲的埃博拉病毒和马尔堡病毒出血热、非洲和南美的黄热病）。登革热是世界上最为常见的虫媒传染性疾病；登革出血热是较为严重的类型，三联征为出血、血浆渗漏、血小板计数＜100 000/μl。死亡率 10%～20%，若发展为登革热休克综合征则死亡率可达 40%。支持治疗和容量复苏可挽救患者生命。

脓毒血症的皮肤表现

1. **斑丘疹**　通常并非骤然出现，可见于脑膜炎球菌血症和立克次体感染早期。

2. **瘀点**　当伴有低血压或中毒表现时须迫切关注。

a. **脑膜炎球菌血症**　儿童及其照看者最高危。常在学校、日托中心、军营暴发。

i. 首先出现于踝部、腕部、腋窝、黏膜表面，随后进展为紫癜和 DIC。

ii. 其他症状包括头痛、恶心、肌痛、精神改变或脑膜刺激征。

iii. 死亡率 50%～60%，早期治疗可挽救生命。

b. **落基山斑点热**：常可查出蜱叮咬史和（或）旅行或户外活动史。

i. 第 3 天出现皮疹（但 10%～15% 的患者不出现）。淡色斑疹变为出血性红斑，从腕部和踝部开始，扩散至腿部和躯干（向心性分布），最后累及手掌和足底。

ⅱ.其他症状包括头痛、倦怠、肌痛、恶心、呕吐、食欲不振。严重病例继而可出现低血压、脑炎和昏迷。

c.其他立克次体感染：地中海斑点热（非洲、西亚南部和中亚南部、欧洲南部）的特征性表现是蜱叮咬部位的焦痂，死亡率约50％。流行性斑疹伤寒常发生于存在大量虱子的地区，常为贫困、战争或自然灾害地区，死亡率10％～15％。恙虫病（东南亚和西太平洋地区）的病原体常出现在灌木茂密的地区（如河岸），死亡率1％～35％。

3.暴发性紫癜　出现 DIC 的皮肤表现，可有大片瘀斑和血疱，主要与*脑膜炎双球菌*感染相关，无脾患者中也可与*肺炎链球菌、流感嗜血杆菌*感染相关。

4.坏疽性深脓疱病　见于*铜绿假单胞菌和嗜水气单胞菌*感染的脓毒性休克，表现为出血性水疱，伴有中心坏死或溃疡，周围可见红色边界。

5.大疱性或出血性损伤　致病菌有*大肠埃希杆菌和弧菌属*（创伤弧菌和其他来自海水或污染贝类的非霍乱弧菌）、*气单胞菌属、克雷伯杆菌属*，特别是肝病患者。

6.红皮病　弥漫性晒伤样皮疹，急性患者常伴有中毒休克性综合征（TSS，toxic shock syndrome，临床标准为低血压、多脏器功能衰竭、发热、皮疹），葡萄球菌性 TSS 较链球菌 TSS 更常见。

存在软组织或肌肉原发感染灶的脓毒血症

1.坏死性筋膜炎　特征表现是皮下组织和筋膜的广泛性坏死，典型病原体为 A 组链球菌。

a.高热和疼痛与体检所见不匹配；感染部位发红、发热、有光泽、压痛明显。未经治疗而疼痛减轻是外周神经遭到破坏的表现。

b.危险因素：创伤、水痘、分娩、合并疾病（如糖尿病、外周血管疾病、静脉用药）。

c.不经手术治疗死亡率约100％；发生 TSS 的患者死亡率＞70％，总死亡率15％～34％。

2.气性坏疽　通常与外伤和手术相关，发病数小时内出现大片坏死性坏疽。

a.自发性病例：与败血梭状芽胞杆菌感染和基础恶性疾病相关。

b.高热和毒性表现与体检所见不匹配。患者神志淡漠并有濒死感。

c.受累部位皮肤出现花斑、青铜色-棕色颜色改变、水肿，可有捻发音。大疱样皮损可引流出浆液性血色渗出液，有鼠臭味或香味。

d.死亡率：肢体肌坏死12％，躯干肌坏死63％，自发性肌坏死

>65%。

神经系统感染（伴或不伴感染性休克）

1. **细菌性脑膜炎** 大部分成年患者的致病菌为肺炎链球菌（30%～50%）或脑膜炎奈瑟菌（10%～35%）。

a. 经典三联征：头痛、脑膜刺激征、发热，出现于 1/2～2/3 的患者。

b. 血培养：50%～70%阳性。

c. 具有下列因素者预后差：肺炎链球菌感染、昏迷、呼吸窘迫、低血压、脑脊液蛋白>2.5g/L，脑脊液葡萄糖<10mg/dl，外周血白细胞计数<5000/μl，血清钠<135mmol/L。

2. **脑脓肿** 常无全身性表现。临床表现与脑占位性病变高度一致。

a. 70%的患者有头痛和（或）精神状态改变，50%有局灶性神经体征，25%有视盘水肿。

b. 病变源自邻近部位病灶扩散（如鼻窦炎或中耳炎）或血性感染（如心内膜炎）。

c. 50%以上的患者是多种微生物致病感染，包括需氧菌（主要是链球菌）和厌氧菌。

d. 死亡率低，但致病率高（30%～55%）。

3. **颅内硬膜外脓肿**（intracranial epidural abscesses，ICEAs）或**脊髓硬膜外脓肿**（spinal epidural abscesses，SEAs） 在美国，前者罕见，后者有上升趋势。二者在医疗卫生状况差的地区更常见。

a. 典型 ICEAs 为多种细菌混合感染，表现为发热、精神状态改变和颈部疼痛。

b. 典型 SEAs 为血源性感染（最常见的是葡萄球菌），表现为发热、局部脊柱压痛、背痛。

4. **脑型疟疾**：患者近期到过疫区，具有发热和神经学表现，应立即考虑本病。

a. 暴发性恶性疟原虫感染表现为发热>40℃、低血压、黄疸、ARDS 和出血。颈项强直和畏光罕见。

b. 未能诊断的患者死亡率为 20%～30%。

具有暴发病程的局部综合征

1. **鼻脑毛真菌病** 表现为低热、鼻窦隐痛、复视、神志改变、结膜水肿、眼球突出、硬腭损害（中线）、鼻甲晦暗或坏死，多见于免疫功能受损的患者。

2. **急性细菌性心内膜炎** 表现为发热、乏力、不适，多于感染后 2 周内出现，瓣膜迅速破坏、肺水肿和心肌脓肿。

a. 病原体包括*金黄色葡萄球菌、肺炎链球菌、产单核细胞李斯特菌、嗜血杆菌属和链球菌*（A 组、B 组或 G 组）。

b. 可见到 Janeway 皮损（手掌或足底的出血性斑疹），而其他栓塞表现不那么常见（如瘀斑、Roth 点、片状出血）。

c. 特点包括瓣膜的迅速破坏、肺水肿、低血压、心肌脓肿、心脏传导异常、心律失常、大而易碎的赘生物、大动脉栓塞和组织梗死。

d. 死亡率为 10%～40%。

3. 吸入性炭疽　*炭疽杆菌*作为潜在的生物恐怖工具引起越来越多的关注。

a. 临床症状非特异，胸部 X 线片表现为纵隔增宽、肺浸润影和胸腔积液。

b. 38% 的患者有出血性脑膜炎。

c. 需要紧急抗生素治疗，在前驱期最好使用多种药物联合方案。

4. 禽流感（H5N1）　主要发生在东南亚地区、有禽类接触史的人群，可迅速进展为双侧肺炎、ARDS 和多器官衰竭，甚至死亡。人间传播罕见。

5. 汉坦病毒肺综合征　主要发生于美国西南部、加拿大和南美的乡村，有啮齿类动物接触史。

a. 病毒感染的前驱期无特异性，可迅速进展为肺水肿、呼吸衰竭、心肌抑制和死亡。

b. 在流行区域，早期发生的血小板减少可用于与其他发热性疾病的鉴别。

Barlam TF, Kasper DL: Approach to the Acutely Ill Infected Febrile Patient, Chap. 121, p. 1023.

第 27 章
肿瘤急症

王杉　校　叶颖江　高志冬　译

肿瘤急症主要分为三类：肿瘤扩散造成的损害、肿瘤产生的代谢性效应和激素的效应、治疗的并发症。

结构性/阻塞性肿瘤急症

最常见的问题包括上腔静脉综合征、心包积液/心脏压塞、脊髓受压；痫性发作（见第 193 章）和（或）颅内压增高；肠道、尿路、胆道的梗阻；后三种情况详见 Chap. 276，in HPIM-18。

■ 上腔静脉综合征

上腔静脉阻塞将减少头部、颈部、上肢的静脉回流。约 85％的病例见于肺癌，淋巴瘤和中心静脉导管血栓形成也是其病因。患者常表现为面部肿胀、呼吸困难和咳嗽。在严重的病例中，纵隔肿块病变导致气管梗阻。体格检查可见颈静脉怒张及胸前静脉侧支循环，胸部 X 线片表现为上纵隔增宽，25％的患者存在右侧的胸膜渗出。

治疗 上腔静脉综合征

放疗是非小细胞肺癌的治疗选择，联合化疗可有效治疗小细胞肺癌和淋巴瘤。10％～30％的患者症状可复发，可给予植入静脉支架姑息治疗。由于中心静脉置管血栓造成本综合征时，应给予及时拔除并进行抗凝治疗。

■ 心包积液/心脏压塞

心包积液可影响心脏充盈并造成心排血量下降。最常见于肺癌、乳腺癌、白血病或淋巴瘤的患者；心脏压塞也可源于纵隔放疗引起的晚期并发症（缩窄性心包炎）。常见症状包括呼吸困难、咳嗽、胸痛、端坐呼吸和乏力，体格检查常可见胸腔积液、窦性心动过速、颈静脉怒张、肝大和发绀。奇脉、心音减弱、交替脉和心包摩擦音在恶性心包疾患中较为少见。超声心动图可确定诊断。心包穿刺液多呈浆液性或血性渗出液，细胞学检查通常可见恶性细胞。

治疗 心包积液/心脏压塞

在最终进行外科手术（心包剥脱术或开窗术）前，心包穿刺引流是挽救生命的措施。

■ 脊髓压迫

原发性脊髓肿瘤极少见，脊髓压迫多是由于椎体受累后继发硬膜外转移造成的，尤其是前列腺癌、肺癌、乳腺癌、淋巴瘤和原发骨髓瘤。

患者表现为背痛、卧位时加重,伴有局部压痛、尿便失禁。体检可发现患者躯干存在水平断面以下感觉降退,被称作感觉平面,通常位于受压脊髓节段下方的1~2个椎体水平。患者常伴有小腿无力、痉挛、病理反射亢进,表现为巴宾斯基(Babinski)征阳性(拇趾背屈)。脊柱平片可观察到椎弓根侵蚀(winking owl征),溶解性或硬化性椎体病变,以及椎体压缩。单纯椎体压缩并非提示肿瘤的可靠表现,可见于多种疾病,包括骨质疏松症。MRI可清晰显示全程脊髓和确定肿瘤侵犯的范围。

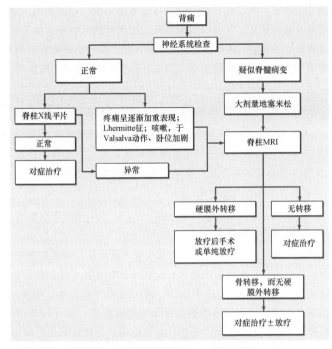

图 27-1   伴有背痛的肿瘤患者管理路径

治疗   脊髓压迫(见图 27-1)

大约75%确诊时仍可活动的患者,应用放疗联合地塞米松4mg IV 或 PO q4h,其症状可好转或消失。外科手术可取得更为良好的疗效,但其创伤较大(椎体切除并稳定性重建)。由于脊髓肿瘤导致截瘫的患者,仅有10%可获得活动能力恢复。

副癌综合征急症

大多数的副癌综合征起病隐匿(见第83章)。高钙血症、抗利尿激素分泌不当综合征（SIADH）、肾上腺功能减退可急性发病。

■ 高钙血症

高钙血症是最为常见的副癌综合征，见于 10％的肿瘤患者，尤其是肺癌、乳腺癌、头颈部肿瘤、肾癌和骨髓瘤。其机制通常是甲状旁腺相关蛋白介导的骨重吸收。在肿瘤累及的骨骼中，IL-1、IL-6、肿瘤坏死因子和转化生长因子-β 也在局部发挥作用。患者通常表现为非特异性症状，包括乏力、食欲减退、便秘、肌无力。任何血钙水平的患者合并低白蛋白血症均可导致其症状加重，因为体内钙离子将更多处于游离状态，而非结合状态。

治疗	高钙血症

生理盐水水化、抗重吸收药物（如氨羟二磷酸二钠 60～90mg IV，持续＞4h 或唑来膦酸盐 4～8mg IV）及糖皮质激素通常可在 1～3 日内显著降低血钙水平。其治疗效应可持续数周。针对原发恶性肿瘤的治疗也极其关键。

■ SIADH

由于肿瘤（特别是小细胞肺癌）分泌的精氨酸抗利尿激素产生活性作用造成。SIADH 特征性表现为低钠血症、尿浓缩功能异常以及在机体不存在容量不足的情况下尿中排钠增多。大多数 SIADH 患者不伴有症状。当血钠水平＜115mmol/L 时，患者可出现食欲减退、抑郁、嗜睡、易怒、意识错乱、乏力和人格改变。

治疗	SIADH

轻症患者给予限水。地美环素（150～300mg PO tid 或 qid）可抑制抗利尿激素在肾小管的作用，但是起效较慢（1周）。针对原发恶性肿瘤的治疗至关重要。如果患者出现神志变化，伴血钠＜115mmol/L，输注生理盐水联合应用呋塞米可促进自由水的排出，可较迅速改善患者症状。血钠水平升高速度＜0.5～1mmol/(L·h)，快速的血钠变化可引起液体骤然转移而导致脑损伤。

■ 肾上腺功能减退

最常见的两大原因是肿瘤浸润肾上腺和由于出血毁损肾上腺组织。恶心、呕吐、食欲减退和体位性低血压等症状也可由于肿瘤进展或治疗的不良反应而造成。特定治疗（如酮康唑、氨鲁米特）可直接干预肾上腺的类固醇激素合成。

治疗 肾上腺功能减退

紧急情况下，给予氢化可的松 100mg IV 团注，随后 10mg/h 持续输注。非急症的应激情况下，首剂给予氢化可的松 100～200mg/d 口服，随后逐渐减至 15～37.5mg/d 维持量。如果伴有高钾血症，则可应用氟氢可的松（0.1mg/d）。

治疗的并发症

治疗的并发症可在治疗当即发生或延至数年后发生。毒性效应可与抗肿瘤药物或机体对肿瘤治疗的反应（如：空腔脏器的穿孔，或代谢并发症如肿瘤溶解综合征）相关。其中，有数种治疗的并发症可表现为急症，本章将涉及发热与中性粒细胞减少症和肿瘤溶解综合征；其余情况详见 Chap. 276，in HPIM-18。

■ 发热和中性粒细胞减少症

许多癌症患者应用具有骨髓毒性的药物治疗。如外周血的粒细胞＜1000/μl，感染的风险将显著增加（48 例感染/100 名患者）。中性粒细胞减少症的患者如发热（＞38℃）需进行体格检查，应特别注意皮肤、黏膜、静脉导管部位和肛周。同时，从不同部位留取两份血培养标本，完善胸片检查，并根据病史和体格检查决定其他检查。应采集任何体腔积液，对尿液和（或）体液进行显微镜下检查，寻找感染证据。

治疗 发热和中性粒细胞减少症

在采集培养标本后，所有的患者都应当给予广谱抗生素治疗（如：头孢他啶 1g q8h）。如果具有确切的感染部位，抗生素的选择应覆盖导致感染的病原体。一般起始治疗时选用可同时兼顾革兰氏阳性菌和革兰氏阴性菌的抗生素。如果发热好转，抗生素治疗应持续至中性粒细胞恢复正常。如果患者持续发热并且中性粒细胞减少持续＞7 天，抗生素方案应联合两性霉素 B（或其他广谱抗真菌药物）。

■ 肿瘤溶解综合征

快速增长的肿瘤经有效的化疗方案治疗后，肿瘤细胞破坏导致核酸崩解产物（主要是尿酸）、钾、磷酸盐和乳酸大量释放。磷酸盐升高可导致低钙血症。尿酸水平增高，尤其是酸中毒的情况下，可沉积在肾小管而导致肾衰竭，从而加剧高钾血症。

治疗　肿瘤溶解综合征

最佳的措施是预防发生。在化疗起始前 24h，以 3L/d 生理盐水持续水化，给予碳酸氢钠碱化保持尿液 pH 值＞7，以及每日服用别嘌呤醇 $300mg/m^2$。起始化疗后，应每 6h 监测血电解质。如果 24h 后，尿酸（＞8mg/dl）和血肌酐（＞1.6mg/dl）水平升高，每日使用拉布立酶（重组尿酸盐氧化酶）0.2mg/kg IV，可降低尿酸水平。如果血钾＞6.0mmol/L 且合并肾衰竭，可能需血液透析治疗。维持血钙在正常水平。

更多内容详见 HPIM-18 原文版：Finberg R：Infections inPatients With Cancer, Chap. 86, p. 712; Jameson JL, LongoDL：Paraneoplastic Syndromes：Endocrinologic /Hematologic, Chap. 100, p. 826; and Gucalp R, Dutcher J：Oncologic Emergencies, Chap. 276, p. 2266.

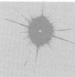

第 28 章
过敏反应

朱继红　校　周倩云　译

■ 定义

接触变应原（过敏原）可引发危及生命的全身性超敏反应，可在接触致敏物质后几分钟内出现。其表现包括：呼吸窘迫、瘙痒、荨麻疹、黏膜肿胀、胃肠道症状（包括恶心、呕吐、腹痛以及腹泻）和血管塌陷。几乎所有物质均可作为过敏原激发过敏反应，但以蛋白类（如抗血清、激素、花粉提取物、膜翅目昆虫毒液以及食物蛋白）、药物（尤其是抗生素）和诊断用药剂（如静脉造影剂）更常见。过敏体质并不意味着易于对青霉素或毒液产生过敏反应。过敏性输血反应在第 9 章介绍。

■ 临床表现

症状出现的时间不尽相同，但通常发生于过敏原暴露后的数秒至数分钟：

- 呼吸道：黏膜水肿、声音嘶哑、喘鸣。
- 心血管系统：心动过速、低血压。
- 皮肤：瘙痒、荨麻疹、血管性水肿。

■ 诊断

具有过敏原接触史，继而出现相关的特征性症候群。

治疗　**过敏反应**

症状轻微（如瘙痒、荨麻疹）可给予 1：1000（1.0mg/ml）肾上腺素 0.3～0.5ml SC 或 IM。对于严重过敏反应者，必要时可间隔 5～20min 重复给药。

如出现难治性低血压，应起始 1：10 000 肾上腺素 2.5ml IV，间隔 5～10min 重复给药，并给予如生理盐水等扩容药物，以及血管活性药物（如多巴胺）。

肾上腺素兼具 α 和 β 肾上腺素能效应，可引起血管收缩和支气管平滑肌舒张。对于具有过敏反应风险的患者，β 受体阻滞剂是相对禁忌的。

必要时还应给予以下治疗：

- 抗组胺药物，如苯海拉明 50～100mg IM 或 IV。
- 沙丁胺醇喷雾或氨茶碱 0.25～0.5g IV 以缓解支气管痉挛。
- 吸氧
- 糖皮质激素（甲泼尼龙 0.5～1.0mg/kg IV）；无助于急性临床表现，但可减轻此后出现的反复性低血压、支气管痉挛或荨麻疹。
- 致敏原由四肢远端进入体内时：将止血带扎在伤口近心端，在伤口处注射 1：1000 肾上腺素 0.2ml，如有昆虫毒刺则将其拔出。

■ 预防

尽可能避免致敏原；如有必要，完善皮肤过敏原检测及脱敏治疗（如青霉素和膜翅目昆虫毒液）。过敏体质的个体应佩戴写有其过敏信息的手镯，并随身携带有效期限内的肾上腺素试剂盒以备急需。

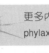

更多内容详见 HPIM-18 原文版：Austen KF：Allergies Anaphylaxis, and Systemic Mastocytosis, Chap. 317, p2707.

第 29 章
叮咬、毒液、蜇刺、海洋生物中毒

朱继红　校　高伟波　译

哺乳动物咬伤

- 在美国每年 10 万人口中约有 300 人发生猫或狗咬伤，大多是宠物咬伤。
- 咬伤部位微生物菌群通常反映了咬伤动物的口腔菌群情况。
- 许多不同动物的咬伤能够传播狂犬病和土拉菌病。

■ 狗咬伤

- **流行病学**：在哺乳动物咬伤中，80％是由狗造成的，狗咬伤每年≥4.7 百万人，15％～20％的咬伤会发生感染。
- **细菌学**：包括需氧菌和厌氧菌微生物，如 β-溶血性链球菌、啮蚀艾肯菌、嗜二氧化碳纤维菌、巴斯德菌属、葡萄球菌、放线菌和梭菌种属。
- **临床特点**：咬伤后 8～24h 典型的表现为局部蜂窝织炎、化脓性感染，有时伴有恶臭分泌物。可能发生全身播散（如菌血症、心内膜炎、脑脓肿）。嗜二氧化碳纤维菌感染可以出现脓毒血症综合征、DIC 和肾衰竭，特别是脾切除、肝功能不全和其他免疫功能受损的患者。

■ 猫咬伤

- **流行病学**：大于 50％的猫咬伤和抓伤病例会发生感染。
- **细菌学**：包括类似于狗咬伤的微生物菌群。出血败血性巴斯德菌和汉氏巴尔通体是猫抓病致病原，为猫相关的重要病原体。
- **临床特点**：出血败血性巴斯德菌感染可以在咬伤后几小时内引起炎症快速发展和脓性物分泌。可能发生播散（如菌血症、肺炎）。猫的切牙窄而锐利，穿透深组织较狗咬伤更容易出现脓毒性关节炎或骨髓炎。

■ 其他非人类哺乳动物咬伤

- 旧大陆猴（猕猴种属）：咬伤可传播 B 型疱疹病毒（猿猴疱疹病毒），可引起中枢神经系统感染，具有较高死亡性。

- 海豹、海象、北极熊：咬伤可引起慢性化脓性感染，可能由于支原体种属所致。
- 啮齿动物（和捕猎它们的动物）：咬伤可以传播由念珠状链杆菌（在美国）或者螺旋菌（在亚洲）导致的鼠咬热。
  ◇ 鼠咬热发生在初始伤口愈合后，这一特征可以与急性咬伤伤口感染鉴别。
- 感染念珠状链杆菌表现为：在咬伤后3～10天出现发热、寒战、肌痛、头痛和严重的游走性关节痛，伴手掌和脚底斑丘疹。疾病可能进展为转移性脓肿、心内膜炎、脑膜炎、肺炎。
  ◇ 哈佛希尔热是由污染的奶或饮用水导致的念珠状链杆菌感染，表现同上。
- 螺旋菌感染引起局部疼痛，咬伤部位紫色肿胀，以及咬伤后1～4周伴发淋巴结炎和局部的淋巴结肿大，并演化为非特异性全身性疾病。

■ 人类咬伤

- **流行病学**：人类咬伤10％～15％可导致感染。
  ◇ 咬合伤由于遭受咬噬所致。当个体拳头击打到他人牙齿时会造成拳头损伤，特别容易形成严重的感染。
  ◇ 拳头损伤更为常见，经常导致更为严重的感染（如化脓性关节炎、腱鞘炎）。
- **细菌学**：见表29-1。

治疗　哺乳动物咬伤

- *伤口的处理*：咬伤导致的损伤是否需要闭合伤口处理存在争议。在彻底清洁伤口以后，面部伤口由于美容的原因常常需要缝合治疗，并且由于面部存在丰富的血液供应致使感染危险性大大减低。在身体其他部位的损伤，许多权威意见认为不要试图一期闭合伤口，更好的方法是进行大量冲洗、彻底清创、清除异物，使伤口边缘相互接近。在渡过感染风险后再行伤口延迟闭合。治疗猫咬伤导致的伤口不应缝合，因为其具有较高的感染概率。
- *抗生素治疗*：见表29-1。抗生素通常是预防使用3～5天，证实存在感染者治疗使用10～14天。
- *其他预防*：狂犬病预防（使用狂犬病免疫球蛋白进行被动免

表 29-1　动物和人类咬伤的伤口感染的处理

咬伤种类	常见病原体	首选抗生素a	青霉素过敏患者的选择	早期无感染伤口的预防b	其他注意
狗	金黄色葡萄球菌、巴斯德杆菌、厌氧菌、嗜二氧化碳菌	阿莫西林/克拉维酸（250～500mg PO tid）或氨苄西林/舒巴坦（1.5～3.0g IV q6h）	克林霉素（150～300mg PO qid）联合 TMP-SMX（增效片 PO bid）或环丙沙星（500mg PO bid）	有时b	注意狂犬病预防
猫	巴斯德杆菌、金黄色葡萄球菌、厌氧菌	阿莫西林/克拉维酸或氨苄西林/舒巴坦，同上	阿莫西林联合 TMP-SMX 同上或氟喹诺酮	经常	注意狂犬病预防，仔细评价关节（骨贯通伤）
人类、咬合伤	草绿色链球菌、金黄色葡萄球菌、流感嗜血杆菌、厌氧菌	阿莫西林/克拉维酸或氨苄西林/舒巴坦，同上	红霉素（500mg PO qid）或氟喹诺酮	总是	检查肌腱、神经或关节损害
人类、拳头损伤	同咬合伤加嗜啮蚀艾肯菌	氨苄西林/舒巴坦同上或亚胺培南（500mg q6h）	头孢西丁c	总是	检查肌腱、神经或关节损害
猴子	同咬合伤	同人类咬合伤	同人类咬合伤	总是	猕猴咬伤考虑应用阿昔洛韦预防 B 病毒
蛇	铜绿假单胞菌、变形杆菌、梭状芽胞杆菌	氨苄西林/舒巴坦同上	克林霉素联合 TMP-SMX 同上或氟喹诺酮	有时，特别是毒蛇咬伤时	毒蛇咬伤使用抗蛇毒血清
啮齿动物	念珠状链杆菌、钩端螺旋体属、巴斯德杆菌	青霉素 V 钾（500mg PO qid）	多西环素（100mg PO bid）	有时	无

a 抗生素的选择应基于培养结果。这些经验性治疗建议需要根据个体情况和局部情况做出调整。静脉方案应用于住院患者。单剂静脉使用抗生素可用于经初步处理后出院的患者。

b 建议严重大面积创伤的，面部创伤和挫伤；可能累及骨和关节；具有合并症（见正文）的患者预防性使用抗生素。

c 对青霉素有速发型超敏反应的患者有风险。

缩写：TMP-SMX，甲氧苄啶-磺胺甲基异噁唑疫,并使用狂犬病疫苗进行主动免疫)应该在当地或区域内专业机构指导下进行。在 5 年内没有进行破伤风免疫增强治疗者应考虑给予破伤风免疫增强治疗;既往从未接受过破伤风免疫治疗者应该给予初次免疫和破伤风免疫球蛋白治疗。

毒蛇咬伤

- 流行病学:世界范围内,每年有 (1.2～5.5) 百万人次的蛇咬伤,(42.1～184.1) 万人中毒,(2～9.4) 万人死亡。
  ◇ 咬伤在温带和热带地区多发,因为当地人口以手工农业维生。
  ◇ 区分毒蛇与非毒蛇种类可能很困难;凭借外观颜色经常会起到误导的作用。
- 临床特征:蛇毒由各种酶类和其他物质复合组成,可导致血管渗出、组织坏死,影响凝血过程,抑制外周神经冲动,损害器官功能。
  ◇ 特异性的表现因具体蛇种类而异。
  ◇ 全身症状可包括低血压、肺水肿、出血、神志改变、麻痹(包括呼吸肌)。
- 预后:在美国,接受抗蛇毒治疗的受害者总体死亡率<1%。大多数美国蛇类相关致死的案例由东部或西部响尾蛇所致。

治疗 ▶ 毒蛇咬伤

野外处理

- 促使受害者尽快获得合宜处理。
- 固定受累的肢体并保持在与心脏同一水平的位置,以减少出血和不适感。
- 避免切开咬伤的伤口,冷敷,采用传统医学疗法,使用止血带和电击。
- 如果攻击的蛇类易于辨认,且知悉其主要为神经毒性损害,可使用压力制动(以绷带包裹整个肢体,上肢 40～70mmHg,下肢 55～70mmHg)。必须将伤者转运至医疗机构,行走会使其毒液从咬伤部位扩散,而与咬伤的解剖部位无关。

院内处理

- 监测生命体征、心律、尿量和脉氧饱和度,观察脑神经功能异常的表现（如睑下垂），其出现可先于吞咽困难或呼吸功能不全。

- 每15min记录红斑和肿胀程度及肢体周围的变化，直至肿胀稳定。

- 治疗休克，最初使用等渗盐水（20～40ml/kg IV）；如果持续低血压，试用5%白蛋白（10～20ml/kg IV）和血管活性药物。

- 如果知晓咬伤的毒蛇毒素，尽早寻找合适的、特效的抗毒素。在美国全天都可从区域中毒控制中心寻求协助。

  1. 全身性的中毒表现（全身症状或体征，实验室检查异常）和显著进展的局部表现（如肿胀扩展范围超过关节或累及过半的咬伤肢体），都是使用静脉抗毒素的指征。

  2. 接诊医生应咨询蛇咬伤专家关于抗蛇毒制剂使用指征与剂量的建议。抗蛇毒治疗时间长短，依据攻击蛇种类而定，但是多次用药对于已经出现的咬伤反应（如肾衰竭、坏死、麻痹等）无逆转效果。

  3. 在世界范围内，抗蛇毒制剂品质相异，过敏反应发生率可超过50%，一些专家建议在接受治疗之前应静脉使用抗组胺药物（如苯海拉明 1mg/kg，最大剂量100mg；西咪替丁 5～10mg/kg，最大剂量300mg），或甚至预防性皮下或肌内注射肾上腺素（0.01mg/kg，最大剂量0.3mg）。在美国，实践证实北美蝮蛇种属抗蛇毒血清（单价免疫球蛋白 IgG 片段）诱发过敏反应风险较低。

  4. 对于有客观证据存在神经功能障碍的患者，应行乙酰胆碱酯酶抑制剂试验，其治疗可能会改善突触后神经毒性蛇咬伤患者的神经功能。

- 一旦开始使用抗毒制剂后抬高咬伤的肢体。

- 给予相应破伤风免疫治疗。

- 观察患者是否发生肌肉-筋膜室综合征。

- 具有中毒征象的患者至少在医院观察24h。"干性"咬伤患者需要在院内观察至少8h，因为可能存在症状延迟出现的情况。

海洋生物导致的中毒

- 大多数海洋生物中毒的处理在本质上为支持治疗。在恰当的时候可使用特异性的海洋抗毒制剂。

■ 无脊椎动物

- 病原学：来自于水螅虫的刺丝囊（刺细胞）、火珊瑚虫、水母、葡萄牙僧帽水母和海葵的损伤，它们可引起相似的临床症状但是严重程度不同。其他的具有脊髓的无脊椎动物（如海绵、环节虫、海胆）可造成痛性叮刺伤。

- **临床特征**：损伤部位可立即发生疼痛（针刺痛、烧灼痛、跳痛）、瘙痒和感觉异常。已报道症状涉及神经系统、消化系统、肾、心血管系统、呼吸系统、风湿性和视觉。

治疗 海洋无脊椎动物叮咬

- 立即使用醋清洁皮肤（5%的醋酸）。使用乙醇擦洗（40%～70%的异丙醇），小苏打、未熟透的木瓜蛋白酶、柠檬或酸橙汁、家用氨水、橄榄油或糖水均可有效，依据叮咬生物不同而异。
- 剃刮皮肤可能有助于去除刺细胞。
- 在清洁皮肤后，表面麻醉、抗组胺药物或类固醇洗液可能有效。
- 持续疼痛时可使用麻醉药物。
- 地西泮（2～5mg 按需逐渐加量）或静脉使用 10%葡萄糖酸钙（5～10ml）可能对缓解肌肉痉挛有效。

■ 脊椎动物

- **病因学**：许多海洋脊椎动物，包括黄鳐、鲉（如狮子鱼和石鱼）、海鲶鱼和有角的毒鲨鱼能使人类中毒。
- **临床特征**：因攻击的生物不同而异。
  - ◇ 黄鳐：可出现中毒和创伤表现。毒液可迅速导致剧烈疼痛，持续48h。创伤可致局部缺血和愈合较差。全身症状包括：虚弱、心律失常、低血压、麻痹，甚至死亡。
  - ◇ 石鱼：因其毒液的神经肌肉毒性，叮咬可危及生命，在6～8h内可发生死亡。局部疼痛立即出现，且较为剧烈，可能持续数天。全身症状类似于黄鳐中毒。

治疗 海洋脊椎动物叮咬

- 立即将受伤部分浸泡在温水（113℉/45℃）中 30～90min 或直至疼痛明显缓解。反复热水治疗对反复发作的疼痛有效。
- 在局部麻醉后进行探查、清创、充分冲洗伤口。
- 对石鱼和严重的鲉中毒，有抗毒制剂可以使用。在美国联系最近的区域中毒控制中心可以获得帮助。

- 使伤口二期愈合或者进行延迟一期愈合。
- 给予相应的破伤风免疫治疗。
- 在免疫功能低下的宿主，有严重损伤和中毒时可经验性使用覆盖金黄色葡萄球菌和链球菌的抗生素治疗。如果伤口一期闭合，应考虑覆盖弧菌属。

海洋生物毒素中毒

■ 鱼肉中毒

- **流行病学**：是美国最常见的鱼相关非细菌性食物中毒，多数病例发生在佛罗里达和夏威夷。
  - ◇ 中毒的来源常常是热带和亚热带珊瑚礁鱼群，常见于印度洋、南太平洋和加勒比海。
  - ◇ 75％的非夏威夷病例包括梭鱼类、棘鬣鱼、石斑鱼。
- **发病机制**：鱼肉中毒综合征与至少 5 种毒素相关，源于甲藻光合作用，并储存于食物链中。3 种主要毒素——CTX-1，-2，-3，在鱼肉和内脏中发现，不受外界因素影响（如热、冷、冻干、胃酸），一般不影响鱼肉（如气味、颜色、味道）。
- **临床特点**：所有患者在 24h 内发病，多在 2～6h 出现症状。根据临床症状明确诊断。
  - ◇ 症状多种多样（报道超过 150 种），包括腹泻、呕吐、神经系统体征（如感觉异常、无力、肌束震颤、共济失调），斑丘疹和水泡疹，以及血流动力学不稳定。
  - ◇ 特异症状——冷热感觉颠倒——在 3～5 天中出现并且可能持续数月。
  - ◇ 死亡少见。

治疗　鱼肉中毒

- 对症支持治疗。
- 冷浴、羟嗪（安泰乐 25mg PO q6～8h）或者阿米替林（25mg PO bid）可能会缓解瘙痒和感觉迟钝。
- 在恢复期患者应避免食用鱼、贝类、鱼油、鱼和贝类的调味品、酒精、坚果和坚果油类制品。

■ 麻痹性贝类中毒

- **病因学**：麻痹性贝类中毒是由于食入污染的蛤肉、牡蛎、扇贝、蛤贝等浓缩水溶性、热和酸稳定的化学毒素所致。

◇ 最具特征性和最常见的麻痹性贝类毒素是蛤蚌毒素。

◇ 煮沸无法破坏麻痹性贝类毒素。

- **临床特征**：患者在食入污染贝类后数分钟至数小时内出现口腔感觉异常（初始麻刺感和烧灼感，之后麻木），逐步发展到颈部和肢体远端。松弛性麻痹和呼吸功能不全可能在 2～12h 后出现。

治疗　麻痹性贝类中毒

- 如果患者在食入毒物数小时之内就诊，用 2L 2% 碳酸氢钠溶液洗胃和灌洗胃可能有效，也可使用活性炭（50～100g）、非镁盐导泻剂（如山梨醇 20～50g）。
- 监护患者有无呼吸肌麻痹至少 24h。

■ 鲭

- **病因学**：鲭中毒为组胺中毒，由于细菌分解不适当保存或冰冻的鲭鱼类（如：鲔鱼、鲭鱼、竹刀鱼、颌针鱼、刺鲅、飞鱼类和鲣）所致。

  ◇ 组胺中毒也可见于非鲭鱼类（如：沙丁鱼、鲱鱼、海豚鱼、琥珀鱼、竹荚鱼）。

  ◇ 这类鱼一般具有明显的金属或辛辣味道，但外表或香味正常。

  ◇ 鱼体腐烂分布不均匀，不是所有的食用者都会发病。

- **临床特征**：进食 15～90min 内患者出现面红（紫外线暴露可加剧）、瘙痒、荨麻疹、血管神经性水肿、支气管痉挛、消化道症状和低血压的表现。

  ◇ 症状一般在 8～12h 缓解。

  ◇ 同时服用异烟肼患者症状可能会加重，因为其抑制胃肠道组胺酶活性。

治疗　鲭中毒

- 治疗包括使用抗组胺类药物（H_1 或 H_2）。
- 支气管痉挛严重时可使用吸入性支气管扩张剂或注射肾上腺素。

节肢动物咬伤和叮伤

■ 蜱咬伤和其导致的麻痹

- **流行病学**：在美国，蜱是重要的媒介传播疾病（如：莱姆病、巴贝虫病、微粒孢子虫病、埃里希体病）的携带者。

- **病因学**：当蜱从宿主身上吸血时，其分泌物可产生局部反应，传播各种病原体，引起发热性疾病或引起麻痹。软蜱叮咬＜1h，硬蜱＞1 周。

- **临床特征**：除了蜱引起的疾病，随着蜱的清除多数蜱咬伤临床表现呈自限性。

  ◇ 蜱叮咬引起发热，伴头痛、恶心、乏力，通常在蜱去除后36h 内好转。

  ◇ 蜱唾液中的毒素可导致神经肌肉传导阻滞和神经传导性下降从而造成上行松弛性麻痹。

  - 在蜱寄生 6 天内患者开始出现下肢无力，随后麻痹对称性上升，导致完全的肢体和脑神经麻痹。

  - 深腱反射减弱或者消失，但是感觉检查和腰穿检查正常。

  - 蜱清除后数小时内病情好转；不能清除蜱最终会导致呼吸麻痹和死亡。

治疗	蜱咬伤和其导致的麻痹

- 使用镊子在蜱附着处将其去除。
- 对蜱附着处要进行消毒治疗。
- 在蜱附着 36h 内去除，通常能预防莱姆病、巴贝虫病、微粒孢子虫病和埃里希体病的传播。

■ 蜘蛛的咬伤

隐斜蛛咬伤

流行病学：棕色隐斜蛛主要分布在美国南部和中西部，它们的近属分布于美洲、非洲和中东。这些蜘蛛很少咬人，通常在受到威胁或被皮肤挤压时叮咬。

临床特征

- 大多数棕色隐斜蛛咬伤仅产生轻度水肿和红斑，偶尔可以发生严重的皮肤和皮下组织坏死和全身性溶血。
- 咬伤部位在数小时内出现疼痛、瘙痒，中心区出现硬结、周围缺血和红斑带。
- 在咬伤后 3 天内可能出现发热和其他非特异性全身症状。
- 通常局部损伤在 2～3 天内好转，但是严重者可能遗留大溃疡和数月至数年才能愈合的凹陷瘢痕。

- 死亡少见，可由溶血和肾衰竭引起。

> **治疗**　**隐斜蛛咬伤**
>
> - 初始治疗包括 RICE（休息、冰敷、挤压、抬高）；使用镇痛药物、抗组胺药物，抗生素和破伤风预防均应该按规定进行。
> - 立即外科切开伤口是有害的，应当避免。

黑寡妇蜘蛛咬伤

流行病学：黑寡妇蜘蛛主要分布在美国东南部，具有光亮的黑色外表，在其腹侧面有红色沙漏标志。其他毒蜘蛛种属分布于世界部分温带和亚热带地区。

发病机制：雌性黑寡妇蜘蛛可产生一种强效的神经毒性物质，并与神经进行不可逆结合，导致乙酰胆碱和其他神经前突触末端神经递质的释放和耗竭。

临床特征

- 在 60min 内，绞痛可以从咬伤处扩散到肢体和躯干大肌群。
- 可出现类似于腹膜炎的极度腹部肌肉强直和疼痛，但腹部没有明显的触痛。
- 其他的特征类似乙酰胆碱过量（如：大量流涎、流泪、排尿和排便；胃肠道不适、呕吐）。
- 疼痛在初始 12h 内可以减退，但在数周内可能反复。
- 可能发生呼吸停止、脑出血或心力衰竭。

> **治疗**　**黑寡妇蜘蛛咬伤**
>
> - 治疗包括 RICE 和破伤风预防。
> - 由于面临有效性、过敏风险和血清病的问题，仅在重症病例（如：呼吸停止、难治性高血压、痫性发作或者妊娠患者）使用抗毒血清。

蝎子蜇刺

流行病学：在 1000 多种蝎子中仅有 30 余种产生潜在致死性毒液，在世界范围每年导致 5000 多例患者死亡。在美国，只有树皮蝎

（*刺尾蝎属*）可产生潜在致死性毒液。

临床特征：症状的严重程度因蝎子种类而异。美国*树皮蝎*引发的症状约 5h 达峰，通常在 1～2 天内减退。

- *树皮蝎*：肿胀通常不明显，敲击受累区（敲击试验）可加重疼痛、感觉异常和感觉过敏。脑神经的功能异常和骨骼肌的兴奋性增高在数小时内出现。并发症包括：心动过速、心律失常、高血压、高热、横纹肌溶解和酸中毒，偶有致命性的呼吸停止。
- 在美国之外，蝎毒可引起内源性儿茶酚胺大量释放，出现高血压危象、心律失常、肺水肿和心肌损害。

治疗 ▍ **蝎子蜇刺**

- 非致死性种属的蜇刺给予冰敷、镇痛或抗组胺治疗。
- 可产生严重毒液种属的蜇刺需更积极的支持治疗，包括加压包扎和冷敷以降低毒液吸收。
- 持续静脉输注咪达唑仑有助于控制躁动和不自主的肌肉运动。
- *刺尾蝎属*抗毒血清已作为试验性用药，但仅在阿里桑娜州可获得，且还未获得 FDA 批准。关于蝎子抗毒血清的获益在对照试验中尚未证实。

膜翅目昆虫的蜇刺

流行病学：膜翅目昆虫包括蜜蜂、黄蜂、大黄蜂和蚂蚁。在美国每年因为膜翅目昆虫蜇刺死亡约有 100 例，几乎全是由于毒素的过敏反应所致。估计 0.4%～4.0% 的美国人群对昆虫蜇刺表现为速发型超敏反应。

临床特征

- 不伴有并发症的蜇刺，其所致疼痛、风团、红肿反应及局部水肿将在数小时内消退。
- 多处蜇刺可以导致呕吐、腹泻、全身水肿、呼吸困难、低血压、横纹肌溶解、肾衰竭，甚至死亡。
- 罕有巨大范围（>10cm）的局部反应持续 1～2 天；类蜂窝织炎表现实际上是超敏反应。这些反应在再次暴露时复发，但很少伴随过敏反应。
- 严重的症状反应出现在蜇刺后的 10min 以内（很少 >5h），包括上呼吸道水肿、支气管痉挛、低血压、休克和死亡。

治疗 　膜翅目昆虫的蜇刺

- 嵌入皮肤组织中的蜇刺物要使用钳子移去，或应用刀片或指甲刮除。
- 消毒蜇刺的部位并冷敷，以减缓毒液蔓延。
- 抬高蜇刺的部位，给予镇痛治疗，口服抗组胺类药物，局部使用炉甘石洗剂可以缓解症状。
- 大面积局部反应可能需要短程糖皮质激素治疗。
- 使用盐酸肾上腺素治疗过敏反应（0.3～0.5ml 的 1：1000 的溶液，需要时皮下给药，q20～30min）。对于严重的休克需要使用肾上腺素治疗（2～5ml 的 1：10 000 溶液，缓慢静脉注射）。应该观察患者 24h 以避免过敏反应复发。
- 具有昆虫蜇刺过敏史的患者，应当随身携带药剂盒，并在使用以后立即进一步医治。存在过敏反应病史的成人需要接受脱敏治疗。

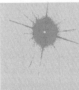

更多内容详见 HPIM-18 原文版：Madoff LC, Pereyra F：Infectious Complications of Bites, Chap. e24 and Auerbach PS, Norris RL：Disorders Caused by Venomous Snakebites and Marine Animal Exposures, Chap. 396, p. 3566；and Pollack RJ：Ectoparasite Infestations and Arthropod Bites and Stings, Chap. 397, p. 3576.

第 30 章
低体温症和冻伤

朱继红　校　迟骋　译

低体温症

低体温症是指核心体温≤35℃，分类如下：轻型（32.2～35℃），中型（28～32.2℃），重型（<28℃）。

■ 病因学

大多数情况发生在寒冷的冬季，但是低体温症也可发生于气候缓和之时，通常由于多因素造成。体内大多数的组织均可产生热能，并且经辐射、传导、对流、蒸发和呼吸的方式丢失。阻碍热生成的因素和增加热丢失的因素均可导致低体温症（表 30-1）。

表 30-1 低体温症的危险因素

年龄	内分泌疾病
高龄	糖尿病
新生儿	低血糖症
环境暴露	甲状腺功能减退症
职业相关	肾上腺功能不全
运动相关	垂体功能减退症
不合宜的衣着	神经系统疾病
浸泡	脑血管意外
毒物和药物	下丘脑异常
酒精	帕金森病
吩噻嗪类	脊髓损伤
巴比妥类	多系统疾病
麻醉剂	创伤
神经肌肉阻滞剂	脓毒血症
抗抑郁药	休克
能量缺乏	肝衰竭或肾衰竭
营养不良	烧伤或表皮剥脱性皮肤疾病
消瘦	制动或虚弱乏力
恶性营养不良	

■ 临床特点

急性的寒冷暴露会引起心动过速、心排血量增加、外周血管收缩、外周血管阻力增加、呼吸急促、肌张力增高、肌肉颤动和构音障碍。当体温下降至＜32℃时，心脏传导系统受损，进而出现心率减缓、心排血量下降，常见合并心室率缓慢的心房颤动。其他心电图改变包括出现 Osborn 波（J 点异常）。除此，低体温的表现还包括：容量缺失、低血压、血液黏滞度增加（可造成血栓形成）、凝血功能障碍、血栓性血小板减少、弥散性血管内凝血、酸碱平衡紊乱和支气管痉挛。中枢神经系统的异常表现多样，包括：共济失调、失忆、幻觉、反射减退和呈现等电位脑电图（严重的低体温症者）。低体温症可能掩盖其并存疾病，如：急性腹痛、药物中毒、脊髓损伤。ICU 患者（如脓毒和！血症患者）出现低体温预示其预后不良。

■ 诊断

通过测量至少两处核心体温可确诊低体温症。由于口腔体温计的定标通常低限仅至 34.4℃。如果患者体温计初始读数＜35℃，可应用热电偶探头，将其置入直肠内至少 15cm 并避开温度较低的粪便，以确定患者的实际体温。同理，如果使用食管探头，应当将其置于喉下 24cm。

治疗　低体温症

给予心电监护和吸氧，并避免其体温进一步下降。轻度低体温症者可给予被动体外复温和隔热。应当将患者放置在温暖的环境，覆盖被毯，以内源性热能的生成促使体温恢复正常。头部也遮盖的情况下，复温的速度通常在 0.5～2.0℃/h。对于中、重度的低体温症、心血管情况不稳定、年幼或高龄、中暑、神经系统功能紊乱、内分泌功能不全，或由于全身性疾病导致低体温症者，需主动体外（热毯、辐射热源和热袋）或体内复温（吸入湿化和加热升温至 40～45℃ 的氧气、静脉输注 40～42℃ 的液体或应用 40～45℃ 的透析液或生理盐水灌洗腹膜或胸膜腔）。最为有效的主动体内复温技术是通过血液透析和心肺旁路进行体外循环复温。外源性复温措施可能导致外周血管张力的下降，导致血压降低。应当使用温暖的等渗溶液补充容量；避免乳酸林格液，因其在体内低温情况下会发生乳酸代谢障碍。如果疑似脓毒血症，应该在送血培养以后经验性使用广谱抗生素。房性心律失常通常不需要特殊处理。心室颤动往往难以转复。在体温＜30℃ 时，最多进行单次序贯 3 次电除颤（2J/kg）尝试复律。体温上升＞30℃ 后可再次尝试复律。鉴于有时候严重的低体温和死亡难以鉴别，应当继续积极心肺复苏并主动内源性复温，直至核心体温＞32℃ 或血流动力学状态稳定。

冻伤

组织温度＜0℃ 时可出现冻伤。临床实践中，最常将冻伤分为：浅表性（仅累及皮肤）和深度（累及深部组织、肌肉和骨骼）两类。随着冻伤病理结果反馈，可回顾性对其如同烧伤进行分级（一至四度）。

■ 临床特点

冻伤早期的表现呈良性而令人混淆。症状包括轻触觉、痛觉和温度觉的缺失。深部的冻伤组织呈现蜡样、花斑样、发黄或紫-白相间。冻伤好转的表现包括：皮肤颜色正常及皮温或感觉恢复。发生出血性囊泡反映微血管严重损伤，提示三度冻伤。冻伤的鉴别诊断包括：冻结伤（仅有皮肤冻伤而无组织受损）、冻疮、足浸病，以上均发生于温度零度以上。

表 30-2　冻伤的治疗

解冻前	解冻中	解冻后
脱离异常环境	考虑注射止痛剂和酮洛酸	轻轻擦干并保护伤处；抬高患处，如果脚趾间浸渍，在其间覆盖敷料
避免部分解冻或再冻结	给予布洛芬，400mg PO	如果囊泡清洁且完整，无菌抽吸囊内液；如果破损，清创并涂抹抗生素或无菌芦荟凝胶
稳定核心温度和治疗低体温症	冻伤部位浸泡在 37～40℃（99～104℉）含有消毒皂的循环水（温度监测）中，直到末梢发红（10～45min）	保留出血性囊泡完整，以预防感染
保护冻结部位：禁止摩擦和按摩	鼓励患者轻轻地挪动患处	继续布洛芬 400mg PO q8～12h（每日 12mg/kg）
准备医疗和外科手术条件	如果疼痛无法忍受，调整水温至 35～37℃（95～99℉），并且适当给予注射用麻醉药物	预防破伤风和链球菌感染；抬高患处 37℃（99℉）水疗 重症患者可考虑应用酚苄明或溶栓治疗

治疗　冻伤

　　冻伤的治疗处置总结于表 30-2。冻伤部位应通过浸泡在 37～40℃的循环水中以快速、完全地解冻。勿因再灌注时疼痛而提前终止解冻，可给予布洛芬 400mg，也可注射麻醉药物。如果复温后发绀持续存在，应严密监测组织腔室压力。对于 ^{99m}Tc 闪烁扫描中，冻伤处无血流的患者，可考虑使用组织型纤溶酶原激活剂（tPA）。

更多内容详见 HPIM-18 原文版：Danzl DF：Hypothermia and Frostbite, Chap. 19, p. 165.

第31章
高原病与减压病

朱继红   校   邓咏梅   译

高原病

■ 流行病学

- 高原病多发生于海拔＞2500m 的地区，也可以发生于海拔 1500～2500m 的地区。
- 每年约有 1 亿人前往高原地区旅游。

■ 临床综合征

急性高原反应（acute mountain sickness，AMS），包括高原脑水肿（high-altitude cerebral edema，HACE）

　　AMS 是以复合神经性症状为临床表现的疾病，其中 HACE 为最严重的形式。

- **危险因素**：登高速度、高原病病史、劳累。
  - ◇ 缺乏体力锻炼并非危险因素。
  - ◇ 2 个月内到过高原地区可能具有保护效应。
  - ◇ 相较于年轻患者，＞50 岁者较少发生 AMS。
- **病理生理**：尽管确切的发病机制尚不清楚，但已知缺氧性脑血管扩张以及血脑屏障的通透性改变参与了 AMS 脑水肿的发生。
- **临床表现**
  - ◇ 非特异性症状（头痛、恶心、疲乏、头晕），缺乏显著体征，在登高至高原地区 6～12h 后发生。
  - ◇ HACE：特征性脑病为共济失调及意识状态改变伴有大脑弥漫性受累，而一般无局灶性神经功能受损。
    - 视网膜出血，少数情况下可见到视盘水肿。
    - 视网膜出血一般发生于海拔＞5000m 以上地区，与是否存在 AMS 或 HACE 的临床症状无关。
- **预防**：缓慢登高，适应环境是避免 AMS 的最佳方法。
  - ◇ 在海拔＞3000m 时，推荐每日登高海拔上升≤300m。
  - ◇ 在睡眠的海拔高度持续增长 3 天后，原地额外适应性休整 1

天有助于预防 AMS。

◇ AMS 病史的患者以及必须经飞行前往高海拔地区的人员应予以药物预防。

- 登高前 1 天服用乙酰唑胺（125～250mg PO bid）或地塞米松（8mg/d，分次服用），然后连续应用 2～3 天。

- *银杏素*对于预防 AMS 无效。

治疗 **急性高原反应**

见表 31-1。

- 预后：对于 AMS 的患者，可在症状缓解后缓慢渐进地再次登高；HACE 的患者则不建议在数日内再次登高。

表 31-1 高原病的治疗

临床情况	处理
急性高原反应（AMS），轻度[a]	停止登高 服用乙酰唑胺（250mg q12h） 下降至海拔较低处[b]
急性高原反应（AMS），中度[a]	立即下降至海拔较低处，以避免症状加重 条件许可，予以低流量氧疗 服用乙酰唑胺（250mg q12h） 和（或）地塞米松（4mg q6h）[c] 高压氧疗[d]
高原脑水肿（HACE）	立即下降至海拔较低处或撤离高原地区 氧疗（2～4L/min） 用地塞米松治疗（8mg PO/IM/IV，随后 4mg q6h） 如果无法下降至低海拔处，予高压氧疗
高原肺水肿（HAPE）	立即下降至海拔较低处或撤离高原地区 保暖，减少患者体力消耗 氧疗（4～6L/min），维持氧饱和度＞90% 辅助治疗：硝苯地平缓释片[e]（30mg q12h） 如果无法下降至低海拔处，予高压氧疗

[a] 其轻中度的分级主观依据患者头痛严重程度、是否存在其他临床表现（恶心、疲乏、头晕、失眠）及其严重程度以区分。

[b] 无特定的海拔高度，患者需下降至其发生症状的海拔高度以下。

[c] 乙酰唑胺及地塞米松治疗可缓解症状。预防高原病（相对于治疗而言）的剂量为：乙酰唑胺（125～250mg q12h）；存在乙酰唑胺禁忌证（如磺胺药物过敏），可应用地塞米松（4mg q12h）。

[d] 高压氧疗时，患者被安置于便携式的高压氧舱或囊袋中，其内可模拟低海拔环境。

[e] 硝苯地平缓释片（30mg q12h）对于预防 HAPE 也有效，其他可使用的药物包括沙美特罗（125mg 吸入 bid）、他达拉非（10mg bid）或地塞米松（8mg bid）

高原肺水肿（high-altitude pulmonary edema，HAPE）

- **危险因素**：登高速度、HAPE 病史、呼吸道感染、低温环境、男性、心肺循环异常导致的肺动脉高压（如卵圆孔未闭、二尖瓣狭窄、1 度肺动脉高压）。

- **病理生理**：片状肺血管收缩，肺内部分区域过度灌注而导致非心源性肺水肿。低氧所致的一氧化氮（NO）释放障碍在血管收缩中可能起着重要作用。

- **临床表现**：运动耐力下降，远低于相应海拔下的预期值；持续性干咳及伴有血性痰；静息下呼吸急促和心动过速。
  - ◇ X 线胸片可显示片状、局灶的模糊影，或间质性肺水肿。
  - ◇ 无 Kerley B 线或出现典型的蝙蝠翼征。

- **预防**：
  - ◇ 缓慢登高，适应环境是预防 HAPE 的最佳方法。
  - ◇ 对于 HAPE 病史患者及那些需要快速登高人员，硝苯地平缓释片（30mg PO qd 或 bid）可有效预防。

治疗 **高原肺水肿**

见表 31-1。

- **预后**：患者可在症状缓解后数天再次缓慢地登高。由于肺部异常可迅速恢复，其结构得以恢复完好。

其他高原问题

- **睡眠障碍**：
  - ◇ 周期性呼吸增多及睡眠结构的改变（如浅睡眠时间延长）导致睡眠质量下降。
  - ◇ 乙酰唑胺（125mg PO qhs）可减少低氧发作，减轻因周期性呼吸增多而导致的睡眠中断。

- **胃肠道不适**：大气压过低可引起腹胀、肠管扩张及排气增多。腹泻与高原环境无关，而提示患者可能遭遇细菌或寄生虫感染，这常见于许多发展中国家的高原地区。

- **高原咳嗽**：低氧及支气管痉挛（寒冷及运动刺激）可导致顽固性咳嗽。特别在海拔 >5000m 的地区，严重剧烈的咳嗽甚至可致肋骨骨折。

- **与"高原病"无关的其他神经系统事件**：即使无 AMS 的其他

症状，一些患者也可能发生短暂性脑缺血发作、脑卒中、蛛网膜下腔出血、发作性全面性遗忘症、谵妄及脑神经麻痹，特别是在具备多个上述疾病传统危险因素的患者中。

■ 患者基础疾病情况

一些疾病将影响患者对高原疾病的易患性，但是关于这些疾病的患者是否适宜前去高原地区旅行，目前尚缺乏循证医学依据的指南。

- **心血管疾病**：对于缺血性心脏病、既往心肌梗死、冠状动脉血管成形术后和（或）外科冠状动脉旁路移植术后的患者，应进行运动负荷试验评价。运动负荷试验阳性的患者不适宜前往高原地区旅行。心律失常难以有效控制的患者，也应避免至高原地区旅行。
- **哮喘**：严重哮喘的患者应谨慎前往高原地区。
- **妊娠**：尽管缺乏相关的数据，仍不建议妊娠妇女前往海拔＞3000m的高原地区旅行，因为在此海拔下氧饱和度会出现急剧下降。
- **镰状细胞贫血**：高原地区是少数可能诱发患者发生疾病危象的环境之一，即使患者暴露在海拔仅 2500m 左右的地区。
- **糖尿病**：在高海拔地区跋涉可以适当增加糖类的摄入。相较于休息日，在健行/攀登日，患者应减少胰岛素的剂量。
- **慢性肺部疾病**：不主张已有肺动脉高压的患者登高至高原地区。倘若患者势必前往这些地区，应予硝苯地平缓释片（20mg PO bid）治疗。
- **慢性肾脏疾病**：对于已经存在代谢性酸中毒以及肌酐清除率（GFR）≤10ml/min 的患者，应避免使用乙酰唑胺；对于 GFR≤50ml/min 的患者，乙酰唑胺应减量。

减压病

减压病（decompression sickness，DCS）是由于携带压缩空气潜水时或者升潜（减压）中，体内已经溶解的气体（多为氮气）形成气泡所导致。

- **发病率**：在消遣性潜水中约 1∶10 000。危险因素包括潜水深度过深、潜水时间过长及升潜速度过快。
- **病理生理**：气泡在组织中形成并聚积，通过机械牵张刺激疼痛敏感末梢或压迫具有重要功能的组织结构而引起症状。气泡也可出现在静脉循环中，引起炎症及凝血级联反应，并损伤内皮细胞，激活血液中有形成分（如血小板），导致症状性血管栓塞。当存在卵圆孔未闭时，此种情况也可发生于动脉血管床。

- **临床表现**：大多数病例表现为轻度的疼痛、疲乏以及轻微的神经系统异常，例如局灶性感觉异常；可有致命性的呼吸及心血管系统临床表现，包括呼吸困难、胸痛、心律失常、凝血异常及低血压。

- **诊断**：
  ◇ 综合潜水经过、潜水当时出现的相关症状做出诊断。

治疗　减压病

　　平卧位以避免气泡进入脑血管循环，开通静脉输液，并给予100%纯度氧气。最有效的治疗为及时送入加压舱中给予高压氧，根据治疗反应阶梯式减压。如果患者痊愈，可在至少一个月后恢复潜水；如果仍遗留症状，则不建议患者再次潜水。

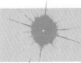

更多内容详见 HPIM-18 原文版：Basnyat B，Tabin G：Altitude Illness，Chap. e51；and Bennett MH，Mitchell SJ：Hyperbaric and Diving Medicine，Chap. e52.

第 32 章
中毒和药物过量

朱继红　校　杜昌　译

　　*中毒*是指因接触化学物质、药物或除害剂而产生与剂量相关的有害效应。*过量*是指暴露于超量通常意图用于治病的药物或违禁药品。在美国，每年因化学物质导致的医疗需求人数高达 500 万人次，而且其中大约有 5% 的患者需要住院治疗。其总体死亡率低（<1%暴露者）；企图自杀者的中毒最为严重或致命（死亡率 1%～2%）。精神科住院患者中企图通过过量药物自杀者比例高达 30%。

　　一氧化碳是致使中毒死亡的首要原因。对乙酰氨基酚是最常见导致中毒死亡的药物，其他可中毒致死的药物包括镇痛药、抗抑郁药、镇静催眠药、精神安定剂、兴奋剂、街售毒品、心血管药物、抗惊厥药物、抗组胺药和平喘药物。非药物类致死物质包括乙醇、乙二醇、毒气、烟雾、清洁剂、杀虫剂和汽车尾气。对于任何出现昏迷，痫性发作或急性肾、肝、骨髓衰竭的患者，均应考虑中毒或药物过量的诊断。

诊断

通过详细病史、体格检查、实验室常规检查和毒物检测有助于获得正确的诊断。一切可利用的信息都应该用来确定患者所摄入或接触毒物的实际情况。询问*病史*应当包括患者接触毒物的时间、途径、时长和周边环境（位置、周边事物和接触意图）；所涉及的毒物的名称、发作的时间、症状、性质以及症状的严重程度；相关的既往病史和精神病史。医用参考、当地毒物控制中心和当地或医院药房均可能有助于鉴定患者所摄入的毒物成分及其潜在后果。

病因不明的中毒诊断主要依赖于其表现形式。第一步是进行*体格检查*，首先关注患者的脉搏、血压、呼吸速率、体温和神经系统状况，然后将先前所测定的整体生理状态归类，分别为兴奋、抑制、不协调和正常四种类型（见表 32-1）。

眼部检查（包括眼球震颤、瞳孔大小和对光反射）、神经肌肉状态（包括震颤、运动障碍、强直、肌张力障碍）、腹部（包括肠道活动和膀胱大小）、皮肤（包括烧伤、疱、颜色、温度、湿度、褥疮、穿刺痕迹），有助于缩小诊断的范围。还应对患者进行创伤和潜在疾病的排查。当病史不明确时，应对患者的所有与外界相同的孔道进行检查，检查是否存在化学烧伤和残留药物。呼吸或呕吐物的气味，以及指甲、皮肤或尿液的颜色可以提供诊断线索。

*初步实验室检查*应包括血糖、电解质、血渗透压、尿素氮/肌酐、肝功能、凝血酶原时间/部分凝血活酶时间和动脉血气。阴离子间隙升高的代谢性酸中毒是严重甲醇、乙二醇和水杨酸中毒的特征，但也可能由能够引起肝、肾、呼吸衰竭、痫性发作和休克的其他毒物引发。渗透间隙（冰点气压下测定的血清渗透量与从血清钠、葡萄糖和尿素氮浓度计算所得的渗透压之间的差值＞10mmol/L）的增加表明存在一种低分子量溶质，如甲醇、乙二醇、酮体、未经测量的电解液或糖。酮症提示丙酮、异丙醇或水杨酸中毒。低血糖可能由于 β 受体阻滞剂、乙醇、胰岛素、口服降糖药、奎宁和水杨酸盐中毒所致；高血糖则可发生于丙酮、β 受体激动剂、钙通道阻滞剂、铁剂、茶碱或灭鼠灵中毒。

*放射学检查*应包括胸片以排除误吸或 ARDS。腹平片上可见不透光的高密度影。对于意识不清或昏迷的患者应行头部 CT 或 MRI 以

表 32-1 不同生理状态下中毒的鉴别诊断

兴奋	抑制	不协调	正常
交感、拟交感神经药物	抗交感神经药物	窒息剂	无毒接触
麦角生物碱	α1 受体拮抗剂	细胞色素氧化酶抑制剂	心因性疾病
甲基黄嘌呤	α2 受体激动剂	惰性气体	有毒的定时炸弹
单胺氧化酶抑制剂	血管紧张素转化酶抑制剂	刺激性气体	缓慢吸收
甲状腺激素	血管紧张素受体拮抗剂	高铁血红蛋白诱导剂	抗胆碱能类
抗胆碱能药	抗精神病药物	氧化磷酸化抑制剂	卡马西平
抗组胺药	β受体阻滞剂	AGMA 诱导剂	凝固剂
抗帕金森病药	钙通道阻滞剂	乙醇（酮症酸中毒）	苯妥英钠缓释胶囊（狄兰汀）
抗精神病药	强心苷类	乙二醇	药包
颠茄生物碱	三环类抗抑郁药	铁	肠溶片
三环类抗抑郁药	胆碱能药物	甲醇	苯乙哌啶-阿托品（止泻宁）
肌松药	乙酰胆碱酯酶抑制剂	水杨酸盐	阿片类药物
蘑菇和植物	毒蕈碱受体激动剂	甲苯	水杨酸盐
致幻剂	烟碱类药物	中枢神经系症状	缓释药片
大麻类（大麻）	阿片类药物	锥体外系反应	丙戊酸钠
LSD及其类似物	止痛闷	吸入碳氢化合物	缓慢的分布
墨斯卡灵及其类似物	胃肠道解药	异烟肼	强心苷
蘑菇	海洛因	锂	锂
苯环己哌啶及其类似物	镇静催眠药	神经阻滞剂恶性综合征	重金属
戒断综合征	乙醇	血清素综合征	水杨酸盐
巴比妥酸盐	抗惊厥药物	蕈木碱化合物	丙戊酸钠
	巴比妥酸盐	膜活性药物	毒性代谢产物

苯二氮䓬类 乙醇 阿片类药物 镇静催眠药 抗交感神经药物	苯二氮䓬类 GABA 前体 肌肉松弛药 其他药物 GHB 产物	
	金刚烷胺 抗心律失常药 抗组胺药 抗精神病药物 卡马西平 三环类抗抑郁药 局麻药 部分阿片类药物 邻甲苯海明 喹啉抗疟药	对乙酰氨基酚 四氯化碳 生氰糖苷 乙二醇 甲醇 高铁血红蛋白诱导剂 蘑菇毒素 有机磷杀虫剂 百草枯 代谢干扰剂 抗肿瘤药 抗病毒药 秋水仙碱 降糖药 免疫抑制剂 MAO 抑制剂 重金属 水杨酸盐 华法林

缩略词：AGMA，阴离子间隙增高型代谢性酸中毒；GABA，γ-氨基丁酸；GHB，γ-羟基丁酸；LSD，D-麦角酸二乙胺；MAO，单胺氧化酶

排除结构性病变或蛛网膜下腔出血，同时当疑似中枢神经系统感染时应行腰椎穿刺术。心电图检查对于确定毒物有所帮助：心动过缓和房室传导阻滞可发生在 α 受体激动剂、抗心律失常药物、β 受体阻滞剂、钙通道阻滞剂、胆碱能药物（氨基甲酸酯和有机磷杀虫剂）、强心苷、锂或三环类抗抑郁药中毒时。在抗抑郁药和其他膜活性物质中毒时可出现 QRS 波和 QT 间期延长。室速可见于强心苷、氟化物、甲基黄嘌呤、拟交感神经药、抗抑郁药和引起高血钾或增进内源性儿茶酚胺药效（如水合氯醛、脂肪族和卤代烃）的药物中毒时。尿液和血液（偶尔需要胃内容物和药剂样本）毒物检测有助于确定或排除可疑中毒。尽管目前已可对限定的数种药物滥用进行快速筛检，但全面筛查试验需要 $2 \sim 6h$ 方能完成，因此必须根据病史、环境信息、体格检查和常规辅助检查当即做出处理。对于因对乙酰氨基酚、丙酮、乙醇（包括乙二醇）、抗心律失常药物、抗癫痫药物、巴比妥类药物、地高辛、重金属、锂、水杨酸、茶碱、碳氧血红蛋白和高铁血红蛋白中毒，定量分析具有诊断意义，其结果通常可在 1h 内获得。

对解毒剂的反应有助于诊断。注射葡萄糖、纳洛酮、氟马西尼后数分钟内出现意识状态和异常生命体征改变，就可明确诊断为低血糖、麻醉剂中毒和苯二氮䓬类药物中毒。注射苯托品或苯海拉明后，如果出现急性肌张力反应（锥体外系）症状，则可确定为药源性中毒。尽管毒扁豆碱可以逆转抗胆碱药物中毒后的中枢和周围神经系统症状，具有诊断意义，但任何原因所致的中枢神经系统受抑制给药后均可出现此种改变。

治疗　中毒和药物过量

治疗的目标包括支持生命体征、防止毒物进一步吸收、促进毒物排泄、给予特效解毒剂以及预防毒物再吸收。中毒处理的基本原则在表 32-2 中已列明。当中毒物质种类不明或不确定时，应当在治疗开始前对血液和尿液标本进行毒物分析。常规检查和毒物检测结果出来前就应当开始治疗。所有中毒患者均需开放大口径静脉通道、氧疗、心电监测和持续观察，若出现精神状态改变，给予 100mg 维生素 B_1（IM 或 IV）、1 安瓿 50% 葡萄糖溶液和 4mg 纳洛酮以及特定的解毒剂。无意识患者应行气管插管。可以通过口服或大口径洗胃管给予活性炭；洗胃需要一根经口腔至胃的插管。中毒的严重程度决定治疗方案。存在下列情况者应收入 ICU：严重中毒（昏迷、呼吸抑制、低血压、心脏传导异常、心律失常、低

表 32-2 中毒处理的基本原则

支持治疗	
气道保护	治疗痫性发作
氧疗/通风	纠正体温异常
治疗心律失常	纠正代谢紊乱
血流动力学支持	二级并发症预防
预防毒素进一步吸收	
胃肠道净化	其他部位的净化
洗胃	眼睛净化
活性炭	皮肤净化
肠道清洗	体腔清洗
稀释	
内镜/手术移除	
强化毒素清除	
多次服用活性炭	体外清除
利尿	血液透析
调节尿液 pH 值	血液灌流
螯合疗法	血液过滤
	血浆置换
	交换输血
	高压氧治疗
给予解毒剂	
抗体中和	代谢拮抗
通过化学结合中和	生理拮抗
预防再接触	
成人宣教	报告管理机构
避免儿童接触	心理疏导

体温或高热、痫性发作）患者；需要密切观察病情变化者；具有特效解毒剂者；需要促进毒物排出者；临床病情恶化者；存在严重的潜在病变者。具有自杀倾向的患者应由合格人员持续观察。

    支持治疗 保护气道至关重要。仅凭咽反射不是决定是否需要插管的可靠指标。所有中枢神经系统抑制或痫性发作的患者均需要气管插管，以防胃内容物误吸。可以通过动脉血气来评价是否需要给氧和通气支持。药物诱使的肺水肿通常继发于缺氧，但是心肌抑制也可参与其中。确定病因可能需要测定肺动脉压。尽快纠正电解质紊乱。

毒物消除和患者康复需要良好的心血管功能和器官灌注。如果低血压对扩容无反应，应给予升压药物，如去甲肾上腺素、肾上腺素和多巴胺。严重病例应行主动脉球囊反搏或其他机械灌注措施。室上性心动过速伴高血压和中枢神经系统兴奋症状多是由于交感神经、抗胆碱能或致幻剂刺激或突然停药所致。若出现血流动力学不稳定、胸痛或 ECG 提示缺血改变应立即治疗。对于严重的交感神经功能亢进，应联合使用 α 和 β 受体阻滞剂或联合使用 β 受体阻滞剂和血管扩张剂进行治疗。毒扁豆碱对抗胆碱能过量引起的过度活跃有效。不伴高血压的室上性心动过速补液治疗通常有效。

室性心动过速可由交感神经兴奋、心肌膜不稳定或代谢紊乱造成。使用利多卡因和苯妥英钠治疗通常是安全的。对于中毒引起的室性心动过速首选碳酸氢钠。因三环类抗抑郁药过量引起的室性心动过速不应使用可延长 QT 间期的药物（奎尼丁、普鲁卡因胺）。出现尖端扭转型室速时，可给予硫酸镁和超速起搏（通过异丙肾上腺素或起搏器可实现）。心律失常只有在纠正潜在的酸碱失衡、电解质紊乱、缺氧、低体温后才会对治疗有反应。血流动力学稳定的患者可暂不予药物干预。

对于痫性发作最有效的治疗药物是 γ-氨基丁酸激动剂，如苯二氮䓬类或巴比妥类药物。巴比妥类药物只有在气管插管后才能使用。因异烟肼过量引发的痫性发作仅对静脉注射大剂量的维生素 B_6 有效。因 β 受体阻滞剂或三环类抗抑郁药引起的痫性发作需给予苯妥英钠和苯二氮䓬类。

预防毒素吸收　是否需要胃肠道净化以及采用何种方式进行净化，取决于摄入毒物的时长；其已表现的和潜在的毒性作用；净化方式的可行性、有效性和禁忌证；以及并发症的性质、严重程度和风险。活性炭和洗胃的功效随着中毒时间而降低，但没有足够的证据能够支持或否定在中毒后 1h 后使用活性炭或进行洗胃的效用。相比于洗胃来说，活性炭的疗效相当或更优，禁忌证和并发症更少，对患者的创伤也更小，因此在大多数情况下，是肠胃道净化的首选方法。

活性炭在水中为悬浮物，可单独或与通便药联用。可通过奶瓶（婴儿）、杯子、吸管或细鼻胃管口服给药。推荐剂量为 1g/kg，如果没有预混配方，每克活性炭搭配 8ml 稀释剂。活性炭可抑制其他口服药物的吸收，对于吸入腐蚀性毒物的患者禁用活性炭。

具备指征时，应分别对儿童和成年人使用28号和40号胃管进行洗胃。对成年人或儿童使用盐水或自来水（对于婴儿，使用盐水）。使患者处于特伦德伦伯卧位并取左侧卧位，以减少误吸（发生于10%的患者）。患者呕吐后输入液体（5ml/kg），可使胃内容物逐步清除。对于拒绝洗胃、已摄入腐蚀性毒物和石油蒸馏物的患者，由于其吸入性肺炎和消化道穿孔的风险增高，应禁忌洗胃。

吐根糖浆从前是最常用的净化方式，目前在医院已经不再被建议用来治疗中毒患者。

全肠道灌洗用于吞食异物、药包、缓释药物和重金属。通过口服或胃管以2L/h的速度给予电解液/聚乙二醇溶液（如Golytely，colyte）。泻盐（柠檬酸镁）和糖类（山梨糖醇、甘露醇）可以促进直肠排空，但是对毒物清除没有作用。摄入腐蚀性酸和碱后可按照每千克体重饮用5ml的水来达到稀释毒物的作用。摄入体积较大的异物或者是摄入了凝结的物质（重金属、锂、水杨酸盐或者缓释片剂）以及摄入的药包泄露或破裂时需要进行内镜或外科手术治疗。

对于皮肤和眼睛可用大量的水或者生理盐水冲洗。

强化毒素消除 对于促进消已摄入肠内循环的药物，如卡马西平、氨苯砜、地西泮、地高辛、格鲁米特（苯乙哌啶酮）、甲丙氨酯（眠尔通）、氨甲蝶呤、苯巴比妥、苯妥英钠、水杨酸、茶碱和丙戊酸，每2~4h重复给予1g/kg活性炭是有效的措施。

加强尿液碱化可促进氯苯乙氧酸除草剂、氯磺丙脲、双氟尼酸、氟化物、氨甲蝶呤、苯巴比妥、磺胺类药物和水杨酸盐类通过离子化和抑制肾小管重吸收来清除。碳酸氢钠溶液，以每升的0.45%氯化钠水溶液加入1~2个安瓿来配制，调节给药速度，维持尿液pH值≥7.5和尿量3~6ml/(kg·h)。现不再推荐酸性利尿剂。

血液透析对于巴比妥、溴化物、水合氯醛、乙醇、乙二醇、异丙醇、锂、重金属、甲醇、普鲁卡因胺和水杨酸盐引起的严重中毒是有效的。腹膜透析效果欠佳。血液灌流可用于氯霉素、丙吡胺和镇静催眠药过量，但不再被广泛使用。换血疗法可清除影响红细胞的毒物（砷、氯酸钠引起的溶血；高铁血红蛋白血症、硫化血红蛋白血症）。

特殊的中毒综合征症状和治疗见表32-3。重金属毒性特征和治疗见表32-4。希望读者关注美国中毒控制中心获取进一步资讯（www.aapcc.org/DNN/）。

表32-3 特异性中毒综合征的病理生理特征及治疗

生理状态、病因、举例	作用机制	临床表现	特异性治疗
兴奋			
拟交感神经药物（见 HPIM-18 Chap. 394） α₁肾上腺素受体激动剂（解充血剂）：苯肾上腺素、苯丙醇胺；β₂肾上腺素受体激动剂（支气管扩张剂）：沙丁胺醇、特布他林；非特异性的肾上腺素受体激动剂：安非他命、可卡因、麻黄素	直接或间接刺激中央和外周交感神经受体（通过提高去甲肾上腺素和多巴胺的释放或抑制吸收）	生理刺激（HPIM-18 Table e50-2）：选择性α₁受体激动剂可引起反射性心动过缓；β受体激动剂会导致低血压和低钾血症	酚妥拉明为非选择性α₁肾上腺素受体拮抗剂，用于α₁肾上腺素受体激动剂引起的重度高血压；普萘洛尔为非选择性β受体激动剂引起的低血压和心动过速；拉贝洛尔为β受体激动剂，兼有α受体阻滞活性，或酚妥拉明联合艾司洛尔、美托洛尔引起的高血压伴心动过速（如果单独使用β受体阻滞剂，可由于上调α受体而加剧高血压和心血管痉挛）；苯二氮䓬类；异丙酚
麦角生物碱 麦角胺、二甲麦角新碱、溴麦角环肽、硫丙麦角林	刺激和抑制血清素和α肾上腺素能受体；刺激多巴胺受体	生理刺激（HPIM-18 Table e50-2）；蚁走感（局部或全身）、四肢血管痉挛，发展为坏疽或梗死；低血压、心动过缓、也可发生非自主运动	硝普盐或硝酸甘油用于治疗严重血管痉挛；哌唑嗪（α₁受体阻滞剂）、卡托普利、硝苯地平和赛庚啶（5-羟色胺受体）用于轻度至中度肢体缺血；多巴胺受体拮抗剂（抗精神病药物）用于幻觉和运动障碍

药物类别	药物	机制	临床特征	治疗
甲基黄嘌呤	咖啡因，茶碱	抑制腺苷合成和受体拮抗；刺激肾上腺素释放；抑制甲肾上腺素导致细胞内磷酸二酯酶导致环腺苷嘌呤导致鸟嘌呤核苷酸增加	生理刺激（HPIM-18 Table e50-2）；明显的胃肠道症状和β受体激动剂效果（见上文）。慢性中毒时的中毒剂量比急性中毒要低	普萘洛尔是非选择性β受体阻滞剂．用于治疗心动过速伴低血压；任何β受体阻滞剂用于治疗无低血压的室上性或室性激动剂效果（见上文）。血液炭，血液灌流和血液透析后加强毒素清除；血液灌流和血液透析适应证包括生命体征不稳定、痫性发作以及茶碱水平急性中毒和慢性中毒时浓度分别达到 80~100μg/ml 和 40~60μg/ml
单胺氧化酶抑制剂	苯乙肼，反苯环丙胺，司来吉兰	单胺氧化酶抑制导致内源性儿茶酚胺和外源性拟交感神经物质的代谢障碍	生理刺激延迟或缓慢进展；严重情况下出现终末低血压和心动过缓	短效药（如硝普盐，艾司洛尔）用于治疗严重高血压和心动过速；直接作用的拟交感药物（如去甲肾上腺素、肾上腺素）用于治疗低血压和心动过缓

抗胆碱能药

药物类别	药物	机制	临床特征	治疗
抗组胺药	苯海拉明，抗敏安，吡拉明	可抑制中枢和副交感神经节后毒蕈碱胆碱能受体。大剂量时，抑制钠通道。邻甲苯胺、吩噻嗪类和抗组胺类药物有额外非抗胆碱能胆碱能活性（见下文）	生理刺激（HPIM-18 Table e50-2）；皮肤和黏膜干燥，肠鸣音减少、脸红、尿潴留、肌阵挛、抽搐。中枢效果可能不会引起显著的自主神经功能障碍	毒扁豆碱是一种乙酰胆碱酯酶抑制剂（见下文）可用于治疗精神错乱、幻觉、神经肌肉极度活跃。禁忌证包括非抗胆碱能心血管中毒（如心脏传导异常、低血压和室性心律失常）
抗帕金森药物	金刚烷胺，苯海索，氯丙嗪，奥氮平，喹硫平，硫利达嗪			
抗精神病药				
解痉药	溴奎二苯酯，双环胺			
颠茄生物碱	阿托品，莨菪碱，东莨菪碱			
三环类抗抑郁药	阿米替林，多虑平，丙咪嗪			
肌肉松弛药	环苯扎林，邻苯海明			
蘑菇和植物	珊瑚豆，药斑菝葜，天仙子，曼陀罗，龙葵			

表32-3 特异性中毒综合征的病理生理特征及治疗（续）

生理状态，病因	举例	作用机制	临床表现	特异性治疗
抗交感神经药物				
α₂肾上腺素能激动剂	可乐定、胍那苄、四氢唑啉和其他咪唑啉减充血剂、替扎尼定和其他咪唑啉肌肉松弛药	刺激α₂肾上腺素受体抑制中枢神经系统的交感神经传出；在非肾上腺咪唑林结合位点的活性也对中枢神经系统有影响	生理抑制（HPIM-18 Table e50-2）；瞳孔缩小，初始时可见一过性高血压	多巴胺和去甲肾上腺素用于治疗症状性低血压。阿托品用于治疗症状性心动过缓。纳洛酮用于治疗中枢神经系统抑制（效果不一）
抗精神病药	氯丙嗪、氯氮平、氟哌啶醇、利培酮、硫醚嗪	抑制α肾上腺素、多巴胺、组胺、毒蕈碱和血清素受体。有些药物还会抑制钠、钾、钙通道	生理抑制（HPIM-18 Table e50-2）；瞳孔缩小，抗胆碱能作用（见上文），锥体束外反应（见上文），心动过速，心脏传导延迟（PR、QRS、JT和QT间期增加），有时会伴有包括尖端扭转型室速在内的室性心动过速	碳酸氢钠和利多卡因用于治疗与宽QRS波相关的室性心动过速；镁、异丙肾上腺素和超速起搏用于治疗尖端扭转型室速。避免使用IA、IC和III类抗心律失常药物；一些情况下静脉输注脂肪乳治疗可能获益

抑制

| β肾上腺素能阻滞剂 | 心脏选择性（β₁）阻滞剂：阿替洛尔、艾司洛尔、美托洛尔
非选择性阻滞剂（β₁和β₂）：纳多洛尔、普萘洛尔、噻吗洛尔
局部β受体激动剂：醋丁洛尔、吲哚洛尔
α受体拮抗剂：卡维地洛、拉贝洛尔
膜激活活性：醋丁洛尔、普萘洛尔、索他洛尔 | β肾上腺素能受体（Ⅱ类抗心律失常效果）。一些药物在额外受体中具有活性，或者有膜作用（如下文） | 生理抑制（HPIM-18 Table e50-2）；房室传导阻滞、高钾血症、低血糖、癫痫发作。部分激动剂可引起高血压和心动过速。索他洛尔会引起QT间期延长和室性心动过速。索他洛尔缓释剂过量症状发生可能会推迟 | 胰高血糖素和钙剂用于治疗低血压和症状性心动过缓。有时阿托品、异丙肾上腺素、氨力农、多巴胺、多巴酚丁胺和去甲肾上腺素也是有效的。对于难治性病例可使用大剂量胰岛素（联合葡萄糖和钾以维持血糖和血钾正常）、电起搏和机械心血管支持治疗 |
| 钙通道阻滞剂 | L型慢性心血管钙通道抑制剂（Ⅳ类抗心律失常效果）
地尔硫䓬、硝苯地平和其他二氢吡啶类衍生物、维拉帕米 | 生理抑制（HPIM-18 Table e50-2）；房室传导阻滞、器官缺血和梗死、高血糖、癫痫发作。低血压通常是由血管阻力下降引起的。而心排血量减少。缓释剂过量发生症状可能滞后≥12h | 钙和胰高血糖素用于治疗低血压和症状性心动过缓。多巴胺、肾上腺素、去甲肾上腺素和异丙肾上腺素没有显著的效果。但是经常被归为辅助用药。对于难治性病例可使用氨力农、大剂量胰岛素（联合葡萄糖和钾以维持血糖和血钾正常）、静脉输注脂肪乳、电起搏和机械循环支持治疗 |

表32-3 特异性中毒综合征的病理生理特征及治疗（续）

生理状态、病因	举例	作用机制	临床表现	特异性治疗
强心苷类	地高辛、内源性作用于心脏的类固醇、洋地黄及其他植物、蟾蜍皮肤分泌物	抑制钠钾-ATP酶膜泵	生理抑制（HPIM-18 Table e50-2）；胃肠道、精神和视觉症状；伴或不伴室上性心动过速的房室传导阻滞；室性心动过速；急性中毒时可发生高钾血症。在慢性中毒时，引起中毒的药物水平相比急性中毒要低	地高辛特异性抗体片段可用于治疗影响血流动力学的心律失常，莫氏II型或三度房室传导阻滞，暂时性高钾血症（>5.5mmol/L；仅于急性中毒）。缓治疗包括阿托品、多巴胺、肾上腺素、镁、利多卡因，或用于缓慢心律失常的临时心脏起搏。永久心脏起搏和电复律会增减心室兴奋性，对于难治性病例应慎重
三环类抗抑郁药	阿米替林、多虑平、丙咪嗪	抑制α肾上腺素、多巴胺、GABA受体、组胺、毒蕈碱和血清素激活受体；抑制钠通道（见膜激活剂）；抑制去甲肾上腺素重吸收	生理抑制（HPIM-18 Table e50-2）；癫痫发作、心动过速、心脏传导延迟（PR、QRS、JT和QT同期延长，QRS波终末电轴右偏）伴有反常室性心动过速；抗胆碱能中毒综合征（见上文）	高渗碳酸氢钠（或高渗盐水）和利多卡因用于治疗与宽QRS波相关的室性心动过速。苯妥英存在争议。避免使用IA、IC和III类抗心律失常药物

胆碱能药物

药物类别	药物	机制	临床症状和体征	治疗
胆碱酯酶抑制剂	氨基甲酸酯杀虫剂(涤灭威、西维因、残杀威)和医用的药物(新斯的明、他可林);神经毒气(沙林、索曼、VX)、有机磷杀虫剂(二嗪农、乙烷基-苯死蟀、马拉硫磷)	抑制乙酰胆碱酯酶导致在毒蕈碱和烟碱胆碱受体位点的乙酰胆碱增高	生理抑制,毒蕈碱样的症状和体征:瞳孔发作,分泌物过多(流泪、流涎、支气管黏液、喘息、发汗)。且增加肠道和膀胱活动伴有恶心、呕吐、腹泻、腹部绞窄和大小便失禁;烟碱样症状和体征:高血压、心动过速、肌肉痉挛、震颤、无力和麻痹、死亡通常由呼吸衰竭引起。胆碱酯酶抑制剂中毒时血中的胆碱酯酶活性<50%	阿托品可用于治疗有毒蕈碱样症状和体征。解磷定(2-PAM)是一种胆碱酯酶再生剂。用于治疗由有机磷酸酯类、神经毒气或者未知的抗胆碱酯酶引起的烟碱样症状和体征
毒蕈碱激动剂	氨甲酰甲胆碱、蘑菇(牛杆菌属、杯伞菌属、丝盖伞属)、毛果芸香碱	刺激中枢神经系统和副交感神经节后胆碱受体		
烟碱激活剂	洛贝林、尼古丁(烟草)	刺激交感神经节前、副交感神经节以及横纹肌胆碱(神经肌肉接头)受体		
镇静催眠药(HPIM-18 Chap.393)				
抗惊厥药	卡马西平、乙琥胺、非氨酯、加巴喷丁、拉莫三嗪、左乙拉西坦、奥卡西平、苯妥英、噻加宾、托吡酯、丙戊酸钠、唑尼沙胺	GABA通过与神经元GABA-A氯离子通道受体复合物的结合使抑制作用增强。GABA刺激使氯离子通道开放的频率或持续时间增加	生理抑制(HPIM-18 Table e50-2)。眼球震颤。卡马西平、苯妥英和丙戊酸钠可引起吸收延迟。巴氯芬、卡马西平和邻苯海明引起	苯二氮䓬类。巴比妥或异丙酚酌用于治疗难治性发作。通过多次给予活性炭来促进镇静安眠剂和可能的其他长效药物的清除

表 32-3　特异性中毒综合征的病理生理特征及治疗（续）

生理状态、病因	举例	作用机制	临床表现	特异性治疗
巴比妥类	短效：仲丁巴比妥、戊巴比妥、司可巴比妥；长效：苯巴比妥、米酮	在一定程度上，巴氯芬和 GHB 能作用于 GABA-A 受体复合物。眠尔通、其代谢产物卡立普多、非氨脂和抗 N-甲基-D-天冬氨酸盐 NMDA 受体的邻甲苯海明；乙琥胺、丙戊酸	肌阵挛、痫性发作、高血压和心动过速	血液透析和血液灌洗用于某些药物（见文中的体外清除）的严重中毒
苯二氮䓬类	超短效：艾司唑仑、咪达唑仑、轻基安定；短效：三唑仑、阿普唑仑、氟硝安定、劳拉西泮、奥沙西泮；长效：利眠宁、氯硝安定、地西泮、氟胺安定；药理学相关药物：扎来普隆、唑吡坦	钠离和唑尼沙胺通过 T 型药离通道的减少传导；丙戊酸钠减少 GABA 降解；噻加宾阻滞 GABA 重吸收。卡马西平、拉莫三嗪、奥卡西平、来妥英、托吡酯、丙戊酸钠和唑尼沙胺减慢丁灭活的钠离子通道的恢复速率。一些药剂也对 α₂ 激动剂、抗胆碱能和钠离子通道具有拮抗作用（见上下文）	水合氯醛会导致心动过速。丙戊酸钠中毒时会引起 AGMA、高钠血症、高渗、高氨血症、化学性肝炎和低血糖。卡马西平和奥卡西平可能会出现由 SIADH 产生的低钠血症	参见上下文中关于抗胆碱能及钠通道（膜）阻滞作用的治疗

分类	药物举例	机制	备注
GABA前体细胞	γ-羟基丁酸(羟丁酸钠、GHB)、γ-丁内酯(GBL)、1,4-丁二醇	一些药剂可能会引起抗胆碱能和钠离子通道(膜)阻滞效果(见上下文)	
肌肉松弛剂	巴氯芬、卡立普多、环苯扎林、依托咪酯、美他沙酮、美索巴莫、邻甲苯海明、丙泊酚、替扎尼定和其他咪唑啉类肌肉松弛药		
其他药物	水合氯醛、乙氯维诺、格鲁米特、眠尔通、安眠酮、甲乙哌酮		

不协调

分类	药物举例	机制	备注
窒息剂			
细胞色素氧化酶抑制剂	一氧化碳、氰化物、硫化氢	抑制线粒体细胞色素氧化酶,从而阻断电子转移和氧化代谢。一氧化碳还会与血红蛋白和肌红蛋白结合,阻碍其与氧气结合,阻断氧的转运和组织中吸收(与血红蛋白结合,使氧离曲线左移)	伴随着最初的生理刺激以及随后抑制的组织缺氧症状体征(HPIM-18 Table e50-2)。乳酸酸中毒;氧分压和计算的氧饱和度正常,但是通过连续无创血红蛋白测量发现氧饱和度下降(通过脉搏血氧饱和度测量假性升高,低于正

高浓度吸氧。吸入亚硝酸异戊酯和静脉输注代硫酸钠(Lilly 氰化物解毒剂)用于氰化物中毒引起的昏迷。代谢性酸中毒和心血管功能异常。对于相似的硫化氢中毒,应采用戊酯和亚硝酸钠(无硫代硫酸盐)。高压氧可用于缓解严重的一氧化碳中毒以及无效时的氰化物或硫化氢中毒

表32-3　特异性中毒综合征的病理生理特征及治疗（续）

生理状态、病因举例	作用机制	临床表现	特异性治疗
高铁血红蛋白诱导剂 苯胺衍生物、氨苯砜、局麻药、硝酸盐、亚硝酸盐、氮氧化物、硝基苯、硝基烃类、非那吡啶、伯氨喹类抗疟疾药、磺胺类药	血红蛋白中的铁由二价铁氧化成三价铁，阻碍氧的结合、转运和组织对氧气的摄取（高铁血红蛋白症可使氧离曲线左移）。氧化血红蛋白和溶血导致血红蛋白沉积和溶血性贫血（外周血涂片可见海因次小体和半月形红细胞）	常值和计算值）。头痛和恶心是一氧化碳中毒的常见症状。接触氰化物和硫化氢时会突然晕倒。氰化物有苦杏仁气味，硫化氢则为臭鸡蛋气味 伴随着最初的生理刺激激以及随后的抑制的组织缺氧症状体征（HPIM-18 Table e50-2）。高铁血红蛋白分数>15%～20%时可出现对氧气无反应的灰绀色发绀。头痛、乳酸血症（在高铁血红蛋白分数>45%时）、氧分压和计算的氧饱和度正常，但是通过连续无创血红蛋白测量发现氧饱和度下降（通过脉搏血氧饱和度测量假性升高、低于正常值和计算值）	高浓度吸氧。静脉注射亚甲基蓝用于高铁血红蛋白分数>30%、症状性组织缺氧或者缺乏酶（6-磷酸葡萄糖脱氢酶缺乏症除外）。对重症或难治性病例，可行交换输血疗法和高压氧治疗

不协调

AGMA 诱导剂	乙二醇	乙二醇会引起中枢神经系统抑制和血清渗透压升高。其代谢产物（主要是乙醇酸）会引起 AGMA。中枢神经系统抑制和肾衰竭。草酸代谢物以钙盐的形式存在，从组织和尿液以纯钙盐的形式沉淀，从而导致了低血钙症，组织水肿和结晶尿	初始症状类似酒精中毒，恶心、呕吐、渗透压间隙增大，AGMA，结晶尿，草酸钙结晶尿，AGMA 延迟，重症时会出现昏迷、癫痫发作、低血压、ARDS	近期误服可给予洗胃。碳酸氢钠可纠正酸中毒。硫胺素、叶酸、镁可用大剂量吡哆醇可促进新陈代谢。乙醇或甲吡唑可用于治疗 AGMA，结晶尿或肾功能障碍。乙二醇水平＞3mmol/L（＞20mg/dl）者，和不知道乙二醇水平时的类酒精中毒或者渗透压间隙增大的症状。对于持续性 AGMA，临床症状无改善和肾功能障碍可行血液透析。当乙二醇水平＞8mmol/L（＞50mg/dl）时血液透析对促进乙二醇的清除和缩短治疗持续时间有效
AGMA 诱导剂	铁	三价铁离子的水合作用产生氢离子。非转铁蛋白结合铁催化配方中的自由基导致线粒体的受损，脂质的氧化反应，毛细血管通透性增大，血管舒张性以及器官毒性	初始症状有恶心、呕吐、腹痛、腹泻。重症时可出现 AGMA，心血管和中枢神经系统抑制，肝炎，凝血功能障碍和癫痫发作。腹部 X 线可见不透射线的铁制剂	大量误服给予全肠道灌洗。如果仍有临床毒性和在 X 线下仍可见大量服的药剂，可采用内镜检查和胃造瘘术；静脉输液；碳酸氢钠纠正酸中毒。有全身毒性，铁水平＞90μmol/L（＞500g/dl）时，可采用静脉注射去铁胺治疗
	甲醇	甲醇引起类似酒精中毒样中枢神经系统抑制。血清渗透压增加。甲酸代谢产物会引起 AGMA 和视网膜病变	初始会出现类似酒精中毒症状，恶心、呕吐、渗透压间隙增加，AGMA 延迟，视觉异常（云雾、视点、视觉异常、失明）和视网膜斑点	近期误服出现类酒精中毒者可给予洗胃。碳酸氢钠可纠正酸中毒。大剂量叶酸或吡哆醇可促进新陈代谢。乙醇或甲吡唑可用于治疗 AGMA，甲醇水平＞6mmol/L（＞20mg/dl），视觉症状、甲醇水平时的类酒精中毒或者渗透压间隙增大的症状。对于持续

表32-3　特异性中毒综合征的病理生理特征及治疗（续）

生理状态、病因	举例	作用机制	临床表现	特异性治疗
			异常（水肿、充血）。严重时会出现昏迷、痫性发作、心血管抑制。可能会引起胰腺炎。	续性AGMA，临床症状无改善和肾功能障碍者可行血液透析。当血甲醇水平>15mmol/L（>50mg/dl）时血液透析对促进乙二醇和缩短治疗持续时间有效
	水杨酸	中枢神经系统呼吸中枢的敏感性增强，改变氧分压和二氧化碳分压刺激呼吸。抑制三羧酸循环偶联，并抑制激碳水化合物和脂质代谢。产生大量不可测量的内源性阴离子并引起AGMA	初始出现恶心、呕吐、过度换气、碱血症、碱尿。随后出现有呼吸性碱中毒。AGMA和反常性尿酸的碱血症。晚期会出现伴随有中枢神经系统和呼吸系统抑制的酸血症。重症时会出现脑和肺水肿。可发生低血糖、低血钙、低血钾和痫性发作	静脉输液和补充葡萄糖。碳酸氢钠纠正酸中毒。全身中毒可采用碱性利尿剂，脑水肿、痫性发作、肺水肿、肾衰竭。进展性酸碱失衡或临床发作。急性过量后水杨酸盐水平>7mmol/L（>100mg/dl）时，可采用血液透析

不协调

中枢神经系统综合征

锥体束外反应	抗精神病药（见上文）、部分三环类抗抑郁药和抗组胺药	中枢神经系统多巴胺活性降低，伴相对过量的胆碱活性	静坐不能、肌张力障碍、帕金森样症状	口服或注射抗胆碱能药，如苯扎托品或苯海拉明

药物	机制	表现	治疗
异烟肼	干扰吡哆醛5-磷酸酯的活化和供应。吡哆醛-5-磷酸酯是一种谷氨酸脱羧酶辅因子,可将谷氨酸转化为GABA,从而减少对中枢神经系统神经递质水平的抑制。吡哆醇发生络合作用,消耗其本身;尼古丁腺嘌呤二核苷酸依赖型乳酸和羟基丁酸脱氢酶的抑制导致羟基质蓄积	重症时出现恶心、呕吐、躁动不安、谵妄,昏迷,呼吸抑制、痫性发作、乳酸和酮酸中毒	躁动不安、谵妄、昏迷和痫性发作时,可静脉注射大剂量吡哆醇(维生素 B₆)。痫性发作可采用安定或巴比妥类药物治疗
锂	干扰细胞膜离子转运、核苷酸环化酶、钠钾离子 ATP 酶活性和神经递质释放	恶心、呕吐、腹泻、共济失调、发作性舞蹈手足徐动症、脑病、反射亢进、肌痉挛、眼球震颤、肾性尿崩症、血清氯升高伴有低阴离子间隙的假性血清氯过高、心动过速。重症时出现昏迷、痫性发作、心律失常、高热、长期或永久脑病和运动障碍。急性药物过量特别是缓释药物会	大量误服采用全肠道灌洗。静脉输液。血液透析用于治疗昏迷、痫性发作、严重、进展性或永久的脑病或神经肌肉功能紊乱。当锂峰值水平 > 8mmol/L 时为急性过量

表 32-3　特异性中毒综合征的病理生理特征及治疗（续）

生理状态、病因	举例	作用机制	临床表现	特异性治疗
				出现症状延迟。引起慢性中毒的药剂水平比引起急性中毒的药剂水平低
不协调				
血清素综合征	安非他明、可卡因、右美沙芬、哌替啶、MAO抑制剂、选择性 5-羟色胺(5HT)再摄取抑制剂、三环类抗抑郁药、曲马多、曲坦类、色氨酸	促进血清素的释放、抑制血清素重吸收，或直接激动中枢神经系统和外周血清素受体（主要是 5HT-1a 和 5HT-2），单独或三种情况结合	精神状态改变（躁动不安、谵妄、缄默症、昏迷、痫性发作）、神经肌肉极度活跃（反射亢进、肌阵挛、强直、震颤）和自主神经功能障碍（腹痛、腹泻、出汗、发热、脸红、不稳定高血压、瞳孔放大、流泪、流涎、心动过速，并发症包括高热、乳酸酸中毒、横纹肌溶解和多系统器官衰竭	血清素受体拮抗剂如赛庚啶、停止使用效果不佳的药剂
膜激活剂	金刚烷胺、抗心律失常药物（I类和III类药物；一些β受体阻滞剂、抗精神病药物（见上文）；抗神经病药物	快速阻断钠膜通道延长了心脏 0 期动作电位（去极化），使 QRS 同期延长、促进折返（单	QRS 和 JT 同期延长（或两者）伴低血压（或两者）、室性心动过速、单形性室性心动过速、中枢神经系统抑制、痫性发作。	高渗碳酸氢钠（或高渗盐水）用于治疗心脏传导延迟和单形性室性心动过速。利多卡因用于治疗单形性室性心动过速（由 I b 类抗心律失常药物引起除外）。镁，异丙肾上腺素和超速起搏用于

组胺药（特别是苯海拉明）、卡马西平、局麻药（包括可卡因）	室性（多形性）室性心动过速。I A、I C 和 III 类抗心律失常药物也在 2 期和 3 期动作电位阻断钠离子通道（复极化），延长了 JT 间期	金刚烷胺、抗组胺药、卡马西平、丙吡胺、抗精神病药物、三环类抗抑郁药具有抗胆碱能效果（见上文）。通过采用哌替啶和丙氧芬可引起类似阿片类药物效应（见 HPIM-18 Chap. 393）	治疗多形性室性心动过速。毒扁豆碱具有抗胆碱能作用（见上文）。纳洛酮具有类阿片类药物效果（见 HPIM-18 Chap. 393）。可体外清除一些药剂（见正文）
阿片类药物（哌替啶、丙氧芬）、邻甲苯海明、噻嗪类抗疟药（氯喹、羟基氯喹、奎宁）、三环类抗抑郁药（见上文）	促进了早期后除极和多形性（尖端扭转型）室性心动过速。对神经元之类膜通道的影响与三环类似，会引起中枢神经系统的紊乱。一些药剂可能会阻碍 α 肾上腺素和胆碱能受体或者具有类似鸦片的影响（见上文和 HPIM-18 Chap. 393）	喹啉类抗疟药可引起金鸡纳中毒（听力下降、耳鸣、恶心、呕吐、眩晕、共济失调、头痛、脸红、出汗）和失明	

表32-4　重金属中毒

主要来源	毒物代谢	中毒症状	诊断	治疗
砷 冶炼业和超小型电子工业；除锈防腐剂、杀虫剂、杀真菌剂；深水井被污染；丹方；煤炭及其燃烧后的产品	海产品和鱼中发现有机砷（砷甜菜碱、砷胆碱），但其是无毒的。无机砷很容易被肺及胃肠道吸收；沉积在肝、脾、肾、肺及胃肠道；残留在皮肤、毛发及指甲中。生化甲基化作用可使其解毒，但是这个过程会饱和	急性砷中毒导致肠道黏膜坏死从而引起出血性胃肠炎。但液体丢失、低血压、延迟性心肌病、急性胆道坏死和溶血。慢性砷中毒可导致糖尿病、血管痉挛、外周神经功能不全、坏疽、周围神经病、皮肤癌、肺癌、肝癌、膀胱癌及肾癌（血管肉瘤）。砷中毒致死量为120～200mg（成人）、2mg/kg（儿童）	恶心、呕吐、腹泻、腹痛、谵妄、昏迷、痫性发作、呼吸有大蒜味、角化过度、过度色素沉着、剥脱性皮炎、米氏纹（横贯指甲的白色条纹）；周围神经性感觉障碍和运动障碍，腹平片可见阴远段肢体无力。心电图检查：QRS性结果。QT间期延长、ST波增宽，T波低平。24h尿砷＞67μmol/d 或（禁食海产品24h）。如近期接触砷，诊断砷中毒标准为：血液砷浓度＞0.9μmol/L（7μg/dl）、毛发或指甲砷浓度增高	洗胃，口服含活性炭的导泻药。ICU支持治疗。肌内注射二巯基丙醇3～5mg/kg q4h×2d，q6h×1d，q12h×10d；或口服二巯丁二酸
镉 镀锌业、颜料、冶炼业、烟电池、塑料制造业、焊接草；进食富含镉的食物（谷类植物）	通过胃肠道进入或呼吸道进入体内，与金属硫蛋白相结合，通过肾小球滤过，后被近肾小管重吸收。生物	经呼吸道急性吸入镉后4～24h可导致肺炎。经消化道进食镉后可导致急性胃肠炎。慢性镉中毒可导致镉中	吸入性镉中毒：胸膜炎、痛、呼吸困难、发绀、发热、心动过速、恶心。非心源性肺水肿。经胃肠道吸收引起镉中	镉中毒目前尚缺乏有效的解毒方法（二巯基丙醇螯合剂是无效的，且可加重肾毒性）。对症支持。避免进一步接触镉

半衰期：10～30年。在细胞内与锌、钙离子竞争结合巯基；最终沉积于肝及肾

丧失、牙齿变黄、气肿、轻度肝功能升高，小细胞低色素性贫血（补铁治疗无效）。蛋白尿、尿中 β_2-微球蛋白增高，尿药增多。进而导致肾衰竭、骨软化症

毒：恶心、呕吐、腹痛、腹泻。骨软化引起的骨痛、骨折。近期接触镉可导致血清镉浓度 ＞500nmol/L（5μg/dl）。尿镉浓度＞100nmol/L（10μg/g 肌酐）和（或）尿 β_2-微球蛋白＞750μg/g 肌酐也可见于其他肾脏疾病，如肾盂肾炎）

持治疗。骨软化症可使用维生素D治疗

铅

汽车电池制造业、铅结晶体、陶瓷业、钓鱼用的垂重物等；铅涂过的房屋，桥梁、彩色玻璃制造业、焊接造业、铅管制造业、室内灰尘（涂料碎片、室内装修）、射击场（子弹等）、铅含量（1975年前家庭装修）、铅含量高的陶瓷容器盛放的食物及水，铅制管乐器、被铅污染的中草药、蜜饯含气铅燃料燃烧后产生的废气

经呼吸道或消化道吸收。有机物铅（如四乙铅）经过皮肤吸收。在血液中，95%～99%与红细胞相结合。然后分布于整个血液系统中（不仅局限在血清中）。此后广泛分布于软组织，半衰期为30d；其后15%局限分布于骨组织中，半衰期＞20年；最终大部分从尿中排出，部分也可分泌乳汁中分泌。铅通过从乳汁中分泌。即使铅浓度低于

急性铅中毒（血液铅浓度＞60～80μg/dl）可导致神经传递及神经细胞（中枢神经和周围神经系统）死亡。造成血管功能异常，肾小管功能障碍。血液铅浓度＞80～120μg/dl可导致急性脑病、惊厥、昏迷。严重者可导致死亡。儿童铅中毒（血铅浓度为25～60μg/dl）可发生贫血，发育迟滞、言语障碍、运动功能障碍、平衡障碍、听力/行为异常。即使铅浓度低于找铅来源及予治疗。

腹痛、激越、嗜睡、厌食、贫血，范可尼综合征，脓尿，氮质血症可于血铅浓度＞80μg/dl的儿童。X线下还可于长干长骨骺板见到"铅线"。血铅浓度＞20μg/dl时出现抽搐，昏迷。铅浓度为40～80μg/dl时可导致明显的神经发育迟缓。且者呈正相关。在美国，所有儿童学会爬行时（6个月）需接受铅浓度检测（CDC）。如果铅浓度＞10μg/dl，需积极寻

识别出和去除暴露源最为关键。美国的一些州属、要求对于筛查中儿童血铅浓度＞10μg/dl 和成人血铅浓度＞40μg/dl时，报告当地卫生机构。高度暴露的个体。具有症状者推荐口服螯合剂DSMA（二巯丁二酸）。发生急性中毒时，需及时去医院就诊。并静脉注射或肌内注射乙二胺四乙酸螯合剂（CaEDTA）。此外，需加用二巯基丙醇阻断脑病的进一

表32-4 重金属中毒（续）

主要来源	毒物代谢	中毒症状	诊断	治疗
铅	抑线粒体氧化磷酸化、ATP酶、Ca依赖的信号转导过程及细胞凋亡，锌导加速氧化过程及细胞凋亡	检测标准低限（1μg/dl）。儿童仍会出现智力下降。成人中，慢性亚临床暴露（血铅浓度>40μg/dl）伴随贫血、周围神经脱髓鞘病变（主要是运动神经）、反应迟钝、高血压、ECG显示传导阻滞、同质性肾炎和慢性肾衰竭发生风险增加、同时精子数量下降、并导致自发性流产	成年人发生急性铅中毒时症状与儿童相似：头痛、关节痛、肌痛、神经衰弱、短时记忆力受损、性欲减退、查体在牙龈与牙齿结合边缘可见"铅线"、认识力障碍（如：简易种功能测试下降）。辅助检查可见：正细胞正色素贫血、嗜碱性斑点、血液中原卟啉浓度增高（自由红细胞引起的运锌）、神经功能障碍。在美国，OSHA规定对接触铅的工人进行检测铅浓度。如铅浓度>40μg/dl时需进行干预治疗（Kosnett，2007）	步恶化。目前尚缺乏儿童发生无症状性铅中毒（铅浓度20～40μg/dl）使用螯合剂获益的证据。食物中铁、钙、镁、锌摄入不足会影响铅的代谢，可能会加重铅中毒症状。维生素C是一种天然螯合剂，但作用较弱。妊娠期妇女每晚补充1200mg钙可降低血液中铅浓度

汞

汞以汞元素，一价汞或二甲基汞离子存在（Hg、Hg+、Hg^{2+}）。汞存在于化学制品、金属冶炼业、发电设备、汽车体温计中，也存在于体温计、口腔科使用的汞合金及电池中。汞存在于焚化的废品中。自然界中的细菌把无机汞转化为有机汞。有机汞在食物链中通过生物富集作用于污染金枪鱼、箭鱼及其他海鱼。

元素汞不易被吸收，然而其挥发形成蒸气被吸收。无机汞可通过肠道或皮肤被吸收。有机汞可通过呼吸道或肠道被吸收。元素汞及有机汞均可通过血-脑屏障和胎盘。通过尿液和粪便排泄。半衰期为60d，然而可持续沉积在肾及大脑中数年。有机汞在食物链中通过生物富集作用产生沉积在肾脏可刺激蛋白产生金属硫基蛋白。汞与该蛋白中的巯基结合并发一系列酶促反应。

通过呼吸道急性吸入汞可导致肺炎，非心源性肺水肿（严重者可导致死亡），中枢神经系统损害。慢性汞中毒亦可引起神经系统损害，见"诊断"。轻度汞中毒会导致肾功能损害，运动失调等，记忆力下降及共济失调等。

急性无机汞中毒可发生胃肠炎、肾病综合征、肾衰竭、高血压、心动过速和心率致死量为10～42mg/kg。汞中毒致死量为1.7mg/kg可导致胃肠损伤、心律失常、基底节区、灰质损害及小脑损害。

妊娠期间发生严重汞中毒可通过神经细胞移位从而导致胎儿严重神经系统发育迟缓。妊娠期发生轻度汞中毒（通过进食鱼类）可导致其子女发生行为异常。

呼吸道慢性汞暴露于汞蒸汽中可导致特征性症状即性震颤及异常兴奋；易激惹，记忆力下降，中枢失眠、谵妄。需观察其言语、记忆力及眼球运动的协调性。神经行为异常检测：运动速度、视野、音语、视力、记忆力及眼球协调运动。

儿童发生汞中毒可发生肢端疼痛症（红皮病）：面部发红、手掌、足底麻疹样脱屑、大量流涎或出汗、烦躁、瘙痒、腹痛、心动过速、高血压。无力、手掌及足底麻疹样脱屑。

血液中汞浓度>180nmol/L（3.6μg/dl）和尿中汞浓度>0.7μmol/L（15μg/dl）时会发生汞中毒反应，并持续数年。多年前暴露，采用2g二巯丁二酸驱汞治疗后可使24h尿汞浓度>20μg。确诊组织器官汞浓度的最佳方法是检测血汞浓度（急性中毒）。

通过口服汞引起的急性汞中毒可给予催吐、洗胃及口服多硫醇树脂（消化道内结合汞）。可肌内注射螯合剂[二巯基丙醇 24mg/(kg·d)，分次注射]，DMSA（二巯丁二酸）或青霉胺，疗程为5d；其间隔开数日。发生肾衰竭时，应采用体外循环血液透析或体外灌流。慢性汞中毒的最佳治疗为 N-乙酰青霉胺。

表 32-4 重金属中毒（续）

主要来源	毒物代谢	中毒症状	诊断	治疗
		仅在实验室中发现的汞复合物——二甲基汞是一种剧毒物质，通过皮肤接触或空气吸入可发生严重小脑损害并死亡	或头发汞浓度（慢性中毒）。儿童发生中枢神经系统汞中毒可能来源于胎儿时期。检测母亲头发 Hg>30nmol/g（$6\mu g/g$）可确诊	

缩略词：ATP酶，三磷酸腺苷酶；CDC，美国疾病控制与预防中心；DMSA，二巯基丁二酸；ICU，重症监护治疗病房；OSHA，美国职业安全与健康管理局

更多内容详见 HPIM-18 原文版：Hu H：Heavy Metal Poisoning, Chap. e49；and Mycyk MB：Poisoning and Drug Overdosage, Chap. e50

第33章
生物恐怖

朱继红　校　黄文凤　译

微生物性生物恐怖

　　微生物性生物恐怖是指以病原微生物为武器、以平民为目标的恐怖行为。生物恐怖的主要目标未必就是导致大量伤亡，而是通过造成恐怖和不安来破坏社会稳定。2001 年的 9.11 事件和随后发生的利用美国邮政系统进行的炭疽攻击事件，揭示了美国社会对恐怖袭击（包括微生物性恐怖袭击）防御的脆弱性。打击生物恐怖袭击的关键是建立能快速识别和有效控制袭击的公共健康监护和宣教系统。

　　微生物性生物恐怖使用的生物制剂，可能是它们的自然形式，或为使其危害最大化而对其结构进行了人为修饰。可增加生物制剂有害性的结构修饰，包括改变微生物基因而产生耐药性、制成微粒气溶胶、增加对药物治疗的稳定性并延长感染时间，以及通过改变表面蛋白受体而扩大宿主范围。这其中的一些方法属于武器研制的内容。武器研制是用来描述对微生物和毒素进行加工以增强其释放后毒性的过程的术语。有效生物武器的主要特征概括在表 33-1 中。

表 33-1　可用于生物武器的生物制剂的主要特征

1. 患病率和死亡率高
2. 可能在人与人之间传播
3. 采用气溶剂形式时感染剂量低，感染性高
4. 缺乏快速诊断途径
5. 缺乏普遍可及的有效疫苗
6. 可引起焦虑
7. 病原体具有可及性和可生产性
8. 环境稳定性
9. 有既往研究和发展情况的基本资料
10. 有转化为武器的可能

资料来源：*From L Borio et al*：*JAMA* 287：2391，2002；*with permission.*

美国疾病控制和预防中心（CDC）将可能用于生物恐怖袭击的微生物制剂分为 A、B 和 C 三类（表 33-2）。A 类微生物制剂是首要的病原体，由于这类病原体（1）易在人与人之间播散或传染；（2）病死率高；（3）可能造成巨大的公众恐慌和社会动荡；（4）需要特异性治疗和公共医疗防备，因此成为国家安全最大的危险。

表 33-2   微生物制剂的 CDC 分类——A 类、B 类和 C 类

A 类
炭疽（*炭疽芽胞杆菌*）
肉毒中毒（*肉毒梭菌毒素*）
鼠疫（*鼠疫耶尔森杆菌*）
天花（*重型天花病毒*）
土拉菌病（*土拉热弗朗西斯菌*）
病毒性出血热
砂粒病毒科：拉沙病毒、马秋博病毒、呼宁（Junin）病毒、瓜纳瑞托病毒和萨比亚病毒
布尼亚病毒科：克里米亚-刚果出血热病毒、立夫特山谷热病毒
纤丝病毒科：埃博拉病毒、马尔堡病毒
B 类
布鲁菌病（*布氏杆菌*）
产气荚膜梭菌的 ε 毒素
食品安全威胁（如：*沙门菌*，*大肠埃希菌 O157：H7*，*志贺杆菌*）
马鼻疽（*鼻疽假单胞菌*）
类鼻疽（*类鼻疽假单胞菌*）
鹦鹉热（*鹦鹉热衣原体*）
Q 热（*伯纳特立克次体*）
蓖麻毒素（*蓖麻子*）
葡萄球菌肠毒素 B
斑疹伤寒（*普氏立克次体*）
病毒性脑炎 [α病毒属（如：委内瑞拉、东方和西方马脑炎病毒）]
水安全威胁（如：*霍乱弧菌、小球隐孢子虫*）
C 类
新出现的感染性疾病如尼帕病毒、汉坦病毒、SARS 冠状病毒、大流行流感病毒

缩略词：SARS，重症急性呼吸综合征。
资料来源：*Centers for Disease Control and Prevention and the National Institute of Allergy and Infectious Diseases.*

■ A 类微生物制剂

炭疽（*炭疽芽胞杆菌*）

炭疽用作生物武器　炭疽在大多数情况下以原型作为生物武器。

虽然炭疽罕见通过人与人之间的接触传播，但是它具有理想生物武器的其他许多特征，见表33-1。1979年苏联斯维尔德洛夫斯克生物武器工厂发生了炭疽芽胞意外泄漏事件，这一事件揭示了炭疽作为一种生物武器对人类的影响。芽胞泄漏到空气后，至少造成下风向4千米范围内的77人遭受炭疽感染（其中66人死亡）。在距离工厂50千米的家畜也出现了死亡。从暴露到出现症状的潜伏期是2～43天，大部分在2周内发病。2001年9月美国有民众通过邮政系统暴露于炭疽芽胞，确诊病例有22例：11例为吸入性炭疽（5人死亡），11例为皮肤炭疽（没有死亡）。感染既可发生在邮政工作人员处理邮件时，也可发生在受害个体打开受污染的信件时。

微生物学和临床特征（见Chaps. 138 and 221，HPIM-18）

- 炭疽病由*炭疽芽胞杆菌*感染导致，一种革兰氏染色阳性、可形成芽胞的不动杆菌，存在于土壤之中，主要引起牛、山羊和绵羊等牲畜致病。
- 芽胞在环境中可存活数十年，标准的消毒方法难以将其杀灭。这些特性使炭疽成为理想的生物武器。
- 自然情况下，暴露于感染的动物或污染的动物制品常可致人类感染。

炭疽有三种主要的临床类型：

1. *胃肠炭疽*　罕见，不可能为生物恐怖事件所致。

2. *皮肤炭疽*　是芽胞通过皮肤破口进入体内所致。皮损最初表现为丘疹，最后发展为黑色的焦痂。在无抗生素可用的年代，皮肤炭疽的死亡率约20%。

3. *吸入性炭疽*　是生物恐怖袭击中最有可能导致严重疾病和死亡的类型，由吸入炭疽杆菌芽胞所致。吸入的芽胞沉积在肺泡，被肺泡巨噬细胞吞噬后，转运到局部淋巴结并开始发芽。芽胞发芽后，细菌快速繁殖并生成毒素。沿血液播散可导致心血管衰竭和死亡。典型患者的早期症状类似病毒感染的前驱症状，如发热、乏力及胸腹部症状，而后迅速进展为脓毒症休克。纵隔增宽和胸腔积液是胸部放射学检查的典型表现。一旦考虑为吸入性炭疽，死亡率高达100%，但是根据斯维尔德洛夫斯克和美国邮政系统爆发的炭疽感染经验表明，及时开始有效的抗生素治疗，存活率可达50%以上。因此，意识到诊断炭疽的可能性，对快速开始治疗至关重要。

治疗 炭疽（见表 33-3）

如果能够迅速识别并开始给予恰当的抗生素治疗，炭疽是可成功治愈的。

- 目前青霉素、环丙沙星和多西环素已获许用于治疗炭疽。
- 克林霉素和利福平具有体外抗菌活性，可作为治疗方案的一部分。
- 吸入性炭疽患者无接触传染性，无需特殊的隔离措施。

疫苗和预防

- 目前仅有一种疫苗被获许使用，是由炭疽芽胞杆菌减毒菌株的无细胞培养物的上清液中提取的。
- 有关暴露后的预防，目前的推荐意见是 60 天抗生素治疗（见表 33-1）；最近的动物研究表明暴露后接种疫苗可能会有额外的获益。

鼠疫（鼠疫耶尔森杆菌）（亦见第 100 章节）

鼠疫用作生物武器　鼠疫缺乏炭疽所具有的环境稳定性，但是其极高的接触传染性和高死亡率，使其成为生物恐怖袭击的重要武器。作为生物武器，鼠疫可以通过气溶胶传播引起原发的肺鼠疫。随后，在袭击中通过人与人之间呼吸气溶胶的传播，会导致大量继发的感染病例。

生物学和临床特征见第 100 章。

治疗 鼠疫 见表 33-3 和第 100 章

天花（重型天花病毒和轻型天花病毒）（见 Chaps. 138 and 221，HPIM-18）

天花用作生物武器　天花作为一种疾病，通过疫苗接种计划在 1980 年已经在全世界范围内获得根除。但是随着美国在 1972 年（和全球在 1980 年）停止天花的免疫接种，今天近半数的美国人对天花易感。由于天花的传染本性和未免疫个体的天花死亡率高达 10%～30%，因此蓄意释放病毒将在人群中引起毁灭性结果。在缺乏有效的防范措施时，最初感染的 50～100 人，可随后每人扩散传染 10～20 人，这使天花成为可怕的生物武器。

生物学和临床特征　天花病毒包括两种紧密相关的双链 DNA 病

表33-3 A类微生物制剂所致疾病的临床症状、预防和治疗

微生物制剂	临床症状	潜伏期	诊断	治疗	预防
炭疽芽孢杆菌（炭疽）	皮肤炭疽 从丘疹到焦痂 吸入性炭疽 发热、乏力、胸腹部不适 胸腔积液；胸部X线可见纵隔增宽	1~12d 1~60d	培养、革兰氏染色、PCR、外周血涂片 Wright染色	暴露后 环丙沙星 500mgPO bid×60d，或 多西沙星 100mgPO bid×60d，或 阿莫西林 500mgPO q8h，如菌株对青霉素敏感可有效 发病： 环丙沙星 400mg IV q12h，或 多西环素 100mg IV q12h 联合 克林霉素 900mg IV q8h 和（或）利福平 300mg IV q12h；病情稳定后改为PO×60d 抗毒素策略： 单克隆和多克隆中和抗体正在研究中	炭疽吸附疫苗 重组保护性抗原疫苗正在研发中
鼠疫耶尔森菌（肺鼠疫）	发热、咳嗽、呼吸困难、咯血 胸部X线可见浸润和实变	1~6d	培养、革兰氏染色、直接荧光抗体、PCR	庆大霉素，首剂 2.0mg/kg IV 随后 1.7mg/kg q8h IV，或 链霉素 1.0g q12h IM或IV 替代药物包括多西环素 100mg bid PO 或IV；氯霉素 500mg qid PO或IV	多西环素 100mg PO bid（环丙沙星也有效）福尔马林固定疫苗（获FDA批准，但目前无法获得）

表33-3　A类微生物制剂所致疾病的临床症状、诊断、预防和治疗（续）

微生物制剂	临床症状	潜伏期	诊断	治疗	预防
重型天花病毒（天花）	发热、乏力、头痛、背痛、呕吐 皮肤依次出现斑丘疹、囊泡和脓疱	7~17d	培养、PCR、电镜	支持治疗；可考虑西多福韦、抗病毒免疫球蛋白	接种天花疫苗
土拉热弗朗西斯菌（土拉菌病）	发热、寒战、乏力、肌痛、胸部不适、呼吸困难、头痛、结膜炎、咽炎、皮疹 胸部X线可见肺门淋巴结肿大	1~14d	革兰氏染色、培养、免疫组化、PCR	链霉素 1g IM bid. 或 庆大霉素每日 5mg/kg div q8h×14d. 或 多西环素100mg IV bid, 最大剂量 1g IV qid. 或 氯霉素15mg/kg, 最大剂量 400mg IV bid	多西环素 100mg PO bid×14d. 或 环丙沙星 500mg PO bid×14d
病毒性出血热	发热、肌痛、皮疹、脑炎、衰弱	2~21d	RT-PCR、血清抗原或抗体检测 CDC或美国陆军传染病研究所（USAMRIID）进行病毒分离	支持治疗 利巴韦林，首剂 30mg/kg，最大剂量 2g，随后 16mg/kg，最大剂量 1g q6h×4d，随后 8mg/kg，最大剂量 0.5g q8h×6d	无已知预防药物 高危情况时考虑利巴韦林

| 肉毒毒素（肉毒梭菌） | 口干、视物模糊、上睑下垂、乏力、构音障碍、吞咽困难、头晕、呼吸衰竭、进展性瘫痪、瞳孔扩大 | 12~72h | 鼠生物测定、毒素免疫测定 | 毒素测定 | 支持治疗包括机械通气、从CDC应急中心获取马血清HBAT（电话770-488-7100） | 给予抗毒素 |

缩略词：CDC，美国疾病控制和预防中心；FDA，美国食品药品管理局；HBAT，七价肉毒抗毒素；PCR，聚合酶链反应；RT-PCR，逆转录PCR

毒，即重型和轻型天花病毒，任一种均可引起天花病。两种病毒均属于痘病毒科的正痘病毒属。轻型天花病毒感染通常病情较轻，死亡率低；因此，仅重型天花病毒可能用作生物武器。

重型天花病毒感染常发生在接触感染患者之后，先出现斑丘疹，后变为脓疱并结痂。口咽部病变分泌的唾液飞沫含有病毒，吸入后可引起感染。污染的衣服或床单、被罩也能传染。初次暴露后约12～14天，患者会出现高热、乏力、呕吐、头痛、背痛和斑丘疹。斑丘疹首先出现在面部和肢端，逐渐扩展至躯干；皮肤病变随后变为囊泡，最终变为脓疱并结痂。口腔黏膜也可出现斑疹，并进展为溃疡。天花的死亡率为10%～30%。历史上约5%～10%的自然感染病例表现为非典型的高毒性形式，包括*出血性天花和恶性天花*，由于其临床表现不典型，因而很难鉴别。这两种形式的天花起病类似，表现为严重的虚弱状态，特点是高热、严重头痛、腹痛和背痛。出血性天花初始为皮肤红斑，随后变为皮肤黏膜的瘀点、瘀斑和出血。恶性天花皮肤病变可融合，但是不会进展至脓疱期。这两种形式的天花常是致命的，多死于病程的5～6天。

治疗　天花

支持性治疗。尚没有获得认可的特异性抗病毒治疗；然而，某些特定药物在临床前的动物模型实验中似乎有效。天花对密切接触者具有高度传染性，因此，疑似感染的患者应该给予严格的隔离。

疫苗和预防　天花是可预防的疾病，在接种疫苗后可获得免疫力。既往和目前的经验表明，天花疫苗严重并发症的发生率非常低（见 table221-4，p.1775，HPIM-18）。关于疫苗接种的风险和获益的评估，目前我们面临的困境是，疫苗接种的风险是已知的，而有人蓄意并有效释放天花病毒至普通人群的风险是未知的。虽然罕见，但是考虑使用现有疫苗潜在严重并发症，综合当前所受威胁的水平，公共卫生当局决策不予在普通人群中进行疫苗接种。

土拉菌病（土拉热弗朗西斯菌）（亦见第100章）

土拉菌病用作生物武器　对土拉菌病这一生物制剂的研究，起始于20世纪中叶。据报道，美国和前苏联都有研究项目拟将这一微生物用作生物武器。资料显示前苏联的研究已进入了分子生物学时代，通过基因工程使得一些菌株对常用抗生素产生耐药。土拉热弗朗西斯菌的感染性极高，患病率和死亡率也非常高，并可通过气溶胶或污染食物或饮用水来传播。这些特点使其有理由成为生物武器。

生物学和临床特征见第 100 章。

| 治疗 | 土拉菌病见表 33-3 和第 100 章 |

病毒性出血热（亦见第 113 章）

出血热病毒用作生物武器　据报道数种出血热病毒已被前苏联和美国用作武器。非人类的灵长类动物研究显示该病毒仅需极少量就可造成感染，并且已可生产具有传染性的气溶胶制剂。

生物学和临床特征见第 113 章。

| 治疗 | 病毒性出血热 见表 33-3 和第 113 章 |

肉毒毒素（肉毒梭菌）（亦见第 101 章）

肉毒毒素用作生物武器　生物恐怖袭击中，肉毒毒素可通过气溶胶的形式来扩散，或经食物污染。经供水系统污染也可行，但是其毒素可能被净化饮用水的氯降解。食物经加热＞85℃持续＞5min 时可灭活毒素。美国、前苏联和伊拉克都已承认将肉毒毒素作为潜在的生物武器进行研究。在 A 类微生物制剂中，唯有肉毒毒素为非有机体，但却已知是针对人类最强效和最致命的毒素之一。据估计 1g 毒素充分扩散后足以杀死 100 万人。

生物学和临床特征见第 101 章。

| 治疗 | 病毒性出血热 见表 33-3 和第 101 章 |

■ B 和 C 类微生物制剂（见表 33-2）

B 类微生物制剂是次选用于生物袭击的微生物类别，本组微生物较易扩散、患病率较高、死亡率较低，需提高对其的诊断能力。

C 类微生物制剂，是生物防范列表中的第三顺位微生物制剂，包括新出现的病原体，诸如 SARS（重症急性呼吸综合征）冠状病毒或大流行流感病毒，普通人群对此普遍缺乏免疫力。未来，C 类微生物制剂经过生物工程修饰后可能造成大规模播散。对上述微生物制剂分类是经验性的，依据未来的形势，微生物制剂的优选顺序可能发生改变，知晓本点亦非常重要。

■ 预防和备战

如上所述，多种微生物均可成为针对平民的生物恐怖袭击的武器。医学专业人员对于出现不寻常临床表现或罕见疾病的聚集发生，必须保持高度警惕疑似其可能并非偶然事件，而是生物恐怖袭击的初步征象。生物恐怖袭击的早期信号可能包括：

- 健康人群中出现罕见疾病
- 罕见传染病意外出现大量发病
- 市区人群感染了一般发生于郊区的传染病

虽然对这类疾病进行快速诊断和早期治疗非常关键，但是更为重要的是医疗团队需立即向地方和国家卫生当局报告任何疑似生物恐怖袭击的病例。

化学性生物恐怖

公共卫生部门和医疗专业人员必须意识到，潜在以军用化学毒剂（CWAs）作为武器恐怖袭击平民人群的威胁。伊拉克曾使用神经性毒剂和芥子气攻击伊朗军队和库尔德居民，日本在 1994—1995 年间发生了沙林毒气恐怖袭击，这些事件都彰显了 CWA 对人类的危害。

各类 CWA 的详细介绍可见 Chap 222，HPIM-18 及登录 CDC 网站 www. bt. cdc. gov/agent/agentlistchem. asp。鉴于糜烂性毒剂和神经性毒剂被认为是最有可能用于恐怖袭击的 CWA，本章仅涉及相关内容。

■ 糜烂性毒剂（芥子气、氮芥、路易剂）

芥子气是此类 CWA 的雏形，最先被用于第一次世界大战的欧洲战场。气态和液态的芥子气，都会损伤暴露的上皮表面。最常受累的器官包括皮肤、眼睛和呼吸道，大量暴露可引起骨髓毒性。芥子气在水介质如汗液或眼泪中溶解缓慢，但是一旦溶解即可形成活性化合物，与细胞蛋白、细胞膜及最重要的 DNA 发生反应。芥子气引起的生物损伤主要由于角膜上皮、皮肤、气道黏膜上皮、消化道上皮和骨髓的快速分裂细胞中的 DNA 发生烷化和交联作用。芥子气进入体内后数分钟即可发生反应。

临床特征

芥子气的局部毒性主要发生在皮肤、呼吸道和眼睛。吸收后可对骨髓和胃肠道产生毒性。若摄入污染的食物或水，则会对胃肠道产生直接损伤。

- 皮肤：最轻微和最早的表现是皮肤红斑。随后受累皮肤区出现小囊泡，融合后出现大水疱。大剂量暴露可致大水疱内发生凝固性坏死。

- *呼吸道*：少量暴露，最初的呼吸道损伤仅表现为鼻孔烧灼感、鼻出血、鼻窦痛和咽痛。暴露于更高的浓度后，会出现气管和下呼吸道的损伤，表现为喉炎、咳嗽和呼吸困难。大量暴露后，呼吸道黏膜坏死导致伪膜形成和气道梗阻。细菌侵入裸露的呼吸道黏膜则出现继发感染。

- *眼*：眼是对芥子气损伤最敏感的器官。暴露于低浓度时，可仅有眼睛局部发红及刺激感；暴露于更高浓度时，则造成较为严重的结膜炎、畏光、眼睑痉挛性疼痛和角膜损伤。

- 胃肠道表现包括恶心和呕吐，可持续达 24h。

- 骨髓抑制，暴露后 7～14d 达高峰，可由于白细胞减少导致脓毒症。

治疗　芥子气

立即脱离污染源是减轻损伤的根本。马上除去衣物，并用肥皂及清水轻柔地冲洗皮肤。应予以大量的清水或盐水冲洗眼睛。随后是支持性的医学照护。保持皮肤小囊泡完好。体积较大的水疱应清创并局部使用抗生素。对于暴露严重的患者，给予重症照护，如同重度烧伤的患者。呼吸道轻中度暴露者需给氧。喉痉挛和严重下呼吸道损伤者，可能需气管插管和机械通气。伪膜形成者应给予吸出移除；支气管扩张药有益于支气管痉挛者。应用粒细胞集落刺激因子和（或）干细胞移植可有效治疗严重骨髓抑制。

■ 神经性毒剂

神经性毒剂属于有机磷类化合物，是最致命的化学战毒剂，可抑制突触间隙乙酰胆碱酯酶活性，产生急性胆碱能危象。经典的有机磷神经性毒剂包括塔崩、沙林、梭曼、环沙林和维埃克斯。所有这类神经性毒剂在常温常压下呈液态。除维埃克斯外，均具有很高的挥发性。即使小量的液态神经性毒剂溢出，也引起灾难性事件。

作用机制

这类神经性毒剂的致命毒性主要是抑制乙酰胆碱酯酶的活性。突触间隙中，乙酰胆碱酯酶负责"关闭"效应以调节胆碱能突触的传递。其活性被抑制后，将导致乙酰胆碱持续释放并蓄积，不断作用于胆碱能受体，造成脏器功能过度兴奋，临床上称之为*胆碱能危象*。

临床特征

暴露于气态和液态的神经性毒剂，其临床表现是相同的。早期表现包括瞳孔缩小、视物模糊、头痛和大量口咽分泌物。一旦神经性毒剂进入血液循环（通常为吸入所致），即出现胆碱能过量的表现，包括恶心、呕吐、腹部绞痛、肌肉震颤、呼吸困难、血流动力学紊乱、意识障碍、痛性发作和中枢性呼吸暂停。暴露于气态神经性毒剂时，症状发作快，常为数秒至数分钟。但是暴露于液态的神经性毒剂时，则症状发作速度和顺序不同。皮肤完整时接触神经性毒剂，可引起局部皮肤出汗，随后可出现局部肌肉震颤。一旦神经性毒剂进入肌肉，可吸收入血液循环，并引起上述的胆碱能过量症状。

治疗 神经性毒剂

由于神经性毒剂循环半衰期短，若能快速脱离毒物暴露，给予支持治疗和有效解毒剂，症状会很快改善。因此，急性神经性毒剂中毒的治疗包括脱离污染源、呼吸支持和解毒剂。

1. *脱离污染源* 与上述芥子气脱离污染源的方法相同。

2. *呼吸支持* 暴露于神经性毒剂患者常死于呼吸衰竭。由于气道阻力增加和分泌物增加，常需机械通气。在机械通气前应用阿托品。

3. *解毒剂*（见表 33-4）：

    a. 阿托品：治疗急性神经性毒剂中毒的首选抗胆碱能药物。阿托品可快速逆转毒蕈碱突触的胆碱能过量，但是对于烟碱突触无效。因此，阿托品可快速改善神经性毒剂对呼吸的影响，但是对神经肌肉作用无效。现场急救时，首剂负荷量 2～6mg IM，以后每 5～10min 重复给药，直至呼吸和腺体分泌改善。对于轻症患者，若仅有瞳孔缩小而没有系统症状，给予阿托品或高阿托品滴眼即可。

    b. 肟类化合物：亲核类化合物，可激活被神经性毒剂占据和结合了活性位点的胆碱酯酶，从而恢复胆碱酯酶的正常功能。在美国可用的肟类化合物为 2-氯解磷定（2-PAM Cl）。其在使用后可能引起血压升高。

    c. 抗惊厥药物：神经性毒剂所致的痛性发作，对常用的抗惊厥药无效，如：苯妥英钠、苯巴比妥、卡马西平、丙戊酸钠和拉莫三嗪。目前已知仅有苯二氮䓬类药物有效。尽

表33-4 神经性毒剂剂量暴露后解毒剂的使用建议

解毒剂

患者年龄	轻/中度中毒ᵃ	重度中毒ᵇ	其他治疗
婴儿 (0~2岁)	阿托品: 0.05mg/kg IM 或 0.02mg/kg IV; 2-氯解磷定: 15mg/kg IM或缓慢 IV	阿托品: 0.1mg/kg IM 或 0.02mg/kg IV; 2-氯解磷定ᶜ: 25mg/kg IM 或 15mg/kg 缓慢 IV	严重暴露者给予解毒剂之后，给予辅助通气支持
儿童 (2~10岁)	阿托品: 1mg IM 或 0.02mg/kg IV; 2-氯解磷定ᶜ: 15mg/kg IM 或缓慢 IV	阿托品: 2mg IM 或 0.02mg/kg IV; 2-氯解磷定ᶜ: 25mg/kg IM 或 15mg/kg 缓慢 IV	每5~10min重复给予阿托品 (2mg IM, 或婴儿 1mg IM), 直至腺体分泌减少和呼吸改善或气道阻力接近恢复正常
青少年 (>10岁)	阿托品: 2mg IM 或 0.02mg/kg IV; 2-氯解磷定ᶜ: 15mg/kg IM或缓慢 IV	阿托品: 4mg IM 或 0.02mg/kg IV; 2-氯解磷定ᶜ: 25mg/kg IM 或 15mg/kg 缓慢 IV	
成人	阿托品: 2~4mg IM 或; 2-氯解磷定: 600mg IM 或 15mg/kg 缓慢 IV	阿托品: 6mg IM 或 IV; 2-氯解磷定: 1800mg IM 或 15mg/kg 缓慢 IV	2-氯解磷定诱发的高血压，给予酚妥拉明 (成人 5mg IV, 儿童 1mg IV)。抽搐时给予地西泮 (<5岁的儿童和婴儿 0.2~0.5mg IV; >5岁的儿童 1mg IV, 成人 5mg IV)
老年、体弱者	阿托品: 1mg IM; 2-氯解磷定: 10mg/kg IM 或 5~10mg/kg 缓慢 IV	阿托品: 2~4mg IM; 2-氯解磷定: 25mg/kg 缓慢 IV	

ᵃ 轻/中度中毒症状包括局部出汗、肌肉震颤、恶心、呕吐、乏力和呼吸困难。

ᵇ 严重中毒症状包括意识丧失、弛缓性发作、呼吸暂停、迟缓性麻痹。

ᶜ 若按此计算的给药剂量超过成人肌内注射剂量，需相应调整。

资料来源：State of New York, Department of Health.

注意：2-氯解磷定后氯磷定

管其他的苯二氮䓬类药物已经被证明在动物模型中有效，但是地西泮仍是唯一被美国食品药品管理局（FDA）批准用于治疗神经性毒剂所致癫痫性发作的苯二氮䓬类药物。

放射性生物恐怖

核或放射相关的装置是第三类可能在恐怖袭击中使用的武器。这类武器有两种主要的袭击方式。第一种是应用播散装置引起放射活性物质扩散，而没有核爆炸，通过传统炸药即可实现。第二种是恐怖袭击者应用核武器来攻击平民，其可能性较小。除了用作武器外，放射暴露引起人体伤害还可能由于放射装置的意外损毁。无论意外暴露，或是蓄意释放，其后果相同。

■ 放射线的种类

α 射线，由质量大、带正电的粒子组成，包括 2 个质子和 2 个中子。由于 α 粒子的体积大，其穿透力弱，衣服和人类皮肤即可阻止其穿透入人体。但是，如果 α 粒子进入体内，则会造成明显的细胞损伤。

β 射线，由电子组成，仅能在组织中行进很短的距离。塑料和衣服即能够挡住大部分的 β 粒子。更高能量的 β 粒子能够损伤皮肤的基底层，这与热烧伤类似。

*γ 射线和 X 线*是电磁辐射从原子核释放的形式。由于其均可轻易穿透物体，有时被称作穿透射线，是引起全身暴露的主要射线类型。

中子，质量大，不带电荷，通常由于核爆炸释放。中子穿透组织的能力不同，取决于其能量。在各种放射性生物恐怖中，几乎不可能生成中子。

放射线剂量的常用单位是拉德（rad）和戈瑞（gray）。1rad 为 1g 受照射物质吸收 100 尔格（ergs）的辐射能量。现在 rad 已被 SI 单位 gray（Gy）取代。100rad＝1Gy。

■ 暴露方式

*全身照射*是指放射能量分布于整个身体。由于 α 和 β 粒子的穿透力有限，若没有大剂量的射线侵入体内，不会造成明显的全身暴露。而 γ 射线、X 线或高能量的中子能侵入体内引起全身暴露，导致多个组织和器官损伤。

外照射，由于落在身体表面、衣服和头发上具有放射活性粒子的微尘引起，也是最可能被恐怖袭击者利用播散装置造成放射污染的主

要形式。放射源最可能释放的是 α 和 β 射线。其中，α 粒子无法穿透皮肤，因此仅能造成极轻微的系统损伤。β 发射体会造成明显的皮肤灼伤。γ 发射体不仅会造成皮肤烧伤，而且还会引起严重的内脏损伤。

内照射，是由吸入或摄入放射活性物质造成的，此外，放射活性物质也可通过皮肤破口进入体内。呼吸道是内照射侵入体内的主要门户，肺则是损伤最为高危的器官。放射活性物质进入胃肠道后，根据其化学结构和可溶性可被吸收。经皮肤途径通常发生在外伤或烧伤导致皮肤屏障受损的情况下。放射活性物质吸收后会分布于全身。肝、肾、脂肪组织和骨比其他组织更易结合和滞留放射活性物质。

*局部照射*是由于身体的某一部位与放射活性物质密切接触所致，会引起皮肤及其深层结构的离散损伤。

■ 急性放射病

放射线侵入体内后和原子发生电离作用并形成自由基，自由基通过破坏化学键和细胞内分子结构（包括 DNA）造成组织损伤。放射线会导致细胞死亡；修复的细胞可出现 DNA 突变，导致其发生恶变风险增高。细胞对放射损伤的敏感性随着细胞复制速度增快而增高。在骨髓和胃肠道黏膜表面，细胞的有丝分裂活动比较活跃，因此，相较细胞分裂较慢的组织如骨骼和肌肉更易发生放射性损伤。急性放射病（ARS）是由于全身或身体大部分暴露于放射线后造成的。其临床表现既与身体暴露部位有关，也与暴露射线的种类和剂量有关。

临床特征

急性放射病的症状和体征，与三个主要受累器官的损伤有关：胃肠道、骨髓和神经血管。放射线的种类和剂量及身体的暴露部位，决定了其主要的临床特征。

- 急性放射病的四个主要阶段：
  1. *前驱期*，在放射线暴露后数小时至 4 天，可持续数小时至数天，临床表现包括恶心、呕吐、厌食和腹泻。
  2. *潜伏期*，轻微症状或无症状，常持续达 2 周，但也可长达 6 周。
  3. 潜伏期后即为*发病期*。
  4. *死亡或恢复期*，是急性放射病的终末阶段。
- 放射线剂量越大，各个时期的持续时间越短，损伤越重。
- 低剂量（0.7～4Gy）照射时，主要表现为骨髓抑制。由于血小板减少和粒细胞减少，会继发出血和感染。大部分患者的骨髓损伤可恢复。应给予支持性治疗，包括输血、抗感染、集落刺激因子。

- 照射量为 6～8Gy 时，临床表现较复杂；骨髓损伤可能无法恢复，随之而来的即是死亡。胃肠道黏膜损伤时，可出现腹泻、出血、脓毒血症和水/电解质紊乱，致使临床表现更为复杂化。
- 全身照射量＞10Gy 时，多是致命的。除了严重的骨髓抑制和胃肠道损伤外，伴有神经血管综合征，其特点为循环衰竭、抽搐，可致死亡（尤其照射量＞20Gy 时）。

治疗　急性放射病

急性放射病以支持性治疗为主（图 33-1）。

1. 无论是内照射还是外照射，均应该尽早去除放射源。除去被污染的衣物。淋浴或清洗全部皮肤和头发也非常重要。放射线探测器，有助于发现残留的放射源。在紧急处理和患者去除放射源之后，医护人员亦应进行放射源的清除。

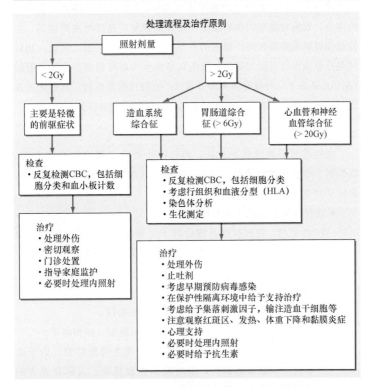

图 33-1　放射性损伤的治疗原则。CBC，全血细胞计数

2. 针对造血系统的治疗包括正确处理中性粒细胞减少和感染，必要时给予输血及定向造血干细胞生长因子。骨髓移植的价值尚不明确。

3. 对于胃肠道黏膜损伤严重的患者，部分或全胃肠外营养是适宜的支持治疗。

4. 处理内照射，目标是减少放射性物质的吸收和加快已摄入物质的清除（Table 223-2，p.1794，HPIM-18）。

 a. 可通过洗胃、催吐药、通便药、缓泻剂、离子交换树脂和含铝抑酸剂清除胃肠道放射源。

 b. 给予阻断剂，其目的是避免放射活性物质进入组织内（如碘化钾可阻断放射性碘被甲状腺摄取）。

 c. 稀释剂，可减少放射性核素的吸收（如治疗氚照射中给予补液）。

 d. 动员剂，暴露后当即给予最为有效；然而，暴露后2周仍然可能有效。这类药物可诱使放射性物质从组织中释放，如抗甲状腺药物、糖皮质激素、氯化铵、利尿剂、祛痰剂和吸入剂。

 e. 螯合剂，可结合多种放射活性物质，结合后形成复合物排出体外。

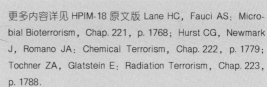

更多内容详见HPIM-18原文版 Lane HC, Fauci AS: Microbial Bioterrorism, Chap.221, p.1768; Hurst CG, Newmark J, Romano JA: Chemical Terrorism, Chap.222, p.1779; Tochner ZA, Glatstein E: Radiation Terrorism, Chap.223, p.1788.

第 34 章
发热、超高热和皮疹

陈江天　校　张锋　译

■ 定义

- **体温**：下丘脑体温调节中枢可通过皮肤和肺散热，平衡来自肌肉和肝代谢活动中产生的多余热量，从而维持机体的正常体温在 $36.8°C±0.4°C$（$98.2°F±0.7°F$）。其中，日间体温上午较低，下午较高。

- **发热**：体温升高（早晨 $>37.2°C/98.9°F$，夜间 $>37.7°C/99.9°F$），且伴有下丘脑体温调定点的上移。

- **不明原因发热**（FUO）：通常指在某一确定时段多次体温 $>38.3°C$（$>101°F$），而未能确定其相关原因。FUO 可进一步分为以下几类：

  ◇ **经典型**：发热时间持续 >3 周，经 3 次门诊、3 日住院或持续深入细致的检查长达 1 周未能阐明原因。

  ◇ **院内型**：患者入院时无感染，住院期间出现发热，经过至少 3 日的检查分析及 2 日的病原学培养未能阐明原因。

  ◇ **免疫缺陷型**：发热患者的中性粒细胞计数 $<500/\mu l$，或预期在 $1\sim2$ 日内下降至该水平，经至少 3 日的检查分析及 2 日的病原学培养未能阐明原因。

  ◇ **HIV 相关 FUO**：HIV 感染患者出现发热，门诊患者持续 >4 周，或住院患者持续 >3 日，经完善相关的检查（包括持续 2 日的病原学培养）未能阐明原因。

- **高热**：体温 $>41.5°C$（$>106.7°F$），严重感染可出现，但更多见于中枢神经系统出血。

- **超高热**：体温失控性升高，超过机体散热的能力，但不伴下丘脑体温调定点改变。超高热的发生机制不涉及致热原分子。

- **致热原**：任何可引起发热的物质，包括外源性致热原（如：微生物毒素、脂多糖、超抗原）以及致热性细胞因子（如：IL-1、IL-6、TNF）。

发热

- **发病机制** 下丘脑的体温调定点上移，引起外周血管收缩（由此保存热量）。患者此时因体内血液分流至内脏而感觉寒冷，机体产热机制（如：寒战、增加肝产热）将发挥作用使体温增高达至新的调定点。发热时常伴有外周前列腺素 E_2 增加，可引起非特异性肌痛及关节痛。随着病情缓解或退热治疗，调定点再次下移，机体启动散热过程（如：外周血管舒张、出汗）。
- **病因** 大多数发热与自限性感染相关（多为病毒性），或具有较易辨识的病因。

临床思路 发热

- *病史*：详尽的病史极为必要，特别是相关症状发生的顺序（如：以皮疹为例，其开始出现的位置、分布和进展速度，详见下文），以及症状与药物、宠物接触、病患接触、性接触、外出旅游、外伤和使用假体材料的相关性。
- *体格检查*：应对患者进行全面的体格检查。固定体温测量的位置。留意是否存在体温-脉搏分离（相对的心动过缓）现象（可提示某些疾病，如：伤寒、布鲁菌病、钩端螺旋体病或假性发热等）。密切关注患者的任何皮疹，精确掌握其细微的特征。
  1. 皮损类型（如：斑疹、丘疹、结节、水疱、脓疱、紫癜、溃疡；详见第 65 章）、外形（如：环形或靶形）、排列、分布（如：躯干或外周）。
  2. 皮疹的分类：
     a. 分布于躯干的斑丘疹（如：病毒疹、药源性皮疹）。
     b. 分布于外周的皮疹（如：落基山斑疹热、二期梅毒、细菌性心内膜炎）。
     c. 融合成片的脱屑性红疹（如：感染中毒性休克）。
     d. 水疱样疹〔如：水痘、原发性单纯疱疹病毒（HSV）感染、坏疽性脓皮病〕。
     e. 荨麻疹样皮疹：与发热并存，由荨麻疹性血管炎引起，常见于血清病、结缔组织病、感染（如：乙型肝炎病毒、肠道病毒或寄生虫）或恶性疾病（尤其是淋巴瘤）。
     f. 结节样皮疹（如：播散性真菌感染、结节性红斑、Sweet 综合征）。
     g. 紫癜样皮疹（如：脑膜炎球菌血症、病毒性出血热、播散性淋球菌血症）。
     h. 溃疡或焦痂样皮疹（如：立克次体病、兔热病、炭疽热）。

- **实验室检查**：全血细胞计数及分类、ESR 和 C 反应蛋白；以及其他病史与体格检查所提示进行的检查。

治疗 发热

- 普通病毒或细菌感染并非使用退热药的禁忌证，其可有效缓解患者症状且不延缓感染治愈的病程。然而，临床中克制退热药的使用，有助于评价特定抗生素的疗效，或诊断体温-脉搏分离现象及是否为回归热（如：疟原虫、伯氏疏螺旋体属感染）。
- 对既往存有心、肺或中枢神经系统功能损害的患者，有必要给予退热治疗以降低机体氧耗。
- 阿司匹林、NSAIDs 及糖皮质激素退热效果均较好。但是，优先选择的是对乙酰氨基酚，因其不掩盖炎症征象，不损害血小板功能，亦不引起瑞氏综合征。
- 高热患者除口服退热药外，应同时应用冰毯降温。

不明原因的发热

- 病因 FUO 的种类不同，其可能病因亦各不相同。
  - *经典型*：需考虑的病因包括：
    - 感染——如：肺外结核病；Epstein-Barr 病毒（EBV）、巨细胞病毒（CMV）或 HIV 感染；隐匿性脓肿；心内膜炎；真菌病。感染仍是 FUO 的首要病因，新近研究中约占 25％的病例。
    - 肿瘤——如：结肠癌。
    - 各种非感染性炎症性疾病——如：系统性风湿性疾病、血管炎、肉芽肿病。在 50 岁以上的患者中，巨细胞动脉炎占 FUO 病例的 15％～20％。
    - 其他疾病——如：肺栓塞、遗传性发热综合征、药物热、假性发热。
  - *院内型*：超过 50％的病例源于感染（如：异物或导管感染、难辨梭状芽胞杆菌性结肠炎、鼻窦炎）。非感染性病因（如：药物热、肺栓塞、非结石性胆囊炎）约占 FUO 病例的 25％。
  - *免疫缺陷型*：超过 50％～60％的中性粒细胞减少伴发热的患者存在感染，其中 20％为菌血症。念珠菌及曲霉菌感染也较常见。
  - *HIV 相关 FUO*：超过 80％的患者存在感染，其具体的感染病原体与患者免疫抑制的程度及所在地域相关。药物热及淋巴瘤也是可能的原因。

临床思路 不明原因发热

询问病史时需留意患者的原住地、近期及既往旅游史、与兴趣爱好相关的环境暴露史以及宠物接触史。FUO 的诊断流程详见图 34-1。

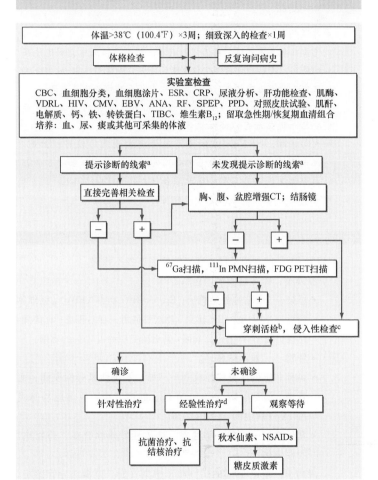

a "提示诊断的线索"被 de Kleijn 和其同事（1997，Part II）概括为病史、局部体征或关键症状的重要发现。b 根据"提示诊断的线索"进行肝针刺活检及其他部位活检。c 侵入性检查可包括腹腔镜。d 经验性治疗是最终的措施，给大多数持续未能确诊的 FUO 患者带来良好的预后

图 34-1 经典型不明原因发热的诊治流程。ANA，抗核抗体；CBC，全血细胞计数；CMV，巨细胞病毒；CRP，C-反应蛋白；CT，计算机化断层显像；EBV，Epstein-Barr 病毒；ESR，红细胞沉降率；FDG，18F-氟脱氧葡萄糖；NSAIDs，非甾体抗炎药；PET，正电子放射断层扫描；PMN，多叶核白细胞；PPD，结核菌纯化蛋白衍生物；RF，类风湿因子；SPEP，血清蛋白电泳；TIBC，总铁结合力；VDRL，性病实验室检查

治疗　不明原因发热

对经典型 FUO 患者需强调连续的观察及检查，避免仓促盲目的经验性治疗。

- 对于生命体征不稳定、中性粒细胞减少症及免疫抑制状态的患者，可尽早进行经验性抗感染治疗。
- 除非已较肯定地排除感染性疾病，且 FUO 可能为炎症性疾病并导致机体消耗或危及生命，否则避免使用糖皮质激素和 NSAIDs。

预后　若延长观察时间（＞6 个月）后仍未能识别出 FUO 的潜在病因，预后多良好。

超高热

- **病因**　外源性热暴露（如：中暑）及内源性产热（如：药源性高热、恶性高热）是引发超高热的两个机制，由此造成极为危险的体内高温。

  ◇ **中暑**：高温环境下体温调节障碍；可分为劳力性（如在高温或潮湿中运动）及非劳力性（典型为高温热浪下发生于年幼及高龄者）两类。

  ◇ **药源性高热**：由单胺氧化酶抑制剂（MAOIs）、三环类抗抑郁药物、安非他命、可卡因及其他多种违禁药物引起。

  ◇ **恶性高热**：由于遗传异常，对吸入性麻醉剂或琥珀酰胆碱反应为细胞内钙离子浓度迅速增加，而使临床表现为高热及全身性反应（如：肌肉强直、横纹肌溶解、血流动力学紊乱）。此种罕见的临床状况多可致命。

  ◇ **神经阻滞剂恶性综合征**：由于使用神经阻滞剂（如：氟哌啶醇）或撤停多巴胺能药物导致，特征性表现为"铅管样"肌肉僵硬、锥体外系反应、自主神经失调及高热。

  ◇ **5-羟色胺综合征**：由选择性 5-羟色胺再摄取抑制剂（SS-RIs）、MAOIs 或其他含血清素激活效应的药物引起。可通过患者临床表现与神经阻滞剂恶性综合征鉴别，5-羟色胺综合征存在腹泻、震颤及肌阵挛，而非铅管样肌肉僵硬。

- **临床特征**　高体温，具有相应的病史（热暴露、使用特定的药物），并伴有皮肤干燥、幻觉、谵妄、瞳孔扩大、肌肉僵硬和（或）肌酸激酶的增高表现。

- **诊断**　区分发热与超高热可能较为困难。临床病史最为重要（如：热暴露的病史或干扰体温调节的药物治疗）。
  - ◇ *超高热患者*表现为皮肤干热；退热药物无法降低体温。
  - ◇ *发热患者*可表现为皮肤发凉（血管收缩所致）或湿热；退热药物多可有效降低体温。

治疗 ▶ 超高热

- 体外物理方法降温（如：擦拭、风扇、冰毯、冰浴），或体内降温（如：冰盐水胃肠或腹膜腔内灌洗）。一些极端的病例，可能需低温血液透析或体外心肺循环。
- 存在脱水风险者给予静脉补液。
- 可酌情使用药物：
  - ◇ 恶性高热、神经阻滞剂恶性综合征及药源性高热应使用丹曲洛林（$1\sim2.5$mg/kg IV q6h，至少持续 $24\sim48$h）治疗；丹曲洛林也可用于5-羟色胺综合征和甲状腺毒症。
  - ◇ 神经阻滞剂恶性综合征可使用溴隐亭、左旋多巴、金刚烷胺或硝苯地平治疗，或用箭毒和溴化双哌雄双酯诱导肌肉松弛。
  - ◇ 三环类抗抑郁药过量可使用毒扁豆碱治疗。

更多内容详见 HPIM-18 原文版：Kaye KM, Kaye ET: Atlas of Rashes Associated With Fever, Chap. e7 and Dinarello CA, Porat R: Fever and Hyperthermia, Chap. 16, p. 143; Kaye ET, Kaye KM: Fever and Rash, Chap. 17, p. 148; and Gelfand JA, Callahan MV: Fever of Unknown Origin, Chap. 18, p. 158.

第 35 章
乏　力

陈江天　校　张锋　译

　　乏力是患者最常见的主诉之一。通常指体力活动能力水平减低的非特异性感受，或是相对较小的劳力后，感觉几乎筋疲力尽。乏力应与神经源性无力鉴别，后者为一处或多处正常肌肉力量的下降

（第 59 章）。其实，这在患者中并不少见，尤其是高龄者，表现为普遍的缺乏生命活力，并根据其病因不同，伴有乏力或虚弱表现。

■ 病因

由于形成乏力的原因繁多，因此获悉详尽病史、系统回顾（ROS）及体格检查对于排查病因均至关重要。病史及系统回顾应当重点关注于当前发生的乏力及其进展情况。询问患者症状持续数日、数周还是数年；回顾其日常活动、运动、性行为及睡眠习惯。寻找患者是否伴有抑郁症或痴呆的特征。了解患者旅游史、感染病原体暴露史，以及其用药史。系统回顾有助于发现器官相关系统受累的重要线索。既往用药史可阐明症状表现下潜在的临床情况，如肿瘤史或心脏疾患。体格检查应当重点评价体重及营养状态、淋巴结肿大、肝脾肿大、腹部包块、面色苍白、皮疹、心力衰竭、新发的心脏杂音、关节疼痛或触痛点，以及无力或神经系统异常的表现。若发现真性无力或肢体瘫痪，应考虑神经系统疾病（第 59 章）。

■ 鉴别诊断

明确造成乏力的原因可能是医学上最具挑战性的诊断难题之一，因为其涉及的鉴别诊断极为广泛，包括感染性疾病、恶性肿瘤、心源性疾病、内分泌疾病、神经系统疾病、抑郁症或任何器官系统的严重异常以及多种药物的不良反应（表 35-1）。发热及体重减轻提示感染性疾病可能性大，而进行性呼吸困难提示心源性、肺源性或肾源性疾病可能性大。临床表现包括关节痛提示可能为风湿性疾病。既往存在恶性肿瘤，尽管已经治愈或缓解，需考虑复发或广泛转移。具有瓣膜性心脏病或心肌病病史的患者，可能出现心脏功能失代偿的情况。Graves 病的治疗可能导致甲状腺功能减退。追溯患者的用药变化，包括停止或新近使用的药物，几乎任何初始应用的新药均可能导致乏力。然而，不应当由于暂有的新药相关性，而排除其他造成乏力的原因，尤其是许多患者接受新药出于尝试缓解其乏力不适时。仔细评估药物及其剂量的作用，特别是对于老年患者，同时多种药物干预，以及不适宜的药物方案或错误的药物剂量均为较常导致乏力的原因。患者临床表现发展的时间过程也具有鉴别意义，慢性病程时间长达数月至数年，多与慢性进展性器官衰竭或内分泌疾病相关；反之，较急性病程，数周至数月内起病则提示感染性疾病或恶性肿瘤。

■ 辅助检查

实验室和影像学检查需在病史及体格检查的指导下开展。无论如何，全血细胞分类及计数、电解质、尿素氮、肌酐、血糖、血钙及LFT对大部分原因不明的乏力均具有诊断价值，因为这些检查可排除多种原因并可能对未曾考虑的疾病提供线索。同样，X线胸片也有助于快速地评价是否存有多种可能的疾病，包括心力衰竭、肺病及隐匿在肺部或骨结构的恶性肿瘤。后续的检查应当基于初步检查结果和对疑似诊断的临床评估。例如，发现贫血提示需进一步检查是否存有铁缺乏或溶血表现，从而缩小可能的病因范围。低钠血症可由于抗利尿激素分泌不当综合征、甲状腺功能减退症、肾上腺功能不全、药物，或潜在的心、肺、肝、肾功能不全导致。白细胞计数升高可反映感染性疾病和恶性肿瘤的可能性大。由此，对于乏力的诊断路径，其实就是采用最具成本效益的措施，广泛采集患者各方面信息，以逐步缩小鉴别诊断的范围。

表 35-1   可能造成乏力的原因

疾病类型	举例
感染性疾病	HIV、结核病、莱姆病、心内膜炎、肝炎、鼻窦炎、真菌、Epstein-Barr 病毒、疟疾（慢性期）
炎症性疾病	类风湿关节炎、风湿性多肌痛、慢性疲劳综合征、纤维肌痛、结节病
肿瘤	肺、胃肠道、乳腺、前列腺、白血病、淋巴瘤、转移瘤
精神性疾病	抑郁症、酒精中毒、慢性焦虑
代谢性疾病	甲状腺功能减退症、甲状腺功能亢进症、糖尿病、艾迪生（Addison）病、甲状旁腺功能亢进症、性腺功能减退、垂体功能减退（TSH、ACTH、生长激素缺乏）、McArdle 病
电解质紊乱	高钙血症、低钾血症、低钠血症、低镁血症
营养、维生素缺乏	饥饿、肥胖、铁缺乏、维生素 B_{12} 缺乏、叶酸缺乏、维生素 C 缺乏（坏血病）、维生素 B_1 缺乏（脚气病）
神经系统疾病	多发性硬化、重症肌无力、痴呆
心源性疾病	心力衰竭、冠状动脉疾病、瓣膜病、心肌病
肺源性疾病	慢性阻塞性肺疾病、肺循环高压、慢性肺栓塞、结节病
睡眠紊乱	睡眠呼吸暂停、失眠、不宁腿综合征
胃肠疾病	乳糜泻、克罗恩病、溃疡性结肠炎、慢性肝炎、肝硬化
血液病	贫血
肾源性疾病	肾功能不全
药源性因素	镇静剂、抗组胺药、麻醉药、β受体阻滞剂及许多其他药物

TSH：促甲状腺素；ACTH：促肾上腺皮质激素

治疗 乏力

如果可知悉病因，应当给予针对性治疗。对于多种疾病，如：代谢性、营养性或内分泌疾病等，适宜的病因治疗可快速纠正乏力不适。多种感染性疾病，如：结核病、鼻炎或感染性心内膜炎也应给予特异性治疗。慢性疾病患者，如：慢性阻塞性肺疾病、心力衰竭、肾衰竭或肝衰竭，将获益于加强器官功能的干预或纠正其伴发的代谢紊乱，并因此逐渐改善其健康状况。肿瘤患者乏力可由于化疗或放疗引起，可随着时间推移而缓解；纠正伴发的贫血、营养不良、低钠血症或高钾血症均可增加患者的体力水平。对于内分泌缺陷患者，激素替代治疗通常可改善其乏力状态。无论原发或继发于疾病情况的抑郁状态或睡眠障碍，对其干预均可有效改善乏力症状。应当考虑停止使用可能引起乏力的药物，以治疗患者基础疾病所需要的其他药物替代。高龄患者中，适宜的药物剂量调整（多是减低剂量）和限制处方（仅保留必要的药物）均可改善乏力症状。

慢性疲劳综合征

慢性疲劳综合征（CFS）以极度倦怠为主要病征，并伴有与身体、运动及神经心理相关的不适主诉。大多数患者（75%）为30～45岁的女性。美国疾病预防控制中心制订了CFS的诊断标准，其主要基于症状，并需排除其他疾患（表35-2）。CFS的病因未明，尽管其临床表现常继发于感染性疾病（Q热、莱姆病、单核细胞增多症或其他病毒感染）。许多研究试图将CFS与逆转录病毒EBV（包括一类小鼠白血病病毒相关的逆转录病毒）或肠道病毒联系起来，但均未获得成功。躯体或心理应激也常被认为是其诱发因素。1/2～2/3的患者合并抑郁症，因此一些专家认为CFS从根本上是一类精神疾病。

CFS为排除性诊断，目前缺乏可用于确诊或评价严重程度的辅助检查。CFS病情并不呈现进展性变化，但病程多长期持续。年中位痊愈率为5%（区间0%～31%），而改善率为39%（区间8%～63%）。

关于CFS的处置，医师应当首先确认患者的日常功能减损。患者应被告知对于CFS的现有认识（或不足），并提供关于疾病治疗的建议。非甾体抗炎药可用于缓解头痛、多发疼痛及发热。抗组胺药或解充血剂可有效减轻鼻炎和鼻窦炎症状。虽然患者可能对精神疾患的诊断表示反感，但仍应对其抑郁与焦虑状态进行干预。非镇静

作用的抗抑郁药能改善情绪及睡眠，从而减轻乏力。认知行为疗法
（CBT）及分级运动疗法（GET）可作为部分患者的有效治疗策略。

表 35-2　CDC 慢性疲劳综合征的诊断标准

慢性疲劳综合征的认定包括以下方面：

1. 新近出现或已存在的疲劳，经临床评估确认且无法解释其原因，呈持续
   或反复发作；非过度劳累所致；无法通过休息改善；造成其职业、教育、
   社会、个人活动水平较前显著减低；以及

2. 以下 4 项或以上症状持续或反复发作，时间 > 6 个月，且不先于疲劳症
   状发生：

   - 记忆力或注意力下降
   - 反复或频发咽痛
   - 颈部或腋窝淋巴结触痛
   - 肌肉疼痛
   - 多关节疼痛，无发红及肿胀表现
   - 新发或严重头痛
   - 睡眠无法恢复精力
   - 劳累后身体不适持续 ≥ 24h

缩略词：CDC，疾病预防控制中心。

资料来源：*www.cdc.gov/cfs/toolkit/*

更多内容详见 HPIM-18 原文版：Aminoff MJ：Weakness
and Paralysis, Chap. 22, p. 181；Czeisler CA, Winkelman
JW, Richardson GS：Sleep Disorders, Chap. 27, p. 213；
Robertson RG, Jameson LJ：Involuntary Weight Loss,
Chap. 80, p. 641；Bleijenberg G, van der Meer JWM：Chro-
nic Fatigue Syndrome, Chap. 389, p. 3519；Reus VI：Men-
tal Disorders, Chap. 391, p. 3529.

第 36 章
体重下降

陈江天　校　耿强　译

　　既往体健者，出现非自主性的显著体重下降，多预示存在系统
性疾病。常规病史采集均应包含对体重变化情况的询问。数日内体
重迅速波动，多与体液潴留或丢失相关；反之，长期的变化多有组

织质量丢失。体重在 6～12 个月内减轻 5%，应当进一步检查。对于
80 岁以上的人群，体重逐渐下降是生理现象，但他们同时也是罹患
恶性肿瘤和其他严重疾病的高危人群。

■ 病因

非自主因素的体重下降可主要归因于四类情况：①恶性肿瘤；
②慢性炎症或感染性疾病；③代谢性疾病；④精神性疾病（表 36-1）。

表 36-1 体重下降的原因

肿瘤	药物
内分泌和代谢因素	镇静剂
甲状腺功能亢进症	抗生素
糖尿病	非甾体抗炎药
嗜铬细胞瘤	5-羟色胺再摄取抑制剂
肾上腺功能不全	二甲双胍
胃肠疾病	左旋多巴
吸收不良	血管紧张素转化酶抑制剂
肠梗阻	其他药物
胃溃疡	口腔疾病
炎症性肠病	龋齿
胰腺炎	味觉障碍
恶性贫血	年龄相关因素
心脏疾病	生理性改变
慢性心肌缺血	味觉、嗅觉减退
慢性充血性心力衰竭	躯体功能下降
呼吸系统疾病	神经系统疾病
肺气肿	卒中
慢性阻塞性肺疾病	帕金森病
肾功能不全	神经肌肉疾病
风湿性疾病	痴呆
感染	社会因素
HIV	孤独
结核	经济窘迫
寄生虫	精神及行为因素
亚急性细菌性心内膜炎	抑郁
	焦虑
	丧失亲人
	酗酒
	进食障碍
	活动或运动量增加
	特发性

对于高龄人群，体重下降最常见的原因是抑郁症、恶性肿瘤和良性胃肠道疾病。其中，肺癌和消化道肿瘤是最常见导致体重下降的恶性疾患。对于较年轻的个体，则应考虑糖尿病、甲状腺功能亢进症、神经性厌食症以及感染，尤其是 HIV。

■ 临床特征

在对患者深入展开评价前，确认患者确实存在体重下降极为必要（多达 50％患者主诉的体重下降未能被证实）。缺乏记载性资料的情况下，患者存有腰带卡扣位置或衣物尺码变化可间接提示体重减轻。

采集患者的*病史*应当询问包括：发热、疼痛、气促、咳嗽、心悸和神经系统疾病征象。获取消化道症状病史，包括：进食障碍、味觉障碍、吞咽困难、厌食症、恶心和排便习惯变化。回顾患者的旅游史、吸烟史、饮酒史和所有的药物应用史，以及既往疾病或手术史及其家庭成员疾病史。需评估患者 HIV 感染风险。除此之外，需考虑其他可能影响进食的因素，诸如：抑郁、痴呆、社会因素（疏离、孤寂、经济状况）。

*体格检查*从体重测定和记录生命体征开始。检查皮肤有无苍白、黄染、肿胀、手术瘢痕和系统性疾病的红斑。评估是否有鹅口疮、牙齿疾患、甲状腺或淋巴结肿大；以及心、肺、腹部的异常。对男性患者常规进行直肠检查，包括前列腺；女性则需包括盆腔检查。全部患者均需完善粪便潜血试验。神经系统检查应当包括精神状态评估和抑郁筛查。

初步*辅助检查*项目见表 36-2，需同时针对导致患者体重下降的基础病因给予得当的治疗。倘若未能识别导致患者体重下降的原因，应严密临床随访，而非毫无指向性地进行检查。辅助检查无异常提示患者预后较好。

表 36-2　非自主性体重下降患者的筛查项目

初步检查	附加检查
CBC	HIV 检测
电解质、血钙、血糖	上、下消化道内镜
肝、肾功能	腹部 CT 或 MRI
尿液分析	胸部 CT
促甲状腺素	
胸部 X 线	
建议肿瘤筛查	

治疗 体重下降

体重下降的治疗需直接纠正个体的基础生理病因及社会状况。在特定情况下，给予营养支持或使用药物（如醋酸甲地孕酮、屈大麻酚、生长激素）可有效刺激食欲及增加体重。

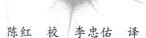

更多内容详见 HPIM-18 原文版：Robertson RG，Jameson JL：Involuntary Weight Loss，Chap. 80，p. 641.

第 37 章
胸 痛

陈红 校 李忠佑 译

胸痛的严重程度与其病因的严重性并无必然关系。表 37-1 列出了可能导致胸部不适的一些疾病。

表 37-1 急性胸痛住院患者在排除心肌梗死后的病因鉴别

诊断	比例
胃食管疾病[a]	42
胃食管反流	
食管动力疾病	
胃溃疡	
胆结石	
缺血性心脏病	31
胸壁综合征	28
心包炎	4
胸膜炎/肺炎	2
肺动脉栓塞	2
肺癌	1.5
主动脉瘤	1
主动脉狭窄	1
带状疱疹	1

[a] 按照发生频率排序

资料来源：*Fruergaard P et al*：*Eur Heart J* 17：1028，1996.

■ 高危胸痛

胸痛的鉴别诊断见图 37-1 和图 37-2。胸痛呈现如下特征极具临床提示意义：①新发、急性、现症发作；②反复、阵发性发作；③持续发作，如连续数日。

心肌缺血心绞痛

胸骨后压迫、压榨或紧缩样不适，伴随典型的左上肢放射；多见于劳累后，尤其是餐后或者情绪激动时。服硝酸甘油或休息后可缓解。

急性心肌梗死（第 128 章及第 129 章）

类似于心绞痛，但是程度更重，持续时间更长（$\geqslant 30\text{min}$），服硝酸甘油或休息无法迅速缓解症状；常伴有 S_3 和 S_4。

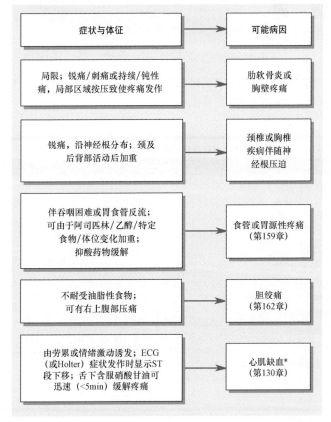

图 37-1 反复胸痛的鉴别诊断。* 若疑似心肌缺血，并有收缩期杂音需同时考虑主动脉疾病（第 123 章）和梗阻性肥厚型心肌病（第 124 章）

	急性心肌梗死（第128章和第129章）	主动脉夹层（第134章）	急性心包炎（第125章）	肺动脉栓塞（第142章）	急性气胸（第144章）	食管破裂
疼痛表现	压迫样、压榨样或紧缩感；可放射至臂部、颈部或后背	"撕裂样"；可自胸前移向胸背部正中	挤压样、尖锐、胸膜性；前倾坐位缓解	胸膜性、尖锐；可伴有咳嗽/咯血	非单尖锐、胸膜性	剧烈，位于胸骨后及上腹部；伴有恶心±呕血
既往病史	曾有类似劳累诱发的疼痛，但程度较轻；+冠状动脉危险因子	高血压或马方综合征（第169章）	近期上呼吸道感染，或其他提示心包炎的临床情况（第125章）	近期手术或制动	近期胸部创伤或慢性阻塞性肺疾病史	近期反复恶心/呕吐
关键体征阳性	大汗、苍白，常可闻及S₄，而较少闻及S₃	疲乏、双侧脉搏不对称；可能闻及主动脉瓣反流舒张期杂音（第123章）	心包摩擦音（多可闻及三种成分，患者前倾坐位听诊最为响亮）	呼吸急促，可伴有胸膜摩擦音	呼吸急促、受累的肺野呼吸音减弱及叩诊呈过清音	皮下气肿，邻近胸骨处可闻及捻发音
考虑	急性心肌梗死（第128章和第129章）	主动脉夹层（第134章）	急性心包炎（第125章）	肺动脉栓塞（第142章）	急性气胸（第144章）	食管破裂
确诊检查	• 动态ECG变化；• 动态心肌损伤标志物（如肌钙蛋白、CK）变化	• 胸部X线：纵隔增宽；• MRI、CT或经胸超声心动图：可见撕裂的内膜片；• 主动脉血管造影：确定诊断	• ECG：广泛导联ST段抬高，PR段压低；• 超声心动图：多可见心包积液	• D-二聚体正常可排除诊断；• CT血管显像或肺通气/灌注扫描：V/Q失衡；• 肺血管造影：动脉内充盈缺损	• 胸部X线：胸膜腔透亮度增高、邻近的肺萎陷；若为张力性气胸，纵隔向健侧移位	• 胸部X线：纵隔增宽；• 食管内镜确定诊断

图 37-2　急性胸痛的鉴别诊断

肺动脉栓塞（第 142 章）

可位于胸骨后或胸外侧部，呈胸膜性疼痛，及伴有咯血、心动过速及低氧血症。

主动脉夹层（第 134 章）

胸部正中剧烈疼痛，呈尖锐"撕裂样"性质，放射至后背，不受体位改变影响，可伴有外周脉搏减弱或无脉。

纵隔气肿

剧烈锐痛，局限于胸骨后区域，常可闻及捻发音。

急性心包炎（第 125 章）

多为胸骨后固定的挤压性疼痛；常伴有胸膜性疼痛表现，咳嗽、深吸气、仰卧位加重，而前倾坐位缓解。可闻及一个或两个、三个成分的心包摩擦音。

胸膜炎

多见于炎症，较少为肿瘤或气胸所致。常为单侧、刀割样、浅表性疼痛，随咳嗽或呼吸加重。

■ 低危胸痛

肋软骨疼痛

常为胸前区的局限性锐痛，呈短暂、掠过样疼痛或持续性钝痛，按压肋软骨和（或）胸骨肋骨交界处可致疼痛。Tietze 综合征（肋软骨炎）的患者中，可见其关节红肿及伴有压痛。

胸壁疼痛

因过度运动使肌肉或韧带劳损或创伤后肋骨骨折所致，伴有局部压痛。

食管源性疼痛

胸部深部的不适感，可伴有吞咽困难和反流症状。

情绪障碍

迁延性疼痛，或是掠过样、短暂性、一过性疼痛，伴有疲乏及情绪紧张。

■ 其他病因

①颈椎间盘疾病；②颈椎或胸椎骨关节炎；③腹部疾病：胃溃

痿、食管裂孔疝、胰腺炎、胆石症；④支气管炎、肺炎；⑤乳腺疾病（炎症、肿瘤）；⑥肋间神经炎（带状疱疹）。

临床思路 胸痛

详尽的病史包括胸痛的性质与特点、诱发因素及缓解方式，有助于反复发作胸痛的诊断。图37-2总结了急性致命性胸痛的临床特点与确诊方法。

ECG是初始评估的关键检查，可迅速识别急性ST段抬高型心肌梗死，此类患者一般需紧急再灌注治疗（第128章）。

更多内容详见HPIM-18原文版：Lee TH: Chest Discomfort, Chap. 12, p. 102.

第38章
心 悸

刘元生 校 李鼎 译

心悸表现为患者间断或者持续感受到自己的心跳，常被描述为胸腔内沉重撞击或扑动感。症状可能源于心脏，或者非心源性因素，包括甲状腺功能亢进、摄入刺激性物质（如咖啡、可卡因）以及高儿茶酚胺状态（如运动、焦虑、嗜铬细胞瘤）等。这些可引起心悸的心律失常包括房性或室性期前收缩、持续且节律规整的室上性或室性心动过速（第132章）；而节律不规整的持续性心悸多是心房颤动。让患者描述出心悸时的感受，有助于识别其心律是否规整。

临床思路 心悸

心悸通常是良性的，但如果患者伴有血流动力学障碍（头晕、晕厥、心绞痛、呼吸困难）或既往存有冠心病、心室功能不全、肥厚型心肌病、主动脉瓣狭窄或者其他瓣膜病时，则提示患者可能发生了较为严重的心律失常。

具有诊断意义的检查包括ECG（在症状发作时描记）、运动试验（患者典型由劳累诱发心悸症状，或疑似冠心病），以及超声心动图（疑似结构性心脏病时）。如果症状为阵发性发作，动态心电监测有助于诊断，包括 Holter 监测（可记录 24～48h）、便携式事件/环路记录器（可记录 2～4 周）或者植入式环路记录器（可记录 1～2 年）。此外，应完善相应的实验室检查以确定是否存在低钾血症、低镁血症和（或）甲状腺功能亢进症。

对于无结构性心脏病的良性房性或室性期前收缩的患者，其治疗措施包括减少乙醇与咖啡因摄入、反复心理安慰，并可考虑使用 β 受体阻滞剂缓解症状。其他较为严重的心律失常的治疗将在第 131 章与第 132 章中述及。

更多内容详见 HPIM-18 原文版：Loscalzo J：Palpitations, Chap. 37, p. 295.

第 39 章
呼吸困难

郭丹杰　校　刘传芬　译

■ 定义

呼吸困难是一种主观的呼吸不适感，常由吸入和呼出气体作功增加引起。临床中面对此种不适需首先评价其性质与严重程度。呼吸困难多由心肺疾患导致，因其可引起呼吸增快、呼吸作功增加和（或）刺激心、肺或血管上相关的受体。

■ 病因

呼吸系统疾病所致的呼吸困难

- 气道疾病：哮喘和慢性阻塞性肺疾病（COPD）是造成伴有呼吸作功增加的呼吸困难的常见原因。支气管痉挛可引起胸部紧缩感和过度通气。低氧血症和高碳酸血症可由于通气-灌注不匹配导致。

- 胸壁疾病：胸壁僵硬（如脊柱后凸侧弯）和神经肌肉无力（如重症肌无力）引起呼吸作功增加。

- 肺实质疾病：间质性肺疾病（第 143 章）导致肺顺应性降低和呼吸作功增加。通气-灌注不匹配和肺间质纤维化可导致低氧血症。刺激肺部感受器可引起过度通气。

心血管系统疾病所致的呼吸困难

- **左心疾病**：左心室舒张末压力和肺毛细血管楔压增高可引起呼吸困难和低氧血症；其中，肺部感受器的刺激导致呼吸困难，而通气-灌注不匹配造成低氧血症。
- **肺血管疾病**：肺栓塞、原发性肺动脉高压和肺血管炎可通过肺动脉压力增高刺激肺部感受器。同时，过度通气和低氧血症也可促使呼吸困难的发生。
- **心包疾病**：缩窄性心包炎和心脏压塞使心腔内和肺动脉压力增高，导致呼吸困难。

非心肺系统疾病所致的呼吸困难

贫血可引起呼吸困难，尤其是在劳累后。肥胖因心排血量增加及通气功能受损，亦会引起呼吸困难。躯体去适应状态也可导致呼吸困难。

临床思路 呼吸困难（图 39-1）

病史：询问患者对不适的描述，包括是否存在体位、感染和环境暴露的影响。端坐呼吸常见于充血性心力衰竭（CHF）。夜间阵发性呼吸困难见于 CHF 和哮喘。间断呼吸困难提示心肌缺血、哮喘或肺栓塞。

体格检查：观察辅助呼吸肌参与呼吸活动情况，评价呼吸作功增加程度。确定胸廓活动度是否对称。通过叩诊（浊音或过清音）和听诊（呼吸音减弱或异常）评价肺部。心脏查体需注意有无颈静脉怒张、心脏杂音，以及 S_3 或 S_4 奔马律。杵状指可能与间质性肺病或肺癌相关。评价劳力性呼吸困难，可在脉氧饱和度监测下诱发呼吸困难进行观察。

影像学检查：胸片可作为初步评价的检查。胸部 CT 可用于进一步评价肺实质疾病（如肺气肿或间质性肺病）和肺栓塞。

其他辅助检查：必须行 ECG 检查；超声心动图可评价左心室功能、肺动脉高压和瓣膜疾病。可考虑行肺功能检查，包括测定呼吸流量、容积及弥散功能。肺功能检查正常的患者可通过醋甲胆碱激发试验检出支气管哮喘。心肺运动试验可判定导致运动耐量受限的心肺病因。

治疗 ▶ 呼吸困难

理想的治疗包括纠正引起呼吸困难的基础病因。静息或活动后明显缺氧的患者需给予吸氧。肺康复有益于 COPD 患者。

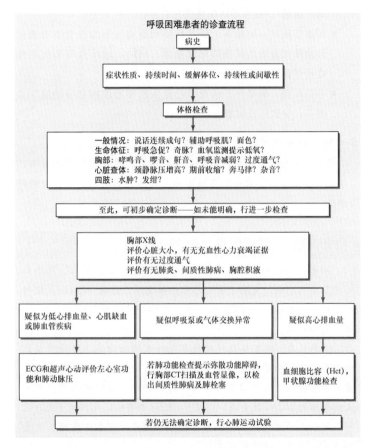

图 39-1 呼吸困难患者的诊查流程［资料来源：*Adapted from RM Schwartzstein，D Feller-Kopman，in Primary Cardiology，2nd ed. E Braunwald，L Goldman（eds）：Philadelphia，Saunders，2003.*］

肺水肿

心脏疾患导致肺静脉压力增高可引起间质水肿从而发生心源性肺水肿；压力更高时，可发展为肺泡水肿和胸腔积液。症状包括劳力性呼吸困难和端坐呼吸。体格检查可发现 S_3 奔马律、颈静脉压力增高和外周水肿。胸片可见上肺野血管纹理增重。随着严重程度升级，胸片显见病变从肺门周围肺泡模糊影进展为弥漫性肺实质异常。

肺毛细血管内皮损伤可导致非心源性肺水肿。低氧血症与肺内分流相关，并可观察到肺顺应性降低。临床表现从轻度呼吸困难至严重呼吸衰竭均可。心内压力一般正常。其病因可为肺部直接损伤（如误吸、吸入烟雾、肺炎、氧中毒或胸部创伤），间接损伤（如脓毒血症、胰腺炎和白细胞凝集反应），或肺血管因素（如高原性肺水肿或神经源性肺水肿）。胸片的典型表现为心脏大小正常及弥漫性肺泡浸润影，胸腔积液并不常见。非心源性肺水肿的低氧血症往往需要高浓度氧治疗。

更多内容详见 HPIM-18 原文版：Schwartzstein RM：Dyspnea, Chap. 33, p. 277.

第40章
发　绀

郭丹杰　校　刘传芬　译

皮肤和（或）黏膜呈蓝色多由于毛细血管中还原血红蛋白含量升高 [$>40g/L$（$>4g/dl$）]，突出表现在唇部、甲床、耳和颊部颧骨处。

■ 中心性发绀

由于动脉血氧饱和度下降或存在异常血红蛋白所致。一般在动脉血氧饱和度≤85％，或深肤色患者≤75％时明显。病因包括：

1. 肺功能受损　肺泡通气功能下降或氧弥散功能受损；在肺炎、肺水肿和慢性阻塞性肺疾病（COPD）中最为常见；COPD呈现发绀的患者，多伴有红细胞增多症。

2. 解剖分流　先天性心脏病或肺动静脉瘘可导致不饱和静脉血分流入动脉循环。

3. 吸入 O_2 减少　海拔增高至>4000m（>13 000ft）时可显现发绀。

4. 异常血红蛋白　高铁血红蛋白血症、硫化血红蛋白血症和低氧亲和力的变性血红蛋白（见 HPIM-18Chap. 104）。

■ 外周性发绀

动脉血氧饱和度正常，局部的血流淤滞造成毛细血管向组织释放 O_2 增加。常见原因包括暴露于寒冷环境血管收缩，心排血量下降（如休克，第 12 章），心力衰竭（第 133 章），以及外周血管疾病（第 135 章）导致动脉闭塞或血管痉挛（表 40-1）。局部（如血栓性静脉炎）和中枢（如缩窄性心包炎）因素致使静脉压增高可加重发绀表现。

表 40-1　发绀的原因

中心性发绀
氧饱和度下降
大气压下降——高海拔
肺功能受损
肺泡通气不足
肺通气血流比失衡（低通气肺泡的灌注）
氧弥散功能障碍
解剖分流
特定类型的先天性心脏病
肺动静脉瘘
多发肺内小血管分流
血红蛋白氧亲和力下降
血红蛋白异常
高铁血红蛋白症——遗传性、获得性
硫化血红蛋白症——获得性
碳氧血红蛋白症（非真性发绀）
周围性发绀
心排血量下降
暴露于寒冷环境
肢体末梢血流重新分布
动脉闭塞
静脉闭塞

临床思路　发绀

- 知悉发绀的持续时间（自出生后发绀提示先天性心脏病）和诱发因素（可能造成异常血红蛋白的药物或化学物质）。

- 检查甲床、口唇和黏膜以鉴别中心性和周围性发绀。周围性发绀在甲床表现最为明显，可随着肢体逐渐温暖而减轻。

- 检查有无杵状指（趾），即指（趾）远端由于结缔组织增生导致局部膨大。其成因可为遗传性、特发性或获得性，包括伴发于肺癌、感染性心内膜炎、支气管扩张或肝硬化。发绀

合并杵状指（趾）多见于先天性心脏病，偶见于肺部疾患
（肺脓肿、肺动静脉分流，但轻症 COPD 患者无此表现）。

- 胸部查体明确有无肺病、肺水肿，或先天性心脏病伴发的
心脏杂音。

- 如果发绀局限在某一侧肢体，评价外周血管是否闭塞。

- 获取动脉血气检测体循环血氧饱和度。患者吸入纯氧后再
次评价；若血氧饱和度无法上升至 >95%，则可能体内存在
绕行肺组织的血管分流（如心内右向左分流）。

- 筛检异常血红蛋白（如血红蛋白电泳、光谱分析和高铁血
红蛋白水平检测）。

更多内容详见 HPIM-18 原文版：Loscalzo J：Hypoxia and
Cyanosis, Chap. 35, p. 287.

第 41 章
咳嗽和咯血

穆新林　校　张茉沁　译

咳嗽

■ 病因

急性咳嗽定义为持续时间 <21 天，一般与呼吸道感染、误吸或
吸入呼吸道刺激物有关。亚急性咳嗽（持续 3～8 周）通常与气管支
气管炎发作后的持续炎症状态相关。慢性咳嗽（持续 >8 周）可由于
多种心肺疾病引起，吸烟导致的慢性支气管炎是其中的常见原因。
如果胸片及查体未见异常，则应考虑其他常见原因造成的慢性咳嗽，
包括咳嗽变异性哮喘、胃食管反流病（GERD）、鼻窦疾病所致的鼻
后滴漏，以及应用血管紧张素转化酶抑制剂（ACEI）类药物等。鼓
膜刺激以及慢性嗜酸性粒细胞性支气管炎也可表现为胸片正常的慢
性咳嗽。咳嗽无力时由于无法清除下呼吸道分泌物，易于诱发严重
的呼吸系统感染；气道异常分泌（如支气管扩张）或气管软化将共
同促使其发生。虚弱或疼痛也可造成腹肌及肋间肌功能受限，从而
导致咳嗽无力。

■ 临床评估

病史采集的关键是询问咳嗽发作的诱因、咳嗽加重或缓解因素，以及咳痰情况。同时，还需评价鼻咽部疾病的症状，包括鼻后滴漏、打喷嚏以及流涕。GERD 可表现为烧心、声嘶和频繁嗳气。如果哮喘的发作与咳嗽相关，则应考虑咳嗽变异性哮喘。应用 ACEI 类而非血管紧张素受体拮抗剂（ARB）类药物所致的咳嗽，可在用药后较长的时间持续存在。

查体时关注心肺疾病的体征，包括肺部异常呼吸音及杵状指。还应检查患者的鼻道、咽后壁、耳道及鼓膜。

辅助检查应包括胸部影像学检查。肺功能及支气管舒张试验可评价是否存在可逆性气流受限；对于肺功能正常者，乙酰甲胆碱激发试验可用于评价哮喘。需对痰液进行常规细菌及分枝杆菌培养。对于肺癌及嗜酸细胞性气管炎患者，痰细胞学检查可发现恶性细胞或嗜酸性粒细胞。食管测酸检查可用于诊断 GERD。对于胸片正常而治疗无效的咳嗽患者，应考虑进行胸部 CT 检查。对于咯血的评估见下文。

治疗　慢性咳嗽

对于胸片正常的慢性咳嗽患者，应根据其病史及查体结果针对最可能的病因进行经验性治疗，如果治疗无效，应考虑针对另一常见病因进行经验性治疗。鼻后滴漏的治疗包括抗组胺药、鼻用糖皮质激素和（或）抗生素。对于 GERD 应用抗酸药、H_2 受体拮抗剂或质子泵抑制剂。咳嗽变异性哮喘可给予吸入性糖皮质激素治疗，并按需应用吸入性 β 受体激动剂。对于服用 ACEI 类药物的患者，可试验性停药 1 个月。吸入性糖皮质激素通常可改善慢性嗜酸性粒细胞性支气管炎病情。咳嗽的对症治疗包括可待因等麻醉药物，但其可能导致嗜睡、便秘及成瘾等不良反应。右美沙芬及苯佐那酯的不良反应相对较少，但疗效较差。

咯血

■ 病因

咯血定义为自呼吸道咯出血液，应鉴别来源于鼻咽部与胃肠道的出血。在美国，急性支气管炎是咯血最常见的原因，而在世界范围内，结核则是咯血的首要病因。

来源于肺泡的咯血即弥漫性肺泡出血（DAH），可由炎症性疾病所致，包括韦格纳肉芽肿、系统性红斑狼疮及 Goodpasture 综合征。在骨髓移植后 100 天之内，炎症性 DAH 可引起严重低氧血症。非炎症性 DAH 通常因毒性物质暴露引起吸入性损伤而造成，如烟雾或可卡因吸入等。

咯血通常始于中小支气管，其出血来源多为支气管动脉，因此存在造成快速失血的风险。气道来源的咯血多由于病毒或细菌性支气管炎。支气管扩张的患者咯血风险增高。肺炎也可引起咯血，尤其是在空洞形成（如结核）和（或）发展为坏死性肺炎（*如肺炎克雷伯杆菌或金黄色葡萄球菌感染*）之际。肺吸虫病是南亚和中国常见的一种寄生虫感染疾病，也可导致咯血，且需与结核进行鉴别。尽管仅有 10% 的肺癌患者在诊断时出现咯血，但是主要由起源于中央气道的肿瘤（如：鳞状细胞癌、小细胞癌及类癌）造成。肺部的转移癌一般较少造成咯血。

肺血管疾病所致的咯血见于充血性心力衰竭，常为粉红色泡沫样痰。此外，肺栓塞伴肺梗死以及肺动静脉畸形也是肺血管疾病引起咯血的原因。

■ 临床评估

咯血的诊断和治疗流程见图 41-1。在询问病史时，首先应确定出血是源于呼吸道还是其他部位（如鼻咽部、上消化道）。应对患者的出血量进行评估，其决定了诊断和治疗的紧急程度。大咯血定义为 24h 内出血 200～600ml 不等，需要紧急干预。应注意患者是否咳脓痰或泡沫样分泌物，并掌握患者既往咯血情况及吸烟史。发热和寒战是急性感染的征象。此外，还应弄清患者近期是否吸食违禁药物或其毒物。

体格检查时应检查鼻道除外鼻衄，并进行心脏和肺部检查。下肢对称性可凹性水肿提示充血性心力衰竭，而非对称性可凹性水肿则见于深静脉血栓合并肺栓塞。杵状指提示肺癌或支气管扩张。生命体征及氧饱和度评估反映患者血流动力学与呼吸情况。

咯血患者应进行胸部 X 线检查。胸部 CT 有助于确定支气管扩张、肺炎、肺癌及肺栓塞等疾病的诊断。实验室检查应包括全血细胞计数及凝血分析。对于疑似弥漫性肺泡出血的患者，除肾功能及尿液分析外，还应完善抗中性粒细胞胞浆抗体（ANCA）、抗肾小球基底膜（GBM）抗体及抗核抗体（ANA）检测。患者的痰液应送检革兰氏染色、常规培养以及抗酸杆菌染色及培养。

为全面评估咯血患者的情况，通常需进行气管镜检查。对于大咯血患者，可能需要硬质支气管镜检查。

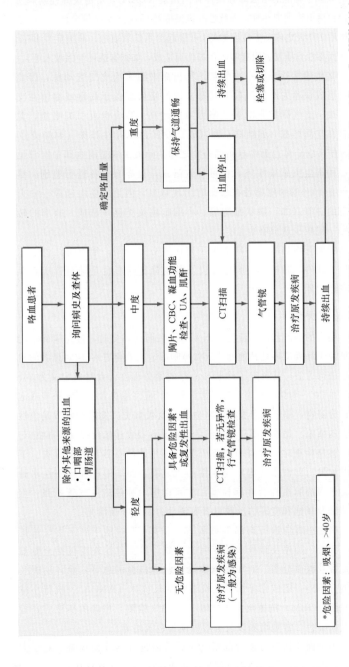

图 41-1 咯血诊断流程图。CBC，全血细胞计数；CT，计算机化断层显像；UA，尿液分析。（资料来源：*From Kritek P and Fanta C：HPIM-18.*）

治疗 咯血

如图 41-1 所示，大咯血可能需气管插管及机械通气以维持呼吸稳定。如果能够确定出血来源，可以通过气管内栓塞或双腔气管插管隔离出血侧的肺。患者应采取出血侧为卧侧的体位。如果出血持续存在，通过血管造影进行支气管动脉栓塞可能使患者获益，但潜在导致脊髓动脉栓塞的严重不良反应。外科手术切除是止血的最后选择。镇咳，多需使用麻醉剂以实现目的。

更多内容详见 HPIM-18 原文版：Kritek P, Fanta C: Cough and Hemoptysis, Chap. 34, p. 282.

第42章
水 肿

陈江天 校 耿强 译

■ 定义

组织间隙内过量的液体积聚导致软组织肿胀。水肿的液体源于血浆漏出，因血管腔内液体转移至组织间隙增多蓄积形成。成年人呈现可被识别出的全身性水肿，反映体内液体蓄积≥3L。肾水钠潴留是发生水肿的必要条件。水肿的分布对于病因的鉴别具有重要的提示意义。

局部水肿

局限于特定器官或血管床；较易与全身性水肿区分。单侧下肢水肿，多由于静脉或淋巴管梗阻（如：深静脉血栓形成、肿瘤梗阻、原发性淋巴水肿）。瘫痪的下肢可发生持续性水肿。过敏反应（血管性水肿）和上腔静脉梗阻是面部局部水肿的原因。局部因素也可导致双下肢水肿，如：下腔静脉梗阻、腹水或腹腔内肿物造成压迫。由于炎症或者肿瘤的缘故，可引起局限在体腔内的腹水（液体积聚在腹膜腔）和胸腔积液（液体积聚在胸膜腔）。

全身性水肿

躯体大部分部位的软组织水肿。双侧下肢水肿，可于站立数小时后更为显著。肺水肿多为心源性因素所致。晨起眼睑水肿多是肾病和钠离子排泄障碍的结果。腹水伴有双下肢及阴囊水肿最常见于肝硬化、肾病综合征或充血性心力衰竭。

充血性心力衰竭中，心排血量不足和动脉充盈下降导致肾血流灌注减低和静脉压增高，致使肾血管收缩、肾内血流重新分布，造成肾钠潴留，而去甲肾上腺素、血管紧张素Ⅱ及继发性高醛固酮血症则直接引起钠潴留效应。

肝硬化时，动静脉分流和外周血管扩张使肾灌注下降，引起钠潴留。当肝内血管阻力增高形成门静脉高压，将促使腹水生成。如同心力衰竭的患者，肾内和循环中去甲肾上腺素、血管紧张素Ⅱ和醛固酮水平增高的效应导致肾钠潴留而加重水肿。血清白蛋白下降和腹内压增高也可造成下肢水肿。

对于急性或慢性肾衰竭患者，由于肾小球滤过率显著下降，若钠离子摄入超过肾排泄能力则引起水肿。任何因素（肾病综合征、营养不良、慢性肝病）导致的严重低蛋白血症 $[<25g/L（2.5g/dl）]$ 均可造成胶体渗透压下降，促使液体漏出至组织间隙，减少有效循环血量引发肾钠潴留而发生水肿。

全身性水肿较少见的原因包括：特发性水肿（育龄期妇女反复发作性快速体重增加和水肿的综合征）、甲状腺功能减退症（黏液性水肿多位于胫前部位）、药物因素（见表 42-1）。

表 42-1　导致水肿的药物

非甾体抗炎药
降压药
直接动脉/毛细血管扩张剂
肼屈嗪
可乐定
甲基多巴
胍乙啶
米诺地尔
钙通道阻滞剂
α受体阻滞剂
噻唑烷二酮类
类固醇激素
糖皮质激素
合成的类固醇
雌激素
孕激素
环孢素

表 42-1　导致水肿的药物（续）

生长激素

免疫治疗

　　白介素 2

　　OKT3 单克隆抗体

资料来源：*GM Chertow*，*in E Braunwald*，*L Goldman（eds）*：*Cardiology for the Primary Care Physician*，*2nd ed*. *Philadelphia*，*Saunders*，*2003*.

治疗　水肿

　　主要措施是找出水肿病因并给予针对性治疗（图 42-1）。

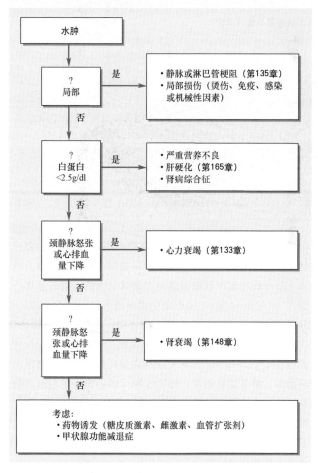

表 **42-1**　水肿的诊断流程。（资料来源：*Chap*. *49*，*HMOM*-17.）

表 42-2   水肿常用的利尿剂

药物	常规剂量	备注
作用于髓袢（可 PO 或 IV）		
呋塞米	20～120mg qd 或 bid	短效；强效；GFR 下降仍有效
布美他尼	0.5～2mg qd 或 bid	口服吸收优于呋塞米，但作用持续时间较短
托拉塞米	20～200mg qd	口服吸收优于呋塞米，作用持续时间较长
作用于远端肾小管（排钾）		
氢氯噻嗪	12.5～25mg qd	可引起低血钾；GFR＞25ml/min 时使用
氯噻酮	12.5～25mg qd	长效（可达 72h）；可引起低血钾
美托拉宗	1～5mg qd	长效；可引起低血钾；GFR 下降仍有效，特别是与袢利尿剂联合使用
作用于远端肾小管（保钾）		
螺内酯	12.5～100mg qd	醛固酮受体拮抗剂；可引起高血钾、酸中毒、男性乳腺增生、阳痿、闭经；需 2～3 日起效；避免用于肾衰竭患者，或联合 ACEI 及补钾使用
依普利酮	25～50mg qd	不良反应与螺内酯相似，但对盐皮质激素受体更具有特异性；男性乳腺增生和闭经的发生率较低
阿米洛利	5～10mg qd 或 bid	可引起高血钾；每日使用一次；较螺内酯效应弱
氨苯喋啶	100mg bid	可引起高血钾、肾结石；较螺内酯效应弱

缩略词：ACEI，血管紧张素转化酶抑制剂；GFR，肾小球滤过率。（**资料来源：** *From Chap. 49*，*HMOM-17.*）

限制钠盐摄入（＜500mg/d）可阻断水肿进一步加重，卧床休息可增强充血性心力衰竭和肝硬化患者限盐的消肿效果。弹力袜加压或抬高下肢可促进组织间隙液体转移而减轻水肿。倘若出现严重低钠血症（＜132mmol/L），还需减少水的摄入（＜1500ml/d）。对于显著外周水肿、肺水肿、充血性心力衰竭、未能严格限盐的患者，可使用利尿剂（表 42-2），其不良反应见表 42-3。利尿治疗时体重下降需控制在 1～1.5kg/d。保钾利尿剂或美托拉宗联合袢利尿剂可增强利尿效果。需要注意的是，肠道水肿可能影响口服利尿剂的吸收而降低疗效。当患者达至目标体重，需减量使用利尿剂。

对于**充血性心力衰竭**（第 133 章），应避免过度利尿而导致心排血量下降及肾前性氮质血症。同时，避免因利尿剂引起低钾血症，而易于发生洋地黄类药物中毒。

肝硬化及其他肝源性因素水肿，首选的利尿剂为螺内酯，但可能

表 42-3　利尿剂的不良反应

血容量减少	间质性肾炎（噻嗪类、呋塞米）
肾前性氮质血症	胰腺炎（噻嗪类）
低钾血症	听力下降（袢利尿剂）
低钠血症（噻嗪类）	贫血、白细胞减少、血小板减少（噻嗪类）
代谢性碱中毒	
高脂血症	
高血糖（噻嗪类）	
高血钾（保钾类）	
低镁血症	
高尿酸血症	
高钙血症（噻嗪类）	
胃肠道不适	
皮疹（噻嗪类）	

资料来源： *From Chap. 49，HMOM-17.*

致使酸中毒和高钾血症；也可联合噻嗪类或小剂量袢利尿剂。然而，需警惕容量不足而引发肾衰竭。过度利尿还可造成低钠血症、低钾血症和碱中毒，并因此加重肝性脑病（第 165 章）。

> 更多内容详见 HPIM-18 原文版：Braunwald E, Loscalzo J. Edema, Chap. 36, p. 290.

第 43 章
腹　痛

朱元民　校　李晶　译

　　腹痛的病因繁多，危及生命的急症、慢性功能性疾病和多个器官系统的疾病均可能造成腹痛。对急性疼痛需迅速评估其可能病因以尽早进行相应的干预。急性期之后可完善详细和较耗时的检查确诊。表 43-1 列举了腹痛的常见病因。

临床思路　腹痛

　　病史： 病史对诊断极为关键。体格检查可无异常发现或误导诊断，而实验室和影像学检查滞后且可能无助于诊断。

表 43-1　腹痛的常见病因

空腔脏器的黏膜或肌层炎症： 消化性疾病（溃疡、糜烂、炎症）、出血性胃炎、胃食管反流、阑尾炎、憩室炎、胆囊炎、胆管炎、炎症性肠病（克罗恩病、溃疡性结肠炎）、感染性胃肠炎、肠系膜淋巴结炎、结肠炎、膀胱炎或肾盂肾炎

内脏痉挛或扩张： 肠梗阻（粘连、肿瘤、肠套叠）、阑尾梗阻伴阑尾炎、疝绞窄、肠易激综合征（平滑肌肥厚和痉挛）、急性胆道梗阻、胰管阻塞（慢性胰腺炎、结石）、输尿管梗阻（肾结石、血凝块）、输卵管（输卵管妊娠）

血管源性： 肠系膜血栓栓塞性疾病（动脉或静脉）、动脉夹层或破裂（如：主动脉瘤）、外部压迫或扭转导致血管梗阻（如：肠扭转、疝、肿瘤、粘连、肠套叠）、血红蛋白病（特别是镰状细胞病）

内脏表面肿胀或炎症： 肝包膜（肝炎、出血、肿瘤、布-加综合征、Fitz-Hugh-Curtis 综合征）、肾被膜（肿瘤、感染、梗死、静脉闭塞）、脾包膜（出血、脓肿、梗死）、胰腺（胰腺炎、假性囊肿、脓肿、肿瘤）、卵巢（囊肿出血、宫外孕、脓肿）

腹膜炎症： 细菌感染（内脏穿孔、盆腔炎症性疾病、感染性腹水）、肠梗死、化学刺激、胰腺炎、内脏穿孔（特别是胃和十二指肠）、反应性炎症（邻近的脓肿，包括憩室、胸膜与肺的感染或炎症）、浆膜炎（胶原血管性疾病、家族性地中海热）、排卵（经间痛）

腹壁疾病： 外伤、疝、肌肉炎症或感染、血肿（外伤、抗凝治疗）、肠系膜受牵拉（如：粘连）

中毒： 铅中毒、黑寡妇蜘蛛咬伤

代谢异常： 尿毒症、酮症酸中毒（糖尿病、酒精）、艾迪生（Addison）病危象、卟啉症、血管性水肿（C1 酯酶缺乏症）、麻醉品戒断

神经源性： 带状疱疹、脊髓痨、灼性神经痛、神经根受压或炎症（如：关节炎、椎间盘突出、肿瘤、脓肿）、精神性因素

牵涉痛： 心脏、肺、食管、生殖器（如：心肌缺血、肺炎、气胸、肺栓塞、食管炎、食管痉挛、食管破裂）

腹痛的特点

持续时间和疼痛规律： 可为诊断疾病和判断严重程度提供线索；尽管多数急性腹痛毫无预兆骤然发病，或在慢性腹痛的基础上发作。

疼痛的类型和位置： 内脏痛（空腔脏器受牵拉）定位模糊，通常位于中线附近。肠道源性疼痛多呈绞痛；病变邻近回盲瓣处，其腹痛一般位于脐上或脐周。结肠源性疼痛通常位于下腹部。胆源性疼痛或输尿管梗阻造成的疼痛常导致患者因不适而辗转翻滚。躯体痛（由于腹膜炎）通常性质较尖锐且定位较清楚（如：急性阑尾炎，肝、肾、脾包膜受牵拉），活动后加剧，促使患者保持强

迫体位。牵涉痛对诊断具有一定的意义：右肩（肝胆疾病）、左肩（脾脏疾病）、后背（胰腺疾病）、侧腰部（近端输尿管）、腹股沟（生殖器或远端输尿管）。

疼痛的加重与缓解因素：询问疼痛与下述情况是否相关：进食（上消化道、胆道、胰腺、缺血性肠病）、排便（结肠）、排尿（泌尿生殖系统或结肠直肠）、呼吸（胸膜与肺、肝胆）、体位（胰、胃食管反流、肌肉骨骼）、月经周期/初潮（输卵管与卵巢、子宫内膜，包括子宫内膜异位）、劳累（冠状动脉/肠系膜血管缺血、肌肉骨骼）、用药或食用特殊食物（动力障碍、食物不耐受、胃食管反流、卟啉病、肾上腺皮质功能不全、酮症酸中毒、中毒）、应激（动力障碍、非溃疡性消化不良、肠易激综合征）。

伴随症状：发热/寒战（感染、炎症性疾病、心肌梗死）、体重减轻（肿瘤、炎症性疾病、消化不良、缺血）、恶心/呕吐（梗阻、感染、炎症性疾病、代谢性疾病）、吞咽困难/吞咽痛（食管）、早饱（胃）、呕血（食管、胃、十二指肠）、便秘（结直肠、肛周、泌尿生殖系统）、黄疸（肝胆、溶血）、腹泻（炎症性疾病、感染、吸收不良、分泌性肿瘤、缺血、泌尿生殖系统）、尿痛/血尿/阴道或阴茎分泌物（泌尿生殖系统）、便血（结肠、极少情况见于泌尿系统疾病）、皮肤/关节/眼部疾病（炎症性疾病、细菌或病毒感染）。

诱发因素：家族史（炎症性疾病、肿瘤、胰腺炎）、高血压和动脉粥样硬化（缺血）、糖尿病（动力障碍、酮症酸中毒）、结缔组织病（动力障碍、浆膜炎）、抑郁症（动力障碍、肿瘤）、吸烟（缺血）、新近戒烟（炎症性疾病）、饮酒（动力障碍、肝胆或胰腺疾病、胃炎、消化性溃疡病）。

体格检查：观察腹部有无既往的外伤或手术、现症创伤；腹部胀气、积液或气腹；压痛、反跳痛和牵涉痛；肝与脾大小、肿物、血管杂音、肠鸣音变化、疝气、动脉瘤。直肠指检探查是否具有疼痛、肿块、出血（肉眼或隐匿性）并对其定位。盆腔检查对女性十分必要。一般情况：评估有无血流动力学不稳定、酸碱紊乱、营养缺乏、凝血功能障碍、动脉闭塞性疾病、肝脏疾病征象、心功能不全、淋巴结肿大、皮肤损害。

实验室检查及影像学检查：具体选择依据临床表现（疼痛的严重程度、发病的缓急），应当包括全血细胞计数、血清电解质、血糖、凝血功能；肝、肾与胰腺生化试验；胸部X线检查评估有无心脏、肺、纵隔、胸膜受累；心电图有助于排除心脏疾病造成的腹部牵涉痛；腹部平片除外肠扭转、肠道扩张、积气积液表现、腹腔游离气体，并评价肝大小和腹腔内钙化（胆结石、肾结石、慢性胰腺炎等）。

特殊检查：包括腹部超声（查看胆管、胆囊、肝、胰腺和肾）；腹部 CT 鉴定肿块、脓肿及确定炎症证据（肠壁增厚、肠系膜血管增粗呈"缆绳征"、淋巴结肿大）、主动脉瘤；X 线钡餐造影（上消化道造影、肠系造影、钡剂灌肠）；上消化道内镜检查、乙状结肠镜或结肠镜检查；胆管造影术（经皮、内镜或 MRI）；血管造影（直接或通过 CT 或 MRI 重建）和放射性核素扫描。在特定的情况下，可能需要进行经皮穿刺、腹腔镜、剖腹探查等。

急性剧烈腹痛

剧烈腹痛的急性发作或疼痛伴有低血压、晕厥或中毒表现，应快速并有序展开评价，考虑梗阻、穿孔或空腔脏器破裂，大血管夹层或破裂（尤其是主动脉瘤），溃疡，腹腔脓毒血症，酮症酸中毒和肾上腺危象。

■ 简要病史采集及体格检查

重要的病史特点包括年龄、疼痛发作时间、发病时患者的活动状态，疼痛的部位和特点，有无向其他部位放射，是否伴有恶心、呕吐、厌食，症状随时间的变化，有无排便习惯改变，以及月经情况。体格检查应重点观察患者整体情况［有无因疼痛而扭动翻滚（尿路结石）或不敢动弹（腹膜炎、穿孔）］，姿势（患者强迫屈曲位提示胰腺炎或胃穿孔破入小网膜囊），是否伴有发热或体温过低、过度通气、发绀、肠鸣音、腹部压痛与反跳痛、扪及腹部肿块、腹部血管杂音、腹水、直肠出血、直肠或盆腔压痛，以及凝血功能障碍的表现。具有诊断意义的实验室检查包括血细胞比容（急性出血时可正常，或因脱水造成异常升高）、白细胞分类计数、动脉血气分析、血清电解质、尿素氮、肌酐、血糖、脂肪酶或淀粉酶及尿液检测。育龄期女性应完善尿妊娠试验。影像学检查应包括立、卧位腹部平片（若患者无法直立，也可以左侧卧位替代直立位观察）评估有无腹腔游离气体及肠腔管径，横断面影像评价主动脉直径。CT（如有条件）排查肠管穿孔、腹腔炎症、实体脏器梗阻、腹膜后出血、脓肿或肿瘤。腹腔穿刺（或外伤时腹腔灌洗）可探查有无腹腔出血或腹膜炎。腹部超声（如有条件）可排查脓肿、胆囊炎、胆道或输尿管梗阻、血肿，亦可用于确定主动脉直径。

■ 诊断策略

面对患者，应首要关注其血流动力学是否稳定。如果不稳定，必须考虑到血管性疾病，如腹主动脉瘤破裂等。这类患者应立即进行复苏并行外科手术探查。如果患者的血流动力学稳定，下一个关注点则为是否有板状腹。板状腹最常见的病因是空腔脏器穿孔或内脏梗阻，通常胸部和腹部平片可协助诊断。

如果没有板状腹，应注意患者的腹痛是否能够清晰定位，若腹痛定位不清晰，应评估是否有主动脉瘤的可能。如果是，腹部CT扫描可协助诊断；排除腹主动脉瘤，则应鉴别早期阑尾炎、早期内脏梗死、肠系膜缺血、炎症性肠病、胰腺炎和代谢异常。

上腹部疼痛可由心脏疾患、食管炎症或穿孔、胃炎、消化性溃疡、胆囊炎、胆绞痛及胰腺炎引起。右上腹痛除可由上述疾病引起外，还包括肝脓肿、膈下脓肿、肺栓塞或肺炎、肾盂肾炎或肾结石，或是肌肉骨骼疾病。左上腹痛还需鉴别脾梗死或破裂、巨脾、胃或消化性溃疡。右下腹痛的病因可能是阑尾炎、美克尔憩室、克罗恩病、憩室炎、肠系膜淋巴结炎、腹直肌鞘血肿、腰大肌脓肿、卵巢脓肿或扭转、异位妊娠、输卵管炎、家族性发热综合征、泌尿系统结石或带状疱疹。左下腹痛可能由于憩室炎、肿瘤导致穿孔或其他前述的疾病。

治疗　急性剧烈腹痛

静脉补液，纠正危及生命的酸碱失衡，同时最为紧迫的是评价患者是否需要急诊外科手术。密切观察病情变化并定时复查体征（若条件许可应由同一名检查者完成）。缓解疼痛，但对于是否使用麻醉品镇痛仍存有争议。传统上，不予使用麻醉性镇痛药直至确定诊断和治疗计划，以避免掩盖具有诊断意义的体征而延误干预时机。然而，仅有极少的证据表明麻醉品延误诊断。

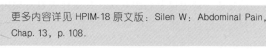

更多内容详见 HPIM-18 原文版：Silen W: Abdominal Pain, Chap. 13, p. 108.

第 44 章
恶心、呕吐和消化不良

张黎明   校   林晓清   译

恶心、呕吐

恶心是指紧迫欲吐的感受，通常为呕吐的前奏或同时伴随呕吐发生。呕吐是指胃内容物被迫性经口排出体外。干呕是指在呕吐之前费力的节律性呼吸活动。反流是指胃内容物被迫地缓慢排出，且不伴随恶心及膈肌收缩。反刍是指反流、再咀嚼和胃内食物再吞咽。

■ 病理生理机制

由于腹肌和膈肌收缩造成腹内压急剧升高，致使胃底和胃食管括约肌松弛，胃内容物即被推入食管，胸腔内压力增高使反流物被进一步推入口腔。反射性软腭抬高及声门关闭保护鼻咽部和气管，这样就完成了一次呕吐过程。呕吐由脑干的两个区域控制，分别为呕吐中枢和化学感受器触发区域。化学感受器触发区域激活，将冲动传至控制呕吐的呕吐中枢。

■ 病因学

恶心、呕吐是许多临床疾病的表现（表 44-1）。

■ 评估

询问病史，包括详细的用药史，以及呕吐发生的时间和特点非常重要。例如，主要发生在早晨的呕吐常见于妊娠、尿毒症和酒精性胃炎；呕吐物恶臭提示远端肠梗阻或胃-结肠瘘；喷射性呕吐反映颅内压升高；进食期间或进食后立即发生的呕吐可能源于精神因素或消化性溃疡病。伴随症状也可提示诊断：梅尼埃病伴有眩晕和耳鸣；消化性溃疡患者呕吐之后腹痛有所缓解；胃轻瘫患者伴有早饱症状。腹平片检查可提示诊断，如肠梗阻等。上消化道造影可评价近端消化道的动力以及黏膜状况。其他检查也可使用，如胃排空试验（糖尿病性胃轻瘫）和头颅 CT 扫描。

■ 并发症

包括食管破裂（Boerhaave 综合征）、黏膜撕裂导致的呕血（Mallory-

表 44-1 恶心、呕吐的原因

腹腔内	腹腔外	药物/代谢性疾病
梗阻因素	心肺疾病	药物
幽门梗阻	心肌病	癌症化疗药
小肠梗阻	心肌梗死	抗生素
结肠梗阻	迷路疾病	抗心律失常药
肠系膜上动脉综合征	运动病	地高辛
肠系感染	迷路炎	口服降糖药
病毒性	恶性肿瘤	口服避孕药
细菌性	颅内疾病	内分泌/代谢性疾病
炎症性疾病	恶性肿瘤	妊娠
胆囊炎	出血	尿毒症
胰腺炎	脓肿	酮症酸中毒
阑尾炎	脑积水	甲状腺和甲状旁腺疾病
肝炎	精神性疾病	肾功能不全
感觉运动功能障碍	厌食症和神经性贪食症	毒物
胃轻瘫	抑郁症	肝衰竭
假性小肠梗阻	术后呕吐	乙醇
胃食管反流		
慢性特发性恶心		
功能性呕吐		
周期性呕吐综合征		
胆绞痛		
腹部辐照		

Weiss 综合征)、脱水、营养不良、龋齿和齿质腐蚀、代谢性碱中毒、低钾血症以及吸入性肺炎。

治疗 ▍ 恶心和呕吐

　　治疗的目标为纠正病因。止吐药的疗效取决于原发病、治疗反应以及副作用。抗组胺药如美克洛嗪（氯苯甲嗪）、茶苯海明对内耳功能异常引起的恶心有效。抗胆碱药如东莨菪碱对运动疾病导致的恶心有效。氟哌啶醇和吩噻嗪衍生药如普鲁氯嗪常可控制轻度的恶心、呕吐，但常伴有镇静、低血压、帕金森症状等不良反应。选择性多巴胺拮抗剂如甲氧氯普胺对于治疗严重恶心和呕吐，尤其胃轻瘫，疗效优于吩噻嗪。化疗前甲氧氯普胺 IV 可预防恶心。昂丹司琼和格雷司琼、5-羟色胺受体阻滞剂以及糖皮质激素可用于癌症化疗相关的恶心和呕吐。阿瑞吡坦是一种神经激肽受体阻滞剂，可用于控制强致吐剂（如顺铂）引起的恶心和呕吐。红霉素对某些胃轻瘫患者有效。

消化不良

*消化不良*并非特指某种疾病，其囊括一系列上腹不适症候群如烧心、反流及积食感（上腹不适或疼痛）。这些症状大多由胃食管反流病（GERD）所致。

■ 病理生理机制

GERD 由于胃酸反流入食管、胃动力障碍或内脏传入神经高敏导致。促使 GERD 形成的病因较为广泛：胃内容物增加（大量进食、胃淤滞或胃酸分泌过多）、物理因素（卧位、俯身）、腹压增加（紧身衣、肥胖、腹水、妊娠）以及食管括约肌张力消失（多为间歇性）或减低（见于某些疾病如硬皮病、吸烟，使用抗胆碱能药、钙通道阻滞剂）。膈疝也是胃酸反流的原因之一。

■ 自然病程

40％美国人每月发生一次烧心症状，而 7％每日发生一次。功能性消化不良定义为不伴有器质性病变，消化不良症状持续＞3 个月。60％具有消化不良症状的患者为功能性消化不良，而由于*幽门螺杆菌*感染或服用非甾体抗炎药（NSAIDs）造成消化性溃疡的患者仅占 15％。

大多数患者并没有食管损伤的证据，但 5％的患者可进展成食管溃疡，其中部分形成食管狭窄；8％～20％的患者将发展为腺上皮化生，即 *Barrett* 食管，并可能演变为腺癌。

食管外表现包括哮喘、喉炎、慢性咳嗽、吸入性肺炎、慢性支气管炎、睡眠呼吸暂停、龋齿、口臭和呃逆。

■ 评估

出现"预警"症状的患者，包括吞咽困难、吞咽疼痛、无法解释的体重减轻、反复呕吐导致脱水、潜血或肉眼可见的出血、可触及肿块或淋巴结肿大，提示需要进一步检查，如：X 线、内镜及外科评估。无上述"预警"症状的患者一般可经验性治疗。年龄＞45 岁的患者应检测*幽门螺杆菌*，阳性者应进行根除治疗。根治失败，且年龄＞45 岁，伴有"预警"症状的患者需进行上消化道内镜检查。

治疗　消化不良

减轻体重，抬高床头，避免大量进食、吸烟、饮酒，避免摄入咖啡因、巧克力、高脂饮食、柠檬类果汁和 NSAIDs 可以预防 GERD。

抑酸药是 GERD 的常用药物。临床试验证实无论有无食管黏膜糜烂，质子泵抑制剂（奥美拉唑）比组织胺受体阻滞剂（雷尼替丁）更为有效。幽门螺杆菌根除治疗详见第 158 章。促动力药如甲氧氯普胺和红霉素对于部分餐后症状的患者有效。

外科手段（Nissen 胃底折叠术和 Belsey 术）的最佳适应证是需要终身依赖 PPI 缓解症状的年轻个体，也可用于少数药物治疗无效的患者。临床研究显示两种术式疗效相当。

更多内容详见 HPIM-18 原文版：Hasler WL：Nausea, Vomiting, and Indigestion, Chap. 39, p. 301.

第 45 章
吞咽困难

冯桂建 校 关文龙 译

吞咽困难

*吞咽困难*是指食物或液体转运通过口、咽、食管困难。患者感觉吞咽的食物黏附于吞咽路径。*吞咽疼痛*是指在吞咽过程中感到疼痛。*咽异物感*是指咽喉部有异物存在的感觉，但不影响吞咽功能。

■ 病理生理机制

吞咽困难产生的机制主要有两个：机械阻塞或动力障碍。造成吞咽困难的机械性因素可以是腔内因素（如大的食物团块、异物等），食管内源性因素（如炎症、食管蹼和食管环、狭窄、肿瘤），或食管外源性因素（如颈椎病、甲状腺肿大或纵隔肿物、血管压迫等）。引起吞咽困难的运动功能障碍则可能与吞咽反射的启动缺陷（如舌瘫，唾液缺乏，第 X、XI 对脑神经的感觉传入分支受损）、咽和食管横纹肌功能障碍（肌肉功能障碍：如多发性肌炎和皮肌炎；神经受损：如重症肌无力、脊髓灰质炎或肌萎缩性侧索硬化）、食管平滑肌功能障碍（如贲门失弛缓症、硬皮病、强直性肌营养不良）有关。

临床思路 吞咽困难

约 80% 的患者可根据病史做出推测性诊断。仅具有固体吞咽困难提示机械性因素导致的吞咽困难，同时存在固体和液体吞咽困难的情况出现在机械性吞咽困难的晚期，但同时也是动力因素导致的吞咽困难的早期征象。患者有时可指出食物滞留的位置。与吞咽困难程度不成比例的体重减轻往往是潜在恶性肿瘤的征象。患者出现声音嘶哑可见于原发病进展累及喉部（如神经肌肉病变）、肿瘤侵及喉返神经、胃食管反流引起的喉炎。

体格检查可发现骨骼肌、神经或口咽部疾病的征象。颈部体检可发现外压的食管异物。皮肤改变可能提示潜在的系统性疾病（如硬皮病）。

吞咽困难几乎都是器质性病变引起的症状，而不是功能性的改变。如果怀疑口咽吞咽困难，电视透视吞咽检查具有诊断价值。机械性吞咽困难可通过钡餐造影和食管胃内镜检查及活检评估。钡餐造影和食管运动检查也可以发现动力性吞咽困难。针对吞咽困难的临床思路可参考图 45-1。

■ 口咽吞咽困难

指患者吞咽启动困难，食物嵌顿于胸骨上切迹水平，还可出现鼻咽部反流和误吸。

病因如下，仅有固体吞咽困难：肿瘤、血管畸形、先天性或获得性食管蹼（见于铁缺乏引起的 Plummer-Vinson 综合征）、颈部骨赘；固体和液体均吞咽困难：环咽肌切迹（如：食管上括约肌高压或低压）、Zenker 憩室（咽部和环咽肌交界处后正中线的凸出）、重症肌无力、糖皮质激素肌病、甲状腺功能亢进症、甲状腺功能减退症、强直性肌营养不良、肌萎缩性侧索硬化、多发性硬化、帕金森病、卒中、延髓性麻痹及假性延髓性麻痹。

■ 食管吞咽困难

食物嵌顿于胸骨中或下水平；可伴反流、误吸、吞咽痛。其病因包括，仅固体吞咽困难：食管下段环（Schatzki 环，症状常间断出现）、消化性狭窄（伴有烧心）、肿瘤、碱液腐蚀性狭窄；固体和液体均吞咽困难：弥漫性食管痉挛（间歇性伴发胸痛）、硬皮病（症状逐步加重，伴烧心）、贲门失弛缓症（症状逐步加重，不伴烧心）。

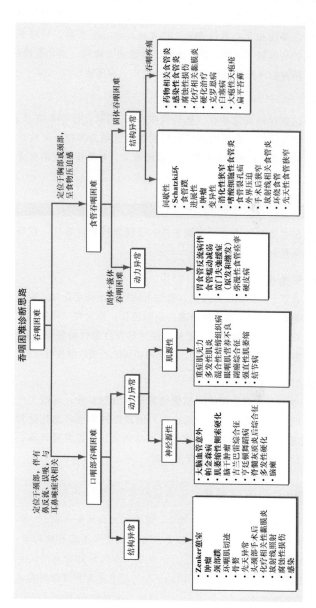

图 45-1 吞咽困难诊断思路。字体加粗的病因最为常见

非心源性胸痛

胸痛患者中，约30％为食管源性，而非心绞痛。病史和体检常无法区分心源性和非心源性胸痛。首先应除外心脏疾病。导致非心源性胸痛的病因如下：胃食管反流病、食管动力障碍、消化性溃疡、胆结石、精神心理疾病（焦虑症、惊恐发作、抑郁症）。

■ 评估

进行试验性抗反流治疗（奥美拉唑）；若无效，行24h动态pH值监测；若为阴性，食管测压可协助发现食管动力异常。试验性睡前口服丙咪嗪50mg治疗，同样具有诊断意义。对某些特定的患者可考虑进行精神心理评估。

食管动力障碍

患者的食管测压结果可表现多样，呈现非特异性异常，或确定为特定临床疾病。

■ 贲门失弛缓症

由于食管下括约肌压力过高、食管下括约肌不完全松弛，或食管平滑肌蠕动缺失引起的动力性阻塞。病因包括：原发性（特发性）病变，或由Chagas病、淋巴瘤、肿瘤、慢性特发性假性肠梗阻、缺血、嗜神经病毒、药物、毒物、放疗、迷走神经切除造成的继发性病变。

■ 评估

胸部X线可见胃泡消失。钡餐造影显示食管扩张，远端为鸟嘴样狭窄，同时有气液平面。内镜检查可协助除外肿瘤，尤其是对于＞50岁的患者。食管测压显示食管下段括约肌压力正常或升高、食管下段括约肌松弛度下降、食管无蠕动。

治疗　贲门失弛缓症

球囊扩张术对85％患者有疗效，穿孔或出血风险为3％～5％。内镜下注射肉毒杆菌毒素松弛食管下括约肌是安全且有效的治疗方法，但疗效仅能维持约12个月。食管下括约肌切开术（Heller术）是有效治疗手段，但术后10％～30％的患者发生胃食管反流。餐前舌下含服硝苯地平10～20mg或硝酸异山梨酯5～10mg，或可使患者避免球囊扩张术或外科手术。另外，西地那非也可增强吞咽诱导的食管下段括约肌松弛。

■ 痉挛性疾病

弥漫性食管痉挛是指食管出现多处自发或吞咽诱导的收缩，其收缩的特点是食管各部位同时发生，持续时间长，且反复发作。病因包括：原发性（特发性）食管痉挛，以及继发于胃食管反流病、精神紧张、糖尿病、酗酒、神经病变、放疗、缺血、胶原血管性疾病的食管痉挛。

胡桃夹食管是一类特殊的食管痉挛性疾病，特征是食管高幅（>180mmHg）蠕动性收缩，多伴有胸痛及吞咽，但症状和食管测压的相关性并不一致。患者症状可随时间改善，或进展为弥漫性食管痉挛。抑郁、焦虑和躯体化障碍患者的发病率升高。

■ 评估

钡餐造影呈螺旋钻样食管、假性憩室和弥漫性痉挛。食管测压显示食管痉挛，特点为多发的高幅度、长时限同步收缩。胡桃夹食管中，食管收缩为高幅度蠕动性收缩。除外心脏疾病的前提下，腾喜龙、麦角新碱、氨甲酰甲胆碱均可用于激发痉挛。

治疗 食管痉挛

抗胆碱能药物的疗效有限；硝酸酯类（硝酸异山梨酯 5～10mg 餐前口服）和钙通道阻滞剂（硝苯地平 10～20mg 餐前口服）更为有效。药物治疗无效者可尝试球囊扩张术。极少数患者需要外科干预，如食管环形肌纵切术。治疗患者伴随的抑郁症或其他精神心理疾病可助于缓解病情。

■ 硬皮病

食管平滑肌的萎缩和纤维化导致食管丧失蠕动能力，造成食管下括约肌功能障碍，从而引起反流性食管炎和食管狭窄。反流性食管炎治疗详见第 44 章。

食管炎症

■ 病毒性食管炎

疱疹病毒 I、II 型，水痘-带状疱疹病毒和巨细胞病毒均可引起食管炎；尤其常见于免疫缺陷的患者（如艾滋病）。主要临床表现为吞咽疼痛、吞咽困难、发热和出血。可通过内镜活检、脱落细胞检查及培养协助诊断。

治疗 病毒性食管炎

在免疫功能正常的患者中，病情多呈自限性；利多卡因可缓解疼痛；对病情迁延或存在免疫缺陷的患者，单纯疱疹和带状疱疹食管炎可使用阿昔洛韦 5～10mg/kg IV q8h，持续 10～14 天；随后改为 200～400mg PO 每天 5 次，持续 1 周；或伐昔洛韦 1g PO tid，持续 7 天。巨细胞病毒性食管炎的治疗给予更昔洛韦 5mg/kg IV q12h，持续数周，直至炎症愈合。口服缬更昔洛韦（900mg bid）是替代肠外途径用药的有效治疗方案。上述治疗无效者，膦甲酸钠 90mg/kg IV q12h，持续 21 天，或可有效。

■ 念珠菌性食管炎

免疫缺陷宿主，或罹患恶性肿瘤、糖尿病、甲状旁腺功能减退症、血红蛋白病、系统性红斑狼疮、糜烂性食管损伤的患者，食管念珠菌的感染可表现为吞咽疼痛、吞咽困难，以及口腔鹅口疮（50%）。内镜下发现红色易脆的黏膜上附着黄白色斑片或结节即可做出诊断。氢氧化钾染色可见特征性菌丝。艾滋病患者若出现上述症状，可给予经验性治疗。

治疗 念珠菌性食管炎

制霉菌素（100 000U/ml，5ml PO q6h）或氯三甲苯咪唑（10mg PO q6h）均可有效。免疫缺陷的患者，治疗的选择是口服氟康唑，首剂 200mg PO，随后每日 100mg，持续 1～2 周。其他方案包括伊曲康唑 200mg PO bid，或酮康唑 200～400mg PO qd；通常需要长期维持治疗。治疗无效的患者，可选用大剂量氟康唑（400mg/d）或两性霉素 10～15mg IV q6h，直至总剂量 300～500mg。

■ 药物相关性食管炎

多西环素、四环素、阿司匹林、非甾体抗炎药、氯化钾、奎尼丁、硫酸亚铁、克林霉素、阿普洛尔和阿仑膦酸钠均可引起食管局部炎症。诱发因素包括应用少量水送服药物后平卧、食管解剖因素妨碍，以及药物运送缓慢。

> ### 治疗　药物相关性食管炎
>
> 避免使用诱发食管炎的药物，应用抗酸药治疗，并扩张已形成的狭窄。

■ 嗜酸细胞性食管炎

以嗜酸细胞浸润为特征的食管黏膜炎症，伴有黏膜下纤维化，多见于对食物过敏的患者。诊断基于患者具有食管炎症状，且在食管活检中可见相应改变。嗜酸细胞活化趋化因子3（一种嗜酸细胞趋化因子）被认为是其致病原因，可伴有IL-5和胸腺活化相关趋化因子（TARC）水平升高。治疗包括使用计量吸入器经口吞咽氟替卡松（440μg bid），疗程12周。

■ 艾滋病患者出现食管炎的其他原因

包括分枝杆菌、隐孢子虫、肺孢子虫、特发性食管溃疡和巨大溃疡（可能与HIV对细胞的致病效应相关）。全身使用糖皮质激素可对溃疡有效。

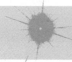

更多内容详见 HPIM-18 原文版：Hirano I, Kahrilas PJ: Dysphagia, Chap. 38, p. 297; and Kahrilas PJ, Hirano I: Diseases of the Esophagus, Chap. 292, p. 2427.

第46章
腹泻、便秘和吸收不良

冯桂建／校　吴芸　译

正常胃肠道功能

■ 液体和电解质的吸收

胃肠道每日通过的液体量为8～10L，其中摄入的液体量约为2L/d；大部分液体在小肠吸收。结肠的每日吸收量通常为0.05～2L/d，必要时最大吸收量可达6L/d。肠内水分随着Na^+、Cl^-、葡萄糖和胆盐的主动转运过程被动吸收。其他转运机制包括Cl^-/HCO_3^-交换，Na^+/H^+交换，H^+、K^+、Cl^-及HCO_3^-分泌，Na^+-葡萄糖协同转运以及

在外侧基底膜 Na^+-K^+ ATP 酶作用下的 Na^+ 主动转运。

■ 营养吸收

1. *近端小肠*　铁、钙、叶酸、脂肪（在胰脂肪酶及辅脂肪酶作用下三酰甘油水解为脂肪酸后）、蛋白质（在胰腺和肠道肽酶作用下水解后）、碳水化合物（在淀粉酶和双糖酶作用下水解后）等营养物质在近端小肠吸收；三酰甘油（甘油三酯）在胆盐的作用下可溶性增加，以微粒的形式吸收；氨基酸和双肽通过特异载体吸收；糖类通过主动转运吸收。

2. *远端小肠*　维生素 B_{12}、胆盐和水。

3. *结肠*　水、电解质。

■ 肠道运动

肠道运动推动肠内容物从胃到肛门移动，并可将其中各种成分分离开来继而促进营养物质的吸收。推进运动受神经、肌肉和激素等多种机制调控；推进运动由移行性复合运动介导，是一种有规律的神经肌肉活动波，空腹时始于胃远端并缓慢移行至小肠。结肠运动可推进粪便运动，由局部蠕动介导。直肠扩张可引起肛门内括约肌松弛继而产生排便活动，人体通过肛门外括约肌收缩实现排便活动的随意控制。

腹泻

■ 生理

腹泻的正式定义为低纤维（西方）饮食状态下粪便量＞200g/d；也可为稀便或水样便。腹泻存在以下一种或多种机制。

■ 渗透性腹泻

无法被吸收的溶质可增加肠腔内胶体渗透压，导致水分进入肠腔；通常禁食后症状可缓解；粪便渗透压间隙大于 40（见下文所述）。病因包括：双糖酶（如乳糖酶）缺乏、胰腺功能障碍、肠道细菌过度生长、服用乳果糖或山梨醇、滥用多（化合）价泻药、乳糜泻或热带口炎性腹泻以及短肠综合征等。乳糖酶缺乏可为原发性（黑人及亚洲人好发，多于成年早期发病）或继发性（由病毒、细菌或原虫性胃肠炎，乳糜泻或热带口炎性腹泻或恶性营养不良所引起）。

■ 分泌性腹泻

离子主动分泌导致水分被动丢失，腹泻通常为水样，量大，禁食后不缓解；粪便中 Na^+、K^+ 离子增多，粪便渗透压间隙小于 40。

病因包括：病毒感染（如轮状病毒、诺瓦克病毒）、细菌感染（如霍乱弧菌、产毒性大肠杆菌、金黄色葡萄球菌）、原虫感染（如贾第虫属、等孢子球虫属、隐孢子虫属）、AIDS 相关疾病（包括分枝杆菌和 HIV 介导）、药物（如茶碱、秋水仙素、前列腺素类、利尿剂）、卓-艾综合征（Zollinger-Ellison 综合征，胃泌素分泌过量）、产血管活性肠肽（VIP）的肿瘤、类癌（分泌组胺及 5-羟色胺）、甲状腺髓样癌（分泌前列腺素和降钙素）、系统性肥大细胞增生症、嗜碱性粒细胞白血病、远端结肠绒毛状腺瘤（直接分泌富含钾的液体）、胶原性结肠炎及显微镜下结肠炎以及霍乱样腹泻（回肠胆盐吸收不良所致）。

■ 渗出性腹泻

结肠黏膜炎症、坏死、脱落；因炎性细胞释放前列腺素，也可合并分泌性腹泻。粪便通常含有多形核白细胞，也可见潜血或肉眼血便。病因包括：细菌感染 ［如：*弯曲菌属、沙门菌属、志贺菌属、耶尔森菌属、侵袭性或产毒性大肠杆菌、副溶血性弧菌、艰难梭状芽胞杆菌结肠炎*（通常为抗生素诱导）］、结肠寄生虫（如*阿米巴原虫*）、克罗恩病、溃疡性结直肠炎、特发性炎症性肠病、放射性肠炎、应用癌症化疗药物以及肠道缺血。

■ 肠道动力改变

肠道推进作用的协调控制发生改变；腹泻常呈间歇性，或与便秘交替出现。病因包括：糖尿病、肾上腺功能不全、甲状腺功能亢进症、胶原血管病、寄生虫病、胃泌素和血管活性肠肽过度分泌、淀粉样变、通便药（尤其是含镁的药物）、抗生素（尤其是红霉素）、胆碱能药物、原发性神经功能障碍（如：帕金森病、外伤性神经病）、粪便嵌顿、憩室病以及肠易激综合征。血液在肠腔内有导泻作用，因此多数上消化道出血可引起肠道运动增强继而引起腹泻。

■ 吸收表面积下降

通常由外科操作（如广泛肠切除或肠道重建）导致肠道消化脂肪、碳水化合物及吸收水、电解质的面积不足造成；或者在肠内瘘（尤其是胃结肠瘘）时自发发生。

■ 评估病史

腹泻必须与大便失禁、大便粗细改变、直肠出血以及少量多次而其他方面正常的大便相鉴别。仔细确认用药史必不可少。腹泻与便秘交替出现提示固定部位的结肠梗阻（如肿瘤）或者肠易激综合征。腹泻突然出现，急性病程，伴有恶心、呕吐、发热等症状是病毒或细菌感染、憩室炎、缺血性肠病、放射性肠炎或药物性腹泻的典型表现，也有可能是炎症性肠病的早期表现。大于 90% 的急性腹泻为感染所致。慢性（>4 周）、病程隐匿则多提示吸收不良、炎症性肠病、代谢或内分泌功能异常、胰腺功能不全、泻药滥用、缺血、肿瘤（过度分泌状态或不全梗阻）或肠易激综合征。寄生虫及某些特定的细菌性肠炎也可表现为慢性症状。粪便恶臭或脂肪便提示脂肪吸收不良。由于只有液体可以通过不全梗阻的部位，粪便嵌顿可能引起类似腹泻的表现。某些病原体引起的感染性腹泻与免疫功能低下状态相关（表 46-1）。

■ 体格检查

在重症、急性腹泻中，通常脱水为最突出的体征。发热和腹部压痛提示感染或炎症性疾病，但在病毒感染时通常不出现。营养不良提示慢性病程。特定的体征常与继发于吸收不良的特定物质缺乏有关（如核黄素或铁缺乏时出现口唇干裂，维生素 B_{12}、叶酸缺乏时出现舌炎）。应向慢性腹泻患者了解的问题见表 46-2。

■ 粪便检测

细菌培养、白细胞检测、艰难梭状芽胞杆菌毒素检测以及虫卵和寄生虫检测对于严重、病程较长或有血便的腹泻患者十分重要。便中发现血（便潜血实验）或便中找到白细胞（Wright 染色）提示炎症（如溃疡性结肠炎、克罗恩病、感染或缺血）。粪便革兰氏染色

表 46-1　引起 AIDS 患者腹泻的感染性因素

非机会致病菌	机会致病菌
志贺菌属	原生动物
沙门菌属	隐孢子虫
弯曲杆菌属	贝氏等孢子球虫
溶组织内阿米巴	小孢子虫
衣原体	人芽囊原虫
淋病奈瑟球菌	病毒
梅毒螺旋体及其他螺旋体	巨细胞病毒
蓝氏贾第鞭毛虫	单纯疱疹病毒
	腺病毒
	HIV
	细菌
	鸟复合分枝杆菌

表 46-2 慢性腹泻患者的体格检查

1. 有无吸收不良或炎症性肠病的一般特点，如贫血、疱疹样皮炎、水肿或杵状指？

2. 瞳孔、皮肤、手、关节及卧立位变化有无提示自主神经病变或胶原血管病的特点？

3. 有无腹部包块或腹部压痛？

4. 有无直肠黏膜异常、直肠缺陷或肛门括约肌功能改变？

5. 有无系统性疾病的皮肤黏膜表现，如疱疹样皮炎（乳糜泻）、结节样红斑（溃疡性结肠炎）、面红（类癌）或炎症性肠病/乳糜泻导致的口腔溃疡？

可用于诊断葡萄球菌属、弯曲杆菌属或念珠菌感染。脂肪泻（由粪便样本苏丹Ⅲ染色或 72h 粪便脂肪定量分析决定）提示吸收不良或胰腺功能不全。测定粪液 Na^+、K^+ 离子水平有助于区分渗透性腹泻和其他类型的腹泻。渗透性腹泻粪便渗透压间隙＞40，粪便渗透压间隙＝渗透压$_{血浆}$－$[2×(Na^++K^+)_{粪便}]$。

■ 实验室检查

全血细胞分析可提示贫血（急性或慢性失血或铁、叶酸、维生素 B_{12} 吸收不良）、白细胞升高（炎症）、嗜酸性粒细胞升高（寄生虫、肿瘤和炎症性肠病）。血清钙、白蛋白、铁、胆固醇、叶酸、维生素 B_{12}、维生素 D 和胡萝卜素、血清铁结合力、凝血酶原时间可以提供肠道吸收不良或消化不良的证据。

■ 其他检查手段

D-木糖吸收试验是筛查小肠吸收功能的简便手段。小肠活检对于肠道吸收不良的诊断极其有用。其他特异性检查手段包括 Schilling 试验（维生素 B_{12} 吸收不良）、乳糖 H_2 呼气试验（碳水化合物吸收不良）、^{14}C 木糖和乳果糖 H_2 呼气试验（细菌过度生长）、甘胆酸呼气试验（回肠吸收不良）、三油酸甘油酯呼气试验（脂肪吸收不良）以及苯替酪胺及促胰液素试验（胰腺功能不全）。乙状结肠镜或结肠镜及活检有助于结肠炎的诊断（尤其是伪膜性、缺血性或显微镜下结肠炎）；但其可能无法鉴别感染性及非感染性（尤其是特发性溃疡性）结肠炎。钡造影可提示吸收不良（肠道皱襞增厚）、炎症性肠病（回肠炎或结肠炎）、结核（回盲部炎症）、肿瘤、肠道憩室或肠道动力异常。

治疗   腹泻

急性腹泻的处理流程见图 46-1。对症治疗包括积极补液（静脉或口服葡萄糖电解质溶液），补充电解质，渗透活性物质吸附剂（如白陶土-果胶）以及减少肠道运动的阿片类药物（如洛哌丁胺、苯乙哌啶）；感染性或炎症性腹泻为阿片类药物的禁忌证。慢性腹泻的处理流程见图 46-2。

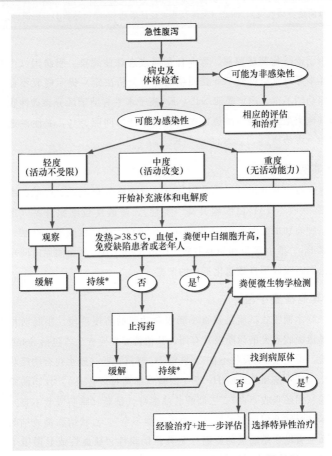

图 46-1 急性腹泻的处理流程。在评估前，可考虑经验性应用 * 甲硝唑及 † 喹诺酮

吸收不良综合征

肠道对摄入的营养物质吸收不良可导致渗透性腹泻、脂肪泻或特定物质（如铁，叶酸，维生素 B_{12}，维生素 A、D、E、K）缺乏。表 46-3

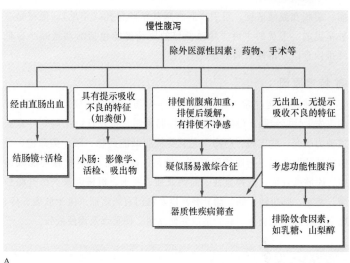

A

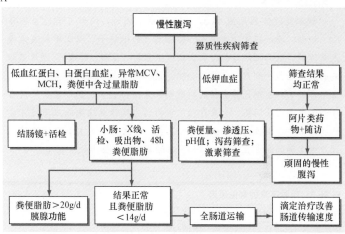

B

图 46-2 慢性腹泻的处理流程。**A.** 依据伴随症状或特点；**B.** 基于器质性疾病的筛查。MCV，平均红细胞容积；MCH，平均红细胞血红蛋白含量。（资料来源：*Reprinted from M Camilleri：Clin Gastrol Hepatol.* 2：198，2004.）

列出了吸收不良的常见原因。蛋白丢失性肠病可由数种吸收不良的病因所致，它与低白蛋白血症相关，可通过测定粪便中 α_1-抗胰蛋白酶或者放射性标记的白蛋白水平来检测。治疗应针对基础疾病。

便秘

　　便秘定义为排便次数减少，每周<1次或排便困难；可能导致腹

痛、腹胀和粪便嵌顿，可引发肠梗阻甚至肠穿孔（罕见）。便秘是一种常见的、主观的主诉。导致便秘的原因可能包括活动量减少、低纤维饮食以及排便时间不足。

■ 特定原因

因神经功能异常（糖尿病、脊髓损伤、多发性硬化症、Chagas病、先天性巨结肠、慢性特发性假性肠梗阻、特发性巨结肠）导致肠道动力改变、硬皮病、药物（尤其是抗胆碱能药物、阿片类药物、含铝或钙的抑酸剂、钙通道阻滞剂、铁剂、硫糖铝）、甲状腺功能减退症、库欣综合征、低钾血症、高钙血症、脱水、机械因素（结直肠肿瘤、憩室、肠扭转、疝、肠套叠）以及肛门直肠疼痛（由于肛裂、痔、肛周脓肿或直肠炎等引起）造成粪便潴留、便秘以及粪便嵌顿。

治疗 **便秘**

便秘处理流程见图 46-3。在无明确病因时，便秘可通过重树信心、运动、增加膳食纤维摄入、膨胀剂（如车前子）以及增加液体摄入来缓解。特异性治疗包括取出肠道阻塞物（粪石、肿瘤）、停用不必要的肠道动力抑制剂（尤其是含铝、钙的抑酸剂以及阿片类药物）或者用含镁的抑酸剂代替含铝的抑酸剂。为缓解症状，偶尔需要使用含镁制剂或其他导泻药。如果存在严重的动力减低或缺失或应用阿片类药物时，渗透活性药物（如口服乳果糖、含聚乙二醇的肠道灌洗液）、经口或直肠的润滑性导泻剂（如多库酯盐）和矿物油最为有效。

表 46-3   吸收不良的常见原因

消化不良：慢性胰腺炎、囊性纤维化、胰腺癌

胆盐缺乏：肝硬化、胆汁淤积、细菌过度生长（盲袢综合征、肠道憩室、动力减退性疾病）、回肠重吸收受损（切除、克罗恩病）、胆盐吸附剂（考来烯胺、碳酸钙、新霉素）

吸收表面积不足：大段小肠切除、胃结肠瘘、回肠空肠旁路

淋巴管阻塞：淋巴瘤、Whipple 病、小肠淋巴管扩张症

血管疾病：缩窄性心包炎、右心衰竭、肠系膜动脉或静脉功能不全

黏膜疾病：感染（尤其是贾第鞭毛虫病、Whipple 病、热带口炎性腹泻）、炎症性疾病（尤其是克罗恩病）、放射性肠炎、嗜酸性粒细胞性肠炎、溃疡性空肠炎、肥大细胞增多症、热带口炎性腹泻、浸润性疾病（淀粉样变、硬皮病、淋巴瘤、胶原性口炎性腹泻、显微镜下结肠炎）、生化异常（麸质敏感性肠病、双糖酶缺乏症、低γ球蛋白血症、无β脂蛋白血症、氨基酸转运障碍）、内分泌疾病（糖尿病、甲状旁腺功能减退症、肾上腺功能减退症、甲状腺功能亢进、卓-艾综合征、类癌综合征）

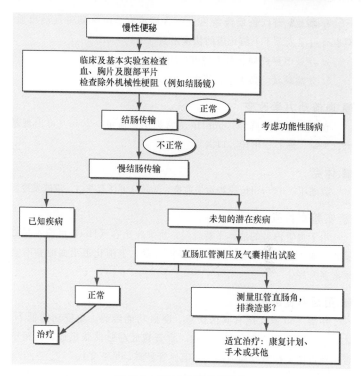

图 46-3 慢性便秘的处理流程

更多内容详见 HPIM-18 原文版：Camilleri M，Murray JA：Diarrhea and Constipation，Chap. 40，p. 308；and Binder HJ：Disorders of Absorption，Chap. 294，p. 2460.

第 47 章
消化道出血

王智峰　校　王江源　译

临床表现

1. *呕血*　呕血或咖啡样物质提示 Treitz 韧带近端出血。

2. *黑便*　黑便（形成一次黑便通常需要 100ml 以上的血液）常提示有 Treitz 韧带近端出血，但最远可至升结肠。假性黑便可能由于摄入铁剂、铋剂、甘草、甜菜、蓝梅和活性炭引起。

3. *便血*　鲜红色或酱紫色大便常提示有 Treitz 韧带远端出血，但也有可能来源于上消化道的快速出血（>1000ml）。

4. *伴或不伴铁缺乏的大便潜血阳性。*

5. *失血症状*　如头晕、气短。

■ 血流动力学改变

直立位血压下降>10mmHg 通常提示失血量>20％（可出现晕厥、头晕、恶心、出汗、口渴）。

■ 休克

收缩压<100mmHg 常提示失血量<30％（可伴有苍白、皮肤发冷）。

■ 实验室检查

由于血管内外的液体平衡较慢，血细胞比容（Hct）可能不足以反映失血程度。白细胞和血小板轻度升高。上消化道出血时常有血尿素氮升高。

■ 预后不良的因素

年龄>60 岁，伴有其他疾患、凝血功能障碍、免疫功能低下、休克、再发出血、院内发生出血、食管胃底静脉曲张出血、内镜下可见新近出血征象（如溃疡基底部血管显露，见下文）。

上消化道出血

■ 病因

常见病因

消化性溃疡（约占 50％）、胃损伤〔酒精、阿司匹林、非甾体抗炎药（NSAIDs）、应激〕、食管炎、Mallory-Weiss 撕裂（由于剧烈干呕导致的胃食管结合部黏膜撕裂）、胃食管静脉曲张。

少见病因

吞咽血液（鼻出血），食管、胃、小肠肿瘤，抗凝或溶栓治疗，肥厚性胃炎（Ménétrier 病），主动脉瘤，主动脉小肠瘘（来源于主动脉移植血管），动静脉畸形，毛细血管扩张症（Osler-Rendu-Weber 综合征），Dieulafoy 病变（黏膜下血管扩张），血管炎，结缔组织病（弹性假黄瘤病、Ehlers-Danlos 综合征），恶血质，神经纤维瘤，淀粉样变，胆道出血（胆源性）。

■ 评估

血流动力学恢复后（见下文及图 47-1）。

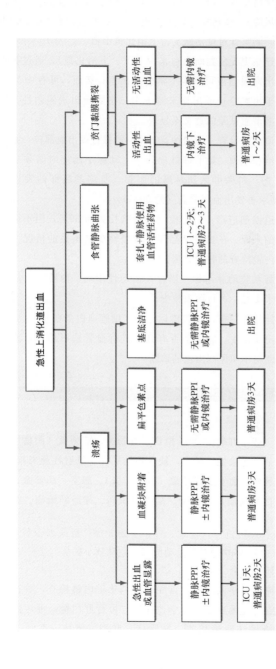

图 47-1 急性上消化道出血的处理流程。本流程所建议的照护级别与出院时间适用于病情稳定、无再发出血及合并症的患者。ICU，重症监护治疗病房；PPI，质子泵抑制剂

- 病史及体格检查：药物（阿司匹林及 NSAIDs 增加上、下消化道出血风险）、溃疡病史、出血史、家族史、肝硬化或血管炎表现等。肠鸣音过度活跃支持上消化道出血。
- 如果通过病史无法判断出血来源（上、下消化道），通过鼻胃管引流出肉眼血液可判定上消化道出血；然而，可有 16％ 的患者由于出血停止或出血来源于十二指肠而出现假阴性。胃管引流液潜血试验的意义不显著。
- 上消化道内镜检查：准确性＞90％，能够直视出血部位，必要时可予治疗干预。疑似静脉曲张、主动脉小肠瘘时必须进行内镜检查。如果可见到显露的血管（溃疡基底部的突出动脉），预示再出血风险高（约 50％）。
- 上消化道钡剂造影：病变检测的准确性约为 80％，但不能确定出血的来源。在出血已经停止或慢性少量出血的情况下可以作为内镜检查的替代方法。
- 选择性肠系膜动脉造影：当存在活动性出血，内镜下无法判断出血来源时，可行此项检查。
- 放射性同位素扫描（如 ^{99m} 锝标记的红细胞或白蛋白）：主要用于筛查出血速度，确定是否有必要进行血管造影检查，或者用于间断与不明原因出血的诊断。

下消化道出血

■ 病因

肛门疾病（痔、肛裂）、直肠损伤、直肠炎、结肠炎（溃疡性结肠炎、克罗恩病、感染性结肠炎、缺血性结肠炎、放射性肠炎）、结肠息肉、结肠肿瘤、血管发育异常（血管扩张）、憩室、肠套叠、孤立性溃疡、血性恶病质、血管炎、结缔组织病、神经纤维瘤、淀粉样变、抗凝治疗。

■ 评估（见下文及图 47-2）

- 病史及体格检查。
- 伴有血流动力学改变时，首先行上消化道内镜检查，再行结肠镜检查。当无血流动力学改变时，可行肛门镜、可弯曲乙状结肠镜或结肠镜检查：排除痔、肛裂、溃疡、直肠炎和肿瘤。
- 结肠镜：为常用检查，但当出血量较大时可能无法进行。

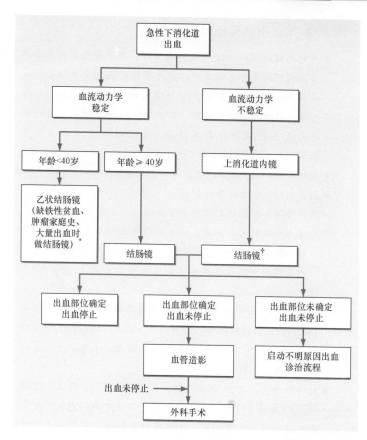

图 47-2 急性下消化道出血处理流程。*一些专家建议＜40 岁的患者，直肠出血也应行结肠镜检查。†如果大量出血，不具有肠道清洁的时间，直接行血管造影

- 钡灌肠：活动性出血时无价值。
- 动脉造影：严重出血时（适用于出血速度＞0.5ml/min，可先行同位素扫描评估出血速度）可使用；可确定出血位置及血管畸形。
- 外科手术探查（最后的选择）。

■ 不明原因出血

常来源于小肠。考虑小肠 X 线造影（经口插管至小肠行细致的钡剂造影检查）、麦克尔憩室扫描、小肠镜或剖腹探查术中联合小肠镜检查。

治疗   上、下消化道出血

- 开放大口径（14～18号）静脉通路；对于大量出血或合并心脏疾病的患者应留置中心静脉管路；监测生命体征、尿量和Hct（其下降可滞后）。洗胃未被证实使患者获益，但可在胃镜检查前清洗胃腔。冰盐水可溶解血凝块，更为理想的是用室温的自来水灌洗。为保护气道可给予气管插管。

- 检测血型和交叉配血（大出血时配6单位）。

- 大出血时随时准备外科手术。

- 用等渗液体（生理盐水）扩容维持血压；肝硬化患者输注白蛋白及新鲜冰冻血浆。如能获得则输注压积红细胞（大出血时用全血）；维持Hct>25%～30%。肝硬化合并凝血功能障碍时可输注新鲜冰冻血浆和维生素K（10mg SC或IV）。

- 如果血钙降低（由于输血含枸橼酸导致），给予静脉钙剂（如10%葡萄糖酸钙10～20ml IV，输注>10～15min）。经验性药物治疗（抑酸药、H_2受体阻断剂、奥美拉唑）未被证实获益。

- 特异性治疗   静脉曲张：奥曲肽（首剂50μg团注，继以50μg/h维持2～5天）；三腔二囊管压迫止血、内镜下硬化或套扎治疗。足量的β受体阻滞剂普萘洛尔或纳多洛尔可降低静脉曲张初次出血和再发出血的风险（禁用于急性出血）（第166章）。伴血管显露或活动性出血的溃疡：内镜下双极电凝、热探头或激光止血，或注射肾上腺素。胃炎：胃左动脉栓塞或动脉内应用血管加压素。胃肠道毛细血管扩张：炔雌醇/炔诺酮（0.05/1mg PO qd）可预防再发出血，尤其对于伴有肾衰竭的患者。憩室：肠系膜动脉造影，并动脉内注射血管加压素。肠道血管发育不良：结肠镜下双极电凝或激光止血，主动脉瓣置换术后可降低出血风险。

- 急诊外科手术指征：无法控制的出血或持续出血、严重的再发出血、主动脉肠道瘘。对于难治性静脉曲张出血，考虑行经颈静脉肝内门体静脉分流术（TIPS）。

更多内容详见 HPIM-18 原文版：Laine L：Gastrointestinal Bleeding，Chap.41，p.320.

第48章
黄疸与肝功能评估

刘玉兰 校 张明君 译

■ 黄疸

定义

由于血清中胆红素水平升高造成皮肤黄染，常更易于显现在巩膜。巩膜黄染提示血清胆红素≥51μmol/L（≥3mg/dl）；皮肤黄染亦见于血清胡萝卜素水平升高，但此时巩膜无黄染。

胆红素代谢

胆红素是衰老红细胞所释放血红蛋白的主要降解产物。最初与白蛋白结合，转运至肝后，在葡萄糖醛酸转化酶作用下形成水溶性结合胆红素，随胆汁排泄，随后在结肠转化为尿胆原。尿胆原大部分从粪便中排出，小部分重吸收并从肾排泄。胆红素只能以结合物形式（即直接胆红素）从肾滤过，因此，血清直接胆红素升高与胆红素尿相关。胆红素生成及排泌增加（即使无高胆红素血症，如溶血时）均可导致尿中尿胆原水平升高。

病因

高胆红素血症的原因可归于以下几类：①生成过多；②胆红素摄取、结合及排泄障碍；③结合或未结合胆红素从受损的肝细胞或胆管反流（表48-1）。

评估

对黄疸患者的初步评估取决于：①高胆红素血症是结合型还是非结合型；②其他肝功能检查是否异常（图48-1及图48-2，表48-2及表48-3）。基本临床检查包括病史（尤其是黄疸持续时间、皮肤瘙痒、伴发疼痛、肠道传染病的危险因素、用药史、饮酒史、旅游史、外科手术、妊娠、存有的任何伴随症状）、体格检查（肝大、肝区压痛、可扪及胆囊、脾大、男乳女性化、睾丸萎缩及其他慢性肝病特

表 48-1　单纯高胆红素血症的病因

Ⅰ. 高间接胆红素血症
    A. 溶血性疾病
        1. 遗传性
            a. 球形红细胞增多症，椭圆形红细胞增多症
            b. 葡萄糖-6-磷酸脱氢酶和丙酮酸激酶缺乏
            c. 镰状细胞型贫血
        2. 获得性
            a. 毛细血管性溶血性贫血
            b. 阵发性睡眠性血红蛋白尿
            c. 棘状红细胞贫血
            d. 免疫性溶血
            e. 寄生虫感染
        1. 疟疾
        2. 巴贝西虫病
    B. 红细胞生成异常
        维生素 B_{12}、叶酸缺乏性贫血，珠蛋白生成障碍性贫血，严重缺铁性贫血
    C. 药物性
        利福平、丙磺舒（羟苯磺胺）、利巴韦林
    D. 遗传性
        1. Crigler-Najjar Ⅰ 型和 Ⅱ 型
        2. Gilbert 综合征

Ⅱ. 高直接胆红素血症
    A. 遗传性
        1. Dubin-Johnson 综合征
        2. Roter 综合征

征）、血液肝功能检查（见下文）以及全血细胞计数。

Gilbert 综合征

　　胆红素尿苷二磷酸（UDP）葡萄糖醛酸转移酶活性降低导致胆红素结合障碍，造成轻度高间接胆红素血症，通常 $< 103 \mu mol/L$（<6mg/dl）。人群患病率 3%～7%，男女比例为（2～7）:1。

■ 肝功能的血液学检查

　　用于发现肝病（图 48-2），鉴别肝病的不同类型（表 48-4），以及了解肝受损的程度及对治疗的反应。

胆红素

　　提示肝摄取、代谢（结合）和排泌功能；通过化学分析可以鉴别结合形式（直接胆红素）和未结合形式（表 48-1）。

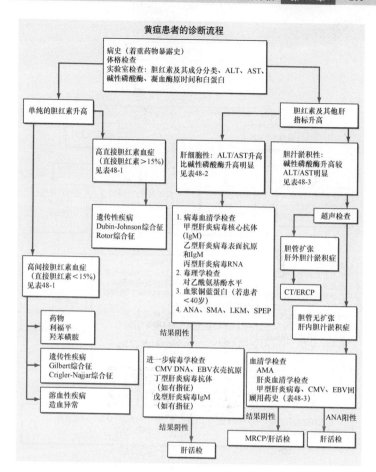

图 48-1 对黄疸患者的评估。ALT，谷丙转氨酶；AMA，抗线粒体抗体；ANA，抗核抗体；AST，谷草转氨酶；CMV，巨细胞病毒；EBV，Epstein-Barr病毒；LKM，肝肾微粒体抗体；MRCP，磁共振胰胆管成像；SMA，平滑肌抗体；SPEP，血清蛋白电泳；ERCP，逆行胰胆管造影

氨基转移酶（转氨酶）

包括谷草转氨酶（AST，SGOT）和谷丙转氨酶（ALT，SG-PT）；是肝损伤的敏感指标；明显升高多见于肝细胞坏死时（如：病毒性肝炎、中毒性或缺血性肝损伤、急性肝静脉阻塞），偶见于突发完全性胆管梗阻（如胆囊结石梗阻）；轻微异常见于胆汁淤积性、硬化性和浸润性肝病；肝细胞损伤程度与转氨酶水平并不相称；由于横纹肌及其他器官中也存在 AST，因此 ALT 对肝损伤更特异；酒精

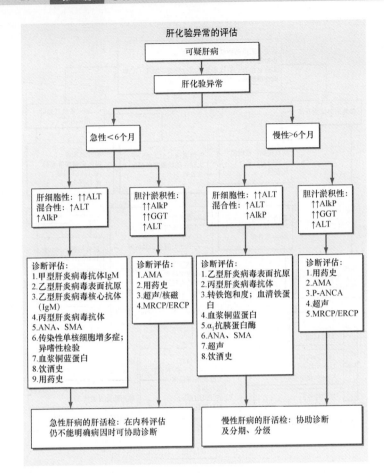

图 48-2　肝化验异常的评估流程

ALT，谷丙转氨酶；AlkP，碱性磷酸酶；GGT，谷氨酰转肽酶；ANA，抗核抗体；SMA，抗平滑肌抗体；AMA，抗线粒体抗体；P-ANCA，核周型抗中性粒细胞胞质抗体；MRCP，磁共振胰胆管成像；ERCP，逆行胰胆管造影

性肝损伤常造成轻微的转氨酶升高，AST 升高较 ALT 更为明显。

表 48-2　肝细胞性黄疸

病毒性肝炎
　甲、乙、丙、丁、戊型肝炎
　EB 病毒
　巨细胞病毒
　单纯疱疹病毒

表 48-2 肝细胞性黄疸（续）

酒精性

药物毒性
　可预知、呈剂量依赖（如对乙酰氨基酚）
　不可预知、呈特异反应性（如异烟肼）

环境毒物
　氯乙烯
　牙买加灌木茶——吡咯啶生物碱
　卡瓦胡椒
　野生菌——毒鹅膏或白毒伞

Wilson 病

自身免疫性肝炎

表 48-3 可能引起黄疸的胆汁淤积性疾病

Ⅰ. 肝内疾病

　A. 病毒性肝炎
　　1. 纤维化性胆汁淤积性肝炎——乙型和丙型病毒性肝炎
　　2. 甲型病毒性肝炎、EB 病毒、巨细胞病毒

　B. 酒精性肝炎

　C. 药物毒性
　　1. 单纯性胆汁淤积症——代谢性和避孕性类固醇
　　2. 胆汁淤积性肝炎——氯丙嗪、依托红霉素
　　3. 慢性胆汁淤积症——氯丙嗪、普鲁氯嗪

　D. 原发性胆汁性肝硬化

　E. 原发性硬化性胆管炎

　F. 胆管消失综合征
　　1. 慢性肝移植后排异
　　2. 结节病
　　3. 药物性

　G. 遗传性
　　1. 进展性家族性肝内胆汁淤积症
　　2. 良性复发性胆汁淤积症

　H. 妊娠期胆汁淤积症

　I. 完全肠外营养

　J. 非肝胆性败血症

　K. 良性术后胆汁淤积症

　L. 副肿瘤综合征

　M. 静脉阻塞性疾病

　N. 移植物抗宿主病

表 48-3 可能引起黄疸的胆汁淤积性疾病（续）

O. 浸润性疾病
  1. 结核
  2. 淋巴瘤
  3. 淀粉样变性

Ⅱ. 肝外疾病

A. 恶性
  1. 胆管癌
  2. 胰腺癌
  3. 胆囊癌
  4. 壶腹癌
  5. 肝门淋巴结恶性浸润

B. 良性
  1. 胆总管结石
  2. 术后胆管结构改变
  3. 原发性硬化性胆管炎
  4. 慢性胰腺炎
  5. 艾滋病相关胆管病
  6. Mirizzi 综合征
  7. 寄生虫病（蛔虫病）

碱性磷酸酶

胆汁淤积、胆管梗阻（其升高较血清胆红素更快）和浸润性肝损伤的敏感指标；在其他肝病中也轻度升高；由于组织分布广泛，特异性有限。另外升高也见于儿童、妊娠和骨骼病变；组织特异性同工酶可通过分离或热稳定差异（肝酶活性在骨骼酶受到破坏时仍然稳定）来分辨。

5′-核苷酸（5′-NT）

在肝病中升高谱与碱性磷酸酶相似；对肝病特异性更高；可用于确定血清碱性磷酸酶的升高是否为肝源性，特别是儿童、妊娠妇女及可能患有骨骼疾病的患者。

γ-谷氨酰转肽酶（GGT）

与血清碱性磷酸酶活性相关。对胆汁淤积症的特异性不如碱性磷酸酶及 5′-NT。

表 48-4　肝胆疾病中肝检验指标的变化

疾病类型	胆红素	转氨酶	碱性磷酸酶	白蛋白	凝血酶原时间
溶血/Gilbert综合征	正常至 86μmol/L（5mg/dl）85%为间接胆红素　无胆红素尿	正常	正常	正常	正常
急性肝细胞坏死（病毒性及药物性肝炎、肝毒素、急性肝衰竭）	直接及间接胆红素均升高　峰值一般与转氨酶相对应　胆红素尿	升高，通常>500IU　ALT>AST	正常至 3 倍升高	正常	一般正常，若>5 倍正常值上限且难以被胃肠外维生素 K 纠正，提示预后不良
慢性肝细胞疾病	直接及间接胆红素都可能升高　胆红素尿	升高，但一般<300IU	正常至 3 倍升高	常降低	常延长　不被胃肠外维生素 K 纠正
酒精性肝炎肝硬化	直接及间接胆红素可能升高　胆红素尿	AST/ALT>2 提示酒精性肝炎或肝硬化	正常至 3 倍升高	常降低	常延长　不被胃肠外维生素 K 纠正
肝内外胆汁淤积症（梗阻性黄疸）	直接及间接胆红素都可能升高　胆红素尿	正常至中度升高　很少>500IU	升高，通常>4 倍正常值　通过 5′-NT 或 GGT 鉴别或证实肝源性	正常、慢性者除外	正常，若延长，可被胃肠外维生素 K 纠正
浸润性疾病（肿瘤、肉芽肿）；局部胆管阻塞	一般正常	正常至轻度升高		正常	

凝血因子（另见第 70 章）

测定凝血因子活性；延长提示凝血因子缺乏或活性丧失；除Ⅷ因子外，其他凝血因子均在肝合成。弥漫性肝病，如：肝炎、中毒性损伤或肝硬化时，将迅速引起凝血因子缺乏，是唯一可早期反映肝合成功能的最佳指标，有助于急性肝病的诊断和预后判断。凝血因子Ⅱ、Ⅶ、Ⅸ、Ⅹ仅在存有脂溶性维生素 K 时具备活性；维生素 K 替代治疗后凝血快速与完全改善，可鉴别 PT 延长由于脂肪吸收障碍造成，而非肝病。

白蛋白

血清白蛋白水平的下降源于肝合成功能的下降（慢性肝病或长期营养不良）或在尿液、粪便中排泄过多；由于血清白蛋白半衰期为 2～3 周，因此不是急性肝功能异常的敏感指标；在慢性肝病患者中，低白蛋白血症的程度与肝功能受损程度相关。

球蛋白

轻度的多克隆高球蛋白血症常见于慢性肝病；显著升高常见于*自身免疫性慢性活动性肝炎*。

氨

血氨水平升高见于肝解毒途径缺陷及门体分流，如急性重型（暴发性）肝炎、肝中毒及严重的门脉高压（如肝硬化）；血氨升高水平与肝功能或急性肝性脑病的发生和严重程度相关性差。

■ 肝胆影像学检查

超声

其特点为：快速、无创的腹腔脏器检查方法；无射线暴露；价格相对低廉，设备便于移动；影像的采集及判读与检查者专业水平密切相关；在检查胆管扩张和胆囊结石中尤其有价值（>95%）；对于胆管内结石的敏感性相对较差（～60%）；检测腹水敏感性最高；检出肝包块的敏感性适中，但区分实性或囊性结构非常准确；可用于引导对疑似病变进行经皮针刺活检；多普勒超声可探测门静脉、肝静脉及门体分流的血流情况与流速；存在腹水时使影像更为清晰，而肠腔积气时显影不清；超声内镜可避免肠腔积气的影响，并对检测肿瘤浸润肠壁的深度更加敏感。

CT

对于检测、鉴别及经皮直接对腹部包块、囊肿和淋巴结穿刺活检尤其有价值；在肠道或静脉内对比剂下显影可增强影像，且不受肠道胀气的影响；检测胆囊结石的敏感性稍逊于超声，但检出胆总管结石优于超声；可用于鉴别某些弥漫性肝病（如：脂肪肝、铁沉积）。

MRI

检测肝包块和囊肿的最敏感的方法；易于将肝血管瘤与其他肝肿瘤区分出来；是评估肝静脉和门静脉通畅性及肿瘤侵犯血管的最准确的无创方法；也用于检测铁、铜在肝内沉积情况（如：血色病、Wilson 病）。磁共振胰胆管成像（MRCP）可以对胰头及胰胆管进行可视化检查。

放射性同位素扫描

通过各种放射性标记物、不同的扫描技术可敏感地评价胆汁分泌（HIDA、PIPIDA、DISIDA 扫描）、肝实质变化（锝硫胶体肝/脾扫描）及炎症和肿瘤形成（镓扫描）；在超声无法明确诊断时，HIDA 和相关扫描对评估胆道通畅性和排除急性胆囊炎尤其有用；CT、MRI 和胶体扫描对于肝肿瘤和转移具有相似的敏感性；CT 和肝肺结合胶体扫描对于检出右侧膈下（肝上）脓肿非常敏感。

胆管造影

是检测胆道结石、胆道肿瘤、硬化性胆管炎、胆囊管囊肿、瘘和胆道穿孔最为灵敏的手段；可经内镜（经壶腹）或经皮（经肝）途径实施；可获取胆汁和胆管上皮标本进行细胞学分析和培养；可放置导管引流和对狭窄部位进行扩张；内镜途径（ERCP）可进行 Oddi 括约肌的压力测定、括约肌切除和取石术。

血管造影

是评估门脉压力、通畅性及门静脉、肝静脉血流方向最准确的方法；对检测小血管病变和肝肿瘤（尤其是原发性肝细胞癌）具有高度敏感性；是鉴别肝血管瘤和实性占位的"金标准"；是复杂的肝胆手术（如：门体分流术、胆管重建术）术前准备时了解血管解剖结构最准确的方法，并能协助判定肝胆、胰腺肿瘤是否能够切除。类似的解剖信息（不含血管内压力）也常可由 CT、MRI 等无创方法获得。

经皮肝穿刺活检

是弥漫性肝病变最为准确的检查方法；对局部浸润性改变如转移癌的诊断受所取样本的限制；在诊断胆汁淤积时不作为首选。

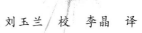

更多内容详见 HPIM-18 原文版：Pratt DS, Kaplan MM: Jaundice, Chap. 42, p. 324; Ghany M, Hoofnagle JH: Approach to the Patient With Liver Disease, Chap. 301, p. 2520; and Pratt DS, Kaplan MM: Evaluation of Liver-Function, Chap. 302, p. 2527.

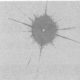

第49章
腹　水

刘玉兰／校　李晶　译

■ 定义

腹膜腔内液体积聚，积液量少时可无症状；随着积液量的增加，可表现为腹胀和腹部不适、恶心、呕吐、早饱、烧心、腰胁部疼痛及呼吸困难。

■ 检查

体格检查

蛙状腹、液波震颤阳性、移动性浊音阳性、"水坑征"（患者肘膝位时腹部低垂部位叩诊浊音）。有可能出现阴茎或阴囊水肿、脐或腹股沟疝及胸腔积液。体检应包括直肠、盆腔及肝和脾的检查。肝掌和蜘蛛痣常见于肝硬化患者。脐部结节（*Sister Mary Joseph 结节*）常提示盆腔或胃肠肿瘤转移。

超声/CT

非常敏感，可鉴别腹水和囊肿。

■ 评估

诊断性穿刺非常必要（50～100ml）。常规的检查包括腹水外观、蛋白水平、白蛋白水平、葡萄糖含量、细胞计数和分类、革兰氏和抗酸染色、腹水培养、细胞学检查；特定的情况下，还应检测淀粉酶、LDH、三酰甘油（甘油三酯），培养结核杆菌（TB）。极少数情况下，腹腔镜甚至剖腹探查可用于腹水的病因诊断。由于充血性心力衰竭（如心包缩窄）所致的腹水可能需要右心导管检查评价。

鉴别诊断

超过90%的腹水病例由于肝硬化、肿瘤、充血性心力衰竭和结核造成。

腹膜疾病：感染（细菌性、结核性、真菌性、寄生虫性）、肿瘤、结缔组织病、其他（Whipple病、家族性地中海热、子宫内膜异位症、腹膜淀粉样变等）。

腹膜外疾病：肝硬化、充血性心力衰竭、布-加综合征、肝小静脉闭塞、低白蛋白血症（肾病综合征、蛋白丢失性肠病、营养不良）、其他（黏液性水肿、卵巢疾病、胰腺疾病、乳糜性腹水）。

通过血清-腹水白蛋白梯度（SAAG）对腹水进行病理生理学分类

腹水与血清之间的白蛋白水平差值可以反映静水压的不平衡，用于鉴别腹水的病因（图49-1）。

■ 肝硬化腹水

病因

形成原因：①门脉高压；②低白蛋白血症；③肝淋巴液生成；④肾潴钠，继发于高醛固酮血症、交感神经系统兴奋（肾素-血管紧张素生成增加）。其启动因素为内毒素、细胞因子等引起的一氧化氮介导的外周血管扩张。

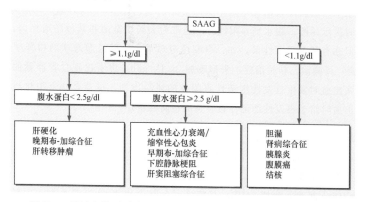

图 49-1 通过血清-腹水白蛋白梯度（SAAG）诊断腹水病因的流程图

治疗 肝硬化腹水

最大每日腹水变化量约为 700ml（外周水肿变化可更为迅速）。

1. 限制钠盐摄入（Na<2g/d）。

2. 中度腹水者，通常需要利尿；螺内酯 100～200mg/d PO（若经严格限钠饮食后腹水消退不佳，可增量至 400mg/d）；必要时可联合呋塞米 40～80mg/d PO 或 IV（肝肾综合征、肝性脑病的高危者），或最大剂量可达 120～160mg/d，直至起效或出现并发症。

3. 监测体重、尿钠尿钾、血清电解质和肌酐水平。若通过上述处理腹水仍不消退，则称为难治性腹水，其处理措施包括：

   a. 反复大量（5L）放腹水联合静脉补充白蛋白（每升腹水补充 10g）。

   b. 考虑经颈静脉肝内门体分流术（TIPS）。尽管 TIPS 可有效控制腹水，但并不延长患者生存时间，且常引起肝性脑病。

肝硬化腹水患者在腹水出现后的 2 年生存率仅<50%。一旦出现腹水，应考虑合适供者的肝移植手术（见第 165 章）。

■ 并发症

自发性细菌性腹膜炎

若肝硬化腹水患者出现发热、腹痛、腹水增加、肠炎、低血压、黄疸加剧或肝性脑病，应考虑自发性细菌性腹膜炎可能。腹水蛋白低水平（低调理素活性）是本病的易感因素。腹水 PMN 计数>250/μl 时提示诊断；腹水培养阳性时（通常为大肠埃希菌和其他肠道细菌，但亦有革兰氏阳性菌，如：草绿色链球菌、金黄色葡萄球菌和肠球菌）可确诊。初始治疗：头孢噻肟 2g IV q8h。患者出现食管静脉曲张出血时发生自发性细菌性腹膜炎的风险增加，推荐合并上消化道出血时给予自发性细菌性腹膜炎的预防性治疗。

肝肾综合征（HRS）

无基础肾脏疾病却出现肾衰竭，在晚期肝硬化或急性肝衰竭的患者中发生率约 10%。通常认为是由于肾血流动力学改变所导致。临床分两型：1 型 HRS，起病 1～2 周内患者肾功能恶化；2 型 HRS，伴有血清肌酐水平上升，但其预后相对较好。HRS 常见于顽固性腹水的患者。治疗：奥曲肽联合米多君、静脉输注白蛋白。无论是1型或2型肝肾综合征，若不进行肝移植，预后均很差。

更多内容详见 HPIM-18 原文版：Corey KE，Friedman LS：Abdominal Swelling and Ascites，Chap. 43，p. 330；and Bacon BR：Cirrhosis and Its Complications，Chap. 308，p. 2592.

第50章
淋巴结病与脾大

黄晓军　校　张伸　译

淋巴结病

　　抗原提呈细胞可摄取经皮肤或黏膜的破口进入人体的抗原，经淋巴管路将其运送到最近的淋巴结。除脑与骨骼外，淋巴管路分布于全身。淋巴液经输入淋巴管进入淋巴结，经输出淋巴管流出。当抗原提呈细胞经过淋巴结时，可将抗原提呈予淋巴结内的淋巴细胞。淋巴结内的淋巴细胞可不断地被源于血液中的抗原-幼稚淋巴细胞所补充替代。它们可通过特异性归巢受体而滞留在淋巴结内。B细胞于淋巴结皮质聚集成滤泡，T细胞则分布于淋巴结的副皮质区域。当B细胞接触到与其表面免疫球蛋白结合的抗原时，将在滤泡细胞停滞数日，并行成一个生发中心，在其内发生免疫球蛋白基因突变，仅保留对抗原可产生更高亲和力抗体的B细胞。这些B细胞随后迁移至髓质区域，分化形成浆细胞，分泌免疫球蛋白到输出的淋巴液。

　　当淋巴结内的T细胞接触到可识别的抗原时，T细胞发生增殖，输出入循环的淋巴液。这些淋巴液富含针对刺激性抗原的特异性抗体和T细胞，流经数个淋巴结后到达胸导管。胸导管汇流体内大部分的淋巴液，然后经左锁骨下静脉进入循环；来自头、颈和右上臂的淋巴液，则汇入右锁骨下静脉。T细胞和抗体可通过血流而聚集至感染灶。

　　淋巴结病可能由于感染、免疫性疾病、恶性肿瘤、脂质贮积病，或其他一些原因不明的疾病（如结节病、Castleman病，见表50-1）引起。淋巴结病发生的两个主要机制是：①增生，对免疫或感染刺激的反应性增生；②浸润，因肿瘤细胞、富含脂质或糖蛋白的巨噬细胞的浸润导致。

表50-1　伴有淋巴结病的疾病

1. 感染性疾病
   - a. 病毒：传染性单核细胞增多症（EBV、CMV）、传染性肝炎、单纯疱疹病毒、疱疹病毒-6、水痘-带状疱疹病毒、风疹、麻疹、腺病毒、HIV、流行性角结膜炎、疫苗、疱疹病毒-8
   - b. 细菌：链球菌、葡萄球菌、猫抓病、布鲁菌病、兔热病、鼠疫、软下疳、类鼻疽病、鼻疽病、结核病、非典型分枝杆菌感染、原发和继发梅毒、白喉、麻风病
   - c. 真菌：组织胞浆菌病、球孢子菌病、副球孢子菌病
   - d. 衣原体：性病性淋巴肉芽肿、沙眼
   - e. 寄生虫：弓形体病、利什曼病、锥虫病、丝虫病
   - f. 立克次体：恙虫病、立克次体痘疹、Q热

2. 免疫性疾病
   - a. 类风湿关节炎
   - b. 青少年类风湿关节炎
   - c. 混合性结缔组织病
   - d. 系统性红斑狼疮
   - e. 皮肌炎
   - f. 干燥综合征
   - g. 血清病
   - h. 药物过敏：苯妥英、肼屈嗪、别嘌醇、扑米酮、金制剂、卡马西平等
   - i. 血管免疫性母细胞性淋巴结病
   - j. 原发性胆汁性肝硬化
   - k. 移植物抗宿主病
   - l. 硅性淋巴结病
   - m. 自身免疫性淋巴组织增殖综合征

3. 恶性疾病
   - a. 血液系统：霍奇金病、非霍奇金淋巴瘤、急性或慢性淋巴细胞白血病、毛细胞白血病、恶性组织细胞增多症、淀粉样变
   - b. 肿瘤转移：从各种原发部位转移而来

4. 脂质贮积病：戈谢病、尼曼-匹克病、法布里病、丹吉尔病

5. 内分泌疾病：甲状腺功能亢进症

6. 其他疾病
   - a. Castleman病（巨大淋巴结增生）
   - b. 结节病
   - c. 皮病性淋巴结炎
   - d. 淋巴瘤样肉芽肿病
   - e. 组织细胞性坏死性淋巴结炎（Kikuchi病）
   - f. 窦性组织细胞增生伴巨大淋巴结病（Rosai-Dorfman综合征）
   - g. 黏膜皮肤淋巴结综合征（川崎病）
   - h. 组织细胞增生症X
   - i. 家族性地中海热
   - j. 严重高三酰甘油（甘油三酯）血症
   - k. 窦的血管变形
   - l. 淋巴结炎性假瘤
   - m. 充血性心力衰竭

缩略词：CMV，巨细胞病毒；EBV，Epstein-Barr病毒

临床思路 淋巴结病

病史 年龄、职业、动物接触史、性取向、药物滥用史、用药史及伴随症状均影响临床对病情的诊断。40 岁以上人群出现淋巴结肿大更多为恶性。布鲁菌病和淋巴瘤在农民群体的发病率增高。男同性恋者可能患有 AIDS 相关的淋巴结肿大。吸烟与酗酒增加患者罹患恶性疾病的风险。苯妥英可诱发淋巴结肿大。颈部淋巴结肿大若伴随咽喉痛和发热提示单核细胞增多症,而伴有盗汗及体重下降则提示霍奇金病。

体格检查 肿大淋巴结的部位、大小、质地与压痛对于鉴别诊断极为重要。广泛淋巴结肿大(≥3 个解剖区域)提示全身性感染或淋巴瘤。锁骨下或斜角肌淋巴结肿大多为异常,应行活检诊断。直径>4cm 的淋巴结应立即活检。淋巴结质地坚硬且粘连固定于周围软组织提示转移癌。呈压痛的淋巴结多为良性。

实验室检查 局部淋巴结肿大一般不需实验室检查。如果发现广泛淋巴结肿大,则应积极切除淋巴结活检以供明确诊断,而非完善全面的实验室检查。

治疗 淋巴结病

年龄>40 岁的患者,肿大淋巴结位于斜角肌或锁骨上的患者,淋巴结直径>4cm 的患者,以及质硬而无压痛者均建议立即行淋巴结切除活检。对于较年轻的患者,且淋巴结较小而质地韧或呈压痛,可保守观察 7~14 天。不主张经验性抗生素治疗。倘若淋巴结缩小,可无需进一步的评估。反之,淋巴结增大则有必要进行淋巴结切除活检。

脾大

类似于淋巴结可特异性针对组织中病原体,脾是可特异性对抗血源性病原体的淋巴器官。脾无输入淋巴管,如同淋巴结具有特定的区域生成抗体(滤泡)以及扩增抗原特异性 T 细胞[动脉周围淋巴鞘(PALS)]。另外,脾具有完善的网状内皮系统,可清除颗粒和抗体包裹的细菌。血液流入脾后,脾可滤过血液中病原体,吞噬破坏衰老与丧失变形能力的红细胞以维持红细胞质量。脾还具有"除核"(pitting)作用,可从细胞中剔除胞内的包涵体(有时包括病原体,如巴贝虫、疟原虫等)。在特定的情况下,脾还可替代骨髓生成造血细胞。

正常脾大约长 12cm,宽 7cm,一般于体表无法触及。患者右侧卧位时,可在第 9~11 肋间叩及脾的浊音区。触诊脾的最佳体位是仰卧屈膝位，可随着患者吸气时脾下移而触及。物理诊断的敏感性欠佳，CT 或超声为优先选择的检查。

脾增大的三个基础机制如下：①对脾功能需求增加而引起过度增生或增大（如遗传性球形红细胞增多症时，对缺陷红细胞的清除需求增加；或全身性感染、免疫性疾病时免疫增生）；②门静脉高压导致被动性血管充血；③恶性细胞、富含脂质或糖蛋白的巨噬细胞的浸润，或淀粉样物质（表 50-2）。巨脾（左侧肋骨下可触及的脾＞8cm）提示多为淋巴组织增殖性疾病或骨髓增殖性疾病。

外周血红细胞、白细胞及血小板计数可正常、减少或增多，取决于患者的原发病。单系或多系细胞减少可提示脾功能亢进，破坏增加。脾功能亢进的患者，血细胞减少的表现一般可在切除脾后恢复。无脾功能亢进表现的脾增大患者，其病因诊断依赖于原发病伴随的症状、体征和实验室检查异常。脾切除术罕见出于诊断性目的。

脾切除后的个体发生各种病原引起的脓毒血症的风险增高，包括肺炎球菌和流感嗜血杆菌。因此，脾切除术前应给予相应的疫苗。脾切除术将降低患者对这类非 T 细胞依赖性抗原的免疫反应。

表 50-2　脾大的相关疾病（根据发病机制分类）

对脾功能需求增加所致	
网状内皮系统增生（为清除缺陷红细胞）	利什曼病
球形红细胞增多症	锥虫病
早期镰状细胞贫血	埃里希体病
椭圆形红细胞增多症	免疫调节异常
重型地中海贫血	类风湿关节炎（Felty 综合征）
血红蛋白病	系统性红斑狼疮
阵发性夜间血红蛋白尿	胶原血管病
恶性贫血	血清病
免疫性增生	免疫溶血性贫血
对感染的反应（病毒、细菌、真菌、寄生虫）	免疫性血小板减少症
	免疫性中性粒细胞减少症
传染性单核细胞增多症	药物反应
艾滋病	血管免疫母细胞性淋巴结病
病毒性肝炎	结节病
巨细胞病毒	甲状腺功能亢进症（良性淋巴结增生）
亚急性细菌性心内膜炎	
细菌性脓毒血症	白细胞介素-2 治疗
先天性梅毒	髓外造血
脾脓肿	骨髓纤维化
结核病	骨髓损伤（毒素、射线、锶）
组织胞浆菌病	骨髓浸润（肿瘤、白血病、戈谢病）
疟疾	

表 50-2　脾大的相关疾病（根据发病机制分类）（续）

脾或门脉血流异常所致	
肝硬化	脾动脉瘤
肝静脉阻塞	肝血吸虫病
肝内或肝外门静脉阻塞	充血性心力衰竭
门静脉海绵样变	肝包虫病
脾静脉阻塞	门静脉高压（包括上述任何病因）："Banti 综合征"

脾浸润	
细胞内或细胞外沉积	霍奇金病
淀粉样变	骨髓增殖综合征（如真性红细胞增多症、原发性血小板增多症）
戈谢病	
尼曼-匹克病	血管肉瘤
丹吉尔病	转移肿瘤（黑色素瘤最常见）
Hurler 综合征及其他黏多糖贮积症	嗜酸性粒细胞肉芽肿
高脂血症	组织细胞增多症 X
良性及恶性的细胞浸润	错构瘤
白血病（急性、慢性、淋巴细胞性、髓系、单核细胞性）	血管瘤、纤维瘤、淋巴管瘤脾囊肿
淋巴瘤	

病因不明	
特发性脾大	缺铁性贫血
铍中毒	

更多内容详见 HPIM-18 原文版：Henry PH, Longo DL: Enlargement of Lymph and Spleen, Chap. 59, p. 465.

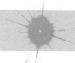

第 51 章
贫血与红细胞增多症

黄晓军　校　张伸　译

贫血

根据世界卫生组织（WHO）的标准，成年男性的贫血定义为血红蛋白（Hb）浓度 < 130g/L（13g/dl）或血细胞比容（Hct）< 39%；成年女性的贫血定义为 Hb < 120g/L（12g/dl）或 Hct < 37%。

贫血的症状和体征较多样，取决于贫血的程度及病程。绝大多数急性贫血的原因是失血或溶血。在急性失血时，患者以低血容量为主要表现，首要为低血压和器官灌注不足。慢性贫血的伴随症状，因患者的年龄及其重要器官的供血状态不同而异。中度贫血常伴有疲乏、活动耐力下降、呼吸急促及心动过速。患者可出现皮肤和黏膜苍白。伸开手掌，其掌纹颜色较周围皮肤变浅，多提示患者 Hb＜80g/L（8g/dl）。伴有冠状动脉疾病的患者，可发生心绞痛，或导致其发作频率与严重程度增加。伴有颈动脉疾病的患者，可出现头晕或目眩。

对贫血的病因诊断，需了解循环中红细胞数目的减少，是基于红细胞生成不足，还是红细胞破坏或丢失增多。红细胞生成不足可因红细胞成熟缺陷造成无效造血（往往形成过大或过小的红细胞）；或增生低下（生成红细胞的形态大小多正常，但是数量极少）。

贫血的基本评估包括：①网织红细胞指数（RI）；②血涂片及红细胞相关指标［主要指平均红细胞体积（MCV）］（图51-1）。

RI 是反映红细胞生成情况的指标。贫血时网织红细胞提前从骨髓释放进入循环，其成熟时间较正常延长 1 日，可导致红细胞计数误差。RI 可校正此因素和 Hct 的影响，其公式为：RI＝（网状红细胞％×患者 Hct/45％）×（1/移位校正因子）。移位校正因子随 Hct 变化：Hct＝35％时为 1.5；Hct＝25％时为 2；Hct＝15％时为 2.5。RI＜2～2.5％提示红细胞生成不足；RI＞2.5％提示红细胞过度破坏或丢失。

如果贫血伴随 RI 较低，红细胞的形态学检查有助于鉴别骨髓增生低下与成熟异常。细胞质成熟缺陷，如铁缺乏或 Hb 合成障碍，生成小体积红细胞（MCV＜80）；细胞核成熟缺陷，如 B_{12} 与叶酸缺乏、药物作用，生成红细胞体积较大（MCV＞100）。骨髓增生低下时，红细胞一般形态正常，但数目极少。骨髓检查也有助于贫血的评估，但多用于骨髓增生低下的诊断。

根据病理生理缺陷对贫血初步分类，并据此选择评价特定类型贫血的其他实验室检查。详细内容见第68章。

红细胞增多症

红细胞增多症指循环中红细胞增高超出正常范围。Hb 水平异常升高，男性≥170g/L（17g/dl），女性≥150g/L（15g/dl）就应考虑红细胞增多症。红细胞增多症往往在常规血细胞计数检查中被偶然发现。由于血浆容量丢失（如：严重脱水、烧伤）所引起的相对性红细胞增多症，并不实际反映红细胞总量增加。绝对的红细胞增多

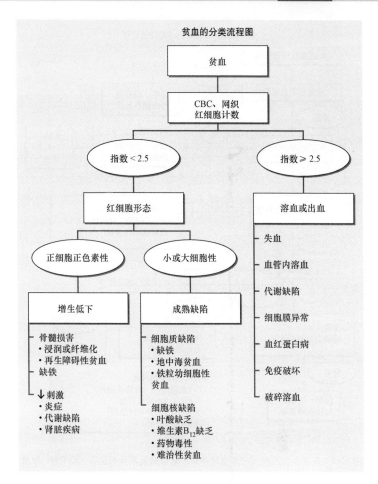

图 51-1　贫血的分类。CBC，全血细胞计数

症是红细胞总数真性增高。

■ 病因

　　包括：真性红细胞增多症（一类克隆性骨髓增殖性疾病）、可分泌促红细胞生成素的肿瘤（如：肾癌、小脑血管瘤）、慢性低氧血症（如：高海拔、肺部疾病）、碳氧血红蛋白增多（如吸烟者）、高亲和力血红蛋白变异型、库欣（Cushing）综合征、雄激素过多。通过患者有无脾大、白细胞增多症、血小板增多症、维生素 B_{12} 水平升高，以及红细胞生成素水平下降等表现，可鉴别真性红细胞增多症与继发性红细胞增多症。红细胞增多症患者的诊断评估流程见图 51-2。

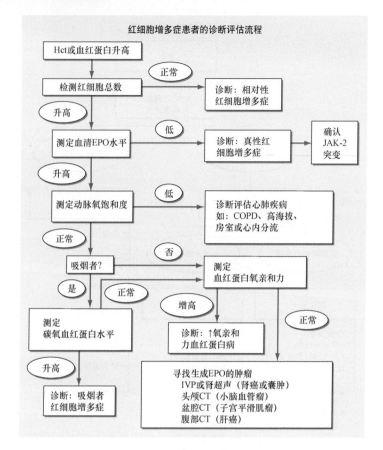

图 51-2　血红蛋白升高（红细胞增多症）患者的鉴别诊断流程。COPD，慢性阻塞性肺疾病；EPO，促红细胞生成素；IVP，静脉肾盂造影

■ 并发症

高血液黏滞度（伴输送 O_2 减少）导致器官缺血损伤和血栓形成（静脉或动脉）风险是最为常见的并发症。

治疗　红细胞增多症

Hct≥55% 时，无论何种病因，均推荐放血，直至 Hct 降至正常水平。

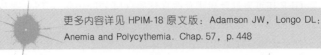

更多内容详见 HPIM-18 原文版：Adamson JW, Longo DL：Anemia and Polycythemia. Chap. 57，p. 448

第 52 章
氮质血症与泌尿系统异常

左力　校　王琰　李月红　译

■ 肾功能异常、氮质血症

氮质血症是指经肾排泄的含氮废物潴留。血尿素氮（BUN）[>10.7mmol/L（>30mg/dl）] 和血肌酐 [$>133\mu$mol/L（>1.5mg/dl）] 升高常提示肾功能损害。评估肾功能可以用肌酐清除率（CL$_{cr}$）（正常>100ml/min），收集 24h 尿后用以下公式即可计算得出：

肌酐清除率（ml/min）＝(uCr×uV)/(sCr×1440)

1. uCr 为尿肌酐（mg/dl）

2. sCr 为血肌酐（mg/dl）

3. uV 为 24h 尿量（ml）

4. 1440 为 24h 所包含的分钟数

收集的标本是否"足量"或"完整"可通过尿量和肌酐含量来评估，肌酐是由肌肉产生并以相对恒定的速度排泄。对于 20～50 岁的男性，肌酐排泄率应该为 18.5～25.0mg/kg 体重；同年龄段的女性，肌酐排泄率应该为 16.5～22.4mg/kg 体重。举例，体重 80kg 的男性的"足量"尿液标本中测其排泄的肌酐在 1500～2000mg。肌酐排泄率还受年龄和肌肉质量的影响。需注意的是，肌酐并不是评估肾小球滤过率（GFR）的理想指标，因为它既通过肾小球滤过，又被近端肾小管上皮细胞分泌：随着肾功能不全的进展，肾小管分泌所占的比例也会随之增加，因此，对于慢性肾病患者，计算得出的肌酐清除率会高于实际的 GFR。仅能被滤过但不能被分泌的同位素标志物（如碘酞葡胺）可以更精确地估算 GFR。

考虑到 GFR 随年龄的增加而降低，以及体重、性别等因素的影响，Cockcroft-Gaul 推导出以下公式来评估男性的肌酐清除率：

$$肌酐清除率（ml/min）＝\frac{(140-年龄)×标准体重（kg）}{血浆肌酐（mg/dl）×72}$$

此值乘以 0.85 即为女性的肌酐清除率。

GFR 还可通过肾病膳食改良试验（Modification of Diet in Renal Disease Study，MDRD）衍生的方程估测。目前，此"eGFR"为美国大部分实验室所采用，且同时将报告肌酐水平，美国肾脏基金会对慢性肾病的分期也基于此法所估测得的 eGFR（表 52-1）。

肾功能损害的表现包括，容量负荷过大、高血压、电解质紊乱（例如高钾血症、低钙血症、高磷血症）、代谢性酸中毒、内分泌紊乱（例如胰岛素抵抗、功能性维生素 D 缺乏、继发性甲状旁腺功能亢进）。当肾功能严重损害时，可出现以下任一或多个"尿毒症"症状和体征，食欲不振、厌食、恶心、呕吐、嗜睡、意识模糊、扑翼样震颤、胸膜炎、心包炎、肠炎、瘙痒、睡眠和味觉障碍，以及氨臭味。

氮质血症的诊断流程见图 52-1。

■ 尿量异常

少尿

少尿是指尿液排出量减少，通常定义为＜400ml/d。无尿指尿量显著减少，即尿量＜100ml/d，或毫无尿液排出。少尿常见于容量不足和（或）肾低灌注，从而导致"肾前性氮质血症"和急性肾衰竭（第 148 章）。无尿的原因包括：双侧尿路完全梗阻；严重血管病变（夹层或动脉闭塞）；肾静脉血栓形成；肾皮质坏死；严重的急性肾小管坏死；非甾体抗炎药、血管紧张素转化酶（ACE）抑制剂和（或）血管紧张素受体阻滞剂；低容量性、心源性或感染性休克。少尿绝非正常情况，因为机体每日至少需 400ml 的浓缩尿才可将体内产生的代谢物质排出。

表 52-1 慢性肾病的分期（美国肾脏基金会指南）

肾损害分期	描述	eGFR［ml/(min·1.73m²)］
0	存在 CKD 危险因素[a]	＞90
1	存在肾损害证据[b]	＞90
2	GFR 轻度下降	60～89
3	GFR 中度下降	30～59
4	GFR 重度下降	15～29
5	肾衰竭	＜15

[a] 糖尿病、高血压、家族史、高龄、非洲裔
[b] 尿检异常、血尿、蛋白尿、白蛋白尿
缩略词：CKD，慢性肾病；eGFR，估测的肾小球滤过率；GFR，肾小球滤过率

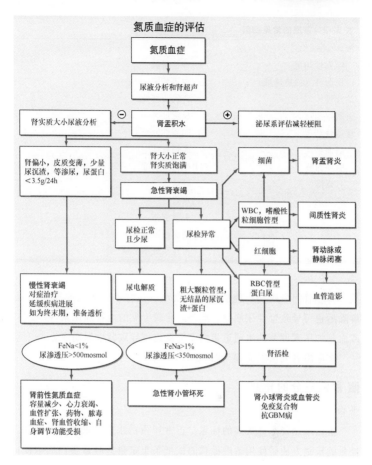

图 52-1 氮质血症患者的诊断流程。FeNa，钠排泄分数；GBM，肾小球基底膜；RBC，红细胞；WBC，白细胞。（资料来源：*Lin J and Denker BM*：*HPIM*-18.）

多尿

多尿的定义是尿量＞3L/d。多尿常伴夜尿和尿频，因此必须与其他同样表现为尿急、尿频的常见下尿路疾病（例如膀胱炎、前列腺炎）鉴别。多尿常伴高钠血症（第2章）。多尿（表52-2）还可能是对渗透性负荷（如高血糖症）的一种反应或对血管加压素［AVP；又称抗利尿激素（ADH）］的异常反应。根据病因，尿崩症可分为两种，中枢性尿崩症是由于下丘脑生成AVP减少，而肾性尿崩症是由于肾对AVP作用不敏感。过量的液体摄入可导致多尿，但是原发性多尿很少造成血浆渗透压的改变，除非肾的浓缩稀释功能受

表 52-2　多尿的常见病因

液体摄入过多	肾性尿崩症
原发性烦渴	锂盐暴露
医源性（静脉输液）	尿道梗阻
治疗性	肾乳头坏死
利尿药	反流性肾病
渗透性利尿	间质性肾炎
高血糖症	高钙血症
氮质血症	中枢性尿崩症
甘露醇	肿瘤
造影剂	术后
	头部创伤
	基底性脑膜炎
	神经系统结节病

损。肾小管间质疾病、锂盐治疗，以及急性肾小管坏死或尿路梗阻解除后也可导致肾性尿崩症。此外，比较少见的血管加压素 V2 受体或血管加压素调节的水通道蛋白 2 突变也可导致肾性尿崩症。

多尿患者的诊断流程见图 52-2。

■ 尿液成分的异常

蛋白尿

蛋白尿是肾小球疾病的标志。正常尿蛋白水平应低于 150mg/d。经典的检测方法是使用适度敏感的试纸条半定量地测量蛋白质浓度；因此，水化程度可能影响试纸条蛋白质浓度的判定。绝大多数商用的尿试纸条只能检测白蛋白而不能检测小分子蛋白质，例如轻链必须采用磺基水杨酸进行检测。相反，敏感度较高的方法可以用来检测尿微量白蛋白，是筛查糖尿病肾病的重要工具。尿微量白蛋白/肌酐＞30mg/g 提示存在微量白蛋白尿。

尿蛋白定量需要收集 24h 尿蛋白标本（见上文"肾功能异常、氮质血症"）。尿蛋白/肌酐是随机的"点"检测，但随机尿也可粗略估测尿蛋白排泄的情况，如尿蛋白/肌酐为 3.0 相当于尿蛋白 3.0g/d。

尿蛋白排泄率在 500mg/d 至 3g/d 之间并无特异性，可见于多种肾疾病（例如高血压性肾动脉硬化、间质性肾炎、血管性疾病，以及其他原发性肾病伴肾小球轻度受累或不受累）。一过性少量蛋白尿（500mg/d 至 1.5g/d）可见于剧烈运动后、体位变化、发热或充血性心

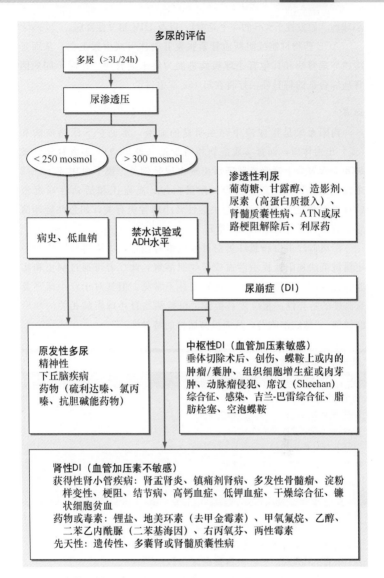

图 52-2 多尿患者的诊断流程。ADH，抗利尿激素；ATN，急性肾小管坏死。（资料来源：*From Lin J and Denker BM：HPIM-18.*）

力衰竭。尿蛋白排泄率＞3g/d 定义为肾病范围的蛋白尿，可伴有低白蛋白血症、高脂血症和水肿（肾病综合征）。肾病综合征还可能合并多种肾外并发症（第152章）。大量的蛋白尿（＞10g/d）可见于微小病变、原发性局灶性节段性肾小球硬化（FSGS）、膜性肾病、塌陷性肾小球病（原发性 FSGS 的一个亚型），以及 HIV 相关性肾病。

ACE 药物抑制或阻断血管紧张素 II 受体可减少尿蛋白，从而延缓糖尿病肾病和其他肾小球疾病进展为终末期肾病。针对不同病因肾病综合征的特异性治疗将在第 152 章中讨论。

血尿

肉眼血尿是指尿液中存在明显的血液，常见于下尿路疾病和（或）出血体质，而肾实质疾病相对少见（表 52-3）。多囊肾囊肿破裂和 IgA 肾病上呼吸道感染后出现血尿是例外。镜下血尿 [>1～2 个红细胞（RBC）/高倍视野] 伴蛋白尿、高血压和活动性尿沉渣（"肾炎综合征"）则很可能与炎症性肾小球肾炎有关，如急性链球菌感染后肾小球肾炎（第 152 章）。

游离血红蛋白和肌红蛋白可经试纸检测，尿沉渣镜检阴性而半定量试纸法强阳性提示溶血或横纹肌溶解，此二者可通过病史和实验室检查进一步鉴别。红细胞管型并不常见，但其对于肾小球肾炎有高度的特异性。相位差显微镜可以检测与肾小球疾病相关的变形红细胞（"棘红细胞"），从而提高尿检的特异性。

表 52-3　血尿的常见病因

下尿路
细菌性膀胱炎
间质性膀胱炎
尿道炎（感染性或炎症性）
肾结石（已排出或正在排出）
膀胱及其邻近结构的移行细胞癌
膀胱鳞状细胞癌（如继发于血吸虫病）
上尿路
肾细胞癌
年龄相关性肾囊肿
其他肿瘤（例如肾嗜酸细胞瘤，错构瘤）
获得性肾囊性疾病
先天性囊性疾病，包括常染色体显性遗传型
肾小球疾病
肾间质疾病，包括间质性肾炎
肾结石
肾盂肾炎
肾梗死
高钙尿症
高尿酸尿症

血尿患者的诊断流程见图 52-3。

脓尿

脓尿伴有血尿见于炎症性肾小球疾病。单纯脓尿最常见于上尿路或下尿路感染。脓尿还可见于过敏性间质性肾炎（常以嗜酸性粒细胞为主）、移植排斥及非感染性、非过敏性肾小管间质性疾病，包

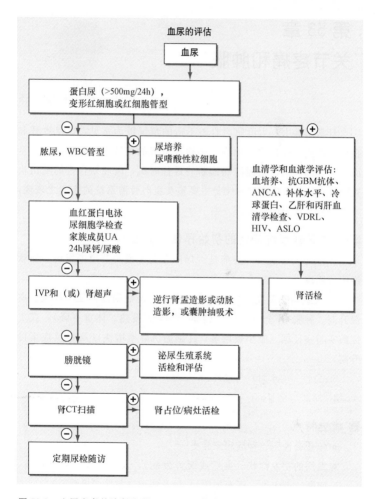

图 52-3 血尿患者的诊断流程。ANCA，抗中性粒细胞胞质抗体；ASLO，抗链球菌溶血素 O；CT，计算机化断层显像；GBM，肾小球基膜；IVP，静脉肾盂造影；RBC，红细胞；UA，尿液分析；VDRL，性病检测试验；WBC，白细胞。（资料来源：*From Lin J and Denker BM：HPIM-18.*）

括动脉栓塞性肾病。临床发现"无菌性"脓尿（即无细菌的白细胞尿），应警惕肾结核可能。

更多内容详见 HPIM-18 原文版：Lin J，Denker BM：Azotemia and Urinary Abnormalities, Chap. 44，p.334.

第53章
关节疼痛和肿胀

刘栩　校　刘田　译

日常门诊中，主诉肌肉骨骼不适的情况极为常见，也是致残和丧失工作能力的最主要原因。必须对患者的关节疼痛做出规范、全面和合理的评估，把握准确诊断的最佳时机，以规划合宜的随访检查和治疗。关节疼痛和肿胀是主要累及肌肉骨骼系统的疾病之表现，或为全身性疾病的反映。

■ 肌肉骨骼系统症状的初始评估（见图53-1）

1. 关节与非关节　疼痛是否局限在关节或关节周围组织，如软组织或肌肉。

2. 炎症与非炎症　炎症性疾病通常有炎症局部体征（红斑、皮温升高、肿胀），全身症状（晨僵、疲乏、发热、体重下降），或炎症的实验室证据（血小板增多、红细胞沉降率增快以及 C-反应蛋白升高）。

3. 急性（≤6周）与慢性。

4. 局部与全身。

■ 病史特点

- 年龄、性别、种族和家族史。
- 发病的初发症状（突然或缓慢发病），发展演变（慢性持续、间断、游走性、逐渐加重），以及病程（急性或慢性）。
- 受累关节的数量及分布：单关节型（1个关节），少关节型（2～3个关节），多关节型（>3个关节）；对称性。
- 其他关节特征：晨僵、对运动的影响、症状改善/恶化的因素。
- 关节外表现：如发热、皮疹、体重减轻、视觉改变、呼吸困

肌肉骨骼症状的评估流程

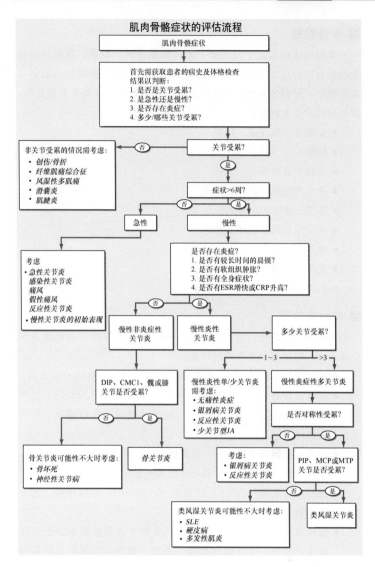

图 53-1 肌肉骨骼症状的评估流程。明确鉴别诊断（斜体提示）。CMC，腕掌；CRP，C-反应蛋白；DIP，远端指（趾）间；ESR，红细胞沉降率；JA，幼年型关节炎；MCP，掌指；MTP，跖趾；PIP，近端指（趾）间；SLE，系统性红斑狼疮

　　难、腹泻、排尿困难、麻木、乏力等。

● 新近的事件：如外伤、用药、旅游、其他疾病等。

■ 体格检查

全面的体格检查十分必要，尤其留意皮肤、黏膜、指甲（可能表现银屑病特征性的指甲改变）、眼睛等。按从头到脚或从四肢到中轴的顺序，仔细全面地检查所有受累和未受累的关节及其周围组织。需特别注意是否存在：

- 皮温升高和（或）红斑
- 肿胀
- 滑膜积液增多
- 关节半脱位、脱位、畸形
- 关节不稳定
- 关节主动和被动活动受限
- 关节捻发音
- 关节周围改变
- 肌肉改变包括肌无力、肌萎缩

■ 实验室检查

单关节、创伤性、炎症性、慢性病变或是伴随神经系统改变和全身表现，常需附加其他评估检查。

- 常规检查：包括 CBC、红细胞沉降率（ESR）和 C-反应蛋白。
- 具特征性临床意义的检查，包括：类风湿因子、ANA、抗中性粒细胞胞质抗体（ANCA）、抗链球菌溶血素 O 滴度、莱姆病抗体。
- 存在或疑似全身性疾病：检测肝/肾功能，UA。
- 尿酸：对痛风诊断及计划治疗者具有意义。
- 肌酸磷酸激酶（CPK）、醛缩酶（aldolase）：肌肉疼痛、无力者检测。
- 滑膜液抽取及分析：适用于急性单关节炎及疑似感染性或晶体性关节炎。检查内容包括①外观、黏度；②细胞计数和分类（如 WBC 计数 $> 50\,000/\mu l$，考虑化脓性关节炎）；③偏振光学显微镜检查结晶；④革兰氏染色，培养（图 53-2）。

■ 影像学诊断

X 线平片对关节病变的诊断及分期极有价值（表 53-1）。

其他影像学检查包括超声、放射性核素显像、CT 及 MRI，可根据不同的临床情况选择。

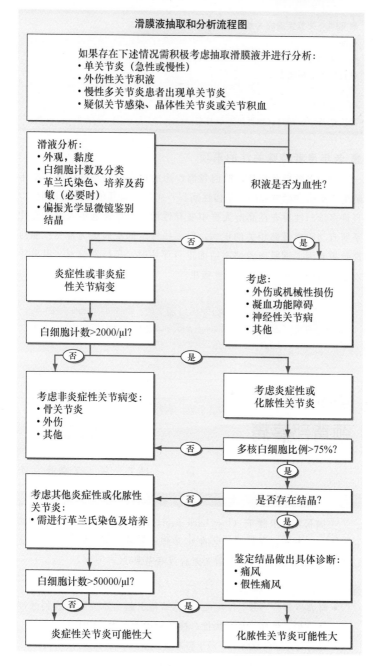

图 53-2 滑膜液抽取和分析流程图

表 53-1   关节疾病的 X 线影像学检查适应证

外伤
疑似慢性关节或骨骼感染
进行性关节功能丧失
单关节受累
慢性关节病变的基线评估
拟改变治疗方案时（如类风湿关节炎）

■ 老年患者特殊关注的事项

对于老龄患者关节及肌肉骨骼疾患的评估面临特殊挑战，本年龄组中疾病多隐匿起病，呈慢性病程，病情易与其他临床情况混淆，且许多诊断性检查在高龄人群中变异性增加。尽管老年人可罹患几乎所有与肌肉骨骼相关的疾病，但一些特定的疾病更为常见。面对高龄患者因主诉肌肉骨骼不适而进行评估时，需特别留意，识出伴发于现有病况和治疗的风湿性疾患。

更多内容详见 HPIM-18 原文版：Cush JJ, Lipsky PE: Approach to Articular and Musculoskeletal Disorders, Chap. e331, p. 2818.

第 54 章
颈背部疼痛

冯艺   校   王晓丹   译

下腰痛

美国每年因下腰痛（low back pain，LBP）造成的开销约 1000 亿美元。后背部症状是最常见的 45 岁以下致残原因。LBP 是美国就诊的第二大原因；约 1% 美国人因后背疼痛致残。

■ 腰背部痛的 5 种类型

- *局部疼痛*——由牵拉疼痛-敏感结构引起，导致压迫或刺激神经末梢；疼痛（如：撕扯、抻拉）位于受累后背附近。
- *放射到背部的疼痛*——源于腹部或盆腔，疼痛与脊柱活动无关。
- *源于脊柱的疼痛*——背部或下肢活动受限。上段腰椎疾患的疼痛波及腰部、腹股沟或大腿前面。下段腰椎疾患的疼痛波及臀部和大腿后面或罕见的波及小腿或足部。

- *放射痛*——尤其神经根，从脊柱放射至腿，在咳嗽、打喷嚏、抬重物或伸展时会致牵拉疼痛。
- *与肌肉痉挛有关的疼痛*——各种各样的原因：伴有脊柱旁肌肉紧张和姿势异常。

■ 检查

检查包括腹部、盆腔和直肠，寻找疼痛的各种原因。注意脊柱侧凸或肌肉的痉挛。触诊脊柱牵拉疼痛，髋部的疼痛可能会与脊柱的疼痛混淆。在髋部进行腿的内外旋（膝和髋屈曲）导致髋部疼痛。

直腿抬高试验（SLR）——患者仰卧位，下肢伸直。在髋部做被动屈曲，手法牵拉 L5/S1 神经根，坐骨神经沿大腿后侧到髋部。如果手法检查能够引起疼痛，则直腿抬高试验阳性。直腿抬高交叉征（CSLR）阳性是指对侧腿或臀出现症状；神经/神经根损伤在疼痛的一侧。反交叉直腿抬高试验——患者站立位，将腿被动向后伸展，手法牵拉 L2~L4 神经根，股神经沿大腿前侧到髋部。

神经学的检查包括寻找局部的萎缩、无力、反射消失、皮肤感觉减低。放射痛的具体表现归纳在表 54-1 内。

表 54-1　腰骶神经根病-神经的分布

腰骶神经根	检查所见			疼痛分布
	反射	感觉	运动	
L2[a]	—	股上、前侧	股大肌（髋屈曲）	股前
L3[a]	—	股下、前侧 膝前侧	股大肌（髋屈曲） 四头肌（膝伸展），大腿内收	股前、膝
L4[a]	四头肌（膝）	腓肠肌中部	四头肌（膝伸展）[b]，大腿内收 胫骨前肌（足背屈）	膝、小腿内侧 大腿前外侧
L5[c]	—	足背 小腿外侧	腓骨肌[b]（足外翻） 胫骨前肌（足背屈） 臀中肌（髋外展） 趾屈	小腿外侧、足背、股后外侧、臀部
S1[c]	腓肠肌/比目鱼肌（踝）	足跖面—脚 足侧面—脚	腓肠肌/Soleus（足跖屈）[b] 拇趾外展肌（趾屈肌）[b] 臀大肌（髋伸展）	足底、小腿后侧、股后侧、臀部

[a] 反直腿抬高试验阳性——见"背部检查"

[b] 这些肌肉主要受同一水平的神经根支配

[c] 直腿抬高试验阳性——见"背部检查"

■ 实验室检查

"常规"实验室检查和腰椎的 X 线检查很少用于急性下腰痛（<3 个月）。但是当严重疾病的危险因素存在时，这些检查便可以给予提示（表 54-2）。MRI 和 CT 脊髓成像可以确定脊柱疾病的解剖部位。肌电图（EMG）和神经传导的检查对于周围神经功能的评价是有意义的。

■ 病原学

腰椎间盘病变

是腰背部和腿痛的常见原因。通常在 L4～L5 或 L5～S1 水平。皮肤感觉消失、减低或深触觉反射消失。肌肉无力的程度要比疼痛的程度对定位更有帮助。通常为单侧，如为双侧，则意味着椎间盘严重突出，压迫多数神经根——可引起马尾综合征（见第 200 章）。

腰椎间盘外科手术的指征是：

- 进行性无力或 EMG 提示的进行性神经根损伤；
- 马尾综合征或脊髓压迫，通常出现直肠或膀胱功能异常。

保守治疗至少 6～8 周，神经根疼痛依然存在；研究发现手术导致更加快速的疼痛缓解，但在 1～2 年后与非手术组比较无差异。

表 54-2　可能引起急性下腰痛（LBP）的危险因素

病史
休息时或夜间疼痛加重
肿瘤史
慢性感染史（尤其肺部、泌尿系统或皮肤）
外伤史
失禁
年龄＞70 岁
静脉用毒品
应用糖皮质激素
迅速进展的局部神经功能缺失
检查
不能解释的发热
不能解释的体重下降
脊柱压痛
腹部、直肠或盆腔肿物
Patrick 征或 heel percussion 征
直腿抬高试验/反直腿抬高试验征
进展的局部神经病变

椎管狭窄

椎管狭窄产生神经性跛行，即：走路或站立时，背、臀和（或）腿痛，坐位可使疼痛缓解。症状通常为双侧，与血管性跛行不同，后者不走路仅站立即可激发疼痛。不同于椎间盘病变的是，坐位可使疼痛得到缓解。通常无神经学系统定位，罕见严重的神经学病变（瘫痪、失禁）。椎管狭窄可以是获得性的（75%），也可以是先天性或混合性的。

- 对于轻微的疾病可以对症治疗。
- 当疼痛对正常生活有影响，或有神经学系统定位体征时，提示可进行外科手术治疗。多数患者术后背部和腿痛缓解；有25%的患者在手术后 7～10 年内发展为再狭窄。

创伤

*腰背部用力*或*扭伤*常被认为是与腰背部疼痛有关的微小的、自限性的损伤。由于创伤，*椎体骨折*可造成椎体的楔入和压迫，脊柱的前后都可以发生骨折。椎体骨折常伴有神经的损伤，需早期外科干预。CT 检查用于中到重度创伤的脊柱疾病检查；优于常规 X 线对骨性疾病的检查。引起*非创伤性骨折*的更常见的原因是骨质疏松。其他则为骨软化、甲状旁腺功能亢进症、甲状腺功能亢进症、多发性骨髓瘤、转移癌。

脊柱滑脱症

椎体离开下关节突，在下一关节面向前移位。L4～L5＞L5～S1水平，可以引起腰背部疼痛，或放射痛/马尾综合征（见 200 章）。

骨性关节炎

通过脊柱运动引发背痛和相关僵直。随年龄加重，X 线检查所见与临床疼痛的严重程度不相关。骨赘或间盘-骨赘可能导致中心椎管狭窄、侧凹狭窄，或神经孔狭窄。

肿瘤的脊柱转移

患有系统性癌症的患者，背部疼痛是常见的神经症状。典型的疼痛即使休息也不能解除。癌症的转移、多发性骨髓瘤和淋巴瘤常常累及脊柱。MRI 和 CT 脊髓造影证明椎体有转移，椎间隙不累及。

椎骨骨髓炎

休息也不能使之缓解的背痛，局部触痛，血沉升高。有原发感染源，常见于肺、尿路或皮肤；静脉使用毒品是危险因素。常见椎体和椎间隙的破坏。腰椎硬膜外脓肿可以导致背痛和发热。检查可以是正常的或有神经根的改变，累及脊索或马尾综合征。MRI 能够很好地发现脓肿的范围。

腰椎蛛网膜炎

可继发于蛛网膜内局部组织的炎症反应，通过 MRI 可见神经根束的纤维化，无令人满意的治疗手段。

免疫功能紊乱

强直性脊柱炎、类风湿关节炎、Reiter 综合征、牛皮癣性关节炎、慢性炎症性肠病。强直性脊柱炎的典型病例常为 <40 岁的男性，出现夜间背痛和晨僵，血沉增高，HLA-B27 阳性；疼痛不能因休息得到解除，但锻炼可使其改善。

骨质疏松

甲状旁腺功能亢进引起的骨量减少，主要原因有长期使用糖皮质激素、制动、其他的药物影响，或年龄增加（尤其在女性）。表现为背痛，运动可使疼痛加重，也可见于上背部。

内脏疾病（表 54-3）

骨盆的疼痛涉及骶骨区，腹部疼痛涉及脊柱区，上腹部疼痛涉及下胸部或上腰部。无局部体征，脊柱无疼痛并可正常运动。腹主动脉瘤破裂可以出现局部的背痛。

表 54-3　腰背部疼痛的内脏原因

胃（后壁）-胆囊——胆石症
胰腺——肿瘤、囊肿、胰腺炎
后腹膜——血肿、肿瘤、肾盂肾炎
血管——腹主动脉瘤、肾动脉和静脉栓塞
结肠——结肠炎、结肠憩室炎、肿瘤
子宫骶骨韧带——子宫内膜异位症、肿瘤
子宫位置不正
痛经
肿瘤浸润至神经
肿瘤或神经的放射性疼痛
前列腺——肿瘤、前列腺炎
肾——肾结石、炎症性疾病、肿瘤、感染

其他

不明原因的慢性腰背部疼痛，精神障碍，可以导致腰背部疼痛的药物。

治疗 下腰痛

急性下腰痛（ALBP）

- 疼痛持续时间＜3个月。

- 当腿痛消失，预后很好；85％可以完全恢复。

- 处理方法有争议，缺少治疗满意的循证医学证据。

- 如果"危险因素"（表54-2）不存在，最初的治疗只能对症，也没有必要做其他诊断性的检查。

- 临床资料并没有显示出卧床休息＞2天会带来益处的证据。相反，却可能在如下方面获益于早活动——心血管的情况，椎间盘、软骨的营养，骨和肌肉的力量，内啡肽水平增加。

- 短期腰背部牵引或物理治疗是合理的选择。

- 针灸、超声、热疗、经皮神经电刺激、生物反馈、磁石、牵引或电刺激都缺乏有利的证据。

- 自行采用冷、热敷或使用鞋垫（shoe insoles），既廉价又无风险。

- 腰椎的感染、骨折、肿瘤或进展迅速的神经性病变需要做紧急的诊断。

- 急性腰背部疼痛（ALBP）的药物治疗，包括 NSAIDs 和对乙酰氨基酚（第6章）。

- 肌肉松弛药（环苯扎林，cyclobenzaprine）可能有效，限制使用镇静剂。

- 对于急性下腰痛，鸦片类的效果并不优于 NSAIDs 和对乙酰氨基酚。

- 没有证据支持口服或硬膜外注射糖皮质激素。

慢性下腰痛（CLBP）

- 疼痛持续时间＞3个月，鉴别诊断包括上述大部分情况。

- 通过神经系统影像学和 EMG/神经传导检查，可明确慢性下腰痛的原因。脊神经根病变的诊断只有与神经系统检查一致时才能确定。处理是综合性的，超过1/3的无症状年轻人通过 CT 或 MRI 检查证实存在椎间盘突出。

- 治疗不是简单流程就能解决的,要依据病因。如果没有特别的发现,应保守处理。
- 药物和安慰的手段同急性腰背部疼痛。
- 有证据支持锻炼治疗是有用的;可有效地使一些患者回归工作,疼痛消失,行走距离增加。
- 认知-行为治疗可能有用;长期结果不明。
- 其他常见治疗包括脊柱制动、针灸和按摩,研究设计和效果不一。
- 一些患者在经皮神经电刺激后出现短期疼痛缓解,但近期循证医学指南未发现有效性。
- 硬膜外糖皮质激素治疗和关节面注射在无神经根病变的情况下无效。
- 对于无神经根病变的 LBP 进行手术干预仍存争议,临床研究不支持。

颈肩痛

常源于颈椎和颈部软组织疾病;常因运动诱发,且伴局部压痛和活动受限。

■ 流行病学

颈椎创伤

颈椎创伤(骨折、脱位)使颈椎有受压危险;对颈部的紧急制动是防止不稳定的颈椎节段运动的根本。

*急性颈椎扭伤*通常是由于交通事故中颈肌韧带扭伤或屈伸过度所致劳损引起的损伤。这一诊断不适用于下列患者:骨折、椎间盘突出、颅脑损伤或意识障碍患者。

颈椎间盘病变

下段颈椎的椎间盘突出是引起颈、肩、上臂及手疼痛和麻木的常见原因。常见的症状有颈痛(活动后加重)、僵直和颈部活动受限。因神经根受压,疼痛可以放射至肩及上臂。颈部的伸展和侧旋可使椎间孔变窄、产生神经根症状(Spurling 征)。年轻人因椎间盘断裂所致的急性神经根病多是由于外伤引起的,而亚急性神经根病则很少由于外伤所致,大多由椎间盘病变和脊椎病变引起。颈神经根受损的临床特征见表 54-4。

表 54-4　颈神经根病——神经系统特征

颈神经根	检查所见			疼痛分布
	反射	感觉	运动	
C5	肱二头肌	上外侧三角肌	冈上肌[a]（臂外展起始处） 冈下肌[a]（臂外旋） 三角肌[a]（臂外展） 肱二头肌（臂屈曲）	臂内侧，肩胛骨中部
C6	肱二头肌	拇指、示指 手/前臂的桡侧	肱二头肌（臂屈曲） 旋前圆肌（前臂内侧旋转）	前臂侧面，拇指，示指
C7	肱三头肌	中指 背侧前臂	肱三头肌[a]（臂伸展） 腕伸肌[a] 指伸肌[a]（手指伸展）	臂背侧，前臂背侧，手侧面
C8	手指屈肌	小指 手和前臂内侧	拇短展肌（外展 D1） 第一背侧骨间肌（外展 D2） 小指展肌（外展 D5）	无名指和小指，前臂内侧
T1	手指屈肌	腋窝和臂内侧	拇短展肌（外展 D1） 第一背侧骨间肌（外展 D2） 小指展肌（外展 D5）	臂内侧，腋窝

[a] 这些肌肉主要受这一神经根支配

颈椎病

颈椎骨性关节炎可引起颈痛，疼痛可放射至后头部、双肩或上臂，也可能成为后枕骨区头痛的起因。神经根病与脊髓病变可以并存。屈颈时可以引发异常触电感，并从颈部沿脊柱向下放射（Lhermitte征），通常提示脊髓受累。MRI 或 CT-脊髓造影可明确解剖学异常，EMG 和神经传导检查可以明确神经根受损的严重程度并定位。

颈痛的其他原因

包括：颈椎的类风湿关节炎、强直性脊柱炎、*带状疱疹*、颈椎转移瘤、感染（骨髓炎和硬膜外脓肿）和*代谢性骨病*。颈痛还可因心脏冠状动脉缺血所致（颈心综合征）。

胸廓出口

解剖部位包括：第一肋骨、锁骨下动脉和静脉、臂神经丛、锁骨和肺尖。损伤可以导致肩部和锁骨上区周围的姿势和某些活动相关性疼痛。真正的神经源性的胸廓出口综合征罕见，是由于异常的组织带压迫下躯干的臂神经丛所致，治疗包括手术切断异常带环。*动脉源性胸廓出口综合征*则是由于第一肋骨压迫锁骨下动脉所致，治疗包括溶栓或抗凝，以及手术切除第一肋骨。大多数原因不明的慢性上臂和肩痛的患者诊断为争议性*胸廓出口综合征*，手术治疗亦有争议，通常不能取得较好的效果。

臂神经丛和神经

臂神经丛或臂周围神经受损引起的疼痛与颈椎源性疼痛相似。*肿瘤浸润及放射后纤维化*（疼痛不常见）可产生这一综合征。急性臂*丛神经炎*包括：上臂神经丛支配的肩部肌肉剧烈的急性疼痛发作，通常先于感染或自身免疫反应。

肩

如果无神经根病变的体征，鉴别诊断包括机械性肩痛（肌腱炎、滑囊炎、旋转鞘撕裂、脱位、粘连性关节囊炎和肩峰下旋转鞘损伤）及牵涉性疼痛〔膈下刺激、心绞痛、Pancoast（肺尖）肿瘤〕。机械性疼痛常于夜间加重，伴有肩部触痛，臂外展、内旋或伸展时疼痛加重。

治疗　颈肩痛

- 颈椎间盘手术的指征与腰椎间盘手术指征相似；然而如果脊髓可能损伤则须积极治疗。

无神经根病变的颈痛

- 对于多数急性颈痛可待自行缓解。
- 颈痛的症状治疗包括止痛药。
- 如果与创伤无关，则在指导下的运动可能有效。
- 无有效的临床证据支持进行颈椎融合或颈椎间盘关节成形术。
- 无证据支持进行射频神经切断术或颈椎关节突注射。

有神经根病变的颈痛

- 许多无需特别治疗即可改善。
- NSAIDs 单独应用或联合肌松药可用于初始治疗。
- 柔软的颈托对于限制可以加重疼痛的运动中度有效。
- 颈椎病伴压迫性颈神经根病变常通过手术减压来解除神经系统体征的进展。
- 颈椎间盘突出的手术方法包括单纯前路椎间盘切除术，椎板切除＋椎间盘切除术，椎间盘切除＋椎体间融合术；以及椎间盘关节成形术。颈段椎体融合并发神经根病变或脊髓病变的危险以每年 3% 的速度递增。
- 手术指征包括进展性颈神经根运动功能障碍，疼痛限制功能，保守治疗无效和脊髓受压。

更多内容详见 HPIM-18 原文版：Engstrom JW, Deyo RA：Back and Neck Pain, Chap. 15, p. 129.

第55章
头 痛

冯艺 校　王晓丹 译

临床思路　头痛

头痛是患者就医的常见原因之一，可分为原发性和继发性（表55-1）。首先，要区分重症疾病和非重症疾病，可导致头痛的重症疾病见表55-2。头痛程度通常不具有诊断性意义，多数急诊患者均有偏头痛病史。头痛的部位对于确定病变部位具有提示性意义（暂时性疼痛见于巨大细胞动脉炎、面部疼痛多见于副鼻窦炎）。动脉瘤破裂（急性起病）、丛集性头痛（起病3～5min后达峰值）、偏头痛（起病时间超过数分钟至数小时）的疼痛达峰时间不同。环境因素激发的头痛通常为良性。

完整的神经学检查对头痛的评估至关重要。如果检查结果异常或有可疑潜在重症病因，首先需要完善影像学检查（CT或MRI）。如果怀疑脑膜炎（颈强直，发热）或蛛网膜下腔出血（影像学检查阴性），则需要行腰椎穿刺。由于疼痛与抑郁关系密切，同时应评估患者的心理状态。

表55-1　头痛常见病因

原发性头痛		继发性头痛	
类型	%	类型	%
紧张性头痛	69	系统性感染	63
偏头痛	16	头部外伤	4
特发性刺痛	2	血管性疾病	1
运动性头痛	1	蛛网膜下腔出血	<1
丛集性头痛	0.1	颅内肿瘤	0.1

资料来源：*After Olesen et al：The Headaches. Philadephia，Lippincott，Williams & Wilkins，2005.*

■ 偏头痛

良性复发性头痛，常伴神经功能异常表现，是头痛的常见原因，发病率仅次于紧张性头痛，每年约 15％女性及 6％男性患有此病。诊断标准见表 55-3。多数患者处于儿童期、青春期或青年时期，但首次发病可见于任何年龄段。该病常有家族性表现，女性生理期内对疼痛敏感性增高时更易发病。经典三联征包括先兆视觉（暗点或闪烁），感觉异常或运动症状，单侧搏动性疼痛，恶心或呕吐。多数患者缺少先兆视觉或其他先兆症状，称作"一般性偏头痛"。常伴畏声、畏光现象，可有眩晕，也可能出现神经系统定位异常但无头痛或呕吐（偏头痛等位症）。典型症状持续 4～72h，睡眠可缓解疼痛，强光、声音、饥饿、压力、运动、激素波动、睡眠不足、酒精或其他化学刺激均可诱发本病。

表 55-2　提示可能存在危重疾病的头痛症状

此前从未出现过的"重度头痛"
初发重度头痛
数天或数周内亚急性加重
神经系统检查异常
发热和原因不明的系统体征
头痛之前出现呕吐
弯腰、举物、咳嗽引发头痛
疼痛影响睡眠
既往存在系统性疾病
55 岁以后发病
局部压痛，如颞动脉区

表 55-3　偏头痛简明诊断标准

头痛反复出现持续 4～72h、体格检查正常、无明确病因，同时：	
具有以下至少 2 种表现：	**以及以下至少一种表现**
单侧疼痛	恶心/呕吐
搏动性疼痛	畏声、畏光
运动后加重	
中-重度头痛	

资料来源：*Adapted from the International Headache Society Classification（Headache Classification Committee of the International Headache Society*，2004）.

治疗 偏头痛

- 包含三方面措施：非药物治疗（如避免接触特异性刺激；患者可登录 www. achenet. org 网站了解更多信息）；急性发作时药物治疗（表 55-4 和表 55-5）及预防治疗（表 55-6）。
- 多数偏头痛患者需药物治疗，但部分患者避免接触环境刺激即可有效控制病情。
- 药物治疗的一般原则是：
  - 有效率：50％～70％；
  - 初次用药通常为经验性选择——综合考虑患者年龄、伴随疾病及药物副作用；
  - 预防性用药需连续使用数月以评估有效性；
  - 如果头痛急性发作，通常需要在首次给药后 60min 追加用药，此后发作时首次给药剂量应加倍。
- 对于轻、中度急性偏头痛，发病初期口服非处方（OTC）类 NSAIDs 药物治疗有效。
- 曲坦类药使用较广，多数患者会有复发。
- 使用麦角治疗复发率较低，但副作用较多。
- 预防性用药，伴随入睡困难的年轻患者首选三环类抗抑郁药，老年患者首选维拉帕米。

表 55-4　急性偏头痛的治疗

药物	商品名	剂量
普通镇痛药		
对乙酰氨基酚、阿司匹林、咖啡因	Excedrin、Migraine	每天两片或 q6h（最大剂量每天 8 片）
NSAIDs		
萘普生	Aleve、Anaprox、通用名药品	220～550mg PO bid
布洛芬	Advil、Motrin、通用名药品	400mg PO q3～4h
托芬那酸	Clotam Rapid	200mg PO，1～2h 后可重复 1 次
5-HT₁ 激动剂		
口服		
麦角胺	Ergomar	发作时及发作后半小时舌下含服一片 2mg（最大剂量每日 3 次，每周 5 次）
麦角胺 1mg、咖啡因 100mg	Ercaf、Wigraine	发作时 1～2 片，然后 1 片 q1/2h（最大剂量每日 6 次，每周 10 次）

表 55-4   急性偏头痛的治疗（续）

药物	商品名	剂量
那拉曲坦	Amerge	每片 2.5mg，发作时服用，4h 后可重复一次
利扎曲坦	Maxalt、Maxalt-口腔崩解片	每片 5～10mg，发作时服用，2h 后可重复一次（最大剂量 30mg/d）
舒马曲坦	Imitrex	每片 50～100mg，发作时服用，2h 后可重复一次（最大剂量 200mg/d）
夫罗曲坦	Frova	每片 2.5mg，发作时服用，2h 后可重复一次（最大剂量 5mg/d）
阿莫曲坦	Axert	每片 12.5mg，发作时服用，2h 后可重复一次（最大剂量 25mg/d）
依立曲坦	Relpax	40 或 80mg
佐米曲坦	Zomig、Zomig Rapimelt	每片 2.5mg，发作时服用，2h 后可重复一次（最大剂量 10mg/d）
经鼻		
氢化麦角胺	Migranal Nasal Spray	喷鼻前按压 4 次泵，每喷 0.5mg，15min 后可使用第二喷
舒马曲坦	Imitrex Nasal Spray	5～20mg 喷鼻，可喷 4 次 5mg，或一次喷 20mg（2h 后重复一次，不超过 40mg/d）
佐米曲坦	Zomig	一次性经鼻喷 5mg（2h 后可重复，不超过 10mg/d）
胃肠外途径		
氢化麦角胺	DHE-45	发作时及 1h 后，IV、IM、SC 给药 1mg（最大剂量每天 3mg，每周 6mg）
舒马曲坦	Imitrex 注射液	发作时 6mg，SC，1h 后可重复一次，最大剂量在 24h 内两次
多巴胺拮抗剂		
口服		
甲氧氯普胺	Reglan[a]、通用名药品	5～10mg/d
普鲁氯哌嗪	Compazine[a]、通用名药品	1～25mg/d
胃肠外途径		
氯哌嗪	通用名药品[a]	0.1mg/kg IV，2mg/min；最大剂量 35mg/d
甲氧氯普胺	Reglan[a]、通用名药品	10mg IV
普鲁氯哌嗪	Compazine[a]、通用名药品	10mg IV

表 55-4 急性偏头痛的治疗（续）

药物	商品名	剂量
其他		
口服		
乙酰胺 325mg 联合非那腙 100mg 联合握克丁 65mg	Midrin、Duradrin、通用名药品	发作时 2 粒，然后 1 粒 q1h（最多 5 粒）
经鼻		
布托菲诺	Stadol[a]	1mg（每喷内含量），如果需要，间隔 1～2h 可重复使用
胃肠外途径		
麻醉性镇痛药	通用名药品[a]	多种制剂和剂量，见表 6-2

[a] 并非所有药物都是 FDA（美国食品药品管理局）针对偏头痛的推荐用药，同时应参考本地管理规定和治疗指南。

注：止吐药（如多潘立酮 10mg 或昂丹司琼 4mg 或 8mg）或胃动力药（如甲氧氯普胺 10mg）有时可作为有效的辅助用药。

缩略词：NSAIDs：非甾体抗炎药；5-HT：5-羟色胺

表 55-5 急性特发性偏头痛的临床分层治疗

临床情况	治疗选择
NSAIDs 或一般性镇痛药物治疗失败	**首选药物**
	舒马曲坦 50mg 或 10mg PO
	阿莫曲坦 12.5mg PO
	利扎曲坦 10mg PO
	依立曲坦 40mg PO
	佐米曲坦 2.5mg PO
	起效慢/耐受性更好的药物
	那拉曲坦 2.5mg PO
	夫罗曲坦 2.5mg PO
	不常发作的头痛
	麦角胺 1～2mg PO
	氢化麦角胺 2mg 喷鼻
早期出现恶心或服药困难	佐米曲坦 5mg 喷鼻
	舒马曲坦 20mg 喷鼻
	利扎曲坦 10mg 口腔崩解片
复发性头痛	麦角胺 2mg（舌下含服最有效/常与咖啡因合用）
	那拉曲坦 2.5mg PO
	阿莫曲坦 12.5mg PO
	依立曲坦 40mg

表 55-5　急性特发性偏头痛的临床分层治疗（续）

临床情况	治疗选择
急性期治疗耐受性差	那拉曲坦 2.5mg
	阿莫曲坦 12.5mg
早期出现呕吐	佐米曲坦 5mg 喷鼻
	舒马曲坦 25mg 舌下
	舒马曲坦 6mg SC
月经相关头痛	**预防**
	麦角胺，晚间 PO
	雌激素片
	治疗
	曲坦类
	氢化麦角胺喷鼻
症状进展迅速	佐米曲坦 5mg 喷鼻
	舒马曲坦 6mg SC
	氢化麦角胺 1mg IM

表 55-6　偏头痛预防性用药[a]

药物	剂量	副作用
苯噻啶[b]	0.5～2mg qd	体重增加
		嗜睡
β受体阻滞剂		
普萘洛尔（心得安）	40～120mg bid	精力减退
		疲劳
		体位性症状
		哮喘患者禁用
三环类药物		
阿米替林	10～75mg 睡前	嗜睡
多塞平	25～75mg 睡前	
去甲替林[c]	25～75mg 睡前	
抗惊厥药		
托吡酯	25～200mg/d	感觉异常
		认知性症状
		体重下降
		青光眼
		肾结石患者慎用
丙戊酸钠	400～600mg bid	嗜睡
		体重增加
		震颤
		脱发
		胎儿发育异常
		血液系统或肝功能异常

表 55-6 偏头痛预防性用药ᵃ（续）

药物	剂量	副作用
加巴喷丁	900～3600mg qd	眩晕 镇静
血清素能药物		
美西麦角	1～4mg qd	嗜睡 腿部抽筋 脱发 腹膜后纤维化（每服用 6 个月后需停药 1 个月）
氟苯桂嗪ᵇ	5～15mg qd	嗜睡 体重增加 抑郁 帕金森病
无对照试验提供可靠证据的药物		
维拉帕米		
对照试验证实无效的药物		
尼莫地平		
可乐定		
SSRI 类：氟西汀		

ᵃ 表中列举了常用的预防性药物的代表剂量和常见副作用。并非所有列出的药物都经过了 FDA 批准。应参照地区管理规则和区域指南。

ᵇ 该药物不在美国上市。

ᶜ 尽管常用剂量为 1～1.5mg/kg，部分患者总量可能仅需 10mg

紧张性头痛

各年龄段均可发病，表现为双侧、系带样头痛。可持续数小时或数日，通常进展缓慢。

- 普通镇痛药如对乙酰氨基酚、阿司匹林或 NSAIDs 类药物治疗有效。
- 疼痛与精神压力有关，放松或行为治疗常有效。
- 阿米替林可用于慢性紧张性头痛（每月发作超过 15 天）的预防。

丛集性头痛

罕见原发性头痛，人群患病率 0.1%。特点是一定时间内反复发作，为单侧、深部、眶后烧灼痛，可出现单侧流泪、鼻和结膜充血，较少出现视物不清、恶心或呕吐。与偏头痛不同，丛集性头痛发作时患者喜欢来回走动。核心特征是周期性。典型症状为每日一到两次单侧短时头痛，平均每年发病时间持续 8～10 周，随后出现将近 1

年的缓解期。70％的疼痛为酒精诱发。

- 预防性用药可用维拉帕米（40～80mg 每日两次至开始发作）、锂制剂（400～800mg/d）、泼尼松（60mg/d，连续 7 天，随后逐渐减量至少 21 天）、麦角胺（发作前 1～2h 服用 1～2mg 麦角胺栓剂）。
- 急性发作时可用高流量吸氧（10～12L/min，持续 15～20min）或舒马曲坦（6mg SC 或 20mg 喷鼻）。
- 对下丘脑后部的灰质核团进行深部脑刺激可治疗顽固性病例，该方法为微创刺激枕神经。

震荡后头痛

常见于交通工具碰撞或头颅外伤，严重损伤或意识丧失较为少见，常见症状为头痛、眩晕、旋转、记忆受损、注意力不集中、易激惹。典型病例通常持续数周或数月后缓解。神经系统查体或辅助检查结果正常。该病并非功能性障碍，原因尚不明确，治疗效果常不太理想。

腰椎穿刺后头痛

典型的病例发生在腰穿后 48h，约有 10％～30％患者会发病。发病姿势：患者坐位或立位易发作，平卧位时缓解。多数患者 1 周内自然缓解。口服或静脉给予咖啡因（500mg IV 给药时间 2h 以上），有效率达 85％。对于顽固性病例给予硬膜外血块补片（blood patch）可迅速起效。

咳嗽所致头痛

咳嗽、弯腰、举重物、打喷嚏或屈身所致一过性重度头痛，持续数分钟；发病率男性＞女性，通常为良性，部分患者可能有颅后窝损伤，应行头颅 MRI 检查。

吲哚美辛反应性头痛

吲哚美辛引起的一系列反应性头痛，包括：

- *阵发性偏头痛*：单侧、重度、短时持续性眶后部头痛，常伴自主神经症状如流泪和鼻充血。
- *持续性偏头痛*：中度、持续性单侧疼痛，伴间断加重，与自主神经功能有关。
- *原发性针刺样头痛*：局限于头部的针刺样疼痛，罕见于面部，持续一至数秒或数分钟。
- *原发性咳嗽引起的头痛*。
- *原发性运动性头痛*：症状类似咳嗽所致头痛和偏头痛，常由运动诱发。

■ 面部疼痛

面部疼痛多数源于牙齿，热、冷刺激或甜食均可诱发，反复冷刺激也可诱发牙痛。三叉神经痛是在三叉神经分布区出现阵发性、电刺激样疼痛。枕神经痛为枕部撕裂样疼痛。此类疾病详见第199章。

> 更多内容详见 HPIM-18 原文版：Goadsby PJ, Raskin NH：Headache, Chap. 14, p. 112.

第56章
晕　厥

刘文玲　校　靳文英　译

晕厥是由于脑血流减少导致的短暂的、自限性的意识丧失及姿势性张力丧失。发病可无任何预兆，也可有头晕、虚弱、乏力、恶心、黑矇、耳鸣或出汗等前驱症状。患者多表现为面色苍白，脉搏细快、不规则，呼吸可能几乎难以察觉，也可出现一过性肌阵挛或抽搐。若患者保持平躺，脑灌注恢复后，意识将很快恢复。

临床思路　晕厥

晕厥的病因往往只有在发病时容易明确，而就诊时证据往往很少。晕厥必须与其他疾病相鉴别，包括癫痫、椎基底动脉供血不足、低氧血症以及低血糖（见下文）。首先应考虑潜在的严重疾病，如大量的内出血、心肌梗死（可以是无痛性的）或者心律失常。老年人无明显诱因突然晕倒需考虑完全性心脏传导阻滞或快速性心律失常。某些特定情况，如静脉穿刺或排尿时发生的意识丧失，则提示良性的血管张力异常。晕厥发生时患者的体位很重要，平卧位所发生的晕厥不太可能是血管迷走性的，常常提示心律失常或癫痫。药物因素必须考虑在内，包括非处方药或保健品，尤其应注意最近的用药变化。阳痿、排便或排尿困难、出汗障碍，或神经系统查体异常均提示原发神经源性晕厥。晕厥的诊治流程见图56-1。

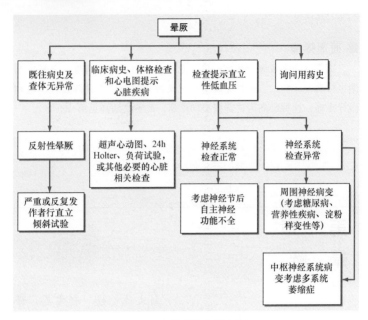

图56-1　晕厥的诊断思路

■ 病因

晕厥的常见原因包括神经介导性、体位性低血压或心源性（表56-1）。多因素导致的晕厥亦不少见。

神经介导性（血管迷走性和血管减压型）晕厥

最常见的晕厥类型，约占所有晕厥的一半，正常人也可出现。通常较易复发，闷热或拥挤的环境、饮酒、疲劳、疼痛、饥饿、长时间站立或精神压力大均可诱发。

体位性（直立性）低血压

由平卧位突然起立或久站容易诱发。占老年人晕厥病因的30%。应用多种降压药物或抗抑郁药物是常见的促发因素，身体功能的下降也有一定的影响，常合并自主神经系统疾病，包括周围神经系统疾病（糖尿病、营养性或淀粉样多发性神经病）或中枢神经系统疾病（多系统萎缩症、帕金森病），部分病例为特发性。

■ 鉴别诊断

癫痫

晕厥通常需与癫痫全面性发作相鉴别。由急性疼痛或紧张诱发，或由卧位或坐位站起后即刻发作的情况更可能是晕厥；癫痫一般与体位无关。晕厥患者对其从清醒到意识丧失过程的描述通常相似，持续约数秒。癫痫缺乏演变过程，呈骤然发作，或伴有先兆症状，如反胃、察觉异味、思维奔逸。晕厥患者面色苍白，而发绀见于癫痫发作。晕厥意识丧失的时间通常很短（数秒），而癫痫则较长（大于 5min）。跌倒外伤和二便失禁常见于癫痫，而罕见于晕厥。强直-阵挛样运动是癫痫全面性发作的特征性表现，但 90% 的晕厥也可以出现肌阵挛和其他肢体活动，目击者因而常难以鉴别其病因。

表 56-1　晕厥的原因

A. 神经介导性晕厥
血管迷走性晕厥
惊恐、疼痛、焦虑、情绪激动、看见血、目睹不愉快事物或闻及异味、长时间站立
情境反射性晕厥
肺
咳嗽性晕厥，管乐器演奏者晕厥，举重者晕厥，喷嚏性晕厥，气管插管、特殊动作诱发的晕厥[a,b]
泌尿生殖道
排尿性晕厥、泌尿生殖道插管、前列腺按摩
胃肠道
吞咽晕厥、舌咽神经痛、食管刺激、胃肠道插管、直肠检查、排便晕厥
颈动脉窦
颈动脉窦敏感、颈动脉窦按摩
眼
眼球压迫、眼部检查、眼科手术
B. 直立性低血压
特发性中枢和周围神经系统退行性疾病导致的原发性自主神经功能障碍——突触核蛋白病
路易体病
帕金森病
路易体痴呆
单纯性自主神经障碍
多系统萎缩（Shy-Drager 综合征）
周围自主神经系统疾病导致的继发性自主神经功能障碍
糖尿病
遗传性淀粉样变性（家族性淀粉样多发性神经病）
原发性淀粉样变性（AL 型淀粉样变性；免疫球蛋白轻链型）
遗传性感觉和自主神经病变（HSAN）（尤其是 Ⅲ 型家族性自主神经失调症）

表 56-1 晕厥的原因（续）

B. 直立性低血压（续）
特发性免疫介导的自主神经病变
自身免疫性自主神经节病
干燥综合征
副肿瘤性自主神经病变
人类免疫缺陷病毒（HIV）性神经病变
餐后低血压
医源性（药物诱发）
血容量不足
C. 心源性晕厥
心律失常
窦房结功能障碍
房室传导阻滞
室上性心动过速
室性心动过速
遗传性离子通道病
结构性心脏病
瓣膜病
心肌缺血
梗阻性或其他心肌病
心房黏液瘤
心包积液和心脏压塞

[a] 过度通气 1min，随即突然的胸部压迫
[b] 蹲位过度通气（20 次呼吸），迅速站起，然后做 Valsalva 动作

低血糖

严重的低血糖症常继发于某一严重的疾病，先兆症状是有饥饿感，而晕厥很少出现饥饿感。发作时即刻血糖水平有助于诊断。

猝倒症

情绪应激可突然诱发部分或完全性肌张力丧失，可见于 60%～75% 的发作性睡病患者。与晕厥不同，这些患者发作时意识始终是清楚的，没有前驱症状。

精神疾病

广泛性焦虑症、惊恐障碍、重度抑郁和躯体化障碍的患者可发作意识丧失。患者发作表现与晕厥前相似，但意识丧失前不伴随前驱症状，平卧位无法缓解发作。经由过度通气可反复诱发，并伴有惊恐发作症状，例如感觉世界末日到来、呼吸困难、心悸以及手指或口周刺痛感。患者

尽管多次摔倒，但罕有外伤，且无具有临床意义的血流动力学改变。

治疗 晕厥

晕厥的治疗取决于其病因。

- 神经介导性晕厥患者应避免可导致症状发作的各种情境或刺激。
- 对于顽固性神经介导性晕厥有必要进行药物治疗，使用最为广泛的药物是β受体阻滞剂（起始剂量：美托洛尔25～50mg bid、阿替洛尔25～50mg/d或纳多洛尔10～20mg bid）。此外，5-羟色胺再摄取抑制剂（帕罗西汀20～40mg/d或舍曲林25～50mg/d）和安非他酮缓释片（150mg/d）也具有疗效。
- 直立性低血压患者的首要治疗是停止使用血管活性药物，然后优先考虑非药物治疗（教育患者从平卧位变为直立位时应小心谨慎，增加饮食中盐和水的摄入）。最后才考虑药物治疗，譬如：盐皮质激素醋酸氟氢可的松和血管收缩剂（如：米多君和伪麻黄碱）。
- 顽固性直立性低血压的治疗见第198章。

更多内容详见 HPIM-18 原文版：Freeman R: Syncope. Chap. 20, p. 171.

第57章
头晕与眩晕

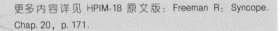

高旭光　校　敖冬慧　译

临床思路 头晕和眩晕

患者通常用头晕（dizzness）描述各种各样的头部感觉或者步态不稳。通过详细的病史采集多可鉴别先兆晕厥（见第56章）和眩晕（一种感受自身或外界环境移动的错觉或幻觉，最常见为旋转样感受）。

如果头晕性质描述不清，可进行诱发试验重现症状。Valsalva动作、过度换气或者直立倾斜试验均可诱发先兆晕厥。转椅上快速旋转则是一种简单的眩晕诱发试验。

如果患者行 Dix-Hallpike 试验诱发出眩晕，并伴有特征性眼球震颤，则可以诊断为良性位置性眩晕；Dix-Hallpike 试验检查方法：让受试者平坐于检查床上，将头偏向一侧 45°；检查者手持受试者的头部，使患者缓慢取仰卧悬头位，使患者头部放低至低于床平面 20°的过伸卧位，同时观察有无眼球震颤；30s 后抬高患者头部至坐位，休息 1min 后检查另一侧。

如果疑似中枢性眩晕（如缺乏周围性眩晕体征或伴有其他神经系统异常表现），则需立即进行中枢神经系统检查。初步检查通常为颅后窝的 MRI 扫描。中枢性和周围性眩晕的鉴别可通过前庭功能检查区分，包括视频眼震图、头部脉冲试验（让受试者注视检查者的面部，同时快速、小幅度转头；如果是周围性眩晕，在头部转动结束时可出现眼球扫视）等简单的床旁试验以及动态视力检查（分别检查受试者在静息态和头部前后转动后的视力，如果在近视力表格或 Snellen 表格上视力相差一行或以上则提示前庭功能障碍）。

■ 晕厥先兆 （faintness）

通常被描述为头重脚轻感，伴视物模糊、身体摇晃及发热、大汗和恶心感，症状由于脑部供血不足、缺氧或偶见于葡萄糖供给不足。其可发生于任何原因引起的晕厥事件之前（第 56 章），也可伴发于过度通气或低血糖症。头重脚轻感极少发生于痫性发作的前兆期。慢性头重脚轻感则是抑郁症患者躯体不适的常见主诉。

■ 眩晕 （vertigo）

通常由前庭功能异常造成，视觉或者躯体感觉系统的异常亦可导致眩晕。常伴有恶心、站立不稳和步态失调；头部运动可使其诱发或者加重。

*生理性眩晕*是由于异常的头部运动（晕船）或者视觉-本体感觉-前庭系统传入的信息不协调所致（高处俯视性眩晕，追逐动画场景的视觉性眩晕）。晕厥前几乎从不发生真性眩晕。

*病理性眩晕*可由周围（内耳迷路或第Ⅷ脑神经）和中枢神经系统病变所致。鉴别其病因（表 57-1）是确定诊断的首要步骤，需要紧急进行中枢神经系统的病变检查，通常是 MRI。

周围性眩晕

通常较为严重，伴有恶心和呕吐，也可伴有耳鸣（耳堵感）或者听力丧失。几乎均存在眼球震颤。眼球震颤方向不随注视方向而改

表 57-1　周围性和中枢性眩晕的鉴别

症状或体征	周围性（内耳迷路或前庭神经）	中枢性（脑干或小脑）
眼球震颤的方向	单向；快相背对病变侧[a]	双向（方向变换）或单向
单纯水平性眼球震颤而无旋转成分	不常见	可见
单纯垂直或旋转性眼球震颤	无[b]	可见
注视	抑制眼球震颤	无法抑制
耳鸣和（或）耳聋	常见	常无
伴有其他中枢神经系统异常表现	无	常见（如复视、呃逆、脑神经病、构音障碍）
常见病因	良性阵发性位置性眩晕、感染（迷路炎）、前庭神经炎、梅尼埃病、迷路缺血、外伤、中毒	血管性病变、脱髓鞘性疾病、肿瘤

[a] 梅尼埃病中，眼球震颤快相的方向变化不定。
[b] 合并有垂直-旋转性眼球震颤提示良性阵发性位置性眩晕

变；多为水平性伴旋转性，其快相指向病变对侧，并可被注视所抑制。患者感觉的旋转运动偏离病变侧，走路困难并向患侧倾斜或摔倒，在暗处或者闭眼时尤为突出。无其他神经系统异常表现。

急性持续性眩晕可由感染、外伤或者缺血所致。常未能寻及特异性病因，多采用"急性迷路炎"（或者"前庭神经炎"）等非特异性术语描述事件。急性双侧迷路功能障碍往往是由于药物（氨基糖苷类抗生素）、酒精或者神经退行性病变造成。伴有耳蜗疾病症状和体征的周期性迷路功能障碍通常为梅尼埃病所致（伴有耳鸣和耳聋的反复性眩晕）。位置性眩晕通常因头部斜卧位诱发。定位于后半规管的良性阵发性位置性眩晕（BPPV）极为常见；具有独特的眼球震颤的方式。BPPV 可能继发于头部外伤，但多为特发性；一般在数周或数月后自发缓解。第Ⅷ对脑神经的施旺细胞瘤（听神经瘤）通常表现为听力丧失和耳鸣，也可因累及三叉神经和面神经而伴随面肌无力和感觉缺失。慢性非器质性眩晕同时伴有广场恐怖症或者惊恐发作，其神经系统检查正常，且无眼球震颤者应疑似精神性眩晕。

中枢性眩晕

识出脑干或小脑病变的不同症状和体征，如构音障碍、复视、吞咽困难、呃逆、其他脑神经异常表现、无力或者肢体共济失调。取决于病因，可伴有头痛。眼球震颤可表现为任何方式（如垂直性或多向性），但较常见的是单纯水平性眼球震颤而无旋转成分，眼球震颤方向随着注视方向的改变而变化。中枢性眼球震颤无法被注视所抑制。中枢性眩晕呈慢性，程度较轻，通常不伴耳鸣或者听力丧失。常见病因包括脱髓鞘病、血管疾病或肿瘤。眩晕也可以是偏头痛的一种表现，极少情况下见于颞叶癫痫。

治疗 眩晕

- 急性眩晕的治疗包括服用短期缓解症状的前庭神经抑制药物（表57-2），但其可阻碍中枢代偿，促使症状迁延，因此需谨慎应用。

表 57-2　眩晕的治疗

药物[a]	剂量[b]
抗组胺类	
美克洛嗪（氯苯甲嗪）	25～30mg tid
茶苯海明（乘晕宁）	50mg qd 或 bid
异丙嗪（非那根）	25mg bid 或 tid（也可塞肛或 IM 给药）
苯二氮䓬类	
地西泮	2.5mg 1～3 次/日
氯硝西泮	0.25mg 1～3 次/日
抗胆碱能药	
东莨菪碱[c]	透皮贴
物理疗法	
手法复位[d]	
前庭康复	
其他	
利尿剂和（或）低盐（1g/d）[e] 饮食	
治疗偏头痛的药物[f]	
甲泼尼龙[g]	第 1～3 天 100m/d；
	第 4～6 天 80mg/d；
	第 7～9 天 60mg/d；
	第 10～12 天 40mg/d；
	第 13～15 天 20mg/d；
	第 16～18、20 和 22 天 10mg/d
选择性 5 羟色胺再摄取抑制剂[h]	

[a] 所有列出的药物均经美国食品药物管理局批准，但大多数未获批用于治疗眩晕
[b] 通常指成人口服（除非有另外说明）的起始剂量；可逐渐增加剂量达维持剂量
[c] 仅用于晕动症
[d] 用于良性阵发性位置性眩晕
[e] 用于梅尼埃病
[f] 用于前庭性偏头痛
[g] 用于急性前庭神经炎（发病 3 日内给药）
[h] 用于精神躯体性眩晕

- 前庭功能康复训练可以促进中枢神经系统的耐受性，适用于晕动症以及其他精神躯体性头晕。
- 复位法对 BPPV 可有明显疗效，如 Epley 手法复位，可以清除后半规管内的微小碎片（*www. youtube. com/watch? v=pa6t-Bpg*494）。
- 除外伴有耳部带状疱疹，否则抗病毒药物对前庭神经炎并无益处。一些资料提示糖皮质激素可能有助于促进前庭神经炎的恢复。
- 梅尼埃病对低盐（1g/d）饮食或利尿剂可有效，推荐转诊耳鼻喉专科。
- 偏头痛相关性眩晕反复发作时应使用抗偏头痛药物治疗（第 55 章）。

更多内容详见 HPIM-18 原文版：Walker MF，Daroff RB：Dizziness, and Vertigo, Chap. 21, p. 178.

第58章
急性视力丧失与复视

赵明威　校　宋丹　译

临床思路　急性视力丧失或复视

准确检查双眼的裸眼（或矫正）视力极为重要。其他的检查包括瞳孔检查、眼球运动、眼位和视野。裂隙灯检查可以除外角膜感染、外伤、青光眼、葡萄膜炎和白内障。检眼镜检查视盘和视网膜通常需要予 1% 托吡卡胺和 2.5% 去氧肾上腺素散瞳，少数患者有诱发闭角型青光眼发作的风险。

通过面对面手指对诊法绘制视野图，可以对视觉通路上的病变进行定位（图 58-1）；而正式的检查必须使用视野计。检查目的是确定病变部位是在视交叉前、视交叉处还是视交叉后。如盲点仅限于单侧眼，则提示病变位于视交叉之前，影响视神经或眼球；用摆动的手电筒光可以显示瞳孔传入障碍。根据病史和眼部检查一般可以确诊。如为双颞侧偏盲则提示病变位于视交叉（如垂体瘤、

视神经或视网膜

 中心暗点（视神经炎；黄斑变性）

 弓形暗点[前部缺血性视神经病变（AION），
青光眼，视网膜动脉或静脉分支闭塞]

 上半部水平（AION；视网膜动脉分支
视野缺损闭塞；视神经炎）

 生理盲点扩大（视神经炎；中毒性、营养性、
或遗传性视神经病）

 向心性收缩
（视盘水肿，视网膜色素变性）

视交叉

左   右

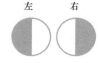 双颞侧偏盲（垂体瘤或脑膜瘤压迫视交叉）

视交叉后通路

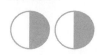 右侧同向性偏盲（左侧视束、外侧膝状体、
视放射或视皮质病变）

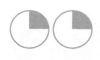 右上1/4象限盲（左颞叶的视放射病变）
（"空中馅饼"）

 黄斑回避（双侧视皮质病变）

图 58-1   不同视觉通路病变导致的视野缺损表现

脑膜瘤）。同侧视野缺损提示病变位于视交叉后，可累及视束、外
侧膝状体、视放射或视皮质（如卒中、肿瘤、脓肿）。推荐对所有
伴有双颞侧或同侧偏盲的患者进行神经影像学检查。

■ 短暂或突然视力丧失

一过性黑矇［短暂性单眼盲；视网膜的短暂性脑缺血发作

(TIA)〕通常发生于同侧颈动脉严重狭窄导致的视网膜栓塞。视网膜中央动脉持续闭塞导致典型的眼底表现，乳白色、梗死的视网膜伴黄斑中心凹樱桃红点。凡有视网膜供血不足的患者均应立刻评价其卒中危险因素（如颈动脉粥样硬化斑块、心脏疾患、心房颤动）。枕叶皮质病变可能与一过性黑矇相混淆，这是由于许多患者错误地将症状描述为左眼或右眼视力丧失，而实际上是双眼左半或右半视野偏盲。视皮质血流中断导致视物突然变暗，通常伴有闪光感或其他症状如轻度的偏头痛。此时病史是做出正确诊断的唯一途径。患者需准确描述视力丧失的方式、持续时间以及是否伴有其他神经系统症状，尤其是后循环功能障碍者，如复视、眩晕、肢体麻木或无力。

恶性高血压可因出现视网膜渗出、出血和棉絮斑（神经纤维层局灶梗死）以及视盘水肿而导致视力丧失。

在中央或分支视网膜静脉阻塞时，眼底检查可见伴有广泛视网膜出血的静脉充盈扩张。

在年龄相关性黄斑变性时，典型的眼底表现为大量的玻璃疣及色素上皮瘢痕形成，从视网膜下新生血管膜中渗漏的血液或液体会导致中心视力突然丧失。

出现闪光感和飞蚊症时提示新发生的玻璃体脱离。玻璃体与视网膜分离常发生于老年患者。除非玻璃体对视网膜产生足够的牵拉力导致视网膜脱离，否则玻璃体脱离一般不会造成严重的危害。玻璃体出血可发生于存在视网膜新生血管的糖尿病患者。

视盘水肿是指由于颅内压增高引起的视盘的水肿。临床表现常见短暂的视物模糊，但视力通常不受影响，仅在视盘水肿严重、持续时间较长、伴有黄斑渗出或出血时才会影响视力。典型的视野表现是生理盲点扩大和视野向心性收缩。此时应行神经系统影像学检查以除外颅内占位。除外颅内占位后，应行腰椎穿刺术（LP）以明确颅内压的升高情况。应除外假性脑瘤（特发性颅内高压）诊断。该病好发于年轻、女性及肥胖的患者，有些患者有隐匿性大脑静脉窦血栓形成。治疗上给予乙酰唑胺、反复行 LP 并减轻体重，有些患者需行腰腹腔分流术以防失明。

视神经炎是单侧视盘水肿及视力丧失的常见原因之一。若炎症位于球后，在病程早期眼底可为正常表现。典型患者为 15～45 岁的女性，表现为眼球运动时疼痛。应用糖皮质激素可加快重症患者的恢复，治疗方案通常为静脉用甲泼尼龙（1g/d，持续 3 天），序贯口服泼尼松〔1mg/(kg·d)，持续 11d〕；但是，是否使用糖皮质激素最终对视力的恢复无显著差异（于发病后 6 个月复测）。如果磁共振（MR）扫描显示多发性脱髓鞘病变，还应考虑给予多发性硬化的治疗（第 202 章）。视神经炎同时或先后累及双眼提示视神经脊髓炎。

前部缺血性视神经病变（AION）是由于睫状后动脉供血不足导致的前部视神经梗死。临床表现多为睡醒时突发性视力丧失和无痛性视盘水肿。鉴别其为非动脉炎性（特发性）AION 或动脉炎性AION 十分重要。非动脉炎性 AION 尚缺乏治疗方法。反之，动脉炎性 AION 是由于巨细胞（颞）动脉炎所致，需立即予糖皮质激素治疗以防止失明；颞动脉活检可确定诊断。对于出现急性视盘水肿或风湿性多肌痛表现（与动脉炎性 AION 相关）的老年患者需行红细胞沉降率（ESR）和 C 反应蛋白检查。

■ 复视

首先，给予遮盖对侧眼，确认复视是否依然存在。若是，则可诊断为单眼复视，多由眼部原发疾病导致，不涉及严重的全身性疾患。

复视患者的眼球运动试验通常提示眼偏移异常。然而，当复视所见两个影像之间的角度很小时，眼球运动受限则微小到难以察觉。在这种情况下，眼球遮盖试验有助于诊断。遮盖患者任一只眼，让其注视远处目标，观察另一只眼所固定的位置。如果没有发现异常，则换另一只眼重复此试验。如为真性复视，此试验中可发现眼位不正，尤其当头转动或向某个方向倾斜时这种症状更严重。

复视的常见病因见表 58-1。单独的眼运动神经麻痹的体格检查表现为：

- 第Ⅲ对脑神经（CN）：此神经损伤导致上睑下垂、眼球偏向下方及颞侧，引起垂直性和水平性复视。瞳孔散大提示第Ⅲ对脑神经直接受压，此时尤需考虑到后交通动脉瘤压迫所致。
- 第Ⅳ对 CN：此神经损伤导致垂直性复视伴有眼球旋转；患眼轻度上斜，且在内收时眼球下视受限。患者会通过将头偏向未受损侧来代偿（如右侧第Ⅳ脑神经受损时头偏向左侧）。
- 第Ⅵ对 CN：此神经损伤导致水平性复视伴有内斜视，患眼不能外展。

单独的眼运动神经麻痹常见于高血压或糖尿病患者。这些患者的复视通常在数月后自愈。

若出现多发性眼运动神经麻痹或弥散性眼肌麻痹，则提示有重症肌无力的可能。在这类病例中，瞳孔常为正常。可有全身无力的表现。多发性眼运动神经麻痹应予神经影像学检查，着重检查与这 3 对脑神

表 58-1　复视常见的原因

脑干卒中（眼球反向偏斜，核麻痹或束状麻痹）
微血管梗死（第Ⅲ、Ⅳ、Ⅵ对脑神经麻痹）
肿瘤（脑干、海绵窦、眶上裂、眼眶）
多发性硬化（核间性眼肌瘫痪、眼运动神经麻痹）
动脉瘤（第Ⅲ对脑神经）
颅内压升高（第Ⅵ对脑神经）
病毒感染
脑膜炎（细菌性、真菌性、肉芽肿性、肿瘤性）
颈动脉窦瘘或血栓形成
带状疱疹
Tolosa-Hunt 综合征
Wernicke-Korsakoff 综合征
肉毒中毒
重症肌无力
吉兰-巴雷综合征或 Fisher 综合征
Graves 病
眼眶假瘤
眶肌炎
外伤
眼眶蜂窝织炎

经相邻的海绵窦、眶上裂和眶尖部三个部位。无法用单一眼运动神经麻痹解释的复视还可见于癌性或真菌性脑膜炎、Graves 病、吉兰-巴雷综合征（特别是 Miller Fisher 变异型）或 Tolosa-Hunt 综合征。

更多内容详见 HPIM-18 原文版：Horton JC：Disorders of the Eye, Chap. 28, p. 224.

第 59 章
肌无力和瘫痪

高旭光　校　于垚　译

临床思路　　肌无力和瘫痪

肌无力（weakness）是一块肌肉或一组肌群产生张力的能力下降。瘫痪（paralysis）则表示肌肉活动能力严重丧失，以致肌肉根本无法收缩，而轻瘫（paresis）指轻中度肌肉无力。词汇前缀"hemi"表示半侧肢体，"para"表示双腿，"quadri"表示四肢。后缀"plegia"则表示严重无力或瘫痪。

患者经常将疼痛或关节僵硬导致易于疲乏或功能受限与肌无力混淆。有时运动需耗费更长时间和全部体力完成，即动作迟缓（bradykinesia）却被误认为是肌无力。由于严重本体感觉丧失时，缺乏对运动方向和力量的足够反馈信息，也可导致患者主诉乏力。失用（apraxia）是指丧失随意性运动或完成熟练与后天习得动作的能力，也有时被误以为是肌无力。

病史采集中应关注肌无力的进展速度、伴发的感觉障碍或其他神经系统症状、用药史、药物诱发因素及家族史。

肌无力和瘫痪通常伴有其他神经系统异常，可协助提示病变部位（表59-1）。鉴别起源于上运动神经元（如：大脑皮质的运动神经元及其轴突、内囊、脑干和脊髓）与下运动神经元（如：脊髓前角的下运动神经元及其轴突、周围神经、神经肌肉接头和骨骼肌）障碍性疾病引起的肌无力极为重要。

表59-2列举了依据原发病灶分类的肌无力常见病因。表59-3总结了神经系统不同病变部位的表现特征。

表59-1 肌无力病因的鉴别

体征	上运动神经元	下运动神经元	肌源性
肌萎缩	无	明显	轻度
肌束颤动	无	常见	无
肌张力	痉挛性	减低	正常/减低
部位分布	锥体束/区域性	远端/节段性	近端
腱反射	亢进	减弱/消失	正常/减弱
巴宾斯基（Babinski）征	阳性	阴性	阴性

表59-2 肌无力的常见病因

上运动神经元
皮质：缺血；出血；颅内占位（原发或转移癌、脓肿）；颅外占位（硬膜下血肿）；神经退行性疾病（肌萎缩性脊髓侧索硬化症）
白质/内囊：缺血；出血；颅内占位（原发或转移癌、脓肿）；自身免疫性疾病（多发性硬化）；感染（进行性多灶性白质脑病）
脑干：缺血；自身免疫性疾病（多发性硬化）

表 59-2　肌无力的常见病因（续）

上运动神经元
脊髓：髓外压迫（颈椎病、转移癌、硬膜外脓肿）；自身免疫性疾病（多发性硬化、横贯性脊髓炎）；感染（艾滋病相关性肌病、HTLV-1 相关性脊髓病、脊髓痨）；营养缺乏（亚急性联合变性）

运动单位
脊髓运动神经元：神经退行性疾病（肌萎缩性脊髓侧索硬化症）；感染（脊髓灰质炎）
脊神经根：压迫（椎间盘退行性变）；自身免疫性疾病（吉兰-巴雷综合征）；感染（艾滋病相关性多发性神经根病、莱姆病）
周围神经：代谢性疾病（糖尿病、尿毒症、卟啉症）；中毒（乙醇、重金属、药物、白喉毒素）；营养性疾病（维生素 B_{12} 缺乏）；炎症性（结节性多动脉炎）；遗传性疾病（Charcot-Marie-Tooth 综合征）；自身免疫性疾病（副癌综合征、副蛋白血症）；感染（艾滋病相关性多发性神经病和多发性单神经炎）；压迫（神经卡压）
神经肌肉接头：自身免疫性疾病（重症肌无力）；中毒（肉毒杆菌、氨基糖苷类）
肌肉：炎症性（多发性肌炎、包涵体肌炎）；退行性疾病（肌营养不良）；中毒（糖皮质激素、乙醇、齐多夫啶）；感染（旋毛虫病）；代谢性疾病（甲状腺功能减退症、周期性瘫痪）；先天性疾病（中央轴空病）

HTLV-1，人类 T 细胞白血病/淋巴瘤病毒 I 型

表 59-3　源于神经系统不同区域的肌无力之临床鉴别

病变部位	肌无力的临床表现	伴随体征
上运动神经元		
大脑皮质	轻偏瘫（面部和上肢受累明显，或下肢受累明显）	偏身感觉缺失、痛性发作、同向性偏盲或象限盲、失语、失用、眼球向一侧凝视
内囊	轻偏瘫（面部、上肢和下肢均可受累）	偏身感觉缺失；同向性偏盲或象限盲
脑干	轻偏瘫（上肢和下肢受累；面部可完全不受累）	眩晕、恶心呕吐、共济失调和构音障碍、眼球运动异常、脑神经功能障碍、意识水平改变、霍纳（Horner）综合征
脊髓	如为颈中段及以上病变，表现为四肢瘫痪	感觉平面；肠道和膀胱功能障碍
	如为下颈段或胸段病变，表现为截瘫	
	病变水平以下半侧轻瘫（Brown-Séquard 综合征）	病变平面以下对侧痛、温度觉缺失
运动单位		
脊髓运动神经元	弥漫性无力，可累及言语控制和吞咽功能	肌束震颤和萎缩；无感觉缺失

表 59-3　源于神经系统不同区域的肌无力之临床鉴别（续）

病变部位	肌无力的临床表现	伴随体征
脊神经根	神经根性无力	皮节区范围内感觉丧失；压迫性病变伴有神经根痛
周围神经		
多发性神经病	肢体远端无力，通常足部重于手部；多为对称性	肢体远端感觉缺失，通常足部重于手部
单神经病	单一神经分布区的无力	单一神经分布区的感觉缺失
神经肌肉接头	疲劳后无力，通常眼肌受累，引起复视和眼睑下垂	无感觉缺失，无腱反射异常
肌肉	肢体近端无力	无感觉缺失，仅病情严重时腱反射减弱，可有肌肉触痛

肌无力的诊断流程图如图 59-1 所示。

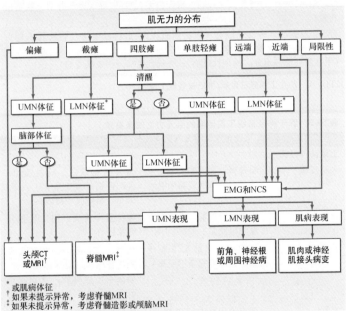

* 或肌病体征
† 如果未提示异常，考虑脊髓 MRI
‡ 如果未提示异常，考虑脊髓造影或颅脑 MRI

图 59-1　肌无力患者的筛查流程图。CT，计算机化断层显像；EMG，肌电图；LMN，下运动神经元；MRI，磁共振成像；NCS，神经传导速度检查；UMN，上运动神经元

更多内容详见 HPIM-18 原文版：Aminoff MJ：Weakness and Paralysis, Chap. 22, p. 181.

第60章
震颤与运动障碍疾病

高旭光　校　｜　高旭光　译

临床思路　**运动障碍疾病**

运动障碍疾病可分为肌张力增高-运动减少型（肌强直和运动迟缓）和肌张力降低-运动亢进型（不自主运动）。两种类型肌力均不受影响。多数运动障碍性疾病是由于基底核环路破坏所致；退行性疾病（遗传性和特发性）、药物、脏器衰竭、中枢神经系统感染和缺血均可导致运动障碍疾病。各种运动障碍疾病的临床特征归纳如下。

■ 运动迟缓

表现为难以完成随意运动，尤以开始动作时为甚。运动减慢，不自主动作（如眨眼和行走时摆动手臂等）减少。通常由于帕金森病或其他原因导致的帕金森综合征造成（第195章）。

■ 震颤

由于间歇性肌肉收缩引起身体某一部分的节律性震动，往往累及肢体的远端，较少见于头部、舌或下颌。静止性震颤，频率4～5次/秒，多见于帕金森病。姿势性震颤，细而快，频率为8～10次/秒，常见于生理性震颤或家族性特发性震颤。意向性震颤，出现在自主运动终末，愈接近目标物愈明显，常见于小脑通路疾患。

■ 特发性震颤（ET）

是最常见的运动障碍疾病。特发性震颤需与早期帕金森病相鉴别（表60-1）。特发性震颤的病理生理学机制不明。约50%患者具有家族史，为常染色体显性遗传；最近研究发现一些早发家族性ET患者携带 *LINGO1* 基因。许多特发性震颤患者症状极轻，不需要治疗。

- 日常活动（如进食和写字等）受影响时，给予普萘洛尔（20～80mg/d）或普里米酮（12.5～750mg/d）治疗，50%患者可见效。
- 少数难治性病例可进行丘脑外科手术治疗。

表 60-1　特发性震颤与麻痹震颤的鉴别

	特发性震颤	震颤麻痹
频率	5～10Hz	4～6Hz
对称性	双侧	通常不对称
震颤类型	姿势性震颤	静止性震颤
其他帕金森病症状	无	有
饮酒后症状缓解	常有	极少
家族史	常有	通常无

■ 肌张力障碍

持续反复的不自主性肌肉收缩，常引起异常动作和姿势障碍。肌张力障碍分为全身型和局灶型肌张力障碍。

局灶性肌张力障碍常见，包括眼睑痉挛，声带痉挛引起的构音障碍，累及面部、口唇、舌及下颌肌群的口下颌肌张力障碍，累及颈部肌群的肌张力障碍（痉挛性斜颈）。肢体肌张力障碍常发生于某一特定动作，如：书写痉挛、乐器演奏（音乐家指痉挛）或高尔夫球推杆时（易普症）。

特发性扭转痉挛是一种以儿童期发病为主的全身性扭转性肌张力障碍，为常染色体显性遗传，多见于德系犹太人家族；与 9 号染色体的 *DYT1* 基因突变相关。其他全身型肌张力障碍多见于服用止吐药、神经松弛药，以及帕金森病治疗期间。

- 治疗局灶性肌张力障碍，往往于受累肌肉局部注射肉毒杆菌毒素。
- 各种类型的肌张力障碍都可以应用抗胆碱能药物（如苯海索 20～120mg/d）、巴氯芬或丁苯那嗪治疗。
- 外科治疗如脑深部刺激术（DBS）对一些难治性病例可能有效。

■ 舞蹈手足徐动症

同时出现舞蹈病（快速、不自主的舞蹈样动作）和手足徐动症（缓慢、远端肢体的扭动样运动）。二者往往同时伴发，但可能以其中之一为主。舞蹈样运动主要见于风湿性舞蹈病和亨廷顿病。系统性红斑狼疮是引起舞蹈病最常见的全身系统性疾病，甲状腺功能亢进症、各种自身免疫性疾病、HIV 感染、代谢性疾病以及多种药物均可引起舞蹈病。偏侧投掷运动是一侧肢体猛烈的投掷样不自主运动，最常见于丘脑底核病变（如梗死和出血）。手足徐动症主要见于某些类型的脑瘫。长期使用抗精神病药物可导致迟发性运动障碍，舞蹈手足徐动症样运动通常限于口、舌和下颌部。

■ 亨廷顿病（HD）

是一种慢性进展性、致命性常染色体显性遗传疾病，主要临床表现为运动、行为和认知障碍。多为 25～45 岁发病。快速、不规则、半目的性的不自主舞蹈样运动最具诊断价值，也可出现构音障碍、步态障碍和眼球运动异常。病程晚期，舞蹈样动作则不明显，而以肌张力障碍、肌僵硬、动作迟缓、肌强直和痉挛状态为主要表现。亨廷顿病患者最终发展为行为和认知功能障碍，成为本病致残的主要原因。亨廷顿病是常染色体显性遗传疾病，是第 4 号染色体上编码亨廷素（huntingtin）的"胞嘧啶-腺嘌呤-鸟嘌呤"（CAG）重复序列扩增增多所致。

- 治疗需要内科、神经心理、社会和遗传学等多学科的参与，为患者及其家属提供咨询。
- 对舞蹈症可应用多巴胺受体阻滞剂；丁苯那嗪可引起继发性帕金森综合征。
- 对抑郁和焦虑状态应选择恰当的抗抑郁和抗焦虑药物治疗。
- 有精神症状者，应给予抗精神病药物治疗。
- 目前尚无可治愈本病的药物。

■ 抽动（TICS）

迅速、反复和似乎无目的性的刻板样肌肉收缩。多动秽语综合征（Gilles de la Tourette syndrome）是一种以多发性抽动和语言痉挛为典型表现的运动障碍疾病，包括运动性抽动（尤其是面、颈和肩部的抽动）和声带抽动（口中咕哝、发出单词、秽语和模仿言语等）。患者可表现出无法压制的抽动，但又能在短时间内自主地抑制。多 2～15 岁发病，抽动症状在成人期常减轻或消失。

- 只有当抽动为致残性和影响生活质量时才用药物治疗。
- 一般最初采用可乐定治疗，小剂量起始，或使用胍法辛（0.5～2mg/d）。如果治疗无效，可使用抗精神病药物。

■ 肌阵挛

快速（<100ms）、短暂、电击样急促动作，通常为多灶性。与扑翼样震颤一样，常提示弥漫性脑病。心搏骤停后，弥漫性脑缺氧可引发多灶性肌阵挛。

脊髓损伤也可引起肌阵挛。正常人在醒来或入睡时亦可有肌阵挛发作。

- 只有当功能受损时才给予治疗，包括治疗本病和排除诱发因素。

- 药物治疗包括丙戊酸（800～3000mg/d）、吡拉西坦（8～20g/d）、氯硝西泮（2～15mg/d）或普里米酮（500～1000mg/d）。左乙拉西坦尤为有效。

■ 扑翼样震颤（asterixis）

短暂、节律性的持续性自主性肌收缩中断。当患者上肢背屈肌伸展时，腕关节突然屈曲，然后又迅速伸直，反复震颤；扑翼样震颤无肌阵挛表现，除肝性脑病外，亦可见于药物中毒、脏器衰竭或中枢神经系统感染相关的脑病。

其治疗为治疗原发病。

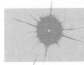

更多内容详见 HPIM-18 原文版：Olanow CW, Schapira AHV: Parkinson's Disease and Other Movement Disorders, Chap. 372, p. 3317.

第61章
失　语

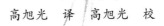

高旭光　译　高旭光　校

失语是指语言或文字的理解或表达障碍。临床上，需要对患者表达的流畅性、理解力、复述、命名、阅读和写作六项能力进行评价。失语的临床分类见表 61-1。对于几乎所有右利手者和多数左利手者，语言中枢均位于左侧半球。

■ 临床表现

Wernicke 失语

患者的语言尽管语法、语调正常且表达流利，但用词错误或妄造新词、逻辑混乱，让人难以理解。患者言语理解功能严重受损，主要表现为不能理解语言和文字以及复述障碍。患者往往无法察觉自身的功能障碍。可能伴随顶叶感觉功能缺失和同向偏盲，但运动障碍极为少见。

病变位于优势半球颞上回后部。最常见的病因是优势半球大脑中动脉（MCA）下支的栓塞，其他病因包括脑出血、严重头颅外伤或肿瘤。

表 61-1　失语及相关语言特征的临床特征

	理解力	复述	命名能力	流畅性
Wernicke 失语	受损	受损	受损	正常或增强
Broca 失语	（除语法外）保留	受损	受损	减低
完全性失语	受损	受损	受损	减低
传导性失语	正常	受损	受损	正常
经皮质运动性失语	正常	正常	受损	受损
经皮质感觉性失语	受损	正常	受损	正常
经皮质混合性失语	受损	模仿言语	受损	非流利型/无目的性口语
命名性失语	正常	正常	受损	保留（除找词停顿外）
单纯性词聋	仅语言表达受损	受损	正常	正常
单纯性失读症	仅阅读受损	正常	正常	正常

Broca 失语

语言不流利，无法说出连贯的句子，常伴有构音障碍，因此多为咕哝或吐单字而呈电报式语言。命名和复述能力同样受损，多数患者还伴有严重的书写障碍，但能够理解别人语言和文字的意义。患者能够意识到自身的语言障碍。由于病变范围较大，可出现明显的偏瘫，多表现为对侧面部及肢体轻瘫，也可出现眼偏向患侧。感觉功能障碍极少出现，且视野是完整的。

病变累及优势半球的额下回（Broca 区），但也常累及大脑外侧裂上部和岛叶的皮质及皮质下区。常见病因为大脑中动脉上支的血管病变，其他病因包括肿瘤、脑出血或脑脓肿。

完全性失语

所有语言和文字功能均严重障碍或几乎完全丧失。患者的阅读、书写、复述及听力理解能力均存在严重障碍。患者语言表达十分受限，且不流利。常伴有偏瘫、偏深感觉丧失和同向偏盲。完全性失语是Wernicke 区和 Broca 区联合功能障碍的表现，通常是由优势半球大脑中动脉近端闭塞所致，其他较为少见病因包括出血、外伤和肿瘤。

传导性失语

语言流畅，用字发音不准，能听懂的词和句却不能正确复述，命名和书写能力也受损。病变范围较小，但 Wernicke 区和 Broca 区的功能联系中断。通常由优势半球顶叶的缘上回、颞上回或弓形束区域的血管栓塞所致。

■ **辅助检查评估**

CT 扫描或 MRI 可协助确定病变的部位和性质。

治疗	**失语**

- 语言康复疗法有助于治疗几种特定类型的失语。
- 卒中所致的失语患者，语言功能的恢复高峰期一般在 2～6 个月，其后语言改善的程度有限。

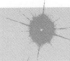

更多内容详见 HPIM-18 原文版：Mesulam M-M：Aphasia,
Memory Loss, and Other Focal Cerebral Disorders,
Chap. 26, p. 202.

第 62 章
睡眠障碍

董霄松　校　闫涵　译

睡眠障碍是临床医生最常遇到的问题。超过半数的成人至少曾经历睡眠紊乱，5000～7000 万美国人经受慢性睡眠障碍困扰。

临床思路	**睡眠障碍**

患者可能主诉①难以入睡或维持睡眠（失眠）；②白天嗜睡、疲劳或困倦；③发生于睡眠中的行为［梦游、快速眼动（REM）相关行为异常、周期性腿动等］；或④与时差、倒夜班和睡眠时相延迟相关的昼夜节律异常。由睡眠伴侣完成一份关于患者的详尽的睡眠病史和行为报告（如，严重打鼾、驾驶时入睡）能为诊断奠定良好的基础。应当建议白天嗜睡患者避免一切驾驶行为直至得到有效的治疗。至少维持 2 周完整的每日睡眠-工作-药物日志会有很大帮助。工作和睡眠时间（包括白天小睡和夜间觉醒）以及药

物和酒精摄入，包括咖啡因和促眠药物，应每日记录。客观睡眠实验室检查对于评价特殊睡眠疾患如睡眠呼吸暂停和发作性睡病是十分必要的。

■ 失眠

失眠，或睡眠不足，可以细分为难以入睡（*入睡型失眠*），频繁或持久的觉醒（*维持期失眠*），早醒（*觉醒期失眠*），或持续性失眠/尽管睡眠时间充足但仍旧疲劳（*无恢复精神效果的睡眠*）。持续一晚或数个晚上的失眠称为*急性失眠*。通常由于特定的应激事件或睡眠作息或环境改变（如*时差综合征*）导致。*短期失眠*持续时间不超过三周。通常与持续一段时间的应激事件有关，如手术后的恢复或急性疾病状态。与急性失眠相反，*长期（慢性）失眠*通常持续数月至数年，与短期失眠不同，需要仔细寻找其潜在致病原因。慢性失眠常时轻时重，可以自发或者随着应激急性加重。

所有的失眠都可能随着影响入睡的或睡眠维持的行为加重或持续。不恰当*睡眠卫生*是指会导致入睡困难的入睡前行为或睡眠环境。为了使促眠药物达到应有的效果，患者应该避免在上床前剧烈活动，改善睡眠环境，保持规律作息。

急性失眠

*急性失眠*发生于睡眠环境突然发生改变时（如陌生的酒店或医院），或生活中发生重大变故或导致焦虑情绪的事件。间断给予催眠药物控制症状，并去除潜在应激因素。

心理生理性失眠

此类患者入睡前即认为自己夜间不能获得充足睡眠。应重点关注患者的睡眠卫生、纠正卧床之前的无效的唤醒习惯。行为治疗是主要治疗方式。

药物

咖啡因是导致失眠的最主要的药物之一。酒精和尼古丁都会干扰睡眠，尽管很多患者摄入酒精或尼古丁可以得到放松并促进入睡。很多处方药，如抗抑郁药、交感神经兴奋剂、糖皮质激素，均可导致失眠。除此之外，在安眠药物，特别是高剂量的短半衰期的苯二氮䓬类药物，突然停药后，可能出现严重的反跳性失眠。

因此促眠药物的使用应该从低剂量到中等剂量，延长药物作用减弱的时间。

运动障碍

不宁腿综合征患者主诉小腿、足部深部感觉异常导致无法抑制地抖动患肢。夜晚症状更重。缺铁和肾衰竭可能导致继发性不宁腿综合征。1/3 患者具有家族史。使用多巴胺能药物治疗（普拉克索 0.25～0.5mg 每晚 8 点或罗平尼洛 0.5～4.0mg 每晚 8 点）。*周期性腿动患者*在非 REM 睡眠期以每 20～40s 发作一次刻板而有规律的大拇趾伸展和足部背屈动作。使用多巴胺类或苯二氮䓬类药物治疗。

其他神经类疾患

许多神经疾患可能通过间接而非特异性的机制（如颈部、背部疼痛）或损伤与产生或控制睡眠有关的中枢神经系统结构而导致睡眠障碍。常见病包括老年痴呆、癫痫、帕金森病和偏头痛。

精神障碍

近 80% 的精神类疾病患者会主诉睡眠障碍。其潜在病因包括抑郁、躁狂、焦虑状态、精神分裂症。

躯体疾病

哮喘患者气道阻力的昼夜变化会导致哮喘症状在夜间，特别是睡眠时明显加重。哮喘的治疗药物包括茶碱类化合物、肾上腺素能激动剂或糖皮质激素也可以影响睡眠。吸入糖皮质激素对睡眠没有影响，因而可以作为口服激素的替代。*心肌缺血*也会影响睡眠，睡眠呼吸暂停导致交感兴奋性增加可能诱发心肌缺血。患者可能出现噩梦或生动的梦境。*夜间阵发性呼吸困难*发生于心肌缺血所致的肺淤血，平卧位时加重。其他原因还有慢性阻塞性肺疾病、囊性纤维化、甲状腺功能亢进症、绝经、胃食管反流、慢性肾衰竭和肝功能衰竭。

治疗 失眠

无明确原因的失眠 原发失眠是一项排除性诊断。

- 行为治疗消除焦虑和负面情绪；针对低落情绪或焦虑障碍给予药物治疗和心理治疗；加强良好睡眠卫生习惯；间断给予催眠药物消除失眠加重。
- 认知疗法强调认识正常睡眠的本质、昼夜节律；采用灯光疗法和视觉意向疗法阻断不利于睡眠的想法侵扰。
- 行为调节包括限制卧床时间，制订计划，和细致布置睡眠环境。

- 谨慎应用短半衰期的苯二氮䓬受体激动剂可以有效治疗失眠；如扎来普隆（5～20mg）、唑吡坦（5～10mg）、三唑仑（0.125～0.25mg）、右旋佐匹克隆（1～3mg）。对急性失眠或慢性失眠的间断治疗最长不超过 2～4 周。

■ 白天过度嗜睡疾病

嗜睡与主诉疲乏很难区分。白天嗜睡的量化可以通过在睡眠室进行多次睡眠潜伏期试验（MSLT），这种方法可以在标准化条件下反复测量白天睡眠潜伏期。常见原因见表 62-1。

睡眠呼吸暂停综合征

睡眠呼吸障碍是白天嗜睡和（或）夜间睡眠紊乱最常见的原因之一，大约（2～5）百万美国人罹患本病。呼吸暂停的发生可以由于气道塌陷（*阻塞性睡眠呼吸暂停*）和呼吸作功消失（*中枢性呼吸暂停*）造成，或两种因素同时存在（*混合性睡眠呼吸暂停*）。气道阻塞可能因肥胖、仰卧位、镇静剂（尤其是酒精）、鼻部阻塞和甲状腺功能减退而加重。睡眠呼吸暂停在肥胖男性和老年人中尤其常见，约 $80\%\sim90\%$ 的患者未得到正确诊断。治疗包括纠正上述因素，气道正压通气设备，口腔矫治器和手术（第 146 章）。

发作性睡病

以白天嗜睡和清醒时出现 REM 相关睡眠异常现象（猝倒、幻觉和睡瘫）为特征的疾病。猝倒，表现为面部、四肢肌张力突然消失，多由特殊情绪刺激（如大笑、悲伤）所诱发。发作性睡病典型起病于青年时期，但是其发病年龄范围可从 5～50 岁。本病患病率为 1/4000，具有遗传学基础：几乎所有伴有猝倒的发作性睡病患者呈 HLA DQB1*0602 阳性。下丘脑神经元含有神经肽类下丘脑分泌素（Orexin）调节睡眠/觉醒周期，可能由于自身免疫因素导致这类细胞丢失，从而造成发作性睡病。本病的诊断基于睡眠检查证实白天睡眠潜伏期缩短和迅速进入 REM 睡眠期。

治疗 ▶ 发作性睡病

- 给予莫达芬尼（200～400mg/d 顿服）治疗嗜睡。
- 传统的神经兴奋剂，如哌甲酯（10mg bid 至 20mg qid）或右旋安非他命（10mg bid）均可选择，尤其是对于难治患者。

表 62-1   白天过度嗜睡患者的评估

病史和体格检查结果	诊断试验	诊断	治疗
肥胖、打鼾、高血压	包括呼吸监测在内的多导睡眠监测	阻塞性睡眠呼吸暂停	持续气道正压通气，耳鼻喉手术（悬雍垂腭咽成形术），牙齿矫正，药物治疗（如普罗替林），控制体重
猝倒、幻觉、睡瘫、家族史	多导睡眠监测和多次小睡睡眠潜伏期试验	伴猝倒的发作性睡病	兴奋剂（如莫达芬尼、哌甲酯），REM 抑制性抗抑郁药（如普罗替林），基因咨询
不宁腿、睡眠紊乱、其他内科情况（如铁缺乏、肾功能受损）	评估内科情况	不宁腿综合征	内科合并症的治疗，多巴胺激动剂（如普拉克索、拉普洛尔）
睡眠紊乱、其他内科情况（如哮喘）或内科药物（如茶碱类药物）	睡眠-觉醒日记	失眠（见正文）	合并情况的治疗，或条件允许时改变原有的治疗方案，行为治疗，短期使用苯二氮䓬类受体激动剂（如唑吡坦）

表 62-2   发作性睡病各症状的患病率

症状	患病率，%
白天过度嗜睡	100
睡眠紊乱	87
猝倒	76
幻觉	68
睡瘫	64
记忆问题	50

资料来源： Modified from TA Roth，L Merlotti in SA Burton et al（eds）. *Narcolepsy 3rd International Symposium：Selected Symposium Proceedings*，Chicago，Matrix Communications，1989.

- 猝倒、幻觉和睡瘫可以应用三环类抗抑郁药普罗替林（10～40mg/d）、氯米帕明（25～50mg/d）以及选择性 5 羟色胺再摄取抑制剂弗西汀（10～20mg/d）进行治疗。此外，γ 羟丁酸钠（GHB）睡前和 4h 后服用可以有效减少白天猝倒的发生。
- 充足的夜间睡眠时间和白天小睡是缓解症状、改善病情的有效措施。

■ 昼夜节律相关睡眠疾患

　　失眠或嗜睡不仅见于睡眠发生时，也可以发生于睡眠时相疾患。这些情况包括：①器质性因素——由于下丘脑睡眠节律发生器缺陷或环境刺激输入缺陷，或②环境因素——源于暴露因素或环境刺激的改变（昼夜周期）。后者的例子包括时差综合征和倒班。倒班所致嗜睡可以使用莫达芬尼（200mg，每次夜班开始前30～60min服用）治疗，同时应适当暴露于明亮的光线下。应该对相关人员进行睡眠的安全性教育，增加其对夜班危害性的认识。

　　*睡眠时相延迟综合征*以入睡和觉醒时间均延迟而睡眠结构正常为特征。上午亮光光照治疗或夜间褪黑素治疗可能有效。

　　*睡眠时相前移综合征*是入睡时间前移至晚上较早时间，同时觉醒时间提前到凌晨。晚间亮光光照治疗可能使这些患者获益。某些由于基因（PER2）突变导致的常染色体显性遗传疾病可以表现为生物钟调节障碍。

更多内容详见 HPIM-18 原文版：Czeisler CA，Winkleman-JW，Richardson GS：Sleep Disorders，Chap. 27，p. 213.

第63章
常见的视力与听力疾患

赵明威　余力生　校　宋丹　余力生　译

眼部疾病

临床思路　眼部疾病

多数眼部疾病可由病史和查体确诊，而无需实验室或影像学检查。主要的眼科检查包括视力、瞳孔反射、眼球运动、眼位、视野和眼内压。眼睑、结膜、角膜、前房、虹膜、晶状体等用裂隙灯检查，眼底则用检眼镜检查。

急性视力丧失或复视的患者，倘若眼部并无炎症等其他表现，提示可能存有严重的眼部和神经疾病，需紧急处理（第58章）。相反，红眼病虽然存有疼痛症状，但是只要不累及视力，一般并无严重的临床情况。

■ 特殊症状和体征

眼红或眼痛

常见病因见表63-1。

轻微外伤　可引起角膜擦伤、结膜下出血或者眼部异物。角膜上皮的完整性可通过眼内滴一滴荧光素，然后通过裂隙灯（钴蓝光）或发蓝光的手电筒检查。应翻开上下睑仔细检查结膜穹窿处是否存在异物。

治疗　轻微外伤

- 化学液体和异物需使用大量生理盐水冲洗。
- 局部浸润麻醉后，用沾湿的棉签取出异物。
- 角膜擦伤需局部应用抗生素、散瞳剂（1%环喷托酯）以及加盖眼垫。

表 63-1   眼红或眼痛的病因

钝伤或眼部穿通伤
化学性烧伤
角膜擦伤
异物
接触镜（过度使用或感染）
角膜暴露（第Ⅴ、Ⅶ对脑神经麻痹，睑外翻）
结膜下出血
眼睑炎
结膜炎（感染性或过敏性）
角膜溃疡
疱疹性角膜炎
眼部带状疱疹
干性角膜结膜炎（干眼症）
泪囊炎
巩膜外层炎
巩膜炎
前葡萄膜炎（虹膜炎或虹膜睫状体炎）
眼内炎
急性闭角型青光眼
药物性损伤
睑裂斑
翼状胬肉
眼球突出（眼球后占位、眶蜂窝织炎、Graves 眼病、眼眶假瘤、颈内动脉海绵窦瘘）

感染　眼睑和结膜感染（睑结膜炎）可导致眼红和刺激感，但不会引起视力丧失或眼痛。腺病毒是引起"红眼病"最常见的病毒，其可导致稀薄水样分泌物，而细菌感染则多是黏性脓性分泌物。在裂隙灯检查时需确定感染是否累及角膜，正常的角膜呈透明且有光泽。角膜感染（角膜炎）较睑结膜感染更为严重，因其可导致瘢痕形成、穿孔甚至是永久性视力丧失。全球因角膜炎致使失明的两大原因分别为衣原体感染导致的沙眼和营养不良造成的维生素 A 缺乏；在美国，则主要是由于佩戴角膜接触镜。角膜荧光染色呈树枝状表现是单纯疱疹病毒性角膜炎的特点，但仅见于少数的病例。

治疗　感染

- 睑结膜炎时需注意洗手，局部应用广谱抗生素（10％磺胺醋酰，多黏霉素-杆菌素-新霉素，或者甲氧苄啶-多黏霉素）。

- 角膜炎患者等待角膜碎屑培养结果之际，需经验性使用抗生素（通常局部或结膜下用药）。
- 疱疹性角膜炎需局部应用抗病毒眼药、睫状肌麻痹剂并口服阿昔洛韦治疗。

炎症 非感染性眼部炎症，可导致巩膜外层炎、巩膜炎或葡萄膜炎（虹膜炎或虹膜睫状体炎）。大多数病例为特发性，但部分并发于自身免疫病。患者眼部无渗液，由于结膜深部和角膜缘部巩膜血管充血引起睫状体部潮红。诊断葡萄膜炎的关键在于可通过裂隙灯观察到前房房水中漂浮的炎症细胞或者角膜内皮中有炎症细胞沉积（角膜后沉着物）。

治疗 炎症

- 散瞳剂（减轻疼痛和防止形成粘连），非甾体抗炎药（NSAID），以及局部应用糖皮质激素。（**注意**：眼内长期局部使用糖皮质激素可能导致白内障和青光眼。）

急性闭角型青光眼 较少引起眼红、眼痛，但常被误诊。由于前房较浅，房水被周边虹膜堵塞而无法经前房角外流，导致眼内压急剧增高，引起眼痛、充血、角膜水肿、视物暗淡、头痛、恶心和视物模糊。本病的诊断关键是在发作时测量眼内压。

治疗 急性闭角型青光眼

- 急性发作时可眼内滴注一滴毛果芸香碱缩小瞳孔，联合乙酰唑胺［口服（PO）或IV］、局部应用β受体阻滞剂、前列腺素类似物和 $α_2$-肾上腺素受体激动剂降低眼内压。
- 倘若上述方法无效，可行虹膜根部激光造孔术以缓解堵塞。

慢性视力丧失

常见病因见表63-2。

白内障 晶状体浑浊而导致视力下降，最主要因素为老化。合并眼外伤、葡萄膜炎或糖尿病病史，可加速患者白内障的形成。放射线和糖皮质激素治疗具有诱发白内障的副作用。白内障可经手术摘除治疗，并以眼内人工晶体取而代之。

表 63-2   慢性进行性视力丧失的病因
白内障
青光眼
黄斑变性
糖尿病性视网膜病变
视神经或视交叉肿瘤
眼内肿瘤
视网膜色素变性
视网膜前膜
黄斑裂孔

青光眼　一种隐匿的视神经病变，可导致渐进性视力丧失，通常与眼内压增高相关。房角闭合的情况仅占少数，而大部分患者房角开放且引起其眼压增高的原因并不清楚。本病可通过视野检查呈现弓形（神经纤维束）暗点、视"杯"加深（图63-1）以及测量眼内压诊断。

治疗　青光眼

- 局部应用肾上腺素激动剂、胆碱能激动剂、β受体阻滞剂、前列腺素类似物，以及口服碳酸酐酶抑制剂（降低眼内压）治疗。

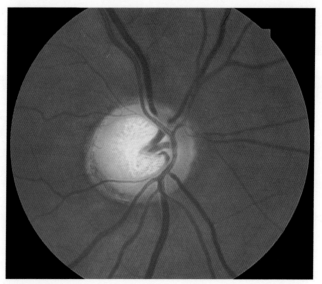

图 63-1　青光眼因神经边缘被破坏而导致"视杯"变大变深。本例患者的杯盘比约为 0.7/1.0

- 对前房角处的小梁网行激光治疗改善房水的引流。
- 如果药物和激光治疗失败，则考虑行手术滤过（小梁切除术）或青光眼减压阀植入手术。

　　黄斑变性　可分为"干性"和"湿性"两种。在干性黄斑变性中，细胞外物质碎片，称为玻璃疣，沉积于视网膜色素上皮下（图63-2）。随着它们的积聚，视力出现缓慢丧失。湿性黄斑变性则是视网膜色素上皮下出现新生血管增生。尽管视力通常呈渐进性下降，但当新生血管出血时，在老年患者中可引起患眼突发中心视力丧失。黄斑检查可见玻璃疣和视网膜下出血。

> **治疗**　**黄斑变性**
>
> - 维生素 C 和 E、β 胡萝卜素和锌剂治疗可以延缓干性黄斑变性进展。
> - 湿性黄斑变性可使用血管内皮生长因子拮抗剂治疗，给予每月 1 次直接注射入玻璃体腔内。

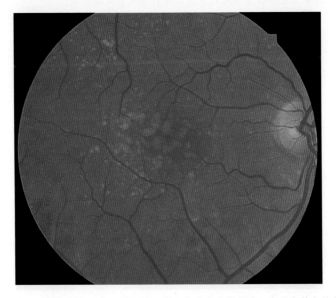

图 63-2　年龄相关性黄斑变性起始于黄斑处玻璃疣的积聚，表现为散在的黄色视网膜下沉积物

　　糖尿病性视网膜病变　在美国是导致失明的首要病因。大部分患者在糖尿病发病多年以后出现。背景期糖尿病性视网膜病变包括视网膜内出血、渗出、神经纤维层梗死（棉絮斑），以及黄斑水肿。增殖期糖尿病性视网膜病变的特点是在视网膜表面向内生长的新生血管，引起玻璃体积血、视网膜脱离、青光眼，最终导致失明（图 63-3）。

治疗　糖尿病性视网膜病变

- 所有糖尿病患者均应定期在眼科医师处就医监测糖尿病性视网膜病变。
- 新生血管形成需行全视网膜光凝术治疗以防止发生并发症。

　　肿瘤　视神经或视交叉肿瘤相对少见，但由于其除了视盘苍白与渐进性视力丧失外，很少伴有其他阳性体征，而较常导致漏诊。垂体瘤最为常见，可引起双颞侧或单眼视力丧失。黑色素瘤是最常见的眼部原发肿瘤。

治疗　肿瘤

- 巨大垂体瘤压迫视交叉，可行经蝶窦入路切除。
- 某些病例中，微小肿瘤可采取保守观察或药物控制（如使用溴隐亭治疗催乳素瘤）。

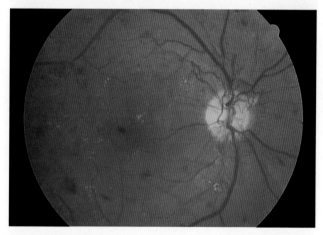

图 63-3　糖尿病性视网膜病变可表现为散在出血、黄色渗出和新生血管形成。本例患者可见自视盘增殖的新生血管，需要立即行全视网膜激光光凝术治疗

听力障碍

约 10% 的成人有一定程度的听力丧失。大于 65 岁的老年人中有 1/3 因相当程度的听力丧失而需要使用助听器。耳聋可由外耳、外耳道、中耳、内耳或中枢听觉通路异常引起。*概括而言，外耳、外耳道、中耳的损害引起传导性耳聋，而内耳或第Ⅷ对脑神经的损害则引起感音性神经性耳聋。*

临床思路　听力损失

目标是确定①听力损失的性质（感音神经性、传导性或混合性）；②听力损失的程度；③引起听力损失的部位，以及④病因。确定患者发病（突发或隐伏）、进展情况（快或慢）以及症状单侧或为双侧。询问是否伴有耳鸣、眩晕、失衡、耳闷胀感、耳漏、头痛以及面部或其他脑神经症状。前驱头部外伤史、耳毒性药物应用史、职业或娱乐性噪声暴露史及听力损害的家族史均极为重要。

体格检查需包括外耳、外耳道和鼓膜。老年人的外耳道通常干燥而脆薄；清理耵聍时偏向使用挂墙式吸引器和回流冲洗以避免刺激。观察鼻、鼻咽部、脑神经和上呼吸道。单侧中耳浆液性渗出的患者需完善鼻咽部纤维镜检查以排查肿瘤。

Weber 和 Rinne 音叉试验可鉴别传导性和感音神经性耳聋。Rinne 试验：使用频率为 512Hz 的音叉，先将音叉的尖部放置于外耳道开口，然后将音叉柄末端部放于乳突。正常情况下，感音神经性耳聋气导较骨导声音更为响亮；传导性耳聋时，则是骨导较气导响亮。Weber 试验：将音叉的柄部放置在前额中线处，单侧传导性耳聋时，音叉声音偏向患侧；单侧感音神经性耳聋，音叉声音偏向正常侧。

■ 辅助检查

听力测定　*纯音测听*用于评价患者对纯音的听觉灵敏度。言语识辨能力对神经同步化放电的要求高于纯音听力。听力的清晰度可通过*言语测听法*评价。鼓室导抗测试可测定声音在中耳传导的阻抗，有助于中耳积液的诊断。*耳声发射测验*（OAE）可经放置在外耳道的扩音器，鉴定柯蒂器外毛细胞功能，以评价听阈和鉴别感音性和神经性耳聋。*耳蜗电流描记法*可测定耳蜗和听神经的最早诱发电位，有助于诊断梅尼埃病。*脑干听觉诱发反应*（BAER）可对感音神经性耳聋进行定位诊断。

影像学检查　对颞骨进行 0.3～0.6mm 的断层 CT 扫描可确定外耳道的大小、听骨链的完整性、发现中耳或者乳突疾病、内耳畸形和骨质侵蚀（慢性中耳炎和胆脂瘤）。MRI 对耳蜗后结构，包括桥小脑角（前庭神经瘤）和脑干的成像优于 CT。

■ 听力丧失的原因（图 63-4）

传导性耳聋

传导性耳聋原因有耵聍、碎片和异物导致外耳道阻塞；耳道壁皮肤肿胀；耳道闭锁；耳道肿瘤；鼓膜穿孔；由于长期的外伤和感染导致听骨中断或破坏；耳硬化症以及中耳的渗液、瘢痕和新生物。伴有耳漏的耳聋很可能由于中耳炎或者胆脂瘤引起。

*胆脂瘤*是中耳或乳突内的鳞状上皮层积，为良性及缓慢进展性病变，可破坏听骨和正常组织。经适宜抗生素治疗无效的慢性耳漏提示中耳胆脂瘤，需外科手术治疗。

外耳道和鼓膜正常的传导性耳聋提示听骨链病变。由于耳硬化症引起的镫骨固定是低频率传导性耳聋的常见病因，多于 20～40 岁发病。对于女性，耳聋多首发于妊娠期。使用助听器或者镫骨手术可以修复听力。

*咽鼓管功能障碍*多见且易致急性中耳炎或者分泌性中耳炎。外伤、急性中耳炎或慢性中耳炎是引起鼓膜穿孔的常见原因。微小的穿孔多可自愈，大的缺损通常需要行鼓室成形术（治愈率＞90％）。耳镜检查可用于确诊急性中耳炎、慢性中耳炎、分泌性中耳炎、耵聍栓塞、鼓膜穿孔和咽鼓管功能障碍。

感音神经性耳聋

柯蒂器的外毛细胞损伤可由于剧烈的噪声、病毒感染、耳毒性药物〔如：水杨酸盐类药物、奎宁及其类似物、氨基糖苷类抗生素、利尿剂（如呋塞米和依他尼酸）、化疗药（如顺铂）〕、颞骨骨折、脑膜炎、耳蜗性耳硬化症、梅尼埃病或老龄化等因素导致。成年人亦可因先天性内耳畸形引发耳聋。单纯的遗传易感性或其联合环境因素也是导致耳聋的原因。

老年性耳聋（年龄相关性耳聋）是成年人感音性耳聋最常见的病因。患者早期出现典型的对称性高频听力丧失；随着病情发展，听力

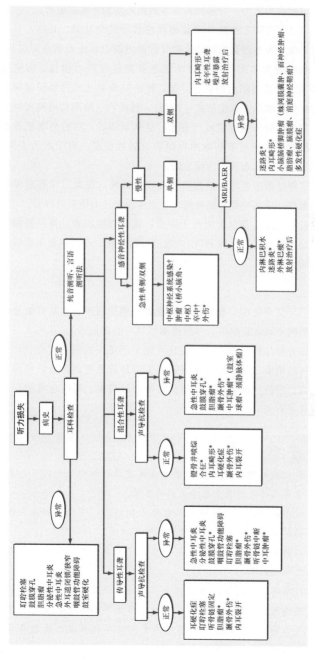

图 63-4 听力损失的诊断路径。* 颞骨 CT 扫描；† MRI 扫描

丧失波及所有频率。听力损害主要表现为清晰度的下降。助听器可恢复一定程度的听力，可选择人工耳蜗植入术治疗重症患者。

梅尼埃病以阵发性眩晕及波动性感音神经性耳聋、耳鸣、耳胀为特征，由于内淋巴囊的功能障碍导致的内淋巴液压力增高而引起。患者一般表现为非对称性低频单侧感音神经性听力损伤。需完善MRI检查以排除耳蜗后的病变，如：桥小脑角肿瘤或神经脱髓鞘病变。对症控制眩晕，低盐饮食（2g/d）、利尿剂、短期使用糖皮质激素、鼓室内注射庆大霉素或可有效。症状顽固者，可行内淋巴囊减压、迷路和前庭神经节切除术以解除旋转性眩晕。对于听力丧失、耳鸣和耳胀感尚无有效的治疗方法。

前庭神经鞘瘤表现为单侧听力损伤、耳鸣、失衡（罕有眩晕）；脑神经损伤（三叉神经和面神经）可能伴发于较大体积的肿瘤。

感音神经性耳聋也可能由于肿瘤，或血管性因素、神经脱髓鞘病变、感染性因素（包括HIV），或退行性疾病、外伤损及中枢听觉通路引起。

耳鸣

耳鸣定义为处在安静环境下而患者却感受到声音，其可能是嗡嗡声、轰鸣声或者铃响声，可呈搏动感（与心跳同步）。耳鸣常与传导性和感音神经性耳聋相关，而且可能是严重疾病的首发症状，诸如前庭神经鞘瘤。搏动性耳鸣需完善头部脉管系统的检查以排除血管瘤，如：颈静脉球瘤、动脉瘤和狭窄动脉病变；耳鸣也可能与浆液性中耳炎有关。

治疗 **听力损失**

- 现代的助听器产生的声音保真度更高，体积更小，可以完全置入耳道而减少患者使用的不便。
- 数字助听器可以根据个人需要定制编程，多级的和多向性的扩音器可以更好地在噪声环境下使用。
- 倘若助听器无法满足康复需求，可考虑人工耳蜗植入获取更优的效果。
- 耳鸣尚缺乏良好的治疗方法。可通过背景音乐掩蔽而减轻耳鸣困扰。助听器也可能有助于降低耳鸣程度，同时作为耳鸣掩蔽器，发出较耳鸣噪声更为悦耳的声乐以减轻耳鸣的影响。抗抑郁药也具有一定的疗效。

- 听力损失严重者可通过减少不必要的噪声，提高信噪比而获益。唇读可辅助对言语的辨识，讲者的面部需予以充分照明及易于显见。

■ 预防

对急性中耳炎使用速效抗生素，以及中耳溢液持续≥12周者行鼓膜切开置管均可预防传导性耳聋。监测血清的药物浓度可在很大程度上避免因使用氨基糖苷类抗生素而引起前庭功能丧失和耳聋。

约有1千万的美国人患有噪声性耳聋，2千万人因职业原因暴露于危害性噪声之下。避免暴露于较响的噪声下或者常规使用耳塞或充液耳罩以减弱声音的强度可防止噪声性耳聋。

更多内容详见 HPIM-18 原文版：Horton JC：Disorders of the Eye, Chap. 28, p. 224; and Lalwani AK：Disorders of Hearing, Chap. 30, p. 248.

第64章
鼻窦炎、咽炎、耳炎和其他上呼吸道感染

余力生　校　余力生　译

- 上呼吸道感染（URI）已经成为影响日常工作和学习的首要原因。
- 症状和体征的相似性使得原发性病毒性 URI 和细菌性 URI 难以区分。
- URI 常予以抗生素治疗，尽管其仅有 25% 的病例是因细菌感染导致。给予 URI 患者不恰当处方抗生素是引起社区获得性病原菌抗生素耐药的首要原因，如肺炎链球菌。

非特异性上呼吸道感染

- **定义**：自鼻腔至喉部之间的非特异性 URI（"普通感冒"）无明显局部特征。
- **病因**：非特异性 URI 可由各种病毒感染（如鼻病毒、冠状病

毒、副流感病毒、流感病毒、腺病毒等）引起。

- **临床表现**：表现为急性、轻度、自限性的卡他症状，典型包括流涕、鼻充血、咳嗽和咽喉痛。

  ◇ 或可有声嘶、不适、打喷嚏和发热。

  ◇ 症状的中位持续时间约为 1 周（2～10 天）。

- **治疗**：一般仅需对症治疗（如解充血药、非甾体抗炎药、右美沙芬、喉糖）。

  ◇ 仅 0.5%～2% 合并继发性细菌感染，故不建议抗生素治疗。

  ◇ 鼻喉部的脓性分泌物并不能提示伴发细菌感染。

鼻窦感染

- 鼻窦炎是一种炎症状态，最常累及上颌窦；其余依次为筛窦、额窦和蝶窦。
- 每年均有超过百万的鼻窦炎患者求诊于初级保健医师，是处方抗生素的最为常见疾病的第 5 位。

■ 急性鼻窦炎

- **定义**：病程＜4 周的鼻窦炎。
- **病因**：各种感染和非感染性因素导致窦口阻塞和黏液滞留。

  ◇ 感染性因素包括病毒感染（如鼻病毒、副流感病毒和流感病毒）和细菌感染（如肺炎链球菌、非典型流感嗜血杆菌和儿童多见的莫拉克斯菌属）。

- 免疫功能抑制的患者可有真菌感染（如根霉菌和毛霉菌，偶见曲霉菌）。
- 院内感染多为金黄色葡萄球菌和革兰氏阴性杆菌的混合感染。

  ◇ 非感染性因素包括过敏性鼻炎、气压伤和化学刺激物暴露。

- **临床表现**：常见症状包括流涕、充血、面部疼痛或压痛，以及头痛。

  ◇ 细菌性鼻窦炎可伴有牙痛和口臭。

  ◇ 累及的鼻窦处可有局部疼痛，且常于患者弯腰或后仰时加剧。

  ◇ 严重的额窦炎可表现为"波特头皮肿块"：额骨因骨膜下脓肿而肿胀及凹陷性水肿。

  ◇ 致命性的并发症包括脑膜炎、硬膜外脓肿和脑脓肿。

- **诊断**：尽管病毒性鼻窦炎远较细菌性鼻窦炎更为常见，但临床上难以区分二者。

  ◇ 仅 40%～50% 症状持续时间＞10 日的患者存有细菌性感染，

表现为脓性鼻溢、鼻塞和面部疼痛。

◇ 倘若考虑真菌性鼻窦炎，需行受累组织的活检以证实。

◇ 除医源性鼻窦炎外，急性鼻窦炎不推荐行鼻窦 CT 或 X 线检查。医源性鼻窦炎需经鼻窦 CT 确诊，并行鼻窦分泌物培养与药敏检测（起始药物治疗前最为理想）。

治疗 急性鼻窦炎

- 多数患者无需抗生素治疗即可自愈。
- 轻至中度患者，主要治疗为缓解症状和鼻窦引流（如口服或局部使用减充血剂、鼻盐水灌洗）。
- 患者病情持续 10 日未见改善或发病时合并其他严重疾病需给予抗生素。
  ◇ 成人推荐药物治疗方案见表 64-1。
  ◇ 多达 10% 患者初始抗生素治疗效果不佳，此类病例可咨询耳鼻喉科医师，考虑鼻窦引流和（或）鼻窦灌洗。
- 伴有严重合并症、颅内并发症或侵袭性真菌性鼻窦炎的患者需考虑外科手术。

■ 慢性鼻窦炎

- **定义**：鼻窦炎持续时间＞12 周。
- **病因学**：常与细菌或真菌感染相关。
- **慢性细菌性鼻窦炎**：由于纤毛清除系统的破坏而致使反复感染，而并非一次持续性的感染。
  ◇ 患者出现持续性鼻充血和腔内压力增高，鼻塞呈周期性加重。
  ◇ 鼻窦 CT 可明确病变范围，发现潜在的解剖缺陷或梗阻情况，并评价治疗效果。
  ◇ 于鼻内镜下行组织活检和培养以指导治疗。
  ◇ 间隔 3～4 周重复一个抗生素治疗疗程。辅助处置包括鼻内局部应用糖皮质激素、鼻窦灌洗和外科评估。
- **慢性真菌性鼻窦炎**：正常免疫力患者呈非侵袭性感染，致病菌多为曲霉菌和黑霉菌。常可复发。
  ◇ 轻症无痛性感染多可经内镜手术治愈，无需应用抗真菌药物。
  ◇ 单侧病变合并鼻窦内足菌肿（真菌球）行外科治疗，若有骨侵蚀则需给予抗真菌药物。

表 64-1　成人上呼吸道感染诊疗指南[a]

症状、诊断标准	推荐治疗
急性鼻窦炎[b] 中度症状（如鼻腔化脓/充血或咳嗽）>10 天或重度症状（持续时间不限定），包括单侧/局部面部肿胀或牙痛	*初始治疗* 　阿莫西林 500mg PO tid 或 875mg PO bid 青霉素过敏者 　TMP-SMX 1 DS 片 PO bid，持续 10~14 天 *30 天内曾应用抗生素或耐青霉素肺炎链球菌＞30%* 　阿莫西林/克拉维酸（缓释剂）2000mg PO bid； 　或抗肺炎球菌的氟喹诺酮（如左氧氟沙星 500mg PO qd） *近期治疗失败* 　阿莫西林/克拉维酸（缓释剂）2000mg PO bid； 　或阿莫西林 1500mg PO bid＋克拉维酸 300mg PO qid； 　或抗肺炎球菌的氟喹诺酮（如左氧氟沙星 500mg PO qd）
急性中耳炎[c] 轻至中度症状 观察期后仍为轻至中度症状	*初始治疗* 　保守观察（延后抗生素治疗 48~72h 且用药仅限于缓解症状） 　阿莫西林 2g PO 分次服用（bid 或 tid）； 　或头孢地尼 600mg PO qd 顿服或分次服用（bid）； 　或头孢呋辛 500mg PO bid； 　或阿奇霉素第一天 500mg PO，后四天 250mg PO qd *30 天内曾应用抗生素[c] 或近期治疗失败[c,d]* 　阿莫西林 875mg PO bid，联合克拉维酸钾 125mg PO bid； 　或头孢曲松 1g IV/IM qd×3 天； 　或克林霉素 300mg PO tid
重症 中耳积液和出现急性中耳炎的症状和体征，包括体温≥39.0℃（102 ℉）或中至重度耳痛	*初始治疗* 　阿莫西林 875mg PO bid，联合克拉维酸钾 125mg PO bid； 　或头孢曲松 1g IV/IM qd×3 天 30 天内曾应用抗生素[c] 或近期治疗失败[c,d] 　头孢曲松 1g IV/IM qd×3 天； 　或克林霉素 300mg PO tid； 　或考虑鼓膜穿刺术及培养

表 64-1 成人上呼吸道感染诊疗指南[a]（续）

症状、诊断标准	推荐治疗

急性咽炎[b]
  链球菌感染的临床表现
  （如发热、扁桃体肿大、渗
  出、颈前淋巴结肿大或触
  痛无咳嗽或鼻炎）[e]
  伴有风湿热既往史
  或家族史
  或链球菌快速筛选试验
  阳性
	初始治疗
	青霉素 V 钾 500mg PO tid；
	或阿莫西林 500mg PO bid；
	或红霉素 250mg PO qid；
	或苄星青霉素 G，单剂 120 万单位 IM

[a] 关于儿童患者的诊疗详情见 Tables 31-1，31-2 and 31-3 in HPIM-18
[b] 除特殊说明外，治疗时间一般为 10 天并安排合理随诊
[c] 疗程为 5～7 天（重症患者疗程 10 天）
[d] 经治疗 48～72h 后临床症状未改善和（或）恶化
[e] 一些机构支持对出现此类症状和体征的成人直接治疗，不需链球菌抗原快速检测
缩略词：DS，增效片；TMP-SMX，甲氧苄氨嘧啶-磺胺甲基异噁唑
资料来源：*Rosenfeld RM et al：Otolaryngol Head Neck Surg 137（3 Suppl）：S1，2007；American Academy of Pediatrics Subcommittee on Management of Sinusitis and Committee on Quality Improvement：Pediatrics 108：798，2001；American Academy of Pediatrics Subcommittee on Management of Acute Otitis Media：Pediatrics 113：1451，2004；RJ Cooper et al：Ann Intern Med 134：509，2001；and B Schwartz et al：Pediatrics 101：171，1998.*

-变应性真菌性鼻窦炎多见于鼻息肉和哮喘患者，表现为全组鼻窦炎，伴有富含嗜酸性粒细胞的黏稠分泌物，外形如花生酱。

耳和乳突感染

■ 外耳感染

在没有局部或区域淋巴结肿大的情况下，应考虑非感染原因所致的炎症、创伤、虫咬伤，以及环境因素，较自身免疫病（如狼疮）或血管炎［如肉芽肿伴多血管炎（韦格纳肉芽肿）］更为常见。

- **耳蜂窝织炎**：外耳压痛、红斑肿胀和皮温升高，尤其是小叶，伴轻微外伤。使用热敷和对金黄色葡萄球菌和链球菌敏感的抗生素（如双氯西林）。

- **软骨膜炎**：耳郭软骨膜感染伴轻微外伤（如耳刺穿伤）。尽管该病很少累及小叶，但感染类似于耳蜂窝织炎。

  ◇ 治疗上需要针对常见病原体如铜绿假单胞菌和金黄色葡萄球菌进行系统性抗菌治疗，如应用抗假单胞菌属青霉素或耐酶

青霉素（如萘夫西林）联合抗假单胞菌属喹诺酮（如环丙沙星）。可能需要外科引流，数周便可消退。

◇ 如果感染治疗无效，则应考虑非感染因素所致的炎症（如复发性多软骨炎）。

- **外耳炎**：是一组由湿热致外耳道上皮脱屑浸渍的耳道疾病。以细菌感染为主，铜绿假单胞菌和金黄色葡萄球菌最为常见。

  ◇ **急性局限性外耳炎**：耳道外 1/3 的疖病，通常由金黄色葡萄球菌引起。治疗包括口服耐葡萄球菌青霉素（如双氯西林），脓肿形成时应进行外科引流。

  ◇ **急性弥漫性外耳炎（游泳者耳病）**：通常是由铜绿假单胞菌感染引起的外耳道炎症，症状包括剧烈耳道疼痛、红斑、肿胀，以及白色块状分泌物。治疗包括清洗耳道，局部应用抗生素（如新霉素和多黏菌素制剂），视炎症反应情况决定是否应用糖皮质激素。

  ◇ **慢性外耳炎**：多由慢性中耳感染持续性耳溢引起外耳道皮肤发红、剥脱、瘙痒但无疼痛，反复性刺激和罕见的慢性感染如结核或麻风病均可引起慢性外耳道炎。治疗上需尽早识别本病，以对症治疗为主，较难缓解。

  ◇ **恶性或坏死性外耳炎**：是一种慢性进展的感染性疾病，临床表现为化脓性耳溢、耳及外耳道发红肿胀，以及严重耳痛，专科检查可见耳道后下壁近骨与软骨交界处的肉芽组织。

    - 具有潜在致命性，常见于老年糖尿病患者和免疫低下患者，可累及颅骨、脑膜、脑神经和脑。

    - 铜绿假单胞菌是最常见的病原菌，其他革兰氏阴性杆菌、金黄色葡萄球菌、表皮葡萄球菌及曲霉菌均可致病。

    - 肉芽组织（或深层组织）活检标本应进行培养，可协助诊断。

    - 治疗上应系统性应用抗生素 6～8 周，应用抗铜绿假单胞菌抗生素（如哌拉西林、头孢他啶）、氨基糖苷或氟喹诺酮类抗菌治疗；抗铜绿假单胞菌抗生素滴耳液和糖皮质激素可作为辅助治疗。

    - 约 20% 的患者复发。糖尿病患者应积极控制血糖，有助于治疗和防止复发。

■ 中耳感染

多与 URI 相关，由此导致无菌性炎症渗出，造成咽鼓管功能障碍，常见病毒和细菌双重感染。

- **急性中耳炎**：多伴随于病毒性 URI，可直接引起病毒性中耳炎或诱发细菌性中耳炎。
  - ◇ **病因学**：35％的患者可分离出肺炎链球菌株，流感嗜血杆菌和卡他莫拉菌也是细菌性中耳炎的常见病原体。报道发现社区获得性耐甲氧西林金黄色葡萄球菌（MRSA）日渐成为新型致病菌。单纯病毒［如呼吸道合胞病毒（RSV）、流感病毒、鼻病毒和肠道病毒］感染可引起急性中耳炎，40％患者为病毒和细菌混合感染。
  - ◇ **临床表现**：鼓膜固定、发红、膨出或收缩，可出现自发性穿孔。
    - 其他症状包括耳痛、耳溢、听力下降、发热和过敏。
    - 虽然上呼吸道感染时常见鼓膜发红，但并无特异性。
  - ◇ **治疗**：大部分轻至中度急性中耳炎患者无需治疗，1 周左右即可自行缓解。应用镇痛剂和非甾体抗炎药可充分缓解疼痛症状。
    - 具体抗生素治疗适应证及治疗方案见表 64-1。
    - 抗生素治疗和外科治疗对复发性急性中耳炎疗效较差。
- **浆液性中耳炎**：又称分泌性中耳炎，可持续数周（如急性渗出）至数月（如急性中耳炎发作后）而无感染征象，但伴有患侧严重的听力下降。
  - ◇ 多数患者无需抗生素治疗，可在 3 个月内自愈。
  - ◇ 对于双耳渗出持续 3 个月以上伴双耳听力下降的患者，应使用抗生素治疗或鼓膜切开置管术。
- **慢性中耳炎**：反复持续性化脓性耳漏伴鼓膜穿孔，通常伴有传导性听力下降。
  - ◇ 非活动性病变表现为鼓膜中央性穿孔，耳溢期反复应用局部抗生素治疗。
  - ◇ 活动性病变包括胆脂瘤的形成和扩大，可致骨侵蚀、脑膜炎和脑脓肿；需要外科治疗。
- **乳突炎**：乳突气房与中耳相通，脓性渗出可致周围骨腐蚀和脓肿样空腔形成。
  - ◇ 患者可出现疼痛、发红、乳突脓肿并伴有中耳炎的症状和体征。
  - ◇ 罕见并发症包括骨膜下脓肿、颈深部脓肿，以及血栓脓毒性横窦炎。

◇ 需静脉应用广谱抗生素，抗菌谱覆盖肺炎链球菌、流感嗜血杆菌和卡他莫拉菌，细菌培养及药敏结果回报后可指导用药；乳突切开术用于出现并发症及药物治疗无效患者。

口腔和咽部感染

- 咽喉痛是最常见的症状，也是成人和儿童就医的最常见原因之一。

■ 急性咽炎

- **病因**：尽管约 30% 的患者病因不明，呼吸道病毒仍是最常见的致病菌。
  - **病毒**：鼻病毒和冠状病毒感染分别约占 20% 和 5%，其他常见病毒包括流感病毒、副流感病毒、单纯疱疹病毒（HSV）、柯萨奇病毒、EB 病毒和艾滋病病毒。
  - **细菌**：A 组链球菌（GAS）可致 5%～15% 的成人患病。坏死梭状杆菌则在青少年咽炎患者中愈发常见，几乎与 GAS 的发病率相当。其他致病菌包括 C 群和 G 群链球菌、淋球菌、白喉杆菌和厌氧菌。
- **临床表现**：特定的体征和症状对判断致病菌具有提示作用。
  - **呼吸道病毒**：症状通常不重，多伴鼻炎而无发热，轻微的颈部淋巴结肿大，或渗出性咽炎。
  - **流感病毒和腺病毒**：严重的渗出性咽炎并伴有发热。
  - **单纯疱疹病毒**：表现为咽部炎症渗出伴腭部水泡和溃疡。
  - **柯萨奇病毒（疱疹性咽峡炎）**：引起软腭和悬雍垂小囊泡而形成白色浅溃疡。
  - **EB 病毒和巨细胞病毒**：引起渗出性咽炎和传染性单细胞增多症相关症状。
  - **艾滋病病毒**：引起发热、急性咽炎、不适、肌痛、不适，偶见斑丘疹。
  - **链球菌**：表现为轻至重度的咽痛、发热、寒战、腹痛，并伴有咽部充血伴扁桃体肿大和渗出；多无卡他症状。
  - **其他细菌**：多表现为渗出性咽炎，无其他特异性表现。
- **诊断**：诊断试验的主要目的是鉴别 GAS 咽炎病例。
  - 快速 GAS 抗原检测试验具有良好的特异性（>90%），但敏感性不定（65%～90%）；快速检测试验阴性的成人患者，不推荐进行喉部细菌培养。

◇ 若不行特定培养，常规试验也可能漏检其他细菌。

◇ 如考虑艾滋病毒感染，应行艾滋病病毒 RNA 检测。

- **治疗**：GAS 感染需抗生素治疗，同时预防风湿热进展，治疗方案见表 64-1。

◇ 病毒性咽炎一般只需对症治疗。

◇ 特定抗病毒疗法有助于流感病毒和单纯疱疹病毒感染的治疗。

■ 口腔感染

口唇疱疹病毒感染和口咽念珠菌病（鹅口疮）分别见第 108 章和第 113 章。

喉部和会厌感染

- **喉炎**：急性喉炎是一种常见综合征，通常由各种呼吸道病毒和某些细菌（如 GAS、白喉杆菌、卡他莫拉菌）引起。慢性感染性喉炎在低收入国家较发达国家更为多见，通常是由结核分枝杆菌引起，特定的真菌（如组织胞浆菌、芽生菌、球孢子菌）和隐球菌也可致病。

◇ 患者常表现为声嘶、声音低沉或失音，并伴有鼻部卡他症状。

◇ 急性喉炎治疗包括局部湿润、声休，如果培养出 GAS 则需用抗生素治疗。慢性喉炎通常需通过活组织检查明确病原学。

- **会厌炎**：急性、进展迅速的会厌和邻近组织的蜂窝织炎，可造成气道完全阻塞，严重时甚至致命。

◇ 会厌炎多由 GAS、肺炎链球菌、流感嗜血杆菌和金黄色葡萄球菌引起，流感疫苗的接种使儿童 B 型流感嗜血杆菌感染明显降低。

◇ 症状包括发热、严重咽喉痛、全身中毒症状，以及身体坐位前倾时流涎。查体可发现呼吸窘迫、吸气性喘鸣和胸壁凹陷。

◇ 因为有增加气道阻塞的风险，因此不推荐检查室内的直接检查（即压舌板检查）。充分准备下（如手术室内）可直接行纤维喉镜检查进行诊断，并可获取标本培养，并放置气管内插管。

◇ 治疗以保护气道为主。血液和会厌组织培养诊断明确后，使用对流感嗜血杆菌有效的静脉抗生素（如氨苄西林/舒巴坦、二代头孢菌素或三代头孢菌素）持续 7～10 天。

颈部深组织感染

包括脓性颌下腺炎、雷米尔（Lemierre）综合征和咽喉脓肿，详见第 101 章。

更多内容详见 HPIM-18 原文版：Rubin MA et al：Pharyngitis, Sinusitis, Otitis, and Other Upper Respiratory Tract Infections, Chap. 31, p. 255.

第五篇　皮肤病学

第65章
皮肤的一般检查

张建中　校　金江　柳小婧　译

皮肤病的评估主要依赖皮肤的客观表现，因此对于因皮肤问题就诊的患者，体格检查往往先于病史采集。鉴别诊断主要基于对皮损的详细检查及精确描述，相关的病史可进一步缩小范围，必要时完善实验室检查或诊断性操作以明确诊断。

体格检查

皮肤检查应在照明良好的房间内进行，患者应脱去所有衣服。手持式放大镜及便携手电筒（用于照明观察皮损）均为极有用的辅助设备。理想的检查范围应包括皮肤、毛发、指（趾）甲和黏膜。检查时可先对皮肤进行整体观察，再详细观察每个皮损。

■ 分布

如图65-1所示，皮损分布可提供很有价值的线索：皮损泛发提示系统性疾病；光暴露部位皮损提示系统性红斑狼疮、光敏性皮肤病、光毒性皮肤病、多形性日光疹、迟发性皮肤卟啉症等；皮损局限于单个皮区提示带状疱疹；皮损分布于肘膝伸侧提示银屑病；皮损分布于屈侧如肘窝、腘窝提示特应性皮炎。

■ 排列和形状

可描述单个或多个皮损：线状皮损可见于接触性皮炎（如接触有毒的常春藤）；环状皮损可见于慢性游走性红斑、离心性环状红斑、体癣等；*虹膜样或靶形皮损*具有2个或3个不同深浅色调的同心环，可见于多形性红斑；*圆形、钱币状的皮损*，可见于钱币状湿疹；*麻疹样皮损*由小的融合性丘疹融合成各种形状，可见于麻疹及药疹；*疱疹样皮损*指成簇的水疱、丘疹或糜烂，可见于单纯疱疹。

■ 原发性皮损

指疾病在病变过程中直接产生的皮肤改变（表65-1）。

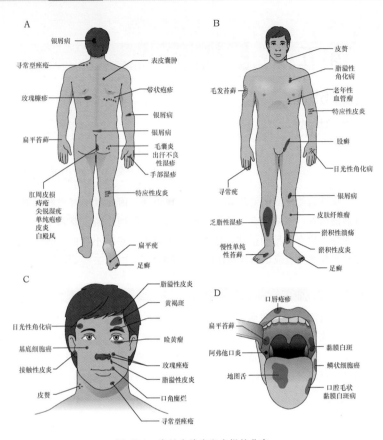

A
银屑病
寻常型痤疮
玫瑰糠疹
扁平苔藓
肛周皮损
痔疮
尖锐湿疣
单纯疱疹
皮炎
白癜风
表皮囊肿
带状疱疹
银屑病
银屑病
毛囊炎
出汗不良
性湿疹
手部湿疹
特应性皮炎
扁平疣
足癣

B
皮赘
脂溢性
角化病
老年性
血管瘤
特应性皮炎
股癣
日光性角化病
银屑病
皮肤纤维瘤
淤积性溃疡
淤积性皮炎
足癣
毛发苔藓
寻常疣
乏脂性湿疹
慢性单纯
性苔藓

C
脂溢性皮炎
黄褐斑
睑黄瘤
玫瑰痤疮
脂溢性皮炎
口角糜烂
寻常型痤疮
日光性角化病
基底细胞癌
接触性皮炎
皮赘

D
口唇疱疹
扁平苔藓
阿弗他口炎
地图舌
黏膜白斑
鳞状细胞癌
口腔毛状
黏膜白斑病

图 65-1   常见皮肤病和皮损的分布

■ 继发性皮损

由原发性皮损转变而来，常由搔抓、继发感染、出血等引起（表 65-2）。

■ 其他描述性术语

颜色，如紫色、红色；查体的特点，如皮温、有无触痛；边缘是否清晰，外观是扁平、带蒂、疣状，或是可见脐凹。

病史

应详细地询问病史，特别注意以下方面：

1. 皮损的演变过程   起病部位、皮损进展或播散的顺序、持续时间、慢性皮损的消退或缓解的时间。

表 65-1　原发性皮损

斑疹：扁平的、伴皮肤颜色改变的、直径＜2cm、不高于皮面的皮损，如雀斑就是典型的色素性斑疹

斑片：直径＞2cm 的扁平皮损，与周围皮肤颜色不同，与斑疹只有大小的差别

丘疹：体积较小的实性皮损，直径＜0.5cm，凸出皮面，可被触及（如痤疮中的闭合粉刺或白头）

结节：体积较大的实性皮损，直径 0.5～5.0cm，高出皮面，与丘疹只有大小的差别（如真皮痣性黑色素细胞痣）

肿瘤：实性生长的皮损，直径＞5.0cm

斑块：大而扁平的皮损（直径＞1cm），高出皮面；边缘可清晰（如银屑病），亦可逐渐与周围皮肤融合而形成边界不清的皮损（如湿疹性皮炎）

水疱：小的含有液体的皮损，直径＜0.5cm，高出皮面。通常可见内含液体，皮损呈半透明状，如漆树属（有毒常春藤）导致的过敏性接触性皮炎，可发生水疱

脓疱：水疱内的液体含有白细胞。*注意：存在脓疱并不预示一定存在感染*

大疱：内含液体的皮损，直径＞0.5cm，高出皮面，多呈半透明状

风团：高于皮面的红色水肿性丘疹或斑块，通常提示短暂性血管扩张和血管通透性增高

毛细血管扩张：扩张的表浅的血管

表 65-2　继发性皮损

苔藓样变：皮肤特征性增厚，以皮嵴隆起、皮沟加深为特点

鳞屑：角质层的过度堆积

痂：渗出的体液干涸后形成，可以为黄色（如浆痂）或红色（如血痂）

糜烂：表皮缺失，未损及真皮

溃疡：表皮及一部分真皮缺失

抓痕：线性、多角的糜烂面，上可覆痂，由搔抓引起

萎缩：皮肤组织减少或缩小。真皮或皮下组织减少可表现为整个表皮的凹陷，而表皮萎缩表现为皮肤变薄，呈细皱纹样改变

瘢痕：继发于肿瘤或炎症后的皮肤改变，根据皮损时间和原因不同，瘢痕处可呈红斑、色素加深或色素减退。毛发覆盖部位的瘢痕可表现为毛囊破坏

2. 皮损的伴随症状　瘙痒、烧灼感、疼痛、麻木感；症状缓解方式；全天中症状最为严重的时间。

3. 目前及近期的治疗药物　包括处方药及非处方药。

4. 伴随的系统症状（例如：身体不适、疲乏、关节痛）。

5. 伴随疾病或既往病史。

6. 过敏史。

7. 是否存在光敏感。

8. 系统回顾。

9. 家族史。

10. 社交史、性生活史或外地居留史。

辅助诊断方法

■ 皮肤活检

小手术，部位的选择非常重要。

■ 真菌镜检

对于检出皮肤癣菌和酵母菌非常有用。利用玻片边缘或刀片轻轻刮取鳞屑性皮损活动边缘的皮屑，病甲最好取变色的甲屑及甲下碎屑。将标本置于载玻片上，滴入 10％～20％氢氧化钾溶液，用玻片覆盖，轻微加热后在显微镜下观察。本技术可用于鉴定皮肤癣菌感染的菌丝、念珠菌感染的假菌丝和出芽酵母，以及花斑癣中弯曲或弧形的菌丝和圆形孢子。

■ Tzanck 涂片

用于检测疱疹病毒（单纯疱疹病毒或带状疱疹病毒）。取材最好选择早期水疱。用 15 号手术刀片小心去除疱顶，用刀片腹部轻轻刮取疱底物质（保持刀片垂直于皮肤表面以防划破皮肤）。将刮取物置于载玻片上，并采取 Wright 或 Giemsa 染色。阳性结果中可见多核巨细胞。病毒培养或免疫荧光检测可确定病毒种类。

■ 玻片压诊法

以判断皮损受压后是否变白。用放大镜或载玻片压于皮损表面并观察供血的变化。例如，血管瘤多可变白，而紫癜不会。

■ 伍德灯检查

用于检出细菌或真菌感染及某些皮肤病。

■ 斑贴试验

可确定引起皮肤过敏的特定抗原。

更多内容详见 HPIM-18 原文版：Lawley TJ, Yancey KB: Approach to the Patient with a Skin Disorder, Chap. 51, p. 389.

第66章
常见皮肤病

张建中　校　金江　柳小婧　译

丘疹鳞屑性皮肤病

表现为丘疹及脱屑。

■ 银屑病

为慢性复发性皮肤病。典型皮损为界限清楚的红色斑块，表面覆盖银白色鳞屑。好发于伸侧（例如：膝部、肘部及臀部），也可累及手掌及头皮（特别是前发际）。其他伴随症状包括银屑病性关节炎（见第172章节）及甲改变（甲松离、甲凹坑或甲板增厚伴甲下碎屑堆积）。

> **治疗　银屑病**
>
> 保持皮肤滋润；外用糖皮质激素、维生素D类似物（卡泊三醇）及维A酸（他扎罗汀）；紫外光（UV）疗法（包括PUVA疗法，即紫外光联合补骨脂照射）；严重患者给予氨甲蝶呤或环孢素；也可应用阿维A，但注意其致畸性。慢性中重度斑块型银屑病患者可考虑使用阿法赛特（人源LFA-3/IgG1 Fc融合蛋白）或优特克单抗（人白细胞介素IL-12和IL-23拮抗剂）。依那西普（人源肿瘤坏死因子受体/IgG1 Fc融合蛋白）、英夫利昔单抗、阿达木单抗（抗肿瘤坏死因子单克隆抗体）均已被批准用于银屑病性关节炎和银屑病。

■ 玫瑰糠疹

为自限性疾病，病程持续3～8周。最初表现为单发直径2～6cm环状蛙鱼色斑片（前驱斑），边缘脱屑，数天至数周后皮损泛发，累及躯干及四肢近端。随后的皮损与前驱斑类似，但稍小，排列匀称，且皮损长轴与皮纹一致。临床表现可类似于二期梅毒疹。

> **治疗　玫瑰糠疹**
>
> 自限性疾病，给予对症治疗即可。口服抗组胺药控制瘙痒，外用糖皮质激素，部分患者可考虑进行UV-B治疗。

■ 扁平苔藓

病因不清楚，可见于摄入某些药物及慢性移植物抗宿主病。皮损表现为瘙痒性、多角形、扁平、紫色丘疹。病程长短不一，多数在发病后 6～24 个月自行消退。

治疗 扁平苔藓

外用糖皮质激素。

湿疹类皮肤病

■ 湿疹

湿疹或称皮炎，为一类反应性皮肤病，临床及病理表现多样，为一组疾病的统称。

■ 特应性皮炎

特应性三联征（花粉症、哮喘和湿疹）的其中一方面表现。常为慢性、反复性、严重瘙痒的湿疹样皮炎，表现为脱屑性红斑、水疱、结痂及皲裂。皮损常见于屈侧，好发于肘窝及腘窝，严重者可表现为红皮病。

治疗 湿疹与特应性皮炎

避免刺激、皮肤保湿、外用糖皮质激素、治疗感染［常为金黄色葡萄球菌（SA）感染，尤其应注意社区获得性耐甲氧西林菌株（CA-MRSA）］。仅针对传统外用药物治疗无效的严重患者考虑全身应用糖皮质激素。

■ 变应性接触性皮炎

皮肤暴露于抗原物质后发生的迟发性超敏反应。皮损发生在接触部位，表现为水疱、渗出、结痂；常见线状排列的水疱。常见变应原包括漆树科树脂（具有毒性的常春藤、橡树、漆树）、镍、橡胶及化妆品。

治疗 变应性接触性皮炎

避免接触致敏原；外用糖皮质激素；皮损泛发者考虑全身应用糖皮质激素 2～3 周。

■ 刺激性接触性皮炎

由于外源性物质直接损伤造成的皮肤炎症。手为最常见发病部位，皮炎由于长期暴露于水和洗涤剂造成或加重。其特征可包括皮肤干燥、皲裂、红斑及肿胀。

治疗　刺激性接触性皮炎

避免刺激；建立保护屏障（使用保护性手套）；外用糖皮质激素；治疗继发的细菌或皮肤真菌感染。

■ 脂溢性皮炎

慢性非感染性皮肤病，表现为红色斑片，上覆油腻的黄色鳞屑。皮损常见于头皮、眉部、鼻唇沟、腋窝、胸部中央及耳后区域。

治疗　脂溢性皮炎

外用不含氟的糖皮质激素；以及含煤焦油、水杨酸或硫化硒的香波。

感染

■ 脓疱疮

由于金黄色葡萄球菌或 A 组 β 溶血性链球菌引起的皮肤浅表感染。原发皮损为表浅脓疱，破溃形成"蜜黄色"痂。张力性大疱（大疱性脓疱疮）也与金黄色葡萄球菌感染相关。皮损可发生于任何部位，但以面部多见。由于 CA-MRSA 感染的发病率增加，脓疱疮和"疖病"（痛性红斑性结节或"疖子"）也逐渐受到重视。

治疗　脓疱疮

浸透并轻柔去除皮损表面结痂，外用抗生素。根据致病菌适当选择口服抗生素（见第 86 章）。

■ 丹毒

表浅的蜂窝织炎，最常见于面部，其特征为红斑表面发亮且界限清楚，伴有显著疼痛及皮温增高。由于感染表浅伴有水肿，皮损表面常呈橘皮样。最常见的致病菌为 A 组 β 溶血性链球菌，好发于皮肤创伤或其他破损处。

治疗 丹毒

根据致病菌选择适宜的抗生素（见第 86 章）。

■ 单纯疱疹（也参见第 108 章）

复发性皮肤病，初始表现为红斑基础上出现成簇水疱群，随后糜烂，常继发葡萄球菌或链球菌感染。好发于口腔、外生殖器及肛门的皮肤黏膜交界面。本病也可引起严重内脏疾病，包括食管炎、肺炎、脑炎及播散性单纯疱疹病毒感染。去除早期水疱疱顶进行 Tzanck 涂片可见多核巨细胞。

治疗 单纯疱疹

根据疾病表现及患者免疫状态采取不同治疗（见第 108 章）。继发细菌感染者根据病原体适当应用抗生素。

■ 带状疱疹（也参见第 108 章）

通常局限于单一皮区，为红斑基础上成簇的水疱。偶见播散性皮损，主要见于免疫缺陷患者。Tzanck 涂片可见多核巨细胞，除非培养，否则无法与单纯疱疹鉴别。带状疱疹后遗神经痛，多见于老年人，可持续数月至数年不等。

治疗 带状疱疹

根据疾病表现及患者免疫状态采取不同治疗（见第 108 章）。

■ 皮肤癣菌感染

皮肤真菌可侵犯角质层、甲板或毛发，因此可感染体表任何部位。其临床表现从轻微鳞屑到鲜红的皮肤炎症不等。好发于足部（足癣）、甲（甲癣）、腹股沟（股癣）和头皮（头癣）。典型体癣表现为红色丘疹鳞屑性斑片，中央常消退，边缘进展并脱屑。镜检常见菌丝。头癣及体癣有时需进行培养或活检确诊。

治疗　皮肤癣菌感染

根据感染部位及类型进行治疗。外用咪唑类、三唑类、丙烯胺类有效。卤丙炔氧苯、十一烯酸、环吡酮胺及托萘酯也有效。制霉菌素对皮肤癣菌无效。如需全身治疗，可予灰黄霉素500mg/d。伊曲康唑及特比萘芬对甲癣有效。

■ 念珠菌病

由相关酵母菌群引起的真菌感染。临床表现可局限于皮肤感染，偶见全身感染并可危及生命。易患因素包括糖尿病、细胞免疫缺陷及HIV感染（见第114章）。好发部位包括口腔、长期潮湿浸渍区域、甲周及间擦区域。根据临床表现、真菌镜检或培养可诊断。

治疗　念珠菌病

（也可见第113章）去除易感因素；外用制霉菌素、唑类抗真菌药；免疫抑制的宿主、疗效不佳的慢性复发性患者需全身治疗。外阴阴道念珠菌病可单次口服氟康唑150mg。

■ 疣

由人类乳头瘤病毒（HPV）引起的皮肤新生物。表现为半球形丘疹，表面分刺。多见于面部、手臂及下肢，常通过剃须播散。HPV也可造成外生殖器及肛周皮损，并与女性宫颈和外生殖器肿瘤的发生有关（见第92章）。

治疗　疣

可采用液氮冷冻、角质溶解剂（如水杨酸）。生殖器疣可外用鬼臼毒素溶液，但局部刺激性较强；还可外用咪喹莫特。

痤疮

■ 寻常型痤疮

多见于青少年，为自限性疾病。典型皮损为粉刺（毛囊内形成的小囊肿）；常伴丘疹、脓疱及结节等。

治疗 ▷ 寻常性痤疮

仔细清洁及去除油脂；口服四环素或红霉素；外用抗菌药物（如过氧化苯甲酰）和维 A 酸。对一般治疗反应差、严重的结节囊肿性痤疮患者可口服异维 A 酸（具有严重不良反应风险，包括致畸及可能导致抑郁）。

■ 玫瑰痤疮

好发于面中部的炎症，很少见于＜30 岁人群。表现为显著的红斑，随病情发展，在红斑上可出现丘疹、脓疱及毛细血管扩张。可形成鼻赘或累及眼部。

治疗 ▷ 玫瑰痤疮

口服四环素 250～1000mg/d；外用甲硝唑及不含氟的糖皮质激素可有效。

血管性疾病

■ 结节性红斑

间隔性脂膜炎，典型表现为胫前多发红色热性疼痛性皮下结节。皮损表面呈潮红色，但触之坚实，外观似红色或紫红色的淤伤；常在 3～6 周内自行消退，不留瘢痕。可能病因包括结节病、药物（特别是磺胺类药物、口服避孕药及雌激素）、广泛感染（包括链球菌及结核菌感染），也可能是特发的。

治疗 ▷ 结节性红斑

明确病因，对因治疗或去除可能的病因。严重或复发性皮损可给予非甾体抗炎药。全身应用糖皮质激素有效，但在未明确有无感染因素的情况下，治疗有风险。

■ 多形红斑

为反应性皮肤病，临床可有多种皮损，但常表现为红斑、丘疹及水疱。"靶形"或"虹膜样"皮损具特征性，为同心环状红斑及正常肤色的斑疹，中央常有水疱或大疱。

皮损常见于肢端，特别是掌跖。常见的三大病因包括药物（特别是青霉素及磺胺类药物）、合并疱疹病毒感染或支原体感染。偶尔可侵及黏膜及内脏（重症多形红斑或 Stevens-Johnson 综合征）。

> **治疗** **多形红斑**
>
> 如果与药物相关，寻找并去除可能的致病因素。仅有皮肤损害的轻型患者可予对症治疗（抗组胺药及非甾体抗炎药）。对于 Stevens-Johnson 综合征，是否全身应用糖皮质激素尚有争议；应预防继发感染，保证营养及维持水、电解质平衡。

■ 荨麻疹

非常多见，分急性及慢性两种，表现为一过性（单个皮损持续时间<24h）、瘙痒性、水肿性、粉红色至红色斑块，周围可有白晕。皮损大小不一，可为丘疹，也可融合成巨大皮损（直径 10～20cm）。常见病因包括药物、全身感染及食物（特别是甲壳类水生动物）。食品添加剂，如染料酒石黄（FD&C 黄色 5 号）、苯甲酸盐及水杨酸盐也与本病密切相关。如单个皮损持续时间>24h，应考虑荨麻疹性血管炎。

> **治疗** **荨麻疹**
>
> 见第 167 章。

■ 血管炎

特征性皮损为可触及性紫癜（压之不褪色、隆起性皮损），还可表现为瘀点（特别是早期损害）、坏死及溃疡、大疱及荨麻疹样皮损（荨麻疹性血管炎），常以下肢为著。可能病因包括感染、胶原病、原发性系统性血管炎、恶性肿瘤、乙型和丙型肝炎、药物（特别是噻嗪类）及炎性肠病，但也可为特发性，主要是皮肤血管炎。

> **治疗** **血管炎**
>
> 根据病因而有所不同。寻找其病因，并去除或治疗其外源性因素或原发疾病。如为系统性血管炎的皮肤表现，应根据主要受损器官进行治疗（见第 170 章）。对于特发性、以皮肤损害为主的血管炎，由于其对免疫抑制剂治疗反应差且很少引起不可逆性器官损害，应尽量避免应用免疫抑制剂。

药疹

皮肤反应是最为常见的药物毒性表现，病情轻重不一，临床表现多样，包括荨麻疹、光敏感、多形红斑、固定性药疹、结节性红斑、血管炎、苔藓样药疹、大疱性药疹、Stevens-Johnson综合征及中毒性表皮坏死松解症（TEN）。通常根据其临床表现及详细用药史确立诊断。

治疗 药疹

停用致敏药物。根据病情及皮肤病理表现的严重程度进行治疗。

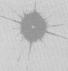

更多内容详见HPIM-18原文版：Lawley LP, McCall CO, Lawley TJ: Eczema, Psoriasis, Cutaneous Infections, Acne, and Other Common Skin Disorders, Chap. 52, p. 395; Shinkai K, Stern RS, Wintroub BU: Cutaneous Drug Reactions, Chap. 55, p. 432; and Bolognia JL, Braverman IM: Skin Manifestations of Internal Disease, Chap. 53, p. 405.

第六篇 血液病学及肿瘤学

第 67 章
血涂片和骨髓检查

黄晓军 校 张伸 译

血涂片

■ 红细胞（RBC）形态

- 正常：直径 $7.5\mu m$。其大小大致相当于小淋巴细胞的细胞核。

- *网织红细胞*（瑞氏染色）——体积大，灰蓝色，夹杂着粉色（多色性）。

- *红细胞大小不均*——大细胞提示红系前体细胞 DNA 合成延迟，通常由叶酸或维生素 B_{12} 缺乏或者药物作用引起；小细胞提示血红蛋白合成缺陷，由铁缺乏或异常血红蛋白基因导致。

- *异型红细胞*——细胞形状异常；常见的有如下几种：

  1. *棘形红细胞*（棘突细胞）——呈不规则针刺状；见于无 β 脂蛋白血症、严重肝病，偶见于神经性厌食症。

  2. *有棘红细胞*（毛刺细胞）——红细胞形态规则，表面有均匀分布的刺状小突起；见于尿毒症，红细胞体积缩小。

  3. *椭圆形红细胞*——红细胞呈椭圆形；见于遗传性椭圆形红细胞增多症。

  4. *裂红细胞*——不同大小和形状的红细胞碎片；见于微血管病性或大血管病性溶血性贫血。

  5. *镰状红细胞*——呈长条状或新月形；见于镰状细胞贫血。

  6. *球形红细胞*——红细胞体积小，着色深，缺乏中央浅染区；见于遗传性球形红细胞增多症、血管外溶血如自身免疫性溶血性贫血、G6PD 缺乏症。

  7. *靶形红细胞*——红细胞的中央和外缘之间具有浅染环；见于肝病、地中海贫血、血红蛋白 C 病及镰状细胞 C 病。

  8. *泪滴样红细胞*——见于骨髓纤维化、其他导致骨髓浸润的疾病（如肿瘤）。

  9. *形成缗钱状*——红细胞重叠排列；可能人为所致或见于异

常蛋白血症（如：多发性骨髓瘤、巨球蛋白血症）。

■ 红细胞包涵体

- *豪-周氏小体*——胞浆内直径 $1\mu m$ 的嗜碱性包涵体，为细胞核的残片，多呈单个，见于无脾症。

- *嗜碱性点彩*——多发的，点状嗜碱性胞浆内包涵体，由沉淀的线粒体和核糖体组成；见于铅中毒、地中海贫血、骨髓纤维化。

- *帕彭海姆小体*（含铁小体，含铁血黄素颗粒）——为含铁颗粒，与嗜碱性点彩红细胞类似，多由线粒体和核糖体组成，还可被普鲁士蓝染色；见于铅中毒、其他铁粒幼细胞性贫血。

- *亨氏小体*——血红蛋白沉积而成的球形包涵体。仅在活体染色时可见，外观犹如紫色水晶；见于 G6PD 缺乏症（在氧化应激后出现，如：感染、特定药物）、不稳定血红蛋白病。

- *寄生虫*——特征性的细胞质内包涵体；见于疟疾、巴贝虫病。

■ 白细胞包涵体和核外形异常

- *中毒颗粒*——黑色细胞质颗粒；见于细菌感染。

- *Döhle 小体*——$1\sim2\mu m$ 蓝色卵圆形细胞质包涵体；见于细菌感染、Chédiak-Higashi 综合征。

- *Auer 小体*——嗜酸性、柴火棍状胞浆内包涵体；见于急性髓性白血病（部分病例）。

- *细胞核分叶增多*——中性粒细胞核分叶增多，超过正常的 $2\sim4$ 叶；通常情况下，分叶 $\geqslant5$ 叶的细胞超过 5%，或单个细胞核分叶为 7 即足以诊断；见于叶酸或维生素 B_{12} 缺乏症、药物效应。

- *细胞核分叶减少*——中性粒细胞核分叶少于正常，只有 $1\sim2$ 片分叶；见于 Pelger-Hüet 异常，假性 Pelger-Hüet 或者急性白血病时获得性 Pelger-Hüet 异常。

■ 血小板异常

- *血小板聚集*——体外人为造成，血涂片中易见，使用自动化细胞计数仪时可产生假性血小板减少。

- *巨大血小板*——可以是极幼稚血小板或血小板生成增加，或巨核细胞成熟异常的表现；如果血小板直径 $>5\sim6\mu m$，电子计数仪不会将其当作血小板来计数。

骨髓

*骨髓穿刺*可用于评价细胞形态，而*骨髓活检*可评价骨髓的整体结

构，包括细胞容积含量。活检应在抽吸前进行，避免影响活检结果（主要是出血）。

■ 适应证

骨髓穿刺

低增生性或者不明原因贫血、白细胞减少症、血小板减少症、疑似白血病或骨髓瘤或骨髓缺陷，并可用于铁储备的评估及一些不明原因发热病例的筛检。

特殊检查

组织化学染色（白血病）、细胞遗传学检查（白血病、淋巴瘤）、微生物学检查（细菌、分枝杆菌、真菌培养）、普鲁士蓝（铁）染色（评估铁储备、诊断铁粒幼细胞性贫血）。

活检

下列情况除了骨髓抽吸外还需要进行活检：全血细胞减少（再生障碍性贫血）、转移肿瘤、肉芽肿性感染（如：分枝杆菌、布鲁菌病、组织胞浆病）、骨髓纤维化、脂质贮积病（如：戈谢病、尼曼-匹克病）、任何骨髓抽吸时出现"干抽"的病例；以及评估骨髓细胞容积。若同时计划完善骨髓抽吸与活检，应首先进行活检，因为在抽吸骨髓后的部位进行活检可能造成骨髓组织出血的假象。

特殊检查

组织化学染色（如前列腺转移癌的酸性磷酸酶染色）、免疫过氧化物酶染色（如：多发性骨髓瘤、白血病、淋巴瘤的免疫球蛋白或细胞表面标志检测；单核细胞白血病的溶菌酶检测）、网硬蛋白染色（骨髓纤维化时增加）、微生物学染色（如分枝杆菌的抗酸染色）。

■ 阐释

细胞容积

定义为造血细胞所占骨髓空间的比例。非造血组织的空间通常由脂肪充填。细胞容积随着年龄增长而下降，超过 65 岁后从大约 50% 降至 25%～30%，相应的脂肪组织随之增加。

红系：粒系比值（E：G）

正常约为 1：2，E：G 比值下降可见于急性或慢性感染，类白血病反应（如：慢性炎症、转移肿瘤）、急性和慢性髓性白血病、骨髓增生异常综合征（"白血病前期"）、纯红细胞再生障碍性贫血（再障）；E：G 比值增加见于粒细胞缺乏症、红系过度增生的贫血（巨幼细胞贫血、缺铁性贫血、地中海贫血、出血、溶血、铁粒幼细胞性贫血）和红细胞增多症（红细胞生成过多）；E：G 比值正常见于再生障碍性贫血（尽管骨髓增生低下）、骨髓纤维化（骨髓增生低下）、多发性骨髓瘤、淋巴瘤和慢性病性贫血。一些实验室采用 M：E 比值（髓细胞：红细胞），正常值为 2：1；M：E 比值增加见于髓系增生活跃或红系增生受抑的疾病，而 M：E 比值下降则见于髓系增生受抑或红系增生活跃的疾病。

更多内容详见 HPIM-18 原文版：Adamson JW, Longo DL；Anemia and Polycythemia. Chap. 57, p. 448；Holland SM, Gallin JI；Disorders of Granulocytes and Monocytes, Chap. 60, p. 472；Longo DL：Atlas of Hematology and Analysis of Peripheral Blood Smears, Chap. e17.

第 68 章
红细胞疾病

黄晓军　校　张伸　译

　　贫血是内科常见的临床问题。依据其病理生理分类（见第 51 章）为贫血的诊断和处置提供了最具效率的途径。贫血的发生是由于红细胞生成不足，或者循环中红细胞丢失或破坏引起红细胞寿命缩短（正常为 120 天）。

低增生性贫血

　　低增生性贫血是最常见的贫血类型，一般红细胞形态正常，而网织红细胞指数（RI）降低。骨髓损伤、铁缺乏早期及促红细胞生成素生成减少或功能减低时可导致此类贫血。

　　骨髓损伤由于肿瘤浸润骨髓或纤维化将正常红系前体细胞挤出骨髓；或是红系前体细胞缺失（再生障碍性贫血）导致，可因暴露于药物、放射线、化学品诱发，或因病毒（如肝炎病毒）、自身免疫机制及遗传性（如范可尼贫血）或获得性（如阵发性睡眠性血红蛋白尿）基因改变所致。大多数再生障碍性贫血为特发性。肿瘤或纤维化改变浸润骨髓可源于骨髓（如白血病或骨髓纤维化），或继发于起源自骨髓外的疾病（如肿瘤转移或骨髓痨）。

缺铁性贫血早期（或缺铁性红细胞生成期）可见血清铁蛋白降低（<15μg/L），总铁结合力（TIBC）中度升高（>380μg/dl），血清铁（SI）水平<50μg/dl，铁饱和度为10%～30%（图68-1）。红细胞形态处于正常状态，直至严重铁缺乏（见下文）。

促红细胞生成素生成不足（如：肾脏疾病造成肾小管细胞破坏，或因内分泌缺陷或蛋白质缺乏等低代谢状态导致促红细胞生成素产生减少或作用不足均可引起红细胞生成刺激减低。慢性病贫血是常见的贫血类型，发病机制涉及多方面因素：促红细胞生成素生成受抑、铁再利用受抑（阻断对促红细胞生成素的反应）、红系集落的增殖被炎症细胞因子（如肿瘤坏死因子、干扰素γ）抑制。铁调素是炎症反应急性期由肝产生的一种铁结合小分子，可与铁结合并阻碍血红蛋白合成中的铁再利用。表68-1列举的实验室检查可协助鉴别

	正常	负铁平衡	缺铁性红细胞生成	缺铁性贫血
铁贮存				
红细胞内铁				
骨髓铁贮存	1～3+	0～1+	0	0
血清铁蛋白（μg/L）	50～200	<20	<15	<15
TIBC（μg/L）	300～360	>360	>380	>400
SI（μg/L）	50～150	NL	<50	<30
饱和度（%）	30～50	NL	<20	<10
骨髓铁粒幼红细胞（%）	40～60	NL	<10	<10
RBC原卟啉（μg/L）	30～50	NL	>100	>200
RBC形态	NL	NL	NL	小细胞低色素性

图 68-1 骨髓铁贮存、血清铁蛋白、总铁结合力（TIBC）检测对于早期铁贮存不足非常敏感。缺铁性红细胞生成期可见血清铁（SI）、转铁蛋白饱和度、骨髓铁粒幼细胞形态、红细胞内原卟啉水平异常。缺铁性贫血期患者除上述异常外，还有小细胞低色素性贫血。（资料来源：*RS Hillman*，*CA Finch*：*Red Cell Manual*，*7th. ed*，*Philadelphia*，*Davis*，1996，*with permission.*）

表 68-1　低增生性贫血的诊断

检查	铁缺乏	炎症	肾脏疾病	低代谢状态
贫血	轻至重度	轻度	轻至重度	轻度
MCV（fL）	60～90	80～90	90	90
形态	正细胞或小细胞	正细胞	正细胞	正细胞
SI	<30	<50	正常	正常
TIBC	>360	<300	正常	正常
饱和度（%）	<10	10～20	正常	正常
血清铁蛋白（μg/L）	<15	30～200	115～150	正常
铁贮存	0	2～4+	1～4+	正常

缩略词：MCV，平均红细胞体积；SI，血清铁；TIBC，总铁结合力

诊断低增生性贫血的病因。尿铁调素检测目前仍不实用且无法被广泛应用。

成熟异常

　　成熟异常可由于血红蛋白合成缺陷、细胞胞浆成熟缺陷继而生成中心浅染的小红细胞引起，也可因 DNA 复制异常减慢、细胞核成熟缺陷继而造成大红细胞所致。血红蛋白合成缺陷常由于铁供应不足（铁缺乏症），也可因珠蛋白生成下降（地中海贫血），或为特发性（如铁粒幼细胞性贫血）。DNA 合成缺陷常由营养问题（维生素 B_{12} 和叶酸缺乏）、毒物（氨甲蝶呤或其他肿瘤化疗药物暴露），或是骨髓内在成熟缺陷（难治性贫血、骨髓增生异常）所致。

　　可用于小细胞性贫血鉴别诊断的实验室检查见表 68-2，其平均红细胞体积（MCV）多为 60～80fL。乳酸脱氢酶（LDH）及间接胆

表 68-2　小细胞性贫血的诊断

检查	铁缺乏	炎症	肾脏疾病	低代谢状态
血涂片	小细胞/低色素	正常 小细胞/低色素	小细胞/低色素伴靶形红细胞	多变
SI	<30	<50	正常或升高	正常或升高
TIBC	>360	<300	正常	正常
饱和度（%）	<10	10～20	30～80	30～80
铁蛋白（μg/L）	<15	30～200	50～300	50～300
血红蛋白电泳	正常	正常	β 地中海贫血呈异常；α 地中海贫血可正常	正常

缩略词：SI，血清铁；TIBC，总铁结合力

红素水平的升高提示红细胞破坏增加，且指向铁缺乏之外的病因。评估铁状态的最佳方法是检测 SI、TIBC 及铁蛋白的水平。大红细胞的 MCV＞94fL。评估叶酸状态的最佳方法是检测红细胞叶酸水平。评估维生素 B_{12} 状态的最佳方法是检测血清 B_{12}、同型半胱氨酸以及甲基丙二酸水平。同型半胱氨酸和甲基丙二酸的水平在维生素 B_{12} 缺乏时升高。

红细胞破坏或急性失血导致的贫血

■ 失血

创伤、消化道出血（可为隐性出血）是常见的原因；其次为泌尿生殖系统（月经、肉眼血尿）、内出血（如脾或其他脏器破裂的腹膜内出血）、腹膜后及髂腰肌出血（如髋关节骨折）。急性失血主要表现为低血容量、网织红细胞增多及大红细胞；慢性失血则主要表现为铁缺乏、低色素及小红细胞。

■ 溶血

病因见表 68-3。

1. 红细胞内异常——大多数是遗传性酶缺陷［葡萄糖-6-磷酸脱氢酶（G6PD）缺陷＞丙酮酸激酶缺陷］、血红蛋白病、镰状细胞性贫血及其变异型、地中海贫血、不稳定性血红蛋白病的变异型。

2. G6PD 缺乏——摄入可诱发红细胞氧化应激的药物导致发生溶血，包括抗疟药（氯喹）、磺胺、镇痛药（非那西汀）及其他各种药物（表 68-4）。

表 68-3 溶血性贫血的分类[a]

	细胞内缺陷	细胞外因素
遗传性	血红蛋白病 酶缺陷 膜-细胞骨架缺陷	家族性（非典型）溶血性尿毒综合征
获得性	阵发性睡眠性血红蛋白尿（PNH）	机械破坏（微血管病性） 毒物 药物 感染 自身免疫

[a] 遗传性病因与细胞内缺陷相关，因为缺陷源于遗传突变。其中 PNH 例外，其缺陷来自获得性的体细胞突变。相似地，获得性病因与细胞外因素相关，因为这些因素多为外源性因素。其中，一个例外是家族性溶血性尿毒症综合征（HUS，常称为非典型 HUS），由于遗传性异常导致补体过度激活、不断生成膜攻击复合物，继而破坏正常的红细胞

表 68-4   可导致 G6PD 缺乏患者出现临床溶血风险的药物

	确定	可能	疑似
抗疟药	伯氨喹 氨苯砜/氯丙胍[a]	氯喹	奎宁
磺胺类/砜	复方新诺明 其他 氨苯砜	柳氮磺胺吡啶 磺胺二甲嘧啶	磺胺异噁唑 磺胺嘧啶
抗菌药/ 抗生素	磺胺甲噁唑 奈啶酸 呋喃妥因 尼立达唑	环丙沙星 诺氟沙星	氯霉素 对氨基水杨酸
退热药/ 镇痛药	乙酰苯胺 非那吡啶	大剂量（＞3g/d） 乙酰水杨酸	乙酰水杨酸（＜3g/d） 对乙酰氨基酚 非那西汀
其他	樟脑丸 亚甲蓝	维生素 K 类似物 维生素 C＞1g 拉布立酶	阿霉素 丙磺舒

[a] 其在 2003—2008 年间上市商品名为 Lapdap

3. **镰状细胞贫血**——β珠蛋白的单个氨基酸改变（第 6 个氨基酸残基上的谷氨酸被缬氨酸替代）使分子水溶性下降，氧缺乏时尤甚。尽管伴有贫血和慢性溶血，但本病最主要的临床表现却与畸形镰状红细胞阻塞血管相关。梗死可发生于肺、骨、脾、视网膜、大脑及其他脏器，进而造成相应的症状和功能异常（图 68-2）。

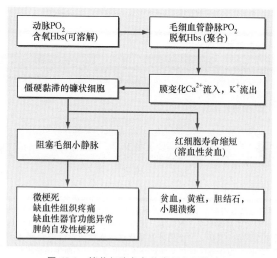

图 68-2   镰状细胞危象的病理生理学过程

4. *膜异常*（罕见）——棘状细胞性贫血（肝硬化、神经性厌食症）、阵发性睡眠性血红蛋白尿、遗传性球形细胞增多症（红细胞渗透脆性增加，细胞呈球形）、遗传性椭圆形红细胞增多症（引起轻度溶血性贫血）。

5. *免疫性溶血性贫血*（Coombs 试验阳性，红细胞呈球形）。分为两型：①温抗体型（多为 IgG）——特发性、淋巴瘤、慢性淋巴细胞性白血病、系统性红斑狼疮、药物（如：甲基多巴、青霉素、奎宁、奎尼丁、异烟肼、磺胺）；②冷抗体型——特发性、支原体感染、传染性单核细胞增多症、淋巴瘤引起的冷凝集素病（IgM）；梅毒、病毒感染导致的阵发性冷性血红蛋白尿（IgG）。

6. *机械创伤*（大血管和微血管病性溶血性贫血；裂体细胞）——人工心脏瓣膜、血管炎、恶性高血压、子痫、移植肾排斥、巨大血管瘤、硬皮病、血栓性血小板减少性紫癜、溶血尿毒症综合征、弥散性血管内凝血、行军性血红蛋白尿〔如：马拉松运动员、小手鼓（bongo）鼓手〕。

7. *直接毒性效应*——感染（如疟疾、产气荚膜梭状芽胞杆菌毒素、弓形体病）。

8. *脾功能亢进*（可伴有全血细胞减少）。

■ 实验室检查异常

网织红细胞指数升高，血涂片可见嗜多色性有核红细胞；取决于疾病不同，也可见球形红细胞、椭圆形红细胞、裂体细胞，或靶形、棘形及镰状细胞；间接胆红素和 LDH 升高、血浆游离血红蛋白升高、结合珠蛋白减少或缺乏；血管内溶血时尿含铁血黄素阳性，而血管外溶血时则为阴性；Coombs' 试验（免疫性溶血性贫血）；渗透脆性试验（遗传性球形细胞增多症）、血红蛋白电泳（镰状细胞贫血、地中海贫血）、G6PD 检测（最理想是于溶血发作缓解后进行以避免假阴性结果）。

治疗 **贫血**

一般处理 贫血发生的缓急和轻重决定是否需要压积红细胞输注治疗。急骤出现的严重贫血（如急性胃肠道出血经足量补液后，血细胞比容＜25%），或伴有心绞痛或其他症状，均为输血指征。如果未有持续失血，每输注 1 个单位压积红细胞，血细胞比容增加 3%～4%，其相当于血红蛋白 10g/L（1g/dl）。慢性贫血（如

维生素 B_{12} 缺乏），如果患者已经耐受，并给予特异性治疗（维生素 B_{12}），即使严重贫血可能也无需输血治疗。

特殊治疗

1. *铁缺乏*：寻找并治疗导致失血的病因，口服铁剂（如硫酸亚铁 300mg tid）。

2. *叶酸缺乏*：常见于营养不良、酗酒者；随着补充含叶酸食物，现在较过去少见；叶酸 1mg PO qd（对于吸收障碍患者予 5mg qd）。

3. *维生素 B_{12} 缺乏*：给予维生素 B_{12} 100U IM qd，连续 7 日，随后 $100\sim1000\mu g$ IM，每月 1 次；或口服维生素 B_{12} 2mg qd。现也有吸入剂型可供使用。

4. *慢性病贫血*：治疗原发疾病；尿毒症患者可予重组人促红细胞生成素 $50\sim150U/kg$，每周 3 次；尚不清楚促红细胞生成素对其他类型的慢性病贫血的作用；如果血清促红细胞生成素水平低下，其更可能有效。目标是血红蛋白达到 $9\sim10g/dl$。

5. *镰状细胞性贫血*：羟基脲 $10\sim30mg/kg$ PO qd 增高 HbF 的水平，并预防红细胞镰变；早期治疗感染，补充叶酸；出现疼痛危象时给予吸氧、镇痛（阿片类）、水化及大量输血；危象频繁发作的患者可考虑异基因骨髓移植。

6. *地中海贫血*：输血使血红蛋白维持在 $>90g/L$（$>9g/dl$）以上。补充叶酸，使用去铁胺（胃肠外途径）或地拉罗司（口服）等螯合剂预防铁过载。也可考虑行脾切除术及异基因骨髓移植。

7. *再生障碍性贫血*：抗胸腺细胞球蛋白（ATG）和环孢素治疗可使 70% 的患者病情改善，对于有配型相合供者的年轻患者可行骨髓移植。

8. *自身免疫性溶血*：糖皮质激素，还可应用免疫抑制剂、达那唑、血浆置换及利妥昔单抗。

9. *G6PD 缺乏*：避免已知可诱发溶血的物质。

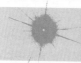

更多内容详见 HPIM-18 原文版：Adamson JW, Chap. 103; Benz EJ, Chap. 104; Hoffbrand AV, Chap. 105; Luzzato L, Chap. 106; Young NS, Chap. 107, pp. 844-897.

第69章
白细胞增多症和白细胞减少症

黄晓军 校 张伸 译

白细胞增多症

临床思路 白细胞增多症

完善血涂片检查（是否存在异常细胞）及细胞分类计数。外周血白细胞分类的正常值见表69-1。

■ 中性粒细胞增多症

中性粒细胞绝对值（包括分叶核和杆状核）>10 000/μl。中性粒细胞增多症的病理生理机制包括中性粒细胞生成增加、骨髓动员增加或边缘池细胞减少（黏附于血管壁的细胞）。

病因

①运动、应激；②感染，尤其是细菌感染；血涂片可见不成熟中性粒细胞数量增多（"核左移"）、中毒颗粒及 Dohle 小体；③烧伤；④组织坏死（如心肌梗死、肺梗死、肾梗死）；⑤慢性炎症性疾病（如痛风、血管炎）；⑥药物（如糖皮质激素、肾上腺素、锂）；⑦细胞因子［如粒细胞集落刺激因子（G-CSF）、粒细胞-巨噬细胞集落刺激因子（GM-CSF）］；⑧骨髓增殖性疾病（第72章）；⑨代谢性疾病（如酮症酸中毒、尿毒症）；⑩其他，恶性肿瘤、急性出血或溶血、脾切除术后。

表 69-1 外周血白细胞分类正常值

细胞类型	平均值，细胞数/μl	95%可信区间，细胞数/μl	百分比，%
中性粒细胞	3650	1830~7250	30%~60%
淋巴细胞	2500	1500~4000	20%~50%
单核细胞	430	200~950	2%~10%
嗜酸性粒细胞	150	0~700	0.3%~5%
嗜碱性粒细胞	30	0~150	0.6%~1.8%

■ 类白血病反应

白细胞计数极度升高（>50 000/μl），由成熟的和（或）不成熟的中性粒细胞组成。

病因

①感染（严重感染、慢性感染，如结核病），尤多见于儿童；②溶血（严重）；③恶性肿瘤（如乳腺癌、肺癌、肾癌）；④细胞因子（如G-CSF、GM-CSF）。鉴别慢性粒细胞白血病（CML）可检测白细胞碱性磷酸酶（LAP）水平，其在类白血病反应中增高，在 CML 中则降低。

■ 红白血病反应

与类白血病反应相似，但在血涂片上还可出现有核红细胞（RBC）及碎裂红细胞。

病因

①骨髓痨，骨髓被肿瘤、纤维化、肉芽肿等侵袭；血涂片可见"泪滴"样 RBC；②骨髓纤维化，病理生理机制同骨髓痨，但其纤维化为原发性骨髓异常；③出血或溶血（极少见，仅见于严重病例）。

■ 单核细胞增多症

单核细胞绝对计数>800/μl。

病因

①感染——亚急性细菌性心内膜炎、结核病、布鲁菌病、立克次体病（如落基山斑疹热）、疟疾、利什曼虫病；②肉芽肿性疾病——结节病、克罗恩病；③胶原血管性疾病——类风湿关节炎、系统性红斑狼疮（SLE）、结节性多动脉炎、多发性肌炎、颞动脉炎；④血液系统疾病——白血病、淋巴瘤、骨髓增殖性疾病和骨髓增生异常综合征、溶血性贫血、慢性特发性中性粒细胞减少症；⑤恶性肿瘤。

■ 嗜酸细胞增多症

嗜酸性粒细胞绝对计数>500/μl。

病因

①药物；②寄生虫感染；③过敏性疾病；④胶原血管性疾病；⑤恶性肿瘤；⑥高嗜酸细胞综合征。

■ 嗜碱细胞增多症

嗜碱性粒细胞绝对计数>100/μl。

病因

①过敏性疾病；②骨髓增殖性疾病（特别是 CML）；③慢性炎症性疾病（少见）。

白细胞减少症

白细胞总数<4300/μl。

■ 中性粒细胞减少症

中性粒细胞绝对计数<2000/μl（当中性粒细胞计数<1000/μl时，细菌感染的风险增加）。中性粒细胞减少症的病理生理机制为生成减少或外周破坏增加。

病因

①药物——最为常见的是肿瘤化疗药物，其他包括苯妥英、卡马西平、吲哚美辛、氯霉素、青霉素、磺胺、头孢菌素、丙硫氧嘧啶、酚噻嗪、卡托普利、甲基多巴、普鲁卡因胺、氯磺丙脲、噻嗪类利尿药、西咪替丁、别嘌醇、秋水仙素、乙醇、青霉胺及免疫抑制剂；②感染——病毒（如流感病毒、肝炎病毒、传染性单核细胞增多症、HIV），细菌（如伤寒、粟粒性结核、暴发性脓毒血症），疟疾；③营养性疾病——维生素 B_{12}、叶酸缺乏；④良性疾病——良性种族性中性粒细胞减少症（BEN），见于约 25% 的黑人，不增加患者感染风险；⑤血液系统疾病——周期性中性粒细胞减少症（q21d，常伴有反复感染）、白血病、骨髓增生异常综合征（白血病前期）、再生障碍性贫血、骨髓浸润（少见病因）、Chédiak-Higashi 综合征；⑥脾功能亢进——如 Felty 综合征、充血性脾大、戈谢病；⑦自身免疫病——特发性、SLE、淋巴瘤（可出现抗中性粒细胞抗体阳性）。

治疗 中性粒细胞减少伴发热患者

（见第 26 章）除了常见的感染部位外，也应考虑鼻旁窦、口腔（包括牙齿和牙龈）、肛门直肠区的感染；采集血液和其他相应部位标本进行培养后，可应用广谱抗生素（如头孢他啶）经验性治疗。持续中性粒细胞减少（>7 天）伴发热的患者，其播散性真菌感染的风险增高，需联合抗真菌治疗（如两性霉素 B）。化疗诱发的中性粒细胞减少症，使用细胞因子如 GM-CSF 或 G-CSF 治疗可缩短病程数日。

■ 淋巴细胞减少症

淋巴细胞绝对计数＜1000/μl。

病因

①急性应激性疾病，如心肌梗死、肺炎、脓毒血症；②糖皮质激素治疗；③淋巴瘤（如霍奇金病）；④免疫缺陷综合征，共济失调毛细血管扩张症、Wlskott-Aldrich 综合征和 DiGeorge 综合征；⑤免疫抑制治疗，如抗淋巴细胞球蛋白、环磷酰胺；⑥大范围放射治疗（特别是治疗淋巴瘤时）；⑦小肠淋巴管扩张（淋巴细胞丢失增多）；⑧慢性疾病，如充血性心力衰竭、尿毒症、SLE、肿瘤播散；⑨骨髓衰竭，如再生障碍性贫血、粟粒性结核。

■ 单核细胞减少症

单核细胞绝对计数＜100/μl。

病因

①急性应激性疾病；②糖皮质激素治疗；③再生障碍性贫血；④白血病（某些特定类型，如毛细胞白血病）；⑤化疗药物及免疫抑制剂。

■ 嗜酸细胞减少症

嗜酸性粒细胞绝对计数＜50/μl。

病因

①急性应激性疾病；②糖皮质激素治疗。

更多内容详见 HPIM-18 原文版：Holland SM, Gallin JI: Disorder of Granulocytes and Monocytes, Chap. 60, p. 472.

第70章
出血与血栓性疾病

黄晓军　校　张伸　译

出血性疾病

出血可源于以下异常：①血小板；②血管壁；③凝血。血小板异常以皮肤瘀点、紫癜及黏膜表面出血为特征。凝血缺陷常导致瘀斑、血肿和黏膜出血，某些疾病还可出现反复关节出血（关节积血）。

■ 血小板疾病

血小板减少症

血小板计数正常值为 $150\,000\sim350\,000/\mu l$。血小板减少症定义为血小板计数 $<100\,000/\mu l$。出血时间是检测血小板功能的指标，血小板计数 $<100\,000/\mu l$ 时，可异常延长；外伤及手术可引起出血过多。血小板计数 $>20\,000/\mu l$ 很少出现自发性出血，血小板计数 $<10\,000/\mu l$ 常引起严重出血。血小板破坏增多的疾病，骨髓检查可见巨核细胞数目增加；而血小板生成异常时，巨核细胞数目减少。血小板减少症的评估流程见图 70-1。

病因

①生成缺陷，例如骨髓损伤（如药物、辐射）、骨髓衰竭（如再生障碍性贫血）、骨髓侵袭性病变（如恶性肿瘤、白血病、纤维化）；②脾大引起免疫隔离；③破坏增多，包括如下病因：

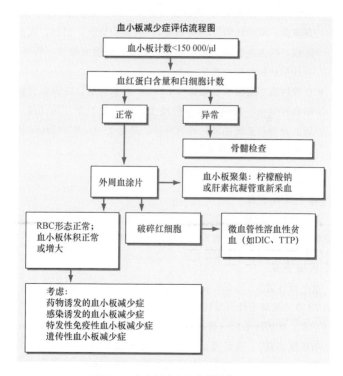

图 70-1　血小板减少症患者评估流程

- 药物：化疗药、噻嗪类利尿药、乙醇、雌激素、磺胺、奎尼丁、奎宁、甲基多巴。

- 肝素诱发的血小板减少（HIT）：在接受肝素治疗＞5日的患者中发生率为5%，由于抗血小板因子4抗体引起体内血小板聚集所致。尽管患者血小板计数较低，但是机体处于高凝状态，可导致动脉血栓，偶也造成静脉血栓形成。

- 自身免疫性破坏：因抗体所致；可为特发性，也由系统性红斑狼疮（SLE）、淋巴瘤、HIV感染引起。

- 特发性血小板减少性紫癜（ITP）：急性和慢性两种类型，前者多为儿童自限性疾病，无需特殊治疗；后者见于成人（尤其是20～40岁女性）。慢性ITP可能由抗糖蛋白Ⅱb-Ⅲa或抗糖蛋白Ⅰb-Ⅸ复合物的自身抗体导致。

- 弥散性血管内凝血（DIC）：血小板及凝血因子消耗［凝血酶原时间（PT）和部分凝血酶原时间（PTT）延长］，激活纤溶系统［产生纤维蛋白降解产物（FSPs）］。血涂片可见微血管病性溶血（裂细胞）。病因包括感染（尤其是脑膜炎球菌、肺炎球菌、革兰氏阴性菌菌血症）、大面积烧伤、创伤，或血栓形成；巨大血管瘤、死胎滞留、中暑、异型血输注、转移癌、急性早幼粒细胞白血病。

- 血栓性血小板减少性紫癜（TTP）：罕见疾病，以微血管病性溶血性贫血、发热、血小板减少、肾功能不全［和（或）血尿］及神经系统功能障碍为特征，是由于von Willebrand因子（vWF）无法正常解聚所致。

- 由于出血而给予极大量输血。

假性血小板减少症

采集血标本时使用抗凝剂乙二胺四乙酸（EDTA）所引起的血小板凝集（见于0.3%的患者）。血涂片检查可明确诊断。

血小板增多症

血小板计数＞350 000/μl。可为原发性（原发性血小板增多症，见第72章）或继发性（反应性）；后者可继发于严重出血、铁缺乏、外科手术、脾切除术后（暂时性）、恶性肿瘤（尤其是霍奇金病、真性红细胞增多症）、慢性炎症性疾病（如炎性肠病）、急性感染恢复期、维生素 B_{12} 缺乏、药物（如长春新碱、肾上腺素）。反跳性血小板增多可发生于细胞毒药物治疗、戒酒或补充维生素 B_{12} 后骨髓恢复。原发性血小板增多症可合并出血和（或）血栓形成；而继发性血小板增多很少导致止血异常。

血小板功能异常

当发现血小板计数正常而出血时间延长时，常提示血小板功能异常，包括血小板黏附、聚集或颗粒释放缺陷。病因包括：①药物——阿司匹林、其他非甾体抗炎药、双嘧达莫、氯吡格雷或普拉格雷、肝素、青霉素（尤其是羧苄西林和替卡西林）；②尿毒症；③肝硬化；④异常蛋白血症；⑤骨髓增殖性疾病和骨髓增生异常综合征；⑥血管性血友病（vW 因子缺陷，见下文）；⑦体外循环。

■ 血管壁缺陷导致的止血异常

病因包括：①老龄化；②药物，糖皮质激素（长期治疗）、青霉素、磺胺；③维生素 C 缺乏；④TTP；⑤溶血性尿毒症综合征；⑥过敏性紫癜；⑦异型蛋白血症；⑧遗传性出血性毛细血管扩张症（Osler-Weber-Rendu 病）。

■ 凝血异常

先天性疾病

1. 血友病 A——发病率 1：5000；性连锁隐性遗传，Ⅷ因子缺乏（血浆中Ⅷ因子促凝活性低，但Ⅷ因子相关抗原 vWF 数量正常）。实验室检查特征为 PTT 延长，PT 正常。

2. 血友病 B——发病率 1：30 000；性连锁隐性遗传，Ⅸ因子缺乏。临床及实验室检查特征类似于血友病 A。

3. 血管性血友病（vWD）——最常见的遗传性凝血异常（发病率为 1：1000～1：800），多为常染色体显性遗传；原发缺陷是由血小板及内皮细胞生成的Ⅷ因子-相关抗原合成减少或化学性异常，导致血小板功能异常。

获得性疾病

1. 维生素 K 缺乏——损及凝血因子Ⅱ（凝血酶原）、Ⅶ、Ⅸ、Ⅹ的生成；维生素 K 是凝血酶原蛋白复合物上谷氨酸残基羧化的协同因子；维生素 K 的主要来源是食物（尤其是绿色蔬菜），少部分由肠道细菌产生。实验室特征为 PT、PTT 均延长。

2. 肝病——导致除Ⅷ因子外的所有凝血因子缺乏。实验室特征为 PT 延长，PTT 正常或升高。

3. 其他——DIC，纤维蛋白原缺乏（肝病、左旋天门冬酰胺酶治疗、响尾蛇咬伤），其他因子缺乏，循环抗凝物（淋巴瘤、SLE、特发性），大量输血（稀释性凝血病）。

治疗　出血性疾病

药物引起的血小板减少症　停用可能引起血小板减少的药物，7～10 天内可恢复。如果血小板计数＜10 000/μl，可能需要输注血小板。

肝素诱发的血小板减少症　立即停止应用肝素。给予直接凝血酶抑制剂治疗血栓形成。例如，来匹芦定［0.4mg/kg 团注负荷，0.15mg/(kg·h) 持续输注，PTT 目标值为基线 1.5～2.5 倍］或阿加曲班［2μg/(kg·min) 持续输注，PTT 目标值为基线 1.5～3 倍］。勿使用低分子肝素（LMWH），以避免抗体交叉反应。

慢性 ITP　泼尼松，初始剂量每日 1～2mg/kg，随后缓慢减量，使血小板维持在＞60 000/μl。静脉输注免疫球蛋白（总量 2g/kg，分 2～5 天给药）或可有效阻断血小板吞噬破坏。利妥昔单抗可有效治疗糖皮质激素难以缓解的患者。艾曲泊帕（50mg PO qd）可促进血小板生成，延迟或避免脾切除。脾切除、达那唑（雄激素）或其他药物（如长春新碱、环磷酰胺、氟达拉滨）均可应用于难治性患者，或泼尼松用量每天超过 5～10mg 的患者。

DIC　控制原发病最为重要；输注血小板、新鲜冰冻血浆（FFP）纠正凝血指标。对于急性早幼粒细胞白血病患者，应用肝素可使患者获益。

TTP　血浆采集和输注 FFP（血浆置换），或可静脉输注 IgG；2/3 的患者可好转。血浆采集可去除 vWF 裂解酶（ADAMTS13）的抑制物，而 FFP 可予补充该酶。

血小板功能异常　去除或逆转病因。透析和（或）输注冷凝集物（10 袋/24 小时），对尿毒症相关的血小板功能异常患者有效。

止血异常　停用影响药物，补充维生素 C，TTP 患者行血浆置换。

血友病 A　如有出血或外科手术前需输注Ⅷ因子替代治疗，给予的剂量与疗程取决于出血的严重程度。输注Ⅷ因子（如重组Ⅷ因子），使Ⅷ因子活性达到 15%（轻微出血）～50%（严重出血）。疗程范围可从单次输注至每日 2 次，持续 2 周。所需剂量的计算公式如下：

$$Ⅷ 因子剂量＝（目标值－基线值）×体重（kg）×0.5U/kg$$

高达 30％的患者可能出现Ⅷ因子抗体；输注活化的Ⅶ因子，或Ⅷ因子抑制物旁路药物（FEIBA），可对这类患者发挥止血或预防出血的作用。

血友病 B 输注重组Ⅸ因子（如 BeneFix）、FFP 或Ⅸ因子浓缩物（如 Proplex、Konyne）。由于其半衰期长，每日输注 1 次即可。所需剂量的计算公式如下：

$$Ⅸ因子剂量＝(目标值－基线值)×体重 (kg)×1U/kg$$

血管性血友病 去氨加压素（1-去氨基-8-D-精氨酸血管加压素）可促进 1 型 vWD 患者内皮细胞释放储存的 vWF。经静脉给药（0.3μg/kg），或鼻喷雾剂（药物浓度为 1.5mg/ml，每个鼻孔 2 喷）。对于 2A 型、2M 型及 3 型 vWD，可输注冷沉淀物（富含Ⅷ因子的血浆产品）或Ⅷ因子浓缩物（Humate-P 或 Koate HS）；根据出血的严重程度，最高可每次输注 10 袋，每日 2 次，持续 48～72h。

维生素 K 缺乏 维生素 K，10mg 皮下注射或缓慢静脉给药。

肝病 输注 FFP。

血栓性疾病

■ 高凝状态

当患者反复发生静脉血栓［如深静脉血栓（DVT）、肺动脉栓塞（PE）］时，需考虑存在高凝状态。病因包括：①静脉淤滞（如妊娠、制动状态）；②血管炎；③肿瘤和骨髓增殖性疾病；④口服避孕药；⑤狼疮抗凝物——抗血小板磷脂抗体，可激化凝血；⑥肝素诱发的血小板减少症；⑦内源性抗凝因子的缺乏，如抗凝血酶Ⅲ、蛋白 C、蛋白 S；⑧Ⅴ因子 Leiden 突变，突变的Ⅴ因子（第 506 位的精氨酸→谷氨酸）可抵抗活化的蛋白 C，约 25％反复血栓形成的患者与此相关；⑨凝血酶原基因突变，20210 位上谷氨酸→精氨酸，导致凝血酶原水平增加；约 6％的血栓形成与此相关；⑩其他，阵发性睡眠性血红蛋白尿、异常纤维蛋白原血症。

诊断 DVT 和（或）PE 患者的方法见第 142 章。

治疗 血栓性疾病

尽可能治疗原发病，否则需长期应用华法林治疗。

抗凝剂

1. 肝素（见表 70-1）——可增强抗凝血酶Ⅲ的活性，经胃肠外

表 70-1　低分子肝素（LMWH）和普通肝素的抗凝治疗

临床适应证	普通肝素 剂量与方案	目标 PTT[a]	LMWH 剂量与方案[b]
静脉血栓与肺动脉栓塞			
治疗	5000U IV 团注； 1000～1500U/h	2～2.5	100U/kg SC bid
预防	5000U SC q8～ 12h	<1.5	100U/kg SC bid
急性心肌梗死			
溶栓治疗	5000U IV 团注； 1000U/h	1.5～2.5	100U/kg SC bid
附壁血栓	8000U SC q8h＋ 华法林	1.5～2.0	100U/kg SC bid
不稳定型心绞痛	5000U IV 团注； 1000U/h	1.5～2.5	100U/kg SC bid
预防			
常规手术	5000U SC bid	<1.5	术前给予 100U/kg SC，术 后 100U/kg SC bid
骨科手术	10 000U SC bid	1.5	术前给予 100U/kg SC，术 后 100U/kg SC bid
CHF、MI 患者	10 000U SC bid	1.5	100U/kg SC bid

[a] 正常 PTT 的倍数；假定 PTT 数值与体内肝素水平成标准化校正关系，PTT 为正常 1.5～2.5 倍时相当于肝素 0.2～0.4U/ml；如果 PTT 为正常（27～35s），肝素初始剂量为 5000U 团注，随后持续 1300U/h，并监测 PTT；若重复测定 PTT<50s，重新给负荷剂量 5000U，增量肝素 100U/h；若重复测定 PTT 在 50～60s，直接增量肝素 100U/h；若重复测定 PTT 在 60～80s，无需调整剂量；若重复测定 PTT 在 85～100s，直接减量 100U/h；若重复测定 PTT 在 100～120s，暂停输注 30min，重新开始时减量 100U/h；若重复测定 PTT>120s，暂停输注 60min，重新开始时减量 200U/h

[b] LMWH 不影响 PTT，因此 PTT 不用于剂量调整

缩略词：CHF，充血性心力衰竭；MI，心肌梗死；PTT，部分凝血活酶时间

途径用药。低分子肝素（LMWH，依诺肝素或达肝素）是备选药物，可皮下注射给药，无需监测 PTT，较少诱导抗体形成及引起血小板减少症。常用的给药方案为 100U/kg SC bid。目前，普通肝素仅限于不宜使用 LMWH 之时。成人普通肝素的初始剂量为 5000U 团注，随后持续 24h 静脉输注，日剂量为 25 000～40 000U；需监测 PTT，维持在正常上限的 1.5～2 倍。对于某些患者（如外科术后或制动状态），为降低静脉血栓形成的风险，推荐预防性抗凝治

疗（表70-1）。普通肝素的预防剂量为5000U SC bid 或 tid。普通肝素治疗的最主要并发症为出血，其处置是停止使用肝素；对于严重出血，可使用鱼精蛋白快速中和肝素（1mg 鱼精蛋白对抗100U 肝素）。

2. 华法林（可密定）——维生素 K 拮抗剂，可降低凝血因子 Ⅱ、Ⅶ、Ⅸ、Ⅹ，以及抗凝蛋白 C 和蛋白 S 的水平。初始剂量为 5～10mg PO qd，连续给药 2～3 天，随后根据实验室检查结果调整，将 PT 维持在对照水平的 1.5～2 倍，或国际标准化比值（INR）2～3 倍。并发症包括出血，华法林导致的皮肤坏死（罕见，发生于蛋白 C 缺乏患者），致畸效应。华法林的作用可以被维生素 K 逆转；如果急需拮抗华法林的效用，可输注 FFP。许多药物均可增强或拮抗华法林的效应。其中，增强华法林效用的药物包括氯丙嗪、水合氯醛、磺胺、氯霉素、其他广谱抗生素、别嘌醇、西咪替丁、三环类抗抑郁药、双硫仑、轻泻药、大剂量水杨酸盐、甲状腺素、氯贝丁酯。部分患者对华法林的敏感度高，是由于存在药物代谢方面的基因缺陷。拮抗华法林的药物包括维生素 K、巴比妥类、利福平、考来烯胺（消胆胺）、口服避孕药和噻嗪类药物。

3. 磺达肝素——可直接抑制凝血因子Ⅹa 的一类五肽。预防剂量为 2.5mg SC qd；治疗血栓形成剂量为 7.5mg SC qd；均无需监测。不同于肝素，它不结合于血小板因子4，且不引起抗体形成而不造成肝素诱导的血小板减少症。阿哌沙班和利伐沙班均是口服的Ⅹa 因子抑制剂。阿哌沙班（5mg PO bid）对 DVT 的疗效与华法林效果类似，且更为有效地预防心房颤动（AF）患者发生卒中。

4. 阿加曲班和来匹芦定（重组水蛭素）——直接凝血酶抑制剂。其疗效尚待与 LMWH 对比，目前多用于肝素诱发的血小板减少症患者。二者均需监测活化 PTT 值。达比加群（150mg PO bid）为一类口服凝血酶抑制剂，对于 DVT 及预防 AF 患者发生卒中的疗效不劣于华法林。

住院患者的抗凝治疗通常以肝素初始治疗 4～10 天，与华法林重叠使用 3 天后，单独以其序贯维持。用药疗程取决于患者的病情；具有明确诱因的腓肠肌水平 DVT 给予治疗 3 个月；近端或特发 DVT 或 PE，维持治疗 6～12 个月；反复发作的特发性 DVT，至少治疗 12 个月；对未能去除危险因素的栓塞性疾病，需长期、无限期维持治疗。新型口服抗凝药包括Ⅹa 因子及凝血酶抑制剂，较华法林使用方便，但是价格昂贵。

纤维蛋白溶解药物   组织纤溶酶原激活剂可激活纤溶酶，降解纤维蛋白而介导血块溶解。目前可用的药物包括链激酶、尿激酶、复合纤溶酶链激酶（酰基化的纤溶酶原链激酶激活剂复合物），以及 3 种略有不同的重组组织型纤溶酶原激活剂（tPA）阿替普酶、替奈普酶和瑞替普酶。适应证包括，治疗 DVT［其血栓后综合征（慢性静脉淤滞、皮肤溃疡）的发生率较肝素低］，大面积 PE，四肢动脉栓子栓塞，急性心肌梗死（MI）及不稳定型心绞痛。溶栓药物的剂量：①tPA——治疗急性 MI 和大面积 PE（>65kg 成人），在 1~2min 内静脉团注 10mg，随后 60min 内静脉给予 50mg；再于其后 60min 内静脉给予 40mg（总剂量 100mg）。治疗急性 MI，tPA 的疗效稍优于链激酶，但其价格更为昂贵。②链激酶——对于急性 MI 患者，静脉给予 150 万 IU，持续>60min；或 20 000IU 直接冠状动脉内团注，然后以 2000IU/min 持续冠状动脉内给药 60min。对于 PE、动脉或深静脉血栓患者，首先静脉给予 250 000IU>30min，再以 100 000IU/h 输注持续 24h（PE）或 72h（动脉或深静脉血栓）。③尿激酶——PE 患者静脉给予 4400IU/kg >10min，然后 4400IU/（kg·h）持续输注 12h。

溶栓治疗后通常序贯肝素抗凝治疗一段时期。溶栓药物在以下患者禁忌使用：①体内活动性出血；②近期（<2~3 个月）脑血管意外；③颅内肿瘤、动脉瘤或近期头部创伤。

抗血小板药物   阿司匹林通过抑制环氧化酶-1（COX-1）合成血栓素 A2，抑制血小板功能。噻吩吡啶类药物（噻氯匹定和氯吡格雷），通过封闭 ADP 受体（$P2Y_{12}$），抑制 ADP 诱导的血小板聚集。双嘧达莫通过抑制磷酸二酯酶发挥作用，使环腺苷酸（cAMP）水平增高而抑制血小板活化。糖蛋白 IIb/IIIa（GPIIb/IIIa）拮抗剂可封闭血小板上的整合素受体，阻断血小板聚集。目前已有 3 种 GPIIb/IIIa 拮抗剂应用于临床。阿昔单抗是 Fab 抗体片段，可与活化的 GPIIb/IIIa 结合；依替巴肽是一类环状七肽，包含有 GPIIb/IIIa 受体可识别的 KGD 三肽片段；替罗非班是酪氨酸衍生物，可模拟 KGD 片段。

阿司匹林（160~325mg/d）联合氯吡格雷（600mg 负荷剂量，随后 75mg/d）可使高危患者获益于降低动脉血栓事件（如卒中、MI）的发生率。抗血小板药物可有效预防卒中、经皮冠状动脉介入治疗并发症及不稳定型心绞痛的进展。

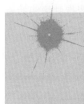

更多内容详见 HPIM-18 原文版：Konkle BA：Bleeding and Thrombosis. Chap. 58, p.457；Konkle BA：Disorders of Platelets and Vessel Wall, Chap. 115, p.965；Arruda VR, High KA, CoaguLation Disorders, Chap. 116, p.973；Freedman JE, Loscalzo J：Arterial and Venous Thrombosis, Chap. 117, p.983；Weitz JL, Antiplatelet, Anticoagu-Lant, and Fibrinolytic Drugs, Chap. 118, p.988.

第71章
肿瘤化疗

王杉 校 周静 叶颖江 译

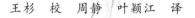

■ 肿瘤生长的生物学特性

肿瘤细胞的两个基本特征是不受控制的自主生长和具有转移能力。细胞的恶性表型是一系列基因改变的最终结果，其破坏了限制细胞生长的"安全措施"，诱导细胞形成具备转移能力的新特征，包括生成与基底膜结合的表面受体、可突破解剖屏障的酶、促使细胞移动的细胞因子以及血管生成因子诱使新的血管生成以提供营养和氧。肿瘤细胞的基因改变通常涉及*原癌基因*表达或活性的增加或异常（多为生长因子或其受体、生长相关通路的酶或转录因子）、抑癌基因的缺失或失活以及 DNA 修复酶缺陷。这些基因改变的发生可通过点突变、基因扩增、基因重组或者是表观遗传学改变如基因甲基化修饰。

一旦成为恶性细胞，其生长动力学与正常细胞相似，但是不受调控。由于不明的因素，肿瘤细胞的生长动力学遵循 Gompertzian 曲线规律：随着肿瘤实体不断增大，分裂细胞的比例下降。因此，当肿瘤生长至可被临床检出的大小时，其生长分数已较小。遗憾的是，在肿瘤生长达到致死性肿瘤负荷前，其生长通常不会完全停止。肿瘤细胞的细胞周期与正常细胞相同：G_1（DNA 合成的准备期）、S（DNA 合成期）、G_2（有丝分类前的四倍体期及合成 DNA 复制原料）和 M（分裂期）。未进入细胞周期的细胞处于 G_0 期，或长期处于休眠状态。某些化疗药物具有细胞周期的特异性。

■ 耐药的发生

耐药可分为原发性耐药和获得性耐药。原发性耐药通常指最常见的多种实体瘤对化疗药物的无反应性。获得性耐药指肿瘤初始治疗时对化疗有效，在其过程中发生耐药，多由于肿瘤细胞群中出现耐药克隆（见表71-1）。

表 71-1 化疗对肿瘤的治疗作用

A. 可能治愈的晚期肿瘤

急性淋巴细胞和髓系白血病（儿童/成人）

霍奇金病（儿童/成人）

淋巴瘤的某些类型（儿童/成人）

生殖细胞肿瘤

　胚胎瘤

　畸胎瘤

　精原细胞瘤或无性细胞瘤

　绒毛膜癌

妊娠滋养上皮肿瘤

儿科肿瘤

　肾母细胞瘤

　胚胎横纹肌肉瘤

　尤文肉瘤

　外周神经上皮瘤

　成神经细胞瘤

小细胞肺癌

卵巢癌

B. 通过化疗和放疗可能治愈的晚期肿瘤

鳞癌（头颈部）

鳞癌（肛门）

乳腺癌

宫颈癌

非小细胞肺癌（Ⅲ期）

小细胞肺癌

C. 外科手术加辅助化疗可能治愈的肿瘤

乳腺癌

结直肠癌[a]

成骨肉瘤

软组织肉瘤

D. 大剂量化疗加干细胞支持可能治愈的肿瘤

复发性白血病，淋巴细胞和髓系

复发性淋巴瘤，霍奇金和非霍奇金

慢性粒细胞性白血病

多发性骨髓瘤

表 71-1　化疗对肿瘤的治疗作用（续）

E. 化疗可以作为有效的姑息治疗但不能治愈的肿瘤

膀胱癌

慢性粒细胞性白血病

毛细胞白血病

慢性淋巴细胞白血病

淋巴瘤（某些类型）

多发性骨髓瘤

胃癌

宫颈癌

子宫内膜癌

软组织肿瘤

头颈部癌

肾上腺皮质癌

胰岛细胞肿瘤

乳腺癌

结直肠癌

肾癌

F. 在晚期对化疗不敏感的肿瘤

胰腺癌

胆道肿瘤

甲状腺癌

外阴癌

非小细胞肺癌

前列腺癌

黑色素瘤

肝细胞癌

唾液腺癌

ᵃ 直肠癌同时接受放疗

耐药可以是对某种单一药物的特异性耐受，其机制包括：①药物转运缺陷；②激活酶减少；③药物失活增多；④靶酶水平增高；⑤靶分子改变。多药耐药发生于表达 P 糖蛋白的细胞，其为一类可促使细胞内药物外排的膜糖蛋白，但是同时还存有其他引起多药耐药的机制。

■ 化疗药物的分类及其主要毒性

表 71-2 列出部分化疗药物的毒性；其中某些毒性仅见于同类药物中的特定药物。

表 71-2　肿瘤治疗的毒性

药物	毒性
烷化剂（鸟嘌呤的 N-7 或 O-6 位添加烷化基团）	
白消安 苯丁酸氮芥 环磷酰胺 异环磷酰胺 达卡巴嗪 氮芥 亚硝脲 马法兰 苯达莫司汀	恶心、呕吐、骨髓抑制、不孕、脱发、急性白血病（罕见）、出血性膀胱炎、肺间质纤维化
抗代谢药（抑制 DNA 或 RNA 合成）	
5-氟尿嘧啶 卡培他滨 氟达拉滨 克拉屈滨 阿糖胞苷 氨甲蝶呤 培美曲塞 羟基脲 喷司他丁 硫唑嘌呤 硫鸟嘌呤	恶心、呕吐、骨髓抑制、口腔溃疡、肝毒性、脱发、神经毒性
微管蛋白毒性药物（阻止微管聚合作用或解聚）	
长春新碱 长春花碱 长春瑞滨 紫杉醇 多西紫杉醇 卡巴他赛 白蛋白结合型紫杉醇 雌莫司汀（雌氮芥） 伊沙匹隆	恶心、呕吐、骨髓抑制、发疱、肠梗阻、超敏反应、周围神经病变、抗利尿激素分泌异常综合征
拓扑异构酶抑制剂（干扰 DNA 解旋/修复）	
阿霉素 表柔比星（柔红霉素） 去甲柔红霉素 表阿霉素 足叶乙甙 伊立替康 米托蒽醌	恶心、呕吐、骨髓抑制、发疱、心力衰竭、急性白血病（罕见）

表 71-2 肿瘤治疗的毒性 （续）

药物	毒性
铂类复合物（形成 DNA 加合物、破坏修复）	
顺铂	恶心、呕吐、骨髓抑制、肾毒性、神经
卡铂	毒性
奥沙利铂	
抗生素类（多种机制）	
博来霉素	恶心、呕吐、骨髓抑制、心脏毒性、肺
放线菌素 D（更生霉素）	间质纤维化、低钙血症、超敏反应
普卡霉素（光辉霉素）	
丝裂霉素 C	
组蛋白去乙酰化酶抑制剂	
伏立诺他	
罗米地辛	
激素类和核受体靶向药物	
他莫昔芬	恶心、呕吐、高热、男性乳房发育症、
雷洛昔芬	阳痿
阿那曲唑	
来曲唑	
依西美坦	
维 A 酸	
贝沙罗丁	
氟他胺	
醋酸亮丙瑞林	
己烯雌酚	
醋酸甲羟孕酮	
生物制剂	
干扰素	恶心、呕吐、发热、畏寒、血管瘘、呼
白细胞介素-2	吸困难、皮疹、水肿
利妥昔单抗	
曲妥珠单抗	
西妥昔单抗	
帕尼单抗	
贝伐单抗	
Brentuximab vedotin	
吉妥单抗	
地尼白介素	
硼替佐米	
伊马替尼	
达沙替尼	
尼洛替尼	
吉非替尼	
厄洛替尼	
索拉菲尼	
舒尼替尼	

表 71-2　肿瘤治疗的毒性（续）

药物	毒性
依维莫司 替西罗莫司	
放疗 外部照射（远距离放射疗法） 内部植入（近距离放射疗法） 替伊莫单抗 碘-135 托西莫单抗 钐-153 EDTMP 锶-89	恶心、呕吐、骨髓抑制、组织损伤、迟发型第二肿瘤、心脏疾患、不孕

■ 并发症治疗

目前临床应用的所有化疗方案，在肿瘤化疗药物主要对恶性肿瘤细胞发挥效应的同时，也对机体正常组织产生显著影响。全面权衡治疗的所有不良反应与其预期的潜在获益，并充分告知患者其可能遭遇的毒性反应。部分不良反应短期存在；而其他影响如不孕和继发肿瘤的风险却长期持续，在选择使用辅助治疗措施时考虑其相关的效应极为重要。放化疗联合的方案，毒性作用高于其分别单独采用的方案。育龄妇女在接受放疗或化疗后可导致发生畸胎。最严重的迟发毒性为不孕（常见于烷化剂）、继发性白血病（罕见，见于烷化剂和拓扑异构酶抑制剂）、继发实体肿瘤（发病风险 $0.5\% \sim 1\%/$年，放疗后至少持续 25 年）、早发动脉粥样硬化（致死性心肌梗死的发病风险增高 3 倍，见于辐射及心脏受到的放疗）、心力衰竭（罕见，见于蒽环类药物、曲妥珠单抗）、肺间质纤维化（罕见，见于博来霉素）。

■ 急性毒性的处理

恶心和呕吐

轻度至中度致吐药，可在化疗前给予丙氯拉嗪 5～10mg PO 或 25mg 灌肠（PR），联合地塞米松 10～20mg IV 可加强疗效。重度致吐药（如：顺铂、氮芥、达卡巴嗪、链脲霉素）在化疗前一天给予恩丹西酮 8mg PO q6h，化疗起始后给予静脉制剂，同时联合地塞米松 20mg IV。阿瑞匹坦（首日 125mg PO，随后两日 80mg PO，可同时联合地塞米松 8mg）是 P 物质/神经激肽 1 受体阻滞剂，可减少顺铂引起的急性或延迟性呕吐反应。

中性粒细胞减少

发生中性粒细胞减少时常使用集落刺激因子（CSF），但疗效甚微。G-CSF 和 GM-CSF 的适应证见表 71-3。

表 71-3　G-CSF 和 GM-CSF 临床应用的适应证

预防性应用

首个化疗周期（CSF 的一级预防用药）

　不需常规用药

　中性粒细胞减少性发热的可能性≥20％时

　患者已存在中性粒细胞缺乏或有活动性感染

　年龄＞65 岁的淋巴瘤拟行治愈性治疗或其他以类似方案治疗者

　一般情况较差者

　强效化疗方案前

　临床试验中或证实具有较强获益的剂量密集化疗方案

随后的化疗周期，如果曾经出现过中性粒细胞减少性发热（CSF 的二级预防用药）

　短时间的中性粒细胞减少不伴发热不需使用

　患者在上一个化疗周期即有发热性中性粒细胞缺乏症时应用

　中性粒细胞减少时间延长贻误治疗（即使不伴发热）时应用

治疗性应用

无发热的中性粒细胞减少的患者

　未能获益

发热的中性粒细胞减少患者

　未能获益

　面对由于脓毒血症、肺炎或真菌感染造成患者临床病情恶化，因而被迫
　应用，但其获益尚不清楚

骨髓移植或外周血造血干细胞移植患者

　用于动员骨髓中的干细胞

　用于加速骨髓的恢复

急性骨髓白血病患者

　G-CSF 未能或较小获益

　GM-CSF 未能获益甚至可能有害

骨髓增生异常综合征

　不需常规使用

　中性粒细胞减少和顽固性感染时应用

应用的剂量和疗程的选择

G-CSF：5mg/kg SC qd

GM-CSF：250mg/m^2 SC qd

聚乙二醇化非格司亭：化疗后 24h 予以 6mg 单剂

治疗开始和终止的时机

如有适应证，始于化疗结束后 24～72h

直到中性粒细胞计数达到 10 000/ul 时终止

勿与化疗或放疗同时应用

缩略词：G-CSF，粒细胞集落刺激因子；GM-CSF，粒细胞巨核细胞刺激因子。
资料来源：美国临床肿瘤协会

贫血

维持血红蛋白＞90g/L（9g/dl）可显著改善患者的生活质量，常规以压积红细胞输注实现。促红细胞生成素可保护缺氧细胞使其免于死亡，其应用造成肿瘤难以控制，一般不鼓励使用。

血小板减少症

治疗罕有导致血小板减少。实体瘤患者血小板计数降至 10 000/μl、急性白血病血小板计数降至 20 000/μl 时输注血小板。新型口服血小板生成素类似物（如艾曲波帕）具有应用前景，但在肿瘤化疗中的使用尚未被广泛验证。

更多内容详见 HPIM-18 原文版：Sausville EA, Longo DL: Principles of Cancer Treatment, Chap. 85, p. 689.

第72章
髓性白血病、骨髓增生异常及骨髓增殖性疾病

黄晓军　校　王景枝　译

急性髓性白血病（AML）

AML 是骨髓髓系前体细胞恶性增殖的克隆性疾病，表现为骨髓及外周血中聚集大量分化不良的细胞。

造成 AML 症状和体征的原因是缺乏骨髓生成的正常成熟细胞，包括粒细胞缺乏（感染倾向）和血小板缺乏（出血倾向）。此外，大量恶性原始细胞进入循环，可能侵犯各脏器，但较少引起脏器功能不全。形态学分类（见表72-1）不同的 AML，其临床表现相似。值得注意的是，急性早幼粒细胞白血病（APL）（FAB M3）极易发生出血和弥散性血管内凝血，尤其在化疗诱导缓解过程中，因为其幼稚细胞的胞浆颗粒可释放促凝物质。

发病率和病因

2012 年全美大约有 13 780 例新发病例。成人急性白血病中约 80％为 AML。大多数病因不明。三种环境暴露可能增加患病风险：长

表 72-1 急性髓性白血病的分类系统

WHO 分类[a]
伴有重现性遗传学异常的 AML
AML 伴 t（8；21）（q22；q22）；*RUNX1-RUNX1T1*[b]
AML 伴 inv（16）（p13.1；1q22）或 t（16；16）（p13.1；q22）；*CBFB-MYH*11[b]
APL 伴 t（15；17）（q22；q12）；*PML-RARA*[b]
AML 伴 t（9；11）（p22；q23）；*MLLT3-MLL*
AML 伴 t（6；9）（p23；q34）；*DEK-NUP*214
AML 伴 inv（3）（q21；q26.2）或 t（3；3）（q21；q26.2）；*RPN1-EVI1*
AML（原始巨核细胞性）伴 t（1；22）（p13；q13）；*RBM15-MKL1*
暂定分类：AML 伴有 NPM1 突变
暂定分类：AML 伴有 CEBPA 突变
AML 伴骨髓增生异常相关改变
治疗相关的髓系肿瘤
非特殊类型的 AML
AML 微分化型
AML 不成熟型
AML 成熟型
急性粒-单核细胞白血病
急性单核细胞白血病
急性红白血病
急性巨核细胞白血病
急性嗜碱性粒细胞白血病
急性全髓增生伴骨髓纤维化
髓系肉瘤
Down 综合征相关的髓系增殖
短暂性异常骨髓增殖
Down 综合征相关的髓系白血病
母细胞性浆细胞样树突细胞肿瘤
未定系的急性白血病
急性未分化白血病
混合表型急性白血病伴 t（9；22）（q34；q11，20）；*BCR-ABL*11
混合表型急性白血病伴 t（v；11q23）；*MLL* 重排
混合表型急性白血病，B/髓，非特殊类型
混合表型急性白血病，T/髓，非特殊类型
暂定分类：NK 细胞淋巴母细胞白血病/淋巴瘤
FAB 分类[c]
M0：微分化型
M1：未分化型
M2：部分分化型
M3：多颗粒早幼粒细胞白血病

表 72-1　急性髓性白血病的分类系统（续）

WHO 分类[a]
M4：粒单核细胞白血病
M4Eo：骨髓中异常嗜酸性细胞增多
M5：单核细胞白血病
M6：红白血病（DiGuglielmo 病）
M7：巨核细胞白血病

[a] 资料来源：*SH Swerdlow et al（eds）：World Health Organization Classification of Tumours of Haematopoietic and Lymphoid Tissues. Lyon，IARC Press，2008.*
[b] AML 的诊断不考虑原始细胞计数
[c] 资料来源：From JM Bennett et al：Ann Intern Med 103：620，1985.
缩略词：AML，急性髓性白血病

期苯暴露、放射线暴露及既往曾使用烷化剂（特别是联合放疗）或拓扑异构酶Ⅱ抑制剂（如：阿霉素和依托泊苷）。慢性髓性白血病（CML）、骨髓增生异常综合征和骨髓增殖性疾病均可能进展成 AML。某些遗传学异常伴发于特定的形态学类型，如：t（15；17）与 APL、inv（16）与嗜酸性粒细胞白血病；而一些其他的遗传学异常则可出现在不同的白血病类型中。染色体 11q23 异常见于使用拓扑异构酶Ⅱ抑制剂继发的白血病。5 或 7 号染色体缺失多见于联合放化疗后继发的白血病。某些特异的遗传学异常可显著影响治疗效果。其中，老年患者常见 MDR1（多重耐药基因）的表达，而导致其预后不良。

临床和实验室特征

急性白血病的首发症状通常在诊断前 3 个月内就已经出现；约 25％的 AML 患者存在白血病前期综合征。常见的症状包括贫血、苍白、疲劳、乏力、心悸及劳累后呼吸困难。白细胞计数可降低、正常或显著升高，外周血可出现或不出现原始细胞。白细胞计数＞100×10^9/L 时，可发生白细胞淤滞于肺或脑。皮肤微小化脓性感染极为常见。血小板减少，因而造成自发性出血、鼻衄、瘀点、结膜出血、阴道出血和瘀伤，特别是血小板计数＜20×10^9/L 时更易发生。常伴有食欲不振和体重下降，还可出现发热。

患者常见细菌和真菌感染。中性粒细胞计数＜$5000/\mu l$ 时感染的风险增加，而皮肤和黏膜屏障的破坏将增高患者易感性；粒细胞严重缺乏时，感染可临床表现隐匿，需高度警惕才能识出。

肝脾大见于约 1/3 的患者；白血病性脑膜炎可表现为头痛、恶心、癫痫、视乳头水肿及脑神经麻痹。

代谢异常包括低钠血症、低钾血症、乳酸脱氢酶（LDH）升高、高尿酸血症和乳酸酸中毒（少见）。外周血原始细胞显著升高时可出现假性高钾血症和低血糖（检验标本中白血病细胞释放钾并消耗葡萄糖）。

治疗　急性髓性白血病

发病时患者体内的白血病细胞可达 $10^{11} \sim 10^{12}$ 个；当白血病细胞总数下降到 10^9 以下时，外周血和骨髓中均检测不到白血病细胞，患者处于完全缓解（CR）状态。为了彻底清除白血病，在患者获得完全缓解后必须继续进行强化治疗。经典的化疗过程包括诱导缓解和缓解后治疗，总疗程持续约1年。治疗流程见图72-1。

输注红细胞和血小板等支持治疗非常重要，若患者拟行骨髓移植，则需输注来源于巨细胞病毒（CMV）血清学阴性供者的血制品。感染的预防、诊断和治疗也同样重要。集落刺激因子的作用甚微，有些专家推荐其用于老年和伴有活动性感染的患者。粒细胞缺乏伴发热的患者应使用广谱抗生素（如头孢他啶 1g q8h），倘若粒细胞缺乏伴发热持续＞7 天需联合两性霉素 B。

采用如下方案进行诱导治疗时约 60％～80％ 的患者能够获得初次缓解：阿糖胞苷 $100 \sim 200 \text{mg}/(\text{m}^2 \cdot \text{d})$，持续静脉输注，共7天；柔红霉素 $45 \text{mg}/(\text{m}^2 \cdot \text{d})$ 或去甲氧柔红霉素 $12 \sim 13 \text{mg}/(\text{m}^2 \cdot \text{d})$，共3天。联合依托泊苷可延长 CR 持续时间。约 50％ 的患者 1 个疗程后获得 CR，25％ 的患者需要 2 个疗程才能获得 CR。大约 10％～30％ 的患者可达到 5 年无病生存，且可能被治愈。低复发风险的 CR 患者［伴有 t（8；21）或 inv（16）］应接受 3～4 个疗程的阿糖胞苷化疗，高复发风险的患者可考虑骨髓移植。

复发患者对治疗的反应期短，预后极差。对于 APL 患者，化疗联合反式维 A 酸可诱导白血病细胞分化，并提高疗效。三氧化二砷也可诱导 APL 细胞分化。

同基因供者或 HLA 相合同胞供者的骨髓移植是 AML 的有效治疗方法。经典方案是应用大剂量化疗±全身放疗摧毁受者骨髓，然后输注供者骨髓。除非是同基因供者，移植的风险极高。移植相关合并症包括移植物抗宿主病（GVHD）、间质性肺炎、机会性感染（尤其是 CMV）。骨髓移植和大剂量阿糖胞苷化疗作为缓解后治疗，两者比较并无显著性差异。约 30％ 的晚期难治白血病患者通过骨髓移植获得治愈，如果在缓解期进行移植疗效更好。儿童和年轻患者移植疗效最佳。

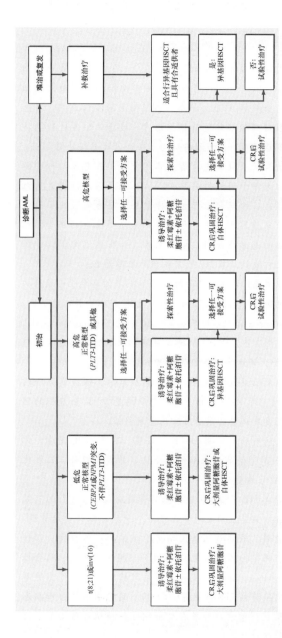

图72-1 初诊急性髓性白血病治疗流程。对于除 APL 以外的所有 AML，标准治疗方案包括阿糖胞苷（每天 100～200mg/m²）和 3 天静脉输注柔红霉素（每天 60～90mg/m²），联合或不联合 3 天依托泊苷（仅在应用柔红霉素 60mg/m² 时联合）；或者基于其复发危险预测的标准治疗方案包括 7 天持续阿糖胞苷（每天 100～200mg/m²）新型疗法（如风险分层指导下治疗）。也可应用去甲氧柔红霉素（每天 12～13mg/m²）替代柔红霉素（未显示）。诱导完全缓解的患者进行巩固治疗，包括大剂量阿糖胞苷序贯治疗，自体造血干细胞移植（HSCT），异基因 HSCT 或者基于其复发危险预测的新型疗法（如风险分层指导下治疗）。APL 患者（见文中治疗部分）通常采用维甲酸联合蒽环类诱导缓解，随后以三氧化二砷，继而应用蒽环类药物巩固治疗，并可用维甲酸维持治疗。阿糖胞苷在 APL 患者中的作用尚有争议

慢性髓性白血病（CML）

慢性髓性白血病（CML）是一种以脾大和粒细胞增多为特征的恶性克隆性疾病，疾病初期表现惰性，但可进展为白血病期（急变期），其预后相较原发 AML 更差。CML 急变的比例不定，确诊后平均生存期为 4 年。

发病率和病因

2012 年，美国大约有 5430 例新发 CML 病例。90％以上的 CML 患者具有 9 号和 22 号染色体的交互易位，形成费城染色体（Ph 染色体）和 BCR-ABL 融合基因（9 号染色体的 BCR 基因和 22 号染色体的 ABL 基因融合）。这种染色体异常存在于除 T 细胞以外的所有骨髓来源的细胞中。融合基因形成的蛋白分子量在慢性期是 210kDa，在急变期则为 190kDa。有些患者在慢性期时隐匿，发病即表现为具有 Ph 染色体的急性白血病。

临床和实验室特征

临床症状进展缓慢；患者易于疲劳、乏力、食欲不振、因脾大引起腹部不适和早饱、多汗。偶有患者由于意外发现白细胞增多而确诊。白细胞通常＞25 000/μl，包括不同发育阶段的粒细胞，但以杆状核和分叶核粒细胞为主。外周血中的嗜碱性粒细胞可占到 10％～15％。血小板正常或增多。贫血常见。中性粒细胞碱性磷酸酶积分降低。骨髓增生活跃，尤其粒细胞过度增生，原始细胞计数正常或轻度升高。血清维生素 B_{12}、B_{12} 结合蛋白及 LDH 水平升高，并与白细胞升高比例相符。由于血液中细胞数过高，可出现假性高钾血症和低血糖。

自然病程

慢性期持续 2～4 年。加速期的特点是贫血与疾病活动情况或治疗不相符。其血小板迅速下降，伴发新的细胞遗传学异常，且原始细胞计数增加。加速期的 CML 患者通常在 6～8 个月内进展为急变期，此时细胞成熟受阻、以原始细胞为主，临床表现与急性白血病相同。50％的 CML 患者急变为 AML，1/3 的患者急变为急性淋巴细胞白血病，10％的患者急变为红白血病，其余的则不能分类。急变期患者的生存期＜4 个月。

治疗　慢性髓性白血病

CML 的疗效标准见表 72-2。异基因骨髓移植可治愈处于慢性期的 CML。无论如何，首选治疗是伊马替尼，本品可抑制 BCR/

表 72-2 CML 疗效标准

血液学标准	
完全缓解[a]	白细胞计数＜10 000/μl，形态正常
	血红蛋白和血小板计数正常
不完全缓解	白细胞计数≥10 000/μl
细胞遗传学标准	骨髓细胞中期分裂象中伴有 t（9；22）的比例
完全缓解	0
部分缓解	≤35
微小缓解	36～85[b]
无效	85～100
分子生物学标准	RT-PCR 方法检测 BCR/ABL
完全缓解	无
部分缓解	有

[a] 完全血液学缓解同时具备脾大消失。

[b] 初诊时最多可见 15% 的正常分裂象（分析 30 个分裂象）。

缩略词：RT-PCR，反转录聚合酶链反应

ABL 融合基因产物的酪氨酸激酶活性。每日口服 400mg 的剂量可使≥90% 的患者获得血液学完全缓解，而 76% 患者获得细胞遗传学缓解。若存在配型相合的供者，最好在完全缓解期进行骨髓移植。目前已发现伊马替尼的几种耐药机制，单用伊马替尼难以使患者获得永久的缓解，但随访的结果尚不足以得出确切结论。

对伊马替尼无效的患者可能对其他酪氨酸激酶抑制剂，如达沙替尼（100mg PO qd）或尼洛替尼（400mg PO bid）有反应。BCR/ABL 基因的 T315I 突变使白血病细胞对三种激酶抑制剂均耐药。别嘌醇 300mg/d 可预防尿酸性肾病。唯一能够治愈 CML 的措施是 HLA-配型相合的异基因骨髓移植。移植的最佳时机尚不清楚，但是在慢性期进行移植的疗效优于加速和急变期。确诊并治疗后 1 年内，患者进行移植的疗效最佳。50%～60% 的移植患者可获得长期无病生存。供者淋巴细胞输注可使复发患者再次获得缓解。没有相合供者的 CML 患者，自体外周血干细胞移植也可令患者受益。急变期患者应用伊马替尼仍可能有效，但是疗效的持久性尚未确定。

骨髓增生异常综合征（MDS）

骨髓增生异常综合征是一种以一系或多系血细胞减少为特征的骨髓细胞的克隆性疾病。WHO 对 MDS 的分类见表 72-3。MDS 既往曾被称为*白血病前期*和*低原始细胞白血病*。

表 72-3　MDS 的 WHO 分类

名称	占 MDS 患者的比例	外周血主要特点	骨髓主要特点
难治性血细胞减少伴单系增生异常（RCUD）			
难治性贫血	10%～20%	贫血 原始细胞<1%	单一红系增生异常（在≥10%的细胞中） 原始细胞<5%
难治性中性粒细胞减少	<1%	中性粒细胞减少 原始细胞<1%	单一粒系增生异常 原始细胞<5%
难治性血小板减少	<1%	血小板减少 原始细胞<1%	单一巨核系增生异常 原始细胞<5%
难治性贫血伴环形铁粒幼细胞（RARS）	3%～11%	贫血 无原始细胞	单一红系增生异常 ≥15%的红系幼稚细胞为铁粒幼细胞 原始细胞<5%
难治性血细胞减少伴多系增生异常（RCMD）	30%	血细胞减少 原始细胞<1% 无 Auer 小体	多系增生异常±铁粒幼细胞 原始细胞<5% 无 Auer 小体
难治性贫血伴原始细胞增多 1 型（RAEB-1）	40%	血细胞减少 原始细胞<5% 无 Auer 小体	单系或多系增生异常
难治性贫血伴原始细胞增多 2 型（RAEB-2）	血细胞减少 原始细胞 5%～19% 有／无 Auer 小体	单系或多系增生异常 原始细胞占 5%～19% 有／无 Auer 小体	

表 72-3　MDS 的 WHO 分类（续）

名称	占 MDS 患者的比例	外周血主要特点	骨髓主要特点
孤立 Del (5q) 相关 MDS	不常见	贫血 血小板正常或增多 原始细胞<1%	孤立 5q31 缺失 贫血，巨核细胞分叶减少 原始细胞<5%
儿童 MDS，包括儿童难治性血细胞减少（暂定）(RCC)	<1%	全血细胞减少 原始细胞减少	原始细胞<5% 骨髓经常增生低下
不能分类 MDS (MDS-U)	?	血细胞减少 原始细胞<1%	不符合其他分类的标准 增生异常 原始细胞<5% 无增生异常时需有 MDS 相关染色体核型

注：如果外周血原始细胞占 2%～4%，即使骨髓原始细胞<5%也诊断 RAEB-1。如果存在 Auer 小体，且原始细胞比例<20%（即使<10%）时诊断 RAEB-2；原始细胞比例≥20%时应诊断 AML。对于所有亚型，单核细胞都应<1×10⁹/L。RCUD 亚型中可见两系血细胞减少，但单系异常伴全血细胞减少应归入 MDS-U。在 WHO 分类中，无论是继发于烷化剂或是拓扑异构酶 II 抑制剂治疗相关 MDS（t-MDS）均归入 AML 及前体细胞病变。本表中未包括骨髓增生异常/骨髓增殖性肿瘤的重叠类型，如：慢性粒单核细胞白血病，幼年型粒单核细胞白血病，不典型慢性粒细胞白血病和伴有血小板增多的 RARS 暂定类型。

缩略词：MDS，骨髓增生异常综合征

发病率和病因

每年发病约 3000 例，主要是年龄＞50 岁的人群（中位年龄 68 岁）。相似于 AML，暴露于苯、射线和化疗药物均可导致 MDS。高达 80％的患者伴有染色体异常，包括 5 号、7 号和 9 号染色体的全部或部分缺失（20 号和 21 号染色体的缺失较少见）及 8 号染色体三体或部分三体异常。

临床和实验室特征

MDS 的症状基于其受累的造血干细胞系。85％的患者出现贫血，50％的患者中性粒细胞减少，约 1/3 的患者血小板减少。MDS 的病理特征是骨髓增生活跃伴有不同程度的病态造血，包括细胞核成熟延迟、胞浆成熟异常、环形铁粒幼细胞增加（核周环绕富含铁的线粒体）、单叶或双叶核巨核细胞、小巨核细胞和原始细胞增多。表 72-3 列出了 MDS 的分型特征。MDS 的预后取决于骨髓原始细胞百分比、染色体核型及其受累的造血干细胞系。MDS 的国际预后积分系统见表 72-4。

治疗　骨髓增生异常综合征

异基因造血干细胞移植是治愈 MDS 的唯一方法，可获得 60％的治愈率。但是大多数 MDS 患者因为年龄过大而无法接受骨髓移植。5-氮杂胞苷（75mg/m^2 qd×7 天，每 4 周重复一次）可使 MDS 向 AML 的转化推迟 8～10 个月。地西他宾（15mg/m^2，持续 IV q8h×3 天，每 6 周重复一次）可在 20％的患者中获得疗效，其中位持续时间为 1 年。来那度胺（10mg/d）为反应停的类似物，可使部分 5q$^-$ 综合征的患者摆脱输血，而且较少发生中枢神经系统反应。促红细胞生成素水平低下的患者对促红细胞生成素治疗有反应，少数中性粒细胞减少的患者对粒细胞集落刺激因子的治疗有效。对症支持是 MDS 治疗的基石。

骨髓增殖性疾病

真性红细胞增多症、特发性骨髓纤维化和原发性血小板增多症是三种主要的骨髓增殖性疾病，均是造血干细胞的克隆性疾病，与 *JAK2* 激酶（V617F）基因突变激活激酶相关。突变见于 90％的真性红细胞增多症患者、约 45％的特发性骨髓纤维化和原发性血小板增多症患者。

■ 真性红细胞增多症

真性红细胞增多症是最为常见的骨髓增殖性疾病，其特征为红细

表 72-4　国际预后积分系统（IPSS）

预后指标	分值				
	0	0.5	1	1.5	2
骨髓原始细胞（%）	<5%	5%～10%		11%～20%	21%～30%
染色体核型[a]	良好	中等	不良		
血细胞减少[b]（受累系列）	0 或 1	2 或 3			
危险组	积分				
低危	0				
中危-1	0.5～1				
中危-2	1.5～2				
高危	≥2.5				

[a] 良好：正常，-Y，del（5q），del（20q）；不良：复杂核型（≥3 种异常）或 7 号染色体异常；中等：其他异常。
[b] 血细胞减少定义为血红蛋白<100g/L，血小板<100 000/μl，中性粒细胞绝对值<1500/μl

胞计数增加、巨脾及与伴发血液黏滞度增高相关的临床表现，包括神经系统症状（眩晕、耳鸣、头痛、视觉障碍）和血栓栓塞（心肌梗死、脑卒中、周围血管栓塞；少部分可有肠系膜与肝血管栓塞）。需鉴别其他原因导致的红细胞增多（见第 51 章）。最行之有效的措施是测定血清促红细胞生成素水平。真性红细胞增多症患者的促红细胞生成素水平极低，而其他原因引起红细胞增多时促红细胞生成素水平升高。放血治疗极为有效。一些患者需切除脾以控制症状。对于伴有严重瘙痒的患者，补骨脂素和紫外线照射可有效。20% 的真性红细胞增多症发展成骨髓纤维化，转化为白血病的概率<5%。

■ 特发性骨髓纤维化

特发性骨髓纤维化为罕见疾病，以骨髓纤维化、髓样化生伴髓外造血和脾大为特征。外周血涂片可见泪滴样红细胞、有核红细胞和包括早幼粒细胞在内的早期阶段粒细胞。无论如何，多种疾病均可导致骨髓纤维化和髓外造血，只有除外了其他疾病时才可诊断特发性骨髓纤维化。需鉴别诊断的疾病包括：CML、真性红细胞增多症、霍奇金病、转移癌（特别是乳腺癌和前列腺癌）、感染（尤其是肉芽肿性感染）及毛细胞白血病。通常采用支持治疗；新型 JAK2 抑制剂显现具有缩小脾的作用。然而，尚没有研究证实某种药物可延长生存期。

■ 原发性血小板增多症

原发性血小板增多症往往于无症状人群中常规检查血小板而偶然发现。相似于骨髓纤维化，许多情况均可导致血小板增多，因此原发性血小板增多症为排除性诊断。其条件需血小板计数＞500 000/μl，除外已知可引起血小板增多的情况，包括 CML、铁缺乏、脾切除术后、恶性肿瘤、感染、出血、真性红细胞增多症、骨髓增生异常和维生素 B_{12} 缺乏恢复期。患者多无症状，而一旦出现偏头痛、短暂性脑缺血发作、其他出血或血栓性疾病表现需予以治疗。α 干扰素、阿那格雷和羟基脲均是有效的治疗药物。仅有血小板增多，不伴其他症状表现者不需治疗。

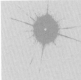

更多内容详见原版 HPIM-18：Young NS：Aplastic Anemia, Myelodysplasia, and Related Bone Marrow Failure Syndromes, Chap. 107, p. 887；Spivak JL：Polycythemia Vera and Other Myeloproliferative Diseases, Chap. 108, p. 898；and Wetzler M et al：Acute and Chronic Myeloid Leukemia, Chap. 109, p. 905.

第 73 章
淋巴组织恶性肿瘤

黄晓军　校　王景枝　译

■ 定义

淋巴细胞恶性肿瘤可起源于不同分化阶段的淋巴细胞。以骨髓和外周血受累为主要临床表现时称为淋巴细胞白血病；以淋巴结和（或）其他结外器官受累为主要表现时称为淋巴瘤。淋巴瘤和白血病有时难以区分，例如小淋巴细胞淋巴瘤和慢性淋巴细胞白血病均是起源于同一种细胞类型的肿瘤，仅通过外周血淋巴细胞的绝对值（＞$5×10^9$/L 时定义为白血病）划分二者。

■ 分类

过去，淋巴组织肿瘤根据临床综合征不同，各自具有病理学分类体系。淋巴瘤曾采用 Rappaport、Kiel 和 Working Formulation 分类；急性白血病根据法美英（FAB）分型系统；霍奇金淋巴瘤依据 Rye 分类方案。骨髓瘤通常不以增殖细胞的病理特征作为分类标准。WHO 提出了统一的分类系统，将所有淋巴组织肿瘤归结至同一分类体系。尽管新的分类系统是以组织学、遗传学、免疫表型及临床特征作为疾病分类的依据，但分类的基础仍然是肿瘤起源细胞（B 细胞或 T 细胞）和其成熟阶段（前体细胞或成熟细胞），实际上临床意义非常有限。表 73-1 基于疾病临床表现和自然病程，将各类淋巴组织肿瘤归结为更具临床实用性的疾病纲要。

表 73-1　淋巴组织肿瘤的临床分类

慢性淋巴细胞白血病/淋巴瘤
　　慢性淋巴细胞白血病/小淋巴细胞淋巴瘤（99％B 细胞，1％T 细胞）
　　幼淋巴细胞白血病（90％B 细胞，10％T 细胞）
　　大颗粒淋巴细胞白血病（80％NK 细胞，20％T 细胞）
　　多毛细胞白血病（99％～100％B 细胞）

惰性淋巴瘤
　　滤泡性淋巴瘤，Ⅰ期和Ⅱ期（100％B 细胞）
　　淋巴浆细胞性淋巴瘤/华氏巨球蛋白血症（100％B 细胞）
　　边缘带淋巴瘤（100％B 细胞）
　　　　结外［黏膜相关淋巴组织淋巴瘤（MALT）］
　　　　淋巴结边缘区 B 细胞淋巴瘤（单核细胞样 B 细胞淋巴瘤）
　　　　脾边缘区细胞淋巴瘤
　　T 细胞皮肤淋巴瘤（蕈样肉芽肿）（100％T 细胞）

侵袭性淋巴瘤
　　弥漫大细胞淋巴瘤（85％B 细胞，15％T 细胞），包括免疫母细胞性淋巴瘤
　　滤泡性淋巴瘤，Ⅲ期（100％B 细胞）
　　套细胞淋巴瘤（100％B 细胞）
　　原发性纵隔（胸腺）大 B 细胞淋巴瘤（100％B 细胞）
　　Burkitt 淋巴瘤（100％B 细胞）
　　周围 T 细胞淋巴瘤（100％T 细胞）
　　血管免疫母细胞性 T 细胞淋巴瘤（100％T 细胞）
　　血管中心性淋巴瘤（80％T 细胞，20％NK 细胞）
　　肠病相关性 T 细胞淋巴瘤（100％T 细胞）
　　间变性大细胞淋巴瘤（70％T 细胞，30％裸细胞）

急性淋巴细胞白血病/淋巴瘤
　　前体淋巴母细胞性白血病/淋巴瘤（80％T 细胞，20％B 细胞）
　　Burkitt 白血病/淋巴瘤（100％B 细胞）
　　成人 T 细胞白血病/淋巴瘤（100％T 细胞）

浆细胞病（100％B 细胞）
　　意义未明的单克隆丙种球蛋白血症
　　孤立性浆细胞瘤
　　髓外浆细胞瘤
　　多发性骨髓瘤
　　浆细胞白血病

霍奇金病（主要为 B 细胞来源）
　　富于淋巴细胞型
　　结节硬化型
　　混合细胞型
　　淋巴细胞消减型

■ 发病率

淋巴组织恶性肿瘤发病率逐年上升。2012 年全美约有近 116 000
例新诊断病例（见图 73-1）。

■ 病因

绝大多数淋巴细胞瘤病因不清。恶性肿瘤细胞为单克隆增殖细
胞，常包含多种遗传学异常。特定类型的淋巴组织肿瘤具有一些标志
性的遗传学改变，如 t（8；14）见于 Burkitt 淋巴瘤、t（14；18）见于
滤泡性淋巴瘤、t（11；14）见于套细胞淋巴瘤、t（2；5）见于间变性
大细胞淋巴瘤、3q27 上 bcl-6 基因易位与突变见于弥漫性大细胞淋巴瘤，
以及其他等等。大多数患者中，染色体易位为受体基因片段重排时，一
段染色体末端片段插入到抗原受体基因（免疫球蛋白或 T 细胞受体）。

三种病毒可能导致某类淋巴组织肿瘤，包括 Epstein-Barr 病毒
（EBV）、人类疱疹病毒 8（HHV-8）和人类 T 细胞白血病/淋巴瘤病
毒 I 型（HTLV-I，一种逆转录病毒）。其中，EBV 与非洲人群
Burkitt 淋巴瘤及伴于免疫缺陷的淋巴瘤（疾病相关或医源性）之
间极具关联性。EBV 与混合细胞型霍奇金淋巴瘤及血管中心性淋巴
瘤的相关性并不确定。HHV-8 可导致一种罕见的体腔内淋巴瘤，主
要见于艾滋病患者。HTLV-I 与成人 T 细胞淋巴细胞白血病/淋巴
瘤相关，流行于日本西南部和加勒比海地区。

幽门螺杆菌感染与黏膜相关淋巴组织（MALT）淋巴瘤的发病相关；
胃大 B 细胞淋巴瘤也可能与其有关。根除幽门螺杆菌感染可使近一半的
胃 MALT 淋巴瘤患者获得长期缓解。其他部位的 MALT 淋巴瘤与感染
（眼附属器——沙眼衣原体；小肠——空肠弯曲杆菌；皮肤——疏螺旋体）
或自身免疫相关（唾液腺——干燥综合征；甲状腺——桥本甲状腺炎）。

遗传性或获得性免疫缺陷病和自身免疫性疾病人群易患淋巴瘤。
HIV 感染者淋巴瘤的发生率是非 HIV 感染者的 17 倍。农民和肉类加
工者淋巴瘤的发病率增高；木工职业者霍奇金淋巴瘤的发病率上升。

■ 诊断和分期

手术切除活检是标准诊断方法；必须获取足够的病变组织，进
行如下三种检查：①光学显微镜检查，明确恶性肿瘤生长方式和形
态学特征；②流式细胞仪检查，确定免疫表型；③基因检查（细胞
遗传学和提取 DNA）。淋巴结或结外肿块进行针刺活检无法作为诊
断依据。白血病的诊断和淋巴瘤的分期需进行双侧髂嵴的骨髓活检。
淋巴结肿大的鉴别诊断见第 50 章。

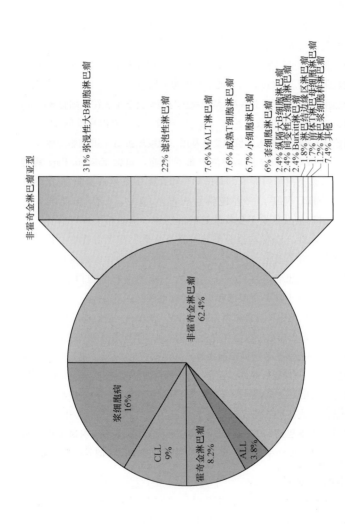

图 73-1 淋巴组织恶性肿瘤的相对频率。ALL，急性淋巴细胞白血病；CLL，慢性淋巴细胞白血病；MALT，黏膜相关淋巴组织

非霍奇淋巴瘤亚型

31% 弥漫性大B细胞淋巴瘤

22% 滤泡性淋巴瘤

7.6% MALT淋巴瘤

7.6% 成熟T细胞淋巴瘤

6.7% 小细胞淋巴瘤

6% 套细胞淋巴瘤

2.4% 纵隔大B细胞淋巴瘤
2.4% 间变性大细胞淋巴瘤
2.4% Burkitt淋巴瘤
1.8% 淋巴结边缘区淋巴瘤
1.7% 前体T淋巴母细胞淋巴瘤
1.2% 淋巴浆细胞样细胞淋巴瘤
7.4% 其他

非霍奇金淋巴瘤
62.4%

浆细胞病
16%

CLL
9%

霍奇金淋巴瘤
8.2%

ALL
3.8%

各型淋巴组织肿瘤的分期方法不同。对于急性淋巴细胞白血病，外周血原始细胞计数用于评价预后最具意义。对于慢性淋巴细胞白血病，外周血红细胞和血小板计数是影响预后最重要的因素。非霍奇金淋巴瘤具有 5 个决定临床预后的因素；其中 3 个也适用于惰性淋巴瘤和侵袭性淋巴瘤，包括肿瘤分期为进展期、乳酸脱氢酶（LDH）水平升高和年龄 >60 岁。对于滤泡性淋巴瘤，另外 2 个因素是 Hb<120g/L（12g/dl）和受累淋巴结区超过 4 个。对于侵袭性淋巴瘤，预测临床结局的其他因素为受累结外区域超过 1 个和患者全身状态情况。对于骨髓瘤，血清免疫球蛋白水平、肌酐和 β2 微球蛋白水平与预后相关。

慢性淋巴细胞白血病/淋巴瘤

本组疾病大多数患者自然病程均长达数年（幼淋细胞白血病极为少见且极具侵袭性）。慢性淋巴细胞白血病是本组疾病中最常见的一种（美国每年约 15 000 例新发病例），也是西方国家最常见的白血病。

■ 慢性淋巴细胞白血病（chronic lymphocytic leukemia，CLL）

通常见于 60 岁以上患者，表现为无症状性淋巴细胞增多。恶性细胞为 CD5＋的 B 细胞，其形态与正常小淋巴细胞相似。12 号染色体三体是最常见的遗传学异常。预后与分期相关，而分期主要取决于白血病细胞对正常骨髓造血组织的影响程度（见表 73-2）。白血病细胞除了侵及骨髓，还可累及淋巴结或脾。淋巴结受累可能与黏附分子的表达相关，其可使白血病细胞滞留在淋巴结而不再进入循环。CLL 患者常合并低丙种球蛋白血症。约 20% 患者存在自身抗体，可导致发生自身免疫性溶血性贫血、血小板减少或纯红细胞再生障碍性贫血。CLL 患者的主要死亡原因为感染、骨髓衰竭和并发疾病。约 5% 的 CLL 患者进展为侵袭性淋巴瘤（Richter 综合征），治疗极为困难。

表 73-2　慢性 B 细胞淋巴细胞白血病的分期及生存时间

分期	临床特征	中位生存期，年
RAI		
0	淋巴细胞增多	12
I	淋巴细胞增多＋淋巴结肿大	9
II	淋巴细胞增多＋脾大	7
III	贫血	1~2
IV	血小板减少	1~2
BINET		
A	无贫血/血小板减少，淋巴结肿大<3 个区域	>10
B	无贫血/血小板减少，淋巴结肿大>3 个区域	5
C	贫血和（或）血小板减少	2

根据 CLL 肿瘤细胞表达的免疫球蛋白是否具有突变将 CLL 分为两个亚组：含突变者疾病进展缓慢，预后良好；反之，不伴突变者呈侵袭性，预后不良。临床上尚缺乏区分上述两种亚型的有效手段。CD38＋者预后差。ZAP-70 是一种正常情况下表达于 T 细胞的酪氨酸激酶，CLL 中异常表达者约 45%，可较好用于预测 CLL 患者预后。ZAP-70 阳性患者通常诊断后 3～4 年内需要治疗，阴性者一般 8～11 年仍无需治疗。

治疗　慢性淋巴细胞白血病

通常给予支持性治疗直至出现贫血或血小板减少。此时，需完善检查明确贫血和血小板减少的原因。大多数由于外周破坏增多而导致贫血和（或）血小板减少的患者可通过脾切除或糖皮质激素治疗，而不需要应用细胞毒药物。如果因肿瘤侵犯骨髓而导致贫血和（或）血小板减少，则应使用细胞毒药物治疗。氟达拉滨，25（mg/m²）/d IV×5 天，每 4 周一个疗程，诱导反应见于 75% 患者，半数患者获得完全缓解。利妥昔单抗（375～500mg/m²，第 1 天）、氟达拉滨（25mg/m²，首个疗程中第 2～4 天，随后疗程第 1～3 天），联合环磷酰胺（250mg/m²，用药时间同氟达拉滨）可诱使近乎 70% 患者获得完全缓解，但本方案具有显著的骨髓毒性。糖皮质激素增加感染风险却无额外的抗肿瘤获益。每月静脉输注免疫球蛋白可明显减少严重感染的发生，但费用高昂，通常仅用于严重感染的患者。烷化剂也具有抗肿瘤活性。大多数患者倾向于姑息性治疗。年轻患者可考虑采取大剂量化疗和自体或异基因造血干细胞移植，已有长期无病存活案例。小移植，即预处理方案以免疫抑制为主而非骨髓抑制，其毒性较小，但是疗效与大剂量化疗相当或更优。阿仑单抗（抗 CD52）和利妥昔单抗（抗 CD20）单药治疗也具疗效。

罕见类别详见 Chaps. 110 and e21, in HPIM-18。

惰性淋巴瘤

惰性淋巴瘤的自然病程可达数年，中位生存期约 10 年。滤泡性淋巴瘤是最常见的惰性淋巴瘤，约占淋巴组织恶性肿瘤的三分之一。

■ 滤泡性淋巴瘤

滤泡性淋巴瘤通常表现为多个淋巴结区无痛性淋巴结肿大。B 组症状（发热、盗汗、消瘦）见于 10% 患者，相较霍奇金淋巴瘤的发生率低。约 25％患者就诊前淋巴结已经萎缩减小。中位发病年龄 55 岁。85％患者诊断时已经播散转移。肝和骨髓是常见的髓外受累部位。

肿瘤呈滤泡样或结节样生长，提示恶性细胞来源于滤泡生发中心。85％滤泡性淋巴瘤伴有 t（14；18），致使抑制细胞凋亡蛋白 bcl-2 过度表达。正常滤泡生发中心的 B 细胞免疫球蛋白可变区不断突变，从而生成针对特定抗原更具亲和力的抗体。滤泡性淋巴瘤细胞的突变率也较高，造成的基因损伤由此累积。随着时间推移，滤泡性淋巴瘤大量的基因损伤（如 p53 突变），将促使肿瘤生长加速，进展为难治的弥漫大 B 细胞淋巴瘤。大多数死于滤泡性淋巴瘤的患者具有组织学转化。转化率大约为每年 7％，其成因归于疾病自身，而无关于治疗。

治疗　滤泡性淋巴瘤

仅 15％的滤泡性淋巴瘤患者呈局限性病变，但本病绝大多数可通过放疗治愈。尽管多种治疗措施均可促使进展期患者病情好转，但是否可改变疾病的自然病程仍不清楚。保守观察、单一烷化剂治疗、核苷类似物（氟达拉滨或克拉屈滨）、联合化疗、放疗和生物制剂［α 干扰素（INF）、利妥昔单抗（抗 CD20）等单克隆抗体］均为可采用的治疗选择。90％以上的患者对治疗有反应，强化治疗可使 50％～75％的患者获得完全缓解。CHOP 方案（环磷酰胺、阿霉素、长春新碱和泼尼松）联合利妥昔单抗治疗的缓解期中位时间超过 6 年。对于年轻患者，采取大剂量化疗和自体造血干细胞移植或小移植的试验性方案正在进行中，其疗效尚不得知。采用同位素标记的抗 CD20 抗体（替伊莫单抗，In-111；托西莫单抗，I-131）进行放射免疫治疗可获得持久性的疗效。联合化疗，同时应用或不应用干扰素作为维持治疗可延长生存，延缓或阻止组织学进展，特别是对于具有不良预后特征的患者。化疗＋利妥昔单抗可使缓解期更为长久；一些资料提示更长的缓解期可改善生存。

其他惰性淋巴瘤详见 Chaps. 110 and e21，in HPIM-18。

侵袭性淋巴瘤

许多病理类型的淋巴瘤具有侵袭性，未经治疗的中位生存期为 6 个月，近乎全部未经治疗的患者于 1 年内死亡。患者可表现为无症状性腺体肿大，或是任何受累淋巴结与结外组织所引发的症状：累及纵隔可造成上腔静脉综合征或心脏压塞；腹膜后淋巴结肿大可引起泌尿道梗阻；

腹部肿块可导致疼痛、腹水、消化道梗阻或穿孔；中枢神经系统受累时可出现意识障碍、脑神经症状、头痛、痫性发作和（或）脊髓压迫；骨骼受累可引起疼痛或病理性骨折。约 45% 患者伴有 B 组症状。

弥漫性大 B 细胞淋巴瘤是最常见的侵袭性淋巴瘤，占全部淋巴瘤的 35%～45%。全部淋巴瘤中，侵袭性淋巴瘤约占 60%，其中 85% 来源于成熟 B 细胞，15% 来源于周围（胸腺后）T 细胞。

临床思路　侵袭性淋巴瘤

早期诊断性活检至关重要。患者的处置取决于临床症状与其疾病表现形式。累及 Waldeyer 淋巴环的患者应完善详尽的消化道检查。骨骼和骨髓受累的患者应进行腰椎穿刺评价是否发生中枢神经系统侵犯。

治疗　侵袭性淋巴瘤

局限性侵袭性淋巴瘤通常需要进行 4 个疗程的 CHOP 联合化疗方案 ± 受累野放疗。约有 85% 患者能够治愈。CHOP ＋利妥昔单抗方案似乎比 CHOP ＋放疗方案更为有效。进展期患者的治疗仍存在争议，患者可选用 6 个疗程的 CHOP 联合化疗方案＋利妥昔单抗。疗效受到肿瘤负荷（通常以 LDH 水平、分期和结外受累部位的数目来评价）和生理储备情况（通常以年龄和卡氏评分判定）影响（表 73-3）。CHOP ＋利妥昔单抗可治愈 2/3 的患者。一些中心对中高危和高危患者采用大剂量化疗方案使 75% 患者获得长期生存。其他研究均未能证实大剂量化疗的作用。

约 30%～45% 患者经初始标准联合化疗未能治愈，可采用大剂量化疗和自体造血干细胞移植进行挽救治疗。

对于累及特定部位（如中枢神经系统、胃）的淋巴瘤，或处于特定临床状况下（如并存其他疾患、AIDS）需采取特殊的治疗措施。接受免疫抑制剂治疗的患者发生淋巴瘤，可能在其停用免疫抑制剂后自发缓解。异基因骨髓移植后发生的淋巴瘤，可通过供者淋巴细胞输注而获得缓解。

伴有快速增长巨型肿块的侵袭性淋巴瘤患者，进行治疗时可能出现肿瘤溶解综合征（见第 27 章）；水化、碱化尿液、别嘌呤醇、拉布立酶可作为挽救患者生命的预防性措施。

表 73-3 非霍奇金淋巴瘤的国际预后指数

5 项临床危险因素
年龄≥60 岁
血清乳酸脱氢酶水平升高
全身状态评分≥2（ECOG 评分）或≤70（Karnofsky 评分）
Ann Arbor 分期Ⅲ期或Ⅳ期
>1 个结外器官受累

统计患者具备危险因素个数
根据淋巴瘤的类型对患者进行分组
关于弥漫性大 B 细胞淋巴瘤：
0、1 个危险因素＝低危　　　占 35%；5 年生存率 73%
2 个危险因素＝低中危　　　占 27%；5 年生存率 51%
3 个危险因素＝高中危　　　占 22%；5 年生存率 43%
4、5 个危险因素＝高危　　　占 16%；5 年生存率 26%
关于应用 R-CHOP 方案治疗的弥漫性大 B 细胞淋巴瘤：
0 个危险因素＝非常良好　　占 10%；5 年生存率 94%
1、2 个危险因素＝良好　　　占 45%；5 年生存率 79%
3、4、5 个危险因素＝不良　占 45%；5 年生存率 55%

缩略词：ECOG，美国东部肿瘤协作组；R-CHOP，利妥昔单抗、环磷酰胺、阿霉素、长春新碱和泼尼松

急性淋巴细胞白血病/淋巴瘤

■ 急性淋巴细胞白血病和淋巴母细胞瘤

急性淋巴细胞白血病在儿童中比成人更为常见（总计约 6000 例/年）。大多数患者的白血病细胞来源于胸腺，且患者可伴有纵隔肿块。患者通常表现为新近出现骨髓衰竭症状（苍白、乏力、出血、发热和感染）。常有肝脾大和腺体病变。男性患者可出现因白血病细胞浸润而导致的睾丸肿大。初诊时及治疗后均可发生脑膜侵犯。除贫血、血小板减少和外周血幼稚细胞增多以外，还可出现 LDH 升高、低钠血症和低钾血症。在 FAB 分型中，成人患者 L2 型常见而儿童患者 L1 型常见。骨髓原始淋巴细胞≥20% 方可诊断白血病。具有高白细胞计数、年龄＞35 岁、伴有 t（9；22）、t（1；19）和 t（4；11）染色体异常的患者预后不良。急性 T 淋巴细胞白血病中 HOX11 表达阳性者预后相对较好。

治疗　急性淋巴细胞白血病和淋巴母细胞瘤

成功的治疗包括强化诱导治疗、预防中枢神经系统白血病和持续约 2 年的维持治疗。长春新碱、左旋门冬酰胺酶、阿糖胞苷、

柔红霉素和泼尼松均为有效药物。鞘内注射氨甲蝶呤或静脉应用大剂量氨甲蝶呤可预防中枢神经系统白血病。大约 60%～65% 的患者可获得长期生存。骨髓移植在初始治疗中的地位和移植时机存在争议，但是多达 30% 的复发患者能够通过挽救性骨髓移植获得治愈。

■ Burkitt 淋巴瘤/白血病

Burkitt 淋巴瘤/白血病也是更常见于儿童。8 号染色体上 *c-myc* 基因和免疫球蛋白重链或轻链基因重排与发病相关。患者多呈现播散性受累，出现腹部巨大包块、肝脾大和腺体病变。如果表现为白血病，则 FAB 分型归为 L3 型。

治疗　Burkitt 淋巴瘤/白血病

切除腹部巨大包块可改善预后。侵袭性白血病的治疗药物包括长春新碱、环磷酰胺、6-巯基嘌呤、阿霉素和泼尼松。CODOX-M 和 BFM 方案是最为有效的治疗方案，治愈率可达 50%～60%。是否需要维持治疗尚不清楚。预防肿瘤溶解综合征至关重要（见第 27 章节）。

■ 成人 T 细胞白血病/淋巴瘤 （ATL）

ATL 非常少见，仅约 2% 的 HTLV-Ⅰ 感染者发生 ATL。一些 HTLV-Ⅰ 感染者因脊髓受累而发生痉挛性截瘫，但是不发生肿瘤。ATL 的特征性临床表现包括：白细胞增高而不伴严重贫血和血小板减少；皮肤浸润、肝大、肺浸润、脑膜浸润和机会性感染。肿瘤细胞是具有马蹄形或花瓣形细胞核的 CD4＋T 细胞。几乎所有患者均发生高钙血症，其与肿瘤细胞释放的细胞因子有关。

治疗　成人 T 细胞白血病/淋巴瘤 （ATL）

由于患者伴有免疫缺陷，强化治疗可导致严重的毒性反应。糖皮质激素能够缓解高钙血症。虽然肿瘤对治疗有反应，但反应期通常很短。一些患者可应用齐多夫定和干扰素进行姑息治疗。

浆细胞病

浆细胞病的标志性特点是异常浆细胞生成免疫球蛋白分子或片段。患者血清和（或）尿液中可检出异常浆细胞生成的完整免疫球蛋白分子，或是重链或轻链，称之为 M 蛋白（M 表示单克隆性）。M 蛋白的量反映患者的肿瘤负荷。一些患者中，尿液中出现的克隆性轻链（本周蛋白），是唯一可被检测的肿瘤产物。M 蛋白也可见于其他淋巴组织恶性肿瘤、非淋巴组织癌症以及肝硬化、结节病、寄生虫感染和自身免疫性疾病等非肿瘤性疾病。

■ 多发性骨髓瘤

多发性骨髓瘤是浆细胞于骨髓内（非淋巴结中）恶性增殖的疾病。每年近乎 22 000 新发病例。疾病的表现源于肿瘤细胞增殖、肿瘤产物的局部和远处效应，以及宿主对肿瘤的反应。约 70% 患者发生骨痛，多累及肋骨和背部，活动时诱发。骨骼病变为多发性溶骨性破坏，极少伴有成骨反应。因此，骨扫描不如 X 线检查具有意义。肿瘤细胞生成的破骨细胞激活因子导致钙释放入血，继而出现高钙血症和相应的临床表现。正常免疫球蛋白的合成减少及分解代谢增加导致低丙种球蛋白血症，同时肿瘤可生成一些尚未被鉴定的因子抑制中性粒细胞的迁移，造成患者细菌感染易感性增高，尤其是肺炎球菌、肺炎克雷伯杆菌和金黄色葡萄球菌所致的肺炎，以及大肠杆菌和其他革兰氏阴性杆菌引起的泌尿道感染。至少 75% 的患者在病程中发生感染。25% 的患者因为高钙血症、感染、轻链毒性、尿酸性肾病和脱水等原因出现肾衰竭。发生神经系统症状的原因为高黏滞血症、冷球蛋白血症，罕见由于淀粉样物质沉积于神经系统。贫血的发生率为 80%，与骨髓痨和肿瘤生成物质对红系造血的抑制有关。凝血功能异常可导致出血。

诊断

骨髓浆细胞 >10%、溶骨性病变以及血清和（或）尿 M 蛋白是诊断的主要条件。意义未明的单克隆免疫球蛋白增多症（MGUS）较骨髓瘤更为多见，其在 70 岁以上人群中发病率约 6%。通常，MGUS 的 M 蛋白水平 <20g/L，血清 $\beta2$ 微球蛋白水平低、骨髓中浆细胞 <10%，且不伴骨骼损害。MGUS 进展为骨髓瘤的终身风险约为 25%。

分期

疾病分期影响生存期（见表 73-4）。

治疗	多发性骨髓瘤

约 10% 患者疾病进展非常缓慢，不需治疗直至异常蛋白 >50g/L 或出现进展性骨病。孤立性浆细胞瘤和髓外浆细胞瘤患者通

表 73-4 骨髓瘤分期系统

Durie-Salmon 分期系统		
分期	标准	估计瘤细胞数，$\times 10^{12}$ 细胞 $/m^2$
I	符合下列 4 项： 1. 血红蛋白 $>100g/L$（$10g/dl$） 2. 血清钙 $<3mmol/L$（$<12mg/dl$） 3. 骨 X 线检查正常或孤立病变 4. 低 M 蛋白水平 　a. IgG $<50g/L$（$5g/dl$） 　b. IgA $<30g/L$（$3g/dl$） 　c. 尿轻链 $<4g/24h$	<0.6（低）
II	既不符合 I 期又不符合 III 期	$0.6\sim1.2$（中等）
III	符合下列任何一项或以上： 1. 血红蛋白 $<85g/L$（$8.5g/dl$） 2. 血清钙 $>3mmol/L$（$>12mg/dl$） 3. X 线检查示溶骨性病灶 >3 个 4. 高 M 蛋白水平 a. IgG $>70g/L$（$7g/dl$） b. IgA $>50g/L$（$5g/dl$） c. 尿轻链 $>12g/24h$	>1.2（高）

水平	分期	中位生存期，月
根据血清肌酐水平分类亚组		
A $<177\mu mol/L$（$<2mg/dl$）	I A	61
B $>177\mu mol/L$（$>2mg/dl$）	II A，B	55
	III A	30
	III B	15
国际分期系统		
$\beta_2 M<3.5$，alb $\geqslant3.5$	I（28%）	62
$\beta_2 M<3.5$ 但 alb <3.5 或 $\beta_2 M=3.5\sim5.5$	II（39%）	44
$\beta_2 M>5.5$	III（33%）	29

注：$\beta_2 M$，血清 β_2 微球蛋白（单位 mg/L）；alb，血清白蛋白（单位 g/dl）；% 每一分期患者所占百分比

常可采用局部放疗治愈。支持性照护包括早期抗感染治疗、糖皮质激素控制高钙血症、水化及排钠性利尿；长期应用双膦酸盐对抗骨破坏；预防尿酸性肾病和脱水。针对肿瘤通常采取姑息治疗。初始治疗选择如下方案之一，取决于患者是否进行大剂量化疗和自体干细胞移植。适宜移植的患者（避免应用烷化剂）：沙利度胺，

400mg/d PO 或 200mg qhs，外加每月第 1~4 天地塞米松 40mg/d；并在此基础之上联合或不联合硼替佐米或化疗（如脂质体阿霉素）。不适合移植的患者：美法仑，8mg/m² PO，每 4~6 周用药 4~7 天，联合泼尼松。大约 60% 患者症状可获得显著改善，以及 M 蛋白减少约 75%。联合应用硼替佐米能够提高美法仑的反应率。试验方案中，序贯采用大剂量美法仑和连续两次自体造血干细胞移植，年龄 <65 岁的患者可获得 50% 完全缓解率。但是，是否能够延长生存期尚需长期随访。接受姑息治疗的患者一般病程迁延持续 2~5 年，随后疾病恶化，呈现骨髓瘤细胞浸润脏器和骨髓衰竭。采用较为积极的治疗方案，中位生存时间是 6 年。新的挽救治疗包括硼替佐米 1.3mg/m²，第 1、4、8、11 天用药，每 3 周重复，并通常合用地塞米松、长春新碱和（或）脂质体阿霉素。来那度胺也是有效的治疗药物，越来越多地用于维持治疗。

■ 霍奇金病（Hodgkin's Disease）

每年新诊断病例约 9000 例。霍奇金病（HD）是 Reed-Sternberg 细胞肿瘤，其为通常表达 CD30 和 CD15 的非整倍体细胞，也可表达其他 B 细胞或 T 细胞标志。绝大多数肿瘤细胞起源于 B 细胞，其免疫球蛋白基因重排，但并不表达。肿大淋巴结中绝大多数细胞为正常淋巴细胞、浆细胞、单核细胞和嗜酸细胞。病因不明，但是同卵双胞胎同时发病的风险较异卵双胞胎高出 99 倍，提示本病具有遗传倾向性。组织学亚型分布中，75% 为结节硬化型，20% 为混合细胞型，富于淋巴细胞型和淋巴细胞消减型共约占 5%。

临床表现

常表现为无症状淋巴结肿大或伴有发热、盗汗、消瘦和皮肤瘙痒。纵隔病变（常见于结节硬化型）可能出现咳嗽。疾病易于向相邻淋巴结群扩散。上腔静脉阻塞或脊髓压迫时可引起相应症状。罕有累及骨髓和肝。

鉴别诊断

- 感染——单核细胞增多症、病毒综合征、弓形虫病、组织胞浆菌病、原发性结核病
- 其他恶性肿瘤——尤其头颈部肿瘤
- 结节病——纵隔和肺门病变

免疫系统和造血系统异常

- 细胞免疫缺陷（即使淋巴瘤治疗成功后仍存在）；皮肤免疫防御反应低下；丧失对嗜血杆菌和肺炎球菌荚膜抗原产生抗体的能力。
- 贫血；血沉增快；类白血病反应；嗜酸细胞增多；淋巴细胞减少；骨髓纤维化及肉芽肿形成。

分期

　　Ann Arbor 分期见表 73-5。根据体格检查、胸片、胸腹部 CT、骨髓活检、超声检查及淋巴管造影对疾病进行分期。如果患者处于疾病早期并准备进行放射治疗，应剖腹进行肿瘤分期，特别是探查脾。如果患者采取化疗，则无需进行病理分期。

> **治疗　多发性骨髓瘤**
>
> 　　约有 85% 患者可治愈。治疗应当在具有相应设施的中心由具有经验的临床医生进行。大多数患者通过临床分期，接受单纯化疗或联合治疗。局限性病变可采用单纯放射治疗。Ⅱ期患者通常接

表 73-5　霍奇金病的 Ann Arbor 分期系统

分期	定义
Ⅰ	病变局限于单个淋巴结区或淋巴结构（如：脾、胸腺、Waldeyer 淋巴环）
Ⅱ	病变局限于膈同侧两个或以上淋巴结区（纵隔被视为单一部位；一侧的肺门淋巴结考虑为单个区域受累，双侧肺门淋巴结受累则归为Ⅱ期）
Ⅲ	病变侵及膈两侧的淋巴结区或淋巴结构
Ⅲ₁	膈下病变局限于脾、脾门淋巴结、腹腔淋巴结或肝门淋巴结
Ⅲ₂	膈下病变除Ⅲ₁外，还累及主动脉旁淋巴结、髂淋巴结或肠系膜淋巴结
Ⅳ	结外病变超出"结外"（E）定义的部位 一个以上任何结外部位受累 侵及肝或骨髓受累
A	无症状
B	分期前 6 个月内不明原因体重减轻＞10% 1 个月内不明原因持续性发热或反复发热，体温＞38℃ 1 个月内反复夜间盗汗
E	除肝和骨髓以外的孤立性局限性淋巴结外组织受累

受2个或4个疗程的 ABVD 方案化疗联合受累野照射；或者小剂量化疗组成的联合方案—Stanford V。Ⅲ期或Ⅳ期患者应接受6个疗程的联合化疗，通常是 ABVD 方案。出现巨大纵隔肿物（超过胸腔最大直径的1/3）的患者，无论分期均应接受联合治疗，包括 MOPP/ABVD 或 MOPP-ABV 交替方案继而斗篷野照射（ABVD 联合放疗时其肺毒性严重）。疾病治疗中期正电子放射断层扫描显示病变持续存在可作为具有复发风险的标志，提示需要进一步治疗。大约半数（或以上）初始治疗失败的患者能够通过大剂量化疗和自体造血干细胞移植获得缓解。Brentuximab vedotin 是一种 CD30 指向性抗体-药物共轭体，对移植后复发患者有效。

长期随访的结果显示，患者最终死于放疗相关的晚期致死性毒性反应（心肌梗死、卒中、第二肿瘤）多于霍奇金病自身。因此，无论患者处于疾病早期或进展期，为避免放射线暴露，宜尽可能采用单纯联合化疗。

更多内容详见 HPIM-18 原文版：Longo DL：Malignancies of Lymphoid Cells, Chap. 110, p. 919；Munshi NC et al：Plasma Cell Disorders, Chap. 111, p. 936；and Chap. e21.

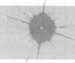

第74章
皮肤肿瘤

张建中 校 金江 柳小婧 译

■ 恶性黑色素瘤

最危险的皮肤恶性肿瘤；高度转移潜能；转移扩散后预后不良。

发病率

2011 年美国有 76 250 人诊断为恶性黑色素瘤，其中 9180 人死亡。

危险因素（表 74-1）

肤色白皙、日光照射、黑色素瘤家族史、发育不良痣综合征（常染色体显性疾病，独特表现的多发痣和皮肤黑色素瘤，可能与9号染色体长臂缺失有关）以及先天性巨大色素痣。黑人发病率较低。

表 74-1 黑色素瘤患病风险增加的相关因素

全身多发痣（数目越多，风险越高）
家族史或个人史
发育不良痣
浅色皮肤/毛发/眼
不易晒黑者
多雀斑者
UV 照射/日光灼伤/日光浴
CDKN2A 突变
MC1R 变异

预防

避免日晒可降低发病风险。尚未证实防晒能够预防黑色素瘤。

分类

1. *浅表扩散性黑色素瘤* 最常见；发生侵袭前最初为辐射状生长期。

2. *恶性雀斑样黑色素瘤* 在具备侵袭性之前的辐射状生长期非常长；恶性雀斑样痣（Hutchinson 黑色素雀斑）是一种癌前病变，老年人常见，同时日光暴露部位常见（特别是面部）。

3. *肢端雀斑样恶性黑色素瘤* 是深色皮肤患者最常见的皮肤肿瘤；发生在手掌和足底、黏膜表面、甲床和黏膜皮肤交界处；同恶性雀斑样黑色素瘤相似，但更具侵袭性。

4. *结节性恶性黑色素瘤* 起病即为侵袭性生长，通常预后很差。

生物学

大约一半的黑色素瘤存在激活的 *BRAF* 基因体细胞突变，通常导致在氨基酸 600 的位置谷氨酸被缬氨酸所替代（V600E）。约 20% 的患者存在 *N-ras* 突变，极少患者存在 *c-kit* 突变。目前一些靶向治疗药物可针对这些突变位点发挥抗肿瘤活性。

临床表现

通常是有色的（无黑色素者极少），病变颜色多样，红色、白色和（或）蓝色最常见，此外还有棕色和（或）黑色。有颜色且直径大于 6mm、不对称、表面或边缘不规则或颜色不均的病变更应当引起怀疑。

预后

无远处转移的薄层皮损预后最好，随着皮损增厚或存有转移证据者，预后较差。Ⅰ期和Ⅱ期（无转移的原发肿瘤）5 年生存率为

85％。Ⅲ期（可触及肿瘤区域结节）当只有一个结节时5年生存率为50％，有4个或更多结节时为15％～20％。Ⅳ期（多发转移）5年生存率小于5％。

治疗 恶性黑色素瘤

早期识别和局部切除是局限性病变的最佳方案；距肿瘤边缘1～2cm与4～5cm的切除范围效果相同，且通常不需皮肤移植。相较于直到临床复发再行延期手术，选择性淋巴结切除对整体生存率并无获益。以干扰素α3百万单位SC每3周（q3w），连续12～18个月的辅助治疗可以提高Ⅱ期患者的无病存活率。在一项研究中，采用辅助干扰素治疗可改善Ⅲ期患者的生存率，其方案为2千万单位Ⅳ qd×5d，持续4周，随后1千万单位SC q3w，持续11个月。但是此结果并未在其后的研究中确认。转移瘤可予以化疗或免疫治疗。威罗菲尼960mg PO bid可在50％的 *BRAF* 突变患者中获得应答，中位生存率约为16个月。抗CTLA4抗体伊匹单抗可延长约4个月的生存期。达卡巴嗪250mg/m² IV q3w×5d，联合他莫昔芬20mg/m² PO qd可诱导1/4的患者产生部分应答。最大耐受剂量的干扰素联合白介素-2（IL-2）在15％的患者中获得部分应答，但IL-2治疗罕有长期缓解。替莫唑胺是一类与达卡巴嗪活性相同的口服药物，能够进入中枢神经系统，目前正在对其协同放疗治疗中枢神经系统转移的效果进行评价。对于已经发生转移的病变尚无治愈性措施。疫苗与过继性细胞治疗处于试验阶段。

■ 基底细胞癌 （basal cell carcinoma，BCC）

最为常见的皮肤肿瘤；最常发生于接受日光照射部位，特别是面部。

危险因素

肤色白皙、长期紫外线暴露史、暴露于无机砷化物［福勒（Fowler）溶液、杀虫剂（如巴黎绿）］，或暴露于电离辐射。

预防

避免日光暴露、防晒措施可降低患病风险。

分类

五种基本类型：结节溃疡型（最常见）、浅表型（形似湿疹）、色素型（可能被误认为黑色素瘤）、硬斑型（伴有毛细血管扩张的斑片样皮损——角化者侵袭性最强）、角化型（基底鳞癌）。

临床表现

典型表现为珍珠样、半透明、光滑的丘疹，边缘卷曲，表面毛细血管扩张。

> **治疗** 基底细胞癌
>
> 局部切除可采用电干燥法、刮除、切除、冰冻或放疗；罕见转移，但可局部扩散。极少见 BCC 致死。局部浸润或转移性 BCC 可用 vismodegib 治疗，vismodegib 是 hedgehog 通路抑制剂，而该通路在 BCC 中常被激活。

■ 鳞状细胞癌（squamous cell carcinoma，SCC）

较基底细胞癌少见，但更易发生转移。

危险因素

肤色白皙、长期暴露于紫外线、烫伤或其他瘢痕（如瘢痕癌）、暴露于无机砷或电离辐射。日光性角化病是其癌前病变。

分类

最常表现为皮肤的溃疡结节或浅表糜烂。变异类型包括：

1. *博温病*（Bowen 病）　红色斑片或斑块，常伴鳞屑；非侵袭性；受累仅限于表皮及表皮附属物（如原位 SCC）。

2. *瘢痕癌*　原先稳定的瘢痕突然出现变化，尤其是当溃疡或结节出现时。

3. *疣状癌*　通常发生在足跖部；低度恶性但可能被误认为普通的疣。

临床表现

过度角化的丘疹、结节或糜烂；结节可继发溃疡。

> **治疗** 鳞状细胞癌
>
> 最常采用局部切除术和莫氏（Mohs）显微手术；部分病例可选择放疗。转移性病变可以放疗或联合生物治疗；13-顺式维 A 酸 1mg/d PO 联合干扰素 3 百万单位/天 SC。

预后

继发于紫外线暴露的 SCC 预后较好，如果病变发生于非日光暴露部位或与电离辐射相关则预后较差。

■ 皮肤肿瘤预防

大多数皮肤肿瘤与日光暴露有关。应建议患者避免日光照射并采取防晒措施。

更多内容详见 HPIM-18 原文版：Urba WJ et al：Cancer of the Skin, Chap. 87, p. 723.

第 75 章
头颈癌

余力生　校　余力生　译

头颈上皮癌主要是鳞状细胞癌，来源于头颈部的黏膜表面，包括各个鼻窦、口腔、鼻咽、口咽、喉咽和喉部。甲状腺癌将在第 181 章另述。

■ 发病率和流行病学

每年有 52 000 例患者确诊头颈癌，12 000 例患者死于本病。在美国，口腔、口咽部和喉部是最常见的原发部位；而在远东和地中海国家，鼻咽部更常见。酗酒和吸烟（包括无烟型烟草）是本病的危险因素，人乳头瘤病毒（通常是 HPV16 和 HPV18）也和部分头颈癌相关。

■ 病理学

远东地区的鼻咽癌具有其独特的组织学特征，呈伴有淋巴细胞浸润的非角化未分化恶性肿瘤，称为淋巴上皮瘤样癌，病因已明确为 EB 病毒。头颈部鳞状细胞癌可由癌前病变（如口腔红斑、口腔白斑）进展而来，其组织学分级直接影响疾病预后。罹患头颈癌的患者常继发头颈部、肺部或食管癌变，可能与上呼吸道和消化道黏膜受到类似的致癌物刺激相关。

■ 基因学改变

在头颈部癌中已发现染色体 3p、9p、17p 和 13q 中存在缺失和突变，p53 突变也已被报道。细胞周期蛋白 D1 可能存在过度表达。而上皮细胞生长因子一般过度表达。

■ 临床表现

头颈癌大多发生于 50 岁以上人群，症状随原发部位不同各异。

鼻咽部的病变通常直至晚期才出现症状，可导致单侧严重的中耳炎、鼻塞或者鼻出血。口腔癌常表现为久治不愈的口腔溃疡，有时伴有疼痛。口咽癌症状也出现较晚，表现为咽喉痛或耳痛。声嘶可能是喉癌的一个早期症状。极少数患者伴有颈部或锁骨上的无痛性、质硬的肿大淋巴结。肿瘤的分级取决于原发肿瘤的部位和受累淋巴结的情况。头颈癌发生远处转移的患者少于 10%。

治疗　头颈癌

通常分为三型：局限型，局部或区域浸润型，以及复发或转移型。约 1/3 的患者为局限型病变，可依据情况选取手术切除或局部放疗根治性治疗。局限型喉癌首选放疗以保留器官功能，局限型口腔癌则多选择手术。局限型病变 5 年生存率为 60%～90%，大多数复发发生在 2 年以内。局部浸润型是最常见的头颈癌类型（>50%），多采用综合疗法，诱导化疗后手术，随后化疗联合放疗最为有效。在放疗前或放疗中使用顺铂（75mg/m² IV D1）和多西他赛（多烯紫杉醇）（75mg/m² IV D1），联合 5-氟尿嘧啶（5-FU）[750mg/(kg·d)，持续输注 96～120h]，重复 3 个周期，其效果可能优于单纯外科手术联合放疗，患者 5 年生存率达 34%～50%，但是可能引发严重的黏膜炎。西妥昔单抗联合放疗可较单纯放疗效果更好。头颈癌患者多有营养不良和其他的并发症。复发或转移型（约 10% 的患者）多采取姑息疗法，如顺铂联合 5-FU 或紫杉醇（200～250mg/m²，并给予粒细胞集落刺激因子 G-CSF 支持），或单制剂化疗（紫杉烷、氨甲蝶呤、顺铂或卡铂）。有效率通常在 30%～50%，中位生存时间在 3 个月左右。

■ 预防

最重要的干预措施是戒烟。戒烟的患者长期生存率显著增高。顺式维 A 酸预防性化疗 [首 3 个月 1.5mg/(kg·d)，随后 9 个月 0.5mg/(kg·d) 口服] 对控制癌症的进展不但缺乏一致的效果，而且可能引发黏膜白斑病。

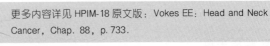

更多内容详见 HPIM-18 原文版：Vokes EE: Head and Neck Cancer, Chap. 88, p.733.

第 76 章
肺 癌

姜冠潮 校 杨锋 译

■ 发病率

2012 年，美国共确诊了大约 116 470 例男性和 109 690 例女性肺癌，其中 86% 的患者于 5 年内死亡。肺癌是癌症导致死亡的主要原因，在所有癌症死亡的患者中，有 28% 的男性和 26% 的女性死于肺癌。本病的高发年龄段是 55～65 岁。男性肺癌的发生率呈下降趋势，女性呈上升趋势。

■ 组织学分类

四种类型肺癌构成了 88% 的原发性肺癌，其中表皮样癌（鳞状细胞癌）29%，腺癌（含细支气管肺泡）35%，大细胞癌 9%，小细胞癌（或燕麦细胞癌）18%。组织学类型（小细胞肺癌对比非小细胞肺癌）是采取何种治疗方法的主要决定因素。小细胞癌常常表现为广泛播散，而非小细胞癌多呈局灶病变。表皮样癌和小细胞癌典型表现为中心型占位，而腺癌和大细胞癌常表现为周围型结节或占位。20%～30% 的表皮样癌和大细胞癌可出现癌性空洞。

■ 病因

肺癌的主要原因是使用烟草制品，尤其是香烟。肺癌细胞存有 $\geqslant 10$ 处获得性基因损害，最常见的是 ras 原癌基因点突变；myc 家族原癌基因扩增、重排或转录激活；bcl-2、Her-2/neu 和端粒酶过表达；染色体 1p、1q、3p12～13、3p14（FHIT 基因区）、3p21、3p24～25、3q、5q、9p（p16 和 p15 周期蛋白依赖性蛋白激酶抑制剂）、11p13、11p15、13q14（rb 基因）、16q 和 17p13（p53 基因）的缺失。3p 和 9p 丢失是最早期事件，其可在支气管上皮增生时就被检出。p53 异常和 ras 点突变往往仅在侵袭性癌中发现。少部分腺癌患者具有重要意义的表皮生长因子受体（EGFR）突变，或 alk 与 ros 融合基因。

■ 临床表现

仅 5%～15% 的肺癌患者在无症状期被检出。中心型支气管内肿瘤常导致咳嗽、咯血、喘息、哮鸣、呼吸困难和局限性肺炎。周围型肺癌常见疼痛、咳嗽、呼吸困难和癌性空洞形成引起肺脓肿症状。原发肿瘤转移扩散可能造成气管阻塞、吞咽困难、声音嘶哑、霍纳（Horner）综合征。肿瘤局部转移还可导致上腔静脉综合征、胸腔积液、呼吸衰竭。约50%的表皮状癌、80%的腺癌和大细胞癌以及＞95%小细胞癌出现胸外转移。脑转移、病理性骨折、肝转移以及脊髓受压均带来了多种临床难题。副癌综合征为提示肺癌或肿瘤复发的表现（第83章）。30%的患者伴有体重下降、厌食、发热等全身症状，而内分泌综合征见于12%的患者，包括高钙血症（表皮样癌）、抗利尿激素分泌不当综合征（小细胞癌）、男性乳腺发育（大细胞癌）。30%的患者伴有骨结缔组织综合征，包括杵状指（大部分为非小细胞癌），肺性肥厚性骨关节病见于1%～10%的患者（大多为腺癌），伴有杵状指、疼痛和肿胀等症状。

■ 肿瘤分期（见表76-1）

肿瘤分期包括两部分：①肿瘤受累部位（解剖分期）；②患者对抗肿瘤治疗的耐受能力（生理分期）评价。非小细胞肿瘤多采用TNM分期/国际分期系统（ISS）。按照T（原发肿瘤）、N（淋巴结转移情况）和M（有无远处转移）情况对肺癌进行分期。小细胞肿瘤分为两期：①局限期，病变局限在单侧胸腔和局部淋巴结；②广泛期：病变累及超过局限期的范围。对肿瘤进行分期所需措施大体上包括：细致的耳鼻喉检查、胸部X线（CXR）、胸部和腹部CT扫描以及PET扫描。CT扫描可提示非小细胞肺癌纵隔淋巴结受累情况以及胸膜播散情况，但是纵隔扩散的确切评估还需要组织学检查。无症状的患者一般不需常规进行放射性核素扫描。如果CXR检查中发现占位，且无明显的根治性手术禁忌证，还需进一步检查纵隔情况。根治性手术的主要禁忌证包括：胸外转移、上腔静脉综合征、声带和膈神经麻痹、恶性胸腔积液、对侧肺转移、组织学诊断小细胞肺癌。

治疗　肺癌（见表76-2）

1. 外科手术常用于治疗局限性病灶和非小细胞肺癌，然而多数拟行根治性外科手术的肿瘤最终因出现转移而无法手术。辅助化疗（顺铂，100mg/m²，4个周期）联合第二种活性制剂（依托泊苷、长春碱、长春瑞滨、长春地辛、紫杉类）对于接受病灶完全切除的ⅡA和ⅡB期患者，可改善其生存率。

表 76-1 肺癌 TNM（原发肿瘤、淋巴结、远处转移）国际分期系统

TNM 分期第 6 版和 TNM 分期第 7 版中各期肿瘤生存率对比

分期	TNM 第 6 版	TNM 第 7 版	5 年生存率,%
Ⅰ A	T1N0M0	T1a-T1bN0M0	73
Ⅰ B	T2N0M0	T2aN0M0	58
Ⅱ A	T1N1M0	T1a-T2aN1M0 或	46
		T2bN0M0	
Ⅱ B	T2N1M0 或	T2bN1M0 或	36
	T3N0M0	T3N0M0	
Ⅲ A	T3N1M0 或	T1a-T3N2M0 或	24
	T1-3N2M0	T3N1M0 或	
		T4N0-1M0	
Ⅲ B	任何 T, N3M0	T4N2M0 或	9
	T4, 任何 N, M0	T1a-T4N3M0	
Ⅳ	任何 T, 任何 N, M1	任何 T, 任何 N, M1a 或 M1b	13

第 6 版	第 7 版

原发肿瘤（T）

	第 6 版	第 7 版
T1	肿瘤直径≤3cm，无叶支气管受累	肿瘤直径≤3cm，周围包绕肺组织或脏层胸膜，无叶支气管受累
T1a		肿瘤直径≤2cm
T1b		肿瘤直径>2cm，≤3cm
T2	肿瘤直径>3cm，或无论大小但符合以下任何一个条件：	肿瘤直径>3cm，≤7cm，符合以下任何一个条件：
	累及脏层胸膜	累及主支气管，但距隆突≥2cm
	肺不张，但不包括全肺不张	侵及脏层胸膜
	累及主支气管，但距隆突≥2cm	伴有累及肺门的肺不张或阻塞性肺炎，但未累及全肺
T2a		肿瘤直径>3cm，≤5cm
T2b		肿瘤直径>5cm，≤7cm
T3	任何大小的肿瘤，侵犯下述任何结构：胸壁、膈、纵隔胸膜、心包壁层	肿瘤直径>7cm，或直接侵犯任何下述结构：胸壁（包含肺上沟瘤）、膈神经、纵隔胸膜、心包壁层
	距隆突<2cm	距隆突<2cm，但未侵及隆突
		累及全肺的肺不张或阻塞性肺炎
		原发肿瘤同一叶内出现分散的单个或多个肿瘤结节
T4	任何大小的肿瘤，侵及下述任何结构：纵隔、心脏或大血管、气管、食管、隆突	任何大小的肿瘤，侵及下述任何结构：纵隔、心脏或大血管、气管、喉返神经、食管、椎体、隆突

表 76-1 肺癌 TNM（原发肿瘤、淋巴结、远处转移）国际分期系统（续）

第 6 版	第 7 版
原发肿瘤（T）	
肿瘤伴有恶性胸腔积液或心包积液	同侧不同肺叶内出现单个或多个肿瘤结节
原发肿瘤同一叶内出现多个肿瘤结节	
淋巴结（N）	
N0　无区域淋巴结转移	无区域淋巴结转移
N1　转移至同侧支气管周围和（或）肺门淋巴结	转移至同侧支气管旁和（或）肺门淋巴结和肺内淋巴结转移，包括直接侵犯
N2　转移至同侧纵隔内和（或）隆突下淋巴结	转移至同侧纵隔内和（或）隆突下淋巴结
N3　转移至对侧纵隔、对侧肺门、同侧或对侧前斜角肌及锁骨上淋巴结	转移至对侧纵隔、对侧肺门、同侧或对侧前斜角肌及锁骨上淋巴结
远处转移（M）	
M0　无远处转移	无远处转移
M1　远处转移（包括与原发病灶处于不同肺叶的肿瘤结节）	远处转移
M1a	对侧肺叶出现肿瘤结节
	胸膜结节或恶性胸腔积液或恶性心包积液
M1b	远处转移

* 生存率数据依据 TNM 分期第 7 版。

资料来源：*Bottom portion of table reproduced with permission from P Goldstraw et al：J Thorac Oncol 2：706，2007*

2. 孤立肺结节：切除指征包括吸烟、年龄≥35 岁、病灶相对较大（>2cm）、无钙化、伴有胸部症状及相较既往 CXR 其病灶增大（见图 76-1）。

3. 对于无法切除的 III 期非小细胞肺癌，胸腔放疗联合以顺铂为基础的化疗可使其 1 年死亡率降低大约 25%。

4. 对于无法切除的非小细胞肺癌、转移癌或拒绝手术治疗的患者：考虑放疗；联合以顺铂/紫杉醇为基础的化疗，可使两年死亡率降低 13%，并提高生活质量。培美曲塞对进展性肺癌具有一定效果。

表76-2 肺癌患者治疗措施总结

非小细胞肺癌

ⅠA期、ⅠB期、ⅡA期、ⅡB期和部分ⅢA期：

   外科切除适用于ⅠA期、ⅠB期、ⅡA期及ⅡB期

   外科切除加纵隔淋巴结清扫联合新辅助化疗适用于"轻微程度N2受累"的ⅢA期病灶（通过开胸术或纵隔镜检查术发现）

   N2期患者可考虑手术后放疗

   ⅠB期患者：个体化评估化疗的风险和获益，不常规给予辅助化疗

   Ⅱ期患者：辅助化疗

根治性放射治疗适用于无法手术的患者

ⅢA期中特定类型的T3期肿瘤：

   肿瘤伴有胸壁受累（T3）：肿瘤及受累胸壁全切，考虑术后放疗

   肺上沟癌（T3）：术前放疗（30～45Gy）联合化疗，并进行受累肺及胸壁全切及术后放疗

   近端气管受累（距离隆突＜2cm），不伴纵隔结节：袖状切除，尽可能保留远端正常肺组织或肺叶切除

ⅢA期进展的、巨大的、临床上确定为N2期肿瘤（术前发现）者和ⅢB期可耐受放疗者：

   在身体状况和客观医疗条件允许的情况下同时进行根治性放疗联合化疗，否则可化疗后序贯放疗或单独进行放疗

ⅢB期累及隆突（T4）但非N2期肿瘤：

   考虑肺叶切除及受累气管袖状切除，与对侧支气管主干直接吻合

Ⅳ期和多数进展型ⅢB期：

   放疗减轻局部症状

   具备活动能力的患者给予化疗；特定患者可考虑化疗联合贝伐单抗

   大量恶性胸腔积液的患者给予胸腔引流

   考虑切除原发肿瘤和孤立的脑转移或肾上腺转移灶

小细胞肺癌

局限期（身体状况良好）：化疗＋同步胸部放疗

广泛期（身体状况良好）：联合化疗

肿瘤完全缓解者（各期肿瘤）：考虑预防性头颅放疗

身体状况不佳的患者（各期肿瘤）：

   改良剂量联合化疗

   姑息性放疗

表 76-2 肺癌患者治疗措施总结（续）

支气管肺泡癌或腺癌伴有表皮生长因子受体（EGFR）突变或 ALK 重排

吉非替尼或厄洛替尼（EGF 受体激酶活性抑制剂）

克唑替尼（ALK 抑制剂）

全部患者

放疗适用于脑转移、脊髓受压、负重部位溶骨破坏、症状性局部病变（神经麻痹、气道阻塞、咯血、胸内大静脉栓塞、化疗无效的非小细胞肺癌和小细胞肺癌）

化疗期间注意支持治疗，妥善地诊断与处理合并的其他临床问题

鼓励戒烟

符合标准的患者可参与进行临床试验

5. 小细胞癌：联合化疗是该病的标准治疗方法；化疗 6～12 周后的反应可以预测患者的中、长期生存率。

6. 局限期小细胞肺癌在化疗的基础上联合放疗可使 5 年生存率从 11% 提高至 20%。

7. 预防性全颅照射可使局限期小细胞肺癌患者的生存率再提高 5%。

8. 伴有支气管阻塞的肿瘤可在支气管镜下进行激光切除。

9. 放疗适用于脑转移、脊髓受压、症状性占位和骨破坏。

10. 鼓励戒烟。

11. 腺癌患者（全部肺癌患者中约占 3%）：其中 7% 患者伴有表皮生长因子受体（EGFR）活性突变，EGFR 拮抗剂（吉非替尼或厄洛替尼）通常有效；约 5% 患者发生 alk 基因重排，可对克唑替尼有效。

■ 预后

仅有 20% 的患者在确诊肺癌时为局限性病灶，其 5 年生存率男性为 30%；女性为 50%。进展期肺癌患者的 5 年生存率仅为 5%。

■ 筛查

美国国家癌症中心对高危人群（年龄 55～74 岁，吸烟 30^+ 包/年）采用低辐射剂量螺旋 CT 进行肺癌筛查，结果提示肺癌死亡率减少 20%，但对于总体人群死亡率却影响甚微。

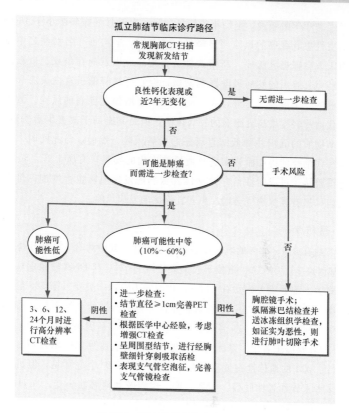

孤立肺结节临床诊疗路径

常规胸部CT扫描
发现新发结节

良性钙化表现或
近2年无变化 —— 是 → 无需进一步检查

否

可能是肺癌
而需进一步检查? —— 否 → 手术风险

是

肺癌可
能性低

肺癌可能性中等
(10%～60%)

否

3、6、12、
24个月时进
行高分辨率
CT检查

阴性

• 进一步检查:
• 结节直径≥1cm完善PET
检查
• 根据医学中心经验,考虑
增强CT检查
• 呈周围型结节,进行经胸
壁细针穿刺吸取活检
• 表现支气管空泡征,完善
支气管镜检查

阳性

胸腔镜手术;
纵隔淋巴结检查并
送冰冻组织学检查,
如证实为恶性,则
进行肺叶切除手术

图 76-1 孤立肺结节临床诊疗路径

更多内容详见 HPIM-18 原文版: Horn L, Pao W, Johnson, DH: Neoplasms of the Lung, Chap. 89, p. 737.

第 77 章
乳腺癌

王殊 校 杜炜 译

■ 发病率及流行病学

乳腺癌是女性最常见的肿瘤。2012 年,美国有 229 060 万名女性被诊断为乳腺癌,4 万名女性因此而死亡。男性也可以发生乳腺癌,女性与男性发病率之比为 150:1。乳腺癌是一种激素依赖性疾病。

月经初潮年龄较晚，绝经年龄较早，第一次足月妊娠年龄小于 18 岁的女性患乳腺癌的风险明显降低。在美国，平均每 9 名女性之中就有 1 人会罹患乳腺癌。高脂饮食是否为高危因素尚存争议。口服避孕药对乳腺癌的发病风险影响甚微，但它可以降低子宫内膜癌和卵巢癌的发生风险。另外，人工流产并不会增加乳腺癌的风险。激素替代治疗轻度增高乳腺癌的发病风险，但是其有助于改善生活质量、骨矿物质的沉积并降低结直肠癌的发病风险。然而，与此同时，激素替代治疗使得心血管疾病及血栓性疾病的发病率有所上升。30 岁之前曾接受过放射性治疗的女性乳腺癌的发病风险也会增加。母亲或姐妹患有乳腺癌也会增加患者乳腺癌的发病风险。

■ 遗传学

约有 8%～10% 的乳腺癌呈家族遗传性，其中约有 5% 为 *BRCA-1* 基因突变。*BRCA-1* 定位于人类染色体 17q21，与 DNA 转录偶联修复有关。德系犹太妇女有 1% 携带相同的 *BRCA-1* 突变（第 185 位的腺嘌呤和鸟嘌呤缺失）。*BRCA-1* 综合征包括女性卵巢癌及男性前列腺癌发病风险增高。11 号染色体上的 *BRCA-2* 基因突变见于 2%～3% 的乳腺癌患者中。基因突变与男性及女性乳腺癌风险增高均有相关性。*p53* 的遗传性突变（Li-Fraumeni 综合征）十分罕见，但可引起多种家族性恶性肿瘤，如乳腺癌、肉瘤及其他恶性病变。*hCHK2* 和 *PTEN* 基因种系突变也与部分家族性乳腺癌有关。散发的乳腺癌可见多种基因改变，包括 *HER-2/neu* 的过表达（见于 25% 病例）、*p53* 突变（见于 40% 病例）及其他基因位点的杂合缺失。

■ 诊断

乳腺癌一般通过对乳腺钼靶或触诊发现的肿块进行活检来确诊。因此强烈建议女性每月检查自己的乳房。对于绝经前的女性，存疑的或不似恶性的（小）肿块应在 2～4 周内再次复查（图 77-1）。绝经前女性整个生理周期中持续存在的肿块，或绝经后女性出现的任何肿块，都应对其进行穿刺活检。如为囊性肿块，且穿刺液为非血性液体，则患者转为日后常规筛检。如囊性肿块穿刺抽液后仍有残留肿块或穿刺液为血性液体，那么患者应行乳腺钼靶检查及肿块切除活检。如为实性肿块，患者同样应当接受乳腺钼靶检查及切除活检。对 50 岁以后的女性每隔 1 年进行一次乳腺钼靶筛查可有效挽救生命，但是否应对 40 岁之后的女性常规进行乳腺钼靶筛查尚存争议，其主要是基于如下事实：①在 40～49 岁的女性中，乳腺癌并不

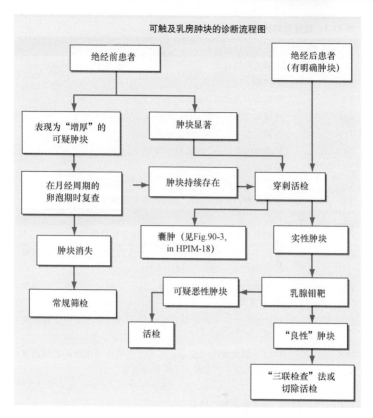

可触及乳房肿块的诊断流程图

图 77-1 可触及乳房肿块的临床诊断路径

常见，因此筛查阳性率较低；②对 40～49 岁的筛查阳性的女性进行进一步检查，确诊为乳腺癌的患者较少；③在那些 40～49 岁时每年都做筛查的女性中，大概 50% 患者因存有异常而需要接受诊断性操作（通常是活检），但最终极少证实为乳腺癌。然而，仍有许多人相信从 40 岁开始进行乳腺钼靶筛查是有价值的。经过 13～15 年的随访发现，那些从 40 岁就开始接受筛查的女性生存率有一定提高，但并不显著。具有家族性乳腺癌病史的女性在接受乳腺钼靶筛查时更易出现假阴性结果，对于这些女性而言，MRI 是更好的筛查手段。

■ 分期

乳腺癌的分期直接影响疾病的治疗和预后（表 77-1）。除非乳腺肿块巨大或固定于胸壁，否则都应在做肿块切除时对同侧腋窝进行分期（见下文）。对于已知分期的患者，肿瘤的特性可影响患者预后，

表 77-1　乳腺癌的分期

原发肿瘤（T）	
T0	无原发肿瘤证据
TIS	原位癌
T1	肿瘤最大直径≤2cm
T1a	肿瘤最大直径>0.1cm，但≤0.5cm
T1b	肿瘤最大直径>0.5cm，但≤1cm
T1c	肿瘤最大直径>1cm，但≤2cm
T2	肿瘤最大直径>2cm，但≤5cm
T3	肿瘤最大直径>5cm
T4	侵及胸壁、炎性乳癌、皮肤出现溃疡或卫星结节
区域淋巴结（N）	
PN0（i－）	组织学上无区域淋巴结转移，免疫组化阴性
PN0（i+）	组织学上无区域淋巴结转移，免疫组化阳性，但阳性区域≤0.2mm
PN0（mol－）	组织学上无区域淋巴结转移，分子生物学方法测定阴性发现（RT-PCR）
PN0（mol+）	组织学上无区域淋巴结转移，分子生物学方法测定有阳性发现（RT-PCR）
PN1	1～3 个腋窝淋巴结受累，或通过前哨淋巴结活检发现内乳淋巴结有微小转移灶，但临床不明显 [*]
PN1mi	微转移（>0.2mm，≤2mm）
PN1a	1～3 个腋窝淋巴结受累
PN1b	通过前哨淋巴结活检发现内乳淋巴结有微小转移灶，但临床表现不明显 [*]
PN1c	1～3 个腋窝淋巴结受累，且通过前哨淋巴结活检发现内乳淋巴结有微小转移灶，但临床不明显 [a]（如果阳性腋窝淋巴结>3 个，则内乳淋巴结被归为 pN3b 以反映肿瘤负荷增加）
pN2	4～9 个腋窝淋巴结受累，或腋窝淋巴结未受累但内乳淋巴结受累，临床表现明显 [a]
pN3	≥10 个腋窝淋巴结转移；或锁骨下淋巴结转移；或有 1 个或更多腋窝淋巴结受累，且有临床明显 [a] 的同侧内乳淋巴结；或有 3 个及 3 个以上的腋窝淋巴结受累，伴内乳淋巴结临床表现阴性的微小转移；或同侧隆突下淋巴结转移
远处转移（M）	
M0	无远处转移
M1	远处转移（包括转移至同侧锁骨下淋巴结）

表 77-1 乳腺癌的分期（续）

分期组合			
0 期	Tis	N0	M0
Ⅰ期	T1	N0	M0
ⅡA 期	T0	N1	M0
	T1	N1	M0
	T2	N0	M0
ⅡB 期	T2	N1	M0
	T3	N0	M0
ⅢA 期	T0	N2	M0
	T1	N2	M0
	T2	N2	M0
	T3	N1、N2	M0
ⅢB 期	T4	任何 N	M0
	任何 T	N3	M0
ⅢC 期	任何 T	N3	M0
Ⅳ期	任何 T	任何 N	M1

^a"临床表现明显"定义为：影像学检查（除淋巴结显像外）或临床检查发现异常。
缩略词：RT-PCR，逆转录 PCR。
资料来源：*Used with permission of the American Joint Committee on Cancer（AJCC），Chicago，Illinois. The original source for this material is the AJCC Cancer Staging Manual，7th ed. New York，Springer，2010；www.springer online.com.*

如表达雌激素受体（ER）者可改善预后，而 *HER2/neu* 过表达、*p53* 突变、高生长分数、非整倍体者预后不良。乳腺癌几乎可以转移至体内的各个部位，但最常见的是骨、肺、肝、软组织和脑。

治疗　乳腺癌

　　不同分期乳腺癌的 5 年生存率见表 77-2。乳腺癌的治疗方式因肿瘤分期不同而有所区别。

　　导管原位癌是发生在乳腺导管内的非浸润性肿瘤，选用的治疗是广泛切除联合乳腺放疗。一项研究显示，他莫西芬辅助治疗可进一步降低肿瘤的复发风险。

　　浸润性乳腺癌分为可手术型、局部进展型及转移型。就可手术型乳腺癌的初次手术效果而言，乳腺癌改良根治术与保留乳房的乳腺癌切除术联合术后放疗的效果相近。前哨淋巴结活检可用于替代腋窝淋巴结清扫评价淋巴结受累情况。术中可通过在肿瘤所在位置注射染料识别出前哨淋巴结，其为首个显色的淋巴结。肿瘤直径小于 1cm 且腋窝淋巴结阴性的女性除了保留乳房的乳腺癌

表 77-2　不同分期乳腺癌患者的 5 年生存率

分期	5 年生存率
0	99％
Ⅰ	92％
ⅡA	82％
ⅡB	65％
ⅢA	47％
ⅢB	44％
Ⅳ	14％

资料来源：*Modified from data of the National Cancer Institute—Surveillance, Epidemiology, and End Results*（SEER）.

切除术及联合术后放疗外，并不需要其他额外的治疗。但对下列患者联合 6 个月的辅助化疗是获益的：腋窝淋巴结受累的绝经前女性、淋巴结阴性但肿瘤巨大或肿瘤具有预后不良特性的绝经前或绝经后女性、淋巴结受累且雌激素受体阴性的绝经后女性。直径大于 1cm 且雌激素受体阳性的绝经后患者，无论其腋窝淋巴结是否受累，都应使用芳香化酶抑制剂治疗。在芳香化酶抑制剂的疗效被认可之前就已经开始接受他莫西芬治疗的女性，应在他莫西芬用满 5 年之后转换为芳香化酶抑制剂，并继续治疗 5 年。

无论是绝经前还是绝经后的患者，辅助化疗联合激素治疗都适用于雌激素受体阳性伴淋巴结受累的患者，而雌激素受体阴性不伴淋巴结受累的患者，则可单独应用辅助化疗进行治疗。多种化疗方案可供选择，其中最为有效的是 AC-P 方案，每 3 周为一周期，前 4 个周期每个周期的第 1 天静脉输注多柔比星（60mg/m²）和环磷酰胺（600mg/m²），后续 4 个周期，每个周期的第 1 天给予紫杉醇（175mg/m²）持续输注 3h。对于 HER-2 基因阳性的乳腺癌患者，曲妥珠单抗联合化疗可以增强化疗对预防肿瘤复发的能力。至于其他治疗方案的疗效还有待进一步证实。绝经前的女性接受卵巢去势治疗［如使用促黄体素释放素（LHRH）抑制剂戈舍瑞林］与辅助化疗可有相同的疗效。

他莫西芬辅助治疗（20mg/d，使用 5 年）或芳香化酶抑制剂治疗（阿那曲唑、来曲唑、依西美坦）可用于雌激素受体阳性且淋巴结受累的绝经后女性，也可用于雌激素受体阳性、淋巴结无受累但肿瘤巨大或肿瘤具有预后不良特性的绝经后女性。约有半数局限性乳腺癌患者复发。大剂量辅助治疗联合骨髓支持治疗并未显现更佳的疗效，甚至那些具有高复发风险的女性也不能从中获益。

局部进展型的乳腺癌患者对新辅助化疗（如 CAF 方案：以 1 个月为一周期，每周期第 1 天和第 8 天静脉输注环磷酰胺 500mg/m^2、多柔比星 50mg/m^2 和 5-氟尿嘧啶 500mg/m^2，共 6 周期）后进行手术治疗联合局部放疗获益。

转移癌的治疗主要取决于雌激素受体的情况和治疗理念。到目前为止，并无可治愈转移癌的方法。随机试验表明，干细胞移植支持下高剂量化疗并不改善患者的生存。传统治疗（雌激素受体阳性的患者使用芳香化酶抑制剂，雌激素受体阴性则联合化疗）的中位生存期仅为 16 个月。肿瘤表达 HER-2/neu 的患者化疗联合曲妥珠单抗（抗 HER-2/neu）治疗可提高疗效。一些专家倡议肿瘤转移的情况下序贯应用单个抗肿瘤活性药物。对于蒽环类及紫杉醇类药物抵抗的患者，可使用的活性药物包括卡培他滨、长春瑞滨、吉西他滨、伊立替康及铂剂。正处于他莫西芬辅助治疗的患者，可能获益于更换为芳香化酶抑制剂（如：来曲唑、阿那曲唑）。半数对某种内分泌治疗有效的患者，同时也对另一种内分泌治疗有应答。二磷酸盐类药物减少骨骼系统并发症，还可增强其他治疗的抗肿瘤效应。放疗是缓解症状的有效方法。

■ 预防

乳腺癌患者发生第二次乳腺癌的风险为 0.5%/年。乳腺癌高危人群可通过口服他莫西芬 5 年将其发病风险降低 49%。而芳香化酶抑制剂的疗效仍在研究中，但它的疗效至少与他莫西芬是相似的。携带 BRCA-1 突变基因的女性在接受乳房单纯切除后可使其罹患乳腺癌的风险降低 90%。

更多内容详见 HPIM-18 原文版：Lippman ME：Breast Cancer, Chap. 90, p. 754, in HPIM-18.

第 78 章
胃肠道肿瘤

王杉 校 叶颖江 译

食管癌

2012 年美国新发 17 460 例，15 070 例死亡；男性多发，中国、伊朗、阿富汗、西伯利亚地区、蒙古等是高发地区。美国黑人发病率高于白人；发病年龄多在 60 岁以上；由于多数患者出现症状时已经是进展期，因此 5 年生存率不超过 5%。

病理

60% 的食管癌为鳞癌，多发生在食管上 2/3 段。腺癌不超过 40%，多位于下 1/3 段，肿瘤起源于柱状化生（Barrett 食管）区域、腺管组织，或是胃贲门腺癌直接浸润；罕有淋巴瘤及黑色素瘤。10% 的食管癌发生在食管上 1/3 段，35% 在食管中 1/3 段，55% 在食管下 1/3 段。

危险因素

鳞癌的主要危险因素：酗酒、吸烟（两者具有协同作用）。其他危险因素：碱烧伤及食管狭窄，接触放射性物质，头部和颈部的恶性肿瘤，贲门失迟缓，吸食鸦片类，Plummer-Vinson 综合征，胼胝症，长期饮用高温茶水以及维生素 A、锌、钼缺乏等。Barrett 食管是腺癌的危险因素。

临床特点

进行性吞咽困难（最初为固体状食物，随后进展为流食）、体重快速下降、胸痛（纵隔侵犯）、吞咽痛、误吸（梗阻、支气管食管瘘）、声嘶（喉神经侵犯）、高钙血症（鳞癌引发的甲状旁腺素相关肽分泌增多）；偶有出血，可间断大量出血；体格检查往往未见显著异常。

诊断

气钡双重对比造影可作为吞咽困难的初筛检查；可弯曲胃食管镜是最敏感、最特异的检查；内镜活检和食管黏膜刷取脱落细胞的病理学检查可确定诊断（单独一项检查也足够敏感）；CT 和超声内镜对评估局部浸润和淋巴结转移极具价值。

治疗 食管癌

由于并发症（气管食管瘘、脓肿、误吸）的发生率很高，所以只有 40% 的食管癌患者能进行外科手术治疗；鳞状细胞癌：术前给予 5-FU 联合顺铂化疗、术后放射治疗可延长寿命并提高治愈率。腺癌：根治性切除的可能性较低；进行根治手术的食管癌患者，5 年生存率 <20%。姑息性治疗手段包括：激光消融、机械扩张、放疗、食管支架。为提供营养支持，常需行胃造瘘和空肠造瘘术。虽然术前联合放化疗具有一定效果，但是其不良反应也不容忽视。

胃癌

发病率最高的国家是日本、中国、智利、爱尔兰；世界总体范围发病率在下降，美国在过去 60 年间，下降至原来的 1/8；在 2012 年，新发 21320 例，死亡 10540 例；男女比例为 2：1；高峰发病年龄在 60～70 岁间；整体 5 年生存率＜15％。

危险因素

社会低收入群体发病率较高。通过对移民及其后代的研究，发现环境因素是重要因素。发病率增高也与若干食物相关，包括：硝酸盐制品、熏制食品、高盐食品等。患者的一级亲属发病率增高提示遗传因素的作用。其他危险因素包括萎缩性胃炎、*幽门螺杆菌*感染、毕Ⅱ式手术、胃空肠吻合术、胃腺瘤、Ménétrier 病、恶性贫血、增生性胃息肉（后二者与萎缩性胃炎相关），A 型血的人群发病率轻度上升。

病理

85％为腺癌，大多呈局限（息肉型或溃疡型），2/3 发生在胃窦和胃小弯，常为溃疡型（"肠型"）；较少出现弥漫性浸润（胃蜂窝织炎型）或者浅表扩散（弥漫病变在年轻患者中多见；较少表现为皮革胃；预后极差）；转移多发生在局部淋巴结、肝、腹膜；全身转移不常见；淋巴瘤占 15％（免疫功能正常患者中多发生在结外淋巴组织），包括低度恶性黏膜相关淋巴样组织（MALT）和侵袭性弥漫性大细胞淋巴瘤；平滑肌肉瘤和胃肠间质瘤（GIST）较少见。

临床特点

最常见的临床表现是进行性上腹不适、体重减轻、厌食、恶心；常见急或慢性胃肠道出血（黏膜溃疡）；吞咽困难（贲门部位）；呕吐（幽门以及广泛浸润）；早饱感；早期病变体检常无阳性发现；进展期时腹部压痛、面色苍白、恶病质是常见体征；较少可触及肿块；远处转移表现有肝大、腹水、左侧锁骨上淋巴结肿大；或脐周、卵巢、直肠前肿块（结节性架板样肿块）；低热、皮肤病变（结节、皮肌炎、棘皮症或者皮脂角化症）。实验室检查：2/3 的患者伴有缺铁性贫血；80％的患者便潜血呈阳性；少数伴随全血细胞减少和微血管病性溶血性贫血（骨髓浸润）、类白血病反应、游走性血栓性静脉炎或者黑棘皮病。

诊断

气钡双重造影检查有助于诊断；胃镜是最具敏感性和特异性的检查；组织活检和黏膜刷片细胞学检查可确定病理学诊断；浅表组织的活检对淋巴瘤的诊断价值不高（淋巴瘤多发生在黏膜下）；对于鉴别良恶性胃溃疡，多次活检和随访检查呈溃疡愈合表现极为关键。

治疗　胃癌

腺癌：仅有部分患者能够通过胃切除手术治愈（＜1/3）；局限于黏膜层的能够完整切除的肿瘤少见，其治愈率为80%；深部浸润、淋巴结转移，但无远处转移可进行手术切除的患者，其5年生存率降至20%（表78-1）；CT和超声内镜可辅助判定肿瘤是否能手术切除。病变远端胃大部切除术同全胃切除术的效果相近，但

表78-1　胃癌的分级系统

分级	TNM	特点	来自 ACS 的数据	
			病例数%	5年生存率%
0	$T_{is}N0M0$	淋巴结阴性，局限于黏膜	1	90
I A	T1N0M0	淋巴结阴性，侵及黏膜固有层及黏膜下层	7	59
I B	T2N0M0 T1N1M0	淋巴结阴性，侵及黏膜肌层	10	44
II	T2N1M0 T1N2M0	淋巴结阳性，突破黏膜层但未突破浆膜层； 或者	17	29
	T3N0M0	淋巴结阴性，突破浆膜层		
III A	T2N2M0 T3N1-2M0	淋巴结阳性，侵及黏膜肌层或突破浆膜层	21	15
III B	T4N0-1M0	淋巴结阴性，侵犯周围组织	14	9
III C	T4N2-3M0	＞3个淋巴结阳性，侵及浆膜层或毗邻结构		
	T3N3M0	≥7个淋巴结阳性，突破浆膜层但未侵及浆膜层和毗邻结构		
IV	T4N2M0	淋巴结阳性，侵及周围组织或者	30	3
	T1-4N0-2M1	远处转移		

缩略词：ACS，美国肿瘤协会；TNM，肿瘤、淋巴结、远处转移

是致病率更低；脾切除、胰腺部分切除、根治性淋巴结清除的获益不肯定。术后辅助化疗（5-FU/亚叶酸钙）联合放疗使患者中位生存时间延长 7 个月。应用表柔比星、顺铂和 5-FU 的新辅助化疗方案可使肿瘤降期并提升手术效果。对于晚期的疼痛、梗阻和出血，姑息性治疗措施包括手术、内镜下扩张、放疗、化疗。

*淋巴瘤：*低度恶性黏膜相关淋巴样组织（MALT）淋巴瘤由幽门螺杆菌引起，根治幽门螺杆菌后半数患者完全缓解；其余患者对联合化疗有效，包括环磷酸胺、多柔比星、长春新碱、泼尼松（CHOP）和利妥昔单抗。弥漫性大细胞性淋巴瘤可予 CHOP 方案联合利妥昔单抗治疗，或者胃大部切除术后进行化疗；其 5 年生存率为 50%～60%。

*平滑肌肉瘤：*大多数患者可通过手术治疗治愈。对于表达 c-kit 酪氨酸激酶（CD117）的肿瘤（GIST），部分病例甲磺酸伊马替尼有效。

胃良性肿瘤

远较胃恶性肿瘤少见；增生性息肉最为常见；而腺瘤、错构瘤、平滑肌瘤罕见；30% 的腺瘤和增生性息肉与胃的恶性病变相关。息肉病综合征包括 Peutz-Jeghers 和家族性腺瘤性息肉病（错构瘤和腺瘤）、Gardner 综合征（腺瘤）及 Cronkhite-Canada（囊性息肉）。见后"结肠息肉"部分。

临床特点

通常无症状；偶尔表现为出血症状或者上腹部不适。

治疗 胃良性肿瘤

内镜治疗或者外科手术切除。

小肠肿瘤

临床特点

小肠肿瘤不常见（占全部胃肠道肿瘤的 5%）；常表现为出血、腹痛、体重下降、发热或者肠梗阻（持续或者间断）；麸质过敏症、累及小肠的克罗恩病、AIDS、器官移植、自身免疫性疾病均会增加淋巴瘤的发生率。

病理

病理多为良性；最常见的类型是腺瘤（十二指肠常见）、平滑肌瘤（肠壁内）和脂肪瘤（回肠常见）；50％的恶性肿瘤是腺癌，多发生于十二指肠（Vater壶腹以及附近）或者空肠近端，同良性肿瘤共存；原发肠道淋巴瘤（非霍奇金型）占25％，局部肿块型常见（西方型），通常为T细胞来源，且此前合并乳糜泻；弥漫浸润型（地中海型），多与免疫增生性小肠疾病（IPSID；α-重链疾病）、B细胞MALT淋巴瘤及空肠弯曲螺杆菌感染相关，临床常表现为肠道吸收不良；类癌性肿瘤（通常无症状）可表现出血或者肠套叠。

诊断

内镜检查和活检对于十二指肠及近段空肠的肿瘤诊断最具价值；此外，X线钡剂造影是最佳的诊断性检查；小肠直接对比剂灌注检查（灌肠造影法）有时可显见常规小肠X线检查未能发现的肿瘤病灶；常需血管造影（发现肿瘤的血管丛）或者剖腹探查确定诊断；CT对于判定肿瘤的范围和边界极具价值（尤其是淋巴瘤）。

治疗 ▶ **小肠肿瘤**

外科手术切除。辅助化疗对局灶型淋巴瘤有效。IPSID能够通过治疗进展性淋巴瘤的化疗药联合口服抗生素治愈（如四环素）。对于其他小肠肿瘤，没有证据证实化疗或者放疗能够治愈。

结肠息肉

■ 管状腺瘤

见于近30％的成人，带蒂或广基，通常无症状。近5％患者便潜血阳性，也可导致肠梗阻。管状腺瘤恶变率同其大小相关（直径＜1.5cm，恶变率＜2％；直径＞2.5cm，恶变率＞10％），广基管状腺瘤恶变率更高。65％管状腺瘤发生于直肠乙状结肠交界处，可通过钡灌场或者结肠镜诊断。治疗：全结肠镜检查可发现多发病灶（发生率为30％）；内镜下切除（如果息肉巨大或内镜下无法切除，则行外科手术切除）；每2～3年结肠镜检查随访。

■ 绒毛管状腺瘤

总体上比管状腺瘤体积大，通常为广基腺瘤，恶变风险高（直径＞2cm时，恶变率达到30％）；多发生于左半结肠，偶伴高钾分泌性腹泻。治疗：同管状腺瘤。

■ 增生性息肉

无症状，常在结肠镜检查中偶然发现，很少＞5mm，无恶变倾向，无需治疗。

■ 遗传性息肉综合征

见表78-2。

1. *家族性结肠息肉病*（FPC） 全结肠弥漫腺瘤性息肉（可达数千枚）；常染色体显性遗传，与5号染色体上结肠腺瘤性息肉基因的缺失相关；40岁以上患者的恶变率为100%。治疗：30岁之前进行预防性全结肠切除术或者结肠次全切除及回肠直肠吻合术；结肠次全切除避免了回肠造瘘术，但是必须严密进行直肠镜检查随诊；对FPC患者的同胞兄妹或者后代需在35岁前每年定期行结肠镜或者影像学检查；舒林酸及其他NSAID类药物可使息肉消退及阻断其进展。

2. *Gardner综合征* FPC的变异型，伴有软组织肿瘤（表皮样囊肿、骨瘤、脂肪瘤、纤维瘤、硬纤维瘤）；胃十二指肠息肉、壶腹周围癌发生率更高。治疗：同FPC，结肠切除术后通过粪便潜血试验监测小肠疾病。

表78-2 遗传性胃肠道息肉综合征（常染色体显性遗传）

综合征	息肉分布	组织学类型	潜在恶化风险	伴发病变
家族性腺瘤性息肉病	大肠	腺瘤	一般	无
Garnder综合征	大肠、小肠	腺瘤	一般	骨瘤、纤维瘤、脂肪瘤、表皮样囊肿、壶腹周围癌、先天性视网膜色素上皮细胞肥大
Turcot综合征	大肠	腺瘤	一般	脑部恶性肿瘤
非息肉性综合征（Lynch综合征）	大肠（多为近端）	腺瘤	一般	子宫内膜及卵巢肿瘤
Peutz-Jeghers综合征	小肠、大肠、胃	错构瘤	少见	皮肤黏膜色素沉着，卵巢、乳腺、胰腺、子宫内膜肿瘤
幼年性息肉病	大肠、小肠、胃	错构瘤，很少进展为腺瘤	少见	各种先天性异常

3. *Turcot 综合征*　FPC 的罕见变异型，合并脑部恶性肿瘤。治疗同 FPC。

4. *非息肉性综合征*　家族性综合征，结肠癌患病率为 50%，发病高峰年龄为 50 岁，常合并多发的原发肿瘤（如子宫内膜癌），常染色体显性遗传，与 DNA 错配修复相关。

5. *幼年性息肉病*　多发结肠及小肠良性错构瘤；常见肠道出血。其他症状：腹痛、腹泻；偶尔可发生肠套叠。切除后较少复发；散发腺瘤性息肉恶变为结肠癌的风险较低。是否需行预防性结肠切除术尚存争议。

6. *Peutz-Jeghers 综合征*　全胃肠道多发的错构瘤性息肉，小肠较大肠分布密集；常见胃肠道出血；胃肠道及全身发生癌症的风险稍高。不建议行预防性手术。

结直肠癌

人群中第二常见的肿瘤。在美国其死亡率占所有癌症的 10%，50 岁以上发病率显著上升，男女发病率基本相同。2012 年数据显示新发 143 460 例，死亡 51 690 例。

病因和危险因素

大部分结肠癌从腺瘤性息肉发展而来。从息肉-不典型增生-原位癌-侵袭性癌的基因学过程已基本明确。包括：原癌基因 K-ras 点突变、DNA 去甲基化导致基因过度表达、APC 等位基因（抑癌基因）缺失、18 号染色体 DCC 等位基因缺失、17 号染色体上 p53 基因缺失和突变。遗传性非息肉性结肠癌因 DNA 错配修复导致，分别是位于 2 号染色体的 hMSH2 基因和 3 号染色体的 hMLH1 基因，可同时引起结肠和其他部位癌症。其诊断要求 3 个或以上亲属患有结肠癌，其中 1 名是一级亲属，同时至少 1 名 50 岁以前发病；并至少影响两代家族。环境因素可影响结肠癌发病率。在发达国家、城市地区、经济优越群体中，结肠癌的发病率不断增高；高脂血症和冠状动脉疾病患者风险增高，尽管食物直接作用尚未得到证实，但是低纤维、高动物脂肪的饮食是上述两种疾病的共同危险因素，但是长期膳食补钙及每日服用阿司匹林可能降低发病率。结肠癌患者一级亲属的发病率明显上升，其家族成员发生癌症风险增高；乳腺或者妇科癌症病史、家族性息肉综合征患者、罹患溃疡性结肠炎或者克罗恩病 >10 年、输尿管乙状结肠吻合术病史 >15 年均是发病高危人群。恶性肿瘤家族史患者罹患结肠癌多位于右半结肠，且发病年龄大多<50岁；*牛链球菌感染的患者发病风险高。*

病理

几乎都是腺癌；75%位于脾曲远端（除外息肉病或遗传性癌症综合征）；可呈息肉型、广基型、菌伞型或者浸润型；肿瘤分型和分化程度与病程无关。术中侵袭程度分级（Dukes分期）是用于判断预后的最佳因素（图78-1）。由于脊柱旁静脉引流，直肠乙状结肠癌可在早期就转移到肺。其他预后不良的相关因素包括：术前血清癌胚抗原（CEA）>5μg/ml、组织学呈低分化、肠穿孔、病灶侵犯血管、与相邻脏器粘连、非整倍体；5、17和18号染色体特异性缺失；以及 *ras* 原癌基因突变。15%肿瘤存在DNA修复缺陷。

临床特征

左半结肠癌常表现为直肠出血、排便习惯改变（便条变细、便秘、间断腹泻、里急后重）、腹痛或者后背痛；盲肠和升结肠癌多表现为贫血、便潜血阳性、体重下降；其他并发症：穿孔、瘘、肠扭转、腹股沟疝；实验室检查：50%右半结肠病变伴发贫血。

诊断

无症状人群可通过粪便潜血筛查早期发现肿瘤（见下文）；应用60cm可弯曲乙状结肠镜可发现半数以上结肠癌；气钡双重对比造影可揭示约85%乙状结肠镜未能发现的肿瘤；结肠镜是最具敏感性与特异性的检查，还可取活检，并同步切除息肉（预防息肉恶变），但是其费用昂贵。相较结肠镜，放射学检查和虚拟结肠镜并未能显示出其优势。

治疗 结直肠癌

局部病灶：外科手术切除包含肿瘤的结肠节段；术前应完善检查以评估手术方案和预后，包括：结肠镜、胸片、肝功能、血清CEA水平及腹部CT扫描。符合条件者可切除孤立的肝转移灶。辅助盆腔放疗（单独放疗或联合5-FU化疗）可降低直肠癌的局部复发（对生存率无显著影响）；但放疗对结肠癌并无益处；直肠癌的患者，术前放疗能够使肿瘤局限而更易切除。直肠全系膜切除术比传统的直肠前切除术疗效更佳。辅助化疗（5-FU/亚叶酸钙联合奥沙利铂，或者FOLFOX）可使C（Ⅲ）期患者降低复发率及延长生存率，但辅助治疗对于B（Ⅱ）期患者的生存率的影响尚不

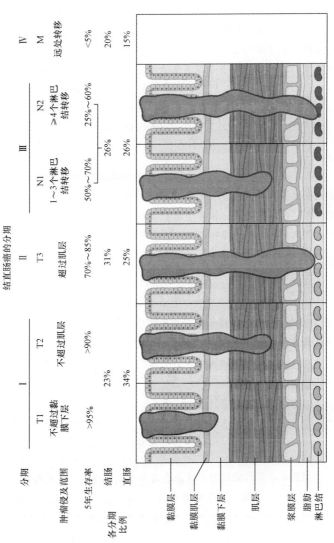

图 78-1 结直肠癌患者的分期与预后

明确；定期复查血清CEA水平对指导后续治疗和评估复发极具价值。术后随访：每年进行肝功能、血常规检查。第一年进行放射学或者结肠镜检查，如果正常，每3年复检一次，同时行常规筛查。如果发现息肉，切除后每年重复检查一次。进展期肿瘤（局部无法切除或者远处转移）：应选择全身化疗（5-FU/亚叶酸钙联合奥沙利铂及贝伐单抗），伊立替康常用作二线治疗；动脉介入化疗［氟脲苷（FUDR）］和（或）放疗能够姑息部分肝转移患者的症状。

预防

便潜血筛查可发现早期结肠癌；然而便潜血试验的敏感性仅有约50％；对癌和息肉的特异性为25％～40％。进食红色肉类食品、铁、阿司匹林及上消化出血可出现假阳性。假阴性见于进食维生素C、间歇性出血。40岁以上人群每年应行一次直肠指检和便潜血试验，50岁以上每3年进行一次可弯曲乙状结肠镜筛查。对于高风险患者，年龄应相应提前。对于发现便潜血阳性的患者进行仔细的检查（可弯曲乙状结肠镜及气钡双重造影或者单纯结肠镜检查），其中20％～40％被发现为息肉，而约5％为结肠癌；对无症状的患者进行筛查可发现更早期的结肠癌（如Dukes分期的早期结肠癌），而提高可切除率；结肠癌的总体死亡率在随访了13年之后才出现下降。对结肠癌患者的一级亲属进行严密筛查；对40岁以上的人进行气钡双重造影或者结肠镜检查。NSAIDs和环氧化酶抑制剂能够抑制腺瘤进展并降低高危人群患病率；但是对于普通人群来说，目前认为不需要预防性用药。

■ 肛管癌

肛管癌占大肠癌的1％～2％，美国2012年发病6230例，死亡780例；肛管癌与慢性刺激密切相关，如湿疣、肛瘘、慢性痔、黏膜白斑病、肛管创伤等。女性较男性易感。男同性恋者患病风险增高。人类乳头瘤病毒是其致病原因。临床表现为出血、疼痛、肛周肿块。对于<3cm的原发病变，放疗联合化疗（5-FU和丝裂霉素）可使80％患者痊愈。对于病变巨大或者对放化疗后复发的患者应当进行经腹会阴联合永久性直肠切除术。

良性肝肿瘤

肝细胞腺瘤最常见于30～40岁之间服用避孕药的女性。大多数都是偶然发现的，但其可引发疼痛；肿瘤内出血可能导致血流动力学紊乱。10％腺瘤可能恶变。患有腺瘤的妇女需停用避孕药。巨大的浅表性肿瘤需要切除。局部淋巴结增生也更常见于女性，但并非由于避孕药造成。血管造影可显见肿瘤血管及其内间隔，而通常无临床症状。

肝细胞癌

2012 年，美国约有 28 720 例肝细胞癌患者，死亡 20 550 例。在世界范围内，肝细胞癌可为最常见的肿瘤。男女患病比例为 4：1；通常发生于 50～60 岁肝硬化患者。肝细胞癌在亚洲和非洲的高发原因与乙型、丙型肝炎病毒感染相关。黄曲霉毒素暴露可造成发病，由于其导致特征性分子改变，即 p53 基因 249 号密码子突变。

临床表现

肝癌患者腹部超声检查可发现异常，甲胎蛋白（AFP）可升高，由于维生素 K 的缺乏生成脱-γ-羧基凝血酶原（DCP），肝功能异常，恶病质，腹痛，发热。

体征

黄疸、乏力、皮肤瘙痒、扑翼样震颤、定向力障碍、肝脾大、腹水、水肿。

治疗　肝细胞癌

可选择的治疗方案有外科手术切除和肝移植，但是成功率极低。射频消融可使较小的肿瘤消退。索拉非尼可在局部起效，疗效持续数月。

筛查和预防

是否应当对高危人群进行筛查目前仍有争议。乙型病毒性肝炎疫苗接种可以预防患病。干扰素-α 能够预防慢性活动性丙型病毒性肝炎患者发生肝癌，也很可能对于乙型病毒性肝炎具有相同作用。利巴韦林＋/－干扰素-α 是慢性丙型病毒性肝炎最有效的治疗。特拉普韦为一类蛋白酶抑制剂，也可有效。

胰腺癌

2012 年，美国新发 43 920 例，死亡 27 390 例。发病率稍有下降，但是近乎所有患者确诊时均是晚期。胰腺癌为导管细胞癌，发现时多数已扩散。大约 70％肿瘤发生于胰头，20％在胰体，10％在胰尾。K-*ras* 基因突变见于 85％肿瘤，以及 9 号染色体上的 p16 细胞周期依赖性激酶抑制因子也有改变。长期糖尿病、慢性胰腺炎、吸烟均增加发病风险；饮用咖啡、酗酒及胆石症不属于危险因素。患者多表现为体重减轻、腹痛，弯腰前屈位可缓解。胰头癌可导致胆道梗阻，常表现为黄疸。约有 10％的患者可通过根治性手术切除。一些患者进行辅助化疗（5-FU）可受益，吉西他滨联合厄洛替尼或卡培他滨可缓解晚期患者的症状。

胃肠道及胰腺内分泌肿瘤

■ 类癌

胃肠道内分泌肿瘤中，类癌占 75％；发生率是每百万人口大约 15 例。90％的细胞起源于胃肠道的 Kulchitsky 细胞，最常见于阑尾、回肠和直肠。小肠和支气管的类癌与其他部位的类癌相比，其恶性度更高。5％的类癌患者表现为类癌综合征，经典的三联征是皮肤潮红、腹泻、心脏瓣膜疾病。胃肠道起源的肿瘤，出现症状时多预示已有肝转移。

通过肿瘤定位或者测得尿中 5-羟色胺代谢产物 5-HIAA＞15mg/d 确诊。奥曲肽闪烁显像可鉴定约 2/3 患者的原发和转移肿瘤。

治疗 类癌

尽可能手术切除。症状可通过组胺受体阻滞剂和奥曲肽控制（150～1500mg/d，分三次给药）。转移性病灶可采用肝动脉栓塞和化疗（5-FU 联合链唑霉素或者阿霉素）。每周三次皮下注射干扰素-α［（3～10）百万单位］可缓解症状。类癌预后差异极大，5 年生存率从 95％（病变局限）到 20％（肝转移）不等。类癌综合征患者自首次发生皮肤潮红，其中位生存时间为 2.5 年。

■ 胰岛细胞肿瘤

胰岛细胞肿瘤主要包括胃泌素瘤、胰岛素瘤、血管活性肠肽瘤（VIP 瘤）、胰高血糖素瘤、生长抑素瘤；主要特点列于表 78-3。肿瘤根据其分泌的主要激素命名。一般胰岛细胞肿瘤生长缓慢，症状与其生成的激素相关。*胃泌素瘤*及*消化性溃疡*构成了 Zollinger-Ellison 综合征。胃泌素瘤罕见（4 例/千万人口），且 25％～50％与 I 型多发性内分泌瘤（MEN-I）综合征相关（见第 186 章）。

*胰岛素瘤*表现为 Whipple 三联征：空腹低血糖、低血糖症状、症状在静脉注入葡萄糖后迅速缓解。空腹低血糖时，血清胰岛素水平正常或升高有诊断意义。胰岛素瘤也同 MEN-I 相关。

表 78-3　胃肠道内分泌肿瘤综合征

综合征	细胞类型	临床特点	恶性比例（%）	主要产物
类癌综合征	肠色素细胞、肠色素样细胞	潮红、腹泻、哮喘、低血压	～100	5-羟色胺、组胺、多细胞肽
Zollinger-Ellison 胃泌素瘤	非 β 胰岛细胞、十二指肠 G 细胞	消化性溃疡、腹泻	～70	胃泌素
胰岛素瘤	胰岛 β 细胞	低血糖	～10	胰岛素
VIP 瘤（WDHA）	胰岛 D_1 细胞	腹泻、低血钾、低胃酸	～60	血管活性肠肽
胰高血糖素瘤	胰岛 A 细胞	轻型糖尿病、转移性红斑、舌炎	＞75	胰高血糖素
生长抑素瘤	胰岛 D 细胞	糖尿病、腹泻、脂肪泻、胆石症	～70	生长抑素

缩略词：WDHA，水样泻、低钾血症、胃酸缺乏

Verner 和 Morrison 描述了一种综合征，主要表现为水样腹泻、低血钾、胃酸缺乏及肾衰竭，与分泌血管活性肠肽（VIP）的胰岛细胞肿瘤相关。VIP 瘤极其少见（1 例/千万人口），肿瘤多在出现症状前已生长至较大的体积。

*胰高血糖素瘤*通常表现为糖尿病以及转移性红斑，特征性表现为红色、突出表面和带有鳞屑的皮疹，多生长于面部、腹部、会阴及远端肢体。胰高血糖素水平＞1000ng/L，且不被葡萄糖抑制，具有诊断价值。

*生长抑素瘤*的典型三联征包括糖尿病、脂肪泻以及胆石症。

激发试验有利于功能型内分泌肿瘤的诊断：甲苯磺丁脲增加生长抑素瘤的生长抑素分泌；五肽胃泌素增加甲状腺髓质（C 细胞）肿瘤的降钙素的分泌；胰泌素增加胃泌素瘤的胃泌素分泌。如果影像学未能发现肿瘤，血管造影或者选择性静脉取样测定激素水平可确定肿瘤位置。CT 或者 MRI 检查可发现淋巴结和肝转移瘤。

治疗　胰岛细胞肿瘤

首选手术切除。肿瘤转移患者口服依维莫司 10mg qd 或者舒尼替尼 37.5mg qd 可有效延缓疾病进展（约 12 个月）及延长生存期。应用奥曲肽可抑制大多数患者的激素分泌。IFN-α 可减轻症状。链佐星（链脲霉素）和阿霉素联合治疗对 60%～90% 的患者有效。对于肝转移患者可酌情采用血管栓塞或药物栓塞缓解病情。

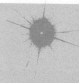

更多内容详见 HPIM-18 原文版：Mayer RJ：Gastrointestinal Tract Cancer, Chap. 91, p. 764；Carr BI：Tumors of the Liver and Biliary Tree, Chap. 92, p. 777；Chong I, CunninghamD：Pancreatic Cancer, Chap. 93, p. 786；and Jensen RT：Endocrine Tumors of the Gastrointestinal Tract and Pancreas, Chap. 350, p. 3056.

第79章
泌尿生殖系统癌

王晓峰　校　　徐涛　译

膀胱癌

■ 发病率和流行病学

在美国，每年新发患者约 73 510 例，死亡患者约 14 880 例。中位发病年龄为 65 岁。吸烟可使发病风险增加 50%。接触多环芳香化合物也能增加发病风险，尤其是对这类化合物代谢缓慢的人群更为明显。另外，从事烟囱清洁、干洗和铝加工等职业的工人也属于发病高风险人群。长期接触环磷酰胺能使发病风险增加 9 倍。*埃及血吸虫*感染也增加发病风险，多为鳞状细胞癌。

■ 病因

发病早期染色体 9q 出现异常。17p（p53）、18q（结直肠癌缺失基因位点）、13q（RB）、3p 和 5q 等基因缺失都是浸润性膀胱癌的特征性表现。另外，表皮生长因子与 *HER2/neu* 受体过表达也很常见。

■ 病理

膀胱癌中，90% 以上来源于移行上皮，3% 为鳞状上皮，2% 为腺癌，神经内分泌小细胞癌只占不足 1%。肿瘤可发生于任何覆盖移行上皮的尿路部位，包括肾盂、输尿管、膀胱和尿道的近端 2/3；其中，膀胱癌占 90%，肾盂癌占 8%，输尿管与尿道癌占 2%。组织学分化程度影响预后。肿瘤的复发风险与原发肿瘤的大小、数量以及生长方式有关。

■ 临床表现

80%～90% 的初始症状为血尿。但在导致血尿的病因中，膀胱炎（22％）相较膀胱癌（15％）更为常见。首先应选用膀胱镜对膀胱肿瘤进行分期和治疗。浅表肿瘤可采用内镜下切除；如肿瘤侵及肌层，则需要扩大手术切除范围。

治疗 ▶ 膀胱癌

根据肿瘤的侵及范围选择不同的治疗方案。膀胱癌中，75％为浅表性，20％为浸润性，5％为转移癌。浅表肿瘤可以经膀胱镜下手术切除，其中80％可能获得完全切除，但复发率高达30％～80％，有30％的复发癌存在分级和分期进展。膀胱腔内灌注卡介苗能降低约40％～45％的复发风险。术后应每3个月复查一次，监测有无复发。

肌层浸润性膀胱癌的标准治疗为根治性膀胱切除术。如未累及膀胱周围脂肪和淋巴结，5年生存率为70％；已侵犯膀胱周围脂肪但未侵犯淋巴结，为50％；如侵及淋巴结，为35％；累及淋巴结数目≥6个时，为10％。无法耐受根治性手术的患者，在接受5000～7000cGy外放射治疗后，5年生存率为30％～35％。如果预先进行两个疗程的化疗（方案为CMV：M-氨甲蝶呤，第1、8天，30mg/m²；V-长春新碱，第1、8天，4mg/m²；C-顺铂，第2天，100mg/m²；单个疗程21天），随后行4000cGy外放射治疗并同时给予顺铂治疗，45％的患者得以保留膀胱。

转移癌都应接受联合化疗。有效方案包括CMV；M-VAC（M-氨甲蝶呤，第1、15、22天，30mg/m²；V-长春新碱，第2、15、22天，3mg/m²；A-阿霉素，第2天，30mg/m²；C-顺铂，第2天，70mg/m²；单个疗程28天）；或顺铂（70mg/m²，第2天），联合吉西他滨（1000mg/m²，第1、8、15天，单个疗程28天）；或卡铂联合紫杉醇。约70％的患者化疗有效，20％完全缓解；10％～15％可获得长期无瘤生存。

肾癌

■ 发病率和流行病学

美国每年有65000例新发病例，13500例死亡病例。其中吸烟者占20％～30％。获得性肾囊性疾病患者发病风险增加，包括两种家族性类型（少见的常染色体显性遗传综合征和von Hippel-Lindau病）。35％的von Hippel-Lindau病进展为肾癌。结节性硬化病和多囊肾患者也有较高的发病风险。

■ 病因

大部分患者为散发病例。最常见的染色体异常为 3p21-26 的缺失或重排，占 60％。现已将 von Hippel-Lindau 病基因定位在该区域，认为其具有泛素连接酶活性，可影响受损蛋白质的转录速度和催化效率。但基因异常导致癌变的机制并不清楚。

■ 病理

共有 5 种病理类型，即透明细胞癌（75％）、嗜色细胞癌（15％）、嫌色细胞癌（5％）、嗜酸细胞癌（3％）和集合管癌（2％）等。透明细胞癌来源于近曲小管。嗜色细胞癌易双侧发病或多发，常表现为 7 和（或）17 号染色体三体。嫌色细胞癌和嗜酸细胞癌多无染色体异常，常为隐性发病。

■ 临床表现

经典的肾癌三联征包括血尿、腰痛和腹部包块，但仅出现于 10％～20％的患者。最常见的症状包括血尿（40％），腰痛（40％），可触及的包块（33％），体重下降（33％）等。还可出现副癌综合征，表现为红细胞增多症（3％）、高钙血症（5％）、肝功能异常（Stauffer 综合征）（15％）等。检查包括静脉肾盂造影、肾脏超声、腹部和盆腔 CT，以及胸片、尿常规和尿细胞学检查等。肿瘤局限于肾内为Ⅰ期，局限于 Gerota 筋膜内为Ⅱ期，侵及区域淋巴结和（或）下腔静脉为Ⅲ期，侵及邻近脏器或远处转移为Ⅳ期。预后与分期相关，5 年存活率在Ⅰ期为 66％，Ⅱ期为 64％，Ⅲ期为 42％，Ⅳ期为 11％。

治疗 ▶ 肾癌

根治性肾切除是Ⅰ、Ⅱ期和大部分Ⅲ期肾癌的标准治疗方案。外科手术也适用于治疗转移癌患者局部症状（出血、疼痛）难以控制的情况。三种靶向治疗药物的有效率均为 40％～48％，分别为舒尼替尼（50mg/d，每服用 4 周后停用 2 周）、索拉非尼（400mg bid）和替西罗莫司（25mg IV qw）。舒尼替尼和索拉非尼都是通过抑制肿瘤细胞的激酶发挥抗血管生成作用。替西罗莫司是一种 mTOR 抑制剂。约 10％～15％的进展期患者应用白介素-2 和（或）干扰素-α 有效。贝伐珠单抗联合干扰素-α 治疗有效率更高。部分患者能获得病情的持久缓解。化疗效果不显著或无效。

睾丸癌

■ 发病率和流行病学

每年的新发病例约为 8590 例，死亡约 360 例。20～40 岁是发病高峰年龄。白人发病率较黑人高 4～5 倍。隐睾发病风险较高，早期行睾丸下降固定术有助于降低发病风险。睾丸女性化综合征患者也具有较高的发病率。Klinefelter 综合征与纵隔生殖细胞肿瘤相关。

■ 病因

病因不明。与 12p 等臂染色体的细胞遗传缺陷有关。

■ 病理

有两种主要病理类型，即精原细胞瘤和非精原细胞瘤，二者发病率类似，各占 50％左右。精原细胞瘤常为隐性发病，对放疗敏感。非精原细胞瘤又可分为四种，即胚胎癌、畸胎瘤、绒毛膜癌和内胚窦（卵黄囊）肿瘤。

■ 临床表现

最初常为睾丸无痛性肿物。如伴疼痛症状，应与附睾炎、睾丸炎鉴别，可应用抗生素行试验性治疗。分期评估手段包括甲胎蛋白（AFP）、人绒毛膜促性腺激素（hCG）检测，胸片、腹部及盆腔 CT 等。经腹股沟切除原发肿瘤后可获得淋巴结分期。肿瘤局限于睾丸、附睾或精索内为Ⅰ期，如有腹膜后淋巴结转移为Ⅱ期，转移超出腹膜后为Ⅲ期。在精原细胞瘤患者中，70％为Ⅰ期，20％为Ⅱ期，10％为Ⅲ期。非精原细胞瘤患者各期比例相似，均为 33％。精原细胞瘤和非精原细胞瘤患者的 hCG 均可升高，而 AFP 仅在非精原细胞瘤时升高。如治疗正确，95％的患者可获痊愈。纵隔的原发非精原细胞瘤常与白血病等血液疾病有关，预后较睾丸的原发肿瘤更差（约 33％）。

治疗　睾丸癌（见表 79-1）

Ⅰ期和Ⅱ期精原细胞瘤可行经腹股沟睾丸切除术并辅以腹膜后放疗，剂量 2500～3000cGy，疗效明显。Ⅰ期和Ⅱ期的非精原细胞瘤则在经腹股沟睾丸切除术后行腹膜后淋巴结切除术，同样疗效显著。如已有较大淋巴结转移，或为Ⅲ期患者，应先予化疗。标准化疗包括顺铂（20mg/m²，第 1～5 天）、依托泊苷（100mg/m²，第 1～5 天）、博来霉素（30U，第 2、9、16 天），每 21 天一个周期，共四

表 79-1 生殖细胞肿瘤的分期与治疗

分期	病灶范围	治疗	
		精原细胞瘤	非精原细胞瘤
ⅠA	限于睾丸，无血管/淋巴管侵犯（T1）	放疗	RPLND 或观察
ⅠB	限于睾丸，伴血管/淋巴管浸润（T2），或超出睾丸白膜（T2），或侵犯精索（T3）或阴囊（T4）	放疗	RPLND 或化疗
ⅡA	淋巴结＜2cm	放疗	RPLND±辅助化疗，或化疗后行 RPLND
ⅡB	淋巴结 2～5cm	放疗或化疗	化疗，常随后行 RPLND
ⅡC	淋巴结＞5cm	化疗	化疗，常随后行 RPLND
Ⅲ	远处转移	化疗	化疗，常随后行手术（活检或切除）

缩略词：RPLND，腹膜后淋巴结切除术

个周期。如肿瘤标记物浓度降至 0，可行残余肿瘤切除，残余肿瘤多为坏死组织或畸胎瘤。首次治疗失败的患者，其中 25% 可通过补救治疗获得治愈。

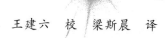

更多内容详见 HPIM-18 原文版：Scher HI，Motzer RJ：Bladder and Renal Cell Carcinomas, Chap. 94, p. 790；and Motzer RJ，Bosl GJ：Testicular Cancer, Chap. 96, p. 806.

第 80 章
妇科肿瘤

王建六 校 梁斯晨 译

卵巢癌

■ 发病率及流行病学

美国每年有 22 000 例新发病例，15 500 名妇女死于卵巢癌。50 岁后发病率升高，80 岁达高峰。未生育妇女发病风险增高，妊娠及口服避孕药可降低风险（每妊娠一次可降低约 10% 的风险），约 5% 的患者有家族史。

■ 遗传学

BRCA-1 基因突变的女性易患乳腺癌和卵巢癌。对非家族性卵巢上皮细胞癌进行细胞遗传学分析，发现存在染色体组核型畸形，包括 1 和 11 号染色体结构变异以及染色体 3q、6q、11q、13q 和 17 的杂合性缺失，也常见 *C-myc*、*H-ras*、*K-ras* 和 *HER2/neu* 基因突变或过度表达。不同于结肠癌，卵巢癌的发病不存在癌前病变的演变过程。林奇综合征及遗传性非息肉病性结直肠癌的患者，也可因 DNA 错配修复基因突变而发生卵巢癌。卵巢子宫内膜样癌的女性常伴有 ARID1A 突变。

■ 筛查

对女性展开筛查并无显著效果。遗传性卵巢癌占总发病人数的 10%。对于 *BRCA-1* 或 *BRCA-2* 突变的 40 岁以上女性，应进行预防性双侧输卵管及卵巢切除术。

■ 临床表现

多数患者有腹痛、腹胀、泌尿系统症状，如有体重增加则预示疾病扩散至盆腔外。局限性的卵巢癌通常没有自觉症状，常规盆腔检查时可触及附件区无痛性肿物。排卵期女性偶然发现的卵巢肿物大多为卵巢生理性囊肿，多在 1~3 个月经周期后消失。绝经后女性的附件肿物大多为病理性，应当手术切除。80%~85% 卵巢癌患者的血清 CA-125≥35U/ml（高于正常），但其他原因也可致 CA-125 升高。

■ 病理

半数卵巢肿瘤为良性，1/3 为恶性，其余为低度潜在恶性（交界性）。交界性肿瘤具有恶性肿瘤细胞的特性但并无侵袭性。恶性卵巢上皮性肿瘤主要有 5 种类型：浆液性囊腺癌（50%）、黏液性囊腺癌（25%）、子宫内膜样癌（15%）、透明细胞癌（5%）和勃勒纳（Brenner）瘤（1%，来源于泌尿道上皮或移行上皮）。其余（4%）为间质或生殖细胞肿瘤，如男性睾丸癌（见第 79 章）。组织学分级是卵巢上皮性肿瘤的重要预后因素。

■ 分期

肿瘤扩散程度依据手术时肉眼及术中探查腹膜及膈肌来确定。应行经腹全子宫切除术、双侧输卵管及卵巢切除术、大网膜部分切除术、盆腔及腹主动脉旁淋巴结活检术及腹腔冲洗液检查。分期及其对生存的影响见表 80-1。Ⅰ 期患者约占总数的 23%，Ⅱ 期患者占 13%，Ⅲ 期患者占 47%，Ⅳ 期患者占 16%。

表 80-1 妇科恶性肿瘤分期及生存率

分期	卵巢癌	5 年生存率, %	子宫内膜癌	5 年生存率, %	宫颈癌	5 年生存率, %
0	—	—	—	—	原位癌	100
I	局限于卵巢	90~95	局限于宫腔	89	局限于子宫颈	85
II	局限于盆腔内	70~80	累及宫体及宫颈	73	侵犯至子宫外但未及骨盆壁	65
III	腹腔内扩散	25~50	扩散至子宫外但未超出骨盆	52	侵犯至骨盆壁和（或）下 1/3 阴道或肾积水	35
IV	扩散至腹腔外	1~5	扩散至骨盆外或累及膀胱或直肠	17	侵犯至膀胱黏膜或直肠或骨盆外	7

治疗 卵巢癌

Ⅰ期患者术后如无肿瘤残留，肿瘤分化程度高或中等，术后不需后续治疗，其 5 年生存率＞95％。对于能够完整切除肿瘤的Ⅱ期患者及分化较差的Ⅰ期患者，给予单药顺铂或顺铂加紫杉醇辅助治疗后的 5 年生存率为 80％。晚期患者应每隔 3 或 4 周给予紫杉醇 $175mg/m^2$，持续输注 3h，随后联合卡铂，按曲线下面积（AUC）＝ 7.5 给药。卡铂剂量应用 Calvert 公式计算：剂量＝目标 AUC×（肾小球滤过率＋25）。其完全缓解率约 55％，中位生存期为 38 个月。

子宫内膜癌

■ 发病率和流行病学

最常见的妇科恶性肿瘤，美国每年确诊 47 000 例，其中 8010 例患者因此死亡。主要发生于绝经后期女性。子宫内膜癌患者常伴肥胖、月经周期改变、未生育、绝经晚和绝经后出血。服用他莫昔芬防止乳腺癌复发和雌激素替代治疗的女性发病风险小幅度增高。发病高峰期为 60～70 岁。

■ 临床表现

阴道异常分泌物（90％）、异常阴道流血（80％）、白带异常（10％）是最常见的症状。

■ 病理

75％～80％的子宫内膜癌为腺癌。其余多种类型包括黏液癌，浆液性乳头状癌，分泌型、纤毛型和透明细胞型癌。预后取决于分期、组织学分级及侵及子宫肌层的程度。

■ 分期

经腹全子宫切除及双侧输卵管卵巢切除既是治疗选择，同时也是对肿瘤分期的方法。分期及其对预后的影响见表 80-1。约 75％的患者为Ⅰ期，13％为Ⅱ期，9％为Ⅲ期，3％为Ⅳ期。

治疗 子宫内膜癌

对于组织学分级较差、侵犯子宫深肌层、扩散至子宫低位或子宫颈者，应进行腔内或体外放射治疗。如果侵犯宫颈较深，术前放疗可提高肿瘤切除率。Ⅲ期患者应进行手术及放疗。Ⅳ期患者通常进行姑息性治疗。孕激素类药物如羟孕酮、甲地孕酮及抗雌激素制剂他莫昔芬可对20%患者有效。阿霉素 $60mg/m^2$ 联合顺铂 $50mg/m^2$ IV，每隔3周重复，共8个周期的有效率为45%。

宫颈癌

■ 发病率和流行病学

美国每年诊断的侵袭性宫颈癌约 12 120 例，通过巴氏涂片检出的宫颈原位癌约 50 000 例。每年 4220 名女性死于宫颈癌，其中 85% 从未行巴氏涂片检查。发展中国家人群、尤其是低收入人群、较早开始性生活和（或）多个性伴侣及吸烟是最主要的致病因素。与宫颈癌发病相关的人乳头状瘤病毒（HPV）类型主要是 16 型和 18 型。病毒侵袭细胞周期中 G1 检验点，E7 基因编码的蛋白与 Rb 蛋白结合并使其失活，E6 基因编码的蛋白促使 p53 抑癌基因降解。

■ 筛查

女性应在其开始性生活后或自 20 岁起筛查。如果连续两次巴氏涂片结果阴性，应每 3 年复查一次。涂片异常需进一步行阴道镜下宫颈活组织检查，以 3% 醋酸涂染宫颈后可见病变区域呈白色。如证实为宫颈原位癌，应进行治疗性宫颈锥切术。

■ 预防

在美国，70% 宫颈癌患者发病与 HPV16 型和 18 型有关，为预防宫颈癌发生，9～26 岁的女性应进行 HPV 疫苗注射。

■ 临床表现

患者可出现异常阴道流血、性交后阴道流血、月经增多或月经间期出血。也可有阴道排液、下腰痛及泌尿系统症状。

■ 分期

临床分期需麻醉下盆腔检查，包括膀胱镜检查及直肠镜检查。胸片、静脉肾盂造影及腹部 CT 可用于检查转移灶。分期及对预后的影响见表 80-1。确诊的患者中，Ⅰ期患者占 47%，Ⅱ期占 28%，Ⅲ期占 21%，Ⅳ期占 4%。

治疗　宫颈癌

宫颈原位癌可行宫颈锥切术治愈。Ⅰ期患者应进行根治性子宫切除或放疗。Ⅱ～Ⅳ期患者一般予以放疗，可采用近距离照射和远距离照射，或综合治疗。盆腔脏器切除术很少用于控制疾病进展，尤其是中心复发或持续存在肿瘤。局部进展期肿瘤（ⅡB～ⅣA期）多采取同时放化疗的方案。化疗可作为放射增敏剂，以羟基脲、5-氟尿嘧啶和顺铂同时联合放疗可获得满意的疗效。常用方案为放疗第 1 天顺铂 $75mg/m^2$ IV，持续＞4h；放疗第 1～5 天，5-氟尿嘧啶 4g IV，持续 96h。应用此方案可使复发率降低 30%～50% 晚期患者给予单药（顺铂、伊立替康、异环磷酰胺）姑息性治疗。

更多内容详见 HPIM-18 原文版：Seiden MV：Gynecologic Malignancies, Chap. 97, p. 810.

第 81 章
良性前列腺增生和前列腺癌

王晓峰　校　许克新　译

良性前列腺增生

前列腺增大在老年男性人群中非常普遍。从 45 岁开始，包绕尿道周围的前列腺出现腺体增生，可能导致尿路出口梗阻。一般，白种人症状始于 65 岁，黑种人则为 60 岁。膀胱逼尿肌代偿性肥大抵消了尿道受压，因此临床症状发生晚于腺体增生。随着梗阻加重，患者逐渐出现尿线细而无力、排尿等待以及尿后滴沥等症状。膀胱刺激症状如尿痛、尿急（可能由于炎症或肿瘤）并不常见。随着残余尿量的增加，患者将出现充溢性尿失禁和夜尿等症状。常用药物如镇静药和解充血药、感染以及饮酒均可诱发尿潴留。良性前列腺增生与肿瘤之间的关系不明确。

直肠指诊时，可触及增生的前列腺表面光滑、质韧、中央沟可能消失。良性前列腺增生患者的前列腺特异性抗原（PSA）水平可升高，但其水平＜10ng/ml，除非合并前列腺癌（见下文）。无论如何，肿瘤患者也可表现为低 PSA 水平。

治疗　前列腺癌

无症状的良性前列腺增生患者无需治疗；而出现了尿路梗阻的并发症，如：尿潴留、肾功能不全、反复尿路感染、血尿以及膀胱结石等，需行前列腺切除术，通常采用经尿道前列腺切除术（TURP）。对于其他良性前列腺增生患者的治疗，则要根据其功能障碍与不适程度，以及治疗的不良反应综合考虑。倘若患者的症状较轻，则可以观察病情进展变化。如果患者要求治疗，可以考虑两类药物，一是特拉唑嗪（睡前服 1mg，根据症状加量，最大剂量 20mg/d）等 α_1 肾上腺素受体阻滞剂，可松弛膀胱颈平滑肌并增加尿流率；二是非那雄胺（5mg/d）和度他雄胺（2.5mg/d）等 5α 还原酶抑制剂，可阻断睾酮向双氢睾酮的转化，并且使前列腺体积平均缩小 24%。TURP 治疗最具效果，但同时并发症也最多。经尿道微波热疗（TUMT）可与TURP 疗效相仿。目前尚未有直接对比药物与手术治疗的研究。

前列腺癌

2012 年全美诊断前列腺癌 241 740 例，发病率与乳腺癌相当。2012年约有 28 170 名男性死于前列腺癌。前列腺癌早期症状较轻微，其发现有赖于 PSA 筛查。与其他肿瘤相似，其发病与年龄相关，黑种人较白种人更为常见。症状与良性前列腺增生非常相似，甚至二者无法区分，但前列腺癌更常伴有尿痛、背痛及髋部疼痛。95% 的前列腺癌组织学表现为腺癌。其生物学行为与组织学分级（Gleason 评分）相关。

不同于良性前列腺增生，前列腺癌通常发生于前列腺外周带，直肠指诊在前列腺后部表面可以发现一个或多个质硬、不规则的结节。前列腺癌的诊断流程见图 81-1。指诊阴性且 PSA≤4ng/ml 应每年定期复查。指诊异常或 PSA>10ng/ml，则需要行超声引导下经直肠（TRUS）前列腺穿刺活检。对于指诊无异常而 PSA 在 4.1～10ng/ml 之间，不同医学中心的处理策略不同。一些中心选择经直肠的前列腺 B 超检查，发现异常则进行穿刺活检；如果无异常则进行随访；部分中心 1 年后复查 PSA，如果 PSA 增长>0.75ng/ml 则进行穿刺活检。其他基于 PSA 检测来鉴别早期前列腺癌和良性前列腺增生的指标包括：结合及游离 PSA 定量、PSA 密度（PSA 与前列腺体积之比）等。约 1/3 的前列腺癌患者 PSA 水平并不升高。

淋巴转移情况通过手术评价；Gleason 评分 5 分及以下的患者，仅有 10% 出现淋巴转移；Gleason 评分 9 分或 10 分的患者，则大约有 70% 出现淋巴转移。PSA 水平也与转移相关，PSA<10ng/ml 的患者仅有 10% 出现淋巴转移，骨转移是最为常见的远处转移。Whitmore-Jewett 分级包括：A：未触及肿瘤但 TURP 标本中可见；B：一叶（B1）或两叶（B2）

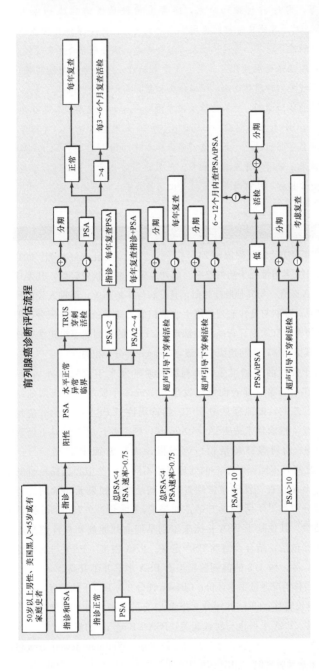

图 81-1 采用每年定期复查直肠指诊（DRE）和前列腺特异抗原（PSA）作为筛查指标指导男性是否需要进一步经直肠超声引导下前列腺穿刺活检。如果直肠指诊为阴性，且 PSA 介于 4.1~10ng/ml，则至少存在三种考虑。fPSA，游离前列腺抗原；tPSA，总前列腺抗原

前列腺均可触及肿瘤；C：可触及肿瘤达包膜外；D：远处转移。

治疗 前列腺癌

对于 A～C 期的患者，外科手术（耻骨后前列腺切除术）和放疗（三维适形放疗）疗效相似。然而，大多数患者采取了手术治疗。两种方式均可导致阳痿，其中手术更易导致尿失禁；放疗可能会引起直肠炎、出血及狭窄。对于局限性前列腺癌，放疗时辅助内分泌治疗（戈舍瑞林）可改善预后。进行前列腺根治切除术的患者要求其预期寿命≥5 年。A 期患者与同年龄段非肿瘤患者的生存时间无差别。B、C 期患者的 10 年生存率分别为 82% 和 42%。

局限性前列腺癌术后 PSA 升高的患者可进行前列腺闪烁扫描检查（针对前列腺特异性膜抗原的抗体）。如果无摄取，则可继续观察。如果前列腺床呈现摄取，提示局部复发，需要对相应部位采取外照射治疗。如果患者最初接受了放疗，局部复发时可选择手术治疗。然而，大多数患者中，经局部治疗后 PSA 升高，则提示全身性转移。对这类患者尚不明确应何时进行干预。

对于转移性前列腺癌应选择内分泌治疗。外科去势有效，但多数患者倾向每月使用亮丙瑞林注射液 7.5mg IM（抑制垂体促性腺激素的产生）（国内临床采用亮丙瑞林 3.75mg 每月 1 次肌内注射，译者注），同时口服氟他胺 250mg tid（一类雄激素受体抑制剂）。目前联合氟他胺的作用尚存在争议。其他的治疗方式包括：肾上腺切除术、垂体切除术、雌激素和氨鲁米特（药物性肾上腺切除）。D 期前列腺癌患者的中位生存期约 33 个月。前列腺癌患者有时会出现激素撤退效应，肿瘤体积缩小。二线激素治疗通过抑制肿瘤内生成的雄激素发挥作用，其药物包括：阿比特龙，一种抑制雄激素合成的 CYP17 抑制剂；MDV3100，一种抗雄激素制剂，可提高前列腺癌患者的总体生存率。对那些内分泌治疗后病情仍进展的患者，称为激素非依赖性前列腺癌（现称为去势抵抗性前列腺癌，译者注），与雄激素受体的基因突变及 bcl-2 的表达相关，也与化疗耐受相关。化疗主要用于前列腺癌的姑息治疗。米托蒽醌、雌二醇氮芥、紫杉醇，尤其是卡巴他赛，单一用药有效，联合用药也正在临床试验中。相比支持疗法，化疗更能减轻疼痛。另外，Supuleucel-T 是一种特殊的免疫疗法，使激素抵抗性前列腺癌增加 4 个月的生存期，而肿瘤体积无明显变化。锶-89 和钐-152 可用于缓解转移性前列腺癌的骨痛。双磷酸盐可减少骨骼相关事件。

■ 前列腺癌的预防

非那雄胺和度他雄胺可使前列腺癌发病率减少 25%，但由于随访时间有限，尚不清楚其对前列腺癌患者总体生存情况的影响。另外，尽管随访评价的时间较短，但发现患者发生高分级前列腺癌的风险增加。

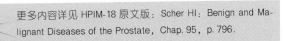

更多内容详见 HPIM-18 原文版：Scher HI：Benign and Malignant Diseases of the Prostate，Chap. 95，p. 796.

第82章
原发灶不明转移癌

王杉　校　叶颖江　高志冬　译

原发灶不明转移癌（CUPS）定义如下：活检为恶性肿瘤；通过病史、体格检查、胸片、盆腹腔 CT、全血细胞计数、实验室检查、乳房 X 线照相术（女性）、β-人绒毛膜促性腺激素（hCG）水平（男性）、甲胎蛋白（AFP）水平（男性）及前列腺特异性抗原（PSA）水平（男性）等检查后，肿瘤原发部位仍不明确；或病理活检的组织学特征与活检部位原发肿瘤不一致。CUPS 的发病率逐年减少，其原因或许是诊断性病理检查的进步；15 年前 CUPS 占所有肿瘤的比例为 10%～15%，目前已下降到 3% 左右。大部分患者年龄超过 60 岁。肿瘤多为非整倍体。来源于此类肿瘤的细胞系常有 1 号染色体异常。

临床表现

患者可表现为疲劳、体重下降、疼痛、出血、腹水、皮下肿块和淋巴结病。一旦证实为恶性转移癌，诊断工作应着重于查找可治愈性肿瘤，如：淋巴瘤、霍奇金淋巴瘤、生殖细胞瘤、卵巢癌、头颈部癌和未分化神经外胚层肿瘤等肿瘤，或经治疗后可显著缓解的肿瘤，如：乳腺癌或前列腺癌。通常，确诊这些肿瘤类型更多的是依赖病理学而非昂贵的临床诊断性检查。局部症状、接触致癌物质或曾接受电灼疗法治疗皮肤疾病等病史可指导相关临床检查；然而，缺乏可疑病史和体格检查时，获取足量的肿瘤组织，进行详细的光学显微镜、超微结构、免疫学、细胞核型、分子生物学分析是最重要的诊断检查（表 82-1）。

表 82-1 原发部位不明的转移癌患者活检标本的评估

评估/发现	原发部位或肿瘤
组织学（苏木精和伊红染色）	
沙瘤体、乳突结构	卵巢、甲状腺
印戒细胞	胃
免疫组织学	
白细胞普通抗原（LCA，CD45）	淋巴瘤
Leu-M1	霍奇金淋巴瘤
上皮细胞膜抗原	癌
细胞角蛋白	癌
CEA	癌
HMB45	黑色素瘤
肌间线蛋白	肉瘤
甲状腺球蛋白	甲状腺癌
降钙素	甲状腺髓样癌
肌红蛋白	横纹肌肉瘤
PSA/前列腺酸性磷酸酶	前列腺
AFP	肝、胃、生殖细胞
胎盘碱性磷酸酶	生殖细胞
β-hCG	生殖细胞
B、T 细胞标记	淋巴瘤
S-100 蛋白	神经内分泌瘤、黑色素瘤
囊泡病液体蛋白	乳腺、汗腺
雌激素和孕激素受体	乳腺
Ⅷ因子	Kaposi 肉瘤、血管肉瘤
甲状腺转录因子-1（TTF-1）	肺腺癌、甲状腺
钙网膜蛋白，间皮素	间皮瘤
尿胆原-Ⅲ，血栓调节蛋白	膀胱
流式细胞术	
B、T 细胞标记	淋巴瘤
超微结构	
肌动蛋白-肌球蛋白肌丝	横纹肌肉瘤
分泌颗粒	神经内分泌瘤
细胞桥粒	癌
前黑色素体	黑色素瘤
细胞遗传学	
等臂染色体 12p；12q（−）	生殖细胞
t（11；12）	尤文肉瘤，原始神经外胚层肿瘤
t（8；14）[a]	淋巴瘤
3p（−）	小细胞肺癌；肾细胞癌、间皮瘤
t（X；8）	滑膜肉瘤
t（12；16）	黏液样脂肪肉瘤

表 82-1 原发部位不明的转移癌患者活检标本的评估（续）

t（12；22）	透明细胞肉瘤（黑色素瘤的柔软部分）
t（2；13）	腺泡状横纹肌肉瘤
1p（－）	成神经细胞瘤
受体分析	
雌激素/孕激素受体	乳腺
分子生物学检查	
免疫球蛋白、bcl-2、T细胞受体 基因重排	淋巴瘤

ᵃ 或任何其他包含抗原受体基因的重排。

缩略词：AFP，甲胎蛋白；CEA，癌胚抗原；PSA，前列腺特异性抗原

组织学

大约 60％ 的 CUPS 是腺癌，5％ 是鳞状细胞癌，还有 30％ 是分化差的肿瘤，使用光学显微镜无法对其进一步分类。细胞角蛋白亚型的表达分析可缩小诊断范围（图 82-1）。

预后

鳞状上皮细胞癌患者的中位生存期为 9 个月；对于腺癌或不可分类的肿瘤，患者中位生存期为 4～6 个月。原发灶明确的肿瘤患者一般预后较好；累及范围局限和组织学具有神经内分泌特点的肿瘤，其预后相对较好。原发灶不能明确的患者应采取放疗姑息性治疗以减轻其症状。通用的化疗方案疗效有限，却常造成毒副作用。根据特定的临床特征，可进行个体化治疗。

■ 未认识的性腺外生殖细胞癌综合征

年龄＜50 岁，肿瘤累及中线结构、肺实质或淋巴结，且肿瘤生长迅速的患者，可能为生殖细胞肿瘤。血清肿瘤标志物可升高或不

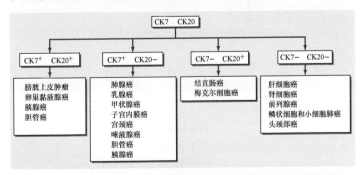

图 82-1 细胞角蛋白（CK7 和 CK20）标志物检测用于 CUPS 的诊断

升高。应用顺铂、依托泊苷、博来霉素（第 79 章）联合化疗完全缓解率约≥25％，约 15％可被治愈。对于肿瘤内伴有 12 号染色体异常的患者，也应采用此方案试验性治疗。

■ 女性腹膜播散癌

对于存在盆腔肿物或疼痛，腺癌广泛遍及腹膜腔，但是未能明确肿瘤原发灶的女性，可能为原发性乳头状浆液性腹膜癌。肿瘤中可见沙瘤体或 CA-125 水平升高更倾向于肿瘤起源于卵巢。这类患者应进行紫杉醇联合顺铂或卡铂化疗后接受减瘤手术治疗（第 80 章）。大约 20％的患者有效，10％的患者可存活至少 2 年。

■ 女性腋下淋巴结转移癌

此类女性即使体格检查和钼靶 X 线检查未发现乳房肿块，或肿瘤中雌、孕激素受体阴性，仍应根据其处在绝经前或绝经后状况，采用适宜的乳腺癌辅助治疗方案（第 77 章）。如果不进行同侧乳房放疗，则高达 50％的患者将进展为乳房肿物。虽然这种情况在临床上很少见，但可如同 II 期乳腺癌患者一样长期生存。

■ 男性成骨细胞骨转移

前列腺癌的可能性极大，可进行经验性激素治疗（亮丙瑞林和氟他胺）（第 81 章）。

■ 宫颈淋巴结转移

即使广视野内窥镜检查子宫头部及宫颈部未见原发肿瘤，此类患者接受顺铂和 5-FU 化疗也可有效，有患者甚至可延长生存期（第 75 章）。

更多内容详见 HPIM-18 原文版：Varadhachary GR, Abbruzzese JL：Carcinoma of Unknown Primary, Chap. 99, p. 821.

第 83 章
内分泌性副癌综合征

蔡晓凌　校　周灵丽　译

无论是良性或是恶性的非内分泌组织均可分泌多种激素，尤其是肽类激素，多种肿瘤不止生成一类激素（表 83-1）。临床中，异位

表 83-1 异位激素分泌导致的副癌综合征

副癌综合征	异位激素	典型肿瘤类别[a]
常见		
恶性高钙血症	甲状旁腺激素相关蛋白（PTHrP）	鳞状细胞癌（头颈部、肺、皮肤）、乳腺癌、泌尿生殖系统癌、胃肠道癌
	$1，25（OH)_2-D$	淋巴瘤
	甲状旁腺激素（PTH）（罕见）	肺癌、卵巢癌
	前列腺素 E2（罕见）	肾癌、肺癌
抗利尿激素分泌不当综合征（SIADH）	血管加压素	肺（鳞癌、小细胞癌）、胃肠道癌、泌尿生殖系统癌、卵巢癌
库欣综合征	促肾上腺皮质激素（ACTH）	肺癌（小细胞癌、支气管类癌、腺癌、鳞癌）、胸腺癌、胰岛细胞癌、甲状腺髓样癌
	促肾上腺皮质素释放素（CRH）（罕见）	胰岛细胞癌、类癌、肺癌、前列腺癌
	异位表达的抑胃肽（GIP）、黄体生成素（LH）/人绒毛膜促性腺激素（hCG）、其他 G 蛋白偶联受体（罕见）	肾上腺大结节性增生
较少见		
非胰岛细胞性低血糖	胰岛素样生长因子（IGF-Ⅱ）	间质细胞瘤、肉瘤、肾上腺癌、肝癌、胃肠道癌、肾癌、前列腺癌
	胰岛素（罕见）	宫颈癌（小细胞癌）
男性女性化	hCG[b]	睾丸癌（胚胎癌、精原细胞瘤）、生殖细胞癌、绒毛膜癌、肺癌、肝癌、胰岛细胞癌
较少见		
腹泻或肠道蠕动增强	降钙素[c]	肺癌、结肠癌、乳腺癌、甲状腺髓样癌
	血管活性肠肽（VIP）	胰腺癌、嗜铬细胞瘤、食管癌
罕见		
肿瘤源性骨软化症	磷调节因子［成纤维细胞生长因子 23（FGF23）］	血管外皮细胞瘤、成骨细胞瘤、纤维瘤、肉瘤、巨细胞瘤、前列腺癌、肺癌
肢端肥大症	生长激素释放激素（GHRH）	胰岛细胞癌、支气管类癌和其他类癌

表83-1　异位激素分泌导致的副癌综合征（续）

副癌综合征	异位激素	典型肿瘤类别[a]
	生长激素（GH）	肺癌、胰腺癌
甲状腺功能亢进症	促甲状腺激素（TSH）	葡萄胎、胚胎瘤、甲状腺肿样卵巢瘤
高血压	肾素	球旁细胞肿瘤、肾癌、肺癌、胰腺癌、卵巢癌

[a] 仅列出最常见的肿瘤类型。对于大多异位激素分泌综合征，已有更多类型的肿瘤被报道可分泌一种或更多的激素。

[b] hCG 滋养细胞肿瘤异位分泌。某些特定肿瘤生成总量不成比例的 hCG α 和 hCG β 亚单位。由于 hCG 与 TSH 受体结合力较弱，即使高水平的 hCG 也罕有造成甲状腺功能亢进症。

[c] 降钙素由甲状腺髓样细胞癌异位生成，可用作肿瘤标志物

分泌的激素极为重要，主要是基于以下两个原因：

其一，内分泌综合征既可能是肿瘤的首发临床表现，也可发生于肿瘤终末期。某些情况下，内分泌表现甚至比肿瘤自身更为显著，如良性或缓慢进展的恶性肿瘤分泌促肾上腺皮质素释放素和造成暴发性的库欣综合征。异位激素分泌的发生率随着采用的诊断标准不同而有所差异。临床中最为常见的综合征是促肾上腺皮质激素（ACTH）分泌过多、高钙血症和低血糖。实际上，15%～20%的库欣综合征由于促肾上腺皮质激素异位分泌引起，且约50%持续性高钙血症患者更可能是罹患恶性肿瘤而非甲状旁腺功能亢进症。由于一些快速生长的肿瘤可迅速形成激素分泌能力，临床诊断时需对其保持高度警惕；另外，激素水平与临床表现可不成比例升高。

其二，异位激素可成为具有应用价值的肿瘤循环标志物。由于异位激素分泌的多样性，出于诊断目的筛检血浆激素水平并不符合成本效益。然而，对于那些已知分泌某些激素的恶性肿瘤患者，连续测量血液循环中激素水平可作为肿瘤完全切除或者放疗或化疗疗效的标志物。同样，血浆激素水平升高可提前预警肿瘤的复发。无论如何，某些肿瘤复发并不分泌激素，因此不能单凭激素水平的测量来判定肿瘤活跃程度。

治疗　内分泌性副癌综合征

对于异位生成激素的肿瘤，应当尽可能直接切除。当肿瘤无法切除或治愈时，给予特定的治疗针对性抑制激素分泌（如：奥曲肽治疗异位肢端肥大症或米托坦抑制异位 ACTH 综合征中肾上腺皮质激素的生成）或者阻断激素对组织的作用（如应用地美环素治疗抗利尿激素分泌不当综合征）。

■ 高钙血症

最常见的伴癌综合征，恶性高钙血症占所有高钙血症的 40%。在伴有高钙血症的癌症患者中，80% 的高钙血症由甲状旁腺激素相关肽介导，20% 由于细胞因子如白细胞介素 1 和肿瘤坏死因子引起的局部溶骨造成。多种肿瘤均可导致高钙血症（表 83-1）。患者可伴有萎靡不振、疲劳、意识错乱、食欲减退、骨痛、乏力、虚弱、便秘、恶心和呕吐。血钙水平极高时，患者可出现意识不清、嗜睡、昏迷甚至死亡。伴有高钙血症的癌症患者中位生存期为 1～3 个月。补充生理盐水、呋塞米利尿和帕米磷酸钠（60～90mg IV）或唑来膦酸盐（4～8mg IV）可在 2 天内控制血钙水平，并抑制钙的释放持续数周。口服双磷酸盐可用作长期治疗。对于血液恶性肿瘤患者，糖皮质激素可治疗高钙血症。

■ 低钠血症

无症状的患者多在检查血清电解质时才被发现。低血钠通常由于肿瘤分泌精氨酸血管加压素，被称为*抗利尿激素分泌不当综合征*（SIADH）。心房利钠激素也可引起低钠血症。SIADH 经常发生于小细胞肺癌（15%）和头颈部癌（3%）。多种药物也可诱发 SIADH。疲劳、无法集中注意力、恶心、乏力、食欲减退和头痛症状可通过限制液体摄入量在 500ml/d 或应用地美环素 600～1200mg 阻断激素作用而得以控制。严重低钠血症（<115mmol/L）或出现精神状态改变时，需给予生理盐水联合利尿剂治疗；为避免发生并发症应将纠正低钠血症的速度控制在每小时 <1mmol/L。

■ 异位促肾上腺皮质激素综合征

当肿瘤中阿片促黑色素皮质素原 mRNA 表达促使生成 ACTH 时，将导致分泌大量糖皮质激素和盐皮质激素。患者表现为库欣综合征，出现低钾性碱中毒、乏力、高血压和高血糖。约有半数的病例发生于小细胞肺癌。ACTH 分泌对病情预后不利。酮康唑（400～1200mg/d）或者美替拉酮（1～4g/d）可用于抑制肾上腺类固醇的合成。

更多内容详见 HPIM-18 原文版：Jameson JL, Longo, DL: Paraneoplastic Syndromes: Endocrinologic /Hematologic, Chap. 100, p. 826.

第84章
神经系统副癌综合征

高旭光 校 高旭光 译

副癌性神经疾病（PNDs）是癌症相关而影响到神经系统任何部分的综合征；其发生机制是因肿瘤自身而非肿瘤转移或癌症并发症如凝血功能异常、卒中、代谢及营养状态改变、感染及癌症治疗的不良反应等。60％的患者在诊断癌症前即出现神经系统症状。PNDs占所有癌症患者的0.5％～1％，但在成神经细胞瘤和小细胞肺癌（SCLC）患者中比例可达2％～3％，在胸腺瘤或硬化性骨髓瘤的患者中比例可高达30％～50％。

■ 临床表现

发现特征性副癌综合征（见表84-1）应立即筛查癌症，对肿瘤采取及时治疗可能改善PNDs的预后；许多PNDs患者也可并无癌症征象。根据患者的临床特点，在排除其他癌症相关疾病后，可通过血清或脑脊液抗体或电生理诊断性检查而确定诊断。大多数PNDs通过肿瘤表达的神经元蛋白激发免疫反应而介导发病。抗细胞内抗原免疫反应相关的PNDs，通常治疗效果不佳（见表84-2），而对

表84-1 神经系统的副癌综合征

典型综合征：通常与癌症相伴发生	非典型综合征：可能不与癌症相伴发生
脑脊髓炎	脑干脑炎
边缘叶脑炎	僵人综合征
小脑变性（成人）	坏死性脊髓病
斜视眼阵挛-肌阵挛	运动神经元病
亚急性感觉神经元	吉兰-巴雷综合征
胃肠轻瘫或假性梗阻	亚急性及慢性混合性感觉-运动神经病
皮肌炎（成人）	浆细胞恶病质和淋巴瘤相关的神经病
Lambert-Eaton肌无力综合征	神经血管炎
伴有视网膜病的肿瘤或黑色素瘤	单纯自主神经病
	急性坏死性脊髓病
	多发性肌炎
	肌肉血管炎
	视神经病
	BDUMP

缩略词：BDUMP，双眼弥漫性葡萄膜黑色素细胞增生

表 84-2   细胞内抗体、综合征和相关癌症

抗体	相关的神经综合征	肿瘤
抗-Hu	脑脊髓炎、亚急性感觉神经元病	小细胞肺癌
抗-Yo	小脑变性	卵巢癌、乳腺癌
抗-Ri	小脑变性、斜视眼阵挛	乳腺癌、妇科肿瘤、小细胞肺癌
抗-Tr	小脑变性	霍奇金淋巴瘤
抗-CV_2/CRMP5	脑脊髓炎、舞蹈症、视神经炎、葡萄膜炎、周围神经病	小细胞肺癌、胸腺瘤、其他
抗-Ma 蛋白	边缘叶脑炎、下丘脑脑炎、脑干脑炎	睾丸肿瘤（Ma2）、其他（Ma）
抗双载蛋白	僵人综合征、脑脊髓炎	乳腺癌、小细胞肺癌
恢复蛋白、双极细胞抗体、其他[a]	肿瘤相关性视网膜病（CAR）	小细胞肺癌（CAR）、黑色素瘤（MAR）
	黑色素瘤相关性视网膜病（MAR）	
抗-GAD	僵人综合征、小脑综合征	不常见的肿瘤（胸腺瘤）

[a]已经检测及各类靶抗原

缩略词：CRMP，坍塌反应调节蛋白；GAD，谷氨酸脱羧酶

中枢神经系统神经元细胞表面或神经肌肉突触的抗原产生相关抗体的患者，对免疫治疗效果较好（见表 84-3）。任何类型的 PNDs，如果抗神经元抗体为阴性，其诊断基于肿瘤确切存在，且排除癌症相关或其他独立疾病。全身 PET-CT 扫描常可发现其他检查无法探及的肿瘤。

中枢神经系统和背根神经节的 PNDs

MRI 和脑脊液检查对排除因癌症直接播散造成的神经系统并发症至关重要。对于多数 PNDs，MRI 表现为非特异性。典型的脑脊液表现为细胞数轻中度增多（单核细胞 $< 200/mm^3$，以淋巴细胞为主），蛋白总量和鞘内合成 IgG 水平升高，寡克隆区带表现不一。

- *边缘叶脑炎*的临床特征包括意识模糊、抑郁、躁动、焦虑、严重的近事记忆功能缺失、复杂部分性癫痫发作以及痴呆；MRI往往提示一侧或双侧颞叶内侧异常改变。
- *副肿瘤性小脑变性*，初始表现为头晕、眼球震颤、视物模糊或复视、恶心和呕吐；数天或数周后，可出现构音障碍、步态和肢体的共济失调以及不同程度的吞咽困难。

表84-3 抗细胞表面或突触抗原抗体、综合征以及相关肿瘤

抗体	相关的神经综合征	肿瘤
抗-AChR（肌肉）[a]	重症肌无力	胸腺瘤
抗-AChR（神经元）[a]	自主神经病	小细胞肺癌
抗-VGKC-相关蛋白[b]（LGI 1，Caspr2）	神经性肌强直、边缘叶脑炎	胸腺瘤、小细胞肺癌
抗-VGCC[c]	Lambert-Eaton 肌无力综合征、小脑变性	小细胞肺癌
抗-NMDAR[d]	抗 NMDA 受体脑炎	畸胎瘤
抗-AMPAR[d]	复发性边缘叶脑炎	小细胞肺癌、胸腺瘤、乳腺癌
抗-GABA$_B$R[d]	边缘叶脑炎、痫性发作	小细胞肺癌、神经内分泌肿瘤
甘氨酸受体[d]	脑脊髓炎伴有强直、僵人综合征	肺癌

[a] 已证实这些抗体具有直接的致病作用。
[b] 抗电压门控钾通道（VGKC）相关蛋白对一些类型的神经性肌强直具有致病性。
[c] 抗电压门控钙通道（VGCC）抗体对 Lambert-Eaton 肌无力综合征具有致病性。
[d] 高度疑似这些抗体具有致病性。
缩略词： AChR，乙酰胆碱受体；AMPAR，α-氨基-3-羟基-5-甲基-4-异噁唑丙酸受体；GABA$_B$R，γ 氨基丁酸 B 受体；NMDAR，N-甲基-D-天冬氨酸受体

- *斜视眼阵挛 -肌阵挛综合征*的特征性表现包括与注视方向无关的双眼眼球不自主、无节律的异常运动，伴肌阵挛；通常伴有共济失调。

- *急性坏死性脊髓病*。近年来副癌性脊髓综合征的报道有所减少；尚不清楚是否由于肿瘤介入治疗的进步或是非副癌性病因学检测技术的进展。

- *副肿瘤性视网膜病*涉及视锥和视杆细胞的功能障碍，特征性表现包括光敏感、进行性视觉和色觉感知功能丧失、中央或周围性盲点、夜盲症以及视网膜电图（ERG）的明视和暗视反应阈值降低。

- *背根神经节病*（感觉神经元病）以感觉缺失为特征，可为对称性或非对称性，痛性感觉异常，根性神经痛以及反射减弱或消失；各种感觉均可受累。

神经和肌肉的 PNDs

本类疾病可能在肿瘤病程的任何时期发生。对于原因不明的周围神经病患者，应当考虑行血清和尿液的免疫固定电泳检查；单克

隆丙种球蛋白病的检测建议增加一些必要的检查项目，以发现恶性 B 细胞或浆细胞疾病。副癌性神经病中，抗神经元抗体检测对诊断非常有用，主要是抗-CV_2/CRMP5 和抗-Hu 抗体。

重症肌无力参见第 206 章；皮肌炎参见第 207 章。

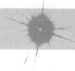 **治疗　副癌性神经疾病**

- PNDs 的治疗主要针对原发恶性肿瘤的诊断和控制；已有报道，在一些肿瘤得到成功控制的患者中，其症状稳定或改善。
- 糖皮质激素和其他免疫抑制剂、免疫球蛋白静脉注射（IVIg）与血浆置换具有不同程度的疗效。
- 对细胞表面或突触抗原产生抗体而导致的 PNDs，其治疗反应更为良好。

更多内容详见 HPIM-18 原文版：Dalmau J，Rosenfeld MR：Paraneoplastic Neurologic Syndromes，Chap. 101，p. 833.

第七篇　感染疾病

第85章
感染性疾病的诊断

卢冰冰　校　　李冉　译

感染的实验室诊断需要直接或间接的诊断依据，即在宿主的组织、体液或排泄物中发现病毒、细菌、真菌或寄生虫。传统的方法是通过显微镜检查和表型鉴定来识别病原体，但这种方法耗时长，已经逐渐被核酸探针检测所取代。

■ 显微镜检查

- 湿涂片：是最简便的显微镜检测方法，适用于某些较大的和（或）能活动的病原体。例如，暗视野显微镜下观察湿涂片可以检测生殖系统病灶内的螺旋体或血液中的*包柔螺旋体*和*钩端螺旋体*。

  ◇ 利用10％KOH处理的湿涂片可以鉴定皮肤刮片内的真菌。

  ◇ 某些经过染色处理的湿涂片可以提高检测的阳性率及有助于形态学鉴定。例如，墨汁染色用于检测脑脊液中表面包被荚膜的*隐球菌*，乳酸酚棉蓝染色用于真菌的形态学鉴定。

- 染色：通过染色可以更清楚地观察病原体。

  ◇ *革兰氏染色*：将病原体分为革兰氏阳性菌（具有厚的肽聚糖细胞壁）和革兰氏阴性菌（具有薄的肽聚糖细胞壁，且外膜可被乙醇或丙酮溶解）。

    - 革兰氏染色尤其适用于检测痰标本的中性粒细胞和细菌。痰涂片每低倍视野下上皮细胞>10个或存在多种细菌常提示痰标本被口腔菌群污染。

    - 在正常情况下无菌的体液（例如：脑脊液、胸水、关节液）中检测到细菌提示感染，若细菌数量>10^4/ml则可能为感染相关的病原体（图85-1）。

    - 将标本离心分离可以提高检测的敏感性。

  ◇ *抗酸染色*：用于检测经过酸或有机溶剂溶解破坏后仍保持酚红染色的病原体（如分枝杆菌属）。改良的抗酸染色可用于检测抗酸性较弱的病原体（如*诺卡菌*属）。

革兰氏阴性菌

	仅含氧还蛋白	氧化酶（+）	氧化酶（一）	苛养菌	厌氧菌	弯曲状
杆菌		假单胞菌 气单胞菌 巴氏杆菌属 其他	肠杆菌科 其他	嗜血杆菌 军团菌 鲍特菌 布鲁菌 弗朗西斯菌 其他	类杆菌 普氏菌 梭杆菌 其他	弧菌 弯曲菌
球菌	奈瑟菌属 布兰汉菌属				韦荣球菌 氨基酸球菌 巨型球菌	

革兰氏阳性菌

	分枝状	芽胞状	抗酸（+）	过氧化氢酶（+）	过氧化氢酶（+）	过氧化氢酶（+）
杆菌	诺卡菌 放线菌 双歧杆菌	梭菌 芽胞杆菌	分枝杆菌	棒状杆菌 李斯特菌 其他	乳酸菌 其他	
球菌				葡萄球菌 微球菌 其他	链球菌	

图 85-1 革兰氏染色的解读

  -免疫荧光染色：利用直接免疫荧光标记的抗体或间接免疫荧光标记的二抗来检测细胞中的病毒抗原（例如：巨细胞病毒、单纯疱疹病毒、呼吸道病毒）和难以培养的细菌（如*嗜肺军团菌*）。

■ 肉眼抗原检测

- 乳胶凝集试验和酶联免疫试验快速、便宜，可利用蛋白或多糖抗原检测细菌、病毒或细菌外毒素。
- 这些方法可以直接检测临床标本或实验室培养的病原体。

■ 培养

- 特定病原体培养成功与否通常取决于与实验室操作流程相匹配的、适合该标本的收集、运送方法。标本收集和运送方法见表85-1。
- 细菌分离有赖于适合细菌体外生长的人工培养基。一旦细菌分离成功，可利用不同的方法来鉴定特定的菌株（例如：基于酶和代谢功能的表型鉴定、气-液相色谱分析及核酸检测）。
- 病毒可在对可疑病毒易感的单层培养细胞中生长。病毒增殖后，检测细胞的病变效应，或通过免疫荧光方法检测病毒抗原。

■ 血清学检测

- 血清抗体检测为既往或现症感染某种特定病原体提供了间接证据。
- 定量方法用来检测抗体滴度，通常需要对比发病时和 $10\sim14$ 天以后的双份血清样本（如急性期和恢复期双份样本）。恢复期抗体滴度较急性期升高4倍提示是急性感染。
- 血清学检测还可用于测定体内保护性抗体的水平，特别是接种某种疾病（例如：风疹病毒、水痘-带状疱疹病毒感染）的疫苗后。

■ 核酸探针检测

- 定量检测临床标本中特异性 DNA 和 RNA 碱基序列的技术已经成为诊断感染的有效手段，常用于以下4种情况：
  1. 在临床标本中定性或定量检测特定的病原体（例如：*奈瑟菌*、HIV）。
  2. 对难以培养或用传统方法难以检测的病原体进行鉴定〔例如：*惠普尔养障体*（Tropheryma whipplei）、*军团菌*〕。

表 85-1 培养标本的收集和运送方法

注：应该告知微生物实验室标本的来源和可疑的病原体。这些信息决定了培养基的选择和培养时间的长短。

培养类型	标本	最少采集量	容器	其他注意事项
血液				
血液常规培养（适用于需氧菌、厌氧菌、酵母菌）	全血	成人及儿童：2瓶各10ml 婴儿：尽可能在需氧瓶中采5ml 新生儿：可略少	见下述a	见下述b
血液真菌或分枝杆菌培养	全血	同常规血培养：2瓶各10ml，或用实验室要求的Isolator管采血	同常规血培养	特定的可"延长时间培养"，因为真菌生长可能需要4周的时间
Isolator血培养系统（裂解-离心）	全血	10ml	Isolator管	主要用于真菌、分枝杆菌和其他苛氧菌的分离，并用于在离心沉淀后的血培养中去除抗生素
呼吸道				
鼻	鼻拭子	1个拭子	无菌棉拭子或类似的含培养基的运送系统	可用含藻酸钙的拭子
咽喉	咽后壁、溃疡或可疑化脓部位拭子	1个拭子	无菌棉拭子或类似的含培养基的标本采集拭子	见下述c
痰	新鲜痰液（不是唾液）	2ml	商品化的痰液收集器或类似的带螺旋密封盖的无菌容器	防止标本不合格：确保本是痰液而不是唾液。革兰氏染色检查中上皮细胞和中性粒细胞的数量是评价痰标本的重要部分。人工采集的痰标本通常是合格的

检验项目	标本	采集量	运送容器	注意事项
支气管抽取液	气管抽取液、支气管镜标本或支气管镜取液	1ml 抽取液或含转运培养基的刷取标本	将无菌抽取液、支气管镜灌洗管或刷毛制置于独立的无菌容器中	基于诊断考虑采用一些特殊的处理（如肺孢子菌）
粪便				
粪便常规培养，适用于沙门菌、志贺菌和弯曲菌	直肠拭子或最好是新鲜、随机留取的粪便	1g 粪便或 2 个直肠拭子	塑料涂层的硬纸杯或带有密封盖的塑料杯、其他的密封容器亦可	如果怀疑霍乱弧菌、必须通知实验室采取相应的标本采集和运送方法
耶尔森菌、大肠杆菌 O157 便培养	新鲜、随机留取的粪便	1g	塑料涂层的硬纸杯或带有密封盖的塑料杯	局限性：培养需要浓集技术
气单胞菌属和臨邻单胞菌属便培养	新鲜、随机留取的粪便	1g	塑料涂层的硬纸杯或带有密封盖的塑料杯	局限性：培养出这些细菌的同时也培养出其他的肠道细菌
泌尿生殖道				
尿	清洁尿标本或采集导尿管尿液	0.5ml	带螺旋盖的无菌密封容器或特制的运送尿管	见下述 d
泌尿生殖道分泌物	阴道或尿道分泌物、宫颈拭子、前列腺液等	1 个拭子或 0.5ml 液体	阴道和直肠运送拭子的运送用 Amies 运送培养基或类似的 B 族链球菌培养基合直接接种	除非怀疑特定病原体感染、否则不建议做阴道拭子常规培养。如要检测多种病原体（如B族链球菌、毛滴虫、衣原体或淋球菌）、每种病原体检测分别需要 1 个拭子

表 85-1 培养标本的收集和运送方法（续）

培养类型	标本	最少采集量	容器	其他注意事项
体液、穿刺液和组织				
脑脊液（腰椎穿刺）	脑脊液	常规培养 1ml、分枝杆菌培养≥5ml	带密封盖的无菌管	避免冷藏；尽快送到实验室
体液	无菌穿刺体液	常规培养 1ml	带密封盖的无菌管。如果运送前将标本的注射器封闭，可将标本留在注射器内	对于一些体液（如腹腔灌洗液），增加标本含量量较少的细菌
活检和穿刺标本	手术切除的组织、抗凝的骨髓、活检标本或其他来自正常无菌部位的标本	1ml 液体或 1g 组织块	无菌棉拭子或类似的含培养基的运送系统。组织标本需要无菌瓶或无菌罐	准确标明标本和来源非常重要。应采集足够的标本用于微生物检查和组织病理检查
伤口	伤口处的化脓标本或脓肿，未被正常菌群污染的脓肿	2 个拭子或 0.5ml 穿刺脓液	棉拭子或类似的运送系统，或带密封螺旋盖的无菌管。如同时做厌氧菌培养，用其厌氧转运装置或密封的注射器运送标本	标本采集：脓液或其他液体应尽量多采集；使用注射器采集（而不是拭子），因其可提供足够的标本量和厌氧环境

特别提示

	标本类型	容器	标本量	特别提示
真菌	上述标本类型均可。尿液或按照上述不同标本要求的尿液或痰液做真菌培养时，通常以第一天早晨的标本最佳	带密封盖的无菌防漏容器	1ml或按照上述同标本要求需要标本量大量。	标本采集：标本应在采集后1h内送到微生物实验室。避免未自皮肤、直肠、阴道或其他体表的正常菌群污染
分枝杆菌（抗酸杆菌）	痰液、组织、尿液、体液	带密封盖的无菌容器	10ml液体或小块组织。不可使用拭子	利用浓集技术可提高分枝杆菌的检出。胸腔积液、腹水、心包积液的涂片和培养检出率低。建议同一患者多次培养。在液体培养基中培养可缩短检测时间

特别提示

	标本类型	容器	标本量	特别提示
军团菌	胸腔积液、肺活检、支气管肺泡灌洗液、支气管/经支气管活检。尽快送到实验室很重要	—	1ml液体；任意大小的组织样本。如果可能应取0.5g的标本	—
厌氧菌	脓肿穿刺标本或体液	专性厌氧菌运送装置	1ml穿刺液，1g组织或2个拭子	需要适当的厌氧菌运送装置。做专性厌氧菌培养的同时也应做兼性厌氧菌培养。相比拭子，液体或组织标本更佳

表 85-1　培养标本的收集和运送方法（续）

培养类型	标本	最少采集量	容器	其他注意事项
病毒[f]	呼吸道分泌物，呼吸道冲洗液，鼻拭子，血标本（包括沉淀层），阴道和直肠拭子，可疑皮肤部位的拭子标本，粪便标本（部分病例）	1ml 液体，1 个拭子，1g 粪便，分别置于合适的运送培养基中	液体或粪便标本常存放在无菌容器中，拭子标本存放在病毒培养装置中（保持冷藏，不可冷冻）。血浆标本和沉淀层存放在无菌管中 4～8℃ 冷藏，如需长期运送或标本需要船运置于 -80℃ 冷存，应置于 -80℃ 冷冻	大部分培养标本不使用含抗生素的培养基运送，以防止细菌过度繁殖和病毒失活。如果标本应冷藏但不可冷冻，运送的时间和根据时序和运送培养基也不同，操作程序和运送培养基也不同

[a] 取自成人的标本应为 2 瓶（儿童的标本量可略少）：一瓶用磷酸葡萄糖、大豆胰蛋白酶或其他适宜的液体培养基，另一瓶用硫胶质或其他含有能分离专性厌氧菌的培养基。对于儿童患者来说，因为很难获得心内膜炎或非菌血症引起的脓毒症（如腹膜炎），否则只做输血培养。对一些特殊情况（例如：怀疑真菌感染、培养阴性的心内膜炎或分枝杆菌感染），可用不同的采血系统（Isolator 系统；见表）。

[b] 标本采集：应对培养瓶隔膜和患者采取相应的消毒技术。禁止气泡进入厌氧菌培养瓶。特别提示：检测血中的病原体（例如：心内膜炎，严重的脓毒血症，伤寒和布鲁菌病早期）或间歇存在的速检测出细菌和真菌是患者能否存活的决定性因素。细菌可能在血液中持续存在（例如：心内膜炎，严重的脓毒血症，伤寒和布鲁菌病早期）或间歇存在。大多数血培养采用两个含培养基的独立血液，这时对细菌不足时采用两个含培养基的独立血培养系统采集 2～3 份标本。在怀疑持续性菌血症时，其菌血症时，需要至最初的 24h 至少每间隔 1h 以上采集 2～3 份标本。

[c] 正常菌群包括 α 溶血性链球菌，类白喉棒状杆菌，腐生奈瑟菌，表皮葡萄球菌和痤疮丙酸杆菌。嗜氧部位常规的需氧培养包括查和鉴定 β 溶血性链球菌或其他可能的致病菌微生物。虽然可能是正常菌群，但如果临床需要，也能是正常菌群，但如果临床需要，可做进行特殊培养。

[d] ①清晨尿标本，中段尿标本，导尿管导尿，大多数实验室留存尿标本，如果不能留存尿标本应用于培养。②无论男女性出现急性排尿困难，即使细菌计数 <50 000/ml，游离尿路细菌数 ≥50 000/ml，膀胱导尿和类似的尿液标本计数 ≤50 000/ml，也应进行菌种鉴定和药敏试验。③特定的临床情况下（例如女性出现急性排尿困难），即使细菌计数 <50 000 的培养，可使用各种品化的尿的运送装置。留置尿管的患者尿标本或清洗尿袋中留存标本应当进行 3 种包括菌种鉴定生物鉴定。留置尿管的患者尿标本应当进行全面的病原体检查（包括菌种鉴定和药敏试验）。

[e] 将特定标本置于密封注射器中运送，可避免免标本的氧气暴露的空气样品化的运送装置。应避免采来自皮肤、直肠、阴道或其他身体部位拭子（例如鼻拭子及直肠拭子）以及不合格的标本（例如冷冻标本，吐出的痰标本），阴道或阴道拭子应拒收。

[f] 实验室采用多种方法检测病毒，因此送检标本前应核查每种标本的特殊要求

3. 确定2个或2个以上的菌群是否来源于同一克隆或同一菌株。

4. 预测病原体（特别是病毒）对化疗药物是否敏感（例如：HIV、结核分枝杆菌）。

- 探针检测的敏感性与特异性与传统检测方法（包括酶联免疫法和培养）相当。

- 扩增技术（如PCR）提高了RNA或DNA检测的敏感性，但即使少量的污染亦可造成假阳性结果。

■ 药敏试验

- 药敏试验协助临床医生选择最佳的抗感染药物，并提示潜在的感染控制问题（如医院中耐甲氧西林金黄色葡萄球菌的水平）。

- 可进行定性检测（如纸片琼脂扩散和折点）和定量检测（例如：肉汤稀释法、E试验）。

- 真菌药敏试验应用越来越广泛；但是有些种类真菌（如曲霉菌）的药敏试验在技术上仍存在困难，主要在特定的实验室中进行。

■ 寄生虫感染的诊断考虑

同许多其他感染一样，诊断寄生虫感染的根本是采集详细的病史和流行病学资料：例如旅行史、冶游史和职业接触史。表85-2总结了一些常见寄生虫感染。

■ 肠道寄生虫

- 大部分蠕虫和原虫可通过粪便标本检测；应避免尿液和水的污染。

- 粪便标本的采集应在口服造影剂及止泻剂或抗酸剂治疗之前；因为它们会改变粪便的性状并干扰寄生虫的显微镜检测。

- 建议在不同日分别收集3份标本，因为大部分寄生虫在粪便中周期性排出；只检测单份标本会使敏感性下降50%。

- 对于粪便标本应肉眼寻找成虫或绦虫节段并进行显微镜检查，包括直接湿涂片、浓集技术及固定染色。

- 其他可用的诊断方法包括十二指肠液采集（例如：检测蓝氏贾第鞭毛虫、隐孢子虫、类圆线虫幼虫）以及"透明胶带法"（例如：检测蛲虫卵或牛肉绦虫）。

表 85-2　一些常见的寄生虫感染

寄生虫	地理分布	寄生虫生活阶段	诊断		
			体液或组织	血清学	其他
血吸虫					
曼氏血吸虫	非洲、美洲中部及南美、西印度群岛	虫卵、成虫	粪便	EIA、WB	直肠切片、肝活检
埃及血吸虫	非洲	虫卵、成虫	尿液	WB	肝、尿路或膀胱活检
日本血吸虫	远东	虫卵、成虫	粪便	WB	肝活检
肠道线虫					
粪类圆线虫(类圆线虫病)	潮湿的热带和亚热带地区	幼虫	粪便、痰、十二指肠液	EIA	免疫缺陷患者呈播散性
肠道原虫					
溶组织内阿米巴(阿米巴病)	全球、尤其是热带	滋养体、包囊	粪便、肝	EIA、抗原检测	超声、肝 CT、PCR
蓝氏贾第鞭毛虫(贾第虫病)	全球	滋养体、包囊	粪便	抗原检测	吞线试验、DFA、PCR
贝氏等孢子球虫	全球	卵囊	粪便	—	抗酸染色[a]
隐孢子虫	全球	卵囊	粪便	抗原检测	DFA、活检、PCR
血液及组织原虫					
疟原虫(疟疾)	亚热带及热带	无性生殖	血液	较少使用	PCR
田鼠巴贝虫(巴贝虫病)	美国、尤其是新英格兰	无性生殖	血液	IIF	无脾动物、PCR
刚地弓形虫(弓形虫病)	全球	包囊、滋养体	中枢神经系统、眼、肌肉、其他	EIA、IIF	PCR

[a] 抗酸染色最好使用金胺酚荧光染色或改良抗酸染色。

缩略词:DFA,直接免疫荧光;IIF,间接免疫荧光;WB,蛋白印迹法;EIA,酶联免疫法;PCR,聚合酶链反应。

资料来源:Adapted from Reed SL, Davis CE: Chap. e25, HPIM-18.

■ 血液和组织中寄生虫

- 对组织侵袭性寄生虫的诊断需要了解寄生虫的病理生理学特征（如尿沉渣检查可用于检测埃及*血吸虫*）。
- 检测其他体液中寄生虫的实验室方法与粪便中的检测方法类似。
- 在吉姆萨染色的血涂片中最常检测到的寄生虫是疟原虫、微丝蚴及非洲锥虫；但因为微丝蚴及非洲锥虫可游动，采用湿涂片方法检测更敏感。
- 血液标本的采集时间非常重要——例如，*班氏丝虫病*的诊断需要在午夜时采血，因为其微丝蚴在夜间活动。

更多内容详见 HPIM-18 原文版：McAdam AJ, Onderdonk AB：Laboratory Diagnosis of Infectious Diseases, Chap. e22；and Reed SL, Davis CE：Laboratory Diagnosis of Parasitic Diseases, Chap. e25.

第86章
抗菌治疗

公丕花 校 穆新林 译

抗菌药物是全球范围内最为常见的处方药物之一，如应用得当可挽救患者生命。然而，抗生素滥用（约占所有抗生素使用的50%）导致医疗支出增加，造成不必要的药物不良反应与相互作用，并促使细菌耐药从而导致药物失活。

抗菌药物的作用机制

抗菌药物作用于哺乳类细胞中所不具有的独特靶点。*杀菌药物*可灭杀其抗菌活性谱的细菌；*抑菌药物*则抑制细菌生长。表86-1总结了常用抗菌药物的作用机制。

- *抑制细胞壁合成*：几乎所有抑制细菌细胞壁合成的药物均是杀菌药。细菌正常生长过程中，自溶酶（细胞壁重构酶）可溶解破坏细胞壁。本类抗菌药物可阻断细菌细胞壁的合成修复，代表药物包括：β-内酰胺类（青霉素、头孢菌素、碳青霉烯类）、糖肽类（万古霉素、替考拉宁）和脂糖肽类（特拉万星）。

表 86-1　主要抗菌药物的作用机制和耐药机制

抗感染药物ᵃ	主要作用位点	作用机制	主要耐药机制
β 内酰胺类（青霉素、头孢霉素、碳青霉烯类）	细胞壁	抑制细胞壁交叉连接	1. 药物灭活（β 内酰胺酶）； 2. 靶点亲和力下降（青霉素结合蛋白改变）； 3. 外膜通透性降低（改变革兰氏阴性菌外膜孔道蛋白）； 4. 药物主动外排
万古霉素	细胞壁	干扰新细胞壁亚单位的合成（胞壁五肽）	靶点结构改变（肽聚糖亚单位末端氨基酸置换）
杆菌肽类	细胞壁	通过抑制膜脂质载体的循环利用来阻止细胞壁亚单位的合成	尚不明确
大环内酯类（红霉素）	蛋白质合成	与核糖体 50S 亚基结合	1. 靶点结构改变（核糖体 23S rRNA 结合位点甲基化和突变）； 2. 药物主动外排
林可霉素类（克林霉素）	蛋白质合成	与核糖体 50S 亚基结合 阻断肽链延长	1. 靶点结构改变（核糖体甲基化）； 2. 药物主动外排
氯霉素类	蛋白质合成	与核糖体 50S 亚基结合 阻断氨酰 tRNA 的黏附	1. 药物灭活（氯霉素乙酰基转移酶）； 2. 药物主动外排
四环素类	蛋白合成	与核糖体 30S 亚基可逆性结合 阻断与氨酰 tRNA 的结合	1. 减少细胞内药物积蓄（主动外排）； 2. 靶点亲和力下降
氨基糖苷类（庆大霉素）	蛋白质合成	与核糖体亚基 30S 不可逆结合 抑制肽基 tRNA 的易位	1. 药物灭活（氨基糖苷类修饰酶）； 2. 降低革兰氏阴性杆菌外膜通透性； 3. 药物主动外排； 4. 核糖体甲基化
莫匹罗星	蛋白质合成	抑制异亮氨酸 tRNA 合成酶	靶蛋白基因突变或获得药物不敏感靶点的新基因
链阳菌素类［奎奴普丁/达福普丁（辛内吉）］	蛋白质合成	与核糖体亚基 50S 结合 阻断肽链延长	1. 改变靶点结构（核糖体甲基化：达福普丁）； 2. 药物主动外排（奎奴普丁）； 3. 药物灭活（奎奴普丁及达福普丁）

表86-1 主要抗菌药物的作用机制和耐药机制 (续)

抗感染药物[a]	主要作用位点	作用机制	主要耐药机制
利奈唑胺	蛋白质合成	与核糖体亚基50S结合 抑制蛋白合成的启动	改变靶点结构（23S rRNA突变）
磺胺类和甲氧苄氨嘧啶	细胞代谢	竞争性抑制参与叶酸生物合成的酶	生成不敏感的靶点［二氢叶酸合成酶（磺胺类）和二氢叶酸还原酶（甲氧苄氨嘧啶）］绕过代谢阻断作用
利福平	核酸合成	抑制依赖DNA的RNA多聚酶	靶点亲和力下降（多聚酶基因突变）
甲硝唑	核酸合成	在细胞内生成短效中间产物，通过电子传递系统破坏DNA	尚不明确
喹诺酮类（环丙沙星）	DNA合成	抑制DNA旋转酶（A亚单位）和拓扑异构酶Ⅳ的活性	1. 靶点亲和力下降（旋转酶基因的突变）； 2. 减少细胞内药物聚积（药物主动外排）
新生霉素	DNA合成	抑制DNA旋转酶（B亚单位）的活性	尚不明确
多黏菌素（多黏菌素B）	细胞膜	通过电荷改变破坏细胞膜通透性	尚不明确
短杆菌肽	细胞膜	形成微孔	尚不明确
达托霉素	细胞膜	形成通道破坏膜电位	改变膜电荷

[a] 括号中的化合物是其主要代表药物

- *抑制蛋白质合成*：细菌核糖体与哺乳类构成不同，本类抗菌药物主要通过与细菌核糖体相互作用而抑制其蛋白的合成。除氨基糖苷类外其他本类药物均属于抑菌剂，代表药物包括：氨基糖苷类（庆大霉素、妥布霉素、链霉素）、大环内酯类（红霉素、克拉霉素、阿奇霉素）、酮内酯类（泰利霉素）、林可霉素类（克林霉素）、链阳霉素类［奎奴普丁/达福普丁（辛内吉）］、氯霉素类、噁唑烷酮类（利奈唑胺）、四环素类（四环素、多西环素、米诺环素）和甘氨酰环类（替加环素）。

- *抑制细胞代谢*：抗代谢药物干扰细菌叶酸的合成，从而阻止胸腺嘧啶核苷、嘌呤和多种氨基酸的合成。本类药物通常为抑菌药，但在某些情况下也作为杀菌药。代表药物包括：磺胺类和甲氧苄氨嘧啶类。

- *抑制核酸合成或活性*：多种抗菌药物均可靶向核酸带来不同效应，包括：氟喹诺酮类（环丙沙星、左氧氟沙星、莫西沙星）、利福平、呋喃妥英和甲硝唑。
- *改变细胞膜通透性*：这类药物作用于细菌细胞膜，通常为杀菌药，包括多黏菌素（多黏菌素 B、黏菌素）和达托霉素。

抗菌药物的耐药机制

- 细菌可以对某一种抗菌药物固有耐药（如专性厌氧菌对氨基糖苷类耐药），也可通过耐药基因的变异或产生新基因而产生获得性耐药。
- 细菌耐药的主要机制是灭活抗菌药物、改变或过多生成抗菌药物靶点、获得编码不敏感靶位的新基因、降低对抗菌药物的通透性、阻止无活性的前体药物转化为活性衍生物和药物的主动外排。
- 表 86-1 总结了常用抗菌药物细菌耐药的具体机制。

抗生素的药代动力学

　　*抗菌药物的药代动力学*是指用药后不同时间药物血浆浓度和组织浓度的变化，反映了药物吸收、分布、代谢和清除的过程。

- *吸收*：抗菌药物经过口服、肌内注射或静脉注射的生物利用度：
  ◇ 通过肌内注射和静脉注射的生物利用度为 100%；
  ◇ 口服给药的生物利用度波动于 10%（如青霉素）至近 100%（如阿莫西林、克林霉素、甲硝唑、氟喹诺酮类）之间。
- *分布*：抗生素在感染部位的浓度必须超过致病体最小抑菌浓度（MIC）才可有效。
- *代谢和清除*：抗菌药物通过肝消除（代谢或经胆汁清除），以原形和（或）代谢产物的形式经肾排泄。掌握抗菌药物的清除方式对于调整清除功能受损患者的用药剂量非常重要。

抗菌药物治疗的原则

- 如有可能，应在治疗开始前获取标本鉴定病原学（通过显微镜检和培养）。
- 标准体外药敏试验可评价药物的抑菌作用，对于制定化疗方案至关重要。应用居住地菌种药敏谱指导经验性用药。
- 抗菌药物的药代动力学-药效动力学特点包括：①抗菌药物血

药及组织浓度随时间变化的数量关系；②最小抑菌浓度（MIC）；③病原微生物对药物的反应（抑制生长或杀灭的比率）。抗菌药物的药代动力学-药效动力学特点可分为浓度依赖性和时间依赖性。

- ◇ *浓度依赖性抗生素（如氟喹诺酮类、氨基糖苷类）*：增加药物最大血药浓度与 MIC 之比值（或血药浓度-时间曲线下面积与 MIC 之比值）可达到更快速杀灭细菌的作用。实际应用中，尽可能增大单次给药剂量（在药物毒性许可的范围内）而适当延长给药间隔。

- ◇ *时间依赖性抗生素（如 β-内酰胺类）*：细菌量的减少与药物浓度高于 MIC 的持续时间呈正相关，虽然最佳给药方式是持续静脉输注，但为方便可采用间隔给药，维持血药浓度大于 MIC 的时间占给药间隔时间的 $30\%\sim50\%$ 以上。

- 一旦获得病原学及药敏结果后，应及时调整治疗方案，选取最具疗效，且费用最为低廉的药物。宿主的状态（如：妊娠、免疫抑制、肝肾功能、合并用药）、感染的部位（如：中枢神经系统感染或感染性心内膜炎）以及药物不良反应（包括禁忌证）均是选取适宜抗菌药物过程中需要考虑的。

- 虽然不具联合用药指征，但是临床上出于预防出现细菌耐药（如增加利福平用于抗葡萄球菌）、获得协同作用或附加活性（如 β 内酰胺类联合氨基糖苷类用于抗肠球菌）及覆盖疾病潜在的多种病原菌（如腹腔脓肿或脑脓肿）而采取联合用药的策略。一些联合用药（如青霉素与四环素联用抗肺炎球菌）具有相互拮抗效应，其联合用药疗效劣于单药治疗。

抗菌药物的选择

关于现有抗微生物药物和其应用信息，以及特定指征的治疗方案，参阅 HPIM-18 相关章节。另外，也可查阅网络资源，如约翰霍普金斯大学抗生素指南（*www. Hopkins-abxguide. org*）。许多感染性疾病的循证实践指南可通过美国感染病学会网站 *www. idsociety. org* 获取。

抗菌药物的不良反应

抗生素的不良反应分为两类：剂量相关性（如氨基糖苷类抗菌药引起的肾毒性）及不可预知性。不可预知的药物反应由于特应性或过敏引起。表86-2总结了常用抗菌药物临床最为相关的不良反应。

抗菌药物的相互作用

由于受肝 P450 酶系统代谢多种药物的影响，抗生素是导致药物相互作用的常见药物。表 86-3 列举了抗菌药物与其他药物之间常见与确凿的相互作用，并述及其与临床的相关性。这些内容仅足够对于潜在的药物相互作用提高认识，为了确保不发生药物相互作用，处方抗生素前应查询相关资料。

表 86-2　临床常用抗菌药物的相关不良反应

药物	不良反应	注释
β 内酰胺类	过敏发生率约 1‰～4‰	2%～4% 的青霉素过敏患者对头孢菌素类过敏。 氨曲南对 β 内酰胺类过敏患者是安全的。
	非过敏性皮肤反应 腹泻，包括艰难梭菌性肠炎	氨苄西林（氨苄青霉素）皮疹在 EB 病毒感染患者中常见 —
万古霉素	过敏反应（"红人综合征"） 肾毒性、耳毒性、过敏、白细胞减少	调整输注时间至 1～2h 罕见，但是随着用药剂量的增加发生率明显增加
泰拉万星	味觉异常、泡沫尿、胃肠道不适	新药；更多不良反应尚不明确
氨基糖苷类	肾毒性（多为可逆性）	长疗程时最常见于老年人或者存在肾功能不全基础的患者，用药期间每 2～3 天监测血清肌酐水平。
	耳毒性（多为不可逆性）	危险因素同肾毒性；包括前庭和听力毒性
大环内酯类/酮内酯类	胃肠道不适 耳毒性 心脏毒性	红霉素最常见 大剂量静脉注射红霉素 QTc 间期延长和尖端扭转型室性心动过速，尤其合用红霉素代谢抑制剂时
	肝毒性（泰利霉素）	药物说明书中增加本项警告信息（2006 年 7 月）
	重症肌无力患者出现呼吸衰竭（泰利霉素）	药物说明书中增加本项警告信息（2006 年 7 月）
克林霉素	腹泻，包括艰难梭菌性肠炎	—
磺胺类	过敏反应	皮疹（在 HIV 感染患者中更常见）；严重皮肤反应，包括多形性红斑、Stevens-Johnson 综合征、中毒性表皮坏死松解症

表 86-2　临床常用抗菌药物的相关不良反应（续）

药物	不良反应	注释
	血液系统影响	少见；包括粒细胞缺乏症和粒细胞减少症（HIV 病毒感染患者中更常见）、溶血性贫血及巨幼细胞性贫血、血小板减少症
	肾功能不全	磺胺嘧啶导致晶尿症
喹诺酮类	腹泻，包括 *艰难梭菌性肠炎*	—
	年龄<18 岁者和孕妇禁忌	对囊性纤维化肺部感染的患儿治疗相对安全
	中枢神经系统不良反应（如失眠）	—
	其他：过敏、跟腱断裂、血糖异常、QTc 间期延长	罕见，但跟腱断裂仍被加入药品说明书
利福平	肝毒性	罕见
	尿和体液呈橘色	常见
	其他：流感样症状、溶血、肾功能不全	少见，通常与间断用药相关
甲硝唑	口中金属味觉	常见
四环素类/甘酰胺环类	胃肠道不适	应用替加环素患者中发生率高达 20%
	食管溃疡	多西环素（上午以水冲服）
利奈唑胺	骨髓抑制	见于利奈唑胺长期治疗
	视神经炎和周围神经炎	见于利奈唑胺长期治疗
达托霉素	远端肌肉疼痛或无力	每周监测肌酸激酶，尤其是同时服用他汀类药物的患者

表 86-3　抗菌药物与其他药物的相互作用

抗生素	相互作用的药物	潜在后果（临床意义[a]）
红霉素/克拉霉素/泰利霉素	茶碱	茶碱中毒（1）
	卡马西平	中枢神经系统抑制（1）
	地高辛	地高辛中毒（2）
	三唑仑/咪达唑仑	中枢神经系统抑制（2）
	麦角胺	麦角中毒（1）
	华法林	出血（2）
	环孢素/他克莫司	肾毒性（1）
	西沙必利	心律失常（1）
	他汀类[b]	横纹肌溶解症（2）
	丙戊酸钠	丙戊酸钠中毒（2）
	长春新碱/长春花碱	增加神经毒性（2）
奎奴普丁/达福普丁	与红霉素[c] 相似	—

表 86-3　抗菌药物与其他药物的相互作用（续）

抗生素	相互作用的药物	潜在后果（临床意义[a]）
氟喹诺酮类	茶碱	茶碱中毒（2）[d]
	抗酸剂/硫糖铝/铁	抗生素亚治疗量水平（1）
四环素	抗酸剂/硫糖铝/铁	抗生素亚治疗量水平（1）
复方新诺明	苯妥英	苯妥英的毒性（2）
	口服降糖药	低血糖（2）
	华法林	出血（1）
	地高辛	地高辛中毒（2）
甲硝唑	乙醇	双硫仑样反应（2）
	氟尿嘧啶	骨髓抑制（1）
	华法林	出血（2）
利福平	华法林	血栓形成（1）
	口服避孕药	妊娠（1）
	环孢霉素/他克莫司	排异（1）
	HIV-1 蛋白酶抑制剂	病毒载量的增加，耐药（1）
	非核苷酸逆转录酶抑制剂	病毒载量的增加，耐药（1）
	糖皮质激素	失去类固醇效应（1）
	美沙酮	毒品戒断症状（1）
	地高辛	地高辛亚治疗量浓度（1）
	伊曲康唑	伊曲康唑亚治疗量浓度（1）
	苯妥英	癫痫控制不佳（1）
	他汀类	高胆固醇血症（1）
	地尔硫䓬	地尔硫䓬亚治疗量浓度（1）
	维拉帕米（异搏定）	异搏定亚治疗量浓度（1）

[a] 1＝证据充分的相互作用并造成重要临床影响；2＝相互作用不确定但可能造成重要临床影响；

[b] 洛伐他汀和辛伐他汀最受影响；普伐他汀和阿托伐他汀较少引起重要的临床效应；

[c] 大环内酯类抗生素和奎奴普丁/达福普丁同样抑制代谢酶（CYP3A4），因而推测两者与其他药物的相互作用相似；

[d] 仅环丙沙星产生相互作用。左氧氟沙星和莫西沙星不抑制茶碱代谢。

注：新的相互作用通常是上市后报道的。敬请查阅最近更新的处方信息

更多内容详见 HPIM-18 原文版：Archer GL, Polk RE: Treatment and Prophylaxis of Bacterial Infections, Chap. 133, p. 1133；另外，关于抗真菌治疗，参见本书第 115 章、第 116 章；关于抗分枝杆菌治疗，参见第 103 章；关于抗病毒治疗，参见第 108 章至第 114 章；关于抗寄生虫治疗，参见第 117 章、第 118 章。

第 87 章
医疗机构相关性感染

穆新林 校 王芳 译

医院获得性感染或院内感染（定义为入院时未发病且不处于潜伏期的感染）以及其他医疗机构相关性感染，每年估计影响美国医院中 170 万名患者，造成医疗花费（280～330）亿美元，并导致 99 000 人因此死亡。尽管降低感染风险面临诸多挑战：免疫功能低下患者不断增长、耐药菌涌现、真菌和病毒双重感染、侵入性操作及装置日益增多；美国民众对医疗机构相关性感染仍持续保持"零容忍"的态度，认定几乎所有相关的感染应被避免。为此，美国联邦政府立法，防止美国医院为支付 10 余类院内事件所造成的医疗花销而提高医疗保险费用。

■ 院内获得性感染的预防

院内感染病原体具有特定传染源，大多通过预知的途径传播，并具备易感宿主。这些特征使监测和预防策略得以贯彻。

- *监测*：回顾微生物实验室结果、病房环境监测以及其他手段追踪记录住院后获得性感染。大多数医院针对高患病率和导致大量医疗花销的感染类型进行重点监测。监测结果以"率"展示，应包括共同暴露于特定风险（如使用机械通气患者）或采取干预措施天数的患者感染率（呼吸机相关千日感染率）。

- *预防和管控措施*：注意手卫生是预防交叉感染最为重要之措施。
  - ◇ 坚持遵循手卫生原则的医护人员比率低至＜50％。
  - ◇ 其他预防措施包括：发现和清除传染源以及减少采用侵入性操作和导管。

- *隔离技术*：隔离感染患者是感染控制对策中标准措施之一。
  - ◇ *标准预防措施*：包括手卫生以及穿戴手套，于可能接触血液、其他体液、皮肤或黏膜破损之时。特定的情况下，应佩戴口罩、护目用具和防护服。
  - ◇ *传染防控指南*：对于空气播散、飞沫传播及接触传播疾病，分别穿戴（最低级别）N95 口罩、外科口罩或防护服及手套，以避免自具有感染性疾病患者中传染疫病。对于具有多种传播途径的疾病应采取相应多种预防措施（如对水痘患者进行接触和空气隔离）。

■ 医院获得性与器械使用相关的感染

院内感染中 25％～50％ 为患者自身菌群和应用侵入性设备共同发生效应的结果。强化宣教、采取基于循证医学指导之"捆绑式"干预措施，并采用检查清单增进依从性可降低感染率。表 87-1 总结了用于降低常见院内感染发生率的有效干预措施。

表 87-1　"捆绑式干预措施"预防常见医疗机构相关性感染和其他不良事件举例

中心静脉导管感染的预防
对相关人员进行关于留置导管和护理的教育
使用氯己定对准备置入导管部位进行消毒
置入导管过程中采取最严密的感染预防措施
统一储放相关物品（如：工具箱或推车）
采用检查清单增进对预防措施的依从性
护士有权在任何人违反无菌操作原则后停止置入导管
每日使用氯己定清洁患者
每日询问：是否仍需要导管？如不再需要则将导管拔除
机械通气相关肺炎和并发症的预防
抬高床头 30°～45°
定期使用氯己定清洁口咽部
间歇停用镇静剂，并且每日进行拔管评估
针对消化性溃疡预防性用药
针对深静脉血栓形成预防性用药（除外存在禁忌证）
手术部位感染的预防
术前 1h 预防性应用抗生素，24h 内停用
限定于手术即将开始前备皮，采用剃毛刀或完全不去除毛发
手术区域使用氯己定-酒精消毒
维持围术期血糖水平正常（心脏外科手术患者）[a]
维持围术期体温正常（结直肠外科手术患者）[a]
尿路感染的预防
仅对绝对具有需求者（如为了解除梗阻）留置尿管，而非只是出于便利之目的
插入导尿管和尿道器械时采用无菌技术
减少操作或开放引流

[a] 这类干预措施具有临床试验和特定人群的验证结果支持；也适用于其他外科手术类型的患者。

资料来源：Adapted from information presented at the following website：www.cdc.gov/HAI/InfectionTypes.html

- **尿路感染**：约有 34％ 的院内感染为尿路感染，造成住院时间延长近 15％ 及增加 1300 美元左右的医疗费用。
  - ◇ 大多数院内获得性尿路感染与先前应用的器械或留置导尿管相关。保留导尿管每日感染发生风险为 3％～10％。细菌经由尿道周围上移或导尿管腔内污染而造成感染。
  - ◇ 男性使用外套式尿管可减少尿路感染的风险。
  - ◇ 最常见的病原体为*大肠埃希菌*、革兰氏阴性杆菌、肠球菌以及*念珠菌*（尤其多见于 ICU 患者）。
  - ◇ 长期留置尿管疑似感染时，应更换尿管，并留取新鲜尿液标本进行培养以证实发生感染，而非单纯的导尿管定植菌。
  - ◇ 对于所有医院内感染，均应在治疗开始前重复进行培养以确定感染持续存在。
- **肺炎**：肺炎约占医院内感染的 13％，增加住院天数 10 天左右，造成 23 000 美元的额外医疗费用，与其他部位感染相比死亡率更高。
  - ◇ 院内细菌性肺炎由于吸入内源性或医院获得性口咽部细菌所致。
  - ◇ 危险因素包括：增进致病病原体定植机会的事件，如：抗生素应用、通气设备污染或胃液酸度下降；增加误吸风险的事件，包括：留置鼻胃管或气管插管、意识水下降；以及导致宿主肺内防御机制受损的情况，如慢性阻塞性肺疾病、高龄及上腹部手术。
  - ◇ 住院早期易感的病原微生物包括社区获得性病原体（如：*肺炎链球菌、流感嗜血杆菌*）；晚期则为*金黄色葡萄球菌、铜绿假单胞菌、肺炎克雷伯杆菌、肠杆菌和不动杆菌*。
  - ◇ 由于临床诊断标准（如：发热、白细胞增多、脓性分泌物和胸部 X 线片新近发生或呈进展性肺部浸润影）敏感性良好，但特异性较低，因而诊断具有难度。
    - 通过对下呼吸道分泌物（避免被上呼吸道污染）进行检测查找病因；根据定量培养结果确立诊断敏感性可达 80％。
    - 留置鼻胃管或经鼻气管插管的发热患者还应除外鼻窦炎或中耳炎。
- **外科伤口感染**：约占医院内感染的 17％，平均延长住院天数 7～10 天，增加 3000～29 000 美元的医疗花销。
  - ◇ 这类感染常于患者出院后显现，因此难以估计其真实发生率。

◇ 危险因素包括：患者的基础情况（如：糖尿病或肥胖）和年龄、抗生素预防时机不恰当、留置引流管、术前住院时间过长、手术前一天（而非手术开始前）操作区域备皮、手术持续时间较长以及肢体远端感染。

◇ 感染病原体通常为患者内源性或医院获得性菌群。金黄色葡萄球菌、凝固酶阴性葡萄球菌以及肠道厌氧菌是最为常见的病原体。

- 金黄色葡萄球菌、凝固酶阴性葡萄球菌以及肠道厌氧菌是最常见的病原体。
- 病情迅速进展（24～48h 内发病）的术后感染应考虑 A 型溶血性链球菌和梭状芽胞杆菌感染。

◇ 较为明显的蜂窝织炎或脓肿可通过检查外科手术部位确诊；对于诊断深部感染则依赖于高度提示的临床征象和放射学检查。

◇ 术后伤口感染的治疗需控制感染源（引流或手术切除感染或坏死组织）和针对最为可能或实验室证实的病原体进行抗生素治疗。

- **血管内导管相关感染**：大概 14％医院内感染为血管内导管相关感染，由此延长住院天数 12 天，增加住院费用 3700～29 000 美元，死亡率升高约 12％～25％。

◇ 成人中股静脉置管具有较高的感染发生风险。

- 病原体大多数来源于导管置入部位的皮肤菌群，自管腔外迁移至导管尖端。
- 输注液体的污染极为少见。
- 凝固酶阴性葡萄球菌、金黄色葡萄球菌（≥50％为甲氧西林耐药菌种）、肠球菌、院内革兰氏阴性杆菌和念珠菌属是造成菌血症最主要的病原菌。

◇ 根据导管部位的外观和（或）除外其他来源所致的发热或菌血症，疑似导管相关感染。如果外周血培养和导管尖端标本半定量或定量培养分离出相同的细菌，则可确定诊断。

◇ 除了尽早给予适宜的抗生素治疗；应考虑包括心内膜炎发生风险（金黄色葡萄球菌菌血症患者发生率相对较高）以及决策是否拔除导管。为治愈疾病，通常必须拔除导管。

- 如果试图保留导管，则应采取"抗生素封管"技术（全身应用抗生素的同时，向导管腔内注入浓缩的抗生素溶液）。

- 如果已经采用导丝成功更换导管，但是被移除的导管尖端培养阳性，则导管应被移至新的部位。

■ 流行性感染与新兴感染

尽管暴发感染和新兴病原体经常受到大量关注，但其仅占院内感染<5%。

- *流感*：最主要的感染控制措施为对普通人群和医护人员接种疫苗，早期应用抗病毒药物控制疫情暴发；对具有症状的患者采取监测和飞沫隔离，已经证实此举有效控制流感，包括2009年H1N1大流行。

- *医院内腹泻*：近年来，医疗机构相关性腹泻发生率日渐增长。
  ◇ *艰难梭状芽胞杆菌*（尤其是毒性更强的BI/NAP1/027菌株）的感染率正在增加，特别是老年患者群体。控制感染的重要措施包括：合理应用抗生素、对临床表现不典型的患者提高警惕性；及早诊断、治疗，并进行接触隔离。
  ◇ 细菌培养阴性的腹泻患者应疑似诺瓦克病毒感染暴发，其通常伴有显著恶心和呕吐。通过清洁环境及主动避免染病医院员工与访视者之间接触，加强预防疾病进一步扩散。

- *水痘*：对儿童和VZV易感医院员工进行常规疫苗接种已经使其医院内传播率降低。
  ◇ 如果接触了水痘-带状疱疹病毒（VZV），免疫功能低下者及孕妇考虑预防性应用水痘带状疱疹免疫球蛋白（VZIg）。
  ◇ 其他易感人群可选择水痘疫苗或预防性应用阿昔洛韦。
  ◇ 易感医院员工休假8~21天（如已经给予VZIg，则为28天）。

- *结核*：迅速识别并隔离患者于单人负压病房，100%排净气体，每小时至少进行6~12次换气，使用品规合格的N95面罩，并需对易感、暴露人员进行结核菌素皮试。

- *A族溶血性链球菌感染*：发生院内感染案例，通常为外科伤口感染并且手术室内具有无症状携带者，应对其展开调查。致使院内传播的相关医护人员应离开工作岗位，直至证实经抗生素治疗根除携带之细菌。

- *真菌感染*：医院整修和空气中尘土的扰动可导致真菌孢子于空气传播。对中性粒细胞缺乏的患者常规进行丝状真菌（如：*曲霉菌、镰孢菌*）感染监测，可辅助判定患者是否处于泛发感染风险的环境。

- *军团菌*：如果发现院内感染病例，应对环境采样（如自来水）

进行培养。若临床感染菌株和环境分离菌株相近，则需采取根除干预。

- **抗生素耐药细菌感染**：密切的实验室监测、严格的感染控制措施和积极的抗生素管控政策是控制抗生素耐药的前提。
  - ◇ 病原体分子分型可协助鉴别单菌株暴发（需强调手卫生和进行同源性暴露风险评估）和多菌株暴发（需再次强调谨慎使用抗生素和器械装置）。
  - ◇ 日益引起关注的微生物包括耐甲氧西林金黄色葡萄球菌、产碳青霉烯酶和（或）超广谱 β 内酰胺酶的革兰氏阴性杆菌、泛耐药不动杆菌以及耐万古霉素肠球菌。
- **生物恐怖袭击预防**：关键为宣教、构建内外部交流有效机制和具备危险评估能力。

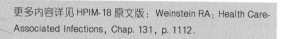

更多内容详见 HPIM-18 原文版：Weinstein RA：Health Care-Associated Infections, Chap. 131, p. 1112.

第88章
免疫功能低下宿主的感染

黄晓军 校 | 王景枝 译

免疫抑制患者发生普通和机会致病菌感染的风险均增高。

肿瘤患者的感染

人体正常的感染屏障列于表 88-1，免疫功能低下患者在其遭受破坏后可引发感染，尤其是特定类型的肿瘤患者。肿瘤患者感染相关的死亡率呈现下降趋势，得益于制定务必早期经验性应用广谱抗生素的策略；对于经过 4～7 天抗生素治疗仍然发热且培养结果阴性者进行经验性抗真菌治疗；对于无发热的粒细胞缺乏患者给予抗生素以预防感染。

■ 各系统感染综合征

- **皮肤感染** 肿瘤患者常见伴发各类皮肤病变，且可能为细菌或真菌性脓毒血症的早期征象，尤其是粒细胞缺乏的患者（具备功能的中性粒细胞计数$<500/\mu l$）。

表 88-1　肿瘤患者中导致易患感染的正常屏障破坏

屏障类型	相关病变	涉及的细胞	病原体	相关肿瘤	疾病
物理屏障	皮肤破损	皮肤上皮细胞	葡萄球菌、链球菌	头颈部鳞状细胞癌	蜂窝织炎、广泛皮肤感染
排空蓄积的体液	开放性通道阻塞：尿道、胆道、肠道	腔内上皮细胞	革兰氏阴性菌	肾、卵巢、胆道肿瘤及许多转移癌	急性重症菌血症；尿道感染
淋巴功能	淋巴结切除	淋巴结	葡萄球菌、链球菌	乳腺癌术后	蜂窝织炎
脾对微生物的清除	脾切除术	脾网状内皮内皮细胞	肺炎链球菌、流感嗜血杆菌、脑膜炎双球菌、巴贝虫、二氧化碳嗜纤维菌	霍奇金病、白血病、特发性血小板减少性紫癜	急骤进展的脓毒血症
吞噬作用	粒细胞缺乏	粒细胞（中性粒细胞）	葡萄球菌、链球菌、肠道微生物、真菌	毛细胞白血病、急性髓性白血病、急性淋巴细胞白血病	菌血症
体液免疫	抗体缺乏	B 细胞	肺炎链球菌、流感嗜血杆菌、脑膜炎双球菌	慢性淋巴细胞白血病、多发性骨髓瘤	带有荚膜的微生物感染、鼻窦炎、肺炎
细胞免疫	T 细胞缺乏	T 细胞和巨噬细胞	结核分枝杆菌、李斯特菌、胞内寄生虫、HSV、真菌、胞内双球菌	霍奇金病、白血病、T 细胞淋巴瘤	胞内病原、真菌、寄生虫感染

◇ *蜂窝织炎*：最常由 A 组链球菌和葡萄球菌所致。粒细胞缺乏的患者也可能受累于不常见的致病原（如：*大肠杆菌、铜绿假单胞菌和真菌*）。

◇ *斑点和丘疹*：由细菌（*如铜绿假单胞菌导致脓性坏疽*）或真菌（如念珠菌）引起。

◇ *Sweet 综合征或发热性中性粒细胞增多性皮肤病*：最常见于中性粒细胞减少的白血病患者，表现为红色或紫红色丘疹或结节，并形成边界清楚的斑块，同时伴有高热和血沉增快。皮损最多分布于颜面、颈部和手臂。

◇ *累及黏膜的多形性红斑*：多见于单纯疱疹病毒（HSV）感染，不同于 Stevens-Johnson 综合征，后者与药物相关，分布范围更为广泛。两者均常见于肿瘤患者。

◇ *药疹*：药物相关皮疹，尤其是治疗肿瘤所采用的细胞因子，因而增添肿瘤患者皮疹的鉴别诊断难度。

● **导管相关感染**　插管出口部位感染，最常见的是局部形成红斑。

◇ 凝固酶阴性葡萄球菌所致的感染，通常不需要移除插管，可通过药物治疗。

◇ 其他致病菌包括*金黄色葡萄球菌、假单胞菌、念珠菌、窄食单胞菌和芽生杆菌*所致的感染，通常需要移除导管。

◇ 如果在"隧道式"导管处皮下部位出现红纹，则应立即拔除导管避免形成蜂窝织炎和组织坏死。

● **上消化道感染**　由于化疗药物损伤黏膜表面致使感染非常多见。

◇ 口腔黏膜炎常与草绿色链球菌和 HSV 相关。

◇ 口腔念珠菌感染（鹅口疮）常见。

◇ 食管炎可由*白色念珠菌*和 HSV 所致。

● **下消化道感染**　肠道定植的正常菌群如果穿透肠道上皮可导致严重感染。

◇ *慢性播散性念珠菌病*：血液恶性肿瘤患者于粒细胞缺乏期时，念珠菌播散至器官（肝、脾、肾），通常直至粒细胞恢复后出现症状。患者持续性高热而抗生素治疗无效，伴有腹痛、碱性磷酸酶升高。虽然可通过活组织检查检出肉芽肿、酵母菌或假菌丝，但一般根据影像学检查（CT 或 MRI）做出诊断。治疗应针对其致病原；*白色念珠菌*最常见，也可能是*热带念珠菌*或其他念珠菌。

◇ *盲肠炎（坏死性结肠炎）*：儿童比成人更多见，且急性髓性白血病和急性淋巴细胞白血病较其他肿瘤常见。患者表现为高热、右下腹压痛和腹泻（常为血性）。通过影像学检查发现盲肠壁增厚确定诊断。治疗应选用覆盖肠道菌群的抗生素，发生肠穿孔时进行手术治疗。

- **中枢神经系统感染**　患者对于特定感染的易感性取决于是否持续性粒细胞减少、细胞免疫缺陷（如：大剂量糖皮质激素治疗、细胞毒药物治疗）或体液免疫缺陷（如：慢性淋巴细胞白血病、脾切除术后或骨髓移植后）。

  ◇ *脑膜炎*：考虑隐球菌或李斯特菌感染，特别是细胞免疫缺陷的患者。体液免疫缺陷的患者还易发生荚膜菌（如：*肺炎链球菌、流感嗜血杆菌和脑膜炎奈瑟菌*）感染。

  ◇ *脑炎*：细胞免疫缺陷的患者特别易于感染带状疱疹病毒（VZV）、JC病毒（进行性多灶性白质脑病）、巨细胞病毒（CMV）、李斯特菌、HSV及人类疱疹病毒6型。

  ◇ *颅内占位*：常表现为头痛和（或）发热与神经系统异常症状。长期粒细胞缺乏的患者发生*曲霉菌、奴卡菌或隐球菌*感染所致的脑脓肿风险增加。细胞免疫缺陷的患者发生*弓形虫感染*和EB病毒（EBV）感染（淋巴细胞增殖性疾病）风险上升。确定诊断需要进行活检。

- **肺部感染**　许多肺炎常见症状和体征（如：脓痰、肺实变的体征）均依赖于中性粒细胞浸润，免疫抑制的患者发生肺炎可因而难以诊断。影像学上浸润性表现有助于缩小鉴别诊断的范畴。

  ◇ *局限性浸润*：考虑细菌性肺炎（包括*军团菌和分枝杆菌*）、局部出血或栓塞和肿瘤。

  ◇ *结节性浸润*：考虑真菌感染（如：*曲霉菌、毛霉菌*）、奴卡菌感染和肿瘤复发。咯血可作为预示患者发生*曲霉菌*感染的征象。确诊需要活组织检查找到真菌。

  ◇ *弥漫性浸润*：考虑病毒（尤其是CMV）、*衣原体、肺孢子菌、弓形虫*或分枝杆菌感染。于正常人群引发上呼吸道感染的病毒（如：流感病毒、呼吸道合胞病毒）可在免疫抑制患者中造成致命性肺炎。非感染性原因包括放射性肺炎、慢性心力衰竭、弥漫性肺泡出血（骨髓移植后）及药物（如：博来霉素、烷化剂）相关肺损伤。

- **肾和尿道感染**　通常与肿瘤导致的梗阻相关。

  ◇ *念珠菌*极易感染肾，可通过血流播散或膀胱逆行感染。持续性真菌尿症应筛检肾感染证据（如真菌球）。

◇ BK 病毒和腺病毒可导致出血性膀胱炎。

> **临床思路** 　中性粒细胞缺乏伴发热患者

中性粒细胞缺乏伴有发热的诊断和治疗流程

图 88-1 展示中性粒细胞缺乏患者发热的诊断和治疗流程。

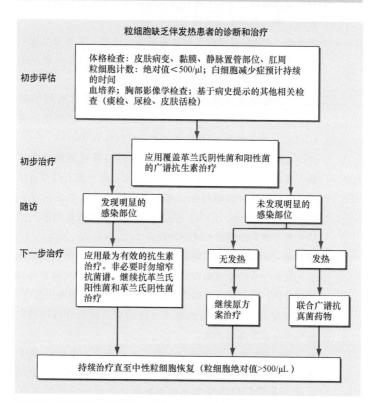

图 88-1　粒细胞缺乏伴发热患者的诊疗。患者的初始治疗应遵循下述实用原则：①选用的抗生素考虑院内细菌流行谱和抗生素耐药情况。②许多医院中三代头孢菌素单药可选作为初始治疗的适宜方案（如果耐药性分析提示可用）。③大多数标准治疗方案为从未接受预防性抗生素治疗的患者而制订。正在接受抗生素治疗患者出现发热，将对其随后的治疗选择产生影响（应靶向耐药病原体和所用抗生素无法覆盖的病原体）。④随机临床试验已经证实伴有发热和中性粒细胞减少的低危患者，应用口服抗生素方案治疗的安全性。预计粒细胞缺乏持续时间 < 10 天，并且无并存疾病（如：低血压、肺损伤或腹痛）的门诊患者，可认定为低危患者而采用口服广谱抗生素方案

- 初始的治疗方案应在获得培养结果后进行调整。
- 除非具有临床或微生物检查依据，否则不适宜在初始治疗方案中增加抗生素。β-内酰胺类药物联合氨基糖苷类抗生素并不增强疗效（但却增加毒性），包括针对铜绿假单胞菌感染。
- 关于经验性抗真菌治疗，脂质体两性霉素B、新型唑类（如伏立康唑或泊沙康唑）和棘白菌素类抗真菌药物（如卡泊芬净）已经取代了普通的两性霉素B。棘白菌素对于唑类耐药的念珠菌感染有效。关于抗病毒治疗，临床经验最为深切的是应用阿昔洛韦治疗 HSV 和 VZV 感染。新型药物（如：西多福韦、膦甲酸钠）具有更广的抗病毒活性谱，已投入用于病毒感染的治疗。

  ◇ 对预计长时间粒细胞缺乏的患者预防性应用抗生素（如氟喹诺酮），或给予造血干细胞移植患者抗真菌药物均可防止感染。急性淋巴细胞白血病患者和接受含糖皮质激素治疗方案的患者都必须预防肺孢子菌感染。

器官移植患者的感染

对器官移植患者的感染评估必须考虑包括供者器官所携带的感染病原体和受者的免疫抑制方案，其增加潜在性感染的易感性。

  ◇ 移植前供者的评估应包括全面的病毒致病原血清学检测（如：HSV-1、HSV-2、VZV、CMV、EBV、HIV 及甲、乙、丙型肝炎病毒）和分枝杆菌疾病检查；其他评估应依据于供者病史（包括饮食习惯、用药史和旅行史）。

  ◇ 受者的移植前评估通常较供者更为深入，并且应包含呼吸道病毒和胃肠道病原体检查。由于基础慢性疾病和化疗效应，受者血清学检查并不可靠。

■ 造血干细胞移植（HSCT）

- **发病机制** HSCT 中清髓处理导致固有的和过继的免疫细胞完全缺失。暂时性免疫功能彻底丧失状态和随后的免疫重建过程将致使患者极易发生感染。
- **病因** 大多数感染发生在 HSCT 后其预料的时间窗内（表88-2）。

  ◇ **细菌感染**：粒细胞缺乏相关的感染合并症在移植后第 1 个月最常见。一些中心给予预防性抗生素（如喹诺酮），从而降低

表 88-2 造血干细胞移植后常见感染

感染部位	移植后阶段		
	早期（＜1 个月）	中期（1～4 个月）	晚期（＞6 个月）
播散性	需氧细菌（革兰氏阴性、革兰氏阳性）	奴卡菌、念珠菌、曲霉菌、EBV	带有荚膜细菌（肺炎链球菌、流感嗜血杆菌、脑膜炎奈瑟菌）
皮肤和黏膜	HSV	HHV-6	VZV
肺	需氧细菌（革兰氏阴性、革兰氏阳性）、念珠菌、曲霉菌、其他真菌、HSV	CMV、季节性呼吸道病毒、肺孢子菌、弓形虫	肺孢子菌、肺炎链球菌
胃肠道	艰难梭菌	CMV、腺病毒	EBV、CMV
肾		BK 病毒、腺病毒	
脑	HHV-6[a]	HHV-6、弓形虫	弓形虫、JC 病毒（罕见）
骨髓	HHV-6		

[a] HHV-6，人类疱疹病毒 6 型

革兰氏阴性菌菌血症的发生风险，但是将增加艰难梭状芽胞杆菌结肠炎的发生风险。

- 皮肤和肠道定植菌（如：金黄色葡萄球菌、凝固酶阴性的葡萄球菌、大肠杆菌）是 HSCT 后数天内感染的最重要致病原，其后多见的是院内感染病原菌和丝状细菌（如：耐万古霉素的肠球菌、不动杆菌和奴卡菌）。

◇ 真菌感染：移植后 1 周，真菌感染逐渐增多，尤其是接受广谱抗生素治疗的患者。念珠菌感染最为常见。由于越来越多地预防性应用氟康唑，耐药真菌（如曲霉菌、镰孢属）愈发普遍。

- 长期应用糖皮质激素或其他免疫抑制剂的患者，无论粒细胞缺乏是否恢复，其念珠菌或曲霉菌感染及地方性真菌再激活感染的风险均增高。

- 推荐应用甲氧苄啶-磺胺甲基异噁唑（TMP-SMX 160/800mg/d，于移植后 1 个月起始，并持续至少 1 年）预防肺孢子菌肺炎。

◇ 寄生虫感染：预防性应用 TMP-SMX 同时可保护患者免于弓形虫感染及由于特定细菌所致的晚发感染，包括奴卡菌、产单核细胞李斯特菌、肺炎链球菌和流感嗜血杆菌。

- 由于国际间旅行增多，原本通常限于特定环境的寄生虫疾病（如：类圆线虫、利什曼原虫、贾第鞭毛虫、隐孢子虫），越来越多见于 HSCT 后的再激活感染。

◇ *病毒感染*：在 HSV 血清学阳性的患者中预防性应用阿昔洛韦或伐昔洛韦，可降低黏膜炎的发生率，并避免肺炎和其他 HSV 相关疾病。

- VZV 感染发生在 HSCT 后数月，通常可由阿昔洛韦治愈。
- 人类疱疹病毒 6 型致使单核细胞和血小板的植入延迟，并可引起脑炎或肺炎。抗病毒治疗的效果尚不确定。
- CMV 病（如：间质性肺炎、骨髓抑制、肠炎和植入失败）常发生在 HSCT 后 30～90 天。重症者更多见于异基因移植受者，常与移植物抗宿主病相关，肺炎是其首要死亡原因。鉴于更昔洛韦的毒性不良反应，抢先治疗（仅对于血液中检出 CMV 者起始抗病毒治疗）已经取代了预防性治疗（对所有供者或受者血清学阳性的患者进行治疗）。
- 也可发生 EBV 相关淋巴细胞增殖性疾病和呼吸道病毒（呼吸道合胞病毒、副流感病毒、偏肺病毒、流感病毒和腺病毒）感染。HSCT 后患者尿液中发现的 BK 病毒（一种多瘤病毒）被认为与出血性膀胱炎相关。

■ 实体器官移植

- **发病机制**　不同于 HSCT，实体器官移植术后患者并不发生粒细胞缺乏阶段，因此两者发生的感染也不同。但是，实体器官移植的患者需长期应用免疫抑制剂，而可造成慢性 T 细胞免疫损伤。另外，受者的免疫细胞（如效应 T 细胞）和供体器官之间 HLA 配型不合的状态持续存在，致使器官始终处于高感染风险之中。
- **病因**　如同 HSCT，感染的风险取决于移植后的时间。
  - ◇ *早期感染（移植后 1 个月内）*：最常见的病原体是细胞外微生物，常来自于手术切口或吻合口部位。
  - ◇ *中期感染（移植后 1～6 个月）*：患者细胞免疫受到抑制的表现逐渐显现，感染源于病毒、分枝杆菌、地方性真菌及寄生虫，为获得性感染或再激活感染。
    - CMV 可引起严重的系统性疾病或移植器官感染；后者增加移植器官的排斥风险，积极增强免疫抑制治疗反过来将促使 CMV 复制。
    - 诊断、治疗和预防 CMV 感染是阻断恶性循环的关键。
  - ◇ *晚期感染（移植后 6 个月以上）*：此阶段的感染与慢性 T 细胞功能不全患者相似（如：*李斯特菌、奴卡菌、红球菌、分*

枝杆菌、各种真菌及其他胞内病原菌）。

- EBV 相关淋巴细胞增殖性疾病最常见于心脏移植或肺移植患者（包括其他采用最强效免疫抑制方案的患者）。一旦发生，如有可能应将免疫抑制剂减量或停用，并考虑给予抗 B 淋巴细胞抗体治疗。

- 推荐给予所有实体器官移植的患者预防性*肺孢子菌*肺炎治疗至少 1 年。

- 实体器官移植后 1 年内结核的发生率高于 HSCT 患者，其也反映当地人群结核病流行趋势。

● **特定情况**　上述内容适用于所有器官移植患者，但是特定的器官各具不同考虑点。

◇ *肾移植*：移植后 4～6 个月内预防性应用 TMP-SMX 可降低早期和中期感染的发生率，特别是由于手术改变了解剖结构而引起的尿道感染。CMV 是移植后中期最主要的病原体，肾移植后 1～4 个月出现发热的患者中，50％被证实是 CMV 感染，因此许多中心对 CMV 感染的高危患者应用伐昔洛韦进行预防。BK 病毒尿症和血症与输尿管狭窄、肾病、血管病变相关，需要减少免疫抑制剂的用量以降低移植物排斥的概率。

◇ *心脏移植*：纵隔感染是心脏移植后的早期合并症，通常由皮肤正常菌群引起，少数情况由*人型支原体*所致。移植后中期弓形虫感染的发生率很高，因此需要定期进行血清学监测，并应用预防药物（如 TMP-SMX）。

◇ *肺移植*：肺移植患者早期容易发生肺炎和纵隔感染。CMV 感染的发生率很高（供者或受者血清学阳性时的发生率是 75％～100％），因此预防性抗病毒非常重要。停止预防性用药后还可能出现晚发感染，但是由于已经减少免疫抑制剂的用量，患者的感染相对较容易控制。

◇ *肝移植*：脓肿和腹膜炎是移植后早期常见的合并症，多由于胆漏所致。真菌感染的发生率高，与术前应用糖皮质激素、长期抗生素治疗及强效免疫抑制相关。反复（再激活）感染乙型和丙型肝炎病毒仍是临床难题。采用乙型肝炎病毒免疫球蛋白和针对乙型肝炎病毒预防性应用抗病毒药物可有效预防再次感染，然而所有的患者均难以免于丙型肝炎病毒再次感染。

免疫抑制患者疫苗的应用

对于霍奇金病、造血干细胞移植受者及接受化疗的肿瘤患者，其免疫接种的推荐方案列于表 88-3。接受实体器官移植的患者，常规疫苗接种和加强免疫应在免疫抑制之前完成。持续应用免疫抑制剂者，应每 5 年重复接种肺炎链球菌疫苗，且不可接种活疫苗。

表 88-3　接受化疗肿瘤患者的疫苗应用[a]

疫苗	适用人群		
	强化疗	霍奇金病	HSCT
白喉破伤风两联疫苗[b]	常规方案及必要时给予追加	无特殊推荐	移植 6～12 个月后给予 3 剂
脊髓灰质炎疫苗[c]	常规全量方案，并给予追加	无特殊推荐	移植 6～12 个月后给予 3 剂
B 型流感嗜血杆菌结合物	常规方案，儿童给予追加	治疗前免疫接种，3 个月后给予追加	移植 6～12 个月后给予 3 剂
人乳头瘤病毒疫苗	女童和 26 岁以上的妇女给予 3 剂	女童和 26 岁以上的妇女给予 3 剂	女童和 26 岁以上的妇女给予 3 剂
甲型肝炎疫苗	同正常人群（与职业和生活方式有关）	同正常人群（与职业和生活方式有关）	同正常人群（与职业和生活方式有关）
乙型肝炎疫苗	同正常人群	同正常人群（与职业和生活方式有关）	移植后 6～12 个月后给予 3 剂
23 价肺炎球菌多糖疫苗[d]	每隔 5 年	治疗前免疫接种，3 个月后给予追加	移植后 6～12 个月后给予 1 或 2 剂
4 价脑膜炎球菌疫苗[e]	脾切除患者和居住在流行区的患者，包括居住在集体宿舍的大学（专）生	脾切除患者和居住在流行区的患者，包括居住在集体宿舍的大学（专）生	脾切除患者和居住在流行区的患者，包括居住在集体宿舍的大学（专）生
流感疫苗	季节性接种	季节性接种	季节性接种
麻疹/腮腺炎/风疹疫苗	禁忌	化疗期间禁忌	移植 24 个月后无移植物抗宿主病的患者
VZV 疫苗[f]	禁忌[g]	禁忌	禁忌

[a] 免疫接种顾问委员会和 CDC 指南的最新推荐请查阅 www.cdc.gov/vaccines.

[b] Td（破伤风-白喉）两联疫苗推荐用于成人。过去百日咳疫苗不推荐用于＞6 岁人群。然而，近期资料提示成人应用 Tdap（破伤风-白喉-非细胞百日咳）三联疫苗既安全又有效。目前推荐成人追加单剂 Tdap 疫苗。

[c] 禁忌活病毒疫苗，宜采用灭活疫苗。

[d] 13 价肺炎球菌结合物疫苗目前推荐用于儿童。

[e] 4 价脑膜炎球菌结合物疫苗（MCV4）推荐用于≤55 岁的成人，脑膜炎球菌多糖疫苗（MPSV4）推荐用于≥56 岁的成人。

[f] 包括儿童的水痘疫苗和成人的带状疱疹疫苗。

[g] 联系生产商获取更多关于急性淋巴细胞白细胞儿童患者的使用详情

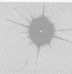

更多内容详见 HPIM-18 原文版：Finberg R：Infections in Patients With Cancer, Chap. 86, p. 712；Madoff LC, Kasper DL：Introduction to Infectious Diseases：Host-Pathogen Interactions, Chap. 119, p. 1007；Finberg R, Fingeroth J：Infections in Transplant Recipients, Chap. 132, p. 1120.

第89章
感染性心内膜炎

陈江天　校　靳文英　译

急性心内膜炎为发热性疾患，可迅速破坏心脏结构，经血行传播感染心外组织，可在数周内恶化进展而死亡。亚急性心内膜炎较少引起迁移性感染，除非合并严重栓塞事件或细菌性动脉瘤破裂，否则一般病情进展平缓。

- **流行病学**　在发达国家，心内膜炎的年发病率为每 10 万人口中 2.6～7.0 例，更多见于老年人。
  - ◇ 易患因素包括先天性心脏病、静脉注射毒品、退行性瓣膜病及心脏植入性装置。
  - ◇ 慢性风湿性心脏病是低收入国家患者罹患本病的重要危险因素。
  - ◇ 16％～30％的心内膜炎发生于接受人工瓣膜置换的患者，术后最初 6～12 个月为发病的高危期。
- **病原学**　由于感染途径不同，各类型心内膜炎的致病微生物不同。
  - ◇ 自体瓣膜性心内膜炎（NVE）的常见病原菌包括草绿色链球菌、葡萄球菌和 HACEK 菌群（*嗜血杆菌属、放线菌属、人心杆菌属、啮蚀艾肯菌属、金氏杆菌属*），其经由口腔、皮肤和上呼吸道进入体内。*解没食子酸链球菌*源于肠道，与结肠息肉或癌症的发病相关。肠球菌源于泌尿生殖道。
  - ◇ 医疗机构相关性 NVE 常由金黄色葡萄球菌、凝固酶阴性葡萄球菌（CoNS）和肠球菌引起。患者在过去 90 天内曾与医疗照护系统发生紧密接触，可在院内（55％）或社区（45％）发病。

◇ 人工瓣膜心内膜炎（PVE）发生于术后 60 天内，是由于术中污染或术后并发菌血症，常见病原菌为 CoNS、金黄色葡萄球菌、兼性革兰氏阴性杆菌、类白喉杆菌或真菌。术后 1 年发生的心内膜炎与社区获得性 NVE 的病原菌相同。术后 2～12 个月因 CoNS 导致的 PVE 常为迟发型的院内感染。

◇ 静脉药瘾者心内膜炎，尤其是累及三尖瓣者，通常由金黄色葡萄球菌(多为甲氧西林耐药株）引起。静脉药瘾者发生的左心瓣膜感染除常见的病原菌以外，还可由铜绿假单胞菌、念珠菌、杆菌、乳酸菌和棒状杆菌引起。

◇ 大约有 5%～15%的心内膜炎病例血培养阴性，其中 1/3～1/2 的患者既往曾使用抗生素。余下的血培养阴性患者由苛养菌引起，如颗粒链菌属和乏养菌属、HACEK 菌属、巴尔通体、贝纳柯克斯体、布鲁菌属和 T whipplei 菌。

● **发病机制** 受损的内膜极易受到强毒力病原菌（如金黄色葡萄球菌）的直接感染，或导致非感染性血小板纤维素性血栓（即无菌性血栓性心内膜炎，NBTE），当机体出现一过性菌血症时形成感染。NBTE 可继发于心内结构异常（如：二尖瓣反流、主动脉瓣狭窄、主动脉瓣反流）、高凝状态和抗磷脂综合征。病原微生物进入血循环后，通过表面黏附分子附着于内膜表面或 NBTE 部位。心内膜炎的临床表现由于下述因素引发：细胞因子生成、心内结构破坏、赘生物脱落造成栓塞、菌血症导致血行感染，以及免疫复合物沉积致使组织损伤。

● **临床表现** 临床表现多样，可呈急性或亚急性，病程特点很大程度上取决于其病原体：金黄色链球菌、β 溶血性链球菌、肺炎双球菌和里昂葡萄球菌以急性起病为特点，而草绿色链球菌、肠球菌、CoNS（除外里昂葡萄球菌）和 HACEK 菌属多以亚急性起病。

◇ **全身症状**：非特异性，可包括发热、寒战、体重减轻、肌痛或关节痛。

◇ **心脏表现**：85%的急性 NVE 患者都可闻及心脏杂音，尤其是新出现的或反流性杂音增强。

● 30%～40%的患者发生心力衰竭，通常由于瓣膜功能障碍所致。

● 感染扩散可造成瓣周脓肿，并可进一步导致穿孔。脓肿可由主动脉根部扩展至室间隔，从而破坏心脏传导系统，或累及心包导致心包炎。

◇ *心外表现*：动脉栓塞见于50%的患者，血行播散感染最常发生于皮肤、脾、肾、骨和脑膜。

- 金黄色葡糖球菌引起的心内膜炎，赘生物直径＞10mm；以及感染累及二尖瓣增加栓塞风险。

- 15%～35%的患者并发脑血管栓塞，表现为卒中或脑病，其中半数病例的初始诊断非心内膜炎。

◇ 卒中与赘生物的大小无关，而抗生素治疗可显著降低其发生率。

◇ 其他神经系统的并发症包括无菌性或化脓性脑膜炎；真菌性动脉瘤（感染部位或菌栓附着处动脉壁变薄并局部扩张）破裂或出血性梗死导致的颅内出血；痫性发作以及微脓肿（常见于金黄色葡萄球菌）。

- 免疫复合物在肾小球基底膜沉积诱发肾小球肾炎和肾功能障碍。

- 亚急性感染性心内膜炎的非化脓性外周表现（如Janeway损害和Roth斑）与感染病程相关，随着早期诊断和治疗，目前已很少见。

◇ *特殊发病条件下的临床表现*：特殊的发病条件可影响疾病的症状和体征。

- *静脉药瘾者*：大约50%的静脉药瘾者心内膜炎局限于三尖瓣，表现为发热、头晕或无杂音，有突出的肺部表现如咳嗽、胸膜炎性胸痛、结节性肺浸润，偶有脓气胸。静脉药瘾者发生左心感染的临床表现与典型的心内膜炎患者相同。

- *医疗机构相关性心内膜炎*：心内无植入装置者呈典型的临床表现；经静脉起搏器或埋藏式除颤器相关的心内膜炎可伴发脉冲发生器的囊袋感染，引起发热、轻度心脏杂音和菌栓所致的肺部症状。

- *人工瓣膜心内膜炎（PVE）*：出现在瓣膜术后60天内发生的心内膜炎病例中，其典型症状可被围术期合并症掩盖。瓣周脓肿在PVE中较常见，可导致瓣膜分裂、反流性心脏杂音、充血性心力衰竭或心脏传导阻滞。

- **诊断** 感染性心内膜炎只有在赘生物完善组织学或微生物学检测后才可确诊无疑。

◇ Duke 标准（表 89-1）诊断感染性心内膜炎兼具良好的敏感性和特异性，强调菌血症证据和超声心动图检查表现。

• 临床确诊需满足 2 条主要标准；1 条主要标准加 3 条次要标准；或者满足 5 条次要标准。

• 可疑心内膜炎的诊断需满足 1 条主要标准加 1 条次要标准；或 3 条次要标准。

表 89-1 感染性心内膜炎的临床诊断 DUKE 标准[a]

主要标准

1. 血培养阳性
   两次血培养提示为感染性心内膜炎的典型病原菌：
   草绿色链球菌、牛链球菌属、HACEK 菌属、金黄色葡萄球菌，
   或社区获得性肠球菌而无原发灶，或
   持续的血培养阳性，病原体与感染性心内膜炎相一致，符合如下情况：
   血培养留取间隔 12h 以上，或
   所有 3 次，或 4 次及以上，其中大多数分别留取的血培养阳性，同时
   首末采血至少间隔 1h，或
   单次血培养贝氏柯克斯体阳性或急性期 IgG 抗体滴度≥1：800

2. 心内膜受累证据
   超声心动图异常[b]
   在心内瓣膜或其支持结构、血液反流路径或植入物发现心内漂浮团块，
   无法用解剖因素解释，或
   脓肿，或
   新发的人工瓣膜部分裂开，或
   新发的瓣膜反流（原有心脏杂音增强或变化）

次要标准

1. 易患因素：结构性心脏病或静脉药物滥用

2. 发热：≥38.0℃（≥100.4 ℉）

3. 血管表现：主要动脉栓塞、化脓性肺梗死、真菌性动脉瘤、颅内出血、结膜出血、Janeway 损害

4. 免疫学表现：肾小球肾炎、Osler 结节、Roth 斑、类风湿因子

5. 细菌学依据：血培养阳性但不符合上述主要标准[c]，或
   与感染性心内膜炎一致的活动性细菌感染的血清学证据

[a] 详见章节内容

[b] 对可能为人工瓣膜心内膜炎或复杂心内膜炎的评估，建议进行经食管超声心动图检查。

[c] 除凝固酶阴性葡萄球菌和类白喉杆菌属单次培养阳性，其常见于培养中的污染；以及那些并不经常引起感染性心内膜炎的病原体，如革兰氏阴性杆菌。

缩略词： HACEK 菌属：包括嗜血杆菌属、放线菌属、人心杆菌属、啮蚀艾肯菌属、金氏杆菌属。

资料来源： *Adapted from JS Li et al；Clin Infect Dis 30：633，2000，with permission from the University of Chicago Press.*

◇ 从未接受过抗生素治疗的患者需在最初 24h 内从不同部位分别留取 3 次血培养标本，每次间隔至少 1h，且每次各留取 2 份血样。如果 48～72h 后血培养阴性，则应重复采血 2～3 次。

◇ 血清学检查有助于特殊病原体性心内膜炎的诊断，如：*布鲁菌属、巴尔通体、军团菌或 Q 热病原体*（贝氏柯克斯体）。缺乏血培养阳性结果时，对赘生物进行组织学检查、培养、直接荧光抗体检测技术，和（或）PCR 可能有助于确定致病微生物。

◇ 应完善超声心动图检查以确定诊断，并鉴定赘生物大小、检出心内并发症及评价心脏功能。

• 经胸超声心动图（TTE）难以检出直径＜2mm 的赘生物，不足以用于评价人工瓣膜或检出心内并发症。然而，适用于心内膜炎可能性较低（＜5%）的患者。

• 经食管超声心动图（TEE）在确定心内膜炎病例中，赘生物的检出率＞90%，适用于评价人工瓣膜，以及检出脓肿、瓣膜穿孔或心内瘘管形成。

• 当临床疑似心内膜炎时，TEE 检查结果阴性不能排除诊断，需在 7～10 天后复查 TEE。

治疗　心内膜炎

抗生素治疗

● 需长疗程杀菌类抗生素治疗。各微生物特异性治疗方案见表 89-2。大多数患者经治疗后 5～7 天退热。

◇ 重复检测血培养直至完全阴性。再次发热时需重复血培养，并在治疗后 4～6 周复查以确定治愈。

◇ 对于接受抗生素治疗 7 天仍然发热的患者，应注意筛查有无瓣周或心外脓肿。

急性心内膜炎的患者在留取三次血培养后应尽早开始抗生素治疗，但亚急性心内膜炎患者如果临床稳定，抗生素应延至明确诊断之后。

● 接受万古霉素或氨基糖苷类抗生素治疗的患者应监测血药浓度。需定期进行肝、肾功能以及血液学毒性的检测。

病原特异性治疗

● B 型、C 型或 G 型链球菌所引起的心内膜炎，推荐应用青霉素轻度耐药的链球菌治疗方案（表 89-2）。

表89-2 常见病原体导致感染性心内膜炎的抗生素治疗[a]

病原体	药物（剂量，疗程）	说明
链球菌		
青霉素敏感性链球菌[b]，解没食子酸链球菌	● 青霉素 G（2～3mU IV q4h ×4 周）	—
	● 头孢曲松（2g IV qd×4 周）	非速发型青霉素过敏的患者可使用头孢曲松
	● 万古霉素[c]（15mg/kg IV q12h ×4 周）	严重或速发型 β 内酰胺酶过敏的患者使用万古霉素
	● 青霉素 G（2～3mU IV q4h）或头孢曲松（2g IV qd）×2 周；联合庆大霉素[d]（3mg/kg IV 或 IM，单剂给药[e]，或分次等量用药 q8h×2 周）	对于氨基糖苷类抗生素毒副作用风险增加、人工瓣膜或复杂心内膜炎的患者，避免使用 2 周方案
青霉素低度耐药[f]链球菌	● 青霉素 G（4mU IV q4h）或头孢曲松（2g IV qd）×4 周；联合庆大霉素[d]（3mg/kg IV 或 IM，单剂给药[e]，或分次等量给药 q8h×2 周）	青霉素 MICs≤0.1μg/ml 的链球菌性人工瓣膜心内膜炎推荐单独应用青霉素 6 周或初始两周联合庆大霉素
	● 万古霉素[c] 如上所述×4 周	
链球菌对青霉素中度耐药[g]；营养变异菌株，或麻疹孪生球菌	● 青霉素 G（4～5mU IV q4h）或头孢曲松（2g IV qd）×6 周；联合庆大霉素[d]（3mg/kg IV 或 IM，单剂给药[e]，或分次等量给药 q8h×6 周）	青霉素 MICs≤0.1μg/ml 的链球菌性人工瓣膜心内膜炎推荐应用
	● 万古霉素[c] 如上所述×4 周	—
肠球菌[h]（续）		
	● 青霉素 G（4～5mU IV q4h）联合庆大霉素[d]（1mg/kg IV q8h），均×4～6 周	如果对链霉素非高度耐药，也可以应用链霉素（7.5mg/kg q12h）替代庆大霉素
	● 氨苄西林（2g IV q4h）联合庆大霉素[d]（1mg/kg IV q8h），均×4～6 周	—
	● 万古霉素[c]（15mg/kg IV q12h）联合庆大霉素[d]（1mg/kg IV q8h），均×4～6 周	青霉素过敏或对青霉素不敏感的患者可应用万古霉素联合庆大霉素治疗
葡萄球菌		
甲氧西林敏感的自体瓣膜感染（无人工装置）	● 萘夫西林或苯唑西林（2g IV q4h×4～6 周）	如果分离出青霉素敏感（不产生 β 内酰胺酶）的菌株，可应用青霉素（4mU q4h）

表 89-2   常见病原体导致感染性心内膜炎的抗生素治疗[a]（续）

病原体	药物（剂量，疗程）	说明
	● 头孢唑林（2g IV q8h×4～6 周）	非速发型青霉素过敏的患者可使用头孢唑林
	● 万古霉素[c]（15mg/kg IV q8h ×4～6 周）	严重或速发型青霉素过敏（荨麻疹）的患者应用万古霉素
甲氧西林耐药的自体瓣膜感染（无人工装置）	● 万古霉素[c]（15mg/kg IV q8～12h×4～6 周）	常规使用利福平无效
甲氧西林敏感的人工瓣膜感染	● 萘夫西林或苯唑西林（2g IV q4h×6～8 周）联合庆大霉素[d]（1mg/kg IV q8h×2 周），及利福平[i]（300mg PO q8h×6～8 周）	初始 2 周使用庆大霉素，并在起始应用利福平之前确定患者对庆大霉素的敏感性；对青霉素严重过敏的患者采用针对耐甲氧西林葡萄球菌的治疗方案；如果对 β 内酰胺酶只是轻度的非速发型过敏反应，可应用头孢唑林替代苯唑西林或萘夫西林
耐甲氧西林的人工瓣膜感染	● 万古霉素[c]（15mg/kg IV q12h ×6～8 周），联合庆大霉素[d]（1mg/kg IV 或 IM q8h×2 周），及利福平[i]（300mg PO q8h×6～8 周）	初始 2 周使用庆大霉素，并在起始应用利福平之前确定患者对庆大霉素的敏感性

HACEK 病原体

	● 头孢曲松（2g IV qd×4 周）	或其他剂量相当的三代头孢菌素
	● 氨苄西林/舒巴坦（3g IV q6h×4 周）	——

[a] 肾功能正常的成人剂量。对于肾功能不全的患者必须调整庆大霉素、链霉素和万古霉素剂量。应用标准体重来计算庆大霉素和链霉素的每千克体重剂量：男性＝50kg＋2.3kg/英寸×（身高－5 英尺），女性＝45.5kg＋2.3kg/英寸×（身高－5 英尺），1 英寸＝2.54cm；1 英尺＝30.48cm。

[b] MIC≤0.1μg/ml。

[c] 万古霉素的剂量基于实际体重。链球菌和肠球菌感染时调整药物谷浓度为 10～15μg/ml；葡萄球菌感染时的药物谷浓度为 15～20μg/ml。

[d] 氨基糖苷类抗生素在肠球菌感染的心内膜炎时不应单次给予全日剂量，并应作为初始治疗的一部分。肌内注射或持续静脉输注庆大霉素 20～30min，在 1h 后测定的药物峰浓度和谷浓度应分别为～3.5μg/ml 和≤0.1μg/ml；链霉素的峰浓度和谷浓度分别为 20～35μg/ml 和＜10μg/ml。

[e] 奈替米星（4mg/kg，单剂给药）可取代庆大霉素。

[f] 0.1μg/ml＜MIC＜0.5μg/ml。

[g] 0.5μg/ml≤MIC＜8μg/ml。

[h] 必须评估抗生素的敏感性。

[i] 利福平降低华法林和双香豆素的抗凝作用

- 肠球菌感染需干扰细胞壁合成药物和氨基糖苷类抗生素协同杀菌。应当检测肠球菌是否对链霉素和庆大霉素高度耐药。如果存在高度耐药，联合氨基糖苷类抗生素并不会产生协同作用，应单独使用干扰细胞壁合成的药物治疗 8～12 周。对于粪肠球菌，可应用大剂量氨苄西林联合头孢曲松治疗。如果治疗无效或者分离菌株对常规使用的药物耐药，建议考虑外科手术治疗（见表 89-3）。药物治疗效果良好的患者如果在治疗 2～3 周后出现毒副作用，可以停用氨基糖苷类抗生素。
- 对于金黄色葡萄球菌感染的心内膜炎，β内酰胺类抗生素基础上联合庆大霉素 3～5 天并不能改善预后，因此不推荐。
- 对于金黄色葡萄球菌感染的心内膜炎，如果分离菌株对万古霉素的 MIC$\geqslant 2\mu g/ml$，推荐应用达托霉素（6mg/kg，也有专家建议 8～10mg/kg IV qd）。但这一方案还未通过美国食品药品管理局的认可，并需对分离的菌株进行达托霉素敏感性的检测。
- 葡萄球菌感染的人工瓣膜心内膜炎需多种抗生素联合治疗 6～8 周。利福平极其重要，因其可杀灭黏附于异物上的病原体。利福平的基础上联合另外两种抗生素可避免体内发生利福平耐药。应在利福平治疗前检测庆大霉素的敏感性，如果检测结果提示耐药，应以另一种氨基糖苷类、氟喹诺酮或其他活性药物替代。

表 89-3 感染性心内膜炎的手术指征

为获得最佳预后必须手术
瓣膜功能障碍导致的中重度充血性心力衰竭
不稳定的人工瓣膜部分裂开
最优抗生素治疗后，仍持续存在菌血症
缺乏有效的抗生素治疗（如：真菌或布鲁菌属感染心内膜炎）
金黄色葡萄球菌感染的人工瓣膜心内膜炎，伴有心内并发症
最优抗生素治疗后，复发的人工瓣膜心内膜炎
为改善预后强烈建议手术[a]
瓣周感染
金黄色葡萄球菌感染的心内膜炎累及主动脉瓣或二尖瓣，对治疗反应差
赘生物较大（直径>10mm）且活动度大，栓塞风险高
培养阴性的自体瓣膜心内膜炎，持续（$\geqslant 10$ 天）存在无法解释的发热
对抗生素高度耐药的肠球菌或革兰氏阴性杆菌感染的心内膜炎，治疗反应差或复发

[a] 必须慎重考虑手术，通常同时具备其他指征而促使手术

- 血培养结果确定前或培养阴性时，应根据病因的流行病学线索进行经验性治疗，如静脉药瘾者心内膜炎、医疗机构相关心内膜炎等。
  - 既往未接受抗生素治疗而血培养阴性的患者，金黄色葡萄球菌、凝固酶阴性葡萄球菌（CoNS）和肠球菌感染的可能性较小。此时经验性治疗应针对营养变异型病原体、HACEK 菌属和巴尔通体。
  - 如果此前接受过抗生素治疗而目前血培养阴性，建议经验性治疗采用广谱方案并需覆盖先前药物抑制的病原体。

手术治疗

- 具备表 89-3 所列出指征的患者应尽早手术，然而这些指征中的大多数并不是绝对的，其建议基于观察性研究和专家意见。中重度难治性心力衰竭是感染性心内膜炎手术治疗的主要指征。
- 以下情况需紧急手术：急性主动脉瓣反流导致二尖瓣提前关闭、Valsalva 窦脓肿破裂入右心或心包腔。
- 如果患者合并非出血性脑卒中，则心脏手术应尽可能延迟 2～3 周，出血性脑卒中则应延长 4 周。心脏手术前应首先治疗真菌性动脉瘤破裂。
- 心脏外科术后抗生素的疗程取决于手术指征。
  - 敏感性细菌导致的 NVE，若无并发症且术中瓣膜组织培养阴性，术前和术后疗程之和应等同于推荐的总疗程，术后疗程约为 2 周。
  - 对于瓣周脓肿、未治愈的 PVE 或瓣膜组织培养阳性的患者，术后应给予全量疗程。

- **临床转归** 死亡或不良预后与抗生素疗效无关，而与合并症以及心内膜炎相关的周围脏器并发症相关。
  - 草绿色链球菌、HACEK 菌属或肠球菌导致的 NVE 的存活率为 $85\%\sim90\%$，而金黄色葡萄球菌导致的非静脉药瘾者的 NVE 的生存率为 $55\%\sim70\%$。
  - 瓣膜置换术后 2 周内发生的 PVE 的死亡率为 $40\%\sim50\%$，而迟发型 PVE 的死亡率仅为 $10\%\sim20\%$。
- **预防** 美国心脏协会修改了此前的建议，尤其严格限制了预防性抗生素的使用。目前仅针对具有心内膜炎严重患病与高危死亡风险的患者推荐预防性抗生素治疗。

◇ 仅对涉及牙龈组织或牙齿的根尖区的操作，或口腔黏膜穿孔（包括呼吸道手术）推荐预防性抗生素。胃肠道或泌尿生殖道手术操作的患者不建议进行预防性治疗。

◇ 表 89-4 列出了建议预防性治疗的高风险心脏疾患，表 89-5 列出了推荐的预防性抗生素方案。

表 89-4 牙科操作前建议预防心内膜炎的高危心脏疾患

人工心脏瓣膜

既往心内膜炎

未修复的发绀型先天性心脏病，包括姑息性分流手术

先天性心脏病完全修复术后的 6 个月内

未完全修复的先天性心脏病，修复材料邻近组织有残余缺损

心脏移植后发生的瓣膜病变

资料来源：*W Wilson et al*：*Circulation*，*published online*，9th April，2007.

表 89-5 高危心脏疾患成人预防心内膜炎的抗生素方案[a,b]

A. 标准口服方案
   阿莫西林：术前 1h 给予 2g PO

B. 无法口服药物
   氨苄西林：术前 1h 给予 2g IV 或 IM

C. 青霉素过敏
   1. 克拉霉素或阿奇霉素：术前 1h 给予 500mg PO
   2. 头孢氨苄[c]：术前 1h 给予 2g PO
   3. 克林霉素：术前 1h 给予 600mg PO

D. 青霉素过敏，且无法口服药物
   1. 头孢唑林[c] 或头孢曲松[c]：术前 30min 给予 1g IV 或 IM
   2. 克林霉素：术前 1h 给予 600mg IV 或 IM

[a] 儿童剂量：阿莫西林、氨苄西林、头孢氨苄或头孢羟氨苄 50mg/kg PO；头孢唑林 25mg/kg IV；克林霉素 20mg/kg PO 或 25mg/kg IV；克拉霉素 15mg/kg PO；万古霉素 20mg/kg IV。

[b] 高危心脏疾患见表 89-4。对于其他患者不建议预防性给药。

[c] 青霉素速发型过敏反应（荨麻疹、血管性水肿、过敏反应）的患者不可应用头孢菌素类抗生素。

资料来源：*W Wilson et al*：*Circulation*，*published online*，9th April，2007

更多内容详见 HPIM-18 原文版：Karchmer AW：Infective Endocarditis. Chap. 124，p. 1052.

第90章
腹腔内感染

何晋德　校　刘晴　译

机体正常解剖屏障被破坏时，就会造成腹膜腔内感染；肠道或腹内脏器内微生物进入无菌的腹膜腔内，可引起腹膜炎；如果感染得不到有效的治疗，则会形成脓肿。

腹膜炎

腹膜炎是可危及生命的疾病，常伴菌血症和败血症。腹膜炎分为原发性腹膜炎和继发性腹膜炎，原发性腹膜炎没有明确细菌来源，而继发性腹膜炎则是由腹内脏器中的细菌所引起的，二者的病原微生物及临床表现均不相同。

■ 原发性（自发性）腹膜炎

- **流行病学**　原发性腹膜炎（PBP）常见于肝硬化（特别是酒精性肝硬化）及腹腔积液患者，但此类患者原发性腹膜炎发病率不超过 10％。另外，还可见于恶性肿瘤、肝炎。

- **发病机制**　肝病以及门静脉循环系统改变损伤肝的滤过除菌功能，进而细菌经血源性途径由腹内脏器转移至腹水中，从而导致原发性腹膜炎。

- **微生物学**　肠道来源的革兰氏阴性杆菌如大肠杆菌或革兰氏阳性菌如链球菌、肠球菌和肺炎链球菌是最常见的病原体。
  - ◇ 通常为单种病原体感染。
  - ◇ 如果培养结果提示包括厌氧菌在内的多种微生物感染，需考虑继发性腹膜炎可能。

- **临床表现**　尽管部分患者可出现急性腹痛或腹膜刺激征，但一些患者仅出现非特异性、非定位性症状（如：全身不适、疲乏、肝性脑病等），以发热最为常见（约80％患者）。

- **诊断**　腹腔穿刺抽取腹水送检化验，若多叶核细胞 $>250/\mu l$ 可诊断原发性腹膜炎。
  - ◇ 血培养瓶直接留取 10ml 腹水送检可提高培养阳性率。
  - ◇ 因常合并菌血症，故应进行血培养。

治疗　原发性腹膜炎

- 三代头孢菌素（如：头孢曲松 2g IV q24h；或头孢噻肟 2g IV q8h）或哌拉西林/他唑巴坦（3.375g IV qid）是常用经验性治疗方案。
- 培养确定病原体后，应改用病原体敏感的窄谱抗菌药物。
- 疗程至少 5 天，对于合并菌血症或病情改善缓慢的患者可延长疗程（长达 2 周）。

- **预防**　70％原发性腹膜炎患者在 1 年内复发，预防性应用氟喹诺酮（如环丙沙星每周 750mg）或甲氧苄氨嘧啶-磺胺甲基异噁唑（TMP-SMX，增效片 1♯ qd）可将复发率降至 20％；但随时间延长，严重葡萄球菌感染的风险增高。

继发性腹膜炎

- **发病机制**　细菌从腹内脏器播散并感染腹膜从而导致继发性腹膜炎。
- **微生物学**　病原体通常为混合微生物，以革兰氏阴性杆菌和厌氧菌为主，尤见于结肠为感染源时。感染源位置及菌落外观可协助确定微生物种类。
- **临床表现**　首发症状呈局灶性或性质模糊，取决于其初始受累器官。一旦感染蔓延至腹膜腔，疼痛可进行性加重，患者常屈膝平卧，不敢动弹，以避免牵拉腹膜腔痛觉神经纤维。咳嗽或打喷嚏可导致剧烈锐痛。患者可出现典型随意或不随意前腹壁肌肉防卫反应、触痛（常伴反跳痛）及发热。
- **诊断**　相对于原发性腹膜炎，继发性腹膜炎腹水更易培养病原体，但初步诊断多依赖影像学检查确定感染灶或开腹探查，腹部穿刺仅用于创伤患者除外腹腔内积血。
- **治疗**　尽早开始使用针对致病菌的抗生素，如：青霉素/β 内酰胺酶抑制剂的复合制剂、氟喹诺酮或三代头孢菌素联合甲硝唑。
  - 危重症患者安置于 ICU，给予亚胺培南（500mg IV q6h）或联合用药，如氨苄西林、甲硝唑及环丙沙星三者联合应用。
  - 通常需外科手术治疗。

长期腹膜透析患者腹膜炎

- **发病机制**　与血管内装置相关性感染类似，病原体可沿导管迁移，体内异物是污染源传播的关键。

- **微生物学** 腹膜透析相关腹膜炎常与皮肤病原体相关，约45%患者与**葡萄球菌属**如凝固酶阴性葡萄球菌和金黄色葡萄球菌相关，革兰氏阴性杆菌和真菌（如念珠菌）感染也偶有报道。
- **临床表现** 腹膜透析相关腹膜炎临床表现类似继发性腹膜炎，常有弥漫性腹痛及腹膜刺激症状。
- **诊断** 留取数百毫升透析液离心后培养。
  - ◇ 血培养瓶送检可提高培养阳性率。
  - ◇ 透析液呈浑浊外观，白细胞数$>100/\mu l$，中性粒细胞$>50\%$。
- **治疗** 可针对葡萄球菌和革兰氏阴性杆菌经验性用药（如：头孢唑啉联合氟喹诺酮或三代头孢菌素如头孢他啶）。若甲氧西林耐药、合并出口部位感染或毒血症，应用万古霉素替代头孢唑啉。
  - ◇ 可于腹膜腔内连续（如每次更换腹膜透析液时）或间断（如每天1次，每次药物剂量足以持续6h）注射抗菌药物，重症患者应静脉给予等量药物。
  - ◇ 如果48h内患者病情无改善，应考虑拔除透析管。

腹内脓肿

腹内脓肿常依赖影像学检查予以确诊，其中腹部CT最常用。

■ 腹膜腔内脓肿

- **流行病学** 74%腹内脓肿是腹膜腔内或腹膜后脓肿，而非脏器脓肿。
- **发病机制** 绝大多数脓肿感染源来自结肠；未经治疗的腹膜炎患者出现脓肿形成提示病情进展，同时也是宿主限制感染扩散的防御性反应。
- **微生物学** *脆弱拟杆菌*仅占结肠正常菌群的0.5%，但腹内脓肿及血培养厌氧菌中以其最为常见。
- **治疗** 对原发病灶实施引流或手术治疗的同时可辅助抗菌药物治疗。
  - ◇ 憩室脓肿通常孤立局限，不需要外科干预。
  - ◇ 革兰氏阴性杆菌和厌氧菌药物治疗方案如前所述（见上文"继发性腹膜炎"）。

■ 腹腔内脏器脓肿

肝脓肿

- **流行病学和微生物学** 肝脓肿占腹腔内脏器脓肿的一半，常见病因为胆道疾病（致病微生物为需氧革兰氏阴性杆菌、肠球菌），其次为盆腔及其他腹膜腔感染源局部蔓延（混合性病原体，包括需氧菌及厌氧菌，*脆弱拟杆菌*最常见）或血源性播散（单一病原体，通常为*金黄色葡萄球菌*或链球菌如*米氏链球菌*）所引起。

◇ 阿米巴肝脓肿并不少见。

◇ 超过 95％阿米巴肝脓肿患者阿米巴血清学检查阳性。

- **临床表现**　患者可出现发热、食欲减退、体重减轻、恶心、呕吐等症状，仅约 50％患者出现右上腹部定位症状或体征如疼痛、触痛、肝大及黄疸，约 70％患者出现血清碱性磷酸酶升高，常见白细胞升高，约 1/3～1/2 患者合并菌血症。

- **治疗**　引流是主要治疗措施，但长疗程抗菌药物治疗也有效。

◇ 经验性治疗与腹内感染及自发性腹膜炎相同。

◇ 易于出现经皮引流失败的情况包括：多发脓肿、脓肿体积较大、脓液黏稠堵塞引流管、合并相关疾病（如胆道疾病）或经治疗 4～7 天后病情未见改善。

脾脓肿

- **流行病学**　脾脓肿较肝脓肿少见，多由原发感染灶（如感染性心内膜炎）血源播散所致，常于患者死亡后尸检获得诊断。脾脓肿若不予治疗，常可危及生命。

- **微生物学**　脾脓肿最常见致病菌为链球菌，其次为*金黄色葡萄球菌*。对合并尿路感染、革兰氏阴性杆菌菌血症或者腹腔内存在其他感染源的患者，革兰氏阴性杆菌也可引起脾脓肿。沙门菌感染也常见，尤其是合并镰状细胞病的患者。

- **临床表现**　约 50％患者伴有腹痛或脾大，25％患者腹痛定位于左上腹，此外常见发热及白细胞升高。

- **治疗**　对于多病灶或复杂多腔脓肿患者应行脾切除术，辅助应用抗菌药物，并针对含荚膜微生物（如：*肺炎链球菌、流感嗜血杆菌、脑膜炎奈瑟菌*）接种相应疫苗。若为单个、微小（<3cm）脓肿，经皮引流成功率高，此外对于手术风险高患者也可行经皮引流。

肾周及肾脓肿

- **流行病学**　肾周及肾脓肿临床少见，超过 75％病例由逆行性感染所致，常合并肾盂肾炎。肾结石导致尿路梗阻是造成肾周和肾脓肿的首要危险因素。

- **微生物学** 大肠杆菌、变形杆菌(与磷酸镁铵结石有关) 及**肺炎克雷伯杆菌**是常见致病微生物,此外念珠菌也可致病。

- **临床表现** 临床症状多呈非特异性,包括腰痛、腹痛及发热。出现以下情况时应考虑此诊断:肾盂肾炎患者治疗 4 或 5 天后仍持续发热;肾结石患者尿培养呈多种病原微生物混合菌落;尿培养阴性患者出现发热及脓尿。

- **治疗** 重点是引流及病原微生物敏感的抗菌药物治疗,肾周脓肿可进行经皮引流。

更多内容详见 HPIM-18 原文版:Baron MJ, Kasper DL:Intraabdominal Infections and Abscesses, Chap. 127, p. 1077.

第91章
感染性腹泻

蒋绚 校 王峻瑶 译

急性腹泻性疾病每年全球的发病例数近 46 亿,是世界范围内第二位常见的感染性致死病因 (仅次于下呼吸道感染)。由于涉及多种感染性病原体,因此其临床表现相对也较多样 (表 91-1)。感染性腹泻患者的处理流程参见图 91-1。

非炎症性腹泻

◼ 旅行者腹泻

详见第 214 章。

◼ 细菌性食物中毒

如果存在同源性暴发的证据,询问所食用的特定食物种类以及进餐后发生腹泻的时间,可为寻找致病菌提供线索。

- **金黄色葡萄球菌**:存放于室温的食物 (如野餐) 能产生肠毒素。
  - ◇ 潜伏期为 1~6h。疾病持续时间<12h,症状包括腹泻、恶心、呕吐,以及腹部绞痛,通常不伴有发热。
  - ◇ 大部分病例是由于细菌携带者的污染。

表 91-1　引起急性腹泻的胃肠道病原体

机制	部位	疾患	粪便检查	涉及的致病原
非炎症性（肠毒素）	近端小肠	水样泻	无白细胞，粪便乳铁蛋白不升高或轻度升高	*霍乱弧菌、肠产毒性大肠杆菌〔LT 和（或）ST〕、肠聚集性大肠杆菌、产气荚膜梭菌、蜡样芽胞杆菌、金黄色葡萄球菌、嗜水气单胞菌、类志贺邻单胞菌、轮状病毒、诺如病毒、肠道腺病毒、蓝氏贾第鞭毛虫、隐孢子虫、环孢子虫、微孢子虫*
炎症性（病原侵袭或细胞毒素）	结肠或远端小肠	痢疾或感染性腹泻	多形核白细胞为主，粪便乳铁蛋白显著升高	*志贺菌属、沙门菌属、空肠弯曲菌、肠出血性大肠杆菌、肠侵袭性大肠杆菌、小肠结肠炎性耶尔森菌、单核细胞增生李斯特菌、副溶血弧菌、艰难梭菌、嗜水气单胞菌、类志贺邻单胞菌、溶组织内阿米巴、产酸克雷伯菌*
渗透性	远端小肠	肠热症	单个核白细胞为主	*伤寒沙门菌、小肠结肠炎性耶尔森菌*

缩略词：LT，不耐热肠毒素；ST，耐热肠毒素。
资料来源：*After Steiner TS, Guerrant RL: Principles and syndromes of enteric infection, in Mandell, Douglas, and Bennett's Principles and Practice of Infectious Diseases, 7th ed, GL Mandell et al（eds）. Philadelphia, Churchill Livingstone, 2010, pp 1335-1351.*

- *蜡样芽胞杆菌*：可引起呕吐型或腹泻型的食物中毒。
  - 呕吐型类似于金黄色葡萄球菌食物中毒，由葡萄球菌型肠毒素所致，潜伏期为 1～6h，与被污染的油炸食物有关。
  - 腹泻型潜伏期为 8～16h，由类似于大肠杆菌不耐热毒素（LT）的肠毒素所致，表现不伴呕吐的腹泻及腹部绞痛。
- *产气荚膜梭状芽胞杆菌*：食入未熟肉类、禽类或豆类中的耐热孢子，其在肠道内生成毒素，经潜伏期 8～14h，随后患者出现腹泻、腹部绞痛，持续时间≤24h，不伴呕吐与发热。

■ 霍乱

微生物学

　　霍乱是由 O1 血清群（包括古典生物型和埃尔托生物型）和 O139 血清群的*霍乱弧菌*所致。霍乱弧菌是一种运动极为活泼、兼性

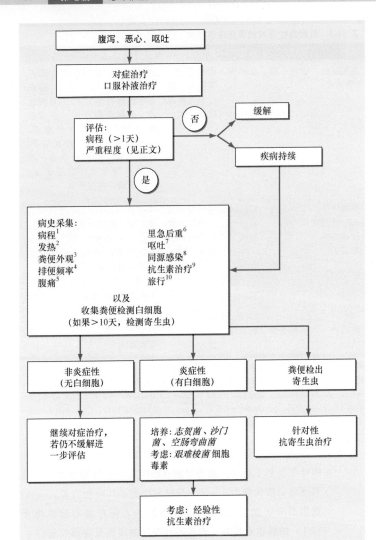

图 91-1 社区获得性感染性腹泻或细菌性食物中毒患者的临床处理流程图。注释要点：**1.** 持续时间＞2 周的腹泻统称慢性腹泻，此类病例中，由导致急性腹泻的病因引起的可能性较小，需要考虑其他的疾病谱。**2.** 发热常提示侵袭性疾病，但发热和腹泻也同样可由胃肠道外的感染引起，如疟疾。**3.** 粪便带血或黏液提示大肠溃疡；化验发现不含白细胞的血便应警惕产志贺毒素的肠出血性大肠杆菌感染；大量白色大便提示小肠病变引起吸收不良；大量的"米泔水"样便提示霍乱或类似的毒素致病。**4.** 一定时间内频繁排便，可出现脱水前期表现。**5.** 腹痛在志贺菌、弯曲菌以及坏死性毒素造成的炎症性疾病中最为严重；电解质丢失导致的痛性腹肌痉挛可见于重症霍乱；腹胀在贾第鞭毛虫病中常

厌氧的弧形革兰氏阴性杆菌，其天然栖息地是沿海水域以及咸水河口。霍乱弧菌毒素造成疾病的临床表现。

流行病学

目前，世界卫生组织（WHO）接获报告的霍乱病例＞90％来自非洲，然而，仍有大部分病例并未上报，或无法确定病原学。

- 据估计，每年发病人数＞300 万，其中病死人数＞10 万。
- 霍乱经被污染的水源及食物传播。需摄入＞10^5 的菌体（相对多于其他病原体）才可造成感染。

临床表现

经过 24～48h 的潜伏期后，患者出现无痛性水样泻及呕吐，可在数小时内造成严重脱水甚至死亡。

- 发病第 1 天的失液量可＞250ml/kg。
- 粪便外观呈特征性的"米泔水"样：含有片状黏液的灰白色浑浊液体，无血，略带腥味。

诊断

在选择性培养基上［如硫代硫酸盐-柠檬酸盐-胆盐-蔗糖（TCBS）琼脂］进行粪便培养可将菌体分离。一种即时抗体检测试验可供现场使用。

治疗 ▶ 霍乱

迅速补液是治疗关键，宜选用 WHO 低渗口服补液盐（ORS），其中（每升溶液）包含 Na^+ 75mmol、K^+ 20mmol、Cl^- 65mmol、

见；出现阑尾炎样症状时，应针对小肠结肠炎性*耶尔森菌*进行冷增菌培养。**6.** 里急后重（直肠痛性痉挛，便意急迫，但便量甚少）是直肠炎的特征，如痢疾或阿米巴病。**7.** 呕吐提示存在急性感染（如毒素介导的疾病或食物中毒），但在很多全身疾病（如疟疾）以及肠梗阻中也可出现明显呕吐。**8.** 列出近期进食的清单，询问患者是否了解周围人出现相似病症是明确感染源更加有效的方法，若存在同源感染，可以对特定的食物进行调查，详见正文内有关食物中毒的讨论。**9.** 近期或当前应用抗生素治疗需警惕*艰难梭菌*性肠炎，若有应停用抗生素，并考虑对*艰难梭菌*毒素进行检测；使用抗生素同样也会增加其他病原菌感染的风险，如沙门菌病。**10.** 见第 214 章有关旅行者腹泻的讨论。［资料来源：*After Steiner TS, Guerrant RL：Principles and syndromes of enteric infection, in Mandell, Douglas, and Bennett's Principles and Practice of Infectious Diseases, 7th ed, GL Mandell et al（eds）. Philadelphia, Churchill Livingstone, 2010, pp 1335-1351；RL Guerrant, DA Bobak：N Engl J Med 325：327, 1991；with permission.*］

枸橼酸盐 10mmol、葡萄糖 75mmol。

- 若有含米粉的 ORS，其治疗霍乱的效果将优于标准 ORS。
- 若无 ORS 可用，可以 1L 安全饮用水加 0.5 小匙食用盐（3.5g 氯化钠）及 4 大匙蔗糖（40g 葡萄糖）替代。
- 严重脱水的患者首先应经静脉补液（宜选用乳酸林格液），最初 3～6h 内补足全部失液量（1h 内补足总失液量的一半）。
- 单次给予有效的抗生素可缩短病程并减少腹泻量，如：多西环素（300mg）、环丙沙星（30mg/kg，不超过 1g）或阿奇霉素（1g）。

副溶血弧菌与非 O1 型霍乱弧菌

此类感染与进食污染的海水或未煮熟的海鲜有关。经 4h 乃至 4 天的潜伏期后，发生水样泻、腹绞痛、恶心、呕吐，偶有发热及寒战，病程 <7 天。出现痢疾表现的较为少见。有其他并存疾病（如肝病）的患者有时可伴肠外感染，需要抗生素治疗。

■ 诺如病毒及人类相关杯状病毒

微生物学与流行病学

此类单链 RNA 病毒是旅行者腹泻和病毒性胃肠炎的常见病因，患者分布于各个年龄段，并在世界范围内流行，尤以寒冷季节为著。在美国，>90% 的非细菌性胃肠炎暴发缘于诺如病毒。非常少量的病原体即可造成感染，因此，虽然粪-口途径是首要传播途径，但飞沫传播、污染物接触、人与人接触也可导致感染。

临床表现

经过 24h（范围 12～72h）潜伏期后，患者突发出现恶心、呕吐、腹泻和（或）腹部绞痛，伴有全身症状（如发热、头痛、寒战等）。粪质稀薄，呈水样，无血、黏液或白细胞。病程持续 12～60h。

诊断

PCR 检测和酶免疫分析（EIAs）可从粪便及其他体液中检出此类病毒，但上述技术仍主要用于研究和疾病暴发之时。

治疗   诺如病毒及人类相关杯状病毒感染

仅需支持治疗。

■ 轮状病毒

微生物学与流行病学

轮状病毒是由多个节段组成的双链 RNA 病毒，全世界 3～5 岁的儿童几乎均感染过此病毒，成人若暴露亦可感染。

- 再感染时严重程度逐渐减轻。
- 感染后的第 1 周内有大量病毒随粪便排出，既可通过粪-口途径，也可通过人与人直接接触方式传播。
- 深秋和冬季是发病的高峰期。

临床表现

潜伏期 1～3 天，起病急骤。呕吐的出现常早于腹泻（粪质稀薄，呈水样，不含血或白细胞），另外 1/3 的患者可有发热，体温＞39℃。症状于 3～7 天内缓解。

诊断

EIAs 或病毒 RNA 检测（如 PCR）可鉴定粪便标本中的轮状病毒。

> **治疗** **轮状病毒感染**
>
> 仅需支持治疗。频繁呕吐的患者可以出现重度脱水，可能需要静脉补液。避免使用抗生素及抑制肠蠕动药。

预防

目前两种轮状病毒疫苗可用，已纳入美国婴幼儿常规免疫接种计划中。尽管此类疫苗在资源匮乏地区有效率较低（50%～70%），WHO 仍推荐全世界所有国家采用。

■ 贾第鞭毛虫病

微生物学与流行病学

蓝氏贾第鞭毛虫（亦称肠贾第鞭毛虫或十二指肠贾第鞭毛虫）是一种寄生于人体及其他动物小肠的原生动物寄生虫。

- 包囊从外界被食入后，在小肠脱囊并释放出有鞭毛的滋养体，寄生于近端小肠。某些滋养体重新形成包囊，并随粪便排出。
- 病毒可通过粪-口途径通过被污染的食物及水源传播，或者在卫生条件差的情况下（如日托中心、公共医疗机构等）通过人-人途径传播。仅 10 个包囊即可造成感染。

- 将水煮沸或过滤可除去有活力的包囊。用于控制细菌的含氯消毒剂无法杀灭包囊。
- 低龄、初次暴露以及低丙种球蛋白血症的患者感染风险升高——提示体液免疫在抵抗疾病中的作用。

临床表现

潜伏期 5 天至 3 周不等，感染后轻者为无症状带虫状态（最常见），重者出现突发腹泻及吸收不良。

- 早期突出症状包括腹泻、腹痛、腹胀、嗳气、肠胀气、恶心、呕吐，常持续 >1 周。罕有发热，血便或黏液便亦少见。
- 慢性贾第鞭毛虫病可为持续性或间歇性，腹泻可不显著，但腹胀加重，嗳气带硫磺味，可伴体重下降。
- 某些重症病例中，有营养不良、生长发育迟滞、脱水和（或）肠外表现（如前葡萄膜炎、关节炎等）。

诊断

粪便中检测到寄生虫抗体和（或）检出包囊（卵圆形，含 4 个细胞核）或滋养体（梨形的扁平虫体，带有 4 对鞭毛），可诊断贾第鞭毛虫病。由于包囊的排出具有间歇性，需要多次采集标本进行检查。

治疗　贾第鞭毛虫病

- 甲硝唑（250mg tid×5 天）的治愈率 >90%，替硝唑（2g 顿服）有效率可能更高。硝唑尼特（500mg bid×3 天）可作为备选药物。
- 若症状持续，再次治疗前应证实持续性感染，并寻找可能的再次感染的来源。甲硝唑长程疗法（750mg tid×21 天）可成功治疗。

■ 隐孢子虫病

微生物学与流行病学

隐孢子虫感染系由人隐孢子虫和微小隐孢子虫引起。

- 卵囊被食入后脱囊，进入肠上皮细胞，再形成卵囊并随粪便排出。在免疫功能正常的个体中，半数感染量约为 132 个卵囊。
- 感染性卵囊的人-人传播可发生在日常密切接触过程中和日托机构中。水源传播也很常见，含氯消毒剂无法杀灭卵囊。

临床表现

潜伏期约1周，患者可无症状，或发生非血性水样泻，偶伴腹痛、恶心、纳差、发热和（或）体重下降，持续1~2周。免疫功能低下的宿主（特别是 CD4$^+$ T 细胞计数<100/μL 者），腹泻量可能很大并且呈慢性化表现，可导致重度脱水、体重下降及消耗症状，胆道亦可能受累。

诊断

应当采集多日的粪便标本检测卵囊（直径 4~5μm，小于多数寄生虫）。改良抗酸染色、直接免疫荧光法以及 EIAs 可协助诊断。

> **治疗** ▶ **隐孢子虫病**
>
> - 硝唑尼特（500mg bid×3 天）对免疫功能正常的患者有效，但对 HIV 感染者无效。后者经抗逆转录病毒治疗改善免疫状态后症状可得到缓解。
> - 除抗原虫治疗外，还应包括补液、补充电解质及止泻等支持治疗。

■ 囊等孢子球虫病

贝氏囊等孢子虫（旧称*贝氏等孢子虫*）感染是通过食入卵囊而获得的，在热带及亚热带国家最为常见。急性感染以骤然发热、腹痛、非血性水样泻起病，持续数周至数月。可出现嗜酸性粒细胞增多。免疫低下（如 HIV 感染）患者可有类似于隐孢子虫病的慢性病程。改良抗酸染色检出粪便中的大型卵囊（约 25μm）即可确诊。

> **治疗** ▶ **囊等孢子球虫病**
>
> - 甲氧苄啶–磺胺甲基异噁唑（TMP-SMX 160/800mg bid×10 天）对免疫功能正常的患者治疗有效。
>   - ◇ HIV 感染的患者应接受 TMP-SMX 长程疗法（160/800mg qid×10 天，随后根据临床应答，以 160/800mg bid、tid 或 qid，序贯 3~4 周）。
>   - ◇ 乙胺嘧啶（50~75mg/d）可用于 TMP-SMX 不耐受的患者。
>   - ◇ AIDS 患者可能需维持杀虫治疗（TMP-SMX 160/800mg 每周三次）以预防复发。

■ 环孢子虫病

*卡耶塔环孢子虫*经水或食物（如罗勒、覆盆子等）传播。临床

症状包括腹泻、流感样症状、肠胀气以及嗳气。疾病可为自限性或持续＞1 个月。粪便中检出卵囊（球形，8～10μm）可做出诊断，针对性的辅助检查必须要特别提出。

治疗　环孢子虫病

TMP-SMX（160/800mg bid×7 天）治疗有效。AIDS 患者可能需要维持杀虫治疗以防复发。

炎症性腹泻

■ 沙门菌病

微生物学与病原学

沙门菌是兼性厌氧革兰氏阴性杆菌，食入 $10^3 \sim 10^6$ 个菌体时可造成感染。

- 胃酸降低或肠道完整性被破坏的情况下易感性增加。
- 细菌进入小肠黏液层，并经由派伊尔（Peyer）结表面的 M 细胞穿透肠上皮。
  - ◇ *伤寒沙门菌*和*副伤寒沙门菌*存活于巨噬细胞内，之后通过淋巴管扩散至全身，最终定植于网状内皮组织。
  - ◇ 非伤寒沙门菌最常导致胃肠炎，侵入大肠及小肠黏膜，引起大量多形核白细胞浸润（与此不同的是，伤寒为单核细胞浸润）。

流行病学与临床表现

沙门菌感染造成伤寒还是胃肠炎取决于特定的细菌种属。

- *伤寒（肠热症）*：伤寒是一种以发热和腹痛为临床特征的全身性疾病，由伤寒沙门菌或副伤寒沙门菌感染所致，人类是其唯一宿主。
  - ◇ 病因为摄入慢性携带者所污染的食物或水源，在发达国家罕见。全世界每年有约 2200 万病例，其中 20 万死亡。
  - ◇ 潜伏期 3～21 天，常见表现有持续性发热（＞75％的病例）、头痛（80％）、寒战（35％～45％）、纳差（55％）和腹痛（30％～40％）。其他症状包括出汗、咳嗽、乏力、关节痛、呕吐和腹泻，或较为少见的便秘。
  - ◇ 体征有玫瑰疹（模糊的粉红色斑丘疹，压之褪色）、肝脾大、鼻衄和相对缓脉。

◇ 肠穿孔和（或）消化道出血可于病程第 3 周或第 4 周出现，神经系统表现（如脑膜炎、吉兰-巴雷综合征）见于 2%～40% 的患者。

◇ 1%～4% 的患者长期（>1 年）在尿液或粪便中携带沙门菌。

- *非伤寒沙门菌病（NTS）*：最常由鼠伤寒沙门菌和肠炎沙门菌引起，暴露后 6～48h 出现胃肠炎表现（恶心、呕吐、非血性腹泻、腹部绞痛和发热），持续 3～7 天。

◇ 2009 年，美国共有约 1400 万例 NTS。

◇ 感染来源于多种动物宿主。主要传播模式是通过污染的食物，如鸡蛋（*肠炎沙门菌污染的*）、禽类、未煮熟的肉类、奶制品、生产或加工的食品、生鲜产品等。感染同样可通过接触宠物获得，尤其是爬行动物。

◇ 大便培养阳性持续 4～5 周，少见的慢性带菌状态持续>1 年。

◇ 8% 的患者发生菌血症，常由猪霍乱沙门菌和*都柏林沙门菌*所致。此类患者中 5%～10% 可形成局部感染（如肝脾脓肿、脑膜炎、肺炎、骨髓炎等）。

◇ 反应性关节炎可继发于沙门菌胃肠炎，特别是 HLA-B27 阳性的患者。

诊断

诊断要求血、粪便或其他标本的培养呈阳性。

治疗　沙门菌病

- **伤寒**：氟喹诺酮（如环丙沙星 500mg PO bid）对敏感菌最为有效。

◇ 感染了萘啶酸耐药的菌株（对环丙沙星敏感性下降）的患者应选用头孢曲松（2～3g IV×7～14 天）、阿奇霉素（1g PO qd×5 天），或大剂量环丙沙星（750mg PO bid 或 400mg IV q8h×10～14 天）治疗。

◇ 地塞米松可能对重症患者有益。

- **NTS**：多数病例不建议抗生素治疗，因其并不缩短病程，且会增加复燃率、延长带菌状态，并引起药物不良反应。

◇ 需要抗生素治疗人群有：月龄≤3 月婴儿，年龄>50 岁疑有动脉粥样硬化患者，免疫抑制患者，心脏、瓣膜或血管内异常的患者，以及患有严重关节病的患者。

◇ 若患者免疫功能正常，应用氟喹诺酮或三代头孢 2～3 天或直至热退，若患者免疫功能低下，则应用 1～2 周。

◇ HIV 感染患者为沙门菌菌血症高危人群，应于静脉滴注氟喹诺酮 1～2 周后继续给予口服 4 周。为预防复燃，应当考虑氟喹诺酮或 TMP-SMX 的长程抑菌治疗。

◇ 有血管内感染或心内膜炎的患者应接受三代头孢治疗 6 周。

■ 弯曲菌病

细菌学

弯曲菌是可运动的弯曲形革兰氏阴性杆菌，在美国是胃肠炎的常见致病菌，其中大多数由空肠弯曲菌所致。

流行病学

弯曲菌是很多食用其肉类动物以及家养宠物胃肠道内的常见共生菌。在美国，由于食用被污染的禽类发病占全部病例的 30％～70％。传播可通过接触或食用生的及未煮熟的食物，或与被感染的动物直接接触。

临床表现

潜伏期 2～4 天（范围 1～7 天），随后出现发热、头痛、肌痛和（或）乏力等前驱症状，此后 12～48h 内发展为腹泻（含有白细胞的黏液血便）、腹部绞痛以及发热。

- 多数病例为自限性，有 10％～20％的患者病程持续＞1 周，容易与炎症性肠病相混淆。
- 除空肠弯曲菌以外的种属（如胎儿弯曲菌）也可引起类似的病症，或者在免疫功能低下的患者中引起慢性复发性全身疾病，而无明确原发灶。
  - ◇ 可为暴发性病程，多器官出现细菌种植，尤以血供丰富部位为著。
  - ◇ 妊娠妇女感染可导致胎儿死亡。
- 肠外感染表现为三种形式：①正常宿主一过性菌血症并小肠炎（良性病程，无需特殊治疗）；②正常宿主持续性菌血症或局灶感染；③免疫低下宿主持续性菌血症或局灶感染。
- 并发症包括反应性关节炎（特别是 HLA-B27 表型阳性的患者）以及吉兰-巴雷综合征（此病中 20％～40％与弯曲菌相关）。

诊断

粪便、血液或其他标本应用特殊介质和（或）选择性方法培养阳性即可确诊。

> **治疗** 弯曲菌病
>
> - 补充液体及电解质是治疗的基础。
> - 不推荐使用抑制肠蠕动药，因其与中毒性巨结肠有关。
> - 抗生素治疗（红霉素 250mg PO qid×5～7 天）用于高热、血便或剧烈腹泻、持续时间＞1 周、症状恶化的患者。阿奇霉素和氟喹诺酮可作为备选方案，但耐药性正逐渐增加。

■ 志贺菌病与产志贺毒素大肠杆菌/肠出血性大肠杆菌（STEC/EHEC）

微生物学与流行病学

志贺菌是小型的革兰氏阴性无动力杆菌，与大肠杆菌关系十分密切。最常见的 4 种志贺菌血清型有 1 型*痢疾志贺菌*、*福氏志贺菌*、*鲍氏志贺菌*和*宋内志贺菌*（此种在工业化国家更为流行）。除高级灵长类动物外没有其他动物宿主。

- 上述细菌通过粪-口途径或偶尔通过食物、水等中间媒介在人际间传播。
- 至少 100 个菌体即可致人感染，从而可以解释继发家庭传播的高发生率。
- 某些大肠杆菌菌株（包括 O157：H7）产生的志贺毒素和志贺样毒素是影响疾病严重度的重要因素。此类毒素以内皮细胞为靶点，并在志贺菌和大肠杆菌感染的微血管病并发症中起到重要作用，如溶血尿毒症综合征（HUS）以及血栓性血小板减少性紫癜。
- 一项针对 1966—1997 年间所发病例的分析显示，每年发病数 1.65亿（其中 69％感染者为年龄＜5 岁的儿童），死亡 50 万～110 万。此后以上数字似有所减少，但多耐药菌株也逐渐出现。

临床表现

志贺菌病的潜伏期 1～4 天，发展分为三期：水样泻期、痢疾（黏液脓血便）期和感染后期。

- 多数病例不治疗可于 1 周内缓解，若接受适当的治疗，数日即可缓解，不伴后遗症。
- 并发症主要为肠道病变（例如中毒性巨结肠、肠穿孔、直肠脱垂）或代谢异常（低血糖、低钠血症）。在发展中国家，1型痢疾志贺菌产生的志贺毒素与 HUS（Coombs 试验阴性的溶血性贫血、血小板减少、急性肾衰）相关，但发达国家较少见，多由*大肠杆菌*O157∶H7引起。

诊断

志贺菌病可据粪便培养结果直接诊断。STEC/EHEC 感染的诊断须经粪便培养筛选山梨醇不发酵的*大肠杆菌*菌株，继而确定 O157 血清型。检测志贺毒素或毒素基因的试验敏感性、特异性好且迅速，可检出非 O157 型 STEC/EHEC 及山梨醇发酵阳性的 O157∶H7。

治疗　志贺菌病与 STEC/EHEC 感染

- 在美国，由于志贺菌易传染，因此推荐使用抗生素。氟喹诺酮（如环丙沙星 500mg bid）效果较好，头孢曲松、阿奇霉素以及匹美西林亦有效。
  - ◇ 痢疾志贺菌感染应治疗 5 天，非痢疾志贺菌感染治疗 3 天。
  - ◇ 免疫功能低下的患者治疗应延长至 7～10 天。
- STEC/EHEC 感染应避免抗生素治疗，因为抗生素可能提高 HUS 发病率。
- 通常不需要补液治疗，志贺菌感染很少造成严重脱水。若有必要，宜选用口服补液，并尽早开始营养支持。使用抑制肠蠕动药可能延长发热时间并增加 HUS 和中毒性巨结肠的风险。

■ 耶尔森菌病

微生物学与临床表现

*小肠结肠炎性耶尔森菌*和*假结核性耶尔森菌*是无动力的革兰氏阴性杆菌，引起小肠炎或小肠结肠炎，表现为平均持续 2 周的自限性腹泻，此外还有肠系膜淋巴结炎（尤以*假结核性耶尔森菌*多见）以及类似于急性阑尾炎表现的末段回肠炎（尤以*小肠结肠炎性耶尔森菌*多见）。脓毒血症可见于合并慢性肝病、肿瘤、糖尿病及其他基础疾病的患者。在 HLA-B27 阳性的患者中，感染可引起反应性关节炎。

诊断

从粪便培养出耶尔森菌，并要求使用特殊的介质。

治疗　耶尔森菌病

耶尔森菌引起的腹泻无应用抗生素指征，只需支持治疗。

■ 阿米巴病

微生物学与流行病学

阿米巴病由*溶组织内阿米巴*所致，在发展中国家以及发达国家的旅行者、新近移民、男-男性行为者、同狱犯人中有较高的发病率。来源于污染的水、食物或手上的包囊被食入而引起感染。可运动的滋养体在小肠从包囊中释放，随后在大肠造成感染。滋养体可随粪便排出（处于活动性腹泻时）或形成包囊。排出的包囊在潮湿环境中可生存数周。

临床表现

多数携带肠*阿米巴*的患者是无症状的，但有些患者可于食入阿米巴包囊后 2～6 周发生感染性结肠炎。

- 可能出现痢疾样表现，每日排便 10～12 次，量少，主要为血及黏液。发热的患者不足 40%。
- 暴发性阿米巴肠炎特点为更大量的腹泻、严重腹痛伴腹膜刺激征、发热，在小儿、妊娠妇女及服用糖皮质激素的患者中更为多见。
- 肝脓肿是肠外感染最常见的类型，可在暴露于*溶组织内阿米巴*后数月或数年发病。患者表现有右上腹痛、发热、右侧胸腔积液、肝区疼痛，通常不伴有活动性肠炎。脓肿可破入膈并扩散至其他部位（如肺、脑等）。

诊断

镜检三份粪便标本，常与血清学检测结合，仍是标准的诊断方法。

- 影像学提示肝内至少一处占位性病变，同时血清学阳性可确诊阿米巴肝脓肿。此时血清学检测的敏感性＞94%，特异性＞95%。

治疗 ▶ **阿米巴病**

- 替硝唑（每日 2g 口服，共 3 天）或甲硝唑（750mg PO 或 IV tid×5～10 天）推荐用于治疗阿米巴肠炎和阿米巴肝脓肿。
  - ◇ ＞90% 的患者在治疗起始 3 天内起效。
  - ◇ 肝脓肿极少需要引流。穿刺指征包括：需要除外细菌性脓肿，治疗 4 天后无效，肝脓肿有随时破裂的危险，或需要防止左叶脓肿破入心包。
- 无论肠炎或肝脓肿患者均应使用口服抗阿米巴药物以保证感染的根除。巴龙霉素（10mg/kg PO tid×5～10 天）是首选药物，双碘喹啉（650mg PO tid×20 天）可作为备选方案。

■ 艰难梭菌感染（CDI）

微生物学与流行病学

*艰难梭菌*是专性厌氧的革兰氏阳性芽胞杆菌，主要引起医院获得性腹泻。此病几乎全部与抗微生物治疗相关，几乎所有的抗生素均可导致 CDI 的风险。

- *艰难梭菌*定植于肠道后生成芽胞并繁殖，同时产生毒素 A（一种外毒素）和毒素 B（一种细胞毒素），引起腹泻及伪膜性肠炎。住院时间＞1 周的成人中，粪便定植率常≥20％，而社区居民的定植率仅为 1％～3％。
- 芽胞在医院环境表面可存活数月，也可存在于未能严格执行手卫生的医院员工手上。
- 过去的 10 年间，美国、加拿大、欧洲的 CDI 发病率及严重程度都明显上升。其中大部分归咎于一种有传染性的菌株，其产生的毒素 A 与毒素 B 较对照菌株高出 16～23 倍，并可合成第三种毒素（二元毒素），且对氟喹诺酮高度耐药。

临床表现

最常见的表现是腹泻，粪便外观非血性，为软便或水样便，带有特殊气味。患者每天排便次数可达 20 次。发热、腹痛、白细胞升高亦常见。

- 便秘可由麻痹性肠梗阻引起。此时如出现难以解释的白细胞升高（WBC≥15 000/μl）需警惕 CDI。此类患者为发生中毒性巨结肠和脓毒症等并发症的高危人群。
- 约 15％～30％的*艰难梭菌*性腹泻病例在治疗后复发。

诊断

在腹泻（每 24h 排不成形便≥3 次，持续≥2 天）患者中，通过检验粪便中的菌体、毒素 A、毒素 B 或发现结肠伪膜可诊断 CDI。

- 多数针对毒素的实验室检测缺乏敏感性，但并不推荐反复检测。
- 不推荐对无症状患者（包括结束治疗治愈的患者）进行检测。

治疗　艰难梭菌感染

- 初发型 CDI：如可能，停用正在使用的抗生素可使 15％～23％的病例治愈。其他推荐立即开始的针对性治疗如下：

◇ 对轻度至中度病例，推荐使用甲硝唑（500mg tid×10天），若临床好转缓慢可延长疗程。

◇ 对重症病例（例如 WBC＞15 000/μl，血清肌酐较基线升高≥1.5倍）可选用万古霉素（125mg PO qid×10～14天）

● **复发型 CDI**：首次复发应同初发的治疗。

◇ 第二次复发应选用万古霉素长疗程递减方案（125mg qid×10～14天；随后 bid×1周；qd×1周；再其后每2～3日1次，共2～8周）。

◇ 对多次复发者无标准治疗方案。可考虑重复万古霉素递减方案；联合应用万古霉素（500mg qid×10天）与布拉酵母菌（500mg bid×28天）；或者采用序贯疗法，应用万古霉素（125mg qid×10～14天），后换用利福昔明（400mg bid×2周）；其他方法，硝唑尼特（500mg bid×10天）；粪便移植；或静脉滴注免疫球蛋白（400mg/kg）。

● **暴发型 CDI**：发生肠梗阻时，口服抗生素对肠道病变效果差。万古霉素（经鼻饲或保留灌肠）联合静脉滴注甲硝唑在一些病例中取得成功，静脉滴注替加环素也同样有效。外科结肠切除术或可挽救生命。

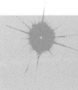

更多内容详见 HPIM-18. 原文版：LaRocque RC, Ryan ET, Calderwood SB：Acute Infectious Diarrheal Diseases and Bacterial Food Poisoning, Chap. 128, p. 1084；Gerding DN, Johnson S：Clostridium difficile Infection, Including Pseudomembranous Colitis, Chap. 129, p. 1091；Russo TA, Johnson JR：Diseases Caused by Gram-Negative Enteric Bacilli, Chap. 149, p. 1246；Pegues DA, Miller SI：Salmonellosis, Chap. 153, p. 1274；Sansonetti P, Bergounioux J：Shigellosis, Chap. 154, p. 1281；Blaser MJ：Infections Due to Campylobacter and Related Organisms, Chap. 155, p. 1286；Waldor MK, Ryan ET：Cholera and Other Vibrioses, Chap. 156, p. 1289；Prentice MB：Plague and Other Yersinia Infections, Chap. 159, p. 1305；Parashar UD, Glass RI：Viral Gastroenteritis, Chap. 190, p. 1588；Stanley SL Jr：Amebiasis and Infection With Free-Living Amebas, Chap. 209, p. 1683；and Weller PF：Protozoal Intestinal Infections and Trichomoniasis, Chap. 215, p. 1729.

第 92 章
性传播疾病和生殖道感染

张建中　校　柳小婧　译

概述

- 广泛流行，大多数成人至少患过 1 次性传播疾病（STI）。

- 人群中 STI 传播初发率由以下三个因素决定：易感人群的性接触频度；每次性接触的传播效率；感染者感染力的维持程度。

- STI 的治疗与管理从对危险因素的评估开始，随后是临床评估、诊断性检测或筛选，治疗需涵盖最可能的病因，最后是预防和控制。控制的 4 "C" 原则包括：传播（Contact）途径、治疗的依从性（Compliance）、降低危险性的忠告（Counseling）、包括避孕套（Condom）的推广和使用。

各类型感染

■ 男性尿道炎

病原学及流行病学

大多数病例由淋病奈瑟菌或沙眼衣原体所致。其他致病原包括生殖支原体、解脲脲原体、阴道毛滴虫和单纯疱疹病毒（HSV）。30%～40% 的非淋菌性尿道炎（NGU）由衣原体感染所致。而衣原体阴性的 NGU 很可能由生殖支原体感染引起。

临床表现

主要表现为尿道口分泌物和（或）排尿困难，通常无尿频现象。

诊断

挤压尿道时可见黏液脓性尿道分泌物。此外，尿道分泌物的革兰氏染色涂片发现每高倍视野中性粒细胞≥5 个可明确诊断。

- 也可以取患者 20～30ml 首次晨尿，离心沉淀后进行革兰氏染色。

- 若革兰氏染色可见细胞内革兰氏阴性双球菌可判定为淋病奈瑟菌。

- 检测淋病奈瑟菌和沙眼衣原体感染可取清晨首段尿进行多重核酸扩增试验（NAATs）。

治疗 男性尿道炎

- 尿道炎应及时治疗，即使病原学检测尚未得出结果。
  - ◇ 排除其他疾病，治疗淋病性尿道炎可选用给予单剂头孢曲松（250mg IM），头孢泊肟（400mg PO）或头孢克肟（400mg PO）。治疗衣原体感染可选用阿奇霉素（1g PO 单剂）或多西环素（100mg PO bid×7天）；阿奇霉素治疗生殖支原体感染更有效。
  - ◇ 性伴侣应同时接受相同治疗。
- 复发的处理：针对再次性接触、再次治疗的患者及其性伴侣。如果患者没有再次接触，须排除阴道滴虫（留取清晨首次晨尿和尿道拭子进行培养或 NAATs）或耐多西环素的生殖支原体或脲原体感染，可给予甲硝唑和（或）阿奇霉素（1g 顿服）治疗。

■ 附睾炎

病原学

对于<35岁性生活活跃的男性，附睾炎常由沙眼衣原体引起，其次是淋病奈瑟菌。

- 年龄较大者或接受尿道器械操作之后发生的附睾炎，常见尿道来源的病原体。
- 有肛交行为的男性，则要考虑大肠杆菌感染。

临床表现

急性附睾炎通常为单侧，表现为附睾疼痛、肿胀、压痛，可伴有尿道炎的症状。须与睾丸扭转、肿瘤或外伤鉴别。若治疗后症状仍持续存在，须考虑睾丸肿瘤或慢性肉芽肿性疾病（如结核）的可能。

治疗 附睾炎

- 头孢曲松（250mg IM，单剂），继以多西环素（100mg PO bid×10天）对沙眼衣原体和淋病奈瑟菌引起的附睾炎有效。
- 目前已不推荐应用氟喹诺酮类，因淋病奈瑟菌的耐药性逐渐升高。

■ 女性尿道炎（尿道综合征）

病原学及临床表现

女性症状性尿道炎，又称*尿道综合征*，可由*沙眼衣原体、淋病奈瑟菌*引起，偶尔也可由 HSV 引起。临床表现为"内源性"排尿困难（通常无尿频、尿急症状）和脓尿。尿培养未发现大肠杆菌，且尿路病原体计数＜100/ml。

诊断

特异性检测发现*淋病奈瑟菌*或*沙眼衣原体*感染可帮助诊断，如取首次晨尿 10ml 进行 NAATs。

治疗 **女性尿道炎（尿道综合征）**

同上述"男性尿道炎"。

■ 外阴阴道感染

病原学

外阴阴道感染可由多种病原体引起，包括*淋病奈瑟菌、沙眼衣原体*（尤其是宫颈炎）、*阴道毛滴虫、白色念珠菌、阴道加特纳菌*和 HSV。

临床表现

外阴阴道感染包括一系列疾病，具体情况不同，临床表现亦不同。

- 存在异常阴道分泌物的报告提示可能有阴道滴虫病或细菌性阴道病。
  - *阴道滴虫病*表现为外阴瘙痒，大量白色或黄色均质分泌物，通常 pH 值≥5。
  - *细菌性阴道病*表现为阴道恶臭，阴道壁上均匀敷有轻度增多的白色或灰色均质分泌物，通常 pH 值＞4.5。
  - 妊娠早期发生阴道滴虫病或细菌性阴道病与早产相关。
- 外阴生殖器疱疹或外阴阴道念珠菌病可引起外阴瘙痒、烧灼感、激惹感、皮损以及外源性排尿困难（当尿液经过红肿的外阴或上皮细胞损伤部位时发生排尿困难）或性交困难。

诊断

对外阴阴道症状的评估包括盆腔检查（使用阴道窥器）和简易

快速的诊断性检测，包括：

- 阴道分泌物 pH 值的检测；细菌性阴道病的分泌物中加入 10％氢氧化钾后可出现氨味；分泌物与生理盐水混合后显微镜下观察可见活动的毛滴虫和（或）细菌性阴道病的线索细胞（边缘贴附大量球杆菌的阴道上皮细胞），而阴道念珠菌病分泌物用 10％氢氧化钾固定后显微镜下可见菌丝或假菌丝。
- DNA 探针技术（确诊试验）可以检测阴道毛滴虫、白色念珠菌以及浓度升高的阴道加特纳菌。

治疗 外阴阴道感染

- *外阴阴道念珠菌病*：咪康唑阴道栓剂（1200mg）、克霉唑阴道片剂（100mg 片剂 2 片×3 天）或氟康唑（150mg PO 顿服）均有效。
- *阴道滴虫病*：甲硝唑（2g，顿服）或替硝唑均有效。标准治疗还包括性伴侣同时接受相同治疗。
- *细菌性阴道病*：甲硝唑（500mg PO bid×7 天）或 2％克林霉素乳膏（每晚外用，充分涂抹×7 天）有效，但均易复发。

■ 黏液脓性宫颈炎

病原学

主要致病原包括*淋病奈瑟菌、沙眼衣原体*以及*生殖支原体*。但应注意，用 NAATs 检测病原体，HSV 和*阴道毛滴虫*在近一半病例中为阴性。

临床表现

表现为柱状上皮和子宫颈内膜上皮下的炎症，可导致男性无症状性尿道炎。

诊断

取子宫颈口的黄色黏液脓性分泌物行宫颈黏液革兰氏染色，每高倍视野中发现≥20 个中性粒细胞则提示宫颈炎。在该染色中发现细胞内革兰氏阴性双球菌对诊断具有特异性，但敏感性＜50％。因此，常用 NAATs 检测*淋病奈瑟菌*和*沙眼衣原体*。

治疗 黏液脓性宫颈炎

同上述"男性尿道炎"。

■ 盆腔感染性疾病（PID）

病原学

盆腔感染性疾病（PID）通常指经由宫颈或阴道上行至子宫内膜和（或）输卵管的感染。急性 PID 最常见的病原体包括引起子宫颈内膜炎的病原体如*淋病奈瑟菌、沙眼衣原体*等；25%～33%的病例则由其他病原体如*生殖支原体、普雷沃菌属、消化链球菌属、大肠杆菌、流感嗜血杆菌*、B 族链球菌等引起。

流行病学

2008 年，美国有 104 000 例患者因 PID 就诊，而每年有超过 70 000～100 000 名患者因该病住院治疗。

- 危险因素包括：宫颈炎、细菌性阴道病、输卵管炎史或近期阴道冲洗史、月经、近期应用宫内节育器（IUD）。
- 口服避孕药可降低患病风险。

临床表现

临床表现根据感染的播散程度而定。

- *子宫内膜炎*：表现为腹部正中疼痛及异常阴道流血。若无合并输卵管炎，则下腹、附件、宫颈举痛及腹部反跳痛较轻。
- *输卵管炎*：最初为黏液脓性宫颈炎的表现，逐渐进展至子宫内膜炎症状，最终可导致双下腹疼痛及盆腔疼痛。若发展为腹膜炎，可表现为恶心、呕吐及腹部触痛加剧。
- *肝周炎*（Fitz-Hugh-Curtis 综合征）：可见于 3%～10%的女性患者，最常由衣原体性输卵管炎引起，表现为肝周炎症引起的胸膜炎样上腹痛及右上腹触痛。
- *阑尾周围炎*：约 5%患者可患阑尾浆膜炎，但不累及肠黏膜。通常由淋球菌或衣原体性输卵管炎引起。

诊断

多数淋球菌或衣原体感染的 PID 患者经阴检查可有黏液脓性宫颈炎的表现。体格检查还常发现宫颈举痛，子宫底压痛和（或）腹部附件压痛。宫颈内拭子进行 NAATs 以检测*淋病奈瑟菌*和*沙眼衣原体*。

治疗　盆腔感染性疾病

- 对于性生活活跃的年轻女性或具有 PID 危险因素的女性，或无原因的盆腔或下腹痛以及宫颈举痛、子宫或附件压痛者，均应给予经验性治疗。

- 以下情况考虑住院治疗：①诊断不明确，不能排除行外科手术的可能；②妊娠；③可疑盆腔脓肿；④病情严重，无法接受门诊治疗；⑤HIV 感染；⑥不能随诊或对门诊治疗无法耐受；⑦门诊治疗无效。

- *门诊治疗*：头孢曲松（250mg IM，单次）联合多西环素（100mg PO bid×14 天）以及甲硝唑（500mg PO bid×14 天）。接受门诊治疗的患者须在 72h 后重新进行临床评估。

- *静脉方案*：以下两种治疗方案需持续用药至患者病情好转后48h。所有患者均应给予多西环素（100mg PO bid），疗程持续 14 天。若选择下述含克林霉素的治疗方案，亦可继续给予克林霉素（450mg PO qid）完成疗程。

  ◇ 头孢替坦（2g IVq12h）或头孢西丁（2g IV q6h）联合多西环素（100mgIV/PO q12h）。

  ◇ 克林霉素（900mg IV q8h）联合庆大霉素（首剂 2.0mg/kg IV/IM，其后继以 1.5mg/kg q8h）。

- 性伴侣须进行检查，并给予抗淋球菌和衣原体感染的经验性治疗。

预后

晚期后遗症包括不孕（一次 PID 发作后不孕危险为 11%，两次发作后为 23%，三次或以上为 54%）、异位妊娠（风险增加 7 倍）、慢性盆腔疼痛和复发性输卵管炎。

■ 生殖器溃疡性损害

该病在美国最常见的病因是生殖器疱疹、梅毒性溃疡以及软下疳。表 92-1 列出各病原体引起的不同溃疡表现。若患者接受抗微生物治疗后仍不能缓解，且之前未进行过相关检测，则需检测血清HIV 感染情况。通常情况下，在得到所有检查结果前应及时给予治疗，这样可提高疗效，减少传播并覆盖到那些可能不会复诊的患者。

■ 直肠炎、直肠结肠炎、小肠结肠炎和小肠炎

病原学及流行病学

通过肛交获得的 HSV、淋病奈瑟菌以及沙眼衣原体[包括引起性病性淋巴肉芽肿（LGV）的菌株]感染是引起大部分女性及男-男性

表 92-1　生殖器溃疡的临床表现

特点	梅毒	疱疹	软下疳	性病性淋巴肉芽肿	腹股沟肉芽肿
潜伏期	9～90 天	2～7 天	1～14 天	3 天至 6 周	1～4 周（可长至 6 个月）
早期原发皮损	丘疹	水疱	脓疱	丘疹、脓疱或水疱	丘疹
皮损数目	通常单个	多个	通常多个、可融合	通常单个、难以发现、常为淋巴结病变表现	不定
直径	5～15mm	1～2mm	不定	2～10mm	不定
边缘	界限清、边缘隆起、呈圆形或卵圆形	边缘红斑	边缘不清、锯齿状、不规则	边缘隆起、圆形或卵圆形	边缘隆起、不规则
深度	浅表或较深	浅表	潜行、穿凿样	浅表或较深	隆起
基底	光滑、无脓性渗出、基本无出血	浆液性渗出、红肿、无出血	脓性渗出、易出血	表现多样、无出血	红色、柔软、易出血
质地	坚实	无	软	偶尔有坚实皮疹	坚实
疼痛	不常见	常有触痛	通常疼痛明显	不定	不常见
淋巴结受累	坚硬、无触痛、双侧	坚硬、触痛、初期常为双侧	触痛、可化脓、多房性、常为单侧	触痛、可化脓、多房性、单侧	不累及淋巴结、假性腹股沟腺炎

资料来源：From RM Ballard, in KK Holmes et al (eds)：*Sexually Transmitted Diseases*, 4th ed. New York, McGraw-Hill, 2008.

接触者（MSM）感染性直肠炎最常见的原因。性传播性直肠结肠炎通常由弯曲菌属和志贺菌属引起。而在无 HIV 感染的 MSM 中，小肠炎通常由蓝氏贾第鞭毛虫引起。

临床表现

直肠炎和直肠结肠炎表现为肛门直肠疼痛和黏液脓血便。直肠炎易出现里急后重和便秘，而直肠结肠炎和小肠炎更易出现腹泻。

- HSV 引起的直肠炎和 LGV 直肠结肠炎常可导致剧烈疼痛、发热以及全身症状。
- 原发性 HSV 感染可引起骶神经根病变，表现为尿滞留和肛门括约肌功能失调。

诊断

患者须接受肛门镜检查以观察直肠黏膜和分泌物情况，并获取样本进行诊断。

治疗　直肠炎、直肠结肠炎、小肠结肠炎和小肠炎

- 应当在得出检测结果前给予针对淋球菌和衣原体感染的经验性治疗，如头孢曲松（125mg IM，单剂），继以多西环素（100mg PO bid×7 天）。若为梅毒或疱疹，则给予相应治疗。

病原体各论

■ 淋病

病原学

淋病奈瑟菌，是淋病的主要致病原，为革兰氏阴性非芽胞不动菌，成对独立生长，如双球菌。

流行病学

2008 年美国报告大约有 299 000 例淋病患者；而这大概只有实际患病人数的一半，多数病例未被报告，或自行治疗，或在无实验诊断下行非特异性治疗。

- 美国报告的病例中 40％为 15～19 岁的女性和 20～24 岁的男性。
- 淋病更容易从男性通过性接触传播给女性。40％～60％的患病女性是由于与男性淋病患者发生无保护措施的性接触而获得的。大约 2/3 的男性患者为无症状性淋病患者。

- 耐药株非常普遍。青霉素、阿莫西林以及四环素已经不再是治疗该病的有效药物，氟喹诺酮类也不再被常规推荐。

临床表现

淋病是一种传播性疾病，感染的部位还可反映性交方式。

- *尿道炎和宫颈炎*的潜伏期分别为 2～7 天和 10 天左右（见上述）。
- *肛门直肠淋病*可导致女性急性直肠炎，因女性宫颈分泌物可扩散至直肠；也可导致 MSM 的急性直肠炎。
- *咽部淋病*通常因口交传染而来，症状较轻或无症状。咽部感染通常与生殖器感染合并存在，且常能自行缓解，极少再通过性接触传播。
- *眼部淋病*通常为自身接种引起，临床表现有眼睑水肿、充血、球结膜水肿以及大量的脓性分泌物。
- *妊娠期患病*对母体及胎儿均可产生严重影响：
  ◇ 输卵管炎和盆腔感染性疾病可导致流产；
  ◇ 妊娠中晚期感染可导致破膜延迟；
  ◇ *新生儿眼炎*，是新生儿淋病最常见的一种，可预防性应用眼药膏，例如含有红霉素和四环素的眼药膏，但治疗需应用系统性抗生素。
- *淋球菌性关节炎*多因淋球菌菌血症导致器官播散而致。患者可在菌血症期内发病，但不常见，化脓性关节炎常累及一个或两个关节，最常见为膝关节、腕关节、踝关节以及肘关节；常合并腱鞘炎和皮损。月经和攻膜复合物 C5～C9 等补体的缺陷，是播散性淋病的危险因素。

诊断

取泌尿生殖系统的样本行显微镜检查、病原体培养和 NAATs 可辅助诊断。淋球菌感染镜下可见细胞内双球菌。宫颈分泌物的单独培养敏感度可达 80%～90%。

治疗 淋病

见表 92-2。

■ 沙眼衣原体感染

病原学

沙眼衣原体是一类专性细胞内细菌，可分为两个生物群：沙眼和

表 92-2　淋球菌感染的推荐治疗：2010 年疾病预防控制中心指南

诊断	治疗选择[a]
无合并症的宫颈、尿道、咽部[b] 或直肠淋球菌感染	
一线治疗	头孢曲松（250mg IM，单剂），或 头孢克肟（400mg PO，单剂） 无法排除*沙眼衣原体*感染则联合： 阿奇霉素（1g PO，单剂），或 多西环素（100mg PO bid×7 天口服）
备选治疗方案	头孢唑肟（500mg IM，单剂），或 头孢噻肟（500mg IM，单剂），或 大观霉素（2g IM，单剂）[c,d]，或 头孢替坦（1g IM，单剂）*联合丙磺舒*（1g PO，单剂）[c]，或 头孢西丁（2g IM，单剂）*联合丙磺舒*（1g PO，单剂）[c]
附睾炎	见正文及 Chap. 130，HPIM-18
盆腔感染性疾病	见正文及 Chap. 130，HPIM-18
成人淋球菌性感染性结合膜炎	头孢曲松（1g IM，单剂）[e]
新生儿眼炎[f]	头孢曲松（20～50mg/kg IV，单剂，不得超过 125mg）
播散性淋球菌感染[g]	
初次治疗[h]	
患者可耐受 β 内酰胺类药物	头孢曲松（1g IM/IV q24h，推荐），或 头孢噻肟（1g IV q8h），或 头孢唑肟（1g IV q8h）
患者对 β 内酰胺类药物过敏	大观霉素（2g IM q12h）[d]
后续治疗	头孢克肟（400mg PO bid）
脑膜炎或心内膜炎	头孢曲松（1～2g IV q12h）[i]

[a] 采用推荐方案治疗罕有无效者，这种情况下应评价再发感染或考虑其他诊断。

[b] 头孢曲松是唯一被推荐用于治疗咽部淋病的药物。

[c] 大观霉素、头孢替坦和头孢西丁作为可选择的替代药物，目前在美国缺货或供应紧张。

[d] 大观霉素对咽部淋病可能无效。

[e] 同时立即用盐水冲洗患眼（单次）。

[f] 预防性治疗在正文中述及。

[g] 如果诊断不明确，存在伴有渗出的多关节炎症状，或者患者的依从性无法保证，均应住院治疗。

[h] 所有的初次治疗都应持续到临床改善开始后的 24～48h，此时可调整为后续治疗方案直至完成 1 周抗生素治疗。如果不能排除衣原体感染，需联合抗衣原体治疗（同上）。如果病原体培养及药敏试验显示氟喹诺酮类有效，可选用。

[i] 推荐住院治疗以除外脑膜炎和心内膜炎。若诊断确定，治疗也需要在院内进行。脑膜炎的疗程约为 10～14 天，心内膜炎约 4 周。

LGV。前者可导致眼部的沙眼和泌尿生殖系统感染；后者引起性病性淋巴肉芽肿。

流行病学

WHO 评估全世界每年大约有超过 8900 万例沙眼衣原体感染，其中，美国每年有 200 万～300 万感染病例，成为全世界报道最频繁的国家。

临床表现

80％～90％的女性及 50％的男性发生沙眼衣原体生殖系统感染无症状，其他患者的症状也非常轻微。

- 尿道炎、附睾炎、宫颈炎、输卵管炎、盆腔感染性疾病以及直肠炎在上文已讨论。
- 1％～2％的 NGU 患者会出现反应性关节炎，包括结膜炎、尿道炎或宫颈炎、关节炎和皮肤黏膜损害，大多数为*沙眼衣原体*感染所致。80％以上患者有 HLA-B27 表型。
- LGV 为侵袭性系统性性传播疾病。异性恋患者多在性接触 2～6 周后出现，表现为腹股沟疼痛的淋巴结病变。腺周炎逐渐进展，出现波动性的化脓性结节，最后形成引流窦道。数月后可自行愈合。更多临床表现见表 92-1。

诊断

尿液或泌尿生殖系统拭子进行 NAATs 可辅助诊断。血清学检查可辅助诊断*沙眼衣原体*引起的 LGV 和新生儿肺炎，但是无法诊断无合并症的泌尿生殖系统感染。

治疗　沙眼衣原体感染

- 见上述"各类型感染"。
- 应用多西环素（100mg PO bid）或红霉素（500mg PO qid）治疗 LGV，疗程至少 3 周。

■ 支原体感染

病原学及流行病学

支原体是目前所知的可独立生活的最小微生物，没有细胞壁，不可耐受体外培养。人型支原体、生殖支原体、解脲脲原体、解脲支原体是泌尿生殖道疾病的主要病原体。无症状的女性患者阴道内常可发现这些病原体的存在。

临床表现

解脲脲原体是*衣原体*阴性 NGU 的常见致病原。*人型支原体和生殖支原体*与 PID 相关。此外，5%～10%产后热或流产后热可能与人*型支原体*有关。

诊断

泌尿生殖系统的支原体感染常采用 PCR 手段进行病原体检测。也可行病原体培养，但首先需在相关实验室进行。

治疗 支原体感染

上文推荐用于非淋菌性尿道炎和盆腔感染性疾病的治疗均适用于生殖系统支原体疾病的治疗。

■ 梅毒

病原学及流行病学

梅毒是由*螺旋体属亚种*的*苍白密螺旋体*引起的。苍白密螺旋体为一种细小的微生物，胞体被三层胞膜所包裹。人是其唯一的天然宿主，且病原体无法进行体外培养。

- 传播途径包括通过性行为接触有传染性的病损（硬下疳、黏膜斑、皮疹或扁平湿疣）传播；其他少见的非性接触传播方式包括亲密的个人接触、子宫内感染、输血和器官移植。
- 全世界每年约报告 1200 万病例。
  ◇ 2000 年美国报告的梅毒病例有 31 575 例。
  ◇ 一期梅毒合并二期梅毒（可以更好提示疾病活动性）的报告病例从 2000 年的不到 6000 例上升至 2008 年的 13 500 例，且主要为 MSM，而这些人中多数合并有 HIV 感染。
- 与梅毒患者发生性接触者中有 1/3～1/2 会被感染，因此治疗近期性接触暴露者至关重要。

发病机制

*苍白密螺旋体*可穿过完整的黏膜或微损伤处，数小时内便可进入淋巴组织和血液，导致系统感染和转移灶。4～6 周内，接种部位可出现一期损害（硬下疳），可自行愈合。二期梅毒包括广泛的、实质性和皮肤黏膜表现，一般 6～8 周后出现。除非抗体滴度特别高者，一般皮损可在 2～6 周内消退。随后感染进入潜伏期，约 1/3 的未治疗患者最

终发展为三期梅毒（梅毒性树胶肿、心血管梅毒、神经系统梅毒）。

临床表现

随着梅毒的发展，各期梅毒的临床表现各不相同。

- **一期梅毒**：典型表现为在接种部位（阴茎、肛管或直肠、口腔、宫颈和阴唇）出现硬下疳，但常常不被注意。具体表现见表 92-1。局部淋巴结肿大可在硬下疳愈合后很长时间内持续存在。

- **二期梅毒**：可表现为多种形式，主要为皮肤黏膜的皮损和泛发性无痛性淋巴结肿大。

  ◇ 皮肤皮损多种多样，但多为粉红或淡红色斑疹，无瘙痒，广泛分布在躯干和四肢，包括手掌和足底。

  ◇ 在潮湿的皱褶部位，丘疹可扩大、糜烂，形成广泛的有高度传染性的损害，称为扁平湿疣。

  ◇ 表浅的黏膜糜烂（黏膜斑）和其他体征，包括咽痛、发热、萎靡不振也可发生。

  ◇ 其他少见的表现包括肝炎、肾炎、胃肠道受累、关节炎和眼部损害（如视神经炎、前葡萄膜炎、虹膜炎等）。

- **潜伏梅毒**：梅毒血清学检查阳性，但没有临床表现。早期潜伏梅毒指的是感染后 1 年内的潜伏梅毒，而晚期潜伏梅毒指感染超过 1 年或具体感染时间不详。

- **晚期梅毒**：典型表现包括神经梅毒、心血管梅毒和树胶肿。

  ◇ *神经梅毒*：是连续的疾病谱，感染早期常无症状，逐渐发展为麻痹性痴呆和脊髓痨。症状性神经梅毒可有以下三大表现，但除了合并有 HIV 感染者，目前均较少见。脑膜梅毒包括头痛、恶心、呕吐、颈项强直、脑神经受累、癫痫和智力改变，多出现在感染后 1 年内。*脑膜血管梅毒*在感染后 10 年内常常表现为亚急性脑炎前驱症状，逐渐发展至血管综合征。躯体病变如*麻痹性痴呆*多发生在感染后 20 年，而脊髓痨多发生在感染后 25～30 年。麻痹性痴呆主要表现在性格（改变）、反应、反射（过度）、眼（如 Argyll Robertson 瞳孔，调节反射存在，光反射消失）、知觉（错觉、妄想、幻想）、智力（近期记忆力下降，方向辨别、判断、计算、洞察能力下降）、语言（能力下降）等方面。脊髓痨表现为后角、后根和后根神经节脱髓鞘的症状和体征，如共济失调性宽基步态和拍脚、感觉异常、膀胱障碍、性功能下降、反射消失；位置觉、深痛觉、温度觉消失。

  ◇ *心血管梅毒*：10% 的未治疗患者在感染后 10～40 年内会发

展为心血管梅毒。表现为大血管提供血供的营养血管因动脉内膜炎而堵塞，从而导致主动脉炎、主动脉反流、囊状动脉瘤或冠状动脉口狭窄。

◇ *树胶肿*，通常是孤立性损害，表现为中央坏死的肉芽肿性炎症，常发生于皮肤和骨骼系统，但其他器官如脑等均可受累。

● *先天梅毒*：妊娠的各个阶段均可发生梅毒感染，但胎儿的病变一般在妊娠 4 个月以后出现，所以妊娠女性均应在妊娠早期接受梅毒检测。

诊断

梅毒螺旋体和非梅毒螺旋体血清学检测是主要的诊断方法。抗体滴度的变化可用于监测治疗反应。

● 非梅毒螺旋体血清学检测，用于检出针对心磷脂-卵磷脂-胆固醇抗原复合物的 IgM 和 IgG 抗体，包括快速血浆反应素环状卡片试验（RPR）和性病研究实验室玻片试验（VDRL），推荐用于梅毒筛查或血清抗体定量。梅毒治疗后，抗体滴度呈≥4 倍的持续下降则认为治疗有效。

● 梅毒螺旋体血清学检测包括凝集试验（如 Serodia TPPA 试验）和荧光螺旋体抗体吸附试验（FTA-ABS），可用于确认非梅毒螺旋体血清试验的结果。但梅毒螺旋体血清学检测结果呈持久阳性，治疗后仍为阳性。

● 腰椎穿刺可用于检测有神经系统症状体征的梅毒，RPR 或 VDRL 滴度≥1∶32；或可疑治疗失败，CD4＋T 细胞＜350/μl 的 HIV 感染患者。

◇ 脑脊液（CSF）检查显示细胞增多（＞5WBCs/μl）、蛋白浓度升高（＞45mg/dl），脑脊液的 VDRL 试验结果阳性特异性高，但敏感性差。非吸附性 FTA 试验敏感性高，但特异性差。非吸附性 FTA 阴性可排除神经梅毒。

● 梅毒患者应除外 HIV 感染。

治疗 ▍ **梅毒**

● 见表 92-3 的推荐治疗。

● 50％的一期梅毒和 90％的二期梅毒在初次治疗后出现 Jarisch-Herxheimer 反应（吉海反应），包括发热、寒战、肌痛、心悸、头痛、呼吸急促及血管扩张。症状在 12～24h 后可自行消退。

表 92-3　梅毒的推荐治疗方案[a]

梅毒分期	无青霉素过敏史者	有青霉素过敏史者[b]
一期、二期或早期潜伏梅毒	*脑脊液正常或未行脑脊液检查*：苄星青霉素（单剂2.4mU IM）	*脑脊液正常或未行脑脊液检查*：盐酸四环素（500mg PO qid）或多西环素（100mg PO bid），治疗2周
	脑脊液异常：治疗同神经梅毒	*脑脊液异常*：治疗同神经梅毒
晚期潜伏梅毒（或时间不详的潜伏梅毒）、心血管梅毒或良性晚期梅毒	*脑脊液正常或未行脑脊液检查*：苄星青霉素（2.4mU IM qw，治疗3周）	*脑脊液检查正常且HIV阴性*：盐酸四环素（500mg PO qid）或多西环素（100mg PO bid），治疗4周
		脑脊液检查正常及HIV阳性：脱敏治疗，若不能保证依从性，予青霉素治疗
	脑脊液异常：治疗同神经梅毒	*脑脊液异常*：治疗同神经梅毒
神经梅毒（无症状性或症状性）	水剂青霉素 G（18～24mU/d IV，持续滴注，或3～4mU q4h），治疗10～14天或水剂普鲁卡因青霉素 G（2.4mU/d IM）联合丙磺舒（500mg PO qid），疗程均是10～14天	脱敏并给予青霉素治疗[c]
妊娠期梅毒	根据分期	脱敏并给予青霉素治疗

[a] 见 Table 169-1，HPIM-18 以及正文中脑脊液检查的指征。

[b] 北美、欧洲及中国，梅毒螺旋体的耐药性报道较多，故当青霉素和多西环素治疗无效时可谨慎选择阿奇霉素。但阿奇霉素不能用于治疗男性同性恋患者及妊娠女性。

[c] 有限的资料显示亦可应用头孢曲松（2g/d IV/IM×10～14天），但仍可能与青霉素产生交叉反应。

缩略词： mU，百万单位。

资料来源： Based on the 2010 Sexually Transmitted Diseases Treatment Guidelines from the Centers for Disease Control and Prevention.

- 治疗反应的评估：一期和二期梅毒应在治疗后的6个月和12个月时分别行 VDRL 或 RPR 滴度检测，晚期梅毒或潜伏梅毒应在治疗后6、12和24个月分别进行检测。
  - 若合并有 HIV 感染的各期梅毒，应在治疗后3、6、9、12个月和24个月时分别进行检测。

◇ 若血清学滴度下降没有达到 4 倍，临床症状持续存在或再次出现，需再次接受治疗。此外，患者须行脑脊液检查，如果脑脊液异常须治疗神经梅毒，如果脑脊液正常需按晚期潜伏梅毒治疗。

◇ 神经梅毒的治疗中，脑脊液细胞计数应每 6 个月检测一次，直到脑脊液检查恢复正常。无 HIV 感染的梅毒患者，经适当治疗后，脑脊液细胞计数可在 3～12 个月后恢复正常。

■ 单纯疱疹病毒感染

病原学及流行病学

单纯疱疹病毒（HSV）是一种线性双链 DNA 病毒，分为两个亚型：HSV-1、HSV-2。

- HSV 可通过黏膜和皮肤破损处进入表真皮的细胞，形成病毒复制体，并可进入神经细胞，在机体内呈远心性扩散。

- 在美国，超过 90％的 40 岁成年人有抗 HSV-1 型抗体；15％～20％的美国人有抗 HSV-2 型抗体。

- HSV-2 携带者及大量无症状的生殖道病毒感染患者，促使 HSV 持续流行。

- 生殖器 HSV-1 型感染的第一年复发率（约 55％）要低于 HSV-2 型（约 90％）。

临床表现

具体临床表现见表 92-1。HSV-1 和 HSV-2 感染引起的生殖器疱疹首次发病症状类似，以发热、头痛、不适、肌痛为特征。超过 80％的女性原发生殖器疱疹有宫颈或尿道受累。局部的症状包括疼痛、排尿困难、阴道和尿道分泌物，以及腹股沟淋巴结压痛。

诊断

最准确的诊断方法是从皮损刮片的组织培养分离出 HSV 或检测出 HSV 抗原或 DNA。聚合酶链反应（PCR）技术也逐渐用于检测 HSV DNA，且在黏膜部位其敏感性优于培养。病灶基底刮片进行 Wright 或 Giemsa 染色（Tzanck 准备）或 Papanicolaou 染色可以较好检测巨细胞或核内包涵体，但多数临床医师对该项技术并不熟练，不能区分 HSV 和水痘-带状疱疹病毒。

治疗　HSV 引起的生殖系统感染

- *首次发病*：口服阿昔洛韦（400mg tid）或伐昔洛韦（1g bid）或泛昔洛韦（250mg bid），疗程 7～14 天。
- *症状性复发*：口服阿昔洛韦（800mg tid×2 天）或伐昔洛韦（500mg bid×3 天）或泛昔洛韦（750mg/1000mg bid×1 天；或 1500mg 顿服；或首剂 500mg，继以 250mg q12h×3 天），均可缩短皮损持续时间。
- *抑制复发*：口服阿昔洛韦（400～800mg bid）或伐昔洛韦（500mg qd）。患者若每年复发＞9 次须口服伐昔洛韦（1g qd，或 500mg bid）或泛昔洛韦（250～500mg bid）。每日口服伐昔洛韦相较泛昔洛韦对减少亚临床病毒的排出更有效。

■ 软下疳（杜克雷嗜血杆菌）

　　软下疳是由*杜克雷嗜血杆菌*引起的一种性传播疾病，以生殖器溃疡和腹股沟淋巴结炎为体征。*杜克雷嗜血杆菌*是发展中国家一个严重的健康问题，因其直接导致患病，且可增加 HIV 感染的易感性和传播有效性。临床表现见表 92-1，皮损中培养出*杜克雷嗜血杆菌*可明确诊断，PCR 技术也逐渐被应用于检测。

治疗　软下疳（*杜克雷嗜血杆菌*）

- CDC 推荐方案为阿奇霉素（1g PO，单剂）、环丙沙星（500mg PO bid×3 天）、头孢曲松（250mg IM，单剂）或红霉素碱（500mg PO tid×7 天）。
- 患者出现症状前 10 天内曾与其有过性接触者，无论是否发生症状均需治疗。

■ 杜诺凡病（*肉芽肿克雷伯杆菌感染*）

病原学及流行病学

　　杜诺凡病也称*腹股沟肉芽肿*，由肉芽肿克雷伯杆菌引起。该病主要在巴布亚新几内亚、南非的部分地区、印度、法属圭亚那及澳大利亚原住民地区流行，美国报道病例很少。

临床表现

　　临床表现见表 92-1。皮损分为四种类型：①溃疡肉芽肿性皮损，为典型皮损，触之易出血；②肥厚性或疣状溃疡，边缘隆起，不规则；③坏死伴强烈异味的溃疡，可导致组织结构破坏；④硬化性或瘢痕性溃疡，伴纤维组织和瘢痕组织增生。本病 90% 均侵犯生殖器部位，10% 会侵犯腹股沟区域。

诊断及治疗

病变处涂片或活检样本上大单核细胞中发现典型的杜诺凡小体（革兰氏染色阴性的胞浆内囊泡内深染小体，呈别针样）可确定诊断。也可采用聚合酶链反应检测。治疗可选用阿奇霉素（首日 1g，随后每日 500mg，疗程 7 天；或每周 1g，疗程 4 周）。此外，可选用多西环素（100mg bid）、甲氧苄氨嘧啶-磺胺甲基异噁唑（960mg bid）、红霉素（500mg qid）或四环素（500mg qid），疗程均为 14 天。如果选择 14 天疗程的方案，应监测患者皮损状况，直至完全愈合。

■ 人乳头瘤病毒（HPV）感染

病原学

乳头瘤病毒无包膜结构，是一种双链环状 DNA 病毒。目前已经发现 100 个 HPV 亚型，均各自有其特异性临床表现。如 HPV16、18、31、33 以及 45 型与宫颈癌密切相关；HPV6 和 HPV11 与肛门生殖器疣，即尖锐湿疣有关。多数 HPV 感染，包括那些致癌类型，均呈自限性。

临床表现

HPV 感染的临床表现取决于皮损部位和病毒类型。潜伏期通常 3～4 个月，偶尔可长达 2 年。

- 疣（包括跖疣）通常为肤色或棕色、外生性的角化性丘疹。
- 尖锐湿疣常发生在已行包皮切除术的男性的阴茎处，尿道口处，接受肛交者的肛周，也可发生在女性阴道和宫颈。

诊断

大多数肉眼可见的疣结合病史和体检即可诊断。阴道镜检查阴道内和宫颈处皮损十分有效。3%～5% 的醋酸溶液外涂于皮损处可辅助诊断。

- 帕氏宫颈涂片或肛门刮片可提供 HPV 感染的细胞学证据。
- 检测 HPV 核酸（PCR 或分子杂交法）是特异性和敏感性最高的方法。

治疗　人乳头瘤感染

- 多数病例可自行缓解。目前的治疗方法并非完全有效，且部分药物具有明显的不良反应。

◇ 医师处置治疗包括：冷冻疗法、鬼臼树脂（10%～25%），每周应用一次，共4周；三氯醋酸或二氯乙酸（80%～90%），每周外用；外科切除；皮损内注射干扰素以及激光去除术。

◇ 患者自用药治疗包括：普达非洛（0.5%溶液或凝胶 bid×3天；疗程可间隔4天重复一次，最多可重复4次）或咪喹莫特（5%乳剂，每周3次，长达16周）。

预防

目前的疫苗有针对 HPV6、11、16 和 18 的四价疫苗以及针对 HPV16 和 18 的二价疫苗。这两种疫苗被推荐用于 9～26 岁的女童和年轻女性，也可用于 9～26 岁的男性。

● 90% 肛周生殖器疣由 HPV6 和 HPV11 所致，70% 宫颈癌因 HPV16 和 18 造成。

● 上述两种疫苗不能包括预防其中 30% 由于其他类型 HPV 造成的宫颈癌，因此仍建议继续进行临床肿瘤筛查。

更多内容详见 HPIM-18 原文版：Marrazzo JM, Holmes KK: Sexually Transmitted Infections: Overview and Clinical Approach, Chap. 130, p. 1095; Ram S, Rice PA: Gonococcal Infections, Chap. 144, p. 1220; Murphy TF: Haemophilus and Moraxella Infections, Chap. 145, p. 1228; O'Farrell N: Donovanosis, Chap. 161, p. 1320; Lukehart SA: Syphilis, Chap. 169, p. 1380; Hardy RD: Infections Due to Mycoplasmas, Chap. 175, p. 1417; Gaydos CA, Quinn TC: Chlamydial Infections, Chap. 176, p. 1421; Corey L: Herpes Simplex Virus Infections, Chap. 179, p. 1453; and Reichman RC: Human Papillomavirus Infections, Chap. 185, p. 1481.

第93章
皮肤、软组织、关节和骨感染

魏来　校　宋广军　译

皮肤、软组织感染

皮肤、软组织感染的诊断主要依据详细的病史（如：短时间内病情的进展、患者的旅行史、动物接触或咬伤史、外伤史、基础疾病状况等）和体格检查（临床表现和病变部位）。皮肤一般感染的治疗在表 93-1 中进行了总结。静脉用药直至全身性症状与体征获得改善。皮肤、软组织感染主要包括以下类型：

表 93-1　皮肤一般感染的治疗

诊断/病情	首选治疗	备选治疗	参见 HPIM-18 中的章节
动物咬伤（预防或早期感染）[a]	阿莫西林/克拉维酸 875/125mg PO bid	多西环素 100mg PO bid	e24
动物咬伤[a]（已感染）	氨苄西林/舒巴坦 1.5～3.0g IV q6h	克林霉素 600～900mg IV q6～8h，联合环丙沙星 400mg IV q6～8h 或头孢噻吩 2g IV q6h	e24
细菌性血管瘤单纯疱疹（原发性生殖器疱疹）	红霉素 500mg PO qid 阿昔洛韦 400mg PO qid×10 天	多西环素 100mg PO bid 泛昔洛韦 250mg PO tid ×5～10 天或伐昔洛韦 1000mg PO bid×10 天	160 179
带状疱疹（>50 岁，免疫力正常）	阿昔洛韦 800mg PO 5 次/天×7～10 天	泛昔洛韦 500mg PO tid ×7～10 天或伐昔洛韦 1000mg PO tid×7 天	180
蜂窝织炎（葡萄球菌或链球菌[b,c]）	新青霉素或苯甲异噁唑青霉素 2g IV q4～6h	头孢唑啉 1～2g IV q8h 或氨苄西林/舒巴坦 1.5～3.0g IV q6h 或红霉素 0.5～1.0g IV q6h 或克林霉素 600～900mg IV q8h	135，136
MRSA 皮肤感染[d]	万古霉素 1g IV q12h	利奈唑胺 600mg IV q12h	135
坏死性筋膜炎（A 型链球菌[b]）	克林霉素 600～900mg IV q6～8h，联合青霉素 G 400 万单位 IV q4h	克林霉素 600～900mg IV q6～8h，联合头孢噻啶（第一或二代头孢菌素）	136
坏死性筋膜炎（需氧和厌氧菌感染）	氨苄西林 2g IV q4h，联合克林霉素 600～900mg IV q6～8h 及环丙沙星 400mg IV q6～8h	万古霉素 1g IV q6h，联合甲硝唑 500mg IV q6h 及环丙沙星 400mg IV q6～8h	164

表 93-1　皮肤一般感染的治疗（续）

诊断/病情	首选治疗	备选治疗	参见 HPIM-18 中的章节
气性坏疽	克林霉素 600～900mg IV q6～8h，联合青霉素 G 400 万单位 IV q4～6h	克林霉素 600～900mg IV q6～8h，联合头孢噻啶 2g IV q6h	142

注：通常给予静脉治疗直至全身性症状获得缓解。

[a] 出血败血性巴斯德菌是猫狗咬伤时常见的致病菌，对头孢氨苄、双氯西林、克林霉素和红霉素耐药。啮蚀艾肯杆菌是人咬伤时常见的致病菌，对克林霉素、耐青霉素酶的青霉素和甲硝唑耐药，但对甲氧苄氨嘧啶-磺胺甲基异噁唑、氟喹诺酮类敏感。

[b] 目前美国 A 型链球菌对红霉素的耐药率约 5%，但部分国家高达 70%～100%。绝大多数耐红霉素的 A 型链球菌对克林霉素敏感。90%～95% 的金黄色葡萄球菌对克林霉素敏感。

[c] 对严重的医院获得性或社区获得性金黄色葡萄球菌感染，本表推荐的 β-内酰胺酶类抗生素治疗无效，其原因是此种金黄色葡萄球菌感染为耐甲氧西林菌株，需更换为万古霉素或利奈唑胺治疗。

[d] 部分耐甲氧西林金黄色葡萄球菌菌株仍对四环素和甲氧苄氨嘧啶-磺胺甲基异噁唑敏感。达托霉素（4mg/kg IV q24h）或替加环素（100mg 负荷剂量，随后 50mg IV q12h）可作为抗 MRSA 感染的备选治疗。

1. **与水疱相关的感染**　表皮层内的微生物，多为病毒增殖而引起（如水痘带状疱疹病毒、单纯疱疹病毒、柯萨奇病毒感染、痘病毒、蜱立克次体等）。

2. **与大疱相关的感染**　由可释放毒素的微生物引起。不同致病微生物累及不同的皮肤层，如葡萄球菌性皮肤烫伤综合征和中毒性表皮坏死溶解症分别损伤角质层和生发层。感染性大疱也可见于坏死性筋膜炎、气性坏疽及*创伤弧菌*感染。

3. **与结痂相关的感染**　脓疱病由于*化脓性链球菌*（传染性脓疱病）或*金黄色葡萄球菌*（大疱性脓疱病）导致，早期通常共同表现为大疱，最终形成黄褐色结痂。结痂病变也可见于部分全身性的真菌感染、皮肤寄生虫感染及非典型分枝杆菌感染。识别传染性脓疱病是非常重要的，因为其与链球菌感染后肾小球肾炎密切相关。

4. **毛囊炎**　毛囊局部感染，通常由于*金黄色葡萄球菌*。"热水池毛囊炎"是由铜绿假单胞菌弥漫性感染所致。淡水中血吸虫的幼虫侵入皮肤毛囊后可引起过敏反应，导致"游泳者瘙痒症"，即尾蚴性皮炎。

5. **丘疹和结节病变**　皮肤突起性病变，表现形式多样，通常因为巴尔通体（猫抓病和杆菌性血管瘤病）、*梅毒螺旋体*、人乳头瘤病毒、分枝杆菌及蠕虫引起。

6. *焦痂或非焦痂性溃疡* 可由皮肤炭疽、溃疡腺型兔热病、腺鼠疫及非典型分枝杆菌感染造成。发生于生殖器的溃疡性损伤可为软性下疳（疼痛性）或梅毒（无痛性）所致。

7. *丹毒* 面部和肢体的皮肤突发丹红色肿胀，边界清楚，其局部质硬；疼痛剧烈，进展迅速。*化脓性链球菌*是其唯一的致病菌。

■ 蜂窝织炎

- **发病机制** 致病菌通过皮肤表面的破损而接触到表皮层，包括意外损伤（如：切口、抓痕及烧伤等），或医源性因素（如：手术切口、静脉导管）。皮肤延展的红斑区域由于细胞外毒素和（或）机体免疫反应导致，而非细菌的繁殖增多。

- **微生物学** 致病菌可为皮肤共生菌群（如：*金黄色葡萄球菌和化脓性链球菌*），或是各类外源的细菌。如果是后者，详细的病史及流行病学资料可协助判定病因。
  - ◇ 外源性细菌感染导致蜂窝织炎可见于如下情况：出血败血性*巴斯德菌感染*：猫、狗咬伤；*嗜二氧化碳噬细胞菌属*感染：狗咬伤；*啮蚀艾肯杆菌感染*：人咬伤；*铜绿假单胞菌相关的感染*，包括中性粒细胞减少症患者并发脓疱疮、穿透伤（踩在铁钉之上）或热水池毛囊炎；*嗜水气单胞菌感染*：淡水中遭受撕裂伤；*猪丹毒杆菌感染*：接触家猪和鱼。

- **临床表现** 蜂窝织炎是皮肤的急性炎症，临床特点是局部疼痛、红斑、肿胀和发热。
  - ◇ *金黄色葡萄球菌*引起的蜂窝织炎由中心感染灶向四周扩散，如形成脓肿或围绕在外来的感染物周围。
  - ◇ *化脓性链球菌*所致蜂窝织炎快速扩散，分布弥漫，常伴有发热和淋巴管炎。

- **诊断** 如果具有窦道、开放性伤口或明显的感染侵入部位，进行革兰氏染色和细菌培养可鉴定出病原菌。针吸或蜂窝织炎病变周边组织活检，仅有 20% 患者可获得阳性结果。

- **治疗** 见表 93-1。

■ 坏死性筋膜炎

- **发病机制** 皮肤或黏膜屏障受损，导致显性或隐性感染，可能与恶性肿瘤、憩室、痔疮或肛裂等相关。
  - ◇ 不具有明显感染侵入部位的情况下，由于一过性菌血症而导致非穿透性损伤的部位（如：软组织挫伤、肌肉拉伤等）发生感染。

◇ 感染蔓延到深筋膜，并通过静脉和淋巴管通道继续在深筋膜平面扩散。

- **微生物学** 坏死性筋膜炎通常为*化脓性链球菌*或需氧菌与厌氧菌混合感染；或是*产气荚膜梭菌*所致。杀白细胞素基因阳性耐甲氧西林金黄色葡萄球菌也偶有报道导致坏死性筋膜炎。

- **临床表现** 皮肤表现（如：紫疱、脆性坏死皮肤、皮肤硬结及肌肉水肿）出现的时间取决于感染起源部位；自皮肤表面发生感染者迅速出现，感染源于深部组织者则较晚出现。

  ◇ 疾病早期，剧烈疼痛及不明原因发热可能是唯一的临床表现。

  ◇ 皮肤真皮乳头层血管血栓形成，可造成周围神经缺血和受累区域感觉缺失。

  ◇ 后期患者出现毒血症，常进展为休克和多器官功能衰竭。

- **诊断** 主要依据临床表现。其他征象包括影像学检查于深部组织中发现气体（尤其见于梭状芽胞杆菌感染，而*化脓性链球菌*较为少见）；血清中的肌酸激酶显著升高（见于并发肌炎的患者）。

- **治疗** 立即进行外科手术检视深筋膜和肌肉，清除坏死组织至关重要。表 93-1 列出了应用抗生素的建议。

■ 肌炎/肌坏死

- **临床表现和微生物学** 累及肌肉的感染，不同病原体之临床表现各异。

  ◇ *肌炎* 可由多种病原体感染导致，如细菌（梭状芽胞杆菌、链球菌）、病毒（流感病毒、登革热病毒及柯萨奇病毒）或寄生虫（*旋毛虫、囊尾蚴*或*弓形虫*）。通常表现为肌肉疼痛，柯萨奇病毒、旋毛虫及细菌感染者疼痛更为严重。

  ◇ *化脓性肌炎* 通常是金黄色葡萄球菌导致的局部肌肉组织感染，多见于热带地区，且往往不清楚感染侵入部位。

  ◇ *肌坏死* 可由多种梭状芽胞杆菌属（如：*产气荚膜梭状芽胞杆菌、败血性梭状芽胞杆菌、溶组织梭状芽胞杆菌及索氏梭菌*等）或需氧与厌氧菌混合感染所致。肌坏死通常与创伤相关，然而，中性粒细胞减少、胃肠道恶性肿瘤及憩室病患者，*败血性梭状芽胞杆菌*感染可导致自发性坏疽。累及子宫肌层的肌坏死通常由于*索氏梭菌*感染，多见于自发或医源性流产、健康的产后妇女，病情进展迅速，且因为缺乏或较少具有相应临床表现，造成最终绝大多数患者致命。

- **诊断与治疗** 急诊手术干预，检视深层结构，获取组织进行培养和药敏检查；清除坏死组织，减轻组织内张力，同时起到诊断与治疗作用。
  - ◇ 针对可能的致病菌采用经验性抗生素治疗，如化脓性肌炎应用万古霉素（1g IV q12h）；混合性需氧厌氧菌感染应用氨苄西林/舒巴坦（2～3g IV q6h）。
  - ◇ 气性坏疽的治疗见表93-1。

感染性关节炎

- **发病机制** 通过血源性播散造成关节感染（最为常见的途径），细菌由邻近的骨或软组织感染部位侵犯关节，或是直接种植于关节（如：手术、创伤时）。急性细菌感染可迅速破坏关节软骨，导致关节腔内的压力增加，并诱发机体的免疫反应。

- **微生物学** 感染性关节炎的主要致病菌因患者年龄而异。所有年龄的成人患者，分离得出的非淋球菌病原体中，最为常见的是*金黄色葡萄球菌*。
  - ◇ 小于5岁的儿童，主要致病菌为*金黄色葡萄球菌、化脓性链球菌和金氏杆菌*。
  - ◇ 年轻患者中，*淋球菌*是最为常见的病原体。
  - ◇ 成年患者中，*金黄色葡萄球菌*是主要的病原体；但是，1/3的老年患者受累于革兰氏阴性杆菌、肺炎球菌、β溶血性链球菌。
  - ◇ 化脓性关节炎的其他原因：*包柔螺旋体感染*（莱姆病）、结核杆菌及其他的非典型分枝杆菌感染；真菌感染（如：球孢子菌、组织胞浆菌等）；以及病毒感染（如：风疹病毒、流行性腮腺炎病毒、乙型肝炎病毒及细小病毒）。

- **流行病学及临床表现** 感染的危险因素和临床表现之不同取决于是否为*淋球菌*感染。
  - ◇ *非淋球菌性细菌性关节炎*：类风湿关节炎、糖尿病、糖皮质激素治疗、血液透析、恶性肿瘤及静脉药瘾者的发生风险增加。
    - 90%患者单关节受累，最常见的是膝关节，随后依次是髋关节、肩关节、腕关节及肘关节；静脉药瘾者多具有脊柱、骶骨关节及胸锁关节受累。

- 患者伴有中重度疼痛、关节积液、关节活动范围受限及发热。
  ◇ *淋球菌性关节炎*：女性更易发生播散性的淋球菌感染和关节炎，相较男性高出 2～3 倍，尤其是月经期和妊娠期的妇女（见第 92 章）。
    - 播散性淋球菌感染表现为畏寒、发热、皮疹及关节症状（游走性关节炎）。皮肤及关节征象由于机体对循环中淋球菌的免疫反应及免疫复合物在局部沉积所致；正因如此，关节腔内滑液的培养始终呈阴性。
    - 淋病性关节炎（随播散性淋球菌感染后发生）常是单关节受累（髋、膝、踝或腕）。
  ◇ *人工关节感染*　大约累及 1％～4％关节置换患者，感染通常来源于术中或围术期。
    - 急性临床表现见于金黄色葡萄球菌、化脓性链球菌或肠道杆菌所致感染。
    - 无显著临床症状见于凝固酶阴性的葡萄球菌和类白喉菌感染。
  ◇ *反应性关节炎*　继发于约 1％淋球菌性尿道炎和 2％肠道感染（如：*耶尔森菌、志贺菌属细菌、空肠弯曲杆菌和沙门菌属*）之患者。仅有少数具有其他反应性关节炎的典型征象，如：尿道炎、结膜炎、葡萄膜炎、口腔溃疡和皮疹。

- **诊断**　如果考虑关节感染，对受累关节进行滑液检查非常必要。尽管不同原因所致关节损害，滑液中细胞计数结果具有重叠；但是，滑液培养及晶体检查（排除痛风或假性痛风）可协助缩小诊断的范围。
  ◇ *正常关节腔的滑液包含的细胞*（绝大多数为单核细胞）数 $<180/\mu l$。急性细菌感染性关节炎滑液中的细胞数平均为 $100\,000/\mu l$（其范围 $25\,000\sim250\,000/\mu l$），且多个核细胞占 90％以上。*淋病性关节炎*患者滑液中的细胞数 $>50\,000/\mu l$，但是滑液革兰氏染色通常阴性，且滑液培养的阳性率 $<40％$。应对其他相关部位的黏膜进行培养以确定诊断淋病。*分枝杆菌*或真菌感染导致的感染性关节炎，滑液中的细胞数通常为 $10\,000\sim30\,000/\mu l$，其中 50％～70％为多个核细胞。*非感染性炎症性关节炎*滑液中，细胞数多为 $30\,000\sim50\,000/\mu l$。
  ◇ 关节腔的滑液进行革兰氏染色，同时直接注射到血培养瓶中进行培养，以提高培养的阳性率。
  ◇ *金黄色葡萄球菌*感染时血培养的阳性率为 50％～70％，但其他致病菌血培养的阳性率通常较低。

◇ 关节平片显示软组织肿胀、关节间隙增大、关节囊肿胀导致组织结构移位。关节腔变窄或骨组织侵蚀提示疾病晚期。

治疗 感染性关节炎

- 引流脓液及清除坏死组织碎片对于治愈感染是必要的，同时由此避免关节软骨损伤、关节炎后的退行性变及关节畸形和不稳定性。

- 如果滑液涂片未见到致病菌，大多数成人社区获得性感染的患者，经验性应用第三代头孢菌素（头孢噻肟 1g IV 8h；或头孢曲松 1~2g IV q24h）已经足以覆盖。如果滑液涂片见到革兰氏染色阳性球菌，建议应用万古霉素（1g IV q12h），针对耐甲氧西林金黄色葡萄球菌。

  ◇ 静脉药瘾者及其他易感者，应考虑覆盖革兰氏阴性菌的治疗，如铜绿假单胞菌。

  ◇ 如果通过培养确定致病菌，应当针对相应的致病菌及其药敏试验调整治疗。

- 金黄色葡萄球菌感染需治疗 4 周；革兰氏阴性肠道杆菌需治疗 3~4 周；肺炎球菌或链球菌需治疗 2 周。治疗淋病性关节炎起始应用头孢曲松（1g/d）直至病情改善，余下 7 天疗程给予氟喹诺酮类药物口服治疗（环丙沙星 500mg PO bid）；如果氟喹诺酮类药物耐药并不普遍，全程治疗均可采用氟喹诺酮类药物。

- 人工关节感染应采取手术治疗并应用大剂量抗生素 4~6 周。通常需要移除假体；为避免切除关节，可尝试应用抗生素抑制感染。以环丙沙星联合利福平，疗程 3~6 个月，用于治疗病程相对较短的金黄色葡萄球菌所致人工关节感染已获得成功；但是方案的有效性尚待前瞻性试验进一步确证。

骨髓炎

- **发病机制** 骨髓炎通常由于邻近病灶直接侵犯，或是通过血源性播散蔓延。感染处骨骼及其周围组织的生存能力低下、血供减少、感觉变化或水肿，致使细菌感染风险增高。细菌可于此区域定植并持续存在，部分因为血供不足导致免疫监视功能下降；及由于某些病原体感染，如金黄色葡萄球菌，其细菌黏附素和毒素效应所致。

- **流行病学** 美国健康成人中急性骨髓炎的发生率为 $0.1\%\sim1.8\%$；糖尿病患者足部受到刺伤后，骨髓炎发生率则高达 $30\%\sim40\%$。整形外科手术（特别是术中植入物体）、肥胖、糖尿病、创伤、菌血症、局部循环障碍及高龄等均是骨髓炎的危险因素。
- **微生物学** 表 93-2 列出了导致骨髓炎的多种致病菌。
  ◇ 金黄色葡萄球菌最为常见。
  ◇ 由于泌尿系统与脊柱间血液循环重叠，泌尿系统感染的致病菌（如大肠杆菌、克雷白杆菌等）可因而造成椎体骨髓炎。

表 93-2 导致骨髓炎的致病菌

致病菌	注释
常见致病菌	
金黄色葡萄球菌	最常见的致病菌 呈侵袭性、进展性 常随菌血症发生远处播散，应早期考虑手术治疗
葡萄球菌（除金黄色葡萄球菌外，凝固酶阴性）	通常与异物或外来植入物相关 形成生物膜
链球菌	可通过软组织迅速播散
肠杆菌科（大肠杆菌、克雷伯杆菌等）	抗生素治疗的敏感性存在差异 过度应用抗生素增加耐药的发生 在治疗过程中可形成耐药株
铜绿假单胞菌	耐药株呈增加趋势 初始治疗失败时，常继而伴发其他细菌感染 注意污染的可能性
少见的致病菌	
厌氧菌	通常与需氧菌混合感染 两者具有协同作用 其繁殖生存取决于坏死组织
汉氏巴尔通体	与猫抓伤相关，并可能伴有跳蚤
布鲁菌属	常见于发展中国家，尤其是饮用未经巴氏灭菌法消毒的牛奶
真菌	念珠菌属最为常见 不同的菌属药物敏感性相异 侵袭性感染时，有时需要外科手术
结核分枝杆菌	可累及任何骨骼 一些国家中，脊柱骨髓炎非常多见
分枝杆菌（除结核分枝杆菌外）	需要特殊的培养基进行培养
病毒	部分与病毒感染相关，如水痘病毒、天花病毒等

- **临床表现** 患者一般具有发热症状，伴有局部疼痛或压痛。如果患者疼痛部位曾进行手术或发生创伤，纵然病史极为陈旧者，也应警惕骨髓炎。

- **诊断** 需要进行放射影像学检查，偶尔需要侵入性检查获取病变组织以确定诊断。

  ◇ 受累部位的 X 线检查可能会发现骨骼的丢失、死骨碎片、骨膜增生或肿胀等；但这些表现往往于感染持续数周后才变得突出。

  ◇ CT 扫描，尤其是 MRI 扫描，可提高检出骨髓炎的敏感性。

  ◇ 细针穿刺抽吸或病变组织活检可从组织学上确定诊断，并协助鉴定致病菌。

- **治疗** 表 93-3 列出了常见病原体所致骨髓炎的抗生素治疗方案。经验性抗生素治疗应针对葡萄球菌，通常包括头孢唑啉或一种抗葡萄球菌青霉素（苯甲异噁唑青霉素或萘夫西林）。

表 93-3 骨髓炎的抗生素治疗

致病菌	抗感染药物	剂量用法	注释
甲氧西林敏感的金黄色葡萄球菌	苯唑西林或萘夫西林	2g IV q6h	抗感染活性可能优于头孢菌素；但是用于长程治疗较头孢菌素更为困难
	头孢菌素	头孢唑啉 2g IV q8h 头孢曲松 1～2g IV q24h	头孢曲松更适合于 OPAT
	克林霉素[a]	600～900mg IV q8h	用于治疗骨髓炎尚未经研究证实；也可口服给药（300～600mg q8h）；严重耐药且情况持续增长；毒性作用不同于 β-内酰胺类抗生素
耐甲氧西林的金黄色葡萄球菌	万古霉素	15mg/kg IV q12h	菌株 MIC＞$2\mu g/ml$ 疗效不佳
	达托霉素[a]	4～6mg/kg IV q24h	疗效满意，长程治疗应关注其不良反应
	利奈唑胺[a]	600mg IV 或 PO q12h	抑菌剂，长程治疗效果和不良反应并不清楚

表 93-3   骨髓炎的抗生素治疗（续）

致病菌	抗感染药物	剂量用法	注释
链球菌	青霉素	500 万单位 IV q6h 或 2000 万单位持续输注	并非所有链球菌均敏感；头孢曲松（1g/d IV 或 IM）或氨苄西林（12g/d IV）可作为替代治疗方案
肠球菌	青霉素 联合庆大霉素	用法同上 5mg/(kg·d) IV	感染菌株敏感时应用
	万古霉素	用法同上	感染菌株敏感时应用
肠杆菌科（*大肠杆菌、克雷伯杆菌*等）	头孢曲松或其他头孢菌素	用法同上	感染菌株敏感时应用
	环丙沙星	400mg IV q8～12h	也可口服给药（500～750mg q8～12h）
铜绿假单胞菌	环丙沙星	用法同上	应用过程中可能出现耐药；如果感染菌株耐药，考虑头孢吡肟或头孢他啶

ᵃ 用于骨髓炎治疗未获得美国食品与药品监督管理局批准

缩略词：MIC，最低抑菌浓度；OPAT，门诊注射抗生素治疗

- 目前关于最佳的用药途径及疗程仍存在争议，但是一般推荐维持静脉用药至少 4～6 周。儿科研究结果愈来愈多地提示，短程用药和口服制剂即可获得相同疗效。

◇ 连续检测炎症标志物（血沉、C 反应蛋白）可作为评价某些感染（特别是葡萄球菌感染）对抗感染治疗反应的替代指标（特别是在*葡萄球菌*感染的患者）。

◇ 如果需要延长疗程，目前越来越多地采取门诊静脉抗生素治疗，其同样兼具疗效与安全性。

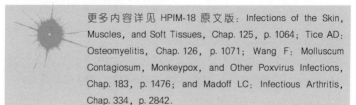

更多内容详见 HPIM-18 原文版：Infections of the Skin, Muscles, and Soft Tissues, Chap. 125, p. 1064；Tice AD：Osteomyelitis, Chap. 126, p. 1071；Wang F：Molluscum Contagiosum, Monkeypox, and Other Poxvirus Infections, Chap. 183, p. 1476；and Madoff LC：Infectious Arthritis, Chap. 334, p. 2842.

第94章
肺炎球菌感染

魏来 校 朱建莹 译

■ 微生物学

- *肺炎链球菌*（肺炎球菌）是一种革兰氏阳性球菌，呈链状生长，在血琼脂培养基上引起 α 溶血反应，可被胆汁溶解，并且对奥普托欣敏感。
- 几乎所有的临床致病菌株都有多糖荚膜，以保护细菌在缺乏保护型特异性抗体的情况下不被吞噬；目前已确定的荚膜有 92 种。

■ 流行病学

- 在工业化国家，儿童充当肺炎球菌传播的主要带菌者：5 岁以下儿童中约 20％～50％有无症状的鼻咽部*肺炎链球菌*定植（相比而言 5％～15％的青年和中老年人有定植）。在低收入国家中，所有年龄组的定植率实际上都更高。
- 肺炎球菌疾病的发病率随季节变化（冬季更高），性别（男性更高），以及身体基础状况（如：脾功能障碍、慢性呼吸道疾病、心脏疾病、肝脏疾病、肾脏疾病、免疫抑制）而不同。
- 肺炎球菌结合疫苗的使用和普及（在工业化国家中）已经使侵袭性肺炎球菌疾病的流行病学发生了巨大的变化；美国的婴儿和儿童中发病率已经下降了 75％以上。

■ 发病机制

- 鼻咽部定植可以持续数月，引起特异性血清 IgG 抗体的产生，最终将肺炎球菌从鼻咽部清除掉。因此，肺炎球菌疾病通常与近期新获得的一种血清型定植相关。
- 细菌一旦定植在鼻咽部，就可能经血流播散至远处部位（如：脑、关节、骨骼）或邻近区域（如：中耳、肺）。
- 局部细胞因子，尤其是在并发病毒感染后产生的，有利于肺炎球菌的黏附；细菌因子如肽聚糖和磷壁酸诱导炎症反应，引起特有的病理过程，使细菌可能侵入。

■ 临床表现和诊断

肺炎球菌疾病的临床表现取决于感染部位及病程。

肺炎

肺炎球菌肺炎——最常见的严重肺炎球菌综合征——根据临床表现很难与其他致病原引起的肺炎相鉴别。

- 患者常出现发热、突然起病的咳嗽、呼吸困难和咳痰。
  ◇ 患者也可能有胸膜炎性胸痛、寒战或肌痛。
  ◇ 中老年人中，症状可能不典型，表现为精神萎靡和障碍，可无发热或咳嗽。
- 查体时，成年人可能有呼吸急促（呼吸＞30 次/分）和心动过速，胸部听诊可闻及湿啰音，肺实变区域叩诊浊音。
  ◇ 某些病例中，可能存在低血压、支气管呼吸音、胸膜摩擦音或发绀。
  ◇ 如果膈胸膜受累则可能出现上腹部疼痛。
- 肺炎球菌肺炎通常依据革兰氏染色和痰培养诊断。
  ◇ 在等待培养结果期间，X 线胸片检查——典型的肺叶或肺段实变表现——可提供一些辅助证据，尽管其也可能在病程早期或伴有脱水时呈正常表现。
  ◇ ＜30％的病例肺炎球菌血培养阳性。
  ◇ 白细胞升高（＞15 000/μl）常见；＜10％的病例有白细胞减少症，提示预后不良。
  ◇ 阳性肺炎链球菌尿抗原试验在成人中有很高的预测价值，这些人中鼻咽部定植率较低。
- 不到 5％的病例发生脓胸，在恰当的抗菌药物治疗 4～5 天后仍有发热、白细胞增多伴有胸腔积液时应考虑脓胸。胸腔积液见到脓液、细菌或 pH 值≤7.1 时提示脓胸，且需行胸腔引流术。

脑膜炎

无论成人和儿童，*肺炎链球菌*都是脑膜炎最常见的原因。肺炎球菌性脑膜炎可以表现为原发综合征或为其他肺炎球菌感染的并发症（如：中耳炎、颅骨骨折感染、菌血症）。肺炎球菌性脑膜炎与其他原因引起的化脓性脑膜炎不易鉴别。

- 患者有发热、头痛、颈项强直、畏光、间歇性抽搐和意识障碍。
- 查体方面，患者有中毒貌、意识改变、心动过缓和高血压（提示颅内压增高）。凯尔尼格征或布鲁津斯基征阳性，在一小部分成人患者中，脑神经麻痹显著（特别是第Ⅲ对和第Ⅵ对脑神经）。
- 肺炎球菌性脑膜炎的诊断依靠脑脊液检查，脑脊液提示蛋白水平升高、白细胞计数升高、葡萄糖含量下降；通过培养、抗原检测或 PCR 检查可明确检出病原体。肺炎链球菌血培养阳性结合脑膜炎的临床表现也可考虑确诊。

其他侵袭性综合征

*肺炎链球菌*可以侵袭到身体几乎任何部位并引起侵袭性综合征，包括菌血症、骨髓炎、化脓性关节炎、心内膜炎、心包炎、腹膜炎等。必要的诊断方法包括通过无菌技术收集感染部位的体液，并行革兰氏染色检查、培养以及相关的荚膜抗原检测或 PCR 检查。溶血性尿毒症综合征可使侵袭性肺炎球菌疾病复杂化。

非侵袭性综合征

鼻窦炎、中耳炎是最常见的两种由肺炎链球菌引起的非侵袭性综合征；后者是最常见的肺炎球菌综合征，最常影响年幼的儿童。更详细的描述见第 64 章。

治疗 ▶ 肺炎球菌感染

- 青霉素仍然是由敏感菌株引起的肺炎球菌疾病治疗的基石，针对轻症感染每日剂量 50 000U/kg；而对于脑膜炎则可高达 300 000U/kg。大环内酯类和头孢菌素类抗菌药物可选用于对青霉素过敏的患者，但在其他方面却并未优于青霉素。
- 耐 β-内酰胺类药物的菌株在不断增加，抗菌药物的推荐通常基于对抗致病菌的最小抑菌浓度，特别是在侵袭性疾病的病例中。

肺炎

- *门诊治疗*：阿莫西林（1g PO q8h）对所有肺炎球菌性肺炎病例几乎都有效。氟喹诺酮类药物（如：左氧氟沙星 500～750mg/d；或莫西沙星 400mg/d）在美国多半也很有效，然而其较阿莫西林更为昂贵。克林霉素和阿奇霉素分别对 90% 和 80% 的病例有效。
- *住院治疗*：对于非危重症患者，推荐使用 β-内酰胺类抗菌药物，如：青霉素（3～4mU IV q4h），氨苄青霉素（1～2g IV q6h），或头孢曲松（1g IV q12～24h）。对于病情危重的患者，可以加用万古霉素，一旦获得药敏数据后随之再做评估。
- *治疗持续时间*：最佳的治疗持续时间不确定，但是为了谨慎起见，抗菌药物至少应持续使用至患者热退后 5 天。

脑膜炎

- 由于耐肺炎球菌的患病率增加，一线治疗应包括万古霉素

（1g IV q12h）联合（头孢曲松钠 2g IV q12h；或头孢噻肟 2g IV q4h）。对 β-内酰胺类药物过敏的患者可用利福平替代（600mg/d）第三代头孢菌素。

- 一旦获得药敏数据应适当调整抗菌药物的使用。如果分离的致病菌耐青霉素和头孢菌素类，万古霉素和头孢菌素两者都应继续使用。

- 如果致病菌对青霉素不敏感而且未能获得头孢菌素的药敏结果，或患者的临床情况并无改善或恶化，以及患者已接受了可能影响临床评估的地塞米松的治疗，均应考虑在 48h 后重复进行腰椎穿刺术检查。

- 对成人社区获得性细菌性脑膜炎，应该在首剂抗菌药物之前协同使用地塞米松。糖皮质激素已被证明能显著降低死亡率、严重的听力损伤以及神经系统后遗症发生率；还未有明确的资料表明这种实践方法是否也有益于儿童。

■ 预防

- 所有 65 岁以上老人以及 2～64 岁对肺炎球菌性疾病高危的人群都应当接种 23 价肺炎球菌多糖疫苗（PPV23），它由 23 种最常流行的*肺炎链球菌*血清型荚膜多糖组成。
  - ◇ 2 岁以上持续高风险人群建议每 5 年复种一次。
  - ◇ 不需要复种的唯一指征是年龄≥65 岁。

- PPV23 的疗效尚有争议；其显示对侵袭性肺炎球菌性疾病有效，但对无菌血症的肺炎球菌性肺炎疗效较小或无效。

- PPV23 产生的保护期限大约为 5 年。

- 婴幼儿对肺炎球菌多糖疫苗的低免疫应答性促进了肺炎球菌结合疫苗的研发。在美国，目前的建议是，婴儿应常规接种 PCV13 结合疫苗，其中包含疾病最常相关的 13 种血清型。
  - ◇ 肺炎球菌结合疫苗对疫苗血清型侵袭性肺炎球菌性疾病提供了极其有效的防护，包括肺炎、中耳炎、鼻咽部定植和全因死亡率等。
  - ◇ 在美国，整体人群中疫苗血清型侵袭性肺炎球菌疾病已减少了 90％以上，包括未接种疫苗而获得间接保护的成年人。

更多内容详见 HPIM-18 原文版：Goldblatt D, O'Brien KL: Pneumococcal Infections, Chap. 134, p. 1151.

第95章
葡萄球菌感染

魏来 校 朱建莹 译

■ 微生物学

葡萄球菌是革兰氏阳性球菌，呈葡萄样簇集，过氧化氢酶阳性（不同于链球菌），无动力，需氧和兼性厌氧。金黄色葡萄球菌是葡萄球菌中致病力最强的菌种，凝固酶阳性，其余多数菌种为凝固酶阴性。

■ 金黄色葡萄球菌感染

流行病学

金黄色葡萄球菌是社区获得性感染的重要病因，也是院内感染的首要原因。

- 金黄色葡萄球菌是人体正常菌群的组成部分，多数定植在鼻前庭黏膜，也有定植在皮肤（尤其是受损时）、阴道、腋窝、会阴和口咽部。这些定植部位是引起感染的病原体潜伏灶。
- $25\%\sim50\%$ 的健康人可有金黄色葡萄球菌持续或短暂的定植，在胰岛素依赖型糖尿病患者、HIV 感染者、静脉药瘾者、血液透析患者及皮肤损伤患者中定植者尤其多。
- 耐甲氧西林金黄色葡萄球菌（MRSA）在医院内常见，而在社区中无用药史的个体发生 MRSA 感染的比例也在显著升高。
  - 在美国，USA300 菌株（由脉冲场凝胶电泳分离）成为大多数社区获得性耐甲氧西林金黄色葡萄球菌（CA-MRSA）感染的主要病因，免疫功能正常的患者也可因此发生重症感染。
  - CA-MRSA 暴发感染发生在不同群体，包括囚犯、运动员和吸毒人员。

发病机制

金黄色葡萄球菌是一种化脓性致病菌，以其致脓肿形成能力而著称。

- **侵袭性疾病** 侵袭性金黄色葡萄球菌从感染到发生，需经过下列部分或全部过程：
  - *寄殖/接种*：细菌寄殖在组织表面或经微小的擦伤处、静脉导管被带到组织中。
  - *侵入*：细菌在感染部位复制，产生利于生存和局部扩散的酶。产 Panton-Valentine 杀白细胞毒素的 CA-MRSA 菌株与大多数重症感染相关。

◇ **逃避宿主防御机制**：金黄色葡萄球菌具有抗吞噬细胞的多糖微荚膜，能帮助其逃避宿主防御反应，并在脓肿形成方面发挥一定的作用。细菌可在不同的组织中以休眠状态存活，当条件适宜时再引起复发感染。

◇ **转移扩散**：金黄色葡萄球菌能在多形核白细胞内存活，还可以借助这些细胞扩散到其他组织部位并进行繁殖。

● **毒素介导的疾病**　金黄色葡萄球菌产生三种毒素：细胞毒素、致热毒素超抗原和表皮剥脱性毒素。

◇ 抗毒素抗体保护机体免受毒素介导的葡萄球菌病。

◇ 肠毒素和中毒性休克综合征 1 型毒素（TSST-l）作为"超抗原"或 T 细胞有丝分裂原，引起大量炎症介质释放，导致多系统疾病，包括发热、皮疹和低血压。

诊断

通过革兰氏染色及感染组织的显微镜检查，*金黄色葡萄球菌*感染较容易诊断。

● 污染物常规培养呈阳性结果；即使感染部位局限于血管外，血培养有时也会呈阳性。

● PCR 检测已被越来越多地用于快速检测。

临床表现

皮肤软组织感染　*金黄色葡萄球菌*引起各种以脓疱疮为特征的皮肤感染，不过后者许多情况下还由 A 组链球菌和其他链球菌引起。易感因素包括皮肤病（如湿疹），皮肤损伤（如轻微外伤），注射和个人卫生不良。

● 感染可以是表浅的（如毛囊炎、蜂窝织炎、脓疱病），也可比较深在和引起疼痛（例如疖、痈、化脓性汗腺炎）。

◇ 痈（通常位于下颈部）比疖（累及毛囊的感染）更为严重，也更疼痛，由累及更深层组织的病变引起。

◇ 哺乳期妇女的乳腺炎可表现为浅表的蜂窝织炎或脓肿形成。

肌肉骨骼感染　补充细节见第 93 章。

● *金黄色葡萄球菌*是骨髓炎最常见的原因，既可来自血源性播散，也可来自邻近软组织感染的蔓延（如糖尿病性或血管性溃疡）。

◇ 成人血源性骨髓炎常累及脊柱，出现于心内膜炎患者、正在进行血液透析的患者、静脉药物成瘾者或糖尿病患者中，可发生剧烈的背痛及发热，但也可能很隐匿。

◇ *硬膜外脓肿*是一种严重的并发症，除了骨髓炎的症状外，还可出现排泄及行走困难、神经根痛等症状；若治疗不及时，神经损害可能进展到需外科手术干预。

◇ 来自邻近软组织感染的骨髓炎可表现为骨暴露、瘘管引流、愈合不良或持续排液。

- *金黄色葡萄球菌*是成人和儿童*化脓性关节炎*最常见的原因。成人金黄色葡萄球菌化脓性关节炎可以由外伤、手术或血源性播散引起。

  ◇ 最常受累的是膝关节、肩关节、髋关节和指（趾）关节。

  ◇ 关节积液检查显示多形核白细胞$>50\,000/\mu l$，革兰氏染色显示成簇的革兰氏阳性球菌。

- *脓性肌炎*是一种骨骼肌感染，见于热带地区及严重免疫功能低下的患者（包括 HIV 感染患者），引起发热、受累肌群的肿胀及疼痛，病原菌通常为*金黄色葡萄球菌*。

呼吸道感染

- 新生儿和婴儿可发生重症感染，典型表现为发热、呼吸困难和呼吸衰竭，并发症包括肺囊肿（卷发样、薄壁空洞）、气胸和脓胸。

- 社区获得性肺炎通常继发于病毒感染（如流行性感冒后），表现为发热、痰中带血，以及中肺野肺囊肿或多发斑片状肺浸润。

- 医院获得性肺炎常见于气管插管的患者。

  ◇ 临床表现类似于其他细菌源性肺炎。

  ◇ 患者产生脓痰量增加，进行性发热，新近出现肺内浸润及呼吸窘迫。

菌血症和脓毒症　估计菌血症期间的迁徙性播散发生率高达 31%。

- 骨、关节、肾和肺最常受染。

- 糖尿病、HIV 感染、肾功能不全常与金黄色葡萄球菌菌血症相关，且并发症的发生风险增加。

感染性心内膜炎（另见第 89 章）

- *金黄色葡萄球菌*是全世界范围内感染性心内膜炎的首要原因，占 25%～35%。

- 由于静脉注射毒品、血液透析、血管内人工装置和免疫抑制，发病率在逐年上升。

- 尽管使用了有效的抗生素，死亡率仍达 20%～40%。

- 金黄色葡萄球菌性心内膜炎常发生于以下四种情况：①静脉注射毒品相关的右心心内膜炎，②左心自体瓣膜心内膜炎，③人工瓣膜心内膜炎，④医源性心内膜炎。

泌尿系统感染   提示血源性播散。由金黄色葡萄球菌直接导致的泌尿系统感染并不常见。

人工装置相关性感染   与凝固酶阴性葡萄球菌相比，金黄色葡萄球菌引起者发病更急，局部及全身症状进展迅速。通常需要去除人工装置以实现有效的治疗。

CA-MRSA 感染   皮肤和软组织是 CA-MRSA 最常见的感染部位，这些感染的 5%～10%具有侵袭性并有潜在致命性（如坏死性筋膜炎、坏死性肺炎、脓毒症、暴发性紫癜）。

毒素介导的疾病   金黄色葡萄球菌产生的每一种毒素都导致一种特征性的综合征。

- *食物中毒*：由已有细菌定植的食品加工人员将产毒素金黄色葡萄球菌带入食物，继而在促生长的食物（如蛋羹、土豆沙拉或加工过的肉类）中产生毒素而致病。
  - ◇ 虽然加热可杀死细菌，但热稳定性毒素不会被破坏。
  - ◇ 因为疾病由预先形成的毒素引起，故其起病迅速，呈暴发性，在进食污染食物后 1～6h 内发病。
  - ◇ 主要症状和体征是恶心和呕吐，此外还有腹泻、低血压，也可能发生脱水。发热常缺如。
  - ◇ 症状在 8～10h 内消失；治疗完全有益。
- *中毒性休克综合征*（TSS）：由肠毒素（许多非月经期 TSS 病例）或 TSST-1（某些非月经期病例及 90%以上的月经期病例）而致病。
  - ◇ 尽管具体毒素可能不同，但月经期和非月经期患者的临床表现很相似。
  - ◇ 诊断主要基于一系列临床发现。表 95-1 概述了由葡萄球菌引起的中毒性休克综合征的诊断标准。
  - ◇ 月经期相关病例发生在月经开始后 2～3 天。
  - ◇ 只发生在那些缺乏毒素抗体的人群中。
- *葡萄球菌烫伤样皮肤综合征*（SSSS）：最常累及新生儿和儿童。脆弱的皮肤布满柔软、厚壁、充满液体的大水泡，可能导致表层皮肤大面积剥脱。尼科耳斯基（Nikolsky）征阳性，此时轻微压力即可引起水疱的损伤破裂、剥脱，皮肤基底层裸露。

表95-1 金黄色葡萄球菌中毒性休克综合征的定义

1. 发热：体温≥38.9℃（≥102°F）

2. 低血压：收缩压≤90mmHg 或直立性低血压（直立位舒张压下降≥15mmHg，直立性晕厥或直立性头晕）

3. 弥漫性斑疹，发病1～2周后脱屑（包括手掌和脚掌）

4. 多系统受累（以下≥3项）
   a. 肝：胆红素、转氨酶水平≥2倍正常值
   b. 血液系统：血小板计数≤100 000/μl
   c. 肾：血尿素氮和血清肌酐水平≥2倍上限
   d. 黏膜：阴道、口咽部或结膜充血
   e. 胃肠道：起病时呕吐或腹泻
   f. 肌肉：严重肌痛或血清肌酸激酶水平≥2倍上限
   g. 中枢神经系统：定向力障碍或意识改变，无神经系统定位体征，发热和低血压缺如

5. 除金黄色葡萄球菌外，针对麻疹、螺旋体病和落基山斑疹热的血清学或其他检测均阴性，血培养和脑脊液微生物培养也阴性

资料来源：M Wharton et al：Case definitions for public health surveillance. MMWR 39：1, 1990；with permission.

预防

　　洗手，认真执行消毒隔离操作程序，以预防金黄色葡萄球菌感染的传播。现在我们已经知道，清除鼻部携带的*金黄色葡萄球菌*（如应用莫匹罗星）可减少术后感染的发生率和血液透析、腹膜透析患者的感染率。

■ 凝固酶阴性葡萄球菌（CoNS）引起的感染

微生物学

　　CoNS 是人工装置感染非常重要和常见的原因，其致病力稍弱于*金黄色葡萄球菌*。

- CoNS 菌种中，*表皮葡萄球菌*为最常见的致病菌，也是皮肤、口咽部及阴道菌群的一个正常组成部分。
- *腐生葡萄球菌*是泌尿系统感染的原因之一。
- *里昂葡萄球菌和施氏葡萄球菌*比其他 CoNS 毒力更强，可能的原因是，它们与*金黄色葡萄球菌*（而非其他 CoNS）共有更多的毒力因子。

发病机制

　　CoNS 引起人工装置感染，是因为它们能分泌细胞外多糖（多糖-

蛋白质复合物或黏液），在装置表面形成一层生物膜，以保护细菌免受宿主的防御反应，也能抵抗抗生素，保证细菌生存。

临床表现

CoNS引起多种人工装置相关的感染。局部感染征象常较轻，疾病进展缓慢，系统检查所见有限。可能会有发热和轻度白细胞增多。与人工装置无关的感染罕见，不过也有多达5%的自体瓣膜心内膜炎是由CoNS引发的。

诊断

CoNS的诊断并不困难；因为CoNS是血液和其他部位标本的常见污染菌，要鉴别感染和定植常常比较困难。只有10%～25%的CoNS血培养阳性反映真正的菌血症。

治疗　葡萄球菌感染

- 化脓性病灶需行外科引流。由于CA-MRSA的出现，应该对所有病灶采集物进行病原和抗生素敏感性的鉴定。

- 尽管某些CoNS感染可以用药物控制，大多数人工装置感染仍需去除装置。

- 针对金黄色葡萄球菌感染的抗菌药物治疗常需延长时间（如4～8周），尤其是对于以下情况：治疗开始后48～96h血培养仍然阳性、社区获得性感染、可清除的感染灶未被清除、出现皮肤感染及感染性栓塞现象时。对于计划行短程治疗的免疫功能正常的患者，应行经食管超声心动图检查以排除心内膜炎。

- 对于重症葡萄球菌感染的抗菌药物治疗在表95-2中概述。

　◇ 耐青霉素酶的β-内酰胺类抗菌药物，如萘夫西林、苯唑西林和头孢菌素类，对耐青霉素菌株高度有效。

　◇ 医院内MRSA发生率很高，已经发现对万古霉素中度或完全耐药的菌株。总体而言，万古霉素的杀菌作用是否比β内酰胺类抗菌药物更强并不确切，只有在有绝对适应证时才使用。

　◇ 在新的抗葡萄球菌药物中，达托霉素是杀菌剂，但对肺部感染无效；奎奴普丁/达福普丁是典型的杀菌剂，但对耐红霉素或克林霉素的菌株只显示抑菌性；利奈唑胺是抑菌剂，口服和静脉给药具有相似的生物利用度；对万古霉素敏感性减低的菌株（VISA），泰拉万新（万古霉素的一种衍生物）仍有效。替加环素，一种广谱的米诺环素相似物，是针对MRSA的抑菌剂。

表 95-2　葡萄球菌感染的抗菌药物治疗[a]

敏感/耐药菌株	首选用药	备选药物	注释
重度感染的静脉给药			
对青霉素敏感	青霉素 G (4mU q4h)	苯夫西林或萘唑西林 (2g q4h)、头孢唑林 (2g q8h)、万古霉素 (1g q12h[b])	对青霉素敏感的菌株不到 5%
对甲氧西林敏感	苯夫西林或萘唑西林 (2g q4h)	头孢唑林 (2g q8h[b])、万古霉素 (15~20mg/kg q8~12h[b])	青霉素过敏的患者，若其反应非速发型，可用头孢菌素治疗；如果其需要最大杀菌活性。部分重症感染患者（如人工瓣膜心内膜炎[d]），可能需要 β-内酰胺类抗生素脱敏治疗。A 型 β-内酰胺酶能迅速水解头孢唑林，降低其在心内膜炎中的疗效。万古霉素疗效欠佳
耐甲氧西林	万古霉素 (15~20mg/kg q8~12h[b])	达托霉素 (6mg/kg q24h[b,c]) 针对菌血症、心内膜炎及复杂皮肤感染；利奈唑胺 (600mg q12h此外；400mg q12h针对非复杂性皮肤感染)；达福普丁/奎努普丁 (7.5mg/kg q8h)	在备选药物使用前，需做敏感性测试。辅助药（仅适用于与其他抗菌药物联合使用），包括庆大霉素 (1mg/kg q8h[b])、利福平 (300mg PO q8h)、夫西地酸 (500mg q8h；较难获得)。对某些重症感染，可使用更高剂量的达托霉素。奎奴普丁/达福普丁是对抗 MRSA 的杀菌剂。除非该菌株对红霉素或克林霉素耐药，联合治疗的疗效在许多情况下被确定。利奈唑胺和奎奴普丁/达福普丁对大多数 VISA 和 VRSA 菌株都有体外活性。见有关人工瓣膜心内膜炎[d] 治疗的脚注
耐甲氧西林并且中介或完全耐万古霉素[e]	不确定	等同于耐甲氧西林菌株的抗生素	与耐甲氧西林菌株一致；选择敏感的抗生素
尚未知（例如，经验性治疗）	万古霉素 (15~20mg/kg q8~12h[b])	—	当菌株的敏感性不详时，给予经验性治疗。因为社区内耐甲氧西林菌株的发生率增加，万古霉素伴/不伴氨基糖苷类被推荐用于疑似社区或医院获得性金黄色葡萄球菌感染

表 95-2 葡萄球菌感染的抗菌药物治疗（续）

敏感、耐药菌株	首选用药	备选药物	注释
皮肤和软组织感染的口服治疗			
对甲氧西林敏感	双氯西林 (500mg qid)、头孢氨苄 (500mg qid)	米诺环素或多西环素 (100mg q12h[b])、TMP-SMZ (增效片 1~2 片 bid)、克林霉素 (300~450mg/kg tid)	了解特定地理区域内菌株的抗菌药物敏感性非常重要。所有引流物都应送检培养
耐甲氧西林	克林霉素 (300~450mg/kg tid)、TMP-SMZ (增效片 1~2 片 bid)、米诺环素或多西环素 (100mg q12h[b])、利奈唑胺 (400~600mg bid)	—	了解特定地理区域内菌株的抗菌药物敏感性非常重要。所有引流物都应送检培养

[a] 推荐剂量适用于肝肾功能正常的成人。

[b] 肌酐清除率下降的患者，需调整剂量。

[c] 达托霉素不能用于肺炎。

[d] 针对人工瓣膜心内膜炎的治疗，推荐联合使用庆大霉素 (1mg/kg q8h) 与利福平 (300mg PO q8h)，如果肌酐清除率下降，需相应调整庆大霉素的剂量。

[e] 已有报道从临床感染中分离出耐万古霉素金黄色葡萄球菌株。

缩略词：TMP-SMZ，甲氧苄啶-磺胺甲基异噁唑；VISA，万古霉素中介药金黄色葡萄球菌；VRSA，耐万古霉素金黄色葡萄球菌。

资料来源：Modified with permission from FD Lowy：N Engl J Med 339：520，1998（© 1998 Massachusetts Medical Society. All rights reserved.）；DL Stevens et al：Clin Infect Dis41：1373，2006，and Med Lett 48：13，2006.

- 其他可供选择的药物包括喹诺酮类，但葡萄球菌对这类药物的耐药性正逐渐增加，尤其是 MRSA。
- 甲氧苄氨嘧啶–磺胺甲基异噁唑（TMP-SMX）和米诺环素已成功地用于治疗那些对万古霉素有毒副作用或不能耐受的 MRSA 感染。
- 虽然有些药物被联合应用（如利福平、氨基糖苷类、夫西地酸），但现有的临床研究并没有证明其疗效。

有关治疗的特殊注意事项包括：

- *非复杂性皮肤软组织感染*：口服药物通常足矣。
- *自体瓣膜心内膜炎*：针对甲氧西林敏感的金黄色葡萄球菌（MSSA）推荐 β-内酰胺类抗菌药物，针对耐甲氧西林金黄色葡萄球菌（MRSA）推荐使用万古霉素（1g q12h）。治疗应持续 4～6 周。
- *人工瓣膜心内膜炎*：除抗菌药物外常需外科手术治疗。需要 β-内酰胺类抗菌药物（或针对 MRSA 的万古霉素）联合庆大霉素和利福平治疗。
- *血源性骨髓炎或化脓性关节炎*：对于儿童 4 周的疗程已足够，但成年人需要更长的疗程。关节感染需要反复抽吸或关节镜检查来预防炎症细胞损害。
- *慢性骨髓炎*：除了抗菌药物治疗外，大多数情况下需要外科清创术。
- *人工关节感染*：环丙沙星和利福平的组合已被成功应用，尤其在无法去除人工关节时。
- *中毒性休克综合征*：最重要的是支持疗法以及去除卫生棉条或其他填充物、感染部位的清创术等。抗菌药物的作用不明确，但推荐使用克林霉素/半合成青霉素组合。
  - ◇ 推荐使用克林霉素是因为它是一种蛋白合成抑制剂，并已被证明在体外可抑制毒素合成；其在体内的功效尚不清楚。
  - ◇ 静脉注射免疫球蛋白可能有益。

更多内容详见 HPIM-18 原文版：Lowy FD：Staphylococ-calInfections, Chap. 135，p. 1160

第 96 章
链球菌/肠球菌感染、白喉和其他棒状杆菌引起的感染

魏来　校　田敬华　译

链球菌和肠球菌所致的感染

■ 微生物学

链球菌和肠球菌是革兰氏阳性球菌，在液体培养基中呈链状排列。

- 在血琼脂上培养会出现 3 种类型的溶血现象：
  - α-溶血为不完全性溶血，在血琼脂培养基上呈现草绿色外观。通常见于*肺炎链球菌*和草绿色链球菌。
  - β-溶血会在菌落周围形成完全的溶血环，常见于链球菌 Lancefield 分型 A、B、C、G 亚型。链球菌 Lancefield 分型是基于细胞壁上不同的糖链抗原。
  - γ-溶血即不发生溶血，主要见于肠球菌，非肠球菌的 D 族链球菌和厌氧链球菌。
- 链球菌和肠球菌可为人体的正常菌群，定植于呼吸道、胃肠道和泌尿生殖道；但也是人类感染性疾病的重要病原菌之一。

■ A 族链球菌（GAS）

流行病学和发病机制

GAS（又称*化脓性链球菌*）可引起化脓性感染和非化脓性感染后并发症如急性风湿热（ARF）和链球菌感染后肾小球肾炎（PSGN）。

- 可能有超过 20% 以上的人群具有 GAS 在咽部的无症状定植。
  - GAS 引起的咽炎是儿童最常见的细菌感染之一。
  - 在 3 岁以上的儿童 GAS 感染占所有渗出性咽炎的 20%～40%。
- 低收入国家 GAS 感染发生率是高收入国家的 10 倍；全世界范围内，每年约有 500 000 人因 GAS 引起的感染死亡。
- 主要表面蛋白（M 蛋白）和透明质酸多糖荚膜保护 GAS 使其免受吞噬和杀灭。
- GAS 产生大量具有局部和系统毒性的细胞外产物，包括溶血素 S 和 O、链激酶、脱氧核糖核酸酶和致热外毒素，后者引起

猩红热样皮疹，促进中毒性休克综合征（TSS）和坏死性筋膜炎的发生。

- GAS 主要经飞沫传播，也有其他少见的传播方式。

临床表现

咽炎 潜伏期通常为 1～4 天，主要表现为咽痛、发热、寒战、不适，还可有消化道症状。

- 体格检查可见咽部黏膜充血、水肿，咽后壁和扁桃体表面脓性渗出物，颈前淋巴结肿大、压痛。
- 当患者伴有鼻炎、声音嘶哑、结膜炎或黏膜溃疡时则更应该考虑是病毒感染引起的咽炎。
- 咽拭培养是诊断的金标准。
  ◇ 乳胶凝集法和酶免疫法都有较高的特异性（＞95%），可以提供快速、确定的诊断。
  ◇ 鉴于以上快速检测方法敏感性为 55～90%，快速检测阴性者需行咽拭子培养。

治疗 **GAS 引起的咽炎**

- 推荐治疗请参见表 96-1。
  ◇ 治疗的首要目标是预防化脓性并发症的发生（如淋巴结炎、脓肿、鼻窦炎、菌血症、肺炎）和急性风湿热。但治疗无法缩短病程或预防链球菌感染后肾小球肾炎的发生。
  ◇ 疗程结束后不常规推荐后续培养。
- 无症状的咽部 GAS 携带者通常无需治疗；不过，若患者是其他人的潜在感染源（比如医务工作者），则需应用青霉素 V（500mg PO qid×10 天）和利福平（后 4 天加用，600mg PO bid）。

猩红热 猩红热是典型的 GAS 感染（通常为咽部感染），伴有特征性皮疹。现今猩红热已经较过去少见。

- 典型的皮疹出现于起病后的第 2 天，从上半身迅速蔓延至四肢，但不累及手掌和脚底。触之有砂纸感。
- 其他的皮肤特征包括草莓舌（舌乳头肥大，突出于舌苔）和帕氏线（皮肤皱褶处红色线条）。
- 皮疹一般在 6～9 天内消退，伴有手掌和脚掌部皮肤脱屑。

皮肤软组织感染 第 93 章已对临床表现和治疗做进一步讨论。

- *脓皮病*：浅表皮肤的感染，多见于儿童，好发于温暖的季节，

表 96-1 A 族链球菌感染的治疗

感染	治疗[a]
咽炎	苄星青霉素 G，1.2mU IM；青霉素 V（250mg PO tid 或 500mg PO bid×10 天） （体重<27kg 的儿童：苄星青霉素 G 600 000 单位 IM；青霉素 V 250mg PO bid 或 tid×10 天）
脓皮病	同咽炎
丹毒/蜂窝织炎	重症：青霉素（1～2mU IV q4h） 轻中度：普鲁卡因青霉素（1.2mU IM bid）
坏死性筋膜炎/肌炎	外科清创；*联合青霉素 G 2～4mU IV q4h；联合克林霉素*[b]，600～900mg q8h
肺炎/脓胸	青霉素 G，2～4mU IV q4h；*联合脓胸引流*
链球菌引起的中毒性休克综合征	青霉素 G，2～4mU IV q4h；*联合克林霉素*，[b]600～900mg q8h；*联合IV 免疫球蛋白*，[b]单剂 2g/kg

[a] 青霉素过敏反应：如果过敏反应不是速发型超敏反应（如全身性过敏反应和荨麻疹）或其他出现可能威胁生命的表现（比如严重皮疹或发热），可以用一代头孢菌素如头孢氨苄或头孢拉定替代青霉素。还可选择口服红霉素（10mg/kg PO qid，每次不超过 250mg）和阿奇霉素（12mg/kg PO qd×5 天，不超过 500mg/d）。静脉用药也可选择万古霉素。
[b] 疗效尚未被证实，部分专家推荐

在环境卫生条件差的地方易发。

◇ 红色丘疹逐渐发展成脓疱，最后形成典型的蜂窝样的结痂，好发于面部口鼻周围和小腿处。患者一般不发热。

◇ 一般伴随着链球菌感染后肾小球肾炎。

◇ 治疗参见表 96-1，由于金黄色葡萄球菌所致的脓皮病越来越多，经验性抗生素治疗需要覆盖 GAS 和金黄色葡萄球菌。

- 因此可用双氯西林或头孢氨苄（250mg PO qid×10 天）。

- 局部应用莫匹罗星有效。

● **蜂窝织炎**：A 族链球菌所致的蜂窝织炎通常发生在淋巴管路受阻（因为手术或原来的蜂窝织炎）的部位。一旦皮肤的完整性受到破坏，病原菌由破损处进入体内，可使距离破损处很远的地方发生蜂窝织炎。

◇ GAS 可导致术后伤口发生迅速进展性感染，尽管伤口渗出不多，

◇ *丹毒*是蜂窝织炎的一种表现形式，突出表现为疼痛、发热、急性发作的高亮红肿且与正常皮肤边界清楚。

- 通常发生于面颊部或下肢，几乎全部都由 GAS 引起。

- 皮肤常呈橘皮样改变，起病 2～3 天后可形成水泡和大疱。

◇ 治疗参见表 96-1，经验性抗生素治疗应覆盖 GAS 和金黄色葡萄球菌用药。

- **坏死性筋膜炎**：详细内容参见第 93 章。60％的坏死性筋膜炎由 GAS 感染所致。治疗参见表 96-1。

肺炎和脓胸 GAS 偶见于健康人群所患的肺炎。

- 患者表现为胸膜炎性疼痛、发热、寒战、呼吸困难；约有 50％的患者合并胸腔积液，不同于肺炎链球菌肺炎的无菌性肺间质渗出，GAS 引起的胸腔积液几乎都是有菌的，应尽快引流避免形成脓腔。

- 治疗参见表 96-1。

菌血症 大多数 GAS 菌血症的感染灶容易识别。偶见于蜂窝织炎，常见于坏死性筋膜炎。

- 如果没有直接证据提示感染灶，则需要考虑心内膜炎、隐匿性脓肿或骨髓炎。

中毒性休克综合征（TSS） 与金黄色葡萄球菌感染所致 TSS 不同的是，大多数链球菌感染 TSS 的患者通常不伴皮疹，一般表现为菌血症，和软组织感染（蜂窝织炎、坏死性筋膜炎或肌炎）相关。

- 表 96-2 提供了链球菌致中毒性休克的诊断标准。

- 链球菌引起 TSS 的死亡率约为 30％，大多数死于休克和呼吸衰竭。

- 治疗请参见表 96-1。

表 96-2 链球菌中毒性休克的诊断标准[a]

Ⅰ. 分离到 A 族链球菌（化脓性链球菌）
A. 从正常无菌部位
B. 从有菌部位
Ⅱ. 反映严重程度的临床症状
A. 低血压
B. ≥2 项以下体征
1. 肾损伤
2. 凝血功能障碍
3. 肝功能损伤
4. 急性呼吸窘迫综合征
5. 全身性红斑样皮疹可伴脱屑
6. 软组织坏死，包括坏死性筋膜炎或肌炎；或坏疽

[a] 符合ⅠA、ⅡA、ⅡB 标准即为确诊病例；符合ⅠB、ⅡA、ⅡB 标准且无其他病原学的证据即为疑诊病例。

资料来源：Modified from Working Group on Severe Streptococcal Infections，JAMA 269：390，1993.

预防

尽管日常接触 GAS 感染患者会大大增加感染率，但发病率不高，不需常规应用抗生素预防。

■ C 和 G 族链球菌

- C 和 G 族链球菌引起的感染与 GAS 引起的感染很相似，可引起蜂窝织炎、菌血症（尤其是高龄或者慢性病患者）、肺炎和软组织感染。

- 血琼脂上形成小菌落（<0.5mm）的一般是*米勒链球菌群*（*中间链球菌、咽峡炎链球菌*）；目前认为形成大菌落 C 和 G 族链球菌是独立的菌种（*类马链球菌停乳链球菌亚种*）。

- 同 GAS 引起综合征相似者，治疗同 GAS。
  - ◇ 因为单用青霉素效果不理想，有些专家推荐 C、G 族链球菌引起的心内膜炎或化脓性关节炎者联合庆大霉素（1mg/kg IV q8h），尽管目前没有证据显示联合庆大霉素后有更好的疗效。
  - ◇ 关节感染的患者常常需要反复穿刺或开放引流以治愈。

■ *B 族链球菌* (GBS)

- B 族链球菌是导致新生儿脑膜炎和脓毒症的主要致病菌，也是妇女围产期发热的常见原因。
  - ◇ 在 GBS 定植的母亲（占所有女性的 5%～40%）阴道分娩时约有一半的婴儿会带上 GBS，但仅有 1%～2%的婴儿发生感染。
  - ◇ 新生儿 GBS 感染的高危因素包括：早产、胎膜早破（分娩前>24h）、难产、发热、绒毛膜炎等。

- 广泛开展的产前筛查 B 族链球菌使新生儿的感染率降低到 0.8/1000。目前，成人感染占了侵袭性 B 族链球菌感染的大部分。

新生儿感染

- *早发感染*发生在出生后第 1 周（中位发生时间为出生后 20h）。感染是出生时经过母体产道时获得的。
  - ◇ 典型表现为呼吸窘迫、嗜睡和低血压。
  - ◇ 几乎 100%发生菌血症，有 1/3～1/2 发生肺炎，1/3 发生脑膜炎。
- *迟发感染*发生在 1 周到 3 月龄的婴儿，一般好发于 3～4 周的新生儿。病原体由分娩时或后期接触所感染。
  - ◇ 脑膜炎是最常见的临床表现形式。
  - ◇ 表现为嗜睡、发热、易激惹、进食差，偶见痫性发作。

治疗 新生儿 GBS 感染

- 青霉素是所有 B 族链球菌感染的首选药物。
  - ◇ 在等待药敏结果时，可疑脓毒症的经验性抗生素治疗包括氨苄西林和庆大霉素。
  - ◇ 多数医师建议庆大霉素应使用到临床症状明显好转。

预防

识别出高危孕产妇，并在分娩时预防性应用氨苄西林或青霉素可以降低新生儿感染的风险。

- 现在推荐对孕 35～37 周的孕妇筛查肛门和生殖器定植菌有无 B 族链球菌。
- 对既往有分娩 GBS 感染婴儿者，妊娠期间有 GBS 菌尿史者，或者细菌培养结果不明确但具有上述危险因素者，均应接受产时预防（通常青霉素 G 首剂 5mU，随后 2.5mU q4h 直至分娩）。
  - ◇ 对青霉素过敏的患者如果没有全身过敏反应也可用头孢唑林。
  - ◇ 如果孕妇对青霉素过敏且存在全身过敏反应高风险，可以使用克林霉素或红霉素，前提是分离出来的 GBS 对上述抗生素敏感；否则应用万古霉素。

成人感染

大多数成人 GBS 感染发生在怀孕和分娩期。还可见于老年患者，尤其是伴有糖尿病或癌症等基础疾病者。

- 最常发生的有蜂窝织炎、软组织感染、泌尿系统感染、肺炎、心内膜炎和化脓性关节炎。
- 治疗首选青霉素（局部感染 12mU/d，心内膜炎或脑膜炎 18～24mU/d，分次应用）。对青霉素过敏者可选用万古霉素。
- 侵袭性感染约 4% 可复发。

■ 非肠球菌性 D 族链球菌

人类感染的非肠球菌性 D 族链球菌主要包括：*解没食子酸链球菌、巴斯德链球菌、婴儿链球菌、巴黎链球菌*（早期共同归类为牛链球菌）。

- 这些微生物和胃肠道肿瘤及其他肠道疾病相关，≥60% 的患者存在 D 族链球菌心内膜炎。
- 不同于肠球菌心内膜炎，D 族链球菌引起的心内膜炎单用青霉素有效。

■ 草绿色链球菌

- 许多草绿色链球菌是口腔的正常菌群，定植在牙齿和牙龈附近。轻微损伤如使用牙线、刷牙可引起一过性菌血症。
- 草绿色链球菌易引发心内膜炎，也常引起鼻窦感染、脑脓肿、肝脓肿的混合感染。
- 草绿色链球菌菌血症好发于中性粒细胞减少的患者，可进展为伴有发热或休克的脓毒症。高危因素包括大剂量阿糖胞苷化疗，曾使用甲氧苄氨嘧啶-磺胺甲基异噁唑（TMP-SMX）或氟喹诺酮类抗菌药物，黏膜炎，应用抑酸药和组胺受体拮抗剂。
- 米勒链球菌（包括*中间链球菌*、*咽峡炎链球菌*和*星座链球菌*）的溶血形式（可能是 α-、β-或 γ-溶血）和相关疾病的临床表现与其他草绿色链球菌不同，常引起化脓性感染，尤其是脑和内脏脓肿。感染也多发于呼吸道，引起肺炎、脓胸或肺脓肿。
- 中性粒细胞减少的患者在药敏结果出来前，应用万古霉素经验性治疗，其他患者用青霉素治疗。

■ 营养缺陷菌属和颗粒链球菌属（营养变异的链球菌属）

- 过去被认为是营养发生变异的链球菌现在被分类为*软弱贫养菌*和三种*颗粒链球菌*属的菌种。这些难养的细菌需要在营养丰富（含维生素 B_6）的培养基上才能生长。
- 由其所致的心内膜炎较草绿色链球菌性心内膜炎更加难治，且容易复发。因此必须在青霉素治疗的基础上联合庆大霉素（1mg/kg q8h）。

■ 肠球菌感染

微生物学

肠球菌是革兰氏阳性球菌，镜下为单球、双球或短链状排列。

- 因肠球菌和链球菌具有很多形态上和表型上的共同点，所以曾被划分为后者的一种。
- 肠球菌在血琼脂培养皿上一般不发生溶血。
- 肠球菌对多种常用的抗生素具有天然耐药性。*屎肠球菌*是最耐药的一种，在美国＞80％的分离株对万古霉素耐药（VRE），＞90％对氨苄西林耐药。相反，仅不到 7％的*粪肠球菌*分离株对万古霉素耐药，不到 4％对氨苄西林耐药。

流行病学

尽管已从人类感染中分离出 18 种肠球菌，大部分肠球菌感染还是由*屎肠球菌*和*粪肠球菌*引起。

- 肠球菌是继葡萄球菌之后引起院内感染的第二大常见病原菌，*屎肠球菌*和*粪肠球菌*几乎各占一半。

- VRE（区别于抗生素敏感株）定植易诱发肠球菌感染。VRE定植的高危因素包括长期住院治疗，长期抗生素治疗，长期滞留在监护治疗病房、外科病房和（或）ICU病房，器官移植，肾衰竭，APACHE评分高，近距离接触VRE定植患者的患者。

临床表现

　　肠球菌常导致：泌尿系统感染，尤其是接受过器械检查的患者；慢性前列腺炎；静脉导管相关的菌血症；细菌性心内膜炎（不论自体还是人工瓣膜，通常呈亚急性）；脑膜炎，特别是神经外科术后的患者；软组织感染，尤其是涉及手术伤口时；还有新生儿感染。肠球菌还可以引起腹腔内混合感染。

治疗 ▶ **肠球菌感染**

- 由于单独应用 β 内酰胺类治愈率低，推荐在 β 内酰胺类抗生素基础上联合应用庆大霉素或链霉素以治疗严重的肠球菌感染。对氨基糖苷类具有高水平的耐药率的肠球菌（即庆大霉素和链霉素的最小抑菌浓度分别 $> 500\mu g/ml$ 和 $> 2000\mu g/ml$），氨基糖苷类不具备协同作用除非另外加入细胞壁活性剂。严重感染的分离株必须鉴定表型。

- 耐氨苄西林的*屎肠球菌*：
  ◇ 达托霉素，奎奴普丁/达福普丁，或利奈唑胺联合另一种活性药物（多西环素加利福平、替加环素或氟喹诺酮类）可以应用。
  ◇ 若没有提示高水平耐药，在达托霉素治疗基础上可以联合氨基糖苷类。

- 如有高水平氨基糖苷类耐药肠球菌存在，需要加入其他两种活性药物。

棒状杆菌属和相关感染

■ 白喉棒状杆菌

微生物学

　　*白喉棒状杆菌*是革兰氏染色阳性、无荚膜、无动力、不形成孢

子的棒状杆菌，是引起鼻咽部和皮肤感染（白喉）的病原体。

- 在培养基上平行排列（呈栅栏样），类似于*汉字*。
- 一些毒株会产生白喉毒素，可以引起心肌炎、多发神经病和其他全身中毒反应，在呼吸道感染中与咽部伪膜形成有关。

流行病学和发病机制

由于常规免疫的广泛开展，美国每年诊出的白喉不超过 5 例。

- 在非洲和亚洲的低收入国家每年还会有大的暴发流行；2008 年全球有约 7000 例白喉病例，2004 年约有 5000 人死于白喉。
- *白喉棒状杆菌*通过气溶胶传播，主要发生在近距离接触时。
- 主要的致病因子白喉毒素不可逆地抑制蛋白合成，引起细胞死亡。

临床表现

- *呼吸道白喉*：白喉杆菌引起的上呼吸道感染通常有 2～5 天的潜伏期，诊断基于以下一系列症状：咽喉痛，低热，扁桃体、咽部或鼻部伪膜形成。
  - ◇ 不同于 GAS 引起的咽炎，白喉形成的伪膜附着紧密，剥脱伪膜通常会引起出血。
  - ◇ 扁桃体弥漫肿大、下颌下和前颈部气管旁软组织水肿引起的"牛颈"征，会进一步发展至呼气恶臭、声音嘶哑和喘鸣性呼吸。
  - ◇ 局部组织的肿胀和伪膜的坏死腐烂可导致致命性呼吸道梗阻。
  - ◇ 神经系统表现可出现在病程的前 2 周，最初表现为吞咽困难和鼻发音障碍，随后进展到脑神经受累（如舌无力、面瘫、睫状肌麻痹引起的视物模糊）。
    - 数周后可出现全身性多发性感觉运动神经病伴有突出的自主神经功能障碍（如低血压）。
    - 渡过急性期阶段的患者会逐渐好转。
- *皮肤白喉*：表现多样，通常表现为鸟眼样溃疡病变伴坏死腐烂或伪膜形成。患者常因溃疡愈合困难或逐渐扩大而就医；病变直径很少超过 5cm。

诊断

诊断依赖于临床表现和病变部位发现白喉棒状杆菌或产毒的*溃疡棒状杆菌*（通过分离培养或组织病理学确定）。

- 应通知实验室警惕白喉，并选择合适的选择性培养基。
- 在美国，呼吸道白喉是法定传染病，皮肤白喉不是。

治疗　白喉

- 白喉抗毒素是最重要的治疗，应尽快应用。获取抗毒素，联系 CDC 的紧急医疗应变中心（电话 700-488-7100）。参见 *www.cdc.gov/vaccines/vpd-vac/diphtheria/dat/dat-main.htm* 可获取进一步信息。

- 应使用抗生素 14 天以阻断传播。推荐方案：①普鲁卡因青霉素 G（成人 600 000U IM q12h；儿童 12 500～25 000U/kg IM q12h）直到患者可以口服青霉素 V（125～250mg qid）；②红霉素（成人 500mg IV q6h；儿童每天 40～50mg/kg IV，分 2～4 次给药）直到患者可以口服红霉素（500mg qid）。

  ◇ 若不能耐受青霉素或红霉素，可选用利福平和克林霉素。

  ◇ 应在抗生素疗程完成后 1～14 天行细菌培养以查看病原体是否已清除。若经过 2 周的治疗，白喉棒状杆菌未被清除，则要增加 10 天的治疗并需反复细菌培养。

  ◇ 应实施呼吸道隔离并行严密的心脏和呼吸功能监测。

预后

死亡的高危因素：抗毒素应用延迟；"牛颈"白喉；伴室性心动过速的心肌炎；心房颤动；完全性心脏传导阻滞；年龄＞60 岁或＜6 个月；酗酒；广泛的伪膜蔓延；喉、气管、支气管受累。

预防

推荐给 7 岁以下的儿童行 DTaP 百白破疫苗（白喉破伤风类毒素和非细胞性百日咳疫苗）初次免疫。推荐以 Tdap（破伤风类毒素，减毒的白喉类毒素和非细胞性百日咳疫苗）给 11～12 岁儿童行加强免疫，给 7～10 岁和 13～18 岁的儿童行追加免疫。

- Td（破伤风和白喉类毒素）推荐作为常规的成人加强免疫用（每隔 10 年）或有破伤风易感伤口者用。若最后一次 Td 免疫已＞10 年，19～64 岁的成人应再次接种单剂 Tdap。

- 与呼吸道白喉患者密切接触者，应取喉部的标本行白喉杆菌培养，同时给予 7～10 天的口服红霉素或单剂长效青霉素（＞6 岁者 1.2mU；＜6 岁者 600 000U），既往免疫接种状态不明者需要接种疫苗。

■ 其他棒状杆菌感染

非白喉棒状杆菌及相关微生物通常是人类的正常菌群。尽管经常被认作污染菌，这些细菌可引起免疫抑制宿主发生侵袭性感染。

- *溃疡棒状杆菌*感染是一种动物传染病，其表现和白喉类似，治疗也一致。

- *杰氏棒状杆菌*感染通常发生在癌症或严重免疫缺陷的患者，可引起严重的脓毒症、心内膜炎、器械相关感染、肺炎和软组织感染。治疗包括清除感染源及应用万古霉素。

- *解脲棒状杆菌*可引起脓毒症和院内尿路感染，包括*碱性沉着性膀胱炎*（一种慢性膀胱感染，伴有磷酸铵镁在膀胱溃疡病变处沉积）。万古霉素治疗有效。

- *红球菌属*为球形至长条形、弯曲的、棒状革兰氏染色阳性杆菌，通常具有耐酸性。最常见的表现为肺上叶的结节样空洞型肺炎（与结核和诺卡菌病相似），通常发生在免疫抑制宿主（如合并 HIV 感染）。万古霉素为首选药物，也可用大环内酯类、克林霉素、利福平、TMP-SMX。

- *溶血隐秘杆菌*可引起咽炎和慢性皮肤溃疡，可引起与 GAS 所致类似的猩红热样皮疹。该菌对 β-内酰胺类、大环内酯类、氟喹诺酮类、克林霉素、万古霉素和多西环素敏感。有青霉素耐药的报道。

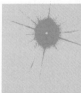

更多内容详见 HPIM-18 原文版：Wessels MR：Streptococcal Infections, Chap. 136, p. 1171；Arias CA, Murray BE：Enterococcal Infections, Chap. 137, p. 1180；Bishai WR, Murphy JR：Diphtheria and Other Infections Caused by Corynebacteria and Related Species, Chap. 138, p. 1188

第 97 章
脑膜炎球菌和李斯特菌感染

魏来　校　吕飒　译

脑膜炎球菌感染

- **病原学和微生物学**　*脑膜炎奈瑟菌*是一种过氧化氢酶和氧化酶阳性、革兰氏阴性的需氧双球菌，具有荚膜多糖，仅感染人类。

  ◇ 在 13 个已鉴定的血清群中，只有 5 个（A、B、C、Y 和 W135）为侵袭性疾病患者的主要病原体。

- ◇ A 群和 W135 群易引起撒哈拉沙漠以南非洲地区的反复流行。B 群能引起高流行性疾病，C 群和 Y 群引起散发病例和小范围暴发流行。
- 流行病学 每年全世界出现超过 500 000 个脑膜炎球菌感染病例，死亡率为 10％。
  - ◇ 通常脑膜炎球菌可存在于鼻咽部而无症状，这种无症状的鼻咽部携带可在超过 25％的健康青少年及成年人中检出。
  - ◇ 脑膜炎球菌病的流行模式包括流行、暴发（如大学、难民营）、高流行性疾病、散发或地方病。
  - ◇ 尽管大多数国家主要为散发病例 [(0.3～5) 例/100 000 人]，在撒哈拉沙漠以南的非洲地区可达 1000 例/100 000 人。
  - ◇ 婴儿的脑膜炎球菌病发病率最高，青春期和青少年（15～25 岁）为第二个发病高峰。
  - ◇ 其他危险因素包括补体（C5～C9）缺乏、与携带者密切接触、烟草暴露、近期存在上呼吸道病毒或支原体感染。
- 发病机制 存在于上呼吸道的脑膜炎球菌在极少数情况下可穿过黏膜进入血液循环，通常在侵袭性菌株感染后数日内出现。
  - ◇ 荚膜是重要的毒力因子，可抗吞噬，在不同宿主间传播时避免干燥。
  - ◇ 疾病的严重程度与内毒素血症的程度、免疫反应的程度有关。
  - ◇ 内皮损伤导致血管通透性增加和血容量不足，引起血管收缩，最终导致心排血量降低。
  - ◇ 脑膜炎球菌血症经常出现由于促凝途径的活化、抗凝途径下调引起的血管内血栓，最终可出现特征性的暴发性紫癜。
- 临床表现 最常见的临床综合征是脑膜炎和脑膜炎球菌性败血症，在病原体侵入后 4 天内出现。
  - ◇ ＞80％的病例出现压之不褪色的皮疹（瘀点或紫癜），疾病早期可不出现此种皮疹或难以与病毒性皮疹鉴别。
  - ◇ 30％～50％的病例仅单纯存在脑膜炎球菌性脑膜炎（没有败血症）。
    - 这种脑膜炎难以与其他细菌性脑膜炎鉴别，除非存在特异性瘀点或紫癜。
    - 在婴儿和幼儿中常缺乏或难以识别典型的脑脊髓膜炎的表现（如头痛、颈强直和畏光）。
  - ◇ 20％的病例仅有脑膜炎球菌性败血症，最初表现为流感样症状（如发热、头痛、肌痛、恶心、腹痛）。

- 可以进展为休克（如心动过速、外周灌注不足、少尿）、脑灌注不足导致意识水平下降、自发性出血（肺、胃或大脑），最终导致多器官衰竭和死亡。
- 提示预后不良的因素包括脑膜刺激征阴性、低血压、相对低体温（<38℃）、白细胞计数降低和血小板减少。

◇ 慢性脑膜炎球菌血症表现为反复出现的瘀点样皮疹，伴有发热、关节痛、关节炎表现、脾大，如不治疗可进展为急性脑膜炎球菌性败血症。

- 慢性脑膜炎球菌性败血症极少被识别出来。
- 通常是由于不恰当的磺胺类药物治疗或补体缺乏造成的。

◇ 脑膜炎球菌病后反应性疾病是免疫复合物介导的疾病，通常在脑膜炎球菌病后 4～10 天发生。

- 临床表现包括斑丘疹或血管炎性皮疹（2％病例出现）、关节炎（≤8％病例）、虹膜炎（1％病例）或浆膜炎。这些临床表现可自发缓解不留后遗症。
- 少见的临床表现包括肺炎、化脓性关节炎、骨髓炎、化脓性心包炎、眼内炎、结膜炎或原发性腹膜炎。

- **诊断**　尽管脑膜炎球菌感染常通过临床表现诊断，但是因为 75％的病例血培养阳性，因此仍需进行血培养检查，有助于验证诊断并协助公共卫生调查。

◇ 出现发热和瘀点，白细胞计数和炎症标志物的升高提示脑膜炎球菌病。

◇ 抗生素治疗后血培养通常呈阴性。相反，全血标本 PCR 检测在抗生素起始治疗数日后进行仍是有效的，可使诊断率提高 40％。

◇ 除非有临床禁忌证，疑似脑膜炎球菌性脑膜炎的患者应进行腰椎穿刺（腰穿）。

- 脑脊液革兰氏染色敏感度为 80％，脑脊液培养敏感度为 90％。脑脊液乳胶凝集实验不敏感，应避免使用。
- 因为腰穿操作所需体位可能会对循环状态产生不利影响，所以脑膜炎球菌性败血症的患者应避免进行腰穿。

治疗　脑膜炎球菌感染

- *初始的治疗应集中在紧急的临床问题（如低血容量性休克、颅内压增高、开放气道）和抗菌治疗。*

- 疑似脑膜炎球菌病的经验性抗生素治疗可使用三代头孢菌素，如头孢曲松 [75～100mg/（kg·d）（最大剂量 4g/d），每天分 1～2 次静点] 或头孢噻肟 [200mg/（kg·d）（最大剂量 8g/d），每日分 4 次静点]，可有效覆盖脑膜炎球菌及其他病菌，如潜在青霉素耐药的病原体，这些细菌的感染可引起难以鉴别的临床综合征。
- 脑膜炎球菌性脑膜炎和脑膜炎球菌性败血症的传统疗程为 7 天。
  ◇ 在贫穷地区每天 1 次剂量的头孢曲松也是有效的。
  ◇ 其他病灶的脑膜炎球菌病（如肺炎、关节炎）的治疗通常要持续到临床表现和实验室检查均提示感染已治愈。
- 其他辅助治疗（如脂多糖抗体、重组杀菌/通透性增高性蛋白、活化的蛋白 C）仅有极少量证据支持。这些治疗方法目前不推荐使用。

- **预后** 尽管有抗生素和其他医疗手段的使用，仍有 10％ 的患者死亡。
  ◇ 紫癜皮损的坏死导致瘢痕的形成，大约 10％ 的患者有皮肤移植的潜在需要。
  ◇ 2％ 的患者需要截肢。
- **预防** 一级预防使用多糖为基础的疫苗和结合疫苗，二级预防应使用抗生素。
  ◇ 脑膜炎球菌多糖疫苗目前为二价（血清群 A 或 C）或四价（血清群 A、C、Y 和 W135），可为成人提供 2～10 年的免疫时间。因 B 多糖与胎儿所表达的多糖相同，因此多糖疫苗对血清群 B 无免疫效果。
  ◇ 多种类型的应用于儿童的脑膜炎球菌结合疫苗已经问世。在美国最常使用的是四价疫苗（血清群 A、C、Y 和 W135）。
  ◇ 脑膜炎球菌病患者的密切接触者（如日常接触和接吻）应接受环丙沙星、氧氟沙星或头孢曲松的预防性治疗，清除鼻咽部的脑膜炎球菌。
    - 利福平在 15％～20％ 的携带者中无效，而且逐渐有耐药的报道。
    - 脑膜炎球菌病的患者接受不能清除定居细菌抗生素治疗（如青霉素），推荐在治疗结束时使用预防性药物。

李斯特菌感染

- **病原学和微生物学**　李斯特单核细胞增生菌是一种经食物传播的病原体，能引起严重感染，尤其是孕妇和免疫功能受损的患者。
  - 病原体是兼性厌氧菌，无孢子，革兰氏阳性杆菌，低温培养能够活动。
  - *李斯特菌*通常在一些加工的、未加工的食物如软奶酪、熟食肉、热狗、牛奶和冷沙拉中找到。
  - 进食含有大量细菌的食物，*李斯特菌*表达的毒力因子可以使细菌侵入到宿主细胞内，在细胞内生长并在细胞间传播。
- **流行病学**
  - 在美国最近的年发病率为（2～9）例/1 000 000 人。
  - 没有人-人之间的传播（除母婴垂直传播）或水源感染。
- **临床表现**　*李斯特菌*能引起严重的临床综合征，其中脑膜炎和败血症最常见。
  - *胃肠炎*：在进食含有大量细菌的食物后 48h 内发病。
    - 当有胃肠炎的暴发流行但培养其他病原体阴性时应考虑李斯特菌病。
    - 散发病例不常见。
  - *菌血症*：患者表现为发热、畏寒、肌痛和关节痛。心内膜炎不常见，但 35%～50% 的死亡与此有关。
  - *脑膜炎*：在美国成人中，社区获得性脑膜炎中 5%～10% 的病例由*李斯特菌*引起，死亡率为 15%～26%。
    - 李斯特菌性脑膜炎与其他细菌性脑膜炎不同的是临床表现为亚急性，脑脊液中白细胞 $<1000/\mu l$，中性粒细胞升高并不十分显著。
    - 在 30%～40% 的患者中脑脊液葡萄糖降低，革兰氏染色阳性。
  - *脑膜脑炎和局灶性中枢神经系统感染*：李斯特菌能直接侵犯脑实质，引起脑炎和局灶性脑脓肿。
    - 在中枢神经系统感染中，10% 的患者肉眼可见脓肿，有时被误诊为肿瘤。
    - 脑干受累可引起严重的脑干脑炎，表现为不对称性脑神经损伤、小脑症状和偏瘫/单侧感觉障碍。
  - *孕妇和婴儿感染*：在怀孕期间李斯特菌病是一种严重的感染。
    - 孕妇通常有菌血症，表现为非特异性发热样疾病，包括肌痛/关节痛、背痛和头痛；中枢神经系统受累罕见。感染的妇女在分娩后通常进展情况良好。

- 感染的母亲70%～90%的胎儿会受到感染，大约50%的感染胎儿死亡。产前治疗可降低这种风险。
- 暴发性李斯特菌胚胎感染——婴儿脓毒性肉芽肿病——表现为特征性的粟粒状微脓肿和肉芽肿，大部分出现在皮肤、肝和脾上。
- 迟发型的新生儿疾病发生在无症状感染的母亲分娩后10～30天。

- **诊断** 及时诊断需要在高危人群中考虑到该病，高危人群包括：孕妇、老人、新生儿、免疫缺陷患者、长期存在某些基础健康问题（如嗜酒、糖尿病）的患者。
  ◇ 在通常无菌的部位如血液、脑脊液或羊水中培养到病原体可诊断李斯特菌病。
  ◇ 在脑脊液革兰氏染色中，李斯特菌易与"类白喉菌"或肺炎球菌混淆，或因革兰氏染色变异而与嗜血菌属混淆。
  ◇ 血清学检测和PCR检测在临床上无应用价值。

治疗 李斯特菌感染

- 李斯特菌感染的治疗选择氨苄西林（2g IV q4h）；青霉素同样高度有效。
  ◇ 大多数专家推荐联合应用庆大霉素（1.0～1.7mg/kg IV q8h）。
  ◇ 青霉素过敏的患者，可以应用甲氧苄氨嘧啶［15～20mg TMP/（d·kg）静脉分次滴注 q6h～8h］。头孢菌素无效。
  ◇ 新生儿可以应用氨苄西林或庆大霉素，根据体重确定给药剂量。
- 治疗疗程依据症状而定：菌血症治疗2周，脑膜炎治疗3周，脑脓肿/脑炎治疗6～8周，心内膜炎治疗4～6周。早发的新生儿疾病严重，应至少治疗2周。

- **预后** 通过及时治疗，许多患者可完全治愈。
  ◇ 但是，脑脓肿或脑干脑炎的患者通常会留有永久的神经系统后遗症。
  ◇ 一项研究显示，在活产、经治疗的新生儿中，60%可完全治愈，24%死亡，13%留有神经系统后遗症或其他并发症。

- **预防** 孕妇和其他李斯特菌感染的高危人群应避免进食软奶酪，或者彻底加热半成品和熟食，尽管这些食物所产生的绝对风险相对较低。

> 更多详细内容见 HPIM-18 原文版 Pollard AJ：Meningococcal Infections，Chap. 143，p. 1211；and Hohmann EL，Portnoy DA：*Listeria monocytogenes* Infections，Chap. 139，p. 1194

第 98 章
嗜血杆菌属、鲍特菌属、莫拉菌属、HACEK 组菌感染

魏来 校 杨明 译

流感嗜血杆菌感染

■ 微生物学

流感嗜血杆菌（*H. influenzae*）是一种小型的、革兰氏染色阴性、多形的、需氧兼性厌氧的球杆菌。

- 根据其多糖荚膜的抗原性不同，分为 6 种主要的血清型（称为 a～f 型）。
- 无荚膜的菌株被称为非典型菌株（NTHi）。

■ 流行病学

*流感嗜血杆菌*仅对人类致病，通过空气飞沫传播，或通过直接接触分泌物或污染物传播。

- b 型流感嗜血杆菌（Hib）临床上最为重要，可导致系统性侵袭性疾病，主要发生于婴儿和小于 6 岁的儿童中。
- 发达国家中 b 型流感嗜血杆菌结合疫苗的广泛应用已经显著降低了 b 型流感嗜血杆菌定植和侵入所导致疾病的发病率，但世界范围内大多数儿童仍未免疫。
- 典型菌株与非典型菌株均能无症状地定植于鼻咽部。

■ 发病机制

b 型流感嗜血杆菌菌株通过侵入和从呼吸道至远处（如脑膜、骨

骼、关节）的全身蔓延而引起系统性疾病。相反，非典型流感嗜血杆菌菌株通过从鼻咽部向邻近处（如中耳、下呼吸道）传播而致病。

- 荚膜包被的菌株的多糖荚膜对于病原体的免调理作用至关重要。
- 从母体获得的多糖荚膜抗体水平从出生到 6 个月逐渐下降，如果没有接种疫苗，将会在 2～3 岁前维持低水平。

■ 临床表现

- **b 型流感嗜血杆菌感染**　最严重的 b 型流感嗜血杆菌感染与脑膜炎或会厌炎有关。
  - ◇ *脑膜炎*：主要影响小于 2 岁的儿童，与其他细菌性病原体所致脑膜炎表现类似。
    - 病死率约为 5%。
    - 发病率高：6% 的患者出现感觉神经性听力丧失；1/4 的患者有明显的后遗症；一半的患者有神经后遗症。
  - ◇ *会厌炎*：发生在 2～7 岁儿童中，偶尔在成人中发生。包括会厌的蜂窝织炎和声门上组织炎。以咽痛和发热起病，快速进展为吞咽困难、流涎和呼吸道阻塞。
  - ◇ *其他感染*：包括蜂窝织炎、肺炎、骨髓炎、脓毒性关节炎以及没有来源的菌血症。
- **非典型流感嗜血杆菌感染**　非典型流感嗜血杆菌是成人下呼吸道感染的常见原因，尤其多见于慢性阻塞性肺疾病的患者。
  - ◇ *慢性阻塞性肺疾病加重*：表现为咳嗽、痰量增加、气短。
  - ◇ *肺炎*：与包括肺炎球菌肺炎在内的其他细菌性肺炎表现类似。
  - ◇ *其他感染*：非典型流感嗜血杆菌是儿童中耳炎常见的三个原因之一，是鼻窦炎（成人和儿童）和新生儿菌血症的重要原因。该致病菌还是成人侵袭性感染相对少见的病因。

■ 诊断

培养发现病原体是最可靠的诊断方法。

- 脑脊液革兰氏染色发现革兰氏阴性球杆菌是*流感嗜血杆菌*脑膜炎的有力证据。
- 脑脊液中发现形成 b 型荚膜的多聚体-核糖醇磷酸核糖（polyribitol ribose phosphate，PRP）可在获得培养结果前快速诊断 b 型流感嗜血杆菌脑膜炎。

治疗 ▶ 流感嗜血杆菌感染

- b型流感嗜血杆菌脑膜炎的初始治疗包括一种三代头孢菌素。成人：头孢曲松（2g q12h）或头孢噻肟（2g，q4h～q6h）；儿童：头孢曲松（75～100mg/kg，q12h）或头孢噻肟（50mg/kg，q6h）。
  - ◇ 大于 2 月龄的儿童应加用地塞米松（0.15mg/kg，IV，q6h，共 2 天）以减少神经系统后遗症的发生率。
  - ◇ 抗生素治疗疗程为 7～14 天。
- 脑膜炎外侵袭性疾病（如会厌炎）的抗生素治疗与脑膜炎所用抗生素种类相同，但剂量不同，如成人：头孢曲松（2g，q24h）。
  - ◇ 疗程取决于临床反应。
  - ◇ 一般来说 1～2 周疗程是合适的。
- 大多数非典型流感嗜血杆菌感染可以用口服抗生素治疗，如阿莫西林/克拉维酸、广谱头孢菌素、新型大环内酯类（阿奇霉素或克拉霉素）和氟喹诺酮类（用于非妊娠期成人）。
  - ◇ 约 20%～35% 的非典型流感嗜血杆菌菌株可产生 β-内酰胺酶。
  - ◇ 在欧洲和日本，由青霉素结合蛋白的改变所引起氨苄西林耐药的发生率正在增加。

■ 预防

b型流感嗜血杆菌疫苗：推荐给全世界所有儿童；系列疫苗注射应从婴儿出生 2 个月后开始。

- 因在家庭中接触流感嗜血杆菌感染患者而出现继发疾病的危险性较正常要高得多。因此，如果家庭成员中有一名流感嗜血杆菌感染患者并且至少一名儿童未进行系统免疫且在 4 岁以下，所有儿童和成人（孕妇除外）都应接受利福平进行预防。
- 目前没有针对非典型流感嗜血杆菌疾病的疫苗。

百日咳

■ 微生物学和发病机制

百日咳的病原体百日咳鲍特菌是一种苛养的革兰氏阴性多形需氧杆菌，定植在具有纤毛的鼻咽部上皮细胞上，局部增殖，并产生大量毒素和生物学活性因子。

- 副百日咳鲍特菌可引起相似的疾病,但通常症状较轻。
- *百日咳鲍特菌*最重要的百日咳毒素,是一种具有二磷酸腺苷核糖基化作用的毒素。副百日咳鲍特菌缺乏这种毒素,因此症状较轻。

■ 流行病学

百日咳具有高度传染性。未免疫的家庭内接触感染率高达 80％,在已免疫的人群中,家庭内接触的感染率为 20％。

- 百日咳在发展中国家仍是婴儿发病和死亡的重要原因,2004 年世界范围内有 250 000 名儿童因该病死亡。
- 在美国,儿童普及疫苗接种使得百日咳的发病率下降了 95％,但 2007 年仍报道了 10 454 例患者,且青少年和成人中发病率较前上升。
- 成人持续咳嗽超过 2 周,其中 12％～30％的患者可能为百日咳鲍特菌感染。
- 重症患者和死亡病例仅局限在年龄小于 6 个月的婴儿中。

■ 临床表现

潜伏期 7～10 天,此后出现持续咳嗽,症状在婴儿和儿童中较为严重。

- *卡他期*:初始症状类似普通感冒(如鼻炎、流泪、轻微咳嗽、低热、乏力),持续 1～2 周。
- *痉咳期*:持续 2～4 周。痉挛性发作 5～10 次咳嗽为其特点。咳嗽发作后往往伴随呕吐或较响的啸吼。痉挛性咳嗽时常伴随呼吸暂停和发绀。多数并发症发生在这一期。
- *恢复期*:症状在 1～3 个月内逐渐缓解。6～12 个月时,病毒感染可能诱发阵发性咳嗽的再次发作。
- 青少年和成人的疾病表现通常不典型,阵发性咳嗽和啸吼较为少见。咳嗽后呕吐最能提示成人长期咳嗽由百日咳引起。
- 淋巴细胞增多(淋巴细胞绝对值大于 $10^5/\mu l$)在幼儿中提示百日咳,但在受感染的青少年和成人中不常见。

■ 诊断

- 鼻咽分泌物的培养是诊断的金标准,未治疗的患者中可在发病后 3 周仍持续阳性。通常直到痉咳期才考虑诊断百日咳,因此依靠培养证实诊断的时间窗很短。
  ◇ 分泌物必须立即接种在适当的培养基中。

◇ 到第 5 天结果阳性。

- 与培养相比，鼻咽部样本的 PCR 检测更为敏感，在经治和未治患者中出现阳性结果的时间更长。

  ◇ 有报道称错误判定的百日咳暴发其依据为 PCR 假阳性结果，这提示我们需要更严格的标准。

- 虽然血清学检查对症状持续超过 4 周的患者有意义，但治疗所致的后期表现和先前进行过免疫接种可使检测结果的解读复杂化。

治疗　百日咳

- 抗生素治疗除非在卡他期给予，否则不会从本质上改变病程，抗生素治疗对于根除鼻咽部的病原体有效。

  ◇ 大环内酯类（红霉素，1～2g/d，持续 1～2 周；克拉霉素，250mg，bid，持续 1 周；阿奇霉素，第 1 天 500mg，此后 250mg/d，持续 4 天）。

  ◇ 甲氧苄氨嘧啶-磺胺甲基异噁唑（TMP-SMX；增效片 1＃ bid，持续 2 周）用于对大环内酯类抗生素不能耐受的患者。

- 止咳剂无效，对百日咳治疗不起作用。

- 住院患者需进行呼吸道隔离，直至抗生素使用满 5 天。

■ 预防

- 化学治疗预防法：推荐大环内酯类抗生素用于预防性治疗家庭内接触者，特别是家庭成员为重症感染的高危人群（如小于 1 岁的儿童，孕妇）；然而，没有证据表明这种方法可以降低疾病的发生率。

- 在常规儿童免疫接种计划基础上，青少年和成人应该接受一剂无细胞疫苗加强免疫。

卡他莫拉菌

■ 微生物学和流行病学

　　卡他莫拉菌（*M. catarrhalis*）是一种无包膜的革兰氏阴性双球菌，是上呼吸道正常菌群的一部分，定植于 33％～100％ 婴儿体内，定植率随年龄增长逐渐下降。

■ 临床表现

- 15％～20％ 的儿童急性中耳炎由卡他莫拉菌引起。由卡他莫拉菌和非典型流感嗜血杆菌引起的急性中耳炎比肺炎链球菌引起的急性中耳炎临床症状轻，较少出现发热、红斑及鼓膜膨出。

- 20％的儿童急性细菌性鼻窦炎由*卡他莫拉菌*引起，在成人中比例较低。
- 成人中，卡他莫拉菌感染是慢性阻塞性肺疾病加重的常见原因，约占 10％。
- *卡他莫拉菌*感染是肺炎的少见原因，若出现肺炎，卡他莫拉菌通常侵袭有潜在心肺疾病的老年患者。

■ 诊断

需要侵入性操作明确中耳炎或鼻窦炎的病原体，一般不实施。从慢性阻塞性肺疾病患者的痰标本中分离出*卡他莫拉菌*可提示但不能确诊卡他莫拉菌感染。

> ### 治疗 **卡他莫拉菌**
>
> - 儿童中耳炎和成人慢性阻塞性肺疾病加重通常应用经验性抗生素治疗以对抗肺炎链球菌、流感嗜血杆菌和卡他莫拉菌。
> - 多数卡他莫拉菌菌株对阿莫西林/克拉维酸、广谱头孢菌素、新型大环内酯类（阿奇霉素或克拉霉素）、复方磺胺甲噁唑和氟喹诺酮类敏感。
> - 90％以上的卡他莫拉菌菌株产生 β-内酰胺酶，对氨苄西林耐药。

HACEK 组菌

■ 微生物学

HACEK 组菌是一组苛养的、生长缓慢的、革兰氏染色阴性，生长需要二氧化碳的菌群。*嗜血杆菌属、伴放线凝聚杆菌、嗜沫凝聚杆菌、人心杆菌、啮蚀艾肯菌和金氏杆菌*组成这个菌组[1]。正常情况下寄居在口腔，HACEK 组菌可引起局部口腔感染，也可引起严重的全身性疾病，特别是心内膜炎。

■ 临床特征

- 达 3％的感染性心内膜炎由 HACEK 组菌致病；其中大多数由凝聚杆菌属、嗜血杆菌属或人心杆菌造成。

---

[1]　目前认为副流感嗜血杆菌包含在嗜沫凝聚杆菌中，而非独立的菌种

- HACEK 组菌感染性心内膜炎通常发生在有潜在瓣膜疾病的患者中，常有近期牙科手术、鼻咽部感染、舌头穿刺或刮舌史。

- 主动脉瓣和二尖瓣最常受累。

- 栓塞常见，见于 28%～71% 的患者。

- 虽然大多数最终培养出 HACEK 细菌的培养基在第 1 周时就变为阳性，特别是新型的检测系统例如 BACTEC，血培养仍可能需要 30 天才阳性。

- 在 HACEK 群菌属所致的心内膜炎中，超过半数由*嗜沫凝聚杆菌和副流感嗜血杆菌*引起。患者通常在感染 2 个月内出现症状，19%～50% 的患者发展为充血性心力衰竭。

- *伴放线凝聚杆菌*可与*以色列放线菌*一起从感染的软组织中分离出来，严重的破坏性牙周疾病往往与此种微生物有关。心内膜炎患者也经常被证实为此种细菌感染。

- 人心杆菌感染常累及主动脉瓣。长期感染的患者更趋向于人心杆菌感染的诊断。另一菌种 *C. valvarum* 目前也考虑与心内膜炎有关。

- *啮蚀艾肯菌*通常为混合感染中的一种致病菌，常见于人类咬伤、头部和颈部软组织感染、心内膜炎和静脉注射吸毒的患者中。

表 98-1   HACEK 组菌导致的心内膜炎及其他重症感染的治疗[a]

微生物	首选治疗	次选治疗	评论
嗜血杆菌属或凝聚杆菌属	头孢曲松（2g/d）	氨苄西林/舒巴坦（氨苄西林3g，q6h）或氟喹诺酮类[b]	氨苄西林单用或加用氨基糖苷类药物，可用于不产 β-内酰胺酶的病原体[c]
人心杆菌	头孢曲松（2g/d）	氨苄西林/舒巴坦（氨苄西林3g，q6h）	如果敏感可应用青霉素（16～18mU，q4h）或氨苄西林（2g，q4h）
啮蚀艾肯菌	氨苄西林（2g 每4h 一次）	头孢曲松（2g/d）或氟喹诺酮类[b]	病原体通常对林可霉素、甲硝唑和氨基糖苷类药物耐药
金氏杆菌	头孢曲松（2g/d）或氨苄西林/舒巴坦（氨苄西林3g，q6h）	氟喹诺酮类[b]	产 β-内酰胺酶的菌株逐渐增多。一线治疗对侵袭性感染疗效最佳

[a] 所有病例均应进行药敏试验指导治疗

[b] 氟喹诺酮类不推荐用于小于 18 岁的儿童。

[c] 欧洲心内膜炎指南推荐联合庆大霉素［3mg/(kg·d)，分 3 次给药，疗程 2～4 周］

- 金氏杆菌感染是小于 3 岁儿童发生脓毒性关节炎的常见原因。将标本（如滑液）接种到需氧血培养瓶中可提高病原体的发现率。金氏杆菌导致的感染性心内膜炎发生于大龄儿童和成人中。

治疗 ▶ **HACEK 组菌**

- HACEK组菌导致的心内膜炎和其他重症感染的抗生素治疗见表 98-1。
- 自然瓣膜的心内膜炎治疗 4 周，人工瓣膜的心内膜炎需治疗 6 周。
- 与其他革兰氏阴性细菌所造成的人工瓣膜心内膜炎不同，HACEK 组菌所致心内膜炎通常可通过单用抗生素治愈（无需外科治疗）。

更多内容见 HPIM-18 原文版 Murphy TF：*Haemophilus* and *Moraxella* Infections，Chap. 145，p. 1228；Barlam TF，Kasper DL：Infections Due to the HACEK Group and Miscellaneous Gram-Negative Bacteria，Chap. 146，p. 1233；and Halperin SA：Pertussis and Other *Bordetella* Infections，Chap. 148，p. 1241.

第 99 章
革兰氏阴性肠道细菌、假单胞菌、军团菌引起的疾病

魏来 校 饶慧瑛 译

革兰氏阴性肠道细菌引起的感染

■ 概述

革兰氏阴性杆菌（Gram-negative bacilli，GNB）是人类结肠的正常菌群和环境滋生菌之一，可以在黏膜和皮肤表面繁殖，尤其是在长期护理机构患者黏膜和皮肤表面或医院设备表面。GNB 可引起健康人群以及免疫抑制人群广泛的不同解剖部位感染。肠外感染常由大肠杆菌、克雷伯菌属和变形杆菌引起。在任何无菌部位分离出革兰氏阴性杆菌往往意味着感染的存在，如果从非无菌处分离革兰氏阴

性杆菌，需结合临床判断有无感染。早期适当的抗菌治疗能改善临床预后。鉴于世界范围内多重耐药的 GNB［例如，超广谱 β-内酰胺酶（extended-spectrum β-lactamases，ESBLs）和产 AmpC β-内酰胺酶］的增加，对于危重患者，恰当的处理应该是在等待药敏结果同时，给予联合经验性抗菌治疗。

■ 肠道外致病性大肠杆菌（extraintestinal pathogenic E. coli，ExPEC）引起的感染

不同于肠内致病性大肠杆菌，ExPEC 菌株存在于健康人的肠道菌群中，当这些细菌进入到正常无菌的肠外部位（例如泌尿道、腹腔或肺）时才引起疾病的发生。大多数 ExPEC 菌株产生的毒素不同于其他共生菌株，也不同于引起肠内感染的致病菌株。

临床表现

临床表现在很大程度上取决于机体感染了 ExPEC 的部位。

- *泌尿系统感染*：泌尿系统是 ExPEC 感染的最常见部位；具体请参见第 154 章。在（6～8）百万例绝经前妇女的急性单纯性尿路感染中，由大肠杆菌引起的占 85％～95％。

- *腹部和盆腔感染*：腹部和盆腔是 ExPEC 感染的第二常见部位，可从多重微生物感染中分离出该病原体，具体请参见第 90 章。感染综合征包括腹膜炎、腹腔内脓肿和胆管炎。

- *肺炎*：ExPEC 是医院获得性肺炎中被培养出的第三或第四常见的 GBN，是长期护理机构患者肺炎的最常见病原菌；具体请参见第 141 章。

- *脑膜炎*：ExPEC 是引起新生儿脑膜炎的两个主要原因之一（另一个是 B 组*链球菌*）。由 K1 荚膜血清型致病。

- *蜂窝织炎/肌肉骨骼感染*：大肠杆菌可引起褥疮溃疡、糖尿病下肢溃疡、蜂窝织炎、烧伤部位或手术部位感染。血源性骨髓炎，特别是脊椎体骨髓炎常由*大肠杆菌*感染造成。具体请参见第 93 章。

- *菌血症*：大肠杆菌是最常见的引起菌血症的两种病菌之一。菌血症由任何部位原发感染的大肠杆菌侵入血液所致，最常见为泌尿系统感染（占 50％～67％），其次为腹部感染（占 25％）。大肠杆菌菌血症通常与败血症有关。血管内感染罕见但也有报道。

■ 诊断

ExPEC 能在需氧或厌氧标准培养基中生长，90％以上的菌株发酵乳糖并吲哚阳性。

> ### 治疗 　大肠杆菌引起的肠道外感染
>
> - 对氨苄西林、第一代头孢菌素、甲氧苄啶-磺胺甲基异噁唑（trimethoprim-sulfamethoxazole，TMP-SMX）和氟喹诺酮类耐药的病菌增多。产广谱 β-内酰胺酶大肠杆菌逐渐增加。
> - 总体而言，碳青霉烯类和阿米卡星是最可能有效的药物，但产碳青霉烯酶菌株有上升的趋势。
> - 使用最合适的窄谱抗生素非常重要。尽可能避免治疗未受感染的患者，以防增加抗生素的耐药性。

■ 肠内致病性大肠杆菌引起的感染

微生物学和临床表现

肠内致病性大肠杆菌至少有 5 种类型（具体请参见第 91 章）。如上所述，这些菌株很少出现在健康人群中。

- *产志贺菌素大肠杆菌*（Shiga toxin-producing E. coli，STEC）/ *肠出血性大肠杆菌*（enterohemorrhagic E. coli，EHEC）：除了腹泻，STEC/EHEC 感染还会引起 2%～8% 患者出现溶血性尿毒症综合征，年幼或老年患者较常见。
  - ◇ STEC/EHEC 与摄入受污染的食物有关（例如未煮熟的牛肉，新鲜农产品）和水；人-人传播（如在日托中心）是一个重要的二次传播途径。
  - ◇ $<10^2$ 菌落（colony-forming units，CFU）的 STEC/EHEC 能引起感染。
  - ◇ 不同于其他致病型，STEC/EHEC（包括大肠杆菌 O157：H7 型）引起的感染在发达国家比在发展中国家更常见。
- *肠产毒性大肠杆菌*（Enterotoxigenic E. coli，ETEC）：这些菌株是引起热带和低收入地区儿童流行性腹泻的主要病因，并且是旅行者腹泻最常见的病因；需要 10^6～10^{10} CFU 才致病。
- *肠致病性大肠杆菌*（Enteropathogenic E. coli，EPEC）：发展中国家婴儿腹泻的重要病因。
- *肠侵袭性大肠杆菌*（Enteroinvasive E. coli，EIEC）：是腹泻的少见病因，产生的炎症性肠炎（粪便含黏液、血液和炎性细胞）类似于志贺菌引起的肠炎，主要影响发展中国家的儿童和游客；需要 10^8～10^{10} CFU 才致病。
- *肠凝集性和弥漫黏附性大肠杆菌*（Enteroaggregative and dif-

fusely adherent E. coli，EAEC)：最初在发展中国家的年幼儿童中发现，最近的研究表明，EAEC 可能是发达国家任何年龄人群迁延水样泻的常见病因。

诊断

种型的诊断不是必需的，除非涉及 STEC/EHEC。相对于不发酵山梨醇大肠杆菌的筛查，检测志贺毒素或毒素基因更加敏感、特异和快速，O157 血清分型检测次之。

治疗   **大肠杆菌引起的肠内感染**

具体请参见第 91 章。补充水和电解质，STEC/EHEC 感染时慎用抗生素治疗（因抗生素治疗可能增加溶血性尿毒症综合征的发生）。

■ 克雷伯杆菌感染

流行病学

在 5%～35%健康人群中，*肺炎克雷伯杆菌*在结肠寄生。肺炎克雷伯杆菌感染是最常见的*克雷伯杆菌感染*。*产酸克雷伯杆菌*感染可见于长期护理机构和住院患者中。在热带气候中的患者可发生*鼻硬结克雷伯杆菌*和*臭鼻克雷伯杆菌*感染，分别引起鼻硬结和慢性萎缩性鼻炎。

临床表现

与其他 GNB 感染一样，其临床表现取决于感染的部位。

- *肺炎*：克雷伯杆菌不是社区获得性肺炎的常见病因。感染常发生在有基础疾病患者（例如：嗜酒、糖尿病、慢性阻塞性肺疾病患者）以及长期护理机构和住院患者中。
  - ◇ 其临床表现类似于其他肠道 GNB 所致肺炎的临床表现，可出现脓痰，胸部 X 片提示肺部浸润性病变。
  - ◇ 可进展为肺部坏死、胸腔积液和脓胸。
- *泌尿系统感染*：1%～2%的无并发症的膀胱炎和 5%～17%的有并发症的泌尿系统感染由肺炎克雷伯杆菌引起。
- *腹部感染*：克雷伯杆菌引起的腹部感染类似大肠杆菌所致的感染，但不常见。过去十年，含有荚膜血清型 K1 或 K2 高毒性变异菌株越来越普遍。
- *菌血症*：可由任何部位的原发感染引起，泌尿道、呼吸道和腹部感染（特别是肝脓肿）各占 15%～30%。

- *其他感染*：*克雷伯蜂窝织炎或软组织感染*常见于失活组织和免疫抑制患者。*克雷伯杆菌*还会引起眼内炎、院内鼻窦炎和骨髓炎。

诊断

克雷伯杆菌发酵乳糖，但是*鼻硬结*亚种和*臭鼻杆菌*亚种是非发酵菌并吲哚阴性。

治疗　克雷伯杆菌感染

- 克雷伯杆菌属对氨苄西林和替卡西林耐药。
  - 由于 ESBL 菌株的增多，第三代头孢菌素耐药率逐步增加。
  - 氟喹诺酮类药物耐药也不断增加，尤其是 ESBL 菌株。
- 经验性治疗严重或护理相关的*克雷伯杆菌*感染，可酌情使用阿米卡星或碳青霉烯类抗生素；但产碳青霉烯酶产生菌有上升趋势。对于产碳青霉烯酶菌株的最佳治疗还不清楚，但是替加环素、多黏菌素 B 和黏菌素是最常用药物，这是基于体外药敏的结果。

■ 变形杆菌属感染

流行病学

*奇异变形杆菌*存在于半数以上健康人群结肠正常菌群中，变形杆菌属所致感染中有 90% 为奇异变形杆菌引起。住院和长期接受护理患者中可分离出*普通变形杆菌*和*潘尼变形杆菌*。

临床表现

变形杆菌引起的感染多为泌尿系统感染。1%～2% 的无并发症泌尿系统感染、5% 医院获得性泌尿系统感染、10%～15% 的有并发症泌尿系统感染由*变形杆菌属*引起（特别是使用导尿管的患者）。

- *变形杆菌产生高水平尿素酶，可碱化尿液*，导致磷酸铵镁和碳酸磷灰石结石形成。
- 其他部位感染也可发生，但不常见，包括肺炎、腹部感染、软组织感染和菌血症。

诊断

变形杆菌菌株乳糖试验阴性，产 H_2S，变形杆菌在培养皿中显示丛集移动活性。奇异变形菌吲哚试验阴性，而*普通变形杆菌*和*潘尼变形杆菌*为吲哚试验阳性。

治疗　变形杆菌感染

- 奇异变形杆菌对多数抗生素敏感，除了四环素、呋喃妥因、多黏菌素 B 和替加环素。耐氨苄西林、第一代头孢菌素和氟喹诺酮类抗生素的菌株增加。
- 普通变形杆菌和潘尼变形杆菌耐药更多：约 30% 的普通变形杆菌产生 AmpC β-内酰胺酶。亚胺培南、第四代头孢菌素、阿米卡星和 TMP-SMX 有很好的抗菌效果，对于 90%～100% 变形杆菌敏感。

■ 其他革兰氏阴性肠道致病菌引起的感染

- 肠杆菌属（例如：阴沟肠杆菌、产气肠杆菌），不动杆菌属（例如：鲍曼不动杆菌），黏质沙雷菌属（例如：黏质沙雷菌），枸橼酸杆菌属（例如：弗氏枸橼酸杆菌、克氏枸橼酸杆菌）常导致院内感染。危险因素包括免疫抑制状态、合并疾病、抗生素使用和在 ICU 内等。
- 摩根菌属（例如：摩氏摩根菌）和普罗威登斯菌属（例如：斯图普罗威登斯菌和雷极普罗威登斯菌）感染的流行病学、致病机制和临床特点与变形杆菌属类似。但摩氏摩根菌、斯图普罗威登斯菌和雷极普罗威登斯菌感染几乎都发生于长期护理机构的患者中，而发生于住院患者的情况较少。

临床表现

这些微生物引起的疾病谱类似于其他 GNB，包括肺炎（尤其是呼吸机相关性肺炎）、泌尿道感染（特别是导尿管相关性）、血管内装置相关的感染、外科手术部位感染以及腹腔感染。

- 枸橼酸杆菌、摩根菌、普罗威登斯菌通常与泌尿系统感染有关。
- 不动杆菌引起战场受伤士兵的软组织和骨感染，也是烧伤诊疗单位的常见病原体。

治疗　其他革兰氏阴性肠道致病菌引起的感染

- 广泛的抗生素耐药性使治疗面临极大挑战。
  - 许多生物（如沙雷菌属、普罗威登斯菌属、不动杆菌属、柠檬酸杆菌属、肠杆菌属、摩根菌属）可产生 AmpC β-内酰胺酶而导致第三代头孢菌素和单环类抗生素耐药，在很多情况下会产生 β-内酰胺/β-内酰胺酶抑制剂的结合体。

- 碳青霉烯类和阿米卡星显示良好的抗菌活性，对于不产 ESBL 的细菌第四代头孢菌素具有很好的抗菌作用。药敏试验必不可少。有些菌株可能仅对多黏菌素 E 和多黏菌素 B 敏感。

■ 产气单胞菌感染

嗜水产气单胞菌感染超过产气单胞菌感染的 85%。*产气单胞菌病原体在饮用水、淡水和土壤中生长繁殖，是引起胃肠炎的公认原因。产气单胞菌能引起婴儿和免疫抑制患者的菌血症和败血症，特别是那些患有癌症、肝胆疾病、外伤或烧伤患者。病原体可引起皮肤损害，类似于铜绿假单胞菌引起的坏疽性臁疮。产气单胞菌能引起与导管、手术切口和使用水蛭相关的院内感染。*

治疗　*产气单胞菌感染*

- *产气单胞菌通常对氟喹诺酮类（如环丙沙星，500mg 口服，每 12h 一次，或 400mg 静脉点滴，每 12h 一次）、第三代头孢菌素类、碳青霉烯类和氨基糖苷类抗生素敏感。*
- *因为产气单胞菌可以产生各种 β-内酰胺酶和碳青霉烯酶，因此药敏试验对于指导治疗非常重要。*

铜绿假单胞菌属及相关细菌引起的感染

假单胞菌为不发酵乳糖的革兰氏阴性菌。不发酵乳糖的革兰氏阴性菌包括三个重要的菌属——*假单胞菌属、伯克霍尔德菌属和窄食单胞菌属*，通常引起机会性感染。

■ *铜绿假单胞菌*

微生物学

*铜绿假单胞菌*是一种能动革兰氏阴性杆菌，通常产生绿色或蓝色素绿脓菌素，可能具有黏液样外观（从囊性纤维化患者中分离出的细菌的常见形态）。*铜绿假单胞菌*不同于其他革兰氏阴性肠杆菌，氧化酶试验阳性，不能发酵乳糖。

流行病学

由于*铜绿假单胞菌*在潮湿环境下生长（例如：在土壤中、自来水里和锅台上），人们容易接触到这种细菌。铜绿假单胞菌感染的易感因素很多，包括正常皮肤黏膜屏障被破坏（例如：烧伤或创伤）、免疫防御机制减弱（例如：粒细胞缺乏症、艾滋病或糖尿病患者）和正常菌群的保护功能被破坏时（例如：广谱抗生素的使用）。

- *铜绿假单胞菌*不再是中性粒细胞减少或烫伤患者中危及生命的菌血症的主要原因。
- *铜绿假单胞菌菌血症*是目前重症监护治疗病房中最常见的菌血症。

临床表现

*铜绿假单胞菌*可以感染机体几乎所有的部位，但是最常见于肺部感染。

- *肺炎*：虽然难以从感染部位分离出菌株，铜绿假单胞菌被认为是呼吸机相关肺炎的主要病因。
  - ◇ 在临床上，大多数患者肺部浸润性病变进展缓慢，而少数患者进展迅速。肺部浸润可能会演变成肺部坏死。
  - ◇ 目前还不清楚有创性操作（如支气管灌洗、保护刷远端气道取样）的取样方法是否优于直接采用气管吸取样本方法。
  - ◇ 慢性呼吸道铜绿假单胞菌感染有一些相关或易感因素（如囊性纤维化、支气管扩张）。
- *菌血症*：*铜绿假单胞菌菌血症*的表现类似于一般的败血症。
  - ◇ 特征性皮肤损害（*坏疽性臁疮*），最初出现疼痛、发红以及斑丘疹，随后颜色变黑，可能演变成坏死。可发生于中性粒细胞减少或 HIV 感染的患者。
  - ◇ 血管内感染多发生于静脉吸毒者和人工心脏瓣膜患者。
- *骨和关节感染*：铜绿假单胞菌是骨和骨关节感染的少见病原。
  - ◇ 静脉吸毒（与胸锁关节感染和脊椎骨髓炎有关）和老年人尿路感染（与脊椎骨髓炎有关）是感染的高危因素。
  - ◇ 足部*假单胞菌骨髓炎*常见于穿透运动鞋的穿刺伤，最常见于儿童。
- *中枢神经系统感染*：铜绿假单胞菌引起的中枢神经系统感染比较罕见，几乎全是继发于外科手术或头部创伤。
- *眼部感染*：可以发生角膜炎或角膜溃疡，通常由于外伤或隐形眼镜引起角膜损伤。感染可快速进展到基质，需要立即治疗。铜绿假单胞菌感染引起的眼内炎继发于菌血症，呈暴发性，表现为疼痛剧烈、结膜水肿、视力下降、前葡萄膜炎、玻璃体受累和全眼球炎。
- *耳部感染*：除了轻度的"游泳者耳"，*铜绿假单胞菌*耳部感染可引起恶性外耳炎，是一种危及生命的感染，表现为剧烈耳

　　痛和听力下降。

　　◇ 患者可发展为脑神经麻痹或海绵状静脉窦血栓形成。

　　◇ 多数铜绿假单胞菌耳部感染发生在老年糖尿病患者中。

● **泌尿系统感染**：*铜绿假单胞菌*引起的尿路感染，通常是由于泌尿道异物、泌尿生殖系统梗阻、尿道介入性仪器操作或手术。

● **皮肤和软组织感染**：*铜绿假单胞菌*可引起各种皮炎，包括中性粒细胞减少患者的坏疽性脓皮病、毛囊炎和其他丘疹或水疱。多次暴发与接触浴缸、水疗中心和游泳池相关。

● **发热及中性粒细胞减少患者的感染**：由于这些患者既往的高感染率以及相关的高死亡率，经常经验性给予*铜绿假单胞菌*的抗菌治疗。

● **艾滋病患者的感染**：艾滋病患者的*铜绿假单胞菌*感染可以是致命的，即使临床表现不是特别严重。

　　◇ 肺炎是感染的最常见类型，经常出现空洞症。

　　◇ 由于抗逆转录病毒治疗的出现，*铜绿假单胞菌*的感染已经减少但仍时有发生。

治疗　　*铜绿假单胞菌感染*

● 表 99-1 列出了抗生素的选择和用法。

● 一些观察性研究表明，新的 β-内酰胺类抗生素单药治疗与联合治疗对于分离的铜绿假单胞菌菌株同样有效。然而，如果当地一线药物的敏感性 <80%，还是应该采用经验性联合治疗，直到分离出菌株获得药敏的数据。

■ 其他假单胞菌引起的感染

嗜麦芽窄食单胞菌

　　*嗜麦芽窄食单胞菌*是一种条件致病菌。大多数感染发生在广谱抗生素治疗已经清除了正常菌群的免疫功能低下患者。

● *嗜麦芽窄食单胞菌*引起肺炎，特别是呼吸机相关性肺炎，伴或不伴有菌血症。

● 中央静脉导管感染（最常见于癌症患者）和发生于中性粒细胞减少患者的坏疽性臁疮（如前描述）。

洋葱伯克霍尔德菌

　　在广谱抗生素治疗时，*洋葱伯克霍尔德菌*可以在呼吸道内定植，引起呼吸机相关性肺炎、导尿管相关性感染和伤口感染。

- *洋葱伯克霍尔德菌*被认为是导致 ICU 患者院内感染的一种抗生素耐药病原体。
- 囊性纤维化患者中，*洋葱伯克霍尔德菌*可引起快速进展的致命呼吸窘迫和败血症（洋葱综合征）。

治疗　嗜麦芽窄食单胞菌和洋葱伯克霍尔德菌感染

对多种抗生素的固有耐药限制了治疗。参见表 99-1 中推荐的治疗药物。

其他微生物

类鼻疽主要发生在东南亚地区，由*类鼻疽假单胞菌*引起。鼻疽由*鼻疽假单胞菌*引起，由于密切接触病马或其他马科动物造成。这些疾病表现为急性或慢性肺炎，或肺外化脓性病变，或急性败血症。

军团菌感染

微生物学

军团菌为细胞内革兰氏阴性需氧杆菌。在缓冲活性炭酵母提取物（buffered charcoal yeast extract，BCYE）培养基中生长。人类中 80%～90% 的*军团菌*属所致疾病由*嗜肺军团菌*引起，包括 16 种血清型，血清型 1、4 和 6 最常见。

流行病学

- *军团菌*可以在淡水和人类建造的水源中发现。感染的暴发可追溯于饮用水系统，冷却塔少见。
- 这种微生物可通过呼吸进入人体，也可以通过雾化或在呼吸道器械操作时直接侵入肺中。
- *军团菌*是造成社区获得性肺炎的第四大常见原因，大约 2%～9% 的社区获得性肺炎由军团菌感染引起。当一家医院水系统发生*军团菌*生长时，可引起 10%～50% 的院内获得性肺炎。
- *军团菌*感染的危险因素为慢性肺部疾患、吸烟和（或）老年人、应用免疫抑制剂的患者，或近期出院的患者。

临床表现

军团菌感染表现为急性、发热的自限性疾病（庞蒂亚克热）或肺炎（军团菌病）。

表 99-1 铜绿假单胞菌感染和相关菌种感染的抗生素治疗

感染	抗生素和剂量	其他注意事项
菌血症		
无中性粒细胞减少患者	单药治疗 头孢他啶（2g q8h 静脉注射）或 头孢吡肟（2g q12h 静脉注射） 联合治疗： 哌拉西林/他唑巴坦（3.375g q4h 静脉注射）或 亚胺培南（500mg q6h 静脉注射）或 美罗培南（1g q8h 静脉注射）或 多尼培南（500mg q8h 静脉注射） 加 阿米卡星（7.5mg/kg q12h 或 15mg/kg q24h 静脉注射）	对于休克患者或者初级 β-内酰胺试剂耐药率高的医院或地区，需要增加氨基糖苷类药物。妥布霉素可用来代替阿米卡星（药敏试验允许的话）。治疗持续时间至少 2 周
中性粒细胞减少患者	头孢吡肟（2g q8h 静脉注射）或 任何其他上面列出的药物和剂量（除多尼培南）	
心内膜炎	采用治疗菌血症的药物治疗 6~8 周	治疗中经常出现耐药。复发病例需要手术治疗
肺炎	药物和剂量同菌血症，不同之处在于碳青霉烯类药物由于高耐药率不应该单独应用	IDSA 指南推荐添加氨基糖苷类或环丙沙星。治疗持续时间为 10~14 天
骨感染，恶性外耳炎	头孢吡肟或头孢他啶，剂量同菌血症；氨基糖苷类不是一个必要的治疗药物；可以使用环丙沙星（500~750mg q12h PO）	治疗持续时间和所用的药物相关（例如，β-内酰胺剂使用 6 周；口服治疗至少 3 个月，除非是穿刺伤口的骨髓炎，治疗的持续时间为 2~4 周）
中枢神经系统感染	头孢他啶或头孢吡肟（2g q8h 静脉注射）或 美罗培南（1g q8h 静脉注射）	脓肿或其他封闭间隙感染可能需要引流。治疗持续时间应≥2 周
眼部感染		
角膜炎/溃疡	局部治疗 妥布霉素/环丙沙星/左氧氟沙星滴眼液	使用现有的或药房配制的最强效药物
眼内炎	头孢他啶或头孢吡肟，用法同中枢神经系统感染 加局部治疗	

表 99-1   *铜绿假单胞菌感染和相关菌种感染的抗生素治疗（续）*

感染	抗生素和剂量	其他注意事项
尿路感染	环丙沙星（500mg q12h PO）或 左氧氟沙星（750mg q24h）或 任何氨基糖苷类（每日总剂量一次给药）	如果存在尿路阻塞或异物，可能会出现复发
多重耐药铜绿假单胞菌感染	多黏菌素（100mg q12h 静脉注射），尽可能短的时间获得临床疗效	使用剂量各不相同。肾功能不全患者需要调整剂量。肺炎患者可增加吸入多黏菌素（100mg q12h）
嗜麦芽窄食单胞菌感染	TMP-SMX（1600/320mg q12h 静脉注射，使用 14 天）替卡西林/克拉维酸（3.1g q4h 静脉注射使用 14 天）	对所有药物耐药比例增加。左氧氟沙星可以是一种选择，但很少有关于这种药物的临床经验发表
洋葱伯克霍尔德菌感染	美罗培南（1g q8h 静脉注射使用 14 天）TMP-SMX（1600/320mg q12h 静脉注射，使用 14 天）	对两种药物均耐药增加。由于可能的拮抗作用，不要联合使用
类鼻疽，鼻疽	头孢他啶（2g q6h，使用 2 周）或 美罗培南（1g q8h，使用 2 周）或 亚胺培南（500mg q6h，使用 2 周）然后 TMP-SMX（1600/320mg q12h PO，治疗 3 个月）	

缩写：IDSA，Infectious Diseases Society of America，美国传染病学会；TMP-SMX，trimethoprimsulfamethoxazole，甲氧苄氨嘧啶-磺胺甲基异噁唑

- 庞蒂亚克热是一种流感样病症，潜伏期为 24～48h。97% 的病例出现全身乏力、疲劳和肌痛。庞蒂亚克热不发展为肺炎，但经常表现为发热和头痛。疾病呈自限性，并且不需要抗菌药物治疗，几天之内可恢复。

- 军团菌病较其他非典型肺炎更为严重，常需要进入 ICU 治疗。
  - 通常经过 2～10 天的潜伏期后，非特异性症状开始出现（例如：萎靡不振、乏力、头痛、发热），随后出现轻度咳嗽、少痰。可出现剧烈胸痛。
  - 影像学表现无特异性，但胸腔积液存在于 28%～63% 的住院患者中。
  - 根据临床表现，军团菌病难以和其他病因所致的肺炎区分，

但是腹泻、精神错乱、体温＞39℃、低钠血症、转氨酶升高、血尿、低磷血症和肌酸磷酸激酶升高等表现较其他肺炎常见。

◇ 由于血行播散导致的军团菌病肺外疾病，最常见部位为心脏（心肌炎、心包炎）。

诊断

军团菌检测，尤其是*军团菌尿抗原检测*，建议社区获得性肺炎的所有患者都应检测。

- 痰或支气管镜标本可进行直接荧光抗体（direct fluorescent antibody，DFA）染色，也可进行培养。
  ◇ 与培养方法相比较，DFA 染色速度快、特异性高，但敏感性差。
  ◇ 在 BCYE 培养基中培养（用抗生素来抑制竞争菌群）需 3～5 天。
- 血清学化验明确诊断需要急性期和恢复期样品比较。检测出滴度 4 倍升高通常需要 12 周时间。
- 尿抗原检测是一种快速、经济、简单易行、敏感性仅次于培养而且特异性高的检测方法。这种检测仅适用于血清 1 型*嗜肺军团菌*，80％的军团菌病由 1 型*嗜肺军团菌*引起。
  ◇ 起病 3 天即可进行尿抗原检测，可持续 2 个月阳性，正在接受糖皮质激素治疗的患者，阳性保持时间会延长。
  ◇ 检测不会受到抗生素影响。

治疗 ▶ 军团菌感染

- 较新的大环内酯类抗生素（如阿奇霉素 500mg/d，PO，同时考虑首次剂量加倍；或克拉霉素 500mg，bid IV 或 PO）或氟喹诺酮类（如，左氧氟沙星 750mg/d IV 或 500mg/d PO，或莫西沙星 400mg/d PO）是最有效的。
  ◇ 对于严重的病例，建议利福平（100～600mg bid）联合以上任一种药物。
  ◇ 四环素（多西环素 100mg bid IV 或 PO）也可以选用。
- 免疫正常的患者疗程为 10～14 天，但免疫低下的患者疗程需 3 周。
  ◇ 因阿奇霉素半衰期较长，此种药物治疗时仅需 5～10 天即可。
  ◇ 在开始静脉治疗 3～5 天后通常会有临床疗效出现，此时可以改用口服治疗。

预后

在没有接受正规治疗的免疫低下患者中，死亡率达到 80%。对于免疫正常的患者，未经系统治疗死亡率为 31%，进行系统治疗死亡率为 0%～11%。存活的患者乏力、虚弱、神经系统症状可持续 1 年以上。

更多内容详见 HPIM-18 原文版：Barlam TF, Kasper DL: Infections Due to the HACEK Group and Miscellaneous Gram-Negative Bacteria, Chap. 146, p. 1233; Sabria M, Yu VL: *Legionella* Infections, Chap. 147, p. 1236; Russo TA, Johnson JR: Diseases Caused by Gram-Negative Enteric Bacilli, Chap. 149, p. 1246; Paterson DL, Peleg AY: *Acinetobacter* Infections, Chap. 150, p. 1258; and RamphalR: Infections Due to *Pseudomonas* Species and Related Organisms, Chap. 152, p. 1266.

第 100 章
其他革兰氏阴性菌引起的感染

魏来　校　韩进超　译

布鲁菌病

微生物学

布鲁菌是一种微小的、革兰氏阴性、无荚膜、无芽胞、不活动的棒状或球状细胞内寄生菌。临床相关布鲁菌属主要有四种：*羊型布鲁菌*（B. melitensis），为人布鲁菌病主要致病原，感染源为山羊、绵羊和骆驼；*猪型布鲁菌*（B. suis），感染源为猪；*牛型布鲁菌*（B. abortus），感染源为家牛或野牛；及*犬型布鲁菌*（B. cains），感染源为犬。

流行病学

布鲁菌经消化道、呼吸道、黏膜或皮肤接触传播。人在屠宰厂、农场等工作环境中，接触带菌动物或其制品或摄入污染食物（尤其是奶制品），可引发感染。布鲁菌病由于诊断困难和报告系统不完善，全球的发病率目前尚不确定。

临床表现

无论感染了何种布鲁菌，主要表现为以下三种常见临床类型之一：伤寒样发热，但其临床症状较伤寒轻；发热伴急性单关节炎，髋关节或膝关节最常见，儿童可发生脓毒性关节炎；持续性发热，表情痛苦，老年患者可发生脊柱骨髓炎，表现为腰背部或臀部疼痛。

- 经 1 周到数月的潜伏期，患者出现波状热、大汗，逐渐出现表情淡漠、乏力和食欲不振，并伴有头痛、肌痛、寒战等非特异症状。
- 布鲁菌感染可引起淋巴结和肝脾肿大、附睾睾丸炎、神经系统症状和局部脓肿。
- 长期发热及类似临床表现，应与结核相鉴别（表 100-1）。

诊断

实验室人员应高度警惕疑似标本，做好防护，避免职业感染。

- 经培养，在 50％～70％患者体内可分离到布鲁菌。采用全自动血培养系统（BACTEC systems），通常培养 7～10 天后，可检测致病菌；3 周后，仍为阴性者可排除感染。
- 通过 PCR 检测血或组织标本中布鲁菌核酸，与细菌培养相比，更敏感、快速、准确和安全。
- 感染的早期，可通过血清凝集试验检测布鲁菌特异 IgM，非流行地区效价≥1：160 或流行地区≥1：320 为阳性。

治疗 ▶ **布鲁菌病**

- 推荐治疗方案：链霉素 0.75～1g/d（或庆大霉素 5～6mg/kg qd）、疗程 14～21 天，联合多西环素 100mg bid、疗程 6 周。

表 100-1　脊柱影像学表现：布鲁菌病和结核鉴别诊断

	布鲁菌病	结核
位置	腰部及其他部位	腰背部
脊柱	病灶多发或成片	病灶成片
椎间盘炎	出现晚	出现早
椎体	完整，晚期可出现形态改变	形态改变出现较早
椎管狭窄	少见	常见
骨骺炎	前上壁（Pom 征）	通常见于上、下椎间盘区、中心、骨膜下
骨赘	前外侧（鹰嘴样改变）	少见
畸形	楔形变（少见）	前面楔形变、驼背
预后	硬化症，全身性改变	表现各异
椎旁脓肿	小、呈局限性	常见，不连续分泌分布在横突
腰大肌脓肿	少见	较常见

-利福平 600～900mg/d 联合多西环素（100mg bid），疗程 6 周，为世界卫生组织（WHO）目前推荐使用的备选治疗方案。

◇ 有明显神经系统症状患者，在标准治疗方案基础上加用头孢曲松，疗程至少 3～6 个月。

◇ 布鲁菌心内膜炎需要四药联合治疗（一种氨基糖苷类药物、利福平、一种四环素类药物、头孢曲松或一种喹诺酮类药物），疗程至少 6 周。

◇ 复发率在 5%～＞20% 以上，与选用的抗菌药物有关。患者应随访 2 年以上。

兔热病

微生物学和流行病学

土拉热弗朗西丝菌（Francisella tularensis）是一种微小、革兰氏阴性需氧杆菌，该菌所致的唯一一种疾病是兔热病。它是生物恐怖袭击可能采用的致病菌之一（见第 33 章）。

- 人经昆虫叮咬（尤其春夏季节的虱子和牛虻）、接触野生或饲养的带菌的动物（如野兔、松鼠）、去过污染的环境等途径感染。

  ◇ 致病菌经蚊虫叮咬皮肤或破损的黏膜，或者经呼吸道、消化道进入机体。

  ◇ 10 个左右病菌经皮或呼吸道进入体内，即可引发感染。

- 在美国，一半以上兔热病患者分布在阿肯色州、俄克拉荷马州、南达卡州和密苏里州。

临床表现

经 2～10 天的潜伏期，兔热病通常以急性发热、寒战、头痛和肌痛起病。75%～85% 的患者为*溃疡腺型和腺型兔热病*，临床上也可见到其他类型，或呈全身性疾病表现。

- *溃疡腺型/腺型兔热病*：溃疡腺型兔热病特征性表现是边缘变硬的、红斑性、难愈性溃疡，可持续 1～3 周。起始表现为瘙痒、轻微的皮损、边缘锐利的溃疡，伴有黄色渗出物，逐渐形成黑色结痂。

  ◇ 成人患者常有腹股沟、腿部淋巴结肿大；淋巴结肿大可自行消退。

  ◇ 腺型兔热病（占 5%～10%），无明显皮损。

- *眼腺型兔热病*：占 1%，经带菌的手接触眼睛，引起结膜感染，表现为化脓性结膜炎、局部淋巴结肿大、疼痛。耳前痛性淋巴结肿大有助于兔热病与其他疾病鉴别。

- *口咽型和胃肠型兔热病*：通过带菌的食物或手，经消化道进入体内，感染表现为咽炎和颈部淋巴结肿大、肠黏膜溃疡、肠系膜淋巴结肿大、腹泻、恶心、呕吐和腹痛。

- *肺型兔热病*：经呼吸道直接感染，溃疡腺型或伤寒型患者体内细菌也可经血液播散到肺部引起感染，临床表现与其他病因性肺炎症状和体征相似（如干咳、呼吸困难、胸膜炎性胸痛，胸部 X 线片检查呈双肺片状、肺段浸润或空洞性改变）。

- *伤寒型兔热病*：病菌经咽喉部、消化道进入体内或菌血症播散所致，表现为发热、败血症，一般无原发皮肤损伤和局部淋巴结肿大。该类型由一次进入体内或体内原有的大量病菌播散所致。

诊断

兔热病诊断最常用方法是血清学试验，但 30％以上患者在感染 3 周后血清学试验仍为阴性。

- 10％患者细菌培养可呈阳性，细菌培养会给实验室安全带来极大风险。

- PCR 检测临床标本中*土拉热弗朗西丝菌*DNA，主要用于溃疡腺型兔热病的诊断。

治疗　兔热病

- 首选庆大霉素（2.5mg/kg IV bid，疗程 7～10 天），用药 48～72h 内退热者，疗程缩短至 5～7 天。

  - 链霉素（1g IM q12h，疗程 10 天）也有效，妥布霉素无效。

  - 多西环素是另一个备选药物，疗程至少 14 天，因为它仅能抑制土拉热弗朗西丝菌的繁殖。

  - 皮损愈合和肿大淋巴结消退一般需 1～2 周；后期可出现淋巴结化脓伴无菌性组织坏死。

鼠疫

流行病学

鼠疫的致病菌是*鼠疫耶尔森菌*。鼠疫是一种全身性人畜共患传染病，主要在非洲（80％以上人类感染者集中在非洲的偏远地区）、亚洲和美洲的偏远地区的小型啮齿类动物间流行。由于啮齿类动物容易感染，跳蚤（节肢动物媒介）寻找新宿主过程中可将致病菌传给人。

- 除经跳蚤叮咬传播外，直接接触带菌的组织和气溶胶也可引起人类感染。其空气传播特性，使*鼠疫耶尔森菌*成为了生物恐怖袭击的致病菌之一（见第 33 章）。
- 美国每年平均有 7 例感染者，患者主要分布在"四个角"附近（四个交接点为新墨西哥州、亚利桑那州、科罗拉多州和犹他州）、加利福尼亚州偏远的西部、俄勒冈州南部及内华达州西部。

临床表现

世界上，80％～95％的病例为腺型鼠疫，10％～20％病例为原发性败血症型鼠疫，原发性肺型鼠疫仅占很小的比例。

- 腺型鼠疫：经 2～6 天潜伏期，突然起病，典型表现为发热（＞38℃）、萎靡不振、肌痛、头晕，跳蚤叮咬或其他感染部位的淋巴结炎引起疼痛逐渐加剧。
  ◇ 腹股沟处可触及柔软、肿大的淋巴结（淋巴腺炎），触诊淋巴结外周松软、内核坚硬。
  ◇ 得到有效治疗的患者，2～5 天可退热。如未及时治疗，可导致感染播散，引起严重的并发症（如继发性肺型鼠疫、脑膜炎）。
- 原发性败血症型鼠疫：患者有革兰氏阴性菌败血症表现，前期无淋巴结肿大。该型可见于各年龄段，但＞40 岁患者发病风险较大。
- 原发性肺型鼠疫：经数小时至 3 天的短暂潜伏期，患者突然出现发热、一些非特异症状和体征（如头痛、肌痛和呕吐）和呼吸道症状（如咳嗽、胸痛、血痰）。
  ◇ 肺炎初始呈节段性，后进展为大叶性肺炎，最终扩展至双肺。
  ◇ 未及时治疗的患者，死亡率达 100％，即便给予有效的治疗，其死亡率仍＞50％。

诊断

世界卫生组织建议鼠疫疑似病例，需经一个参考实验室检测确认。

- 合适的送检标本有助于诊断：腺型鼠疫，腹股沟淋巴结内注射 1ml 生理盐水，再抽取穿刺液送检；肺型鼠疫，选用肺泡灌洗液或痰，败血症型选用血。送检标本经革兰氏（Gram's）、魏申氏（Wayson）或瑞氏-吉姆萨（Wright-Giemsa）染色，镜下可见两极浓染革兰氏阴性棒状杆菌。
- 为避免实验室人员感染，鼠疫耶尔森菌培养应在参考实验室内进行。培养物可进行直接免疫荧光、PCR 或特异噬菌体裂解等确认试验。*鼠疫耶尔森菌培养*，最适温度为 25～29℃。

- 无法进行其他阳性诊断试验时，可选择血清学试验。

治疗 鼠疫

- 可选用链霉素（1g IM q12h）或庆大霉素（5mg/kg IV q24h）。多西环素（200mg/d PO/IV 1 或 2 次给药）和氯霉素（12.5mg/kg PO/IV q6h）可作为备选药物。
- 对住院的肺型鼠疫患者或疑似病例的呼吸道分泌物进行隔离，直至治疗至少 48h 后。
- 与未经治疗的肺型鼠疫患者有过密切接触的家人、医护工作者及其他近距离接触人员（<2m），建议进行 7 天预防性治疗。多西环素（200mg/d PO/IV 1 或 2 次给药）、环丙沙星（1g PO q12h）或 TMP-SMX（320mg PO q12h）可作为预防治疗药物。

巴尔通体感染

- *巴尔通体属*是一种难培养、兼性细胞内寄生的革兰氏阴性菌，人类感染后可引起多种疾病。
- 大部分*巴尔通体种属*已适应在某些饲养或野生哺乳动物体内生存，这些带菌动物成为巴尔通体病的感染源，但*杆菌状巴尔通体*（B. bacilliformis）和*五日热巴尔通体*（B. quintana）例外，不引起人畜共患病。
- 受感染巴尔通体种属和感染者免疫状态的影响，临床表现各异。
- 巴尔通体感染引起疾病及治疗方法见表 100-2。

■ 猫抓病（CSD）

微生物学和流行病学

汉氏巴尔通体（B. henselae）是猫抓病主要致病原，其他种属巴尔通体偶尔也可引起猫抓病。病如其名，猫抓病主通过猫的抓伤、咬伤以及猫舔舐人的破损皮肤引起感染，尤其幼猫。成人和儿童发病率相同，美国发病率约 10/100 000。

临床表现

在猫抓伤或接触猫≥1～3 周，85%～90% 的猫抓病患者出现典型临床特征，包括感染部位皮肤损伤（丘疹、水泡或结节）和局部痛性淋巴结肿大。

- 腋下和肘部淋巴结肿大最为常见，10%～15%患者淋巴结可发生化脓。
- 50%左右患者，可出现低热、萎靡和食欲不振。
- 非典型病例可有淋巴结外临床表现（如不明原因发热、眼部症状、神经系统症状和骨髓炎）。
- 免疫功能正常的患者，如不经治疗，数周或数月后可自愈。

表 100-2   成人巴尔通体属感染性疾病的抗菌治疗

疾病	抗菌治疗
典型猫抓病（CSD）	一般无需治疗；广泛性淋巴结肿大的患者，可给予阿奇霉素（第 1 天 500mg PO qd，第二天改为 250mg PO qd，疗程 4 天）
猫抓病视网膜炎	多西环素（100mg PO bid）联合利福平（300mg PObid），疗程 4～6 周
其他非典型猫抓病临床表现[a]	同视网膜炎，只是疗程存在差异
战壕热或慢性五日热巴尔通体菌血症	庆大霉素（3mg/kg IV qd，疗程 14 天）联合多西环素（200mg PO qd 或 100mg PO bid，疗程 6 周）
疑似巴尔通体心内膜炎	庆大霉素[b]（1mg/kg IV q8h，疗程≥14 天）联合多西环素（100mg PO/IV bid，疗程 6 周[c]）联合头孢曲松（2g IV qd，疗程 6 周）
确诊巴尔通体心内膜炎	同疑似病例治疗方案，减去头孢曲松
杆菌性血管瘤病	红霉素[d]（500mg PO qid，疗程 3 个月），或多西环素（100mg PO bid，疗程 3 个月）
杆菌性紫癜	红霉素[d]（500mg PO qid，疗程 4 个月），或多西环素（100mg PO bid，疗程 4 个月）
巴尔通体病（Carrión's Disease）	
奥罗亚热	氯霉素（500mg PO/IV qid，疗程 14 天）联合其他一种抗生素（首选 β-内酰胺类）或环丙沙星（500mg PO bid，疗程 10 天）
秘鲁疣	利福平（10mg/kg PO qd，最大剂量可用到 600mg/d 疗程 14 天）或链霉素（15～20mg/kg IM qd，疗程 10 天）

[a] 目前缺少猫抓病脑膜炎、肝脾大有效治疗的数据。选用猫抓病视网膜炎治疗方案是合理的。

[b] 部分专家建议庆大霉素剂量 3mg/kg IV qd。有庆大霉素使用禁忌的巴尔通体心内膜炎患者，可用多西环素治疗方案加利福平（300mg PO bid）。

[c] 部分专家建议多西环素的口服疗程应延长至 3～6 个月。

[d] 其他大环内酯类药物可能有效，可能可以替换红霉素或多西环素。

资料来源：Recommendations are modified from Rolain JM et al：Recommendations for treatment of human infections caused by *Bartonella* species. Antimicrob Agents Chemother 48：1921，2004.

诊断

血清学试验最为常用，但其敏感性和特异性变化较大，值得注意的是血清学转换可能需要数周的时间。*巴尔通体*属难于培养，但PCR检测淋巴结组织或脓液、损伤部位的细菌DNA，具有高度敏感性和特异性。

杆菌性血管瘤和紫癜

杆菌性血管瘤病是*汉氏巴尔通体*（B. henselae）和*五日热巴尔通体*（B. quintana）感染导致的疾病，杆菌性紫癜为前者感染所致。两种疾病通常发生在CD4＋T淋巴细胞计数低于$100/\mu l$的艾滋病病毒感染者。

- 杆菌性血管瘤病，表现为一到数处无痛性棕色、红色或紫色皮肤损伤，可出现皮下包块、结节或溃疡性斑块，也可呈疣状生长。*五日热巴尔通体*感染可导致溶骨性病变，多发于长骨。
- 杆菌性紫癜是一种血管增生异常导致充血性囊性病变，主要累及肝、脾和淋巴结。肝内病灶在影像学上呈低密度改变。
- 两种疾病诊断依靠组织病理学检测。血培养可呈阳性。

■ 战壕热

- 战壕热又称*五日热*，是*五日热巴尔通体*（B. quintana）感染所致，人类是其唯一动物宿主，经人类体虱在人群间传播。
- 目前已经非常少见，在第一次世界大战期间曾在前线战壕中流行。该病目前主要在流浪者中传播。
- 通常经过15～25天潜伏期，患者出现一个典型疾病过程，从发热性疾病，进展为反复发作或迁延性消耗性疾病。热型为周期热，4～5天发热期，间隔约5天后，再次发作。
- 确诊需血培养物中分离到*五日热巴尔通体*。
- 如不采取治疗，病程为4～6周。很少导致死亡。

■ 巴尔通体心内膜炎

*巴尔通体*属（尤其是*五日热巴尔通体*或*汉森巴尔通体*），是血培养阴性的心内膜炎重要致病因素。该病临床症状与其他病因所致的亚急性心内膜炎相似（见第89章）。即使延长血培养时间（至6周），阳性率也仅达约25％。血培养阴性的患者，可通过血清学或PCR检测心脏瓣膜组织中的巴尔通体以明确诊断。

■ 巴尔通体病（Carrión病）

巴尔通体病是*杆状巴尔通体*（B. bacilliformis）引起两阶段性疾病，

生活在秘鲁的安第斯山峡谷、厄瓜多尔和哥伦比亚的白蛉为传播载体。

- 患者早期呈奥罗亚热（Oroya fever），表现为菌血症和全身性表现，晚期出现皮疹秘鲁疣。
- 奥罗亚热临床表现为无贫血的、非特异性菌血症，也可表现为急性、严重性溶血性贫血伴有肝大，迅速出现黄疸。
  - 秘鲁疣，呈大小不一、红色、血管瘤样皮肤内血管改变，常在全身性症状出现后数周或数月才表现出来。皮损可持续数月至一年。
- 全身疾病阶段，吉姆萨染色血涂片可以看到典型的胞内杆菌，血和骨髓培养呈阳性。血清学检测有助于诊断。秘鲁疣确诊需组织学活检。

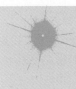

更多内容详见 HPIM-18 原文版：Corbel MJ, BeechingNJ：Brucellosis, Chap. 157, p. 1296；Jacobs RF, Schutze GE：Tularemia, Chap. 158, p. 1301；Prentice MB: Plague and Other *Yersinia* Infections, Chap. 159, p. 1305；and Gilad-iM, Ephros M: *Bartonella* Infections, Including Cat-Scratch-Disease, Chap. 160, p. 1314,

第 101 章
厌氧菌感染

魏来　校　刘雅芬　译

定义

- *厌氧菌*：需要在缺氧环境中生长，在含 10%CO_2 条件下的固体培养基表面不能生长。
- *微需氧厌氧菌*：可在含有 10%CO_2 空气中生长，也可在有氧或无氧环境中生长，但缺氧环境更有利于其生长。
- *兼性厌氧菌*：在有氧和无氧条件下均能生长。

破伤风

微生物学、流行病学和发病机制

破伤风临床特点是肌张力升高和肌痉挛，由来自破伤风梭菌的破伤风痉挛毒素引起。

- *破伤风梭状芽胞杆菌*，是一种芽胞形成的广泛存在于土壤中的厌氧革兰氏阳性杆菌，其芽胞抵抗能力强。
- 因疫苗接种率低，在世界范围内破伤风仍是一种常见病；2006 年大约有 29 万人死于破伤风，患者主要分布于东南亚及非洲地区；垂直传播和新生儿感染约占死亡患者的 60%，而美国 2007 年仅有 28 例死亡。
- 破伤风梭状芽胞杆菌的芽胞污染了伤口（典型的针刺伤、新生儿感染或母婴传播），到达合适的厌氧环境（如失活组织），破伤风梭菌生长繁殖并释放毒素。
  ◇ 破伤风毒素阻断突触前膜抑制性神经递质（甘氨酸、γ-氨基丁酸）的释放，未激活 α 运动神经元逐渐增加，导致肌肉强直。
  ◇ 2.5mg/kg 的毒素就可以致命。

临床表现

*破伤风梭状芽胞杆菌*可引起伤口周围肌肉局部轻度病变，亦可以引起全身病变（如新生儿破伤风）。

- 脑型破伤风如果累及脑神经，患者咽喉肌痉挛致呼吸困难或气道阻塞，预后较差。
- 全身型破伤风早期出现牙关紧闭（锁颌），肌肉酸痛、强直，背痛及吞咽困难。随着疾病的进展，痛性肌肉痉挛加剧，严重时可引起压缩性骨折。
  ◇ 如果没有机械通气支持，呼吸衰竭是破伤风患者最常见的死因。
  ◇ 自主神经功能紊乱（如血压不稳定、胃肠淤血、呼吸道分泌物增多、急性高输出量性肾功能不全）最常见于重型破伤风第 2 周，心血管事件是死亡的主要高危因素。

诊断

临床表现是本病主要诊断依据，伤口培养出厌氧菌可以为诊断提供支持性证据。

治疗 **破伤风**

- 早期治疗主要是阻断毒素继续释放，并能中和循环中的毒素。
  ◇ 必须及时识别出可疑破伤风感染伤口，彻底清创，清除坏死组织，以消除适合破伤风梭菌生存的厌氧环境，防止毒素进一步产生。

◇ 抗生素治疗首选甲硝唑（400mg 直肠给药或 500mg IV q6h，共 7 日）。青霉素（10 万～20 万 IU/kg qd）可作为备选方案，但从理论上讲其可能加重肌痉挛。

◇ 抗毒素必须尽早应用。

◇ 标准治疗包括单剂量肌内注射破伤风免疫球蛋白（TIG；3000～6000IU）或马破伤风抗毒素（1 万～2 万 IU）。然而有证据表明鞘内注射 TIG（50～1500IU）即可以阻止病情进展，比肌内注射用药效果好。

● 首选破伤风免疫球蛋白（TIG），因其很少引起过敏反应。

● 在安静的环境中进行监护和支持治疗很重要，因为光和声可诱发患者肌痉挛发作。

◇ 肌痉挛的治疗需要大剂量镇静剂如苯二氮䓬类、氯丙嗪和（或）苯巴比妥；硫酸镁也可用于缓解肌痉挛。这些药物可治疗肌痉挛发作，但也有可能致呼吸衰竭，所以如果没有机械通气保护，很难进行充分的抗肌痉挛治疗。

◇ 纠正重型破伤风患者血流动力学不稳定的难度很大，大剂量镇静剂（如硫酸镁或吗啡）或作用于心血管系统的短效药物（如艾司洛尔、钙通道阻滞剂、强心药等）都可能需要。

● 破伤风恢复通常需要 4～6 周，破伤风不能诱导人体免疫，恢复期患者需要进行免疫接种。

预防

疫苗接种可以有效预防本病。

● 成人疫苗接种推荐 3 次基础免疫后追加 2 次加强免疫，对于在儿童期间已完成了完整的基础免疫但没有进行加强免疫的人群推荐 2 次加强免疫，期间需间隔至少 4 周。

● 免疫情况不明、免疫不完全、末次增强免疫超过 10 年的受伤者应进行免疫接种。除清洁或轻微损伤的患者外，伤口持续存在的患者需注射破伤风免疫球蛋白（TIG）。

预后

潜伏期短（从受伤到产生症状的时间）或起病时间短（从产生症状到第一次全身痉挛发作的时间）通常提示预后不良。

肉毒中毒

微生物学、流行病学和发病机制

肉毒中毒是由*肉毒梭状芽胞杆菌*产生的神经毒素引起的麻痹性

疾病，和其他产生毒素的*梭菌*一样，肉毒梭状芽胞杆菌为一种厌氧革兰氏阳性芽胞杆菌。

- 肉毒杆菌中毒机制为神经毒素通过酶学机制抑制了神经肌肉接头处乙酰胆碱的释放。
  - A 型、B 型、E 型、F 型（少见）*肉毒梭状芽胞杆菌*毒素可以使人类患病，最严重的肉毒杆菌中毒通常是由 A 型肉毒梭状芽胞杆菌毒素所致。
  - E 型肉毒梭状芽胞杆菌毒素与海产品食品相关。
- 疾病的传播主要由摄入被肉毒毒素污染的食物引起，但伤口被肉毒梭菌芽胞污染亦可导致本病。
  - 大多数美国食物源性感染与家庭自制罐头相关。
  - 婴儿肉毒杆菌感染在美国常见，每年约有 80～100 例报道。
- 肉毒毒素对热敏感（100℃条件下加热 10min 可以灭活），芽胞对热有抵抗力（116～121℃或用蒸汽灭菌器或高压锅可灭活），该特性强调了合理热加工食物的重要性。
- 肉毒毒素是已知最强的毒性物质，其潜在生化武器的价值受到生物恐怖袭击者的关注（第 33 章）。

临床表现

肉毒中毒主要分为四种类型：①食物源型；②外伤型；③婴幼儿型；④成年肠毒型，其与婴幼儿型相似。此病早期可出现对称性脑神经麻痹症状［复视、构音障碍、发音困难、上睑下垂和（或）吞咽困难］，随后可出现对称性下行迟缓性麻痹，可进一步进展为呼吸骤停和死亡。

- *食物源型肉毒中毒*通常发生在食用毒素污染的食物 18～36h 后，患者临床表现轻重不一，严重者可在 24h 内死亡。恶心、呕吐、腹痛可发生在麻痹前后，由麻痹性肠梗阻引起的便秘常见，但发热少见。
- *外伤型肉毒中毒*主要是肉毒杆菌芽胞感染伤口（如黑焦油海洛因使用者）并增殖引起。外伤型与食物源型肉毒中毒临床表现相似，但前者一般无消化道症状。
- *婴幼儿型和成年肠毒型肉毒中毒*是芽胞在肠腔内增殖并分泌毒素，毒素吸收后引起的疾病。婴幼儿型多与食用污染的蜂蜜有关，因此 1 岁以下的婴幼儿不宜进食蜂蜜。成年发病多与其肠道解剖或功能异常或近期应用抗生素使得菌群失调相关。

诊断

临床症状有助于诊断，确诊需通过老鼠活体试验（注射毒素样本后老鼠出现麻痹）证实临床标本（血清、粪便、胃液、伤口组织）肉毒毒素存在。

- 毒素检测结果可能需48h才能得到，所以在毒素检测结果未得到时我们就需要进行临床决策（如是否使用肉毒毒素抗毒素）。
- 肉毒中毒患者可出现阴性结果，我们必须进行附加试验来除外其他情况。

治疗 **肉毒中毒**

- 肉毒中毒治疗主要是强有力的支持治疗及尽早使用抗毒素，使用抗毒素是唯一的特异性治疗手段。
  - 成人患者可采用马抗毒素，可由 CDC（电话 770-488-7100）提供；婴幼儿患者可予人源性抗毒素（注册品名BabyBIG®），由加利福尼亚公共卫生部门提供（电话510-231-7600）。
  - 外伤型肉毒中毒的治疗中对可疑伤口或脓肿进行及时清创、引流，抗生素治疗（如青霉素）必须根据临床进行判断，其疗效尚不明确。

预后

毒素结合不可逆，但是神经末端可以再生。在美国，95％的患者可以痊愈，但病程可长达数月。

其他梭菌属感染

微生物学和发病机制

梭菌属为一组形态多样的革兰氏阳性产芽胞细菌。大多数为专性厌氧菌；一些（如坏疽梭状芽胞杆菌、第三梭菌）可以在空气中生长，但不能在空气中产生孢子。

- 梭菌属定居于人类肠道、女性生殖道和口腔黏膜。
- 梭菌属产生的蛋白质性毒素比其他细菌更多，产气荚膜梭菌的ε毒素是杀伤力最强的毒素之一，可成为生化武器（见第33章）。

流行病学和临床表现

威胁生命的梭菌属感染临床表现包括中毒（如食物中毒、破伤风)、坏死性小肠炎/结肠炎、菌血症、肌坏死、中毒性休克综合征（TSS）。

- *梭菌属伤口感染*：在开放性创伤伤口中，30%～80%的伤口被梭菌属污染。梭菌属感染的诊断及治疗应基于患者临床症状和体征，因为在化脓性伤口和愈合良好伤口中梭菌属的分离率基本是等同的。

- *含梭菌属感染的多重感染*：全身各部位感染均可合并梭菌属感染，因黏膜完整性受破坏的腹腔感染中 66% 患者可合并梭菌属感染（最常见包括多枝梭菌、产气荚膜梭菌、双酶梭菌）。

- *肠道梭菌属感染*：可表现为食物中毒或抗生素相关结肠炎（见第 91 章），也可表现为广泛性小肠坏死（如 C 型和 A 型产气荚膜梭菌引起的坏死性小肠炎和坏死性小肠结肠炎）。

- *梭菌性菌血症*：C 型产气荚膜梭菌引起的菌血症占 79%，出现肌坏死时梭菌性菌血症预后极差。
  ◇ 梭菌属坏疽毒素也与菌血症相关（<5%病例），>50%梭菌属菌血症患者存在胃肠道畸形或潜在恶性肿瘤。中性粒细胞减少（任何病因）与梭菌属血行感染相关。

- 梭菌属菌血症患者，尤其是由坏疽毒素引发菌血症的患者，由于感染可以迁移和导致肌肉坏死，必须立即予以治疗。

- *梭菌性皮肤和软组织感染*：坏死性梭菌性软组织感染进展迅速，临床特点是明显的组织破坏、组织内产生气体和休克。大多数患者出现剧烈疼痛、皮下捻发音，迅速进展为皮肤脱落的硬结、紫红色大疱和明显心动过速。

  ◇ *C 型产气荚膜梭菌所致肌坏死（气性坏疽）*常伴菌血症、低血压和多器官功能衰竭，如果不及时治疗常可致命。
    - 如果由创伤所致的气性坏疽常有 6 小时至<4 天潜伏期。发病初期表现为感染部位剧烈疼痛，随后发展到散发着恶臭的伤口渗出稀薄的血性分泌液和产生气泡。
    - 自发性气性坏疽常常是由于胃肠道来源的梭菌属血源性播散至正常肌肉所致。意识障碍，非外伤性剧烈疼痛和发热的患者必须要高度怀疑本病。

  ◇ 中毒性休克综合征（TSS）：子宫内膜的梭菌属感染（特别是索氏梭菌）常与妊娠相关，并迅速发展至中毒性休克综合征或死亡。
    - 全身系统表现：包括水肿、浆膜腔积液、白细胞计数明显升高（50 000～200 000/μl），血液浓缩（血细胞比容 75%～80%），随后出现急性低血压及多器官功能衰竭。

- 通常无发热。
- ◇ 其他梭菌性皮肤软组织感染包括可闻及捻发音的蜂窝织炎（包括糖尿病患者的皮下或腹膜后组织），*溶组织梭菌*可引起蜂窝织炎和脓肿形成，*索氏梭菌和产气荚膜梭菌*可导致眼内炎。

诊断

感染部位检测到梭菌属不能作为确诊依据，应综合考虑临床症状和体征。

治疗 其他梭菌属感染

表 101-1 列举了梭菌属感染的治疗方案。

厌氧菌混合感染

微生物学、流行病学和发病机制

非芽胞厌氧菌是口腔、下消化道、皮肤、女性生殖系统黏膜表面正常菌群组成部分，在人体生理、新陈代谢、免疫功能中均有重要作用。

- 一般而言临床相关厌氧菌是相对耐氧的，它们在低浓度氧条件下可存活 72h。
  - ◇ 临床相关厌氧菌包括革兰氏阳性球菌（如*消化链球菌属*），革兰氏阳性杆菌（如产芽胞梭菌和痤疮丙酸杆菌），革兰氏阴性杆菌（如肠道正常菌群中的*脆弱拟杆菌*、口腔和胃肠道*梭形杆菌属*和口腔菌群中的*普氏菌属*）。
- 厌氧菌感染常为多种微生物混合感染（包括至少一种厌氧菌，有时包含微需氧厌氧菌和兼性厌氧菌），当微生物进入到原来无菌的环境中，组织氧化还原能力下降导致感染——如组织缺血、外伤、手术、内脏穿孔、休克、穿刺。厌氧菌感染的发病机制包括细菌协同效应、细菌毒力因子和脓肿形成。
- 细菌菌血症中厌氧菌感染占 0.5%～12%，在厌氧菌感染中脆弱杆菌分离率为 35%～80%。

表 101-1　梭菌属感染治疗方案

临床分类	抗生素治疗	青霉素过敏	其他治疗注意事项
伤口感染	无	—	—
包含梭状芽胞杆菌的多重厌氧菌感染（如腹壁、妇科）	氨苄西林 （2g IV q4h） ＋ 克林霉素 （600～900mg IV q6～8h） ＋ 环丙沙星 （400mg IV q6～8h）	万古霉素 （1g IV q12h） ＋ 甲硝唑 （500mg IV q6h） ＋ 环丙沙星 （400mg IV q6～8h）	治疗初始需采取经验性治疗，后根据革兰氏染色、细菌培养及药敏结果进行调整，如果临床有提示需覆盖革兰氏阴性菌
梭菌性菌血症	青霉素 （3～4mU IV q4～6h） ＋ 克林霉素 （600～900mg IV q6～8h）	克林霉素单用 或甲硝唑 或万古霉素 参考多重厌氧菌感染 （见上列表）	无全身中毒症状的一过性菌血症在临床上可能被忽略
气性坏疽	青霉素 G （4mU IV q4～6h） ＋ 克林霉素 （600～900mg IV q6～8h）	头孢西丁 （2g IV q6h） ＋ 克林霉素 （600～900mg IV q6～8h）	急诊外科探查和彻底清创非常重要，在外科和抗生素治疗后可开始高压氧治疗

临床表现

厌氧菌感染的临床表现在某种程度上与其感染的解剖部位相关。

- *口腔、头颈部感染*：牙源性感染（龋齿、牙周疾病、牙龈炎）是最常见的，可以局部扩散，也可能危及生命。
  - ◇ 急性坏死性溃疡性龈炎（战壕口炎、文森口炎）表现为牙床出血、口臭和覆盖有灰色分泌物的溃疡，常见于营养不良儿童、白血病患者和消耗性疾病患者，可进展为广泛性骨和软组织破坏，病变治愈后遗留损毁痕迹。
  - ◇ 咽部急性坏死性感染：常伴溃疡性龈炎，症状包括咽痛、口臭、发热、窒息感，咽部扁桃体肿胀、充血、溃疡、表面被覆一层灰色膜状物。感染物质误吸可引起肺脓肿。
  - ◇ 咽周感染包括扁桃体周围脓肿（*扁桃腺炎*，由厌氧菌和 A 组链球菌混合感染引起）和下颌下间隙感染（*路德维格咽峡炎*），80% 病例源于第二或第三磨牙感染，导致局部组织肿胀（可导致呼吸道阻塞）、疼痛、牙关紧闭和舌体移位。
  - ◇ 慢性鼻窦炎和耳炎（见第 64 章）多由厌氧菌感染引起。
  - ◇ 口腔、头颈部厌氧菌感染并发症：包括 Lemierre 综合征、骨髓炎、中枢神经系统感染（如脑脓肿、硬膜外脓肿、硬膜下积脓）、纵隔炎、胸膜肺感染和血行播散。

- Lemierre综合征：主要由**坏死梭形杆菌**感染引起，是一种伴颈内静脉继发性血栓性静脉炎的急性口咽部感染，感染常转移，最常见的转移部位是肺。
- 胸膜肺感染包括吸入性肺炎（与胃内容物反流误吸引起的化学性肺炎难以鉴别）、坏死性肺炎、肺脓肿、脓胸。细菌性吸入性肺炎常发生于会厌反射减弱、吞咽困难、意识障碍的患者，厌氧菌性肺脓肿病原体常常源于口腔。
- **腹腔感染**：见第90章。
- **盆腔感染**：详见第92章。大部分非性传播病原体引起的女性生殖道感染（如巴氏腺脓肿、输卵管炎、输卵管卵巢脓肿、子宫内膜炎）患者可分离出厌氧菌和大肠杆菌。最主要的厌氧菌包括脆弱拟杆菌、普氏菌属（二路普雷沃菌、解糖胨普雷沃菌、产黑色普雷沃菌）、厌氧性球菌、梭菌属。
- **皮肤和软组织感染**：详见第93章。皮肤和软组织感染最常发生的部位是容易被粪便和上呼吸道分泌物污染的部位。
- **骨和关节感染**：骨和关节厌氧菌感染常源于邻近软组织感染。世界范围内放线菌病在厌氧菌骨感染中居于首位，引起化脓性关节炎的最常见厌氧菌是梭菌属。

诊断

　　从临床标本中成功培养厌氧菌有三个主要步骤：①恰当的标本采集，避免正常菌群污染；②将标本快速转移到微生物实验室，最好使用厌氧转运培养基；③实验室对标本进行恰当的处理。恶臭常提示（特征性）厌氧菌感染。

治疗　厌氧菌混合感染

- 恰当的厌氧菌感染治疗包括使用有效的抗生素（表101-2）、手术切除、清创剔除坏死组织和有效引流。
  - 考虑到大多数感染都有厌氧菌和需氧微生物混合感染，治疗方案必须覆盖两类病原体。
  - 纵隔以上感染常常提示为口腔菌群，包括许多产生β内酰胺酶的细菌，推荐治疗方案包括克林霉素联合一种β内酰胺/β内酰胺酶抑制剂或甲硝唑联合一种抗微需氧或需氧链球菌感染药物。

表 101-2　常见革兰氏阴性厌氧杆菌严重感染治疗方案

一线用药	剂量	用药间隔[a]
甲硝唑[b]	500mg	q6h
替卡西林/克拉维酸	3.1g	q4h
哌拉西林/他唑巴坦	3.375g	q6h
亚胺培南	0.5g	q6h
美罗培南	1.0g	q8h

[a] 治疗疗程推荐见 HPIM-18 具体疾病章节

[b] 治疗中应联合有效的抗需氧和兼性厌氧菌的药物

注意：表中的药物均为静脉滴注用药

◇ 纵隔以下的感染治疗必须采用对类杆菌有效的药物，如甲硝唑、β 内酰胺/β 内酰胺酶抑制剂或碳青霉烯类。治疗必须覆盖革兰氏阴性需氧菌，如提示肠球菌感染，需加用氨苄西林或万古霉素。

● 厌氧菌感染的患者如果对治疗无反应或复发必须再次评估，同时需考虑到外科引流、清创。耐药革兰氏阴性兼性厌氧菌或需氧菌二重感染也是要考虑到的。

更多内容详见 HPIM-18 原文版：Thwaites CL, Yen LM: Tetanus, Chap. 140, p. 1197；Sobel J, Maslanka S: Botulism, Chap. 141, p. 1200；Bryant AE, Stevens DL: Gas Gangrene and Other Clostridial Infections, Chap. 142, p. 1204；and Kasper DL, Cohen-Poradosu R: Infections Due to Mixed Anaerobic Organisms, Chap. 164, p. 1331,

第 102 章
诺卡菌病和放线菌病

魏来　校　刘雅芬　译

诺卡菌病

微生物学

　　诺卡菌属为革兰氏染色阳性分枝杆菌，改良抗酸染色呈阳性。诺卡菌属是腐物寄生的需氧的放线菌属，在土壤中常见。

- 其中 9 种菌种与人类疾病相关。
- 由于需要采用分子技术进行检测，大多数实验室无法进行诺卡菌检测。
- *星形诺卡菌*常与皮肤局部损害相关。

流行病学

诺卡菌病在全世界范围内均可发病，西方国家中患病率为每 100 000 例中有 0.375 例。细胞免疫缺陷人群（如：淋巴瘤、移植术后、糖皮质激素治疗中或 CD4＋ T 细胞计数小于 $250/\mu l$ 的 HIV 感染患者）患病风险更高。

发病机制

吸入细菌的菌丝后引起肺炎和播散性疾病。

- 诺卡菌感染可导致脓肿形成伴中性粒细胞的渗出和坏死。
- 诺卡菌可通过多种机制防止其被吞噬细胞吞噬。

临床表现

- *呼吸道疾病*：通常为亚急性病程，持续数天至数周，免疫缺陷患者可急性发病。
  - ◇ 咳嗽症状明显，咳少量的脓性痰、发热、食欲减退、体重减轻、精神萎靡常见，但呼吸困难、咯血、胸膜炎性胸痛较少见。
  - ◇ 胸部 X 线可见单个或多个大小不等的结节样渗出，易形成空洞，25％的患者可产生脓胸。
  - ◇ 半数以上患者合并肺外疾病。
- *肺外疾病*：20％的患者合并播散性疾病，而无肺部疾病表现。
  - ◇ 播散性诺卡菌病表现为脑（最常见）、皮肤、肾、骨和（或）肌肉亚急性脓肿形成。
  - ◇ 脑脓肿多为幕上脓肿，往往为多腔，可为单个或多个，可通过窦道进入脑室或蛛网膜下腔。
  - ◇ 脑膜炎少见，脑脊液中诺卡菌较难清除。
- *皮肤感染*：通常表现为蜂窝织炎、皮肤淋巴结病和足分枝菌病。
  - ◇ *蜂窝织炎*：常于皮肤破损处接触带菌土壤后 1～3 周发病。
    - 为质硬、压痛、红肿、发热、无波动感的病变，也可累及皮下结构，但较少播散。
    - 蜂窝织炎以*星形诺卡菌*和*豚鼠耳炎诺卡菌*最为常见。
  - ◇ *皮肤淋巴结病*：似真菌孢子病，在接种部位出现脓皮病结节，中心部位有溃疡和化脓或蜂蜜色液体排出。

- 皮下结节常分布于淋巴管周围，原发损伤可通过淋巴系统引流减轻。
  ◇ *足分枝菌病*：多由局部（典型部位是足或手，其他部位也可受累）损伤所致的肿胀结节进展为瘘管形成。
    - 排出浆液性或脓性分泌物，含有由许多菌丝体形成的颗粒。
    - 损伤沿筋膜面逐渐扩散至邻近皮肤、皮下组织和骨骼，数月或数年之后可导致广泛的变形。
- *眼部疾病*：眼内炎可于眼外科手术后或因播散性疾病发生。

诊断

- 痰或脓液涂片和培养。痰涂片常为阴性，为获得足够的样本量可行支气管镜检查。
  ◇ 细菌生长需要 2～4 周。为提高分离率，如怀疑诺卡菌病，实验室应该提高警惕。
  ◇ 若痰放线菌培养阳性，多提示患者免疫功能低下，但也可见于免疫健全者。
- 足分枝菌病必须检查其结节，其外观可用于除外真菌性足菌肿（含有真菌感染）和葡萄状菌病（含有球菌或杆菌感染）。
  ◇ 足分枝菌病的结节由中心放射的直径 $0.5～1\mu m$ 的长丝组成。
  ◇ 真菌性足菌肿的直径相对较粗（直径 $2～5\mu m$）包绕在基质中，葡萄状菌病则为细菌疏松聚集成簇的颗粒。
- 头部影像学检查可用于有肺部感染和播散性疾病患者。

治疗　诺卡菌病

- 经验性应用磺胺治疗，甲氧苄氨嘧啶-磺胺甲基异噁唑（TMP-SMX；初始剂量为 TPM：10～20mg/kg qd；SMX：50～100mg/kg qd，后分别减量至 5mg/kg qd 和 25mg/kg qd）较磺胺效果更佳。
  ◇ 药敏试验可指导用药，尤其是对重症或疗效不佳的患者而言，需在认证实验室中进行检测。
  ◇ 其他口服替代药物包括四环素、利奈唑胺（长期用药可产生副作用）、阿莫西林/克拉维酸和氟喹诺酮类药物。
  ◇ 静脉药物包括阿米卡星、头孢曲松、头孢噻肟和亚胺培南。
- 重症患者初始时可联用 TMP-SMX、阿米卡星和头孢曲松或亚胺培南。临床症状改善后，可简化为口服单药治疗。

- 外科治疗诺卡菌病与其他细菌相同。
  ◇ 脑脓肿较大的或抗生素治疗无效者应手术切除。
  ◇ 对于足分枝菌病，药物治疗足矣。
- 复发常见。
  ◇ 所需疗程较长（见表102-1）。
  ◇ 治疗结束后，患者应随访至少6个月。

放线菌病

微生物学

放线菌病是由厌氧的或微需氧的细菌感染所致，主要是定植在口腔、结肠和阴道的放线菌属（如：以色列放线菌、奈斯伦放线菌、龋齿放线菌）。多数感染是多种微生物交叉感染，但其他微生物在此类感染的发病机制中作用并不清楚。

流行病学

放线菌病的相关危险因素如下：口腔卫生差，宫内节育器（IUCDs）的应用和二磷酸盐的治疗。

发病机制

黏膜屏障破坏后寄居的放线菌可产生局部感染，并以缓慢渐进的方式不断向外周扩散，忽略组织平面。放线菌病的特征性表现是单个或多个坚硬的纤维性厚壁的形成，常常被描述为"木质感"。损伤中心坏死，中性粒细胞浸润和硫磺样颗粒对本病有诊断价值。

表102-1　诺卡菌病的治疗

疾病	疗程
肺部或全身性疾病	
宿主免疫力完好	6~12个月
宿主免疫缺陷	12个月[a]
中枢神经系统疾病	12个月[b]
蜂窝织炎，皮肤淋巴结疾病	2个月
骨髓炎，关节炎，喉炎，鼻窦炎	4个月
放线菌性足分枝菌病	临床治愈后6~12个月
角膜炎	局部的：直至症状缓解
	系统性：症状缓解后2~4个月

[a] 对于CD4＋T细胞数<200/µl的艾滋病患者或伴有慢性肉芽肿患者，肺部或全身性疾病的治疗是否需要持续是不确定的。

[b] 如果中枢神经系统病变组织被切除，治疗时间应缩短至6个月

临床表现

- *口腔-面颈疾病*：感染以软组织的肿胀、脓肿或包块起病，多发于下颚角，并可扩散至脑、脊椎和胸腔等邻近区域。同时可出现疼痛、发热和白细胞增多。放疗尤其是二磷酸盐的治疗可用于上颌骨和下颌骨放线菌病。

- *胸部疾病*：常累及肺实质和（或）胸膜腔，多伴有胸痛、发热和体重减轻。
  - ◇ 胸片提示大片渗出或肺炎。并可发生空洞性疾病或肺门疾病。50％以上的患者出现胸膜增厚、胸腔积液或脓胸。
  - ◇ 病变可通过裂隙或胸膜累及纵隔、邻近的骨骼或胸壁。若没有以上表现，常被误诊为肿瘤或肺炎。

- *腹部疾病*：原发疾病（如：阑尾炎、憩室炎、肠道手术）后数月甚至数年可能无临床症状，故确诊较为困难。腹腔任何器官或部位均可受累。
  - ◇ 本病通常表现为脓肿、包块和皮下组织损伤，常被误诊为肿瘤。
  - ◇ 窦道可通向腹壁、肛周或其他器官，类似炎症性肠病。疾病复发或创伤、瘘管治疗失败需警惕放线菌病。

- *骨盆疾病*：骨盆放线菌病常与宫内节育器（IUCDs）放置相关，持续时间多大于 1 年。常为无痛性的，发生于摘除这些装置后。
  - ◇ 患者可出现发热、体重下降、腹痛和异常阴道出血。子宫内膜炎可进展为骨盆内肿块或输卵管卵巢脓肿。
  - ◇ 当没有症状但在宫颈标本染色中发现有类放线菌时，暂无需移除宫内节育器，但必须对患者进行严密监测。

- *多部位疾病*：放线菌病可累及骨骼肌肉、软组织和中枢神经系统（少见），可发生血源性播散，常累及肺和肝。

诊断

对于感染进展缓慢，合并肉芽肿病变、窦道形成和（或）在短程抗生素治疗难以治愈或容易复发的患者应疑诊本病。

- 可通过引流、活组织检查或外科手术获得诊断的标本。
- 显微镜下观察到浓汁或组织中的硫磺样颗粒（由细菌、磷酸钙和宿主组织形成）可确诊。
- 细菌培养 5～7 天可阳性，但培养需 2～4 周，即使应用小剂量抗生素治疗也会影响培养结果。

治疗　放线菌病

- 重度、病变范围较大的感染建议应用静脉抗生素治疗 2～6 周（青霉素 1800～2400 万单位 IV qd），再序贯口服抗生素治疗 6～12 个月（如青霉素或阿莫西林）。
  - ◇ 病变范围局限，特别是口面部的病变，短程抗生素治疗即可治愈。
  - ◇ 如果治疗超出了可预测疾病的消退点（根据 CT 或 MRI 定量），很少有复发。
- 替代治疗包括四环素类（如多西环素或四环素 100mg PO 或 IV q12h）或克林霉素（900mg IV q8h 或 300～450mg PO q6h）。

更多内容详见 HPIM-18 原文版：Filice GA：Nocardiosis, Chap. 162, p. 1322; and Russo TA：Actinomycosis, Chap. 163, p. 1326.

第 103 章
结核病和其他分枝杆菌感染

高占成　校　卢冰冰　译

结核病

■ 微生物学

结核病（TB）由*结核分枝杆菌*引起。*结核分枝杆菌*的类型包括*人结核分枝杆菌*和*牛分枝杆菌*。*人结核分枝杆菌*是人类分枝杆菌病最常见和最重要的致病菌。*牛分枝杆菌*（与其他几种分枝杆菌一样）可通过饮用未高温消毒的牛奶致病。*人结核分枝杆菌*为细长的需氧杆菌，革兰氏染色不易着色，但着色后由于其细胞壁含有大量分枝菌酸和其他脂质成分，而可抵抗酸性酒精脱色，故称为抗酸杆菌。

■ 流行病学

2009 年，全世界结核病新发病例近 940 万；2008 年，结核病相关死亡人数达 170 万，主要集中于低收入国家。全球结核病的发病率保持恒定或仅略有下降。

- 美国结核病主要累及成年 HIV 感染者、移民、老年人、弱势人群或边缘人群。
- 分离得出多重耐药菌株（MDR：至少对异烟肼和利福平同时耐药）和广泛耐药菌株（XDR：对异烟肼、利福平及氟喹诺酮类均耐药，并且对阿米卡星、卡那霉素或卷曲霉素耐药）的情况逐步增加。2008 年，MDR-TB 感染的新发病例约 44 万，估计其中 10％为 XDR-TB。
- 肺结核病通过结核患者咳嗽、打喷嚏或说话形成带菌飞沫进行传播。
  ◇ 直径＜5～10μm 的飞沫在空气中可以悬浮数小时。
  ◇ 传播性取决于与肺结核患者接触的密切程度和持续时间、传染性程度及共享的环境。
  ◇ 空洞性肺结核患者和喉结核患者的传染性最强，痰中的抗酸杆菌（AFB）数量可达 $10^5 \sim 10^7$/ml。
- 感染人*结核分枝杆菌*后进展为活动性结核病的危险因素包括：近期感染（1 年内）、合并疾病（例如 HIV、糖尿病、矽肺、应用免疫抑制剂、胃切除）、营养不良、吸烟和肺间质纤维化病变。

■ 发病机制

抗酸杆菌进入肺泡后被巨噬细胞吞噬。结核杆菌可阻碍吞噬小体的成熟，在巨噬细胞内继续增殖。最终，导致巨噬细胞裂解死亡，进而播散至区域淋巴结，并可造成全身散播。感染的初始阶段通常无临床症状，却可诱发细胞和体液免疫反应。

- 初始感染 2～4 周后，由迟发超敏反应［结核菌素皮肤试验（TST）的发生机制］介导的组织损伤破坏了含有繁殖状态结核杆菌的非活化巨噬细胞；同时，活化的巨噬细胞又进一步激活其他能够杀灭抗酸杆菌的细胞。由此，原发发病灶和播散部位形成肉芽肿。结核病灶可通过纤维化痊愈，或继续进展。虽然病灶可能"痊愈"，巨噬细胞内或坏死组织中的活菌可保持休眠状态长达数年。
- 细胞免疫对抵抗结核病具有部分保护作用。肺泡巨噬细胞分泌和释放的细胞因子导致了疾病的临床表现、形成肉芽肿和杀灭分枝杆菌。

■ 临床表现

结核病分为肺结核、肺外结核或二者兼有。

肺结核

HIV 阴性的结核病患者中，单纯肺结核者＞80％。原发型肺结核通常无或仅有轻微的临床症状（发热，或伴有胸膜性胸痛）；反之，慢性迁延病程常见于继发型或者成人型肺结核。

- 原发型肺结核的感染部位多位于中下叶。原发灶往往能够自愈，残留钙化结节（Ghon 病灶）。
  - ◇ 一过性肺门和气管旁淋巴结肿大很常见。
  - ◇ 免疫抑制状态患者和儿童，原发疾病可迅速进展至症状显著的临床疾病，包括空洞形成、胸腔积液和血行播散（粟粒性肺结核）。
- 成人型疾病最初临床表现非特异性及隐匿，如日间发热、夜间盗汗、体重减轻、食欲不振、疲乏和虚弱。
  - ◇ 随着疾病进展，患者出现咳嗽、咳脓痰，痰中常伴有血丝。可进展形成巨大空洞，当空洞壁的血管被侵蚀之时即发生大咯血。
  - ◇ 病灶通常位于上叶尖后段和下叶上段。

肺外结核

肺外结核可发生于身体的任何部位，但最常见的部位（根据发病率高低排序）依次是淋巴结、胸膜、泌尿生殖道、骨骼和关节、脑膜、腹膜和心包。HIV 感染者合并 TB 时，具有肺外结核表现者高达 2/3。

- *淋巴结炎*见于 35％ 的肺外结核病患者，尤其是 HIV 感染患者。典型临床表现是颈部和锁骨上无痛性淋巴结肿大（淋巴结结核）。
  - ◇ 早期为孤立的肿大淋巴结，逐渐发展为融合的无痛性肿块并伴瘘管形成。
  - ◇ 淋巴结针吸活检或外科切除活检可明确诊断，培养的阳性率为 70％～80％。
- 常累及*胸膜*，源于机体对结核分枝杆菌抗原的超敏反应或肺实质炎症的直接播散。
  - ◇ 胸腔积液为草黄色的渗出液，其蛋白含量＞50％ 血清蛋白含量，葡萄糖水平正常或偏低，pH 值通常 7.3 左右（也可＜7.2），细胞计数增多（500～6000/μl）。如果胸腔积液中腺苷脱氨酶（ADA）水平低，排除结核性胸膜炎。
  - ◇ 常需要进行胸膜活检确定诊断，活检标本培养的阳性率可达

80％。胸腔积液涂片或培养的敏感性较差。

◇ 结核性脓胸并不常见，通常是由于肺结核空洞破裂，大量结核杆菌进入胸膜腔所致。这种情况下，胸腔积液涂片和培养经常为阳性结果。结核性脓胸的治疗除化疗外，通常需要进行外科引流。

● *泌尿生殖系统结核*的局部症状比较突出（如：尿频、排尿困难、血尿、腹部或侧腹部疼痛）。高达75％患者的胸部X线检查能够发现陈旧性或现症肺部病变。偶尔，直到进展至严重肾损毁之时才发现本病。

◇ ＞90％的患者尿液为脓尿和血尿，而细菌培养为阴性。

◇ 进行三次晨尿分枝杆菌培养，其中90％患者可取得阳性结果。

● *骨结核病*最常发生在负重关节，包括脊柱、髋骨和膝盖。

◇ 脊柱结核（Pott's病）经常累及两个或更多相邻椎体。成人常累及低位胸椎/高位腰椎。结核感染播散到邻近椎体并破坏椎间盘，晚期可导致椎体塌陷（脊柱后凸畸形、驼背），且形成椎旁冷脓肿。

● 儿童和HIV血清阳性患者最常发生*结核性脑膜炎*。病情通常于1～2周内进展，造成脑神经（尤其是视神经）麻痹。最终，形成脑水肿和颅内高压导致昏迷。

◇ 脑脊液中淋巴细胞计数升高，蛋白含量增加，葡萄糖浓度降低。80％患者的脑脊液结核菌培养阳性。脑脊液结核PCR检验的敏感性约为80％，假阳性率为10％。

◇ 经治疗患者中，近25％残留神经系统后遗症，对于＞14岁患者附加应用糖皮质激素可提高生存率，但并无法减少神经系统后遗症的发生率。

● *胃肠道结核病*可累及胃肠道的任何部分，最常见的发病部位为回肠末端和盲肠，造成腹痛、肠梗阻、便血，以及常形成腹部触及的肿块。腹腔淋巴结和腹腔脏器破裂时，结核杆菌在腹腔内播散可导致结核性腹膜炎，通常需行腹膜活检确诊。

● *结核性心包炎*的特征为急性或亚急性起病的发热、胸骨后钝痛，且偶尔可闻及心包摩擦音。心包积液很常见。即使经过治疗，仍可能发生致死性的慢性缩窄性心包炎并发症。结核性心包炎是否应用糖皮质激素尚有争议，缺乏证实获益的结论性资料。

● *粟粒性结核病*为人结核分枝杆菌的全身性血行播散所致。患者的临床症状并不特异，多个脏器内均可形成微小结核性肉芽肿（1~2mm）。临床表现包括肝脾和淋巴结肿大，以及发生眼脉络膜结合球。

HIV 感染相关结核病

结核病的临床表现随着 HIV 感染处于不同阶段而异。当患者的细胞免疫仅部分受损时，肺结核表现为典型的上叶空洞性病变。晚期 HIV 感染者，则相似于原发型肺结核，如伴弥漫性间质浸润或粟粒样渗出，并无或很少形成空洞和胸内淋巴结肿大。

- 肺外结核病非常多见；常见类型包括淋巴结炎、脑膜炎、胸膜炎、心包炎、分枝杆菌血症及血行播散型结核。
- 免疫重建炎症反应综合征（IRIS）可见于起始抗逆转录病毒治疗后 1~3 个月，并因此加重结核病症状和体征。

■ 诊断

诊断的关键在于具有高度疑似结核病的征象。

- 显微镜检查发现标本中抗酸染色阳性杆菌（AFB），包括光镜下姜尼（Ziehl-Neelsen）染色，或荧光显微镜下金胺-罗丹明染色；均可提示诊断。对于疑似肺结核患者，应进行 2 次或 3 次痰涂片检查。
- 确定诊断要求人*结核分枝杆菌*培养阳性，或从临床标本中鉴定出人*结核分枝杆菌*的 DNA。
  - ◇ 采用液体培养基和分子生物学方法促进结核杆菌生长，已将确诊所需的时间从 4~8 周缩减至 2~3 周。
  - ◇ 核酸扩增技术不仅可快速诊断 AFB 阳性患者，也用于诊断 AFB 阴性的肺结核和肺外结核。
- 评价药物敏感性可通过固体培养基上间接检验（耗时≥8 周）；液体培养基内直接测定（耗时~3 周）；或 PCR 检测（提供结果仅需数小时）。
- 由于结核菌素皮肤试验（TST）的敏感性和特异性低，对于活动性结核病的诊断价值有限。但是，TST 是筛查潜在结核感染应用最为广泛的方法。
- γ 干扰素释放试验（IGRAs）检测结核菌特异性抗原刺激 T 淋巴细胞后释放的 γ 干扰素，对于人*型结核分枝杆菌*的特异性优于 TST。
  - ◇ 低发病率的地区，IGRAs 可能较 TST 更为敏感。
  - ◇ 结核病和（或）HIV 高发地区，IGRAs 的应用价值差异极大。

治疗 结核病

药物

一线药物

- *利福平*：利福平是最重要和强效的抗结核药物。成人标准剂量是 600mg/d。
  ◇ 利福平进入人体后均匀分布于全身组织，包括炎性脑膜中，可将体液（如：尿液、唾液、泪液）变为橘红色，通过胆汁和肠肝循环排泄。
  ◇ 利福平耐受性良好，副作用并不常见，且一般较为轻微。
  ◇ 需要注意的是，利福平是肝细胞色素 P450 酶的强效诱导剂，因此合用许多其他药物时将降低其半衰期。
- *异烟肼*：异烟肼是活动性和潜伏结核感染治疗中的关键药物。通常成人剂量为 300mg/d 或 900mg，每周 2 次。
  ◇ 异烟肼均匀分布于全身及被感染的组织中，包括脑脊液和干酪性肉芽肿。
  ◇ 异烟肼最重要的毒性包括肝毒性和周围神经炎。
    - 异烟肼相关性肝炎的发生率个体差异极大，年龄增长、酗酒者和产后期增多。
    - 由于可干扰维生素 B_6 的代谢，而引起外周神经病；如患者伴有造成神经疾病的其他危险因素如糖尿病、酗酒、营养不良，应补充维生素 B_6（25～50mg/d）。
- *乙胺丁醇*：一线抗结核药中强度最弱，标准一线治疗方案中作为其他药物之增效药物，通常剂量为 15mg/(kg·d)。
  ◇ 药物分布于全身，但脑脊液内浓度较低。
  ◇ 可导致剂量依赖性视神经炎，造成中心盲点，损害视觉灵敏度和分辨绿色的能力。
- *吡嗪酰胺*：常用剂量为 15～30mg/(kg·d)（最大剂量为 2g/d）。药物均匀分布于全身，包括脑脊液。
- 高尿酸血症很常见，保守治疗即可控制。
- 临床很少发生痛风。

其他治疗药物

- *链霉素*：成人通用剂量为 0.5～1g/d，每日肌内注射或每周给药 5 次。链霉素可致耳毒性（主要是前庭毒性）。相较于其他氨基糖苷类抗生素，链霉素的肾毒性较轻。
- *利福布汀*：利福布汀和利福平对比，药物相互作用较少。体外研究表明，对利福平耐药的某些菌株对利福布汀仍敏感。利福布汀的组织浓度是血浆浓度的 5～10 倍，且其半衰期相较利福平更长。本药耐受性良好，其副作用呈剂量依赖性。

- 利福喷汀：利福喷汀和利福布汀相似，但可每周服用 1 次或 2 次。由于复发率升高，本药未被批准用于治疗 HIV 感染者合并的结核病。

二线抗结核药

- 氟喹诺酮类：左氧氟沙星、加替沙星（由于毒性较大，已在美国退市）及莫西沙星为疗效确切的广谱抗结核药物。由于环丙沙星疗效欠佳，已不推荐用于抗结核治疗。
- 其他药物并不常用，但人耐药株感染时可能需要应用。

治疗方案

参见表 103-1。

- 强化阶段，绝大多数结核分枝杆菌被杀灭，患者的临床症状缓解，传染性消失。后续治疗清除残存的结核分枝杆菌并预防复发。
- 对治疗方案的依从性不良是治愈结核病最重要的障碍。如有可能，实施全程督导管理（尤其是初始的 2 个月）和采用固定剂量复合剂。
- 首选细菌学检查监测患者的治疗反应。
  - ◇ 几乎全部肺结核患者在抗结核治疗 3 个月后痰培养应转阴。如果痰培养仍为阳性，应怀疑治疗失败和药物抵抗。
  - ◇ 肺外结核患者，细菌学监测并不易进行。这些患者通过临床表现和影像学的评估治疗反应。
- 结核菌耐药可能为原发耐药（即治疗前存在耐药菌株感染），或是获得性耐药（治疗不充分或患者依从性不良导致的耐药）。
- 治疗期间应严密观察药物毒性，包括基线肝功能检测和每月关注肝炎相关症状。高危患者（如：高龄、每日酗酒患者）在治疗过程中应监测肝功能指标。

  对于伴有症状的药物性肝炎患者，或血清天冬氨酸氨基转移酶水平显著升高（5～6 倍）时应停止治疗，待肝功能恢复正常后再重新用药。
- HIV 患者抗结核治疗应注意如下三方面：反常反应的发生率增加、抗逆转录病毒药物和利福霉素之间药物相互作用、治疗间歇大幅延长致使利福平单药耐药。

表 103-1　结核病推荐治疗方案

适应证	强化阶段		巩固阶段	
	疗程（月）	药物	疗程（月）	药物
新发的涂阳或培养阳性病例	2	HRZE[a,b]	4	HR[a,c,d]
新发培养阴性病例	2	HRZE[a]	4	HR[a]
孕妇	2	HRE[e]	7	HR
复发或复治（等待药敏试验）	3	HRZES[f]	5	HRE
治疗失败[g]	—	—	—	—
对 H 耐药或不耐受	全程（6）	RZE[h]		
对 R 耐药或不耐受	全程（12～18）	HZEQ[i]		
对 H 及 R 都耐药	全程（至少 20 个月）	ZEQ＋S（或另一个注射用药[j]）		
对所有一线药物耐药	全程（至少 20 个月）	一种注射用药[j]＋下列 4 种药物的其中 3 种（乙硫异烟胺、环丝氨酸、Q、PAS）		
无法耐受 Z	2	HRE	7	HR

[a] 所有药物均可每日给药或间歇给药（全程每周 3 次）。另一种方案也被采用，强化阶段每日给药 2～8 周后，序贯为每周给药 2 次。然而，此方案 WHO 并不推荐。

[b] ATS/IDSA/CDC 推荐：链霉素可用于替代乙胺丁醇，但其不再是一线用药。

[c] 空洞型肺结核患者，如果经过强化阶段治疗痰培养仍为阳性，则巩固阶段应延长至 7 月。

[d] HIV 阴性的非空洞型肺结核患者，强化阶段治疗后如果痰涂片抗酸染色转阴，巩固阶段可采用每周给药 1 次（利福平或异烟肼）的治疗方案。

[e] WHO 和国际预防结核病和肺部疾病联盟推荐，孕期采用为期 6 个月包括吡嗪酰胺的治疗方案安全可行。如果强化治疗阶段方案中不包括吡嗪酰胺，则最短疗程应为 9 个月。

[f] 应在 2 个月后停用链霉素。根据药敏结果决定最佳治疗方案。

[g] 应根据药敏结果制订个体化治疗方案。已有分子生物学方法能快速识别药物抵抗性，从而可于治疗之初就采取恰当方案。

[h] 对于泛发感染的患者，氟喹诺酮类药物可强化治疗方案。

[i] 对于泛发感染的患者，疗程最初 2 个月，链霉素可强化治疗方案。

[j] 阿米卡星、卡那霉素或卷曲霉素，均应至少应用 6 个月，且于培养转阴后继续应用 4 个月。如果患者确定对链霉素敏感，则链霉素可作为注射用药。

缩略词：E：乙胺丁醇；H：异烟肼；PAS：对氨基水杨酸；Q：喹诺酮类抗生素；R：利福平；S：链霉素；Z：吡嗪酰胺

■ 预防

- *疫苗*：卡介苗（BCG）是牛结核分枝杆菌的减毒活疫苗，保护婴儿和儿童免于严重类型的结核病（如：结核性脑膜炎和粟粒性结核病），结核病高发的国家中推荐常规接种。

- 潜伏结核感染的治疗：通过 TST 或 IGRA 筛查需要药物预防的人群。根据硬结反应直径和危险人群分组判定皮肤试验结果（见表 103-2）。具有潜伏结核感染证据（见表 103-3）时应给予药物治疗。异烟肼不可用于活动性肝病患者。

表 103-2 结核菌素阳性反应直径及潜伏感染的治疗

危险人群	结核菌素阳性反应直径，mm
HIV 感染患者或接受免疫抑制剂治疗人群	≥5
结核病患者密切接触史	≥5[a]
胸部 X 线显示纤维化病变	≥5
新近感染患者（≤2 年）	≥10
高危基础疾病患者[b]	≥10
低危人群[c]	≥15

[a] 结核菌素试验阴性的接触者，尤其是儿童，应在接触结核病后接受 2～3 个月的预防性治疗，然后重复结核菌素试验，结果仍然阴性者停止预防性治疗。HIV 感染的结核病接触者，无论其结核菌素试验的结果如何，都应接受全程抗结核药物治疗。

[b] 包括糖尿病、某些血液病和网状内皮组织病、静脉吸毒者（HIV 血清阴性）、终末期肾病，以及导致体重迅速下降的临床疾病。

[c] 除非处于雇佣目的，纵向进行 TST 监测，否则不必要在低危人群中开展 TST。决策是否用药应个体化地权衡治疗风险和获益

麻风病

■ 微生物学和流行病学

麻风病是由于*麻风分枝杆菌*引起的一种非致死性慢性传染病。麻风分枝杆菌是专性胞内寄生细菌，显微镜下不易与其他分枝杆菌区分，其传染限于人类、犰狳（某些地区）和泥炭藓。

- *麻风分枝杆菌无法通过体外培养*。小鼠中麻风杆菌的倍增时间是 2 周（*大肠杆菌是 20min*；*结核分枝杆菌为 1 天*）。
- 麻风病主要见于发展中国家的贫穷和农村地区。全球患病率难以估算，根据不同的预测，患者人数为（60～800）万。
  - ◇ 全球超过 80% 病例发生于下列国家：印度、中国、缅甸、印度尼西亚、尼泊尔、巴西、尼日利亚、马达加斯加。
  - ◇ 在美国，约有 4000 例麻风病患者，每年新增病例 100～200 例。
- 麻风病的传播途径尚不清楚，认为是通过吸入鼻腔中带菌的悬滴、接触污染的泥土或媒介昆虫感染。

表 103-3　成人潜伏性结核感染（LTBI）改良药物方案

药物	间隔和持续时间	注释ᵃ	证据ᵇ 等级ᶜ HIV 阴性	证据ᵇ 等级ᶜ HIV 感染
异烟肼	每日给药，疗程 9 个月ᵈ·ᵉ	异烟肼可用于接受核苷类逆转录酶抑制剂，蛋白酶抑制剂或 NNRTIs 治疗的 HIV 感染患者	A（Ⅱ）	A（Ⅱ）
	每周 2 次，疗程 9 个月ᵈ·ᵉ	全程督导治疗（DOT），每周给药 2 次	B（Ⅱ）	B（Ⅱ）
	每日给药，疗程 6 个月ᵉ	方案不适用于 HIV 感染患者，胸部 X 线提示纤维化病灶的患者，或者儿童	B（Ⅰ）	C（Ⅰ）
	每周 2 次，疗程 6 个月ᵉ	全程督导治疗（DOT），每周给药 2 次	B（Ⅱ）	C（Ⅰ）
利福平ᶠ	每日给药，疗程 4 个月	方案适用于接触异烟肼耐药，而对利福平敏感的结核病患者。HIV 感染患者。大多数蛋白酶抑制剂和地拉夫定不能同时联用利福平。利福布汀经过适当调整剂量后可与蛋白酶抑制剂（利托那韦和沙奎那韦那些那时会增加后者的血药浓度）和 NNRTIs（地拉夫定除外）同时使用。临床医生制定方案时应查阅网络上最新相关推荐的更新	B（Ⅱ）	B（Ⅲ）

表 103-3　成人潜伏结核感染（LTBI）改良药物方案（续）

药物	间隔和持续时间	注释ᵃ	证据ᵇ等级ᶜ HIV 阴性	证据ᵇ等级ᶜ HIV 感染
利福平联合吡嗪酰胺 (RZ)	每日给药，疗程 2 个月	方案一般不适用于潜伏结核感染的治疗。无论是 HIV 感染或 HIV 阴性患者	D（Ⅱ）	D（Ⅱ）
	每周 2 次给药，疗程 2~3 个月		D（Ⅲ）	D（Ⅲ）

ᵃ 关于其他药物与抗 HIV 药物之间相互作用的资讯频繁进行更新，可获取于 http://www.aidsinfo.nih.gov/guidelines.

ᵇ 推荐力度：A. 强有力的证据证明有效及表明有效的临床获益。B. 中等力度的证据证明其有效，或强有力的证据证明其有效但有临床获益有限。一般选用。首先选用。C. 证明其有效的证据不足以支持推荐使用或反对使用，或证明其不良后果（如：药物毒性、药物之间相互作用、治疗成本或其他替代方法超过其使用时的有效性。选择性使用。反对使用。D. 中等力度的证据证明其无效或将产生不良后果。反对使用。通常不适用。E. 充分的证据证明其无效或将产生不良后果。从不适用。

ᶜ 支持推荐的证据质量：Ⅰ. 证据来自至少一项设计良好的随机对照试验。Ⅱ. 证据来自至少一项设计良好但没有随机化的临床试验，或来自队列研究或病例对照研究（最好是来自多中心的研究）或多变量时间序列研究，或来自无对照试验中极具价值的结果。Ⅲ. 证据来自知名各专家基于临床经验、描述性研究或专家委员会所总结的观点。

ᵈ 推荐方案适用于年龄<18 岁的患者

ᵉ 推荐方案适用于孕妇

ᶠ 不推荐方案以利福喷丁替代利福平，因为利福喷丁治疗潜伏结核感染的安全性与有效性尚不明确。

缩略词：DOT，全程督导管理；NNRTIs，非核苷类逆转录酶抑制剂。

资料来源：Adapted from CDC: Targeted tuberculin testing and treatment of latent tuberculosis infection. MMWR Recomm Rep 49: RR-6, 2000.

■ 临床表现

麻风病的临床表现形式多样，其中包括结核样型麻风（TT）和瘤型麻风（LL）；其皮肤病变可从非对称性分布的局灶性斑疹和斑块，演变至全身对称性分布的瘤样结节和硬结。患者的临床表现与菌量负荷增加及麻风杆菌特异性细胞免疫功能丧失相关。麻风病的预后、并发症及抗生素治疗的强度取决于患者的临床类型。麻风病的潜伏期为 2～40 年不等，通常是 5～7 年。

结核样型麻风（TL）

在麻风疾病类型中属于病情较轻的一类。病变局限于皮肤和外周神经。

- 皮肤一处或多处浅色斑疹或斑块，边缘清晰，皮损部位感觉障碍并丧失汗腺和毛囊。无抗酸杆菌或其数量极少。
- 一处或多处外周神经非对称性增粗，多见于尺神经、耳后神经、腓总神经和胫后神经，与感觉障碍和肌病相关。

瘤型麻风（LL）

患者表现为对称性分布的皮肤结节、凸起斑块和真皮层弥漫性浸润，形成"狮面"样外观，眉睫脱光，耳垂下坠，干燥鱼鳞样皮肤。

- 除肺和中枢神经系统外，皮肤、神经及所有脏器均可检出大量抗酸杆菌（高达 $10^9/g$）。
- 由于麻风杆菌直接侵犯，导致对称性神经干粗大和神经功能损伤。

■ 并发症

- 麻风反应：这类免疫介导的炎症状态非常普遍，发生率极高。瘤型麻风（LL）患者开始接受治疗 2 年之内，病程后期约 50% 患者会发生麻风结节性红斑，其特征是红色丘疹伴疼痛，可在 1 周内自行消失。
- 四肢：神经病变导致皮肤感觉敏感性下降，影响细微触觉、痛觉和热感受器。麻风病患者手指远端指节缺失，为感觉障碍、外伤、继发感染后遗结果。瘤型麻风有时伴有严重骨溶解症，其机制不清。
- 眼睛：由于麻风病可能并发脑神经麻痹、兔眼症和角膜感觉障碍，从而造成创伤、继发感染、角膜溃疡及角膜浑浊（如未经治疗）。在低收入国家中，麻风病是主要的致盲原因。

- *神经脓肿*：麻风病患者可合并神经脓肿（最常见于尺神经），需要紧急进行外科减压手术避免发生不可逆的后遗症。

■ 诊断

结核样型麻风应行病灶边缘皮肤活检。瘤型麻风，外观正常的皮肤处活检也可有阳性结果。血清学检查、皮肤试验或皮肤 PCR 的诊断意义不大。

治疗　麻风病

药物

- 利福平（600mg，每日 1 次或每月 1 次）是麻风分枝杆菌唯一的杀菌药。具体细节参见前述"结核病"相关内容。
- 氨苯砜（50～100mg/d）单药治疗，因耐药导致的疾病复发率仅 2.5%。
  - ◇ 用药后血红蛋白下降 1g/dl 左右是较为常见的不良反应。氨苯砜综合征（高热、贫血、剥脱性皮炎、外周血单核细胞增多）非常罕见。
  - ◇ 用药前应除外 G6PD 缺乏症，避免引起溶血性贫血。
- 氨苯吩嗪（50～100mg/d；或 100mg，每周 3 次；或 300mg，每月 1 次）是一种吩嗪亚氨基苯醌染料，抗麻风分枝杆菌活性较弱。不良反应包括皮肤红染，皮损部位可发生棕黑色变化。

治疗方案

由于皮肤涂片结果并不可靠，皮肤活检在很多麻风病高发国家也不易实施，根据病变数量而制订治疗方案。

- 成人少菌型麻风病（皮肤病灶＜6 处）应用氨苯砜（100mg/d）联合利福平（600mg，每月 1 次，督导管理），持续 6 个月；或氨苯砜（100mg/d）治疗 5 年。如果仅有一处病灶，推荐给予单剂利福平（600mg）、氧氟沙星（400mg）和米诺环素（100mg）。
- 成人多菌型麻风病（皮肤病灶≥6 处）应用氨苯砜（100mg/d）联合氨苯吩嗪（50mg/d），非督导管理；同时给予利福平（600mg，每月 1 次）联合氨苯吩嗪（300mg，每月 1 次）督导管理，维持 1～2 年。

－一些专家更倾向于利福平（600mg/d）治疗 3 年和氨苯砜
（100mg/d）终身治疗。

- 麻风反应
  ◇ 若病变易形成溃疡或位于重要的容貌部位，建议用糖皮质
    激素（40～60mg/d，至少 3 个月）。
  ◇ 如果出现麻风结节性红斑，经过两个短疗程类固醇治疗
    （40～60mg/d，1～2 周）后病变仍存在，应予沙利度胺
    （100～300mg，每晚一次）治疗。由于沙利度胺具有致畸
    性，故应严格掌握适应证。

非结核分枝杆菌感染（NTM）

分枝杆菌属中，除了人结核分枝杆菌、牛结核分枝杆菌及麻风
分枝杆菌外，还包括非结核分枝杆菌，也称为非典型分枝杆菌，广泛
分布于自然界的土壤及水源中。

■ 微生物学

NTM 大致分为快速生长型（<7 天）和缓慢生长型（≥7 天）。
脓肿分枝杆菌、偶发分枝杆菌和龟分枝杆菌属于快速生长型；而鸟分
枝杆菌、胞内分枝杆菌（鸟-胞内分枝杆菌类复合体，MAC）、堪萨斯
分枝杆菌、溃疡分枝杆菌、海洋分枝杆菌则属于缓慢生长型。

■ 流行病学

大多数 NTM 在人类中很少致病，除非宿主的免疫防御机能受损
（如：支气管扩张症）或免疫屏障遭到破坏（如：脂肪抽吸术或创伤
时接种于人体）。北美非结核分枝杆菌病的主要致病菌为堪萨斯分枝
杆菌、鸟-胞内分枝杆菌复合群和脓肿分枝杆菌。

■ 临床表现

尽管 NTM 包含许多类型，其造成的临床表现可根据累及的器官
进行大致分类：

- 播散型：现已十分罕见。随着 HIV 感染的治疗改善及预防性
  抗分枝杆菌卓有成效，即使晚期 HIV 感染患者也极少发生播
  散型 NTM 感染。
  ◇ 病原菌通常从肠道侵入骨髓和血流，但其进展缓慢，往往经
    过数周或数月患者才因疲劳、发热、体重减轻、器官肿大、
    淋巴结肿大临床症状就诊。

◇ 对于儿童患者，如果感染累及≥2个器官，无医源性因素，应评估患者是否合并 γ-干扰素/白介素-12 通路缺陷。

- *肺病*：工业化国家中，肺病是 NTM 感染最常见的类型。MAC 为北美最常见的致病菌。患者表现为历经数月或数年咽喉不适、慢性咳嗽、缓慢进展性疲乏。堪萨斯分枝杆菌可导致咯血、胸痛和肺空洞，类似于结核病。

- 孤立性*颈部淋巴结肿*大是北美儿童 NTM 感染最常见的临床表现，其最常见的致病菌为 MAC。淋巴结肿大的典型特点是质硬、无痛和不伴有全身症状。

- *皮肤和软组织疾病*：皮肤破损通常是病原菌入侵的先决条件。不同种类 NTM 所致的皮肤软组织感染与特定的暴露条件有关。

  ◇ *偶发分枝杆菌*感染与足浴修脚相关，特别是修脚前合并皮肤擦伤（如腿部剃毛）时更易感染。

  ◇ 快速生长型 NTM 感染暴发与使用外科手术器械（尤其是整形外科）、注射及其他操作污染皮肤相关。这类感染通常表现为痛性红色皮下结节，可形成皮肤窦道，一般不伴有发热或全身症状。

  ◇ *海洋分枝杆菌*感染可从鱼缸、泳池、藤壶、鱼鳞等处获得。皮肤感染的典型表现是上肢的丘疹和溃疡（被称为"鱼缸肉芽肿"），并可发展为腱鞘炎和小结节，其临床征象类似于申克孢子丝菌感染。皮损通常在感染病原菌后数天或数周后出现。

  ◇ *溃疡分枝杆菌*是一种水生微生物，主要生长在热带地区，尤其是非洲。溃疡分枝杆菌皮肤感染的典型皮损是形成无痛性坏死性溃疡，表面无渗出，可导致骨髓炎。

■ 诊断

相似于人*结核分枝杆菌*，NTM 可通过抗酸染色、荧光染色检出，并可在分枝杆菌培养基中培养。从临床样本中分离到 NTM 仅能反映定植，还需要进一步评估其临床意义。

- 血样本中分离到 NTM 是感染疾病的确凿证据。需要注意的是，许多种 NTM 要求特殊培养基，无法在标准血培养基中生长。

- 美国胸科学会已经发布了 NTM 肺病的诊断指南。诊断标准包括：3 份痰标本中至少 2 份培养阳性或支气管肺泡灌洗液培养阳性，或肺活检病理显示肉芽肿性炎且组织培养阳性，或肺活检病理找到分枝杆菌且 NTM 培养阳性。尽管指南仅适用于*鸟-胞内分枝杆菌、脓肿分枝杆菌及堪萨斯分枝杆菌*所引起的肺病，但其他 NTM 也可参照应用。

- 能够进行抗生素敏感性评估的情况包括：*鸟-胞内分枝杆菌*对克拉霉素的敏感性和*堪萨斯分枝杆菌*对利福平的敏感性。

治疗 非结核分枝杆菌

由于 NTM 的致病过程漫长，因此在明确致病菌类型以前，很少需要紧急治疗。

- MAC 感染需要多药联合治疗，包括大环内酯类（克拉霉素或阿奇霉素）、乙胺丁醇、利福霉素（利福平或利福布汀）。疗程很长，通常在培养转阴后继续治疗 12 个月，一般总疗程至少持续 18 个月。

- *堪萨斯分枝杆菌*性肺病在许多方面均类似结核病，异烟肼（300mg/d）、利福平（600mg/d）和乙胺丁醇 15mg/(kg·d) 三药联合方案对其有效。

- 快速生长型 NTM 所致肺外疾病通常可采用大环内酯类联合另一种药物（根据体外药敏结果选择）成功治疗。*脓肿分枝杆菌*引起的肺病很难治愈，常常需要重复数个疗程，其用药方案为大环内酯类联合一种静脉制剂，如：阿米卡星、碳氢霉烯类、头孢西丁或替加环素。

- *海洋分枝杆菌*所致的孤立性皮肤软组织感染，需联合任何一种大环内酯类、乙胺丁醇及一种利福霉素治疗 1~2 个月。累及肌腱和骨骼时，根据临床转归或许需要延长治疗。

- 其他种类 NTM 引起的感染尚无明确的治疗方案，但大环内酯类和氨基糖苷类通常有效，根据情况联用其他药物。

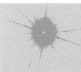

更多内容详见 HPIM-18 原文版：Raviglione MC, O'Brien RJ：Tuberculosis, Chap. 165, p. 1340; Gelber RH：Leprosy, Chap. 166, p. 1359; Holland SM：Nontuberculous Mycobacterial Infections, Chap. 167, p. 1367; and O'Donnell MR, Saukkonen JJ：Antimycobacterial Agents, Chap. 168, p. 1371.

第 104 章
莱姆病和其他非梅毒性螺旋体感染

魏来 校 武楠 译

莱姆疏螺旋体病

■ 微生物学和流行病学

莱姆病的病原体是*伯氏疏螺旋体*，是一种难培养的微需氧螺旋体。致病性莱姆疏螺旋体病病原体主要为以下三种：*伯氏疏螺旋体、伽氏疏螺旋体和阿弗西尼疏螺旋体*。

- *伯氏疏螺旋体*是美国莱姆病的唯一病原体；伽氏疏螺旋体和阿弗西尼疏螺旋体见于亚洲，而欧洲三种螺旋体均有。
- 莱姆病是美国最常见的媒介传播疾病，患病率＞25 000 例/年。
  - 本病由*硬蜱*传播。
  - *全沟硬蜱*是美国东北部和中西部的主要传播媒介，也是巴贝西虫病和边虫病的传播媒介；*太平洋硬蜱*是美国西部的主要传播媒介。
- 白足鼠是其幼蜱和稚蜱的第一宿主。白尾鹿是成蜱的第一宿主。
- 初夏稚蜱吸食≥24h 后即可将本病传染于人。

临床表现

莱姆病通常先出现*游走性红斑*（EM；一期，局部感染），然后出现播散感染（二期）或导致持续感染（三期）。

- *一期（局部感染）*：经过 3～32 天的潜伏期后，80％的患者在蜱叮咬处（多见于大腿、腹股沟和腋窝处）出现游走性红斑。
  - 典型表现是一个红色的斑疹，逐渐向周围扩展形成环状损害，其外缘呈鲜红色，而中心苍白。有时可见皮损中心充血、形成硬结、坏死或水疱，或大环之内又有小红环形成。
  - 多数患者并未意识到曾被蜱虫叮咬。
- *二期（播散感染）*：一些患者可能未注意到游走性红斑，许多患者在感染数日或数周后，因血源性播散出现继发性环形皮损、非特异性全身症状、神经功能障碍，或心脏表现。
  - 非特异性症状包括严重头痛、轻度颈抵抗、发热、寒战、游走性骨骼肌肉疼痛、关节痛和全身不适、乏力。无论是否经过治疗，上述症状均可在数周内消失。

◇ 约15％的患者出现神经系统功能障碍，包括：脑膜炎、脑炎、脑神经炎（包括双侧面瘫）、运动或感觉神经根病变、多神经炎、共济失调、脊髓炎。脑脊液检查可见淋巴细胞增多（约$100/\mu l$），伴蛋白升高，糖正常或者轻度减低。

◇ 约8％的患者心脏受累。最常见的表现是不同程度的房室传导阻滞，也可出现急性心肌心包炎。心脏受累通常只持续数周，但可复发。

- *三期（持续感染）*：美国约60％未治疗的患者发生莱姆病关节炎，典型的表现是反复发作的大关节炎（特别是膝关节），持续数周或数月。

◇ 关节液细胞计数为$500 \sim 110\,000/\mu l$（平均$25\,000/\mu l$）；中性粒细胞为主。

◇ 经彻底根除螺旋体后关节炎仍可持续存在。

◇ 慢性神经系统损害（如轻微脑病影响记忆力、情绪和睡眠；外周神经病）少见。*欧洲伽氏疏螺旋体*感染可引起严重的脑脊髓炎。

◇ 慢性萎缩性肢端皮炎是莱姆病晚期的皮肤表现，见于欧洲与亚洲患者，与*阿弗西尼疏螺旋体*感染有关。

- *慢性莱姆病*：数月或数年后，小部分患者仍出现疼痛、神经认知表现，或疲劳综合征（与慢性疲劳综合征难以区分）。尚无证据表明上述症状为活动性感染所致。

诊断

诊断依据是血清学检查和临床表现。

- 仅20％～30％的患者在急性期血清学检测呈阳性，但70％～80％的患者在2～4周后的恢复期血清学检测呈阳性。但血清学检测并不能区分既往感染和活动性感染。

◇ 仅对中高度疑似患者进行两步法血清学检测，即采用酶联免疫吸附测定法（ELISA）筛选，再以免疫印迹法对阳性和可疑阳性的标本进行确认。

◇ 发病2个月内应检测血清IgM和IgG，2个月后只检测IgG即可。

◇ CDC采用的标准规定IgM免疫印迹法检测至少有2～3条清晰条带，IgG免疫印迹法检测至少有5～10条清晰条带才提

- 示阳性结果。
- PCR方法关节液检测阳性率最高，检测脑脊液敏感性较低，而血浆和尿液标本的阳性率极低。
- 也可进行病原体培养，但多用于实验研究。

治疗　莱姆疏螺旋体病

- 具有局部或播散感染的男性和非妊娠妇女可选用多西环素（100mg bid），其对治疗边虫病也有效（见第105章）。
  - 可依次选择：阿莫西林（500mg tid）、头孢呋辛（500mg bid）、红霉素（250mg qid）及新型大环内酯类药物。
  - 除神经系统受累及三度房室传导阻滞外，均可予口服抗生素。
  - 局部感染治疗14天，播散感染治疗21天，90%以上的患者可以取得良好疗效。
- 对于有外在神经功能障碍（孤立性面神经麻痹除外）的患者，应静脉输注头孢曲松14～28天，也可选择头孢噻肟和青霉素。
- 对于有高度房室传导阻滞（PR间期>0.3s）的患者，应使用静脉用药，建议进行心电监测。
- 莱姆病关节炎患者应持续口服多西环素或阿莫西林共30天。
  - 对口服无效的患者，再次治疗应予头孢曲松静脉输液28天。
  - 如果治疗后关节炎持续存在，而PCR检测关节液中伯氏疏螺旋体DNA为阴性，则抗炎药物或滑膜切除术可能有效。
- 尚无证据显示联合加用其他抗生素对慢性莱姆病患者治疗有效。

预防

蜱虫叮咬后感染*伯氏疏螺旋体*的风险很低，不需要常规应用抗生素预防。但如果发现黏附、肿胀的全沟*硬蜱稚蜱*或随访困难，可在被叮咬72h内给予单次剂量多西环素200mg，即可有效预防发病。

预后

早期治疗效果好。多数患者可痊愈，极少有后遗症。

地方性密螺旋体病

微生物学和流行病学

地方性密螺旋体病包括三类：雅司病（*pertenue，苍白密螺旋体*

极细亚种）、地方性梅毒（*endemicum*，*苍白密螺旋体地方亚种*）及品他病（*品他螺旋体*）。其为儿童中慢性非性传播感染性疾病，与*梅毒密螺旋体亚型*密切相关。

- 本病通过直接接触传播。
- WHO 最新估计（1997 年），每年新发病例 460 000 例，250 万人受感染。
- 本病局限于发展中国家郊区人群和其近期外迁移居者。

临床表现

性病梅毒与非性病密螺旋体病的主要临床区别是：非性病感染不伴先天传播和中枢神经系统受累，但并非绝对如此。

- *雅司病*的主要表现是一处或多处原发性皮肤损害，进而发展为多处播散性皮肤损害。
  ◇ 病原体感染 3～4 周后出现丘疹，最终扩大，伴局部淋巴结病，6 个月内可自愈。
  ◇ 晚期皮肤和长骨的树胶肿性病变影响 10％的未治疗患者，与麻风病和利什曼病的破坏性病变相似。
- *地方性梅毒*最初位于皮肤黏膜和黏膜表面。患者出现口内丘疹，继而出现口腔黏膜的黏液斑和类似二期梅毒扁平湿疣的皮肤黏膜病变。与晚期雅司病相比，地方性梅毒更易出现破坏性梅毒瘤、骨炎、毁形性鼻咽炎（造成鼻、上颌、上颚和咽的破坏）。
- *品他病*是密螺旋体感染中最良性的病变，不导致破坏性病变或累及皮肤以外的组织。本病分三期，以皮肤颜色的改变为主要表现。

诊断

基于临床表现、皮损涂片光镜检查和梅毒血清学检测可得出诊断。

治疗 ▶ 地方性密螺旋体病

卞星青霉素作为首选治疗（10 岁以下儿童 60 万单位，10 岁以上 120 万单位）。多西环素也可有效。

钩端螺旋体病

微生物学和流行病学

钩端螺旋体是螺旋体微生物，可导致严重的动物源性传染病，具有广泛临床表现。

- 这种微生物极小，甚至可以透过消毒培养基所使用的滤网。
- 最主要的传染源是大鼠、狗、牛和猪。通过接触受感染动物的尿或其他排泄物（如胎盘、分娩的产物）或暴露于受污染的环境可传播该病。
- 美国每年主动报告 CDC 的病例仅约 50～100 例，由于钩端螺旋体病并不要求强制报告，因此发病数字显著被低估。

临床表现

经过平均 5～14 天的潜伏期，*钩端螺旋体*感染导致亚临床感染、发热性疾病或 Weil 病（最严重类型）。

- 钩端螺旋体病的病程分两期，初始*钩体血症期*持续 3～10 天，以发热为主要表现。经过 3～10 天（*免疫期*），部分患者表现为发热、头痛及其他全身症状，与血中钩端螺旋体清除有关。
  ◇ 仅初期患者对抗生素治疗有效。
  ◇ 非特异性体征包括结膜充血、非渗出性咽部发红、肌紧张、肺部湿啰音、黄疸、假性脑膜炎和神经反射减弱或无反射（尤其是下肢反射）。
- *Weil* 病特征性表现包括：黄疸、急性肾损伤、低血压和出血（肺出血最常见）。常见伴有心脏受累（如心肌炎）、严重肌痛（偶尔类似急性腹痛）、皮疹和神经系统表现（如无菌性脑膜炎）。

诊断

详细追问高度疑似患者的病史对诊断至关重要，并可指导确证试验。

- 血清学检测是钩端螺旋体病的诊断性检查，显微镜下凝集试验是金标准，通常仅能在特定实验室（如 CDC）进行。其他大部分血清学检测采用腐生钩端螺旋体作为抗原，其结果并非特异性。
- 确定诊断依赖于分离培养病原体（需耗时数周）、体液中检出核酸或抗原（多作为研究用途）或组织中免疫组化染色可见病原体。
  ◇ 发病最初 7～10 天内，血和脑脊液中可分离培养出钩端螺旋体。
  ◇ 发病第 2 周尿培养阳性，并可在抗生素治疗后数月至数年持续阳性。

治疗 钩端螺旋体病

- 尽早开始抗生素治疗可以缩短重型疾病的病程，并预防轻型疾病的进展。
- 轻型疾病首选口服多西环素，阿奇霉素也有效。
- 重型疾病应肠外给予青霉素、头孢曲松或头孢噻肟。实际上，对于危重症患者，通常需要在诊断明确前即经验性给予广谱抗生素治疗。

回归热

微生物学

虱传回归热（LBRF）的病原体是*回归热螺旋体*，通过体虱在人与人之间传播。当虱破碎（如搔抓后）可释放体内血液中所含的螺旋体，污染皮肤创口。蜱传回归热（TBRF）是动物源性传染病，其病原包括多种包柔螺旋体，通过钝缘蜱属的叮咬从啮齿类动物传播到人。

流行病学

TBRF 在美国西部、不列颠哥伦比亚省南部、墨西哥高原地区、中美洲和南美洲、地中海、中亚和非洲大部分地区流行。13 个郡的患者约占全美的 50%。LBRF 的流行病学资料较少，较多见于东非地区。

临床表现

LBRF 和 TBRF 的临床表现虽然不同，但也有相似之处。

- 除发热外，患者通常表现为头痛、肌痛、寒战、恶心/呕吐和关节痛。
  ◇ 黄疸；中枢神经系统受累；躯干、四肢和黏膜瘀点；鼻衄；痰中带血更多见于 LBRF。
  ◇ 10%～30% 的患者伴发神经系统表现（如：脑膜炎、局灶神经功能缺陷、瘫痪、感觉中枢异常），在 LBRF 中更为多见。
- TBRF 和 LBRF 的平均潜伏期分别为 7 天和 8 天；平均首次发病分别持续 3 天和 5.5 天；首次发病与回归热发作的平均间隔时间分别为 7 天和 9 天。回归热期通常短于首次发作之持续时间。

诊断

发热期血液中找到或分离出螺旋体即可确诊。最常采用显微镜检查瑞氏染色或 Geimsa 染色的外周血薄、厚涂片或血沉棕黄层分析法。

◇ PCR 技术阳性率高，但仅作为研究用途。

◇ 通过血清学检查可确诊 TBRF，但尚缺乏统一的标准。也可采用 ELISA 或间接荧光抗体检测，若为阳性则进行免疫印迹确证。

治疗　回归热

● 单剂多西环素（100mg）或红霉素（500mg）对 LBRF 有效；TBRF 推荐其中任一抗生素，疗程 7～10 天。推荐首次应用抗生素后的 12h 内监测患者是否发生赫氏反应（包括低血压、心动过速、高热在内的急性加重症状）。

● 倘若脑膜炎或脑炎患者在其脑脊液检查中提示淋巴细胞增多，则建议静脉抗生素治疗。

预后

治疗后 LBRF 患者的病死率为 5%；TBRF 患者的病死率更低。

更多内容详见 HPIM-18 原文版：Lukehart SA：Endemic Treponematoses, Chap. 170, p. 1389；Vinetz JM：Leptospirosis, Chap. 171, p. 1392；Dworkin MS：Relapsing Fever, Chap. 172, p. 1397；and Steere AC：Lyme Borreliosis, Chap. 173, p. 1401. For a discussion of syphilis, see Chap. 92

第 105 章
立克次体病

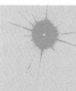

魏来　校　马慧　译

微生物学

立克次体是一个专性细胞内寄生物，革兰氏阴性的球杆状小体，通过蜱、螨、蚤或虱传播。除虱传斑疹伤寒外，人类为其偶见宿主。

临床表现

所有急性立克次体病起病初期 5 天具有相似的临床表现，其非特异性症状包括：发热、头痛、肌痛伴或不伴恶心、呕吐及咳嗽。随着病程进展，临床表现包括斑疹、斑丘疹或疱疹，焦痂，肺炎及脑膜脑炎，不同疾病临床表现各不相同（详见表 105-1）。

蜱传和螨传斑点热

■ 落基山斑点热（RMSF）

流行病学

病原体为立氏立克次体。RMSF 为所有立克次体病中致死率最高者。

- 美国中南部及东南部最为流行。5 月至 9 月疾病多发。
- 少见的暴发性 RMSF 常见于伴有 G6PD 缺乏的男性黑人患者。
- 在不同的区域 RMSF 由不同的蜱传播。例如：美国东部 2/3 区域及加利福尼亚地区由美国狗蜱（变异革蜱）传播。美国西部则由洛基山林蜱（安氏革蜱）传播。

发病机制

立克次体通过进食≥6h 后的蜱叮咬接种，随着淋巴液及血行播散，累及内皮细胞形成多处病灶，造成血管通透性增加伴水肿、低血容量及缺血，从而导致组织器官损伤。

临床表现

潜伏期 1 周（2～14 天）。起病前 3 天出现非特异性症状，半数患者出现手腕及脚踝部位的皮疹，继而向四肢其他部位及躯干扩散。

- 41%～59%的患者最终形成瘀斑，～74%的患者在第 6 天或以后出现皮疹。43%的患者第 5 天后累及手掌和足底，但 18%～64%的患者手掌和足底根本不受累。
- 患者可出现低血容量、肾前性氮质血症、低血压、非心源性肺水肿、肾衰竭、肝损害及心脏受累后伴随心律失常。出血较为少见，但其继发于严重血管损害可能危及生命。
- 中枢神经系统受累表现为脑炎、局灶性神经病变或者脑膜脑炎，是决定预后的重要因素之一。脑膜脑炎时脑脊液检查白细胞计数增多，以单核细胞或中性粒细胞为主，蛋白含量升高，葡萄糖正常。

表 105-1　立克次体感染特征

疾病	病原体	传播途径	地理分布	潜伏期（天）	病程（天）	皮疹（%）	焦痂（%）	淋巴结病[a]
洛基山斑点热	立氏立克次体	蜱叮咬：安氏革蜱、变异革蜱、卡延钝眼蜱、花蜱、血红蜱头蜱	美国 中/南美洲 墨西哥，巴西，美国	2～14	10～20	90	<1	+
地中海斑点热	康氏立克次体	蜱叮咬：血红蜱头蜱、短小血头蜱	南欧、非洲、中东、中亚	5～7	7～14	97	50	+
斑点病	帕氏立克次体	海湾花蜱	美国、南美洲	2～10	?	88	94	++
非洲蜱咬热	非洲立克次体	蜱叮咬：希伯来钝眼蜱、彩饰花蜱	撒哈拉以南非洲地区、西印度	4～10	?	50	90	+++
立克次体痘	小株立克次体	蜱叮咬：血红异皮螨	美国、乌克兰、墨西哥、克罗地亚	10～17	3～11	100	90	+++
蜱传淋巴结病	斯洛伐克立克次体	蜱叮咬：边缘革蜱、阿纹革蜱	欧洲	7～9	17～180	5	100	+++
蚤传斑点热	猫立克次体	蚤（机制不明）：猫栉首蚤	全球	8～16	8～16	50	15	—
流行性斑疹伤寒	普氏立克次体	虱排泄物：人体虱；飞松鼠体表的蚤和虱；或再燃	全球	7～14	10～18	80	无	—
鼠型斑疹伤寒	莫氏立克次体	蚤排泄物：印鼠客蚤、猫栉首蚤等	全世界	8～16	9～18	80	无	—
人单核细胞埃立克体病	查菲埃立克体	蜱叮咬：美洲钝眼蜱、变异革蜱	美国	1～21	3～21	26	无	++
伊氏埃立克体病	伊氏埃立克体	蜱叮咬：美洲钝眼蜱	美国					

疾病	病原体	传播	地理分布				
人粒细胞无形体病	嗜吞噬细胞无形体	蜱叮咬：肩突硬蜱、篦子硬蜱、太平洋硬蜱、全沟硬蜱	美国、欧洲、亚洲	4~8	3~14	少见 无	一
恙虫病	东方立克次体	螨叮咬：德利纤恙螨、其他	亚洲、澳大利亚、新几内亚、太平洋岛屿	9~18	6~21	50 35	++
Q热	贝氏柯克斯体	吸入感染性分娩物质气溶胶（羊、狗、其他）；摄入污染的奶或奶制品	全世界	3~30	5~57	<1 无	一

ª +++严重；++明显；+重度；+少数患者出现；一无相关症状

- 实验室检查异常包括血浆中急性期反应蛋白（如 C-反应蛋白）升高、低白蛋白血症、低钠血症及肌酸激酶水平升高。

预后

未经治疗患者通常在 8～15 天内死亡；暴发性 RMSF 患者可在 5 天内死亡。尽管应用有效的抗生素，病死率仍为 3%～5%，多由于诊断延误所致。RMSF 存活患者通常可恢复正常。

诊断

发病前 3 天仅 3% 的患者具有典型的三联征，即发热、皮疹及蜱暴露史，故诊断较为困难。患者出现皮疹时应考虑该诊断。

- 急性期对皮损处皮肤活检进行免疫组织学检查是唯一有效的诊断方法，其敏感性为 70%，特异性为 100%。
- 最常用的血清学检查是间接免疫荧光抗体试验，通常在发病后 7～10 天呈阳性，滴度≥1∶64 具有诊断意义。

治疗　**落基山斑点热**

- 儿童及成人患者，可给予多西环素（100mg bid PO 或 IV）治疗，但不适用于妊娠妇女及对其药物过敏者（应使用氯霉素）。
- 治疗应持续至体温恢复正常且症状改善 2～3 天后。

■ 其他蜱传斑点热

- 由康氏立克次体传染导致，多见于南欧、非洲及亚洲。康氏立克次体感染在不同地区命名不同（如：地中海斑点热、肯尼亚蜱传斑疹伤寒）。
  - 本病表现为高热、皮疹，以及大多数地区中，患者蜱叮咬部位出现焦痂（黑斑）。
  - 伴有糖尿病、酗酒或心力衰竭的重症患者中病死率可达 50% 左右。
- 非洲立克次体感染导致的非洲蜱咬热，发生于撒哈拉以南非洲及加勒比海地区，是最常见的传入欧洲及北美洲的立克次体病。
- 蜱传斑点热的诊断基于临床表现及流行病学资料；通过血清学实验或检出到立克次体可确诊。
- 多西环素（100mg bid PO×1～5 天），环丙沙星（750mg bid PO×5 天）或氯霉素（500mg qid PO×7～10 天）治疗有效。

■ 立克次体痘

流行病学

立克次体痘是一种由小蛛立克次体引起的，由鼠及其身上的螨虫传播的疾病。最初见于纽约，美国的其他地区、乌克兰、克罗地亚、墨西哥和土耳其也有报道。

临床表现

螨叮咬部位形成丘疹，中心逐渐形成水疱，形成无痛性黑色焦痂，周围红肿。焦痂区域淋巴结肿大。

- 在 10~17 天的潜伏期后，出现不适、寒战、发热、头痛及肌痛标志着疾病发作。
- 发病后 2~6 天出现斑疹，逐渐进展为丘疹、水疱并结痂，愈合后不留瘢痕。
- 未经治疗者发热可持续 6~10 天。

治疗　立克次体痘

选用多西霉素作为治疗药物。

蚤传和虱传斑疹伤寒

■ 地方性鼠型斑疹伤寒（蚤传）

病因及流行病学

地方性鼠型斑疹伤寒是由莫氏立克次体引起的，鼠为储存宿主，由蚤传播。

- 人可将满载立克次体的蚤粪抓入瘙痒的叮咬破损处而感染；蚤自身叮咬传播立克次体或吸入蚤粪中传播至空气的立克次体较为少见。
- 在美国，地方性斑疹伤寒主要见于德克萨斯州南部及加利福尼亚州南部；全球范围主要发生于热带及亚热带等温暖地区（沿海地区多见）。
- 患者多无法回忆起蚤叮咬史，但约 40% 患者具有动物接触史，包括猫、负鼠、浣熊、臭鼬及鼠。
- 重症的危险因素包括老年、伴有基础疾病及应用磺胺类药物治疗。

临床表现

在骤发寒战及发热之前 1~3 天，可出现头痛、肌痛、关节痛、恶心及不适等前驱症状。疾病早期，恶心、呕吐症状非常普遍。

- 13％的患者出现典型皮疹（通常在症状出现后4天）；2天后，其余半数患者出现斑丘疹，躯干多于四肢，瘀斑较少见，较少累及脸、手掌或足底。
- 常见累及肺部，35％的患者无咳痰。胸片提示近四分之一患者有间质性肺炎、肺水肿及胸腔积液导致的肺部致密影。
- 实验室检查异常包括贫血、发病早期白细胞减少、发病后期白细胞增多、血小板减少、低钠血症、低白蛋白血症、转氨酶水平轻度升高及肾前性氮质血症。
- 并发症包括呼吸衰竭、呕血、脑出血及溶血。
- 未经治疗患者病程平均持续时间为12天（9～18天）。

诊断

诊断基于培养、PCR、急性期及恢复期血清交叉吸附试验或免疫组织学检查，但多数患者进行经验性治疗。

治疗 ▶ 地方性鼠型斑疹伤寒（蚤传）

多西环素（100mg bid×7～15d）治疗有效。如多西环素存在禁忌证，可选用环丙沙星。

■ 流行性斑疹伤寒（虱传）

病因及流行病学

流行性斑疹伤寒由普氏立克次体引起，经人体虱传播。美国东部的飞松鼠及其虱和蚤维持着普氏立克次体的动物源性循环。

- 在卫生环境较差的条件下，尤其常见于寒冷的气候、战争或自然灾害时期，虱寄生于衣物上。
- 虱吸食流行性斑疹伤寒患者血液，受染的虱叮咬人时，将立克次体排泄于人的皮肤表面。患者搔抓时，病原体自动进入人体内。
- *Brill-Zinsser*病是流行性斑疹伤寒急性期过后数年的复发，临床表现较轻，提示普氏立克次体在宿主体内保持休眠，当免疫力下降时疾病重新活化。

临床表现

流行性斑疹伤寒表现为突发高热、衰弱、剧烈头痛、咳嗽和严重肌痛。畏光伴结膜充血、眼睛疼痛也是常见的临床表现。

- 发病第 5 天左右出现躯干上部的皮疹，并向除脸、手掌及足底以外的其他部位扩展。
- 严重患者可出现意识模糊、昏迷、皮肤坏死和肢端坏疽。
- 未经治疗的患者致死率为 7%～40%。患者可出现肾衰竭、多器官受累以及突出的神经系统表现。

诊断

流行性斑疹伤寒有时可被误诊为伤寒。诊断基于血清学、免疫组化或在患者身上找到的虱中检测到病原体。荧光免疫吸附法可鉴别出莆氏立克次体。

治疗　流行性斑疹伤寒（虱传）

尽管一次性给予多西环素 200mg 在流行情况下已经证明有效，仍可应用多西环素（100mg bid）直至患者退热后 2～3 天。

■ 恙虫病

- 东方立克次体为恙虫病的病原体，在丛林环境中经螨虫幼虫或恙螨传播。
- 疾病发生于梅雨季节。在东南亚、澳大利亚北部及太平洋岛流行。
- 典型临床表现包括在恙螨叮咬处出现焦痂、区域淋巴结肿大及斑丘疹——原住民这些体征少见；西方人通常不出现所有 3 项表现。重症患者出现脑炎及间质性肺炎。
- 通过血清学方法可诊断恙虫病（免疫荧光法，间接免疫过氧化物酶及酶免疫分析法）。行焦痂及血液的 PCR 分析也是有效的。
- 有效治疗包括：多西环素（100mg bid）或氯霉素（500mg qid），疗程 7～15 天；或阿奇霉素（500mg qd），疗程 3 天。

埃立克体病及边虫病

2 个不同的埃立克体属及 1 个无形体属均为专性细胞内生长的微生物，通过蜱传播给人，可导致严重的流行性感染。

■ 人单核细胞埃立克体病（HME）

病因及流行病学

HME 是由查菲埃立克体导致的，一般发生在美国东南部、中南部及大西洋中部地区。发病率可高达 0.414%。

- *查菲埃立克体*通过美洲花蜱（美洲钝眼蜱）传播，白尾鹿是主要宿主。
- 多数患者为男性，平均年龄 53 岁。
- *伊氏埃立克体病*临床表现类似于 HME，但相对较轻。

临床表现

临床表现包括发热（96%）、头痛（72%）、肌痛（68%）及不适（77%）等非特异性症状。恶心、呕吐、腹泻、咳嗽、皮疹及意识模糊也可出现。

- 平均潜伏期为 8 天。
- 疾病可以很严重：62% 以上患者需要住院治疗，约 3% 患者死亡。并发症包括中毒性休克样综合征、呼吸窘迫、脑膜脑炎、暴发性感染及出血。
- 白细胞减少（61%）、血小板减少（73%）及血清转氨酶水平升高（84%）常见。

诊断

由于 HME 为可致死性疾病，通常需要基于临床诊断给予经验性抗生素治疗。抗生素治疗前可进行 PCR 检测或回顾性血清测定检出滴度升高的抗体。<10% 患者外周血涂片见到桑椹状包涵体。

治疗

多西环素（100mg bid PO 或 IV）或四环素（250～500mg q6h PO）有效，应在退热后继续应用 3～5 天。

■ 人粒细胞无形体病（HGA）

病因及流行病学

HGA 是由*嗜吞噬细胞无形体*引起的，在美国主要见于东北部及北方中西部各州。

- 地理分布与莱姆病及*田鼠巴贝虫*感染类似，这三种病原体均以*肩突硬蜱*作为媒介昆虫。
- HGA 发病高峰为每年 5 月至 7 月，但全年均可发病。

临床表现

流行区域血清学阳性率较高，推测多数患者为亚临床感染。

- 经过 4～8 天潜伏期，患者出现发热（91%）、肌痛（77%）、头痛（77%）及不适（94%）。

- 严重并发症多见于老年患者，包括呼吸窘迫、中毒性休克样综合征和机会性感染。
- 实验室检查可出现白细胞减少、血小板减少和血清转氨酶升高。

诊断

于 5 月至 12 月期间出现流感样症候群，以及出现不典型严重莱姆病表现的患者，应考虑 HGA 诊断。

- 20%～75% 患者其外周血片可见中性粒细胞内的桑椹状包涵体。
- 抗生素治疗前行 PCR 检测或恢复期 IgG 抗体滴度较急性期升高 4 倍及以上可确诊。

治疗

多西环素（100mg bid PO）有效，多数患者在 24～48h 内退热。妊娠妇女及 <8 岁儿童可应用利福平治疗。

■ 预防

HME 及 HGA 的预防措施包括在流行区避免蜱叮咬、穿着保护性服装、使用驱虫剂，并在暴露后认真寻找并迅速去除附着的蜱。

Q 热

微生物学

Q 热的病原体是*贝纳柯克斯体*（贝氏立克次体），是一种微小及专性细胞内寄生的革兰氏阴性多形球杆菌。

流行病学及发病机制

Q 热是人畜共患疾病，全世界均可见发病。最主要的传染源是已感染的牛、绵羊、山羊；其他许多动物也可作为传播媒介或宿主。

- 贝氏立克次体存在于已感染的雌性哺乳动物的子宫和乳腺。妊娠时被重新激活，且胎盘中浓度极高。分娩时，病原体以气溶胶形式播散，吸入后发生感染。
- 屠宰场工人、兽医、农民以及接触感染动物者，尤其暴露于新生动物或被感染的妊娠产物之人员为高危人群。
- 美国每年报告 28～54 例；澳大利亚每年每 1 百万人口中发生 30 例感染。

临床表现

急性 Q 热的特异性表现随地理位置不同而有差异（如：加拿大

新斯科舍省发病病例表现为肺炎，而法国马赛发病病例则表现为肉芽肿性肝炎）；慢性 Q 热几乎均表现为心内膜炎。

- **急性 Q 热**：潜伏期为 3～30 天，患者可出现流感样症状、迁延不愈的发热、肺炎、肝炎、心包炎、心肌炎、脑膜脑炎和妊娠期感染。
  - ◇ 症状多为非特异性的（如：发热、乏力、头痛、寒战、出汗、恶心、呕吐、腹泻、咳嗽，偶出现皮疹）。
  - ◇ 流行区患者胸片呈多个圆形模糊影，则高度提示 Q 热肺炎。
  - ◇ 白细胞计数多为正常，但可出现血小板减少。恢复期可出现反应性血小板增多。
  - ◇ Q 热后可出现持续乏力，伴随非特异症候群（如头痛、肌痛和关节痛），称为 Q 热后乏力综合征。
- **慢性 Q 热**：贝氏立克次体心内膜炎通常见于既往存在原发心脏瓣膜疾病、免疫抑制或慢性肾衰竭的患者。
  - ◇ 无发热或低热；在确诊前，患者可能已患病 1 年以上。
  - ◇ 最好采用经食管超声心动图检查瓣膜赘生物，而非经胸超声心动图检查。仅 12% 的患者可见到瓣膜赘生物。瓣膜病变与其他原因所致细菌性心内膜炎的瓣膜病变不同，其表现为瓣膜上形成上皮细胞覆盖的结节。
  - ◇ 所有血培养阴性的心内膜炎患者应怀疑本病。
  - ◇ 尽管通过 Shell-vial 技术可分离贝氏立克次体，但由于其传染性极高，大多数实验室都禁止进行分离。PCR 检测可用于从组织或活检标本中扩增立克次体，但血清学检查是最常用的诊断方法；间接免疫荧光法也是常用方法。

治疗   Q 热

- **急性 Q 热**可予多西环素（100mg bid×14 天）治疗。
  - ◇ 喹诺酮类也是有效药物。
  - ◇ 若妊娠妇女患 Q 热，应予复方新诺明治疗直至妊娠结束。
- 目前慢性 Q 热治疗推荐应用多西环素（100mg bid）及羟氯喹（200mg tid；血浆浓度维持在 0.8～1.2μg/ml），疗程 18 个月。
  - ◇ 体外实验中，羟氯喹可使多西环素杀灭贝氏立克次体。
  - ◇ 应测定患者多西环素最低抑菌浓度（MIC）并监测其血清水平，目标为血清药物水平与多西环素最低抑菌浓度的比率≥1。

◇ 应告知患者治疗过程中可能存在光过敏及肾毒性风险。

◇ 无法接受多西环素联合羟氯喹治疗的患者，应至少应用两种抗贝氏立克次体药物，利福平（300mg qd）联合多西环素（100mg bid）或联合环丙沙星（750mg bid）已成功使用。

◇ 治疗至少应持续 3 年，直至 I 相 IgA 及 IgG 抗体滴度分别 ≤1：50 及≤1：200 时，方可停药。

更多内容详见 HPIM-18 原文版：Walker DH, Dumler JS, Marrie T：Rickettsial Diseases，Chap. 174, p. 1407.

第106章
支原体感染

穆新林　校　王克强　译

支原体大小仅 150～350nm，是可独立存活的最小微生物。获取不同的支原体种属的基因组序列数据，可协助确定细胞生存所需的最少基因组合。支原体没有细胞壁，仅有细胞膜包被，定植于呼吸道以及泌尿生殖道黏膜表面。

■ 肺炎支原体

流行病学

肺炎支原体四季均在全世界范围内流行，其造成的上呼吸道感染多于肺炎近 20 倍。

- 感染通过吸入气溶胶引起，潜伏期 2～4 周。
- 肺炎支原体肺炎大约占成人社区获得性肺炎的 23％。

临床表现

在肺炎支原体、肺炎衣原体和军团菌导致的非典型社区获得性肺炎中，肺炎支原体是最为常见的病原体。仅凭临床表现无法鉴别肺炎支原体肺炎和其他细菌感染。

- 急性肺炎支原体感染表现为非特异性上呼吸道综合征，伴有咽炎、气管支气管炎和（或）喘息。

- 3%～13%肺炎支原体感染的患者可发展为肺炎，最常见的临床表现是干咳。其他常见的临床症状包括头痛、乏力、寒战以及发热等。
- 体格检查时，约80%的患者可有喘息或肺部啰音。
- 2～3周后症状可缓解，适宜的抗微生物治疗可有效缩短临床病程。
- 肺炎支原体感染较少导致重症疾患，罕有死亡。
- *肺炎支原体*感染的肺外表现相对少见，可有皮损（如：多形性红斑、皮疹）、神经系统表现（如：脑炎、吉兰-巴雷综合征、急性脱髓鞘性脊髓炎）、化脓性关节炎（尤其见于低γ球蛋白血症的患者）以及血液系统异常（如：溶血性贫血、凝血功能障碍）。

诊断

临床表现、非微生物学实验室检查、胸部影像学表现均无助于鉴别*肺炎支原体*与其他病原微生物感染造成的肺炎。

- 急性*肺炎支原体*感染可通过呼吸道分泌物PCR鉴定诊断，其敏感性为65%～90%，特异性为90%～100%。
- 肺炎支原体培养（需要特殊培养基）敏感性≤60%，培养周期费时数周，因此不推荐作为常规临床诊断手段。
- *肺炎支原体*IgM与IgG抗体的血清学检测，要求留取急性与恢复期血样，因此对于诊断活动性感染的作用不大。此外，IgM抗体可在急性感染后持续存在长达1年。
- 冷凝集素检测结果缺乏特异性，因此不再推荐用于*肺炎支原体*感染的诊断。

治疗　肺炎支原体感染

- 可选用的抗生素治疗包括大环内酯类（阿奇霉素，首日500mg PO，随后250mg qd×4d）、四环素类（多西环素PO 100mg bid×10～14d）和呼吸喹诺酮类（左氧氟沙星PO 500～750mg qd×10～14d）。
- 不推荐使用环丙沙星和氧氟沙星，因其用于治疗肺炎支原体感染的最小抑菌浓度较高。

■ 泌尿生殖道支原体

见第92章。

更多内容详见 HPIM-18 原文版：Hardy RD：Infections Due to Mycoplasmas, Chap. 175, p. 1417.

第107章
衣原体感染

穆新林　校　王克强　译

■ 微生物学

- 衣原体是一种专性胞内细菌，既有 DNA 也有 RNA（其不同于病毒的特性），且具有相似于革兰氏阴性菌的细胞壁。
- 衣原体具有复杂的繁殖周期，以两种形式存在。
  - ◇ *原生小体*（具有感染性）在细胞外稳定生存，而网状小体于细胞内生存并繁殖。
  - ◇ 感染细胞后 18～24h 内，网状小体复制后缩合成原生小体，从细胞内释放出来，继续感染其他细胞或个体。
- 三种衣原体可以感染人类：*沙眼衣原体、鹦鹉热衣原体以及肺炎衣原体*。
  - ◇ 补体结合试验和酶免疫检测法可检测衣原体的脂多糖，但只能鉴定至属的水平。
  - ◇ 微量免疫荧光法（MIF）可区分三种衣原体。

沙眼衣原体感染

■ 生殖道感染，包括性病性淋巴肉芽肿

见第 92 章。

■ 沙眼和成人包涵体性结膜炎。

病因学

- 沙眼是一种由*沙眼衣原体血清型 A、B、Ba 及 C* 导致的慢性结膜炎。其传播方式主要是通过接触感染者的眼部分泌物，也可经由苍蝇传播。
- 成人包涵体性结膜炎是由性传播的*沙眼衣原体亚型*（通常为 D～K 血清型）导致的急性眼部感染，见于接触感染者生殖道分泌物的成年人及其分娩的新生儿。

流行病学

沙眼是感染性致盲首位原因,可有效防控,全球共约 600 万人遭遇感染。主要流行区分布于北非、亚撒哈拉非洲、中东及亚洲部分地区,生活于流行区 3 年内罹患沙眼者近乎 100%。再发感染以及持续性感染极为常见。

临床表现

沙眼和成人包涵体性结膜炎临床均表现为结膜炎,其特征是结膜中小淋巴滤泡增殖。其中,沙眼通常在 2 岁之前就隐匿发病。

- 随着疾病进展,出现炎性白细胞浸润以及角膜表层血管新生(云翳形成)。
  - ◇ 角膜瘢痕最终导致眼睑内翻、倒睫并摩擦眼球。
  - ◇ 角膜上皮最终形成溃疡,继而形成瘢痕导致失明。
  - ◇ 结膜杯状细胞、泪导管和泪腺的破坏造成了干眼综合征(干眼症),进而发生角膜混浊以及继发性细菌性角膜溃疡。
- 成人包涵体性结膜炎是一种急性单侧滤泡性结膜炎,常伴有耳前淋巴结肿大,临床表现类似于腺病毒以及单纯疱疹病毒引起的结膜炎。
  - ◇ 角膜炎症表现为片状混浊、点状上皮糜烂以及角膜表层血管新生。
  - ◇ 如不治疗,病程可持续 6 周至 2 年。

诊断

如存在以下征象中的 2 项即可做出临床诊断:上睑结膜淋巴滤泡、典型的结膜瘢痕、血管云翳或睑缘的滤泡。

- 对伴有严重炎症的患儿进行结膜涂片吉姆萨染色,约 10%～60% 可发现细胞胞浆内衣原体包涵体。
- 然而,衣原体核酸扩增检测的敏感性更高。

治疗   **沙眼衣原体感染**

- 包涵体性结膜炎对阿奇霉素(1g 顿服)或多西环素(100mg PO bid×7 天)反应良好。需要对患者的性伴侣进行治疗,以预防眼部再次感染以及衣原体生殖道感染。

鹦鹉热

病因学及流行病学

大多数鸟类均可携带*鹦鹉热衣原体*,但鹦鹉类(如:鹦鹉、长尾

小鹦鹉）的感染最为常见。人类感染鹦鹉热衣原体并不常见，且仅
为人畜共患传染病。

- 家禽工人以及宠物鸟主人暴露最为常见。
- 鹦鹉热衣原体存在于感染鸟类的鼻腔分泌物、排泄物、组织和
  羽毛中，通过吸入气体溶胶或直接接触感染的鸟类传播给人
  类。尚未有人间传播的报道。
- 随着鸟类入境检疫以及兽医技术手段的发展，已罕有鹦鹉热
  暴发和散发病例。美国每年确诊的病例报告少于 50 例。

临床表现

人类鹦鹉热的表现多样从无症状或轻症感染到急性原发非典型
肺炎（未经治疗者，死亡率可达 10％），甚至发展成慢性重症肺炎。

- 在 5～19 天的潜伏期后，患者可表现出发热、寒战、肌肉酸
  痛、严重头痛、肝脾大以及胃肠道症状。
- 心脏相关的并发症包括感染性心内膜炎以及心肌炎。

诊断

其诊断通过血清学检查确定。

- 金标准是微量免疫荧光法检测（MIF）。
- 抗体滴度＞1：16 或急性期与恢复期之间双份血清滴度升高 4
  倍，结合典型临床特点也可诊断为鹦鹉热。

治疗 ▶ 鹦鹉热

- 四环素（250mg PO qid×3 周）治疗有效。
- 红霉素（500mg PO qid）也可作为备选药物。

肺炎衣原体感染

流行病学

肺炎衣原体是人类呼吸系统疾病常见的病原体，尤其是年轻
成人。

- 肺炎衣原体在全世界范围内非常常见，血清阳性率可达 40％～
  70％。血清学阳性最早可出现在学龄期，其后每 10 年增加
  约 10％。
- 肺炎衣原体在粥样硬化性疾病中的作用长期引起关注，但是
  大规模治疗试验对肺炎衣原体的致病作用提出了质疑。

临床表现

*肺炎衣原体*的感染表现包括急性咽炎、鼻窦炎、支气管炎以及肺炎。

- *肺炎衣原体*肺炎类似于*肺炎支原体*肺炎。患者首先出现上呼吸道症状、发热、干咳；肺部查体基本正常；胸片上仅见小片状浸润影；且白细胞并不升高。
  - 初发感染比再次感染严重。
  - 年龄大者病情严重。

诊断

血清学检测是临床上诊断*肺炎衣原体*感染最有用的手段。

- 血清学诊断要求急性期与恢复期之间双份血清滴度升高 4 倍。
- 病原体培养十分困难，不建议常规检查。肺炎衣原体的 PCR 检测目前仅用于科研目的。

治疗　肺炎衣原体感染

- 建议使用红霉素或四环素（2g/d×10～14 天）。
- 也可选用其他大环内酯类（如阿奇霉素）或喹诺酮类（如左氧氟沙星）药物。

更多内容详见 HPIM-18 原文版：Gaydos CA, Quinn TC: Chlamydial Infections, Chap. 176, p. 1421.

第 108 章
疱疹病毒感染

魏来　校　吕飒　译

单纯疱疹病毒

■ 微生物学和发病机制

单纯疱疹病毒 HSV-1 和 HSV-2 是线性双链 DNA 病毒，二者同源性为 50%。黏膜或破损皮肤表面接触可以使 HSV 病毒入侵并在表皮和真皮细胞内复制。随后 HSV 进入神经元细胞，并在神经节内潜伏下来。

- 当正常病毒基因重新表达，在黏膜表面可以检出病毒的存在，称为病毒活化。
- 抗体介导和细胞介导的免疫（包括病毒型特异性免疫）都有重要的临床意义。

■ 流行病学

HSV-1 感染者较多，较 HSV-2 感染者年龄偏小。50 岁以上成年人中超过 90％都有 HSV-1 抗体。HSV-2 抗体在青春期前较少阳性，且与性活动有关。美国约 15％～20％的人存在 HSV-2 抗体。

- HSV 最易通过与活动期病变部位接触而感染，且可以通过无症状携带者分泌物进行传播。
- HSV 潜伏感染再激活较为常见：平均 25％的被感染患者感染数天后可出现 HSV-2 病毒活化，29％生殖器部位病毒的活化周期为 6h。
- 大量的未确诊的携带者，以及无症状的 HSV-2 病毒活化的患者，促使 HSV 在全世界范围内播散流行。

■ 临床表现

两种亚型的病毒均可引起不易区分的生殖器和口-面部感染。总体来说，生殖器的 HSV-2 型感染比 HSV-1 型感染的活化率高 1 倍，复发率高 8～10 倍。相比而言，口唇部位 HSV-1 型感染的复发率比 HSV-2 型高。原发感染的潜伏期为 1～26 天（中位平均时间 6～8 天）。

口-面感染

原发 HSV-1 感染可出现口腔牙龈炎、咽炎、持续 2 周以上的发热、乏力、肌痛、厌食和颈部淋巴结肿大，上颚、齿龈、舌、唇、面部、咽后部和（或）扁桃弓（tonsillar pillars）出现皮损，偶出现渗出性咽炎。

- 无症状唾液分泌病毒、口腔黏膜溃疡、唇红缘或面部疱疹性溃疡与潜伏于三叉神经节的 HSV 活化有关。
  ◇ 50％～70％行三叉神经根微血管减压术的患者和 10％～15％的拔牙患者，平均术后 3 天发生口唇疱疹。
  ◇ 面神经下颌支的 HSV 和水痘-带状疱疹病毒（VZV）活化可引起弛缓性麻痹（贝尔麻痹）。
- 对于免疫抑制的患者，由于病毒进入黏膜和皮肤后引起严重感染，导致其脆性增加、坏死、出血、疼痛，甚至无法进食水。
- 特异性皮炎的患者可出现严重的口-面部 HSV 感染（疱疹性

湿疹），可出现广泛的皮肤破损，偶累及内脏。

- 约75％的多形性红斑患者伴有HSV感染。

生殖器感染（见第92章）

原发性生殖器疱疹首次发病以发热、头痛、不适和肌痛为主要特征。疼痛、瘙痒、排尿困难、阴道尿道分泌物、腹股沟淋巴结肿痛是最主要的局部症状。

- 初次感染HSV-1的患者病情较轻。
- 病毒活化通常为亚临床表现、生殖器破损或伴有排尿困难的尿道炎。
- 即使没有肛交史，生殖道感染潜伏于肛周的病毒也可造成皮肤破损。

甲沟炎

HSV手指感染的患者表现为手指突发红肿、疼痛、出现水疱或脓疱破损，与其他化脓性细菌感染引起的破损不易区分。常伴有发热、淋巴结炎和肱骨内上髁和腋窝淋巴结肿大。

外伤性疱疹

外伤引起的HSV感染可以出现在身体任何部位，以喉、耳、面和手部最常见。

眼部感染

眼部HSV感染是美国角膜性失明的最常见原因。

- HSV角膜炎表现为突发疼痛、视物模糊、球结膜水肿、结膜炎和特征性角膜树枝状损害。局部应用糖皮质激素可使症状加重，复发常见。
- 其他表现还包括脉络膜视网膜炎和急性坏死性视网膜炎。

中枢和周围神经系统感染

美国HSV感染引起的脑炎占散发性病毒性脑炎的10％～20％，其中95％都是HSV-1感染（首次感染或复活）。估计年发病率为每年2.3人/百万人。

- 出现急性发热、局部神经系统症状和体征（尤其是颞叶）。严重者伴出血性坏死，脑脊液检查可见红细胞。
- 对于严重潜伏感染患者，应经验性应用抗病毒治疗直至明确或排除诊断。
- HSV脑炎通常与初次生殖器感染相关，是一种急性自限性疾病，表现为头痛、发热和轻度畏光，持续 2~7 天。

◇ 无菌性脑膜炎中 3%~15% 为 HSV 感染。

◇ HSV 感染是复发性淋巴细胞性脑膜炎（Mollaret 脑膜炎）最主要的原因。

● HSV 和 VZV 感染导致的自主神经系统紊乱最常累及骶区。常发生麻木、臀部和会阴部刺痛感、尿潴留、便秘及阳痿。

◇ 症状于数天到数周内逐渐缓解。

◇ HSV 感染后还可出现横贯性脊髓炎和吉兰-巴雷综合征，但较为罕见。

内脏感染

内脏器官的 HSV 感染通常是由于病毒血症引起的，常见多器官受累，偶尔侵及食管、肺或肝。

● HSV 性食管炎患者典型表现为吞咽痛、吞咽困难、胸骨后疼痛及体重下降，内镜下可见复合型圆形溃疡，伴基底明显充血、水肿。在食管远端经常发生溃疡。病变部位检测到 HSV 可明确诊断，有助于与其他病原体引起的食管炎相鉴别（如念珠菌性食管炎）。

● HSV 性肺炎极罕见，主要见于严重免疫抑制患者，可导致局灶性坏死性肺炎，死亡率＞80%。

● 肝 HSV 感染主要见于免疫抑制患者，表现为发热、胆红素和转氨酶急剧升高和白细胞降低（＜4000WBCs/μl）。

新生儿感染

内脏和（或）中枢神经系统 HSV 感染在小于 6 周的新生儿中非常常见。如未经有效治疗死亡率为 65%。

● 感染多发生于围产期，由分娩时接触生殖道传染性分泌物所致。

● 2/3 以上的新生儿疱疹病毒感染是由 HSV-2 引起的。近期感染 HSV 的产妇，其新生儿疱疹感染率比其他新生儿高 10 倍。

■ 诊断

应用显微镜检查、病毒培养、血清学检测和 PCR 检测可协助诊断 HSV 感染。

● 检测方法相同的情况下，水泡提取分泌物的敏感性高于黏膜溃疡破损的敏感性，初次发病敏感性高于复发患者，免疫抑制患者敏感性高于正常免疫患者。

● 应尽可能应用 PCR 检测，其对 HSV 最为敏感。

- Tzanck 涂片（从破损部位基底部获得碎屑涂片进行吉姆萨染色）可检测到 HSV 或 VZV 感染特有的巨细胞或疱疹病毒性核内包涵体，敏感性较低，且需要有临床经验的工作人员操作。
- 血清学检测可证明 HSV 感染，但尚无法进行 IgM 检测，故无法鉴别是否为急性 HSV 感染。

> ### 治疗　单纯疱疹病毒感染
>
> - 表 108-1 列出了具体 HSV 感染的抗病毒药物治疗方法。
>   ◇ 所有批准上市的抗 HSV 药物均通过抑制病毒 DNA 聚合酶起效。
>   ◇ 阿昔洛韦能在肾实质中形成结晶，引起一过性肾功能不全，因此患者使用前应充分水化，给药时间应＞1h。
>   ◇ 阿昔洛韦耐药的 HSV 较罕见，但在免疫抑制患者中曾出现。这种耐药株通常对泛昔洛韦和伐昔洛韦都耐药，因为二者与阿昔洛韦的作用机制是一样的。

■ 预防

应用避孕套等避孕措施可以减少 HSV 传播的可能性，尤其是在无症状排毒期。长期每日服用伐昔洛韦，尤其是在易感妇女，可部分有效降低 HSV-2 的感染。

水痘-带状疱疹病毒

■ 微生物学和发病机制

VZV 是疱疹病毒科家族中的一种双链 DNA 病毒，与 HSV 相似，有一个致病循环周期。原发感染通过呼吸道传播。病毒复制引起病毒血症，表现为散在皮肤水疱，而后潜伏于神经节的背侧根处，通过未知机制再次活化。

■ 流行病学和临床表现

VZV 可以引起两种不同表现：原发感染（水痘）和复活感染（带状疱疹）。人是目前所知的 VZV 的唯一宿主。

水痘

患者表现为发热、不适和特征性皮疹，表现为不同进展期的斑丘疹、水疱和结痂。多数皮损较小，伴基底部红斑，直径 5～10mm，

表 108-1　HSV 感染的抗病毒治疗

I. 皮肤黏膜 HSV 感染

A. 免疫抑制患者的感染

1. 首次或复发感染急性期：静脉阿昔洛韦（5mg/kg q8h）或口服阿昔洛韦（400mg qid），泛昔洛韦（500mg bid 或 tid），或伐昔洛韦（500mg bid）有效，疗程 7~14 天。

2. 抑制疾病复活（生殖器或口唇部）：移植后 30 天内立即使用静脉阿昔洛韦（5mg/kg q8h）或口服伐昔洛韦（500mg bid）或阿昔洛韦（400~800mg，每日 3~5 次）抑制复活。持续性免疫抑制的患者应长期预防性应用抗病毒治疗。对骨髓移植和肾移植患者，口服伐昔洛韦（2g/d）可以有效减少巨细胞病毒感染。HIV 阳性的患者口服伐昔洛韦（4g/d）可能与血栓性血小板减少性紫癜发生相关。HIV 感染患者口服阿昔洛韦（400~800mg bid）、伐昔洛韦（500mg bid）、泛昔洛韦（500mg bid）可以有效地降低 HSV-1 和 HSV-2 感染后的临床或亚临床复活。

B. 机体免疫正常患者的感染

1. 生殖器疱疹：

a. 首次发病：口服阿昔洛韦（200mg，每天 5 次或 400mg tid），伐昔洛韦（1g bid）或泛昔洛韦（250mg bid），疗程 7~14 天有效。对于严重患者或伴有无菌性脑膜炎等神经系统并发症的患者，可予静脉阿昔洛韦（5mg/kg q8h，疗程 5 天）。

b. 有症状的复发性生殖器疱疹：可采用短期（1~3 天）治疗，其花费低、方便且依从性好。口服阿昔洛韦（800mg tid，疗程 2 天）、伐昔洛韦（500mg bid，疗程 3 天）或泛昔洛韦（750mg 或 1000mg bid，疗程 1 天；单剂 1500mg；或起始剂量 500mg，维持剂量 250mg q12h，疗程 3 天），能有效缩短皮损持续时间。其他治疗方法包括口服阿昔洛韦（200mg，每天 5 次）、伐昔洛韦（500mg bid）和泛昔洛韦（125mg bid，疗程 5 天）。

c. 复发性生殖器疱疹的治疗：可予口服阿昔洛韦（400~800mg bid）或伐昔洛韦（500mg qd）。每年复发＞9 次的患者可予口服伐昔洛韦（1g qd 或 500mg bid）或泛昔洛韦（250mg bid 或 500mg bid）。

2. 口唇 HSV 感染

a. 首次发病：口服阿昔洛韦（200mg，每天 4~5 次）；也可口服阿昔洛韦（600mg/m² qid）。临床上也可口服泛昔洛韦（250mg bid）或伐昔洛韦（1g bid）。

b. 复发：如果刚刚出现前驱症状，单剂量或 1 天的治疗即可有效减轻疼痛并促进愈合。常规治疗包括口服泛昔洛韦（单剂量 1500mg 或 750mg bid，疗程 1 天）或伐昔洛韦（单剂量 2g 或 2g bid，疗程 1 天）。在口唇部位涂抹喷昔洛韦乳膏每天 6 次可使 HSV 皮损迅速消退。局部应用阿昔洛韦乳膏也可促进愈合。

c. 口唇 HSV 感染活化的治疗：在接触前和接触过程中（通常 5~10 天）口服阿昔洛韦（400mg bid）能防止感染活化并预防强烈日晒相关的口唇 HSV 感染的复发。

3. 外科手术中口腔和生殖器 HSV 感染的预防：一些外科操作，如皮肤激光磨削术、三叉神经根减压术和腰椎间盘手术与 HSV 活化相关。静脉阿昔洛韦（3~5mg/kg q8h）或口服阿昔洛韦（800mg

表 108-1　HSV 感染的抗病毒治疗（续）

bid）、伐昔洛韦（500mg bid）或泛昔洛韦（250mg bid）可有效减少病毒活化。可在手术前 48h 开始治疗，疗程 3～7 天。

4. *疱疹性甲沟炎*：口服阿昔洛韦（200mg，每天 5 次，疗程 7～10 天或 400mg tid）。

5. *HSV 直肠炎*：口服阿昔洛韦（400mg，每天 5 次）可缩短病程。对于免疫抑制或重症感染的患者，可以静脉使用阿昔洛韦（5mg/kg q8h）。

6. *眼部 HSV 感染*：急性角膜炎时，局部应用三氟胸苷、阿糖腺苷、碘苷、阿昔洛韦、喷西洛韦和干扰素都是有效的。需要进行清创术，局部应用激素则会使疾病恶化。

Ⅱ. 中枢神经系统 HSV 感染
A. *HSV 脑炎*：静脉阿昔洛韦（10mg/kg q8h；30mg/kg qd）疗程 10 天或直至脑脊液中 HSV DNA 转阴。
B. *HSV 无菌性脑膜炎*：目前尚无系统性抗病毒治疗的研究。如果需要治疗，可使用静脉阿昔洛韦 [15～30mg/（kg·d）]。
C. *自主性神经根病*：目前尚无相关研究。多数专家推荐试验性应用静脉阿昔洛韦。

Ⅲ. 新生儿 HSV 感染：阿昔洛韦 [60mg/（kg·d）PO tid]，建议疗程 21 天。应对新生儿是否复发进行监测，一些专家推荐使用口服阿昔洛韦 3～4 个月以防止复发。

Ⅳ. 内脏 HSV 感染
A. *HSV 食管炎*：阿昔洛韦 [15mg/（kg·d）IV]。对于轻度免疫抑制的患者，口服伐昔洛韦或泛昔洛韦也有效。
B. *HSV 肺炎*：目前尚无对照研究结果。可考虑应用阿昔洛韦 [15mg/（kg·d）IV]。

Ⅴ. 播散性 HSV 感染：目前尚无对照研究结果，但可尝试性静脉应用阿昔洛韦。肾功能不全患者应调整剂量。尚无明确证据表明治疗可以降低死亡率。

Ⅵ. HSV 相关的多形性红斑：某些无对照的观察性研究建议口服阿昔洛韦（400mg bid 或 tid）或伐昔洛韦（500mg bid）能抑制多形性红斑。

Ⅶ. 阿昔洛韦耐药的 HSV 感染：静脉膦甲酸（40mg/kg q8h）直至皮损愈合。最佳疗程以及是否能够持续抑制皮损疗效不明。外用三氟胸苷或 5% 阿昔洛韦凝胶可能有效。

在之后 2～4 天内分批出现。病情严重程度因人而异，但老年患者病情往往更为严重。

- 免疫力正常的患者，病程持续 3～5 天。相反，免疫抑制患者皮损较多且愈合较慢（常见皮损基底部出血），更容易出现内脏并发症，若不接受治疗，15% 的患者死亡。

- 潜伏期为 10～21 天，通常是 14～17 天。患者在出现皮疹前 48h 即有传染性，直至所有水疱结痂。

- 水痘传染性极强，易感人群接触后发病率高达 90%。历史上，一半以上的患者为 5~9 岁的儿童。疫苗的应用彻底改变了水痘的流行病学，其年发病率显著下降。

- 水痘的并发症包括皮肤的细菌二重感染、中枢神经系统感染、肺炎、心肌炎和肝损害。

  ◇ 细菌二重感染通常由*化脓性链球菌*或金黄色葡萄球菌引起。

  ◇ 中枢神经系统感染通常表现为在出疹后约 21 天出现急性小脑性共济失调和脑膜刺激征，是一种良性过程。还可以并发无菌性脑膜炎、脑炎、横贯性脊髓炎、吉兰-巴雷综合征和雷耶（Reye）综合征（应避免给儿童应用阿司匹林治疗）。除了支持治疗外没有其他特殊治疗。

  ◇ 肺炎是水痘最常见的严重并发症，成人比儿童常见，发病率达 20%。水痘发病后 3~5 天出现呼吸急促、咳嗽、呼吸困难、发热、发绀、胸膜炎性胸痛和咯血等症状。胸片可见结节性浸润和间质性肺炎。随着皮疹的消退肺炎也有所好转。

带状疱疹

带状疱疹由潜伏在背根神经节的水痘带状疱疹病毒重新复活引起，通常表现为某一侧神经支配区域内皮肤表面水疱样皮疹，常伴严重疼痛。

- T3 到 L3 支配区域的皮肤最易受累。局部疼痛在皮疹出现前 48~72h 出现。
- 病程持续约 7~10 天，但皮肤完全恢复正常则需要 2~4 周。
- 在美国每年有约 120 万例患者，60 岁以上年龄人群发病率最高。
- 带状疱疹患者可以传染血清阴性人群，被传染患者临床主要表现为水痘。
- 并发症包括眼部带状疱疹（如果不治疗可导致失明）、亨特综合征（以疼痛、外耳道小囊泡、舌前 2/3 失去味觉和同侧面瘫为特征性临床表现）及带状疱疹后神经痛（当皮损消退后仍有疼痛并持续数月）。
- 机体免疫抑制患者，尤其是霍奇金病和非霍奇金淋巴瘤患者，患重症带状疱疹和进展性疾病的风险最大。40% 的患者出现泛发皮损，且其他并发症（肺炎、脑膜脑炎、肝炎）的发生率极高。

■ 诊断

培养物中分离出 VZV 可明确诊断，通过分子生物学方法（PCR、免疫荧光染色检测到 VZV）或血清学检查（血清抗体由阴性转为阳性或康复期血清抗体滴度比急性期升高 4 倍及以上）均可协助诊断。

治疗 水痘带状疱疹病毒感染

- 水痘：在出现症状的 24h 内开始抗病毒治疗可获益。
  - 对于 12 岁以下的儿童，建议使用阿昔洛韦（20mg/kg PO q6h）。
  - 对于青少年和成人，建议使用阿昔洛韦（800mg PO，每天 5 次）、伐昔洛韦（1g PO tid）或泛昔洛韦（250mg PO tid），疗程 5～7 天。
  - 良好的卫生习惯、皮肤护理和止痒药物对于缓解症状和预防皮损的细菌二重感染非常重要。
- 带状疱疹：应用抗病毒治疗可促进皮损愈合。
  - 建议使用阿昔洛韦（800mg PO，每天 5 次，疗程 7～10 天）、泛昔洛韦（500mg PO tid，疗程 7 天）或伐昔洛韦（1g PO tid，疗程 5～7 天）。
  - 一项研究显示应用泛昔洛韦可使带状疱疹后遗神经痛的缓解速率增快 1 倍。
- 严重免疫抑制患者的 VZV 感染：严重免疫抑制患者应至少在治疗初期应用阿昔洛韦（10mg/kg IV q8h，疗程 7 天）治疗水痘和带状疱疹，尽管其并不能促进皮损愈合和缓解疼痛，但可以减少并发症的发生。
  - 低危的免疫抑制患者可口服伐昔洛韦或泛昔洛韦。
  - 允许情况下应在使用阿昔洛韦时尽量减少免疫抑制剂的用量。
- 眼部带状疱疹：需要使用抗病毒治疗，疼痛剧烈时可应用镇痛药物，必要时可向眼科医生咨询。
- 带状疱疹后遗神经痛：加巴喷丁、阿米替林、利多卡因贴片和氟非那嗪可以减轻疼痛，可以和常规的镇痛药物合用。泼尼松（同时联合抗病毒药物，第一周给予 60mg/d，其后两周每周减量 50%）可以改善生活质量，使患者尽快恢复正常活动，仅适用于中重度疼痛的健康成年患者。

■ 预防

以下三种方法均可用于预防 VZV 感染。

- 主动免疫：建议所有血清学阴性的成年人接种两次水痘减毒活疫苗。无论血清学检测结果如何，60 岁以上的老人均应接种一次 18 倍剂量的水痘疫苗。带状疱疹疫苗可以减少带状疱疹及后遗神经痛的发生。

- *被动免疫*：如果水痘的并发症风险高，VZV 易感人群暴露 96h 内就应注射水痘带状疱疹免疫球蛋白（VZIg）（如免疫抑制患者、孕妇、早产儿、母亲在 5 天内或分娩后 2 天患水痘的新生儿）。VZIg 目前还是临床研究用新药，可以从 FFF 企业获得（800-843-7477）。

- *抗病毒治疗*：接种疫苗失败的高危患者或处于直接接触超过 96h 窗口期的高危患者，应该在密切接触后 7 天开始预防性抗病毒治疗，有助于缓解疾病。

人疱疹病毒（HHV）6、7、8 亚型

- HHV-6 可以引起幼儿急疹（又称玫瑰疹，一种儿童常见的出疹性发热疾病），婴儿 20%～30% 的热性惊厥发生在无疹期。
  - ◇ 对于老年患者，HHV-6 与单核细胞增多症、脑炎、肺炎（免疫抑制宿主）、巨细胞病毒性肝炎和播散性疾病相关。
  - ◇ 80% 以上的成人患者血清 HHV-6 抗体阳性。
- HHV-7 感染多见于儿童期患儿，典型的临床表现是发热。这种病毒可在唾液中检出。
- 健康儿童感染 HHV-8 表现为发热和皮疹；免疫抑制患者感染表现为发热、脾大、全血细胞减少和迅速进展的卡波济肉瘤。
  - ◇ HHV-8 感染与 AIDS 患者的卡波济肉瘤、淋巴瘤、淋巴结增生症相关。
  - ◇ 不同于其他疱疹病毒感染，HHV-8 感染在一些区域（如中非和南非）比其他区域（北美、亚洲、北欧）常见。
  - ◇ 病毒感染通过性传播，也可以通过唾液、器官移植和静脉用药传播。

更多内容详见 HPIM-18 原文版：Baden LR，Dolin R：Antiviral Chemotherapy, Excluding Antiretroviral Drugs, Chap. 178, p. 1442；Corey L：Herpes Simplex Virus Infections, Chap. 179, p. 1453；Whitley RJ：Varicella-Zoster Virus Infections, Chap. 180, p. 1462；Hirsch MS：Cytomegalovirus and Human Herpesvirus Types 6, 7, and 8, Chap. 182, p. 1471.

第 109 章
巨细胞病毒和 EB 病毒感染

黄晓军 校 王峰蓉 译

■ 巨细胞病毒（CMV）

微生物学

巨细胞病毒是一种具有双链 DNA 结构的疱疹病毒，因被其感染的细胞体积较周围细胞增大 2~4 倍而得名。这些"巨细胞"的细胞核中包含一个呈离心分布的包涵体，其周围有一圈透明晕，被称为"鹰眼"征。

流行病学

CMV 感染呈全球分布。围产期及幼儿期感染常见，美国约 1% 的新生儿被感染。

- 病毒可存在于乳汁、唾液、粪便和尿液中。
- 病毒传播需要反复或长期接触，而非偶然接触。在青少年和成人中性传播是常见途径，在精液和宫颈分泌物中均可测及病毒。
- 潜伏感染可终身携带，当机体处于细胞介导免疫缺陷的状态下（如移植患者或 HIV 感染者），病毒可被再次激活。

发病机制

初次感染 CMV 可引起强烈的 T 淋巴细胞反应；异形淋巴细胞中以活化的 CD8＋T 细胞为主。

- 潜伏感染可见于多种细胞和器官中。在免疫抑制状态下（如移植过程中）及应用一些免疫抑制剂（如抗胸腺细胞球蛋白）时，慢性抗原刺激可导致病毒再次激活。
- CMV 感染可损害 T 淋巴细胞反应而增加机会性感染的风险。

临床表现

在免疫功能正常的人群中，最常见表现为 CMV 单核细胞增多症，而在免疫受损的患者（包括新生儿）中病情可以非常严重。

先天性 CMV 感染

在母亲孕期中发生原发感染的胎儿中大约 5% 表现为巨细胞包涵体病。

- 瘀斑、肝脾大和黄疸可见于 60%～80% 的病例；而伴/不伴大脑钙化的小头畸形、宫内发育迟缓、早产和脉络膜视网膜炎较为少见。

- 实验室检查异常包括：肝功能升高、血小板减少、直接胆红素增高、溶血以及脑脊液蛋白水平增高。
- 重症婴儿死亡率高达 20%～30%；存活的患儿常存在智力或听力障碍。

围产期 CMV 感染

新生儿可以因母乳喂养或接触母亲存在感染的分泌物（如在产道中）而发生围产期 CMV 感染。大多数患者无症状，但也可以出现类似于先天性感染的症候群，不过症状更轻。

CMV 单核细胞增多症

症状可持续 2～6 周，包括高热、极度乏力、不适、肌肉酸痛、头痛和肝脾大；与 EB 病毒感染不同，渗出性咽峡炎和颈部淋巴结肿大相对罕见。

- 实验室检查异常包括淋巴细胞相对增多，异形淋巴细胞比例可超过 10%，转氨酶升高，以及免疫学异常（如：出现冷凝球蛋白、类风湿因子或冷凝集素）。
- 潜伏期可达 20～60 天。
- 多数患者可获得完全恢复，但病毒感染后的虚弱无力可持续数月之久。

免疫功能低下宿主的 CMV 感染

CMV 感染是器官移植患者中最为常见和重要的病毒感染合并症，在移植后的 1～4 个月高发。当 HIV 感染患者的 CD4＋T 细胞低于 $50～100/\mu l$ 时，患者容易合并严重的 CMV 感染。

- 原发性 CMV 感染（包括再次感染新的、供者来源的病毒株）与病毒再激活相比，更容易导致严重疾病，且伴有高滴度的病毒负荷。
  - ◇ 病毒再激活在临床上相对更为常见，但症状较轻。
  - ◇ 移植的器官更易发生感染，如肺移植患者常发生 CMV 肺炎。
  - ◇ 预防性应用抗病毒药物或抢先治疗可降低发生重症感染的风险。
- 患者的早期症状包括长期发热、不适、厌食、乏力、夜间盗汗、关节痛或肌肉酸痛等，但最终可出现多器官受累。
  - ◇ 累及呼吸系统时可出现呼吸急促、低氧血症、干咳，胸部放射线检查可见双侧间质性渗出或网状结节样渗出。

◇ 胃肠道受累可表现为肝炎或溃疡形成。

◇ CMV 脑炎，特别是在 HIV 感染患者中，既可以出现进行性痴呆，也可以出现脑室脑炎，主要表现为脑神经损害、定向力障碍和嗜睡。

◇ CMV 视网膜炎是导致进展期艾滋病患者失明的重要病因。

诊断

CMV 病需在适当的临床标本中分离到 CMV 病毒，检测到病毒抗原或 DNA，并伴有相应的临床症状方可诊断。免疫荧光法检测 CMV 抗原（pp65）、PCR、病毒培养及血清学检查均是临床上用于检测病毒的有效方法。

治疗 ▶ **巨细胞病毒感染**

- 对于 CMV 血清学阴性的患者，如果可能，应选用血清学阴性的移植供者。

- 更昔洛韦（5mg/kg IV bid 连续 14～21 天，随后为 5mg/kg IV qd）或者缬更昔洛韦（一种更昔洛韦的前体药，口服制剂；900mg PO bid 连续 14～21 天，随后 900mg PO qd），在 HIV 感染并发视网膜炎或结肠炎的患者中，70%～90% 对其有效。

  ◇ 严重感染时常联合应用更昔洛韦及 CMV 免疫球蛋白。

  ◇ 中性粒细胞减少是更昔洛韦治疗的副作用，可能需使用粒细胞集落刺激因子。

  ◇ 对于高危的移植患者（指移植前病毒血清学阳性或培养阳性的无症状患者），可开展预防性或抑制性抗病毒治疗。

  ◇ 在治疗超过 3 个月的患者中更昔洛韦耐药常见，常与 CMV *UL97* 基因突变相关。

  ◇ CMV 视网膜炎，可在眼部植入缓慢释放更昔洛韦的药丸，但无法治疗对侧眼病及全身系统性感染。

- 膦甲酸钠（180mg/kg，分 2～3 次静脉滴注，维持 2 周，随后给予 90～120mg/kg IV qd 维持）可抑制 CMV DNA 聚合酶，对多数耐更昔洛韦的病毒株有效，常见副作用包括电解质紊乱和肾功能损害。

- 西多福韦（每周 5mg/kg IV，连续 2 周，然后每 2 周给予 3～5mg/kg IV）是一种核酸类似物，对 CMV 有效；但是其可损伤近端肾小管细胞造成严重肾毒性，充分水化及应用丙磺舒可降低此不良反应。

- CMV 免疫球蛋白或超免疫球蛋白可以降低 CMV 血清学阴性肾移植受者感染 CMV 病的风险，此外发生初次 CMV 感染的孕妇应用免疫球蛋白，也可以预防新生儿发生先天性 CMV 感染。

■ EB 病毒（Epstein-Barr virus，EBV）

流行病学

　　EBV 是一种 DNA 病毒，属疱疹病毒家族，成人感染率＞90％。

- 传染性单核细胞增多症（IM）主要见于年轻成人，在卫生条件良好地区更加常见；而在卫生条件恶劣地区，本病累及的人群更为年轻。
- EBV 主要通过口腔分泌物传播（如接吻时可以通过唾液传播），超过 90％ 的血清学阳性无症状者可以在口咽部分泌物中检测到病毒。

发病机制

　　EBV 可感染口咽部上皮细胞、唾液腺和扁桃体中 B 细胞，然后发生病毒血症。

- 可出现多克隆 B 细胞激活，记忆 B 细胞是 EBV 存留在体内的场所。发生急性感染时，出现活化 T 细胞增殖，高达 40％ 的 CD8＋T 细胞可直接攻击 EBV 抗原。
- 在对抗病毒感染时，细胞免疫较体液免疫更为重要。当存在 T 细胞免疫缺陷时，EBV 感染的 B 细胞可发生增殖——这是向肿瘤转化的一个步骤。

临床表现

　　疾病的具体表现取决于患者的年龄和免疫状态。低龄儿童大多数没有症状或仅表现为轻度咽炎，青少年和成人感染则多为传染性单核细胞增多症，在免疫受损的患者，可出现淋巴增殖性疾病。

- 在 IM，前驱症状有疲乏、全身不适和肌痛，可能持续 1～2 周，然后出现发热、渗出性咽炎、淋巴腺体肿大（呈对称分布，伴有触痛、可移动的淋巴结，脾大在第 2 或第 3 周最为突出）。
  - ◇ 潜伏期约 4～6 周。
  - ◇ 很多患者使用氨苄西林后会出现斑疹，但并不是真正的青霉素过敏反应。
  - ◇ 疾病可持续 2～4 个月，但全身不适和注意力不集中可持续数月之久，EBV 不是造成慢性疲劳的原因。

◇ 在病程的第 2~3 周出现淋巴细胞增多，异形淋巴细胞（细胞增大、胞浆丰富、具有空泡）可>10%，常见肝功能异常。

◇ 并发症包括：中枢神经系统疾病（如脑膜炎和脑炎）、Coombs 试验阳性的自身免疫性溶血性贫血、脾破裂以及由于淋巴组织过度增生而出现上呼吸道梗阻。

● 淋巴细胞增殖性疾病——EBV 感染的 B 细胞增殖并浸润淋巴结和其他器官的疾病，见于细胞免疫缺陷的患者（如：艾滋病患者、重症联合免疫缺陷病及接受免疫抑制治疗患者）。患者常有发热、淋巴结肿大或者消化道症状。

● 口腔毛状白斑是成人感染 HIV 后的早期表现，是一种突出于舌面的白色皱褶样病变，病变处可测到 EBV-DNA。

● EBV 感染相关恶性肿瘤包括：Burkitt 淋巴瘤（非洲约 90% 病例，美国约 15% 病例）、见于中国南方的间变性鼻咽癌、霍奇金病（特别是混合细胞型）和中枢神经系统淋巴瘤（尤其是 HIV 相关）。

诊断

血清学检查是主要诊断方法。PCR 方法是监测淋巴增殖性疾病患者血液中 EBV DNA 水平的有效方法。

● 异嗜性抗体（表 109-1）是最为基础的快速检验试验，应用人血清吸附于豚鼠肾细胞后，测定其与羊、马、牛红细胞发生凝集反应的程度。

◇ 异嗜性抗体在感染后可持续阳性长达一年之久。

◇ 检测异嗜性抗体的"单点"（monospot）实验与测定 EBV 特

表 109-1 EBV 相关疾病的血清学特征

相关疾病	检验结果					
	异嗜性	抗 VCA		抗 EA		抗 EBNA
		IgM	IgG	EA-D	EA-R	
急性传染性单核细胞增多症	+	+	++	+		−
恢复期	±	−	+	−	±	+
既往感染	−	−	+	−	−	+
伴免疫缺陷再活化	−	−	++	+	+	±
Burkitt 淋巴瘤	−	−	+++	±	++	+
鼻咽癌	−	−	+++	++	±	+

缩略词：EA，早期抗原；EA-D 抗体，感染细胞内胞核及细胞质中弥散分布的早期抗原之抗体；EA-R 抗体，局限在细胞质中的早期抗原之抗体；EBNA，Epstein-Barr 核抗原；VCA，病毒衣壳抗原。

资料来源：*Adapted from Okano M et al*；*ClinMicrobiol Rev* 1：300，1988.

异性的抗体血清学检测方法相比，敏感性约为 75%，特异性可达 90% 左右。

◇ 小于 5 岁的儿童和老年人常无异嗜性抗体。

- EBV 特异性抗体检测（表 109-1）可用于异嗜性抗体检测阴性以及不典型的病例的诊断。抗病毒衣壳抗原（VCA）的抗体见于 >90% 的患者，IgM 抗体滴度升高仅见于发病最初的 2~3 个月。

- 抗 EBV 核抗原的抗体在症状出现 3~6 周后方能检出，并维持终身。

治疗 EB 病毒感染

- IM 的治疗主要是支持治疗，包括休息和止痛。

  ◇ 在发病的首个月应该避免过度的体力活动以降低脾破裂的概率。一旦出现脾破裂，则应行脾切除治疗。

  ◇ 在合并某些并发症时，可给予糖皮质激素治疗，如：糖皮质激素可预防患者出现上呼吸道梗阻或者自身免疫性溶血性贫血。

  ◇ 抗病毒治疗（如阿昔洛韦）通常对 IM 无效，但对口腔毛状白斑有效。

- 对于移植后 EBV 相关淋巴增殖性疾病，通常倾向于减少免疫抑制药物，其他治疗包括应用干扰素-α、抗 CD20 抗体（利妥昔单抗）、供者淋巴细胞输注等疗效各不相同。

更多内容见 HPIM18 原文版：Baden LR, Dolin R：Antiviral-Chemotherapy, Excluding Antiretroviral Drugs, Chap. 178, p1442；Cohen JI：Epstein-Barr Virus Infections, Including Infectious Mononucleosis, Chap. 181, p. 1467；and HirschMS：Cytomegalovirus and Human Herpesvirus Types 6, 7, and8, Chap. 182, p. 1471.

第 110 章
流感和其他病毒性呼吸道疾病

卢冰冰 校 杨冬红 译

流行性感冒

微生物学及发病机制

流感病毒是 RNA 病毒，属正黏病毒科，根据其核蛋白（NP）

和基质蛋白（M）抗原的不同又分为 A、B、C 三型。A 型流感病毒和 B 型流感病毒结构类似，是引起人类流感病毒感染最主要的病原体。A 型流感病毒比 B 型流感病毒更易引起重症感染，而 C 型流感病毒常引起亚临床感染。

- A 型流感病毒根据表面血凝素（H）和神经氨酸酶（N）抗原的不同又分为多种亚型。
  - ◇ 病毒通过其表面的血凝素与宿主细胞膜上的唾液酸受体相结合，神经氨酸酶能够降解唾液酸受体，在病毒完成复制从感染细胞释放出来的过程中起到重要作用。
  - ◇ 血凝素抗体是决定宿主免疫功能的主要决定因素，而神经氨酸酶抗体能够限制病毒的传播，因而有助于减轻感染的程度。
- 流感病毒存在于急性感染患者的呼吸道分泌物中，可通过手-手接触或肢体接触或直接接触污染物而传播。通常在发病后 2～5 天，病毒停止排放。

流行病学

流感每年均有暴发，但流行范围和严重程度不同。在温带地区，A 型流感病毒的流行多集中于冬季，但在热带地区则会常年出现。流感经常呈暴发流行，高峰持续 2～3 周，维持 2～3 个月，之后迅速消退。

- 全球大流行（最近一次发生于 2009 年，由 A 型 H1N1 流感病毒引起）顾名思义可累及全球多个地区。它的发病率高（总人口的 10％～20％），持续时间超出常规高发季节。造成流感大流行的原因之一与病毒血凝素和神经氨酸酶周期性的抗原变异有关。
  - ◇ 大变异（限于 A 型流感病毒）称为"抗原转换"，与大流行相关。小变异称为"抗原漂移"。
  - ◇ 1997 年首次发现的 A 型 H5N1 禽流感病毒株，由于其人际传播能力有限，至今尚未造成大流行，人主要通过与病禽直接接触而感染。
- A 型和 B 型流感病毒的基因片段能够在不同物种之间重组。引起 2009—2010 年流感全球大流行的 A 型 H1N1 流感病毒，就是由猪、禽和人类流感病毒基因片段四重重组而来的。
- 在美国，流感暴发造成的经济损失超过 870 亿美元。慢性心肺疾病和高龄是导致重症感染的高危因素。

临床表现

流感的临床表现复杂多变，轻症患者表现类似普通感冒，重症患者可致严重虚脱而呼吸道症状相对较轻。流感的典型表现包括突发头痛、发热、畏寒、肌痛和全身乏力，伴有呼吸道症状（如咳嗽、咽痛等）。

- 患者通常在发病 2～3 天后退热，但呼吸道症状伴胸骨后疼痛可能持续≥1 周。流感后乏力可持续数周，尤以老年人多见。
- 流感并发症（肺炎和肺外表现）常见于 64 岁以上的老人、妊娠妇女及合并慢性基础病（如心肺疾病、糖尿病、肾病、血红蛋白病或免疫抑制状态）患者。
  ◇ *肺炎*：原发性流感病毒肺炎是最少见但最严重的肺部并发症，常见于二尖瓣狭窄患者和孕妇。患者表现为进行性加重的肺病，呼吸道分泌物中可检测到高滴度的病毒。
    - *继发性细菌性肺炎*的常见致病菌包括*肺炎链球菌、金黄色葡萄球菌和流感嗜血杆菌*，表现为临床症状改善 2～3 天后再次发热伴呼吸道症状加重。
    - 流感最常见肺部并发症包括病毒性肺炎和细菌性肺炎。
  ◇ 肺外并发症包括：Reye 综合征、肌炎、横纹肌溶解、肌红蛋白尿、中枢神经系统疾病（如脑炎、横断性脊髓炎、吉兰-巴雷综合征）。
    - Reye 综合征是发生于儿童 B 型流感病毒和水痘-带状疱疹感染患者中的严重并发症，A 型流感病毒感染者少见，阿司匹林治疗有效。

实验室检查

通常取咽拭子、鼻咽冲洗液或痰进行病毒抗原快速检测来获得实验室诊断，这些检测方法特异性较高但敏感性不一。

- 呼吸道标本逆转录 PCR 检测流感病毒最为敏感和特异。若行病毒培养，通常在 48～72h 内可获得阳性结果。
- 血清学检测要求急性期和恢复期双份血清对照，仅具有回顾性诊断意义。

治疗 流行性感冒

- 见表 110-1：流感的特异性治疗。
  ◇ 抗病毒药物已在无并发症流感患者中进行了临床试验，但针对有并发症患者的治疗或预防性临床试验尚未开展。
  ◇ 对于易感病毒所致的流感，发病 2 天内使用神经氨酸酶抑制剂（奥司他韦和扎那米韦）可缩短 1～1.5 天病程，金刚烷类药物（金刚烷胺和金刚乙胺）可缓解约 50% 的症状体征。

表 110-1 治疗和预防流感的抗病毒药物

抗病毒药物	年龄组（岁）		
	儿童（≤12）	13～64	≥65
奥司他韦			
治疗，流感 A 和 B	1～12 岁，剂量根据体重决定[a]	75mg PO bid	75mg PO bid
预防，流感 A 和 B	1～12 岁，剂量根据体重决定[b]	75mg PO qd	75mg PO qd
扎那米韦			
治疗，流感 A 和 B	7～12 岁，10mg bid 吸入给药	10mg bid 吸入给药	10mg bid 吸入给药
预防，流感 A 和 B	5～12 岁，10mg qd 吸入给药	10mg qd 吸入给药	10mg qd 吸入给药
金刚烷胺[c]			
治疗，流感 A	1～9 岁，5mg/kg 分两次给药，最大剂量 150mg/d	≥10 岁，100mg PO bid	≤100mg/d
预防，流感 A	1～9 岁，5mg/kg 分两次给药，最大剂量 150mg/d	≥10 岁，100mg PO bid	≤100mg/d
金刚烷乙胺[c]			
治疗，流感 A	未被批准	100mg PO bid	100～200mg/d
预防，流感 A	1～9 岁，5mg/kg 分两次给药，最大剂量 150mg/d	≥10 岁，100mg PO bid	100～200mg/d

[a] <15kg：30mg bid；>15～23kg：45mg bid；>23～40kg：60mg bid；>40kg：75mg bid。对<1 岁的儿童，具体请查看 www.cdc.gov/h1n1flu/recommendations.htm.

[b] <15kg：30mg qd；>15～23kg：45mg qd；>23～40kg：60mg qd；>40kg：75mg qd。对<1 岁的儿童，具体请查看 www.cdc.gov/h1n1flu/recommendations.htm.

[c] 由于广泛耐药，目前不推荐金刚烷胺和金刚乙胺用于 A 型流感治疗。若病毒恢复对该类药物敏感性，可考虑使用

- 静脉用神经氨酸酶抑制剂（帕拉米韦和扎那米韦）目前正进行临床试验，必要时可通过 FDA "应急研究性新药（E-IND）" 程序申请应用。

◇ 扎那米韦可加剧哮喘患者的支气管痉挛。奥司他韦可导致恶心、呕吐（与食物同服可降低不良反应发生率），可引起儿童神经精神症状。

◇ 金刚烷胺可引起轻微的中枢神经系统不良反应（包括神经过敏、焦虑、失眠、注意力不集中），发生率约 5%～10%。金刚乙胺较少引起中枢神经系统不良反应。

● 对无并发症且并发症发生风险较低的患者，建议以对症治疗为主。

预防

每年接种灭活疫苗或减毒活疫苗是预防流感的主要公共卫生措施。

- 疫苗株由上一流行季节的甲型和乙型流感病毒传代而来，可预防此种病毒在当前流行季节中的传播。
  - ◇ 对于灭活疫苗，如果疫苗病毒和当前流行病毒十分相似，接种人群可获得 $50\%\sim80\%$ 的预防保护。
  - ◇ 目前推荐年龄＞6 个月的人群均应该接种流感疫苗。
- 化学预防（见表 110-1）可用于并发症发生风险高的流感患者密切接触者。化学预防可与灭活疫苗联用，但不可与活疫苗联用。

其他常见病毒性呼吸道感染

急性病毒性呼吸道感染占所有急性疾病的 50% 以上，成人每人每年约发生 3～4 次。病毒感染的临床表现通常不特异，难以据此做出病原学诊断，临床常将病毒感染归类为一系列临床综合征（例如，"普通感冒"、咽炎、气管炎、肺炎）。以下章节将涉及 6 种主要的呼吸道病毒，呼吸道病毒的概述见表 110-2，呼吸道病毒感染的详细内容见第 64 章。

■ 鼻病毒

微生物学

鼻病毒是无包膜的单链 RNA 病毒，属细小 RNA 病毒科，是引起"普通感冒"的主要病原体（见于 50% 的病例）。

流行病学

鼻病毒通过直接接触感染者的分泌物传播，通常为呼吸道飞沫传播。

临床表现

经过 1～2 天的潜伏期后，患者会出现鼻涕、打喷嚏、鼻塞、咽痛等症状，通常持续 4～9 天，发热和全身症状不明显。

- 重症病例如致命性肺炎较罕见，但在免疫抑制患者，尤其是骨髓移植后患者中已有报道。

诊断

通常症状轻微且自限，病原学诊断并不常用，PCR 和组织培养方法可以应用。

表 110-2   呼吸道病毒所致疾病

病毒	呼吸道症状发生率		
	最常见	偶尔	较少见
鼻病毒	普通感冒	慢性支气管炎急性加重和哮喘	儿童肺炎
冠状病毒[a]	普通感冒	慢性支气管炎急性加重和哮喘	肺炎和支气管炎
人呼吸道合胞病毒	幼儿肺炎和支气管炎	成人普通感冒	老年人和免疫抑制患者肺炎
副流感病毒	幼儿义膜性喉炎和下呼吸道感染	咽炎和普通感冒	成人气管支气管炎；免疫抑制患者下呼吸道感染
腺病毒	儿童普通感冒和咽炎	军队新兵中暴发的急性呼吸道感染[b]	儿童肺炎；免疫抑制患者下呼吸道播散性感染
甲型流感病毒	流行性感冒[c]	高危患者的肺炎，死亡率高	健康个体的肺炎
乙型流感病毒	流行性感冒[c]	鼻炎或咽炎	肺炎
肠道病毒	急性未分类的发热性疾病[d]	鼻炎或咽炎	肺炎
单纯疱疹病毒	儿童龈口炎；成人咽扁桃体炎	免疫受损患者气管炎和肺炎	免疫受损患者播散性感染
人偏肺病毒	儿童上呼吸道和下呼吸道感染	成人上呼吸道感染	老年人和免疫抑制患者肺炎

[a] SARS 冠状病毒（SARS-CoV），导致 2002 年 11 月至 2003 年 7 月的肺炎流行（具体见正文）。

[b] 血清型 4 和 7。

[c] 发热、咳嗽、肌痛、乏力。

[d] 伴或不伴呼吸道症状

治疗

限于对症治疗（如抗组胺药、解充血剂）。

■ 冠状病毒

微生物学

冠状病毒是一种多形性单链 RNA 病毒。

流行病学和临床表现

冠状病毒常引起普通感冒（见于 10％～35％的病例），症状类似鼻病毒感染。

- 和鼻病毒相比，冠状病毒感染潜伏期稍长（3 天），但整体病程较短（6～7 天）。

- 2002—2003 年，一种冠状病毒引起的严重急性呼吸综合征（SARS）导致 28 个国家 8000 多例患者患病（其中 90% 在中国大陆和香港），死亡率约 9.5%，其后在 2005—2009 年期间再无类似病例报告。
  - ◇ SARS 潜伏期为 2~7 天，此后患者出现发热、乏力、头痛、肌痛，随后（1~2 天后）出现干咳和呼吸困难。
  - ◇ 在病程第 2 周呼吸系统功能恶化，可进展为急性呼吸窘迫综合征和多器官功能衰竭。

诊断

冠状病毒引起的感冒极少需要实验室诊断。酶联免疫吸附试验、免疫荧光和逆转录 PCR 可用于检测临床标本中的病毒。

- SARS 相关冠状病毒（SARS-CoV）的检测可通过对疾病早期的呼吸道和血清标本，以及疾病后期的尿液和粪便标本进行逆转录 PCR 或病毒培养而获得。
- SARS 患者中，50% 病例伴有淋巴细胞减少（主要是 CD4＋细胞）。

治疗 ▶ **冠状病毒**

- 对于普通感冒，除对症治疗外一般无需其他治疗。
- 对于 SARS，积极的支持治疗最为重要。目前尚无有明确疗效的特效药（如：利巴韦林、糖皮质激素）。

■ 人类呼吸道合胞病毒

微生物学

人类呼吸道合胞病毒（HRSV）是一种有包膜的单链 RNA 病毒，属于副黏液病毒科。

流行病学

HRSV 在易感人群中几乎可造成 100% 感染，是幼儿（尤其是 2~3 月龄儿）的呼吸道主要致病源，同时是引起婴儿下呼吸道感染的首要病原。

- 在幼儿住院患者中，约 20%~25% 的肺炎及 75% 的支气管炎病例由 HRSV 所致。
- 该病毒可通过接触污染的手或污染物，也可以通过吸入气溶胶传播。感染后潜伏期约为 4~6 天。

临床症状

婴儿典型表现为流涕、低热、咳嗽和喘息；20％～40％的患儿发展为下呼吸道感染，包括肺炎、支气管炎和气管支气管炎。

- 成人 HRSV 感染典型表现为普通感冒，但也可以引起下呼吸道疾病伴发热、包括老年或免疫抑制患者的重症肺炎。移植患者合并 HRSV 肺炎的死亡率约为 20％～80％。

诊断

通过免疫荧光、酶联免疫吸附试验或逆转录 PCR 方法对鼻咽部冲洗液、吸引物或鼻咽拭子（阳性率欠佳）标本进行快速病毒学检验可辅助诊断。

治疗 ▶ 人呼吸道合胞病毒

- 上呼吸道感染和轻症下呼吸道感染可予对症治疗。
- 严重下呼吸道感染，必要时可予气管插管和通气支持。
  - 已证明利巴韦林雾化吸入对 HRSV 导致的婴儿重症肺炎具有一定疗效，但在大龄儿童及成人患者（包括免疫受损患者）中是否有效尚不明确。
  - 迄今为止，静脉应用免疫球蛋白（IVIg）、高滴度 HRSV 特异性免疫球蛋白（RSVIg）或 HRSV 单克隆抗体 IgG（帕利珠单抗）均未观察到确切疗效。

预防

帕利珠单抗已获批可用于合并支气管肺发育不良、发绀型心脏病或早产的 2 岁以下儿童预防 HRSV 感染，每月给药一次。在传播性较高的场所（如儿科病房），控制接触有助于防止病毒扩散。

■ 人类偏肺病毒

微生物学

人类偏肺病毒（HMPV）是一种多形性单链 RNA 病毒，属于副黏液病毒科。

流行病学

1％～5％的儿童上呼吸道感染和 2％～4％的门诊成人急性呼吸道疾病由 HMPV 引起。

临床表现

HMPV 感染的临床表现类似于 HRSV 感染。

诊断

对鼻腔吸引物或呼吸道分泌物标本行免疫荧光、PCR 及组织培养可获得病原学诊断。

治疗

治疗手段主要包括支持和对症治疗。

■ 副流感病毒

微生物学和流行病学

副流感病毒是一种有包膜的单链 RNA 病毒，属于副黏液病毒科。副流感病毒是导致幼儿下呼吸道感染的常见病原，仅次于呼吸道合胞病毒，也是导致义膜性喉炎（喉气管支气管炎）的最常见病原。

临床表现

副流感病毒感染在年龄较大的儿童和成人中症状较轻，但在严重免疫抑制患者（如移植患者）中有过严重、迁延及致死性感染报道。

诊断

对呼吸道分泌物、咽拭子或鼻咽冲洗液进行组织培养、免疫荧光或酶联免疫吸附试验（后二者敏感性较低）及 PCR 可检测出病毒。

治疗

上呼吸道感染患者可给予对症治疗。空气湿化有助于轻症哮吼的治疗。

- 哮吼伴呼吸窘迫的患者，间断应用消旋肾上腺素和糖皮质激素可改善症状。
- 个案报道可应用利巴韦林治疗（特别是在免疫抑制患者），但尚不明确其确切疗效。

■ 腺病毒

微生物学和流行病学

腺病毒是一种双链 DNA 病毒，约 10% 的儿童急性呼吸道感染和 $<2\%$ 的成人呼吸道感染由腺病毒引起，腺病毒的某些血清型与军队感染的暴发流行有关。腺病毒感染多发于秋冬至来年春季，可通过吸入气溶胶或结膜接触传播，也可通过粪口途径传播。

临床表现

腺病毒可引起儿童上、下呼吸道感染和咽结膜热（一种包括发热、双侧结膜炎、咽痛和颈部淋巴结肿大的综合征，通常由腺病毒3型、7型引起）的暴发流行。

- 腺病毒4型和7型可引起成人急性呼吸道感染。患者以咽喉痛为主要症状，在发病第2或3天出现发热、咳嗽、鼻部卡他症状及局部淋巴结肿大。也可发生咽部水肿和扁桃体肿大，不伴或伴少量分泌物。
- 除呼吸道感染外，腺病毒还可以引起腹泻、出血性膀胱炎和流行性角结膜炎。在实体器官移植患者，腺病毒可感染移植器官并可扩散至其他器官。

诊断

组织培养病毒鉴定，鼻咽吸引物、结膜或呼吸道分泌物及尿便标本快速检测（免疫荧光或酶联免疫吸附试验）或PCR检测可明确诊断。

治疗

积极支持治疗。利巴韦林和西多福韦体外试验可抑制腺病毒的活性，故可用于治疗播散性腺病毒感染，但迄今尚无支持其确切疗效的证据。

更多内容详见HPIM-18原文版：Baden LR, Dolin R：Antiviral Chemotherapy, Excluding Antiretroviral Drugs, Chap. 178, p. 1442；Dolin R：Common Viral Respiratory Infections, Chap. 186, p. 1485；and Dolin R：Influenza, Chap. 187, p. 1493

第111章
麻疹、风疹、流行性腮腺炎、细小病毒感染

魏来　校　李晓波　译

■ 麻疹

定义和微生物学

麻疹是一种以发热、咳嗽、鼻炎、结膜炎为前驱症状，继而出现全身斑丘疹的高传染性疾病。致病的麻疹病毒是非节段单股负链

RNA 病毒，归于*麻疹病毒属*，为副黏病毒科成员。

流行病学

人类是麻疹病毒的唯一宿主。随着体内源于母体的抗体逐渐消失，未接种疫苗的婴儿逐渐成为易感者。然而随着麻疹疫苗的普及，麻疹的患病年龄后移；在美国，青少年和成人是主要发病人群。

- 常规接种麻疹疫苗显著降低了全球麻疹的死亡率。2008 年，约 16 400 人因麻疹死亡。
- 患者在出疹前后几天均具有传染性，病毒主要通过近距离内呼吸道飞沫传播，易感者接触后继发率＞90％。

临床表现

感染麻疹病毒大约 10 天后，患者出现发热、乏力、咳嗽、鼻炎、结膜炎；感染后 14 天出现特征性的皮疹。

- 皮肤出现淡红色斑丘疹，不伴瘙痒，初见于发际、耳后，逐渐向躯干及四肢蔓延，累及手掌和脚掌，之后皮疹逐渐融合，第 4 天皮疹逐渐消退（先后同出疹顺序）。
- 麻疹黏膜斑（Koplik 斑）是麻疹的特征性病变，位于颊黏膜，为直径约 1mm 灰白色小点，周围有红晕。于出疹前 2 天出现，随着皮疹的出现而消退。
- 细胞免疫缺陷患者可不发生皮疹，但其死亡率高于免疫功能正常的患者。
- 并发症包括巨细胞病毒性肺炎、继发呼吸道细菌感染（如：中耳炎，支气管肺炎等）和中枢神经系统感染。
  - 麻疹后脑炎：见于出疹后 2 周之内，发生率为 1/1000，主要表现为发热、痫性发作及各种神经系统障碍。
  - 麻疹包涵体脑炎（MIBE）和亚急性硬化性全脑炎（SSPE）：急性感染后数月至数年发生，由持续性麻疹病毒感染所致。
    - MIBE 好发于细胞免疫缺陷患者，是致命性并发症。
    - SSPE 为进展性疾病，主要表现为痫性发作、认知和运动功能减损，于麻疹病毒感染后 5～15 年死亡。

■ 诊断

典型的皮疹结合特征性 Koplik 斑可做出临床诊断。

- 血清学诊断是最常用的实验室诊断方法。通常出疹后 1～3 天内可检出麻疹特异性 IgM 抗体。
- 麻疹病毒培养和反转录 PCR 分析偶尔也用于麻疹的诊断。

> ## 治疗　麻疹
>
> - 由于缺乏特异性抗麻疹病毒治疗，支持性照护是麻疹的主要治疗。对于合并细菌感染的患者应用抗生素可降低患病率和死亡率。
> - 对于麻疹患儿，维生素 A 是世界卫生组织（WHO）推荐的常规用药（≥12 个月的患儿：每日应用 200 000IU，疗程 2 天）。

预防

在美国，儿童常规接种两次含有麻疹、腮腺炎和风疹（MMR）抗原的减毒活疫苗。

- 疫苗诱导的免疫至少持续数 10 年，大概 5％ 患者二次接种后 10～15 年出现免疫失效。反之，自然感染者可以获得终身免疫。
- 对于免疫功能正常的患者，免疫球蛋白可预防和控制病情，因此，对于 <1 岁的儿童、免疫缺陷患者以及孕妇，推荐在暴露后 6 天内注射免疫球蛋白。正常人剂量为 0.25ml/kg，免疫缺陷患者剂量为 0.5ml/kg，但总剂量不超过 15ml。

■ 风疹（德国麻疹）

微生物学和流行病学

风疹是由风疹病毒引起的传染病，其为具有包膜的单链 RNA 病毒，归属于披膜病毒科和风疹病毒属。

- 2007 年，全球大概有 165 000 例患者，由于报告病例远远低于实际病例，患者人数因此可能被低估。自 2004 年起，风疹已不再是美国的地方性疾病。
- 病毒主要通过呼吸道飞沫传播，初植于鼻咽部并进行复制。胎盘感染可以导致胚胎各个器官的慢性感染，有时持续至出生后 1 年。

临床表现

获得性风疹感染大多是良性的，而先天性感染则严重得多。

- *获得性感染*：潜伏期 14 天，主要表现为全身遍布充血性斑丘疹，持续时间 ≤3 天；近乎 50％ 的感染属于亚临床感染。
  ◇ 暴露后第 2 周可出现枕后和耳后的淋巴结肿大。
  ◇ 大龄儿童和成人在出疹前 1～5 天可出现发热、乏力及上呼吸道前驱症状。
  ◇ 关节痛和关节炎在成人中很常见，尤其是女性。

- *先天性感染*：先天性风疹病毒感染可导致多种缺陷，通常累及眼睛（白内障）、耳朵（耳聋）和心脏（肺动脉瓣狭窄）。
  - ◇ 妊娠期前 11 周感染风疹病毒的孕妇中，分娩胎儿患有先天性风疹者高达 90％。
  - ◇ 母体于妊娠期的前 20 周感染风疹病毒，胎儿患先天性风疹的概率为 20％。

诊断

临床上做出风疹的诊断比较困难，通常采用血清学检查诊断（特异性 IgM 抗体阳性或者 IgG 抗体滴度升高≥4 倍）。

- 如果出疹后 4 天内采血 IgM 呈阴性，但是临床仍疑似风疹，需要重复检测；IgM 抗体滴度一般持续阳性 6 周。
- 先天性风疹可通过检出 IgM 抗体确诊，但是出生后第 1 个月内抗体可能为阴性；或是通过咽拭子、尿及脑脊液成功分离病毒；和（或）监测 IgG 抗体滴度变化，每月滴度变化低于预期（抗体滴度稀释 2 倍）提示诊断。
- 在美国，筛查孕妇的风疹 IgG 抗体是常规产前检查内容，血清阴性的妇女产后需要预防接种。

治疗

目前并无针对风疹病毒的特异性治疗，针对临床表现，如发热、关节炎，给予适当的对症处理。

预防

截至 2008 年，其中 66％的 WHO 成员国已经推荐儿童期常规免疫接种计划中包含风疹疫苗。>1 岁年龄的人群中，单剂疫苗可诱发的血清转化率≥95％，提供长时间免疫（或为终身免疫）。

- 孕妇不可接种疫苗；接种疫苗后，至少 28 天内应避免妊娠。
- 免疫球蛋白不能预防暴露后的感染，因此不推荐常规用作暴露后的预防。

■ 腮腺炎

定义和微生物学

流行性腮腺炎是一种急性全身性病毒感染，具有传染性，突出特征是单侧或双侧腮腺肿大。致病的腮腺炎病毒属于副黏病毒科，为非节段负链 RNA 病毒。

流行病学

没有实行腮腺病毒疫苗预防接种计划的国家中，每年发病率估测为 100～1000 例/100 000 万人口。在美国，由于儿童预防接种率极高，2001 年全年的发病<300 例。

- 腮腺炎的潜伏期为 19 天，人类是其唯一自然宿主。
- 腮腺炎病毒通过呼吸道分泌物和病毒污染物传播。症状出现前 1 周至症状消失后 1 周具有传染性，其中，症状出现前的 1～2 天最具传染性。

临床表现

近乎半数患者无症状或出现非特异性的呼吸道症状。70%～90%具有症状的患者出现单侧或双侧腮腺肿大，持续>2 天。

- 腮腺炎一般持续 1～7 天，前驱期症状包括低热、乏力、肌肉酸痛、头痛和厌食。
  - ◇ 典型腮腺炎患者进食、咀嚼及讲话困难，也可有耳痛。
  - ◇ 腺体的肿胀在 1 周内消失。
- 附睾睾丸炎是腮腺炎第二种最常见的表现，见于 15%～30%青春期后的男性患者。
  - ◇ 睾丸炎的特点是睾丸疼痛、触痛和肿胀，其中 10%～30%累及双侧，于 1 周内好转。
  - ◇ 卵巢炎（主要表现为下腹痛和恶心），见于约 5%女性腮腺炎患者。
  - ◇ 腮腺炎后发生不孕症非常罕见。
- 症状性中枢神经系统疾病（如无菌性脑膜炎）：见于<10%患者，通常为自限性。
  - ◇ 脑脊液中细胞计数增多，最初 24h 通常以中性粒细胞为主；次日转为淋巴细胞占据优势。
  - ◇ 脑神经麻痹偶可成为永久性后遗症，尤其是耳聋。
- 腮腺炎其他较为少见的表现包括胰腺炎、心肌炎、甲状腺炎、肾炎、关节炎等。孕妇罹患腮腺炎不会引起早产、低出生体重或胎儿畸形。

诊断

实验室诊断主要通过免疫荧光法或反转录 PCR 检测临床样本（咽拭子、脑脊液、尿、精液等）中的病毒抗原或 RNA。血清学方法具有局限性：免疫人群中血清 IgM 的检出率<20%，且血清 IgG 滴度通常在急性期和恢复期中稍有波动。

治疗

腮腺炎一般是良性自愈性疾病；给予对症及支持处置。

预防

目前美国推荐采用两剂免疫程序，首次接种的时间为 1 岁或以上，并在其后至少 1 个月第二次接种，2006 年，美国、英国和加拿大发生腮腺炎暴发，提示疫苗诱导的免疫并非终身持续。

■ 细小病毒感染

微生物学

细小病毒 B19 是一种无包膜的单链 DNA 病毒，属于细小病毒家族，也是其成员中唯一导致人类患病的病毒。

流行病学

B19 病毒只感染人类，在全球范围内流行，主要通过呼吸道传播。15 岁以下儿童中血清学检测阳性者≥50％；老年患者中，＞90％可检出抗体。

发病机制

B19 病毒在少数表达 B19 病毒受体——P 血型抗原（红细胞糖苷酯）的前体红细胞中复制。感染造成高滴度病毒血症和红系增生停滞。血清 IgM 和 IgG 抗体反应出现时，红系造血恢复正常。

临床表现

大多数的感染是无症状的，少数表现为轻度非特异性不适。

- *感染性红斑（五号病）*：症状性 B19 病毒感染患者最主要的表现，暴露后 7～10 天出现感染性红斑及低热，数日后面部见掌拍颊样皮疹（儿童多见）。发生面部皮疹 2～3 天后，网状斑点状红斑扩散至肢端。

- *多关节炎综合征*：关节痛，通常呈对称性累及双手小关节，偶有踝、膝、腕关节受累，见于约 50％患者（女性多见）。多数病例数周后缓解，但是部分患者可持续至数月。

- *暂时性再生障碍性贫血危象（TAC）*：慢性溶血性贫血的患者（如：血红蛋白病、自身免疫性溶血性贫血）感染 B19 病毒可诱发 TAC 而危及生命。患者出现严重贫血相关的症状。

- *纯红细胞性再生障碍性贫血*：免疫抑制的患者可进展为慢性贫血，伴有网织红细胞减少。患者血清中 B19 病毒 DNA 水平增高，但是 B19 病毒的 IgG 缺乏或处于低水平。B19 病毒偶可引起嗜血细胞综合征。

- *胎儿水肿*：妊娠期 B19 病毒感染可导致胎儿水肿和（或）胎儿流产。经胎盘传染给胎儿的风险约为 30%，流产的可能性是 9% 左右（多数发生于妊娠中期的初期），先天感染的风险<1%。

诊断

对于免疫功能正常人群的诊断依赖于检出 B19 病毒特异性抗体。患者出现感染性红斑或 TAC 进入第 3 日时，抗体呈阳性。

- B19 病毒特异性 IgG 于发病的第 7 天就可被检测出来，并持续终身。
- 应当采用定量 PCR 法测定 B19 病毒以早期诊断 TAC 和慢性贫血。急性感染者，其血清中病毒 DNA 滴度 > 10^{12} IU/ml；TAC 和慢性贫血患者一般病毒>10^5 IU/ml。

治疗　细小病毒感染

- 由于缺乏特异性治疗方法，B19 病毒感染以支持治疗为主。如有需要，TAC 患者应给予输血。
- 对于接受免疫抑制剂治疗的患者，应适当减量药物以增进免疫抵御反应。对于免疫抑制状态的患者静脉注射免疫球蛋白 [400mg/(kg·d)，疗程 5～10 天] 可能治愈或改善持续性 B19 病毒感染。

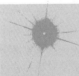

更多内容详见 HPIM-18 原文版：Brown KE：Parvovirus Infections, Chap. 184, p. 1478；Moss WJ：Measles（Rubeola），Chap. 192, p. 1600；Zimmerman LA, Reef SE：Rubella（German Measles），Chap. 193, p. 1605；and Rubin S, Carbone KM：Mumps, Chap. 194, p. 1608.

第 112 章
肠道病毒感染

魏来　校　谢兴旺　译

■ 病原体

- 肠道病毒因其能在胃肠道繁殖而得名，并不一定引起典型的胃肠道炎症。

- 人肠道病毒共含有 96 个血清型，包括：脊髓灰质炎病毒血清型 3 个、柯萨奇病毒 A 组血清型 21 个、柯萨奇病毒 B 组血清型 6 个、埃可病毒血清型 28 个、肠道病毒 68～71 型，以及应用分子生物学技术发现的 34 个新型肠道病毒（从肠道病毒 73 型起始）。在美国约 50％的肠道病毒感染由柯萨奇病毒 B1 型和埃可病毒 18、9 及 6 型所导致。

■ 发病机制

- 对脊髓灰质炎病毒感染的研究，形成了人们理解肠道病毒致病机制的基础。
- 脊髓灰质炎病毒进入机体后，感染胃肠道黏膜上皮细胞，然后播散至肠道区域淋巴结，造成病毒血症并在网状内皮系统内进行复制；一些病例中，可出现二次病毒血症。
- 病毒可通过血液循环或者直接侵入神经通路进入中枢神经系统。
- 病毒在血液中存在 3～5 天。直至感染后第 3 周，口咽部仍可检出病毒，而胃肠道可直到第 12 周仍可检出病毒；丙种球蛋白缺乏症患者，感染 20 年之后仍可检出病毒。
- 机体通过体液免疫和消化道分泌免疫控制肠道病毒感染。

■ 流行病学

- 肠道病毒疾病呈全球分布，尤其是人口拥挤和卫生条件落后的地区。
- 婴儿和幼儿是最常见的受累人群，也是最主要的病毒携带者。
- 肠道病毒主要通过粪口途径传播，也有通过空气传播和胎盘传播的报道。
- 潜伏期 2～14 天，但最多见＜1 周。患者在出现症状的前后时期传染性最强。

■ 临床表现

脊髓灰质炎病毒

在 3～6 天的潜伏期后，约 5％患者出现轻微症状（顿挫型脊髓灰质炎），主要表现为发热、乏力、咽痛、肌痛和头痛，通常在 3 日内消失。

- *隐匿感染*：＞90％患者感染后无症状。
- *无菌性脑膜炎（非瘫痪型脊髓灰质炎）*：发生于约 1％的感染者，脑脊液检查可发现糖含量和蛋白含量正常，淋巴细胞增多（早期也可见以多形核中性粒细胞为主）。

- *瘫痪型脊髓灰质炎*：最少见的类型；患者常在无菌性脑膜炎症状 1 天之后，发生严重的背、颈和肌肉疼痛，并逐渐出现肌无力症状。
  - ◇ 肌无力症状通常呈不对称性的近端肌无力，最常累及下肢肌肉；上肢、腹部、胸部和球部（bulbar）肌肉也是容易受累的部位。
  - ◇ 肢体瘫痪一般仅出现在发热期间。
  - ◇ 体格检查可见肌无力、肌束震颤、肌张力减退、受累部位反射减弱或者消失；反射亢进可先于反射减退出现。球部麻痹伴随吞咽困难、分泌物难以排出或者发声困难。
  - ◇ 累及呼吸中枢或误吸可造成呼吸功能衰竭。严重的延髓感染可能导致循环衰竭。
  - ◇ 大多数患者发病后能够恢复部分功能，但约 2/3 留有神经系统后遗症。
- *疫苗相关脊髓灰质炎*：口服脊髓灰质炎减毒活疫苗后患脊髓灰质炎的风险约为 1/250 万；在免疫力低下人群中，其风险高出约 2000 倍。
- *脊髓灰质炎后综合征*：患者在脊髓灰质炎后 20～40 年新发肌无力，起病隐匿，进展缓慢，症状可持续 1～10 年。

其他肠道病毒

在美国，每年有 500～1000 万例症状性非脊髓灰质炎肠道病毒感染者。50％以上的非脊髓灰质炎肠道病毒感染者均无临床症状。

- *非特异性发热疾病（夏季流感）*：患者表现为急起发热、乏力和头痛症状，偶尔还伴有上呼吸道症状。
  - ◇ 疾病多在一周内缓解。
  - ◇ 主要在夏季和初秋季节多见。
- *新生儿全身性感染*：主要见于出生后一周内的新生儿，疾病表现类似于细菌性脓毒血症，伴发热、烦躁和嗜睡。
  - ◇ 并发症包括：心肌炎、低血压、肝炎、DIC、脑膜炎和肺炎。
  - ◇ 患儿母亲最近如果具有流感样疾病史应立即考虑本病。
- *无菌性脑膜炎和脑炎*：儿童和青少年中病因明确的无菌性脑膜炎中，约 90％由于肠道病毒感染所致；10％～35％的病毒性脑炎为肠道病毒感染。
  - ◇ 患者出现急性发热、寒战、头痛、畏光、恶心和呕吐；体格检查可见假性脑膜炎表现。还可伴有腹泻、皮疹、肌痛、胸膜痛、心肌炎和疱疹性咽峡炎。脑炎较为少见，并且症状通常比较轻微，健康宿主预后一般良好。

◇ 脑脊液检查可见淋巴细胞增多，病程早期有时为多形核白细胞占据优势，但常在 24h 内转成以淋巴细胞为主。脑脊液的细胞总数一般不超过 1000/μl，葡萄糖和蛋白含量多正常。

◇ 临床症状多在 1 周内缓解，但脑脊液异常可持续较长时间。

- **流行性胸膜痛 (Bornholm 病)**：患者出现急性发热，并伴有剧烈胸膜炎性疼痛（成年人多见）或者上腹痛（儿童多见），常持续 15～30min。疼痛消失时体温也随之下降。

  ◇ 柯萨奇 B 病毒是最常见的致病原因。

  ◇ 病程持续数日，可应用非甾体抗炎药联合受累肌肉局部热敷进行治疗。

- **心肌炎和心包炎**：多达 1/3 的急性心肌炎由于肠道病毒（如柯萨奇 B 病毒）感染所致。患者具有上呼吸道感染症状，并随即出现发热、胸痛、呼吸困难、心律失常，偶可发生心力衰竭。

  ◇ 主要发生于新生儿（症状最为严重）、青少年和年轻成人。

  ◇ 可有心包摩擦音，心电图 ST 段和 T 波异常，以及血清心肌酶异常升高。

  ◇ 多达 10% 患者进展为慢性扩张型心肌病。

- **皮疹**：肠道病毒感染是导致儿童夏秋季皮疹的最主要病因。埃柯病毒 9、16 型是最常见的病原体。

- **手足口病**：通常由于柯萨奇病毒 A16 型和肠道病毒 71 型引起。患者表现为发热、食欲不振、全身不适，继而发生咽喉痛和颊侧黏膜、舌部、手背或手掌疱疹，其偶尔还可出现于软腭、悬雍垂、扁桃体和足部。

  ◇ 本病传染性非常强，婴幼儿侵袭率接近 100%。症状通常在 1 周内缓解。

  ◇ 1998 年，台湾曾发生肠道病毒 71 型流行感染，其伴随中枢神经系统疾病、心肌炎和肺出血。死亡病例主要是≤5 岁的儿童。

- **疱疹性咽峡炎**：通常由柯萨奇 A 病毒感染所致。患者表现为发热、咽痛、吞咽困难，以及于口腔后部黏膜出现密集的灰白色疱疹，并继发形成溃疡。

  ◇ 患处疱疹和溃疡可持续数周。

  ◇ 相较于疱疹性口腔炎，肠道病毒引起的疱疹性咽峡炎不伴有牙龈炎。

- **急性出血性结膜炎**：与肠道病毒 70 型和柯萨奇病毒 A24 型相关。患者急性发作严重眼痛、视物模糊、畏光、流泪；体格检查可见眼部水性分泌物、结膜水肿和结膜下出血。症状一般在 10 日内完全缓解。

■ 诊断

- 肠道病毒可从患者咽部分泌物、结肠拭纸、粪便和（或）无菌的体液中分离。
  - ◇ 正常无菌性体液中，如：脑脊液和血浆中成功分离病毒，则提示感染。
  - ◇ 然而，从咽部和粪便中分离出病毒仅能反映病毒定植。
- 通常，临床诊断并不进行肠道病毒血清学分型。
- PCR 技术能够检出感染人的所有肠道病毒血清型，并有很高的敏感性（70%～100%）和特异性（>80%）。
  - ◇ 如果患者在发生脑膜炎症状后≥3 天或为肠道病毒 71 型感染，其进行脑脊液 PCR 检测的阳性率较低。
  - ◇ 播散性疾病中血清 PCR 检测也非常有用。

治疗　肠道病毒感染

- 大多数肠道病毒疾病自发缓解，但是免疫球蛋白对于丙种免疫球蛋白低下和慢性感染患者可能有所帮助。
- 禁忌应用糖皮质激素。

■ 预防和根除

- 注意手消毒、使用隔离衣和手套，并采取肠道隔离措施（发病后的 7 天内）以避免肠道病毒流行期间发生医院内交叉感染。
- 脊髓灰质炎疫苗的出现和消灭脊髓灰质炎计划的落实，已经极大程度地灭除野生株病毒所致的脊髓灰质炎；2009 年共有 1781 例发病，其中约 80% 来自尼日利亚、印度、巴基斯坦和阿富汗。目前仍有疫苗相关脊髓灰质炎的暴发和散在案例。
- 口服脊髓灰质炎疫苗（OPV）和注射型脊髓灰质炎灭活疫苗（IPV）均能刺激 IgG 和 IgA 抗体产生，并至少维持 5 年。
  - ◇ 大多数发展中国家，尤其是野生株病毒仍持续导致脊髓灰质炎的国家，采用价格低廉、接种方便的 OPV 疫苗。
  - ◇ 低收入国家儿童，即使多次采用 OPV 疫苗后，仍无法达至理想的血清转化率，成为彻底根除脊髓灰质炎的障碍。
- 大多数工业化国家，采取全程 IPV 儿童免疫计划。

◇ 在美国，未预防接种的成年人不需要常规接种脊髓灰质炎疫苗，但如果前往脊髓灰质炎流行的地区旅行或者在其社区和工作场所有可能暴露于野生型脊髓灰质炎病毒，则应该接受三次 IPV 注射（第一次注射后 1～2 个月注射第二剂，6～12 个月后注射第三剂）。

◇ 已经预防接种的成年人，如果其暴露于病毒的风险增高，应再接受一次 IPV 接种。

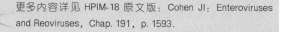

更多内容详见 HPIM-18 原文版：Cohen JI：Enteroviruses and Reoviruses，Chap. 191，p. 1593.

第113章
以昆虫和动物为媒介的病毒感染

魏来　校　武楠　译

■ 狂犬病

微生物学

狂犬病是一种动物传染病，人类由于被患病动物咬伤而被感染，其病原体是狂犬病病毒，为一种单股负链 RNA 病毒，属弹状病毒科。各动物宿主携带不同的狂犬病病毒变种。

流行病学

世界范围内，每年约有 55 000 人死于狂犬病，主要分布在亚洲和非洲。

● 在美国和其他资源富裕国家，已经消灭犬狂犬病，但蝙蝠、狸、臭鼬和狐狸仍携带病毒。2008 年，在美国确诊 6841 例动物狂犬病。

● 大部分北美的人狂犬病由蝙蝠（尤其是银毛蝙蝠和东部伏翼蝠）所致，但患者可能并无确切蝙蝠咬伤或其暴露史。

发病机制

潜伏期从数日至 1 年以上不等，但通常为 20～90 天。在这一时期，狂犬病病毒存在于受咬伤部位或其附近。

● 病毒与突触后烟碱型乙酰胆碱能受体结合，以约 250mm/d 的速度沿外周神经向中枢神经系统传播。中枢神经系统感染后，病毒沿外周神经传播至其他组织，包括唾液腺。因此，狂犬病动物的唾液中含有病毒。

- 中枢神经系统最特征性的病理表现是内基小体（Negri body），为一种嗜酸性胞浆内包涵体，由狂犬病病毒蛋白和病毒 RNA 组成，主要出现于小脑的 Purkinje 细胞和海马体的锥体神经元。

临床表现

狂犬病一般表现为非典型性脑炎，且保持意识清醒。本病出现昏迷后，可能难以被诊断。尽管经过积极治疗，狂犬病仍然往往导致死亡。其病程可分为 3 期：

- *前驱期*：持续 2～10 天，表现为头痛、发热、全身不适、恶心、呕吐、焦虑或烦躁不安。50%～80% 的患者在病毒入侵部位（此时多已愈合）或者其邻近处感觉异常、疼痛或瘙痒，此时强烈提示为狂犬病。

- *急性神经功能障碍期*：80% 患者表现为脑炎（狂躁）型，20% 患者表现为麻痹型。

  ◇ *脑炎型*：患者出现类似于其他病毒性脑炎的症状（如：发热、错乱、幻觉、躁动和癫痫发作），持续 2～10 天；常伴有自主神经功能异常，包括唾液过量分泌、汗毛竖立、心动过速和（或）阴茎异常勃起。

  - 狂犬病的一个特征性表现是早期出现显著的脑干功能障碍，造成患者恐水症和畏风（饮水或暴露于流动空气时，膈、辅助呼吸肌、喉肌、咽肌的不自主性、痛性收缩反应）。

  - 过量的唾液分泌加之吞咽困难造成"口吐泡沫"的特征性表现。

  - 脑干受累后数日内死亡。给予积极的支持性照护。晚期并发症包括心肺功能衰竭、水平衡紊乱（抗利尿激素分泌不当综合征和尿崩症）和胃肠道出血。

  ◇ *麻痹型*：原因不明，主要表现为肌无力，但缺乏狂犬病脑炎的主要特征（过度兴奋、恐水、畏风）。肌无力通常始于被咬肢体，并进展为四肢瘫痪。

- 昏迷和死亡：即使通过积极的支持性治疗，也罕有恢复者。经常于 2 周内死亡。

诊断

在北美，通常在病情晚期才考虑到狂犬病的诊断。对于具有急性非典型脑炎或急性迟缓性麻痹（包括疑似吉兰-巴雷综合征）的患者均应考虑是否为狂犬病。

- 大部分常规实验室检查正常或无特异性，检查的重点在于鉴别其他可治疗的疾病。
- 生前狂犬病特异性实验室检查阴性并不能除外狂犬病的诊断；需间隔一段时间重复检测以明确诊断。
  - ◇ 对于未曾免疫接种的患者，血清狂犬病病毒中和性抗体阳性具有诊断意义，但是抗体通常直至病程晚期才出现。无论免疫状态为何，脑脊液中出现狂犬病病毒特异性抗体均提示狂犬病病毒性脑炎。
  - ◇ 逆转录 PCR（RT-PCR）可于新鲜唾液标本、脑脊液、皮肤和脑组织中检出病毒。
  - ◇ 直接荧光抗体检测敏感性和特异性高，可用于检测脑组织或颈背部皮肤活检标本（毛囊根部的皮神经可发现病毒）。

治疗 ▶ 狂犬病

以对症和支持治疗为主，对狂犬病无明确有效的治疗。

预防

狂犬病几乎百分之百致命，但是在潜伏期内进行适当的暴露后干预可几乎完全预防发病。只有 7 例患者在狂犬病病毒感染后存活，其中只有 1 例患者在发病前没有接种狂犬病疫苗。

- 狂犬病暴露后预防的流程见图 113-1。
  - ◇ 局部伤口处理（如：彻底冲洗、坏死组织清创）可大幅降低感染狂犬病风险。
  - ◇ 所有未接种过疫苗的患者均应在接种首剂疫苗 7 天内注射狂犬病免疫球蛋白（人源狂犬病球蛋白 20IU/kg；马血清狂犬病球蛋白 40IU/kg）。应在被咬伤部位注入全部药剂；如果解剖上不可行，则应将剩余的狂犬病球蛋白肌内注射于伤口远处。
  - ◇ 对于未接种过疫苗的患者，应尽快接种灭活狂犬病疫苗（1ml，在三角肌部位肌内注射），并在第 3、7、14 天再次接种。对于既往曾接种疫苗的患者，只需在第 0 天和第 3 天给予追加剂量。
- 对于高危人群（包括到狂犬病流行区的特定旅行者）偶尔也给予暴露前预防。疫苗接种时间为第 0、7、21 或 28 天。

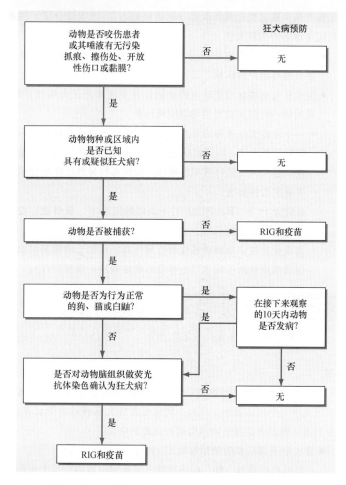

图 113-1   狂犬病暴露后预防流程图。RIG：狂犬病免疫球蛋白。〔资料来源：
From L Corey，*in* Harrison's Principles of Internal Medicine，*15th ed*．*E Braun-*
wald et al（*eds*）：*New York*，*McGraw-Hill*，*2001*，*adapted with permission*.〕

■ 节肢动物和啮齿动物源性病毒所致的感染

微生物学和发病机制

　　大多数动物源性病毒只是偶然感染人并致病；只有少数病原体
通过节肢动物规律地传播给人类。

- 节肢动物和啮齿动物传播的病毒主要有沙粒病毒科、布尼亚
  病毒科和黄病毒科，均为 RNA 病毒。
- 传播媒介叮咬具有病毒血症的脊椎动物后，感染节肢动物传

播性病毒，并在其体内扩散至全身，最终播散至唾液腺，病毒可通过叮咬而感染其他脊椎动物。

- 人类通过吸入含有病毒的气溶胶或密切接触慢性感染的啮齿动物及其排泄物而受到感染。

临床表现

一般呈亚临床感染，如果发病，通常导致四类主要的临床综合征之一，或偶可重叠出现：发热和肌痛、脑炎、关节炎和皮疹、出血热（HF）。

发热和肌痛　发热和肌痛是与动物源性病毒感染相关的最常见综合征。典型表现为急性发热、剧烈肌痛、倦怠和头痛。病情通常可在 2～5 天后痊愈。重要的例子包括如下：

- *淋巴细胞脉络丛脑膜炎（LCM）*：人因吸入含慢性感染之家鼠与宠物鼠的分泌物及排泄物气溶胶而感染病毒。大概 1/4 的患者呈双时相性表现。发热 3～6 天后短暂缓解，然后再次出现发热、头痛、恶心、呕吐和脑膜刺激征，持续 1 周左右。
  - ◇ 其他临床表现包括一过性脱发、关节炎、咽炎、咳嗽、斑丘疹和睾丸炎。
  - ◇ 妊娠妇女受感染后症状较轻，但病毒可感染胎儿，致使脑积水和脉络膜视网膜炎。
  - ◇ 出现无菌性脑膜炎的成人如伴有以下任何情况，应考虑诊断本病：秋天季节发病、发热前具有明显前驱症状、脑脊液中葡萄糖浓度降低、脑脊液单核细胞计数＞1000/μl。
  - ◇ LCM 病毒血症多在病程初始的发热期出现。ELISA 检出血清或脑脊液中 IgM 抗体或脑脊液 RT-PCR 阳性均可确诊 LCM。
- *登革热*：登革热病毒 4 种血清型均以*埃及伊蚊*为传播媒介。*埃及伊蚊*同时也是黄热病的传播媒介。患者在 2～7 天的潜伏期后出现急性发热、头痛、眼球后疼痛、背痛、剧烈肌痛（*骨痛热症*）、淋巴结肿大、腭板水疱和巩膜充血。
  - ◇ 病情一般持续 1 周，常在体温将要下降时出现斑丘疹。
  - ◇ 两次感染登革热病毒，而其血清型不同，可导致登革出血热（DHF；见下文"出血热"）。
  - ◇ 恢复期 ELISA 或配对血清检出特异性 IgM 抗体；或急性期进行 ELISA 或 RT-PCR 检测抗原均可做出诊断。急性期时，通过将患者血液接种至蚊虫或进行蚊虫细胞培养，均可较易分离出病毒。实验室检查可见白细胞减少、血小板减少和血清转氨酶升高。

脑炎   根据感染的致病病毒不同，临床-亚临床感染之比、病死率和后遗症各不相同（见表113-1）。患者通常具有非特异性前驱症状，随后很快出现头痛、脑膜刺激征、畏光和呕吐；深部结构受累者出现嗜睡、认知障碍、局灶性神经系统体征和昏迷。急性脑炎通常持续数日至2～3周，恢复缓慢，并可残留后遗症。应除外病因可治愈的脑炎（如单纯疱疹病毒）。重要的虫媒病毒性脑炎，举例如下：

- **日本脑炎**：见于整个亚洲和西太平洋群岛。除脑炎外，还可出现脊髓和运动神经元病。现已具备有效的疫苗（分别在第0、7、30天给药）；夏季前往亚洲乡间的旅行者应接种疫苗，当地感染风险高达每周2.1例/10 000人。

- **西尼罗脑炎**：通常症状较轻或无症状，西尼罗病毒感染可引起无菌性脑膜炎或脑炎，见于整个西半球。脑炎、严重后遗症和死亡更多发生于老年、糖尿病和高血压及既往具有中枢神经系统疾病的患者。少见的临床特征包括脉络膜视网膜炎和弛缓性麻痹。

- **东方马脑炎（EEE）**：主要流行于美国东海岸地区的沼泽地，夏季和早秋发病。EEE是最严重的虫媒病毒性疾病之一，起病急骤，进展迅速，死亡率高，且常留有后遗症。多于起病后3天内脑脊液出现细胞增多，以多形核白细胞为主。

关节炎和皮疹   虫媒病毒常常引起关节炎，伴发于发热性疾病和斑丘疹。举例如下：

- **辛德毕斯病毒**：见于北欧和前苏联独联体，病毒感染导致斑丘疹，经常于躯干和四肢形成水疱。此时，关节炎呈多发性、游走性、致残性损害，数日内急性期缓解，关节疼痛则可持续数月或数年。

- **奇昆古尼亚病毒**：见于非洲和亚洲农村，病毒感染致使急性发热、严重关节痛、主要累及小关节的游走性多发性关节炎，病程第2～3天体温下降时出现皮疹。

- **罗斯河病毒**：在澳大利亚和东太平洋群岛引起流行性多关节炎，病毒可造成皮疹和持续性关节损害，通常缺乏其他全身症状。由于关节疼痛，分别仅有约50%和约10%患者可在4周和3个月时恢复正常活动。

出血热   病毒性出血热（HF）综合征是一组以血管情况不稳定、血管完整性遭受破坏为特征的疾病。所有HF综合征均以急性发热和

表 113-1　虫媒病毒性脑炎的主要特点

病毒	自然循环	潜伏期，天	每年的病例数	病例/感染之比	年龄	病例-致死性之比，%	后遗症
La Crosse 脑炎病毒	三列伊蚊-花栗鼠（经蚊卵传播）	约 3~7	70（美国）	<1:1000	<15 岁	<0.5	痫性发作复见于约 10% 病例；个别患者严重致残；少部分患者疑似学习成绩下降和行为改变
圣路易脑炎病毒	尖音库蚊、致倦库蚊、跗斑库蚊-鸟	4~21	85，流行年份数千（美国）	<1:200	年轻人病情较轻；>40 岁成人病例较为严重（尤其是老年人）	7	老年人常见
日本脑炎病毒	三代喙库蚊-鸟	5~15	>25 000	1:(200~300)	各年龄；高流行地区儿童	20~50	常见（近乎半数病例），可较为严重
西尼罗脑炎病毒	库蚊-鸟	3~6	?	很低	主要为老人	5~10	少见
中欧脑炎病毒	蓖子硬蜱-啮齿动物，食虫目动物	7~14	数千	1:12	各年龄；儿童病情较轻	1~5	20%
俄罗斯春夏脑炎病毒	全沟硬蜱-啮齿动物，食虫目动物	7~14	数百	—	各年龄，儿童病情较轻	20	近乎半数病例；常严重；肢带肌型瘫痪
波瓦桑病毒	考克斯硬蜱-野生哺乳动物	约 10	约 1（美国）	—	各年龄，儿童稍为多见	~10	常见（近乎半数病例）

表 113-1 虫媒病毒性脑炎的主要特点（续）

病毒	自然循环	潜伏期，天	每年的病例数	病例/感染之比	年龄	病例-致死性之比，%	后遗症
东方马脑炎病毒	脉毛蚊鸟-鸟	约5~10	5（美国）	成人1:40 儿童1:17	各年龄，儿童居多	50~75	常见
西方马脑炎病毒	附斑库蚊-鸟	约5~10	约20（美国）	成人1:1000 儿童1:50 婴儿1:1	各年龄，<2岁儿童居多（老年人死亡率增高）	3~7	常见于<1岁的婴儿
委内瑞拉马脑炎病毒（流行性）	未知（流行区的多种蚊子和马）	1~5	?	成人1:250 儿童1:25	各年龄，儿童居多	约10	—

肌痛起病，可进展为严重虚脱、头痛、头晕、畏光、腹痛和（或）胸痛、食欲不振和胃肠道功能紊乱。最初体格检查可发现结膜充血、肌肉或腹部触痛、低血压、皮肤瘀点、眶周水肿。实验室检查提示血清转氨酶升高、蛋白尿和血液浓缩。出现休克、多灶性出血和中枢神经系统受累（脑病、昏迷、惊厥）均为预后不良的征兆。早期诊断是关键。采取适宜的支持治疗，部分患者可给予针对病毒的特异性治疗。

- *拉沙热*：拉沙热在西非地方性流行，由啮齿动物传播病毒所致，较其他 HF 综合征起病缓慢。15%～30%患者发生出血。浅肤色患者通常可见斑丘疹。
  ◇ 妊娠妇女病死率高，妊娠晚期胎儿死亡率达 92%。
  ◇ 高水平病毒血症或血清天冬氨酸氨基转移酶（AST）＞150IU/ml 时，死亡风险升高。应考虑给予利巴韦林（首剂 32mg/kg IV，随后 16mg/kg q6h×4 天，然后为 8mg/kg q8h×6 天）以降低死亡风险。

- *南美出血热综合征*（阿根廷、玻利维亚、委内瑞拉、巴西出血热综合征）：本综合征类似于拉沙热；然而，常见血小板减少、出血和中枢神经系统功能障碍。
  ◇ 被动免疫治疗阿根廷出血热综合征疗效良好；现已具备有效疫苗。
  ◇ 利巴韦林可能对于所有南美出血热综合征均有效。

- *裂谷热*：虽然裂谷热病毒通常引起发热和肌痛，但也可发生 HF，伴肝功能严重受累、肾衰竭，并可能造成弥散性血管内凝血。
  ◇ 其他轻型感染者约 10%可出现视网膜血管炎，且患者视力可能永久受损。
  ◇ 裂谷热尚无有效治疗，减毒活疫苗仍处于临床试验阶段。

- *肾综合征出血热*：在欧洲，引起肾综合征出血热的主要病毒是普马拉病毒（啮齿动物贮存宿主：堤岸田鼠）；亚洲则为汉坦病毒（啮齿动物贮存宿主黑线姬鼠）。
  ◇ 重症肾综合征出血热主要由于汉坦病毒所致，临床病程分为 4 期：*发热期*，伴有肌痛，持续 3～4 天；*低血压期*，常伴随休克，持续数小时至 48h；*少尿期*，肾衰竭，持续 3～10 天；*多尿期*，出现尿量增多和低渗尿。
  ◇ 普马拉病毒所致感染表现大致如同上述，但病情程度较轻。
  ◇ ELISA 检出特异性 IgM 抗体可确定诊断，入院后 2 天内即可呈现阳性。
  ◇ 主要的治疗措施是早期控制休克和肾衰竭。对于重症病例，起病最初 4 天内应用利巴韦林治疗可降低患病率与死亡率。

- *汉坦病毒肺综合征（HPS）*：经过 3～4 天的前驱期，进入心肺功能障碍期，主要表现为心动过速、呼吸急促和轻度血压下降。数小时后，迅速进展为严重低氧血症和呼吸衰竭；即便给予了完善的临床处置，死亡率仍近 30％～40％。入院后 48h 仍存活的患者多可痊愈，且不残留后遗症。
  - ◇ 本病与啮齿动物暴露相关。美国导致 HPS 最重要的病毒为辛诺柏病毒，其可感染鹿鼠。
  - ◇ 血小板减少（重要的早期诊断线索）、血液浓缩、低蛋白血症和蛋白尿为典型临床表现。
  - ◇ 急性期甚至前驱期血清 IgM 检测可呈阳性，并可用于确定诊断。病程最初的 7～9 天，血凝块或组织 RT-PCR 检查通常呈阳性。
  - ◇ 无特异性治疗，需要密切呼吸道管理和其他支持性措施。
- *黄热病*：曾发生过大流行。黄热病可致使典型出血热综合征，伴有严重肝坏死，最常见于南美洲和非洲城市。病毒血症持续 3～4 天，并出现黄疸、出血、黑色呕吐物、无尿和谵妄。对前往流行区的旅客接种疫苗，并控制传播媒介埃及伊蚊可阻断疾病传播。
- *登革出血热（DHF）/登革休克综合征（DSS）*：先前感染过其他血清型登革病毒的患者可产生非保护性抗体，再次感染后会导致病情加重。轻症患者发生典型登革热 2～5 天后，通常于退热时，出现昏睡、血小板减少和血液浓缩。重症患者出现明显休克，伴有发绀、肝大、腹水、胸腔积液和消化道出血。
  - ◇ 12 岁以后患病风险显著下降；DHF/DSS 女性较男性更为多见；白种人较黑种人病情更为严重；以及营养良好患者较营养不良患者更为普遍。
  - ◇ 经过良好的医疗照护，总病死率可降至 1％。控制疾病的关键是控制其传播媒介埃及伊蚊。

■ 埃博拉病毒和马尔堡病毒感染

微生物学

*丝状病毒科*包括两个属：*埃博拉病毒*和*马尔堡病毒*，均为单股负链 RNA 病毒。埃博拉病毒现有 5 种亚型，以最初发现地点命名。

- 除埃博拉病毒莱斯顿亚型外，几乎所有的丝状病毒均源于非洲，并可导致高死亡率的严重疾病。
- 由于埃博拉病毒和马尔堡病毒感染后的高病死率和气溶胶传

播，其生物安全等级均为四级。

流行病学

马尔堡病毒首次发现于 1967 年；2004—2005 年间，安哥拉发生马尔堡病毒流行，发生＞250 例感染，其中病死率为 90％。埃博拉病毒最初发现于 1976 年，与多种严重的出血热流行相关；死亡率取决于病毒亚型，介于 50％～90％。

- 埃博拉病毒可发生人间传播，但是流行病学研究并无法证实空气中气溶胶对人埃博拉病发挥关键致病作用（猴类埃博拉病已被证明）。
- 贮存宿主尚未知晓，目前推测为蝙蝠。

致病机制

两种病毒几乎在所有类型细胞中均能正常复制，且细胞坏死与病毒复制相关。急性感染伴随循环中病毒与病毒抗原滴度水平增高。死亡病例与缺乏抗体反应有关，但由于恢复期血浆无保护作用，病情痊愈可能由细胞免疫反应介导。

临床表现

经过 7～10 天的潜伏期，急骤起病，表现为发热、严重头痛、肌痛、恶心、呕吐、腹泻、极度虚弱和精神抑郁状态。

- 5～7 天时可出现斑丘疹，随后出现脱屑；此时可发生出血，且任何黏膜部位和皮肤均明显易见。
- 10～12 天后发热可停止，患者可最终痊愈。
- 可复发或继发细菌感染。
- 早期常见白细胞减少，随后出现中性粒细胞增多。常见血小板减少、血清转氨酶升高和黄疸。

诊断

血中高浓度的病毒可通过 ELISA 法抗原检测、病毒分离或 RT-PCR 证实。恢复期患者可检出抗体。

治疗　埃博拉病毒和马尔堡病毒感染

- 无病毒特异性治疗，支持治疗效果不佳。
- 对恒河猴的研究提示Ⅶa 因子／组织因子抑制剂或联合活化蛋白 C 可提高生存率。
- 护理隔离措施可极大降低丝状病毒的传播。

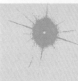

更多内容详见 HPIM-18 原文版：Jackson AC：Rabies and Other Rhabdovirus Infections, Chap. 195, p. 1611；Peters CJ：Infections Caused by Arthropod-and Rodent-Borne Viruses, Chap. 196, p. 1617；Peters CJ：Ebola and Marburg Viruses, Chap. 197, p. 1633.

第114章
人类免疫缺陷病毒（HIV）感染和艾滋病（AIDS）

魏来   校   房继莲   译

■ 定义

最初，疾病控制和预防中心（CDC）将艾滋病经验性定义为"可明确诊断的存在一定程度细胞免疫功能缺陷性疾病"。但随着致病原 HIV 的发现以及敏感性及特异性检测方法的出现，艾滋病的定义发生了根本性改变，目前根据 HIV 感染相关临床表现及 CD4＋T 淋巴细胞计数将 HIV 感染者进行分类定义（HPIM-18，pp. 1506 and 1507，Tables 189-1 and 189-2）。从临床实践角度出发，临床医生将 HIV 感染视为从原发感染（伴和不伴急性 HIV 感染综合征）到无症状感染状态直至晚期疾病的一系列疾病。

■ 病原学和传播途径

艾滋病由人逆转录病毒 HIV-1 或 HIV-2 感染引起。HIV-1 最常见，呈全球性流行，传播途径包括性接触、输入被污染的血液或血制品、吸毒者共用针头和注射器、分娩期或围产期母婴传播，或通过乳汁传播。目前尚没有证据显示 HIV 病毒可通过日常接触或昆虫（如蚊子）进行传播。医护人员及接触 HIV 感染标本的实验室人员确实存在 HIV 感染的职业风险，但此风险不大，被感染的医护人员通过各种有创操作将 HIV 感染给患者的风险极低。

■ 流行病学

截至 2010 年 1 月 1 日，全美确诊艾滋病患者人数累积约为 1 108 611 例，其中约 600 000 例死亡。过去十年中，由于强效抗病毒药物的大量应用，艾滋病死亡率大幅下降。截至 2010 年 1 月 1 日，全美现存 HIV 感染者约 110 万，其中约 21％尚未意识到已被感染。全美每年新发感染者约 56 000 例，该数字在过去至少 15 年中保持稳定（见 HPIM-18，pp. 1518，Fig. 189-12）。2009 年新确诊的成人和青少年 HIV 感染者中，约 76％为男性，24％为女性。在新确诊的男性 HIV 感染者或艾滋病患者中，约 75％为同性性接触所致，约 14％为异性性接触所致，约 8％为共用注射器吸毒所致。而在女性新发患者中约 85％为异性性接触所致，约 15％为共用注射器吸毒所致（见 HPIM-18，pp. 1519，Figs. 189-13 and 189-14）。HIV 感染及艾滋病呈全球性流行，尤其在发展中国家更为严重。截至 2009 年末，全球 HIV 感染患者约 3330 万例，其中 2/3 为撒哈拉以南非洲人，约 50％为妇女，儿童患者约 250 万。2009 年全年全球新发 HIV 感染患者约 260 万，死亡患者约 180 万（见 HPIM-18，pp. 1517，Fig. 189-10）。

■ 病理生理和免疫发病机制

HIV 感染的特征性标志是重度免疫缺陷，是 T 淋巴细胞亚群辅助 T 细胞从量变到质变的进行性缺陷。该 T 细胞亚群细胞表面表达 CD4 分子，是 HIV 感染的主要细胞受体。HIV-1 感染所需的两个重要辅助受体是趋化因子受体 CCR5 和 CXCR4。CD4 受体必须与其辅助受体共存 HIV-1 才能有效侵入靶细胞。CD4＋T 淋巴细胞和 CD4＋单核细胞系是 HIV 感染的主要靶细胞。

原发感染

初次感染时，病毒可能感染 T 淋巴细胞、单核细胞或骨髓起源的树突状细胞。无论感染初期还是后期，淋巴系统均是 HIV 感染形成和传播的重要位点。肠道相关淋巴组织（GALT）在感染灶形成和记忆性 CD4＋T 细胞的早期清除中起到重要作用。

原发感染过程中几乎所有患者都经历了病毒血症期，这与部分患者表现出类似单核细胞感染性疾病的"急性逆转录病毒综合征"密切相关（详见下文）。此期在病毒向淋巴结及全身其他器官扩散中起着重要作用，最终由于 HIV 特异性免疫反应的建立可得到部分控制。

慢性和持续感染的形成

尽管原发感染后激起了机体强烈的免疫反应，但 HIV 病毒不能从体内清除，反而会形成慢性感染，未经治疗患者的慢性感染状态可持续约 10 年才出现临床症状。在潜伏期内，CD4＋T 细胞数量逐渐减少，但很少出现明显的临床症状或体征。然而，通过检测血浆淋巴组织中的病毒总能发现活跃的病毒复制。约在感染后 6 个月至 1 年时病毒血症达到稳态水平（称为*病毒载量定点*），该设定点对预测 HIV 感染的预后及进展有重要意义，感染后 6 个月至 1 年时病毒设定点低的患者比极高的患者进展为艾滋病的速度慢得多（见 HPIM-18，pp. 1524，Fig. 189-22）。

晚期 HIV 疾病

未予治疗或经治疗病毒复制未能控制的患者中（见下文），一定时间后（通常为数年）CD4＋T 细胞计数可下降至关键水平以下（约 200/μl），此时患者极易发生机会性感染。当 CD4＋T 细胞计数小于 200/μl 或出现艾滋病相关机会性感染时可确诊艾滋病。通过有效的抗逆转录病毒治疗控制血浆病毒血症，尤其维持血浆病毒载量持续在 50 拷贝/毫升以下，即使对于 CD4＋T 细胞低下的患者，也可显著提高他们的生存率，包括抗病毒治疗后 CD4＋T 细胞计数无明显升高者。

■ HIV 感染的免疫异常

已证实 HIV 感染患者存在广泛免疫异常，导致不同程度的免疫缺陷，包括淋巴细胞数量与质量的缺陷，也包括单核细胞/巨噬细胞及自然杀伤细胞（NK）功能的质的缺陷。在 HIV 感染患者中可出现自身免疫现象。

■ HIV 感染的免疫反应

HIV 原发感染后，机体可迅速产生体液和细胞免疫反应（见 HPIM-18，pp. 1535，Table 189-6 and pp. 1536，Table 189-26）。体液反应包括抗体结合并中和 HIV 病毒，以及参与抗体依赖性细胞介导的细胞毒作用（ADCC）。细胞免疫反应包括 HIV 特异性 CD4＋和 CD8＋T 淋巴细胞的形成，以及 NK 细胞和单核细胞介导的 ADCC。CD8＋T 淋巴细胞也可通过一种非溶细胞性及非 MHC 限制性方式抑制 HIV 复制。这种作用由可溶性因子如 CC-趋化因子 RANTES、MIP-1α 和 MIP-1β 介导。多数情况下，对 HIV 的自然免疫反应作用并不明显。在感染患者中针对 HIV 的广泛性中和抗体反应不易产生，因此通过免疫反应从患者体内自然清除病毒至今尚未有报道。

■ HIV 感染的诊断

HIV 感染的实验室诊断依赖于检出抗-HIV 抗体和（或）HIV 病毒或组成成分。

HIV 感染的标准筛查试验是用酶联免疫试验（EIA）检测抗-

HIV 抗体，这种试验敏感性高（＞99.5％）并有相当的特异性，大多数商业性 EIA 试剂盒对 HIV-1 和 HIV-2 的抗体均能检测到。免疫印记法是最常用的确认性试验，能检测到针对特定分子量的 HIV 抗原的抗体。在 HIV 感染后 2 周内开始出现 HIV 抗体，从病毒感染到可检测出抗体一般很少超过 3 个月。应用 EIA 式捕获试验可检测 HIV P24 抗原。在感染后数周内血浆 P24 抗原水平即可升高，早于抗-HIV 抗体的出现。HIV 感染的血清学诊断指南见图 114-1。

HIV 可直接从组织、外周血细胞或血浆进行培养，但通常用于科研。应用逆转录酶 PCR（RT-PCR）、分枝 DNA 信号放大系统（bDNA）或核酸序列依赖性扩增技术（NASBA）可检测 HIV 的遗传物质。适用于 EIA 试验阳性或结果未明同时免疫印记试验结果也不确定的患者。感染早期即可出现阳性结果，而且血清学试验结果不可靠的患者（例如低 γ 球蛋白血症患者）中这些试验结果通常也为阳性。

■ HIV 感染患者的实验室监测

CD4＋T 淋巴细胞计数和血浆 HIV RNA 水平测定对 HIV 感染患者的常规评价和监测具有重要作用。目前普遍将 CD4＋T 淋巴细胞计数作为 HIV 感染患者免疫功能的预测指标，且 CD4＋T 细胞计数与艾

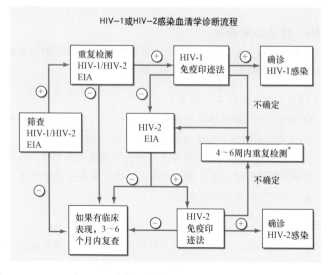

图 114-1　HIV-1 或 HIV-2 感染血清学诊断流程。* 4～6 周后免疫印记结果阴性提示 HIV 感染可能性小，但应每间隔 3 个月重复检查两次以排除 HIV 感染，或检验 HIV-1 的 p24 抗原或 HIV 核糖核酸（RNA）。EIA，酶联免疫试验

滋病患者临床表现间存在密切关系（见 HPIM-18, pp. 1541，Fig. 189-32）。CD4＋T 细胞计数小于 $200/\mu l$ 的患者极易感染*卡氏肺孢子虫*，若 CD4＋T 细胞计数降至 $50/\mu l$ 以下，患者感染巨细胞病毒（CMV）和胞内鸟型分枝杆菌的风险增大。患者应在确诊当时及此后 3～6 个月均检测 CD4＋T 细胞计数（对于 CD4＋T 细胞计数持续降低的患者检测频率应加大）。根据美国卫生与人类服务部（DHHS）实践指南，CD4＋T 细胞计数小于 $500/\mu l$ 是开始抗病毒治疗的一项明确指征。CD4＋T 细胞计数代表患者当前的免疫功能，而 HIV RNA 水平则能预测 CD4＋T 细胞计数的变化趋势。在确诊时应检测血浆 HIV RNA 水平，对于未予治疗的患者此后每 3～4 个月复查一次。血浆 HIV RNA 水平也可用于指导抗病毒治疗（详见下文）。在抗病毒治疗初期或调整治疗方案后，均应每 4 周监测一次 HIV RNA 水平，直至确定抗病毒治疗有效，即出现新的 HIV RNA 稳态水平。在后续治疗过程中，每 3～4 个月监测一次 HIV RNA 水平以评价抗病毒治疗的持续有效性。

通过基因型分析方法或表型分析方法可评价 HIV 病毒对不同抗病毒药物的敏感性。对于当前方案治疗效果不佳的患者，依据耐药检测结果选择新的抗病毒方案，相对于单纯依靠既往用药史调整治疗方案，可使病毒载量下降幅度提高 0.5-log 值以上。在基础耐药率高的地区，HIV 耐药检测对于选择治疗方案同样具有指导意义。

■ HIV 感染临床表现

本章不进行全面性讨论。下面仅对 HIV 感染后各期的主要临床表现进行概述（可参见 HPIM-18 第 189 章）。

急性 HIV（逆转录病毒）综合征

约 50%～70% 原发感染患者会出现急性综合征，通常出现在感染后 3～6 周，具有多种临床表现（见表 114-1），持续 1～2 周。当出现针对 HIV 的免疫反应后，病毒载量开始从峰值逐渐下降，后病情自发缓解。随后大部分患者进入临床潜伏期，偶有患者发生快速进行性免疫功能受损乃至病情恶化。

无症状感染期

未治疗的患者从 HIV 感染到艾滋病症状出现的时间长短变化很大，估计中位时间为 10 年。在无症状期，病毒复制活跃的患者通常进展迅速，CD4＋T 细胞计数降低。疾病进展的速度与血浆 HIV RNA 水平直接相关。HIV RNA 水平高的患者比 HIV RNA 水平低的患者更快发展至症状期。

表 114-1　急性 HIV 综合征的临床表现

一般表现	神经系统表现
发热	脑膜炎
咽炎	脑炎
淋巴结病	外周神经病变
头痛/眼眶痛	脊髓病变
关节痛/肌痛	皮肤表现
嗜睡/疲乏	红色斑丘疹
厌食/消瘦	黏膜皮肤溃疡
恶心/呕吐/腹泻	

数据来源：From B Tindall，DA Cooper：AIDS 5：1，1991.

症状期

在 HIV 感染过程中任何时间均可出现 HIV 疾病症状。通常情况下，随着 CD4＋T 细胞计数的不断下降，临床表现也发生一系列变化。对于 CD4＋T 细胞计数小于 $200/\mu l$ 的患者，HIV 感染的并发症通常更为严重，甚至可危及生命。总体而言，由于针对机会性感染治疗方法的发展，患者存活时间较前延长，HIV 疾病的临床表现也趋于复杂。另外，在 HIV 感染患者中，神经系统、心血管系统、泌尿系统、代谢相关性以及肝脏病变越来越多，直接影响 HIV 感染患者预后。无论是原发性还是继发性 HIV 感染并发症，治疗的关键均在于联合抗逆转录病毒治疗控制 HIV 复制，以及建立一级和二级预防措施。下面将对 HIV 感染症状期主要临床综合征进行概述。

- *持续性全身性淋巴结病*：除腹股沟淋巴结以外，其他两处或两处以上部位的淋巴结肿大，除 HIV 感染外无其他原因可解释，且持续 3 个月以上。多数患者疾病会继续进展。

- *全身症状*：持续 1 个月以上的发热，非自愿性体重下降超过基础值 10％，不明原因腹泻持续 1 个月以上。

- *神经系统病变*：HIV 相关认知障碍（HAND）最常见，其他的神经系统并发症包括机会性感染、原发性中枢神经系统淋巴瘤、中枢神经系统卡波西（Kaposi）肉瘤、无菌性脑膜炎、脊髓病变、周围神经病变以及肌病。

- *继发感染性疾病*：常见的继发性感染致病原包括*卡氏肺孢子虫*（肺炎）、*巨细胞病毒（CMV）*（脉络膜视网膜炎、结肠炎、肺炎、肾上腺炎）、*白色念珠菌*（鹅口疮、食管炎）、*胞内鸟型分枝杆菌*（局限性或播散性感染）、*结核分枝杆菌*（肺结核或播散性结核）、*新型隐球菌*（脑膜炎、播散性疾病）、*弓形虫*（脑炎、脑内占位病变）、单纯疱疹病毒（严重的黏膜皮肤病变、食管炎）、隐孢子虫或贝氏等孢子球虫（腹泻）、多瘤（JC）病毒（进行性多灶性脑白质病）、细菌性致病原（肺炎、鼻窦炎、皮肤病变）。

- **继发肿瘤**：卡波西肉瘤（可累及皮肤和内脏，病情较非 HIV 感染者更重），淋巴瘤（源于 B 细胞，可累及中枢神经系统或全身）。

- **其他病变**：在 HIV 感染的患者中可见到各种器官特异性综合征，可能是 HIV 感染的原发表现，也可能是治疗的并发症。HIV 感染患者衰老相关性疾病的发病率也会增高。

治疗　HIV 感染（见 Chap. 189，in HPIM-18）

治疗原则包括咨询、心理社会支持、感染和其他症状筛查，要求对 HIV 感染相关的疾病过程具有全面了解。

抗病毒治疗（见表 114-2）

联合抗逆转录病毒治疗（cART）是 HIV 感染治疗的基础。抑制 HIV 病毒复制是延长 HIV 感染患者生存时间及改善生活质量的重要手段。但是，与 HIV 治疗相关的几个重要问题至今仍没有明确答案，包括抗逆转录病毒治疗的开始时间，最佳 cART 方案的选择，调整治疗方案的时间和方法等。表 114-2 列出了目前已上市的治疗 HIV 感染的常用药物。这些药物主要分为四类：病毒逆转录酶抑制剂、病毒蛋白酶抑制剂、病毒侵入抑制剂、病毒整合酶抑制剂。在应用这些药物时必须考虑到药物之间的相互作用。

核苷/核苷酸类似物　此类药物可使病毒 RNA 向前病毒脱氧核糖核酸（DNA）逆转录过程中的 DNA 链合成提前终止，应与其他抗逆转录病毒药物联合使用。通常与另一种核苷/核苷酸类似物及一种非核苷类逆转录酶抑制剂或一种蛋白酶抑制剂联合应用（见下文）。

非核苷类逆转录酶抑制剂　此类药物与 HIV-1 逆转录酶活性位点以外的部位结合导致其构型改变，从而失活。此类药物作用较强，但单药治疗仍会导致快速耐药突变。目前已有奈韦拉平、地拉夫定、依非韦伦、依曲韦林和利匹韦林五种药物供临床使用，已获准可与其他抗逆转录药物联用。

蛋白酶抑制剂　此类药物可选择性抑制 HIV-1 蛋白酶，作用强，纳摩尔浓度仍具有活性。然而，与非核苷类逆转录酶抑制剂一样，单用此类药物治疗时，疗效明显但同时伴随着耐药株快速出现。因此，蛋白酶抑制剂需与其他抗逆转录病毒药物联合用药。

表114-2 治疗 HIV 感染的常用抗逆转录病毒药物

药物	状态	适应证	联合治疗剂量	支持数据	毒性
核苷或核苷酸类逆转录酶抑制剂					
齐多夫定 Zidovudine（AZT、叠氮胸腺嘧啶、3'叠氮 3'-脱氧胸苷）	上市	与其他抗逆转录病毒药物联合治疗 HIV 感染；预防母婴之间的 HIV 传播	200mg q8h 或 300mg bid	在早期 281 例 AIDS 或 ARC 患者安慰剂对照试验中死亡率为 19：1。可延缓 CD4+T 细胞计数小于 500/μl 患者进展为 AIDS。$n=2051$。在 CD4+T 细胞计数≥200/μl 的妊娠妇女，妊娠 14～34 周开始口服 AZT，分娩过程中加用静脉滴注，并给予婴儿口服 AZT 6 周，可使 HIV 传播率降低 67.5%（从 25.5%到 8.3%），$n=363$	贫血、粒细胞减少症、肌病、乳酸酸中毒，伴有脂肪变性的肝大、头痛、恶心
拉米夫定 Lamivudine（Epivir、2'3'-双脱氧 3'-硫基胞苷、3TC）	上市	与其他抗逆转录病毒药物联合治疗 HIV 感染	150mg bid 或 300mg qd	对于 495 例 AZT 初治和 477 例 AZT 经治的患者拉米夫定可提高 CD4+T 细胞计数。优于 AZT 单药治疗。治疗 24 周后，AZT 单药组患者 CD4+T 细胞计数仍处于基线水平，而 AZT 与拉米夫定联用组 CD4+T 细胞计数较基线升高 10～50/μl。与 AZT 单药治疗相比，AIDS 致死亡的发生率下降 54%	肝毒性
恩曲他滨 Emtricitabine（FTC、Emtriva）	上市	与其他抗逆转录病毒药物联合治疗 HIV 感染	200mg qd	对于 571 例初治患者 FTC 联合 ddI 和 EFV 疗效相当。使用 3TC 方案治疗 12 周的 440 例患者，应用 FTC 联合 AZT 或 d4T+NNRTI 或 PI 的疗效与 3TC 联合 AZT 或 d4T+NNRTI 或 PI 相似	肝毒性
阿巴卡韦 Abacavir（Ziagen）	上市	与其他抗逆转录病毒药物联合治疗 HIV 感染	300mg bid	24 周时病毒抑制效果（每组约 60%血浆 HIV RNA<400 拷贝/毫升）和 CD4+T 细胞计数增加（每组约 100/μl）方面，该药+AZT+3TC 与印地那韦+AZT+3TC 疗效相当	高敏感性反应（可致命）、发热、皮疹、恶心、呕吐、不适或乏力、食欲下降

表 114-2　治疗 HIV 感染的常用抗逆转录病毒药物（续）

药物	状态	适应证	联合治疗剂量	支持数据	毒性
核苷或核苷酸类逆转录酶抑制剂					
替诺福韦 Tenofovir (Viread)	上市	有治疗指征时，与其他抗逆转录病毒药物联合	300mg qd	在经治患者基础治疗方案中加入该药可使 HIV-1 RNA 水平下降约 0.6 log 值	潜在肾毒性
非核苷类逆转录酶抑制剂					
奈韦拉平 Nevirapine (Viramune)	上市	与其他抗逆转录病毒药物联合治疗进行性的 HIV 感染	200mg qd，用药 14 天后 200mg bid	与核苷类药物联用时可升高 CD4+T 细胞计数，降低 HIV RNA 水平	皮疹，肝毒性
依非韦伦 Efavirenz (Sustiva)	上市	与其他抗逆转录病毒药物联合治疗 HIV 感染	600mg qhs	依非韦伦＋AZT＋3TC 组相比印地那韦＋AZT＋3TC 组，24 周时病毒抑制率依非韦伦组较好（病毒载量小于 50 拷贝/毫升概率较高，但由于印地那韦组中断治疗率较预计的要高，从而导致多数治疗效果不佳，而 CD4+T 细胞升高情况相当（每组均有约 140/μl 的升高）	皮疹，烦躁不安，肝功能升高，嗜睡，异常多梦，抑郁
印地那韦 Etravirine (Intelence)	上市	联合其他药物治疗病毒复制且对 NNRTI 抑制剂和其他抗逆转录药物耐药的 HIV-1 感染的经治患者	200mg bid（或每日两次）	筛选 1 种或以上 NNRTI 耐药和 3 种或以上 PI 耐药的经治患者，随机分配为印地那韦＋基础治疗方案及安慰剂＋基础治疗方案。74% 的印地那韦组患者 24 周时 HIV 病毒水平小于 400 拷贝/毫升（安慰剂组 51.5%）。所有患者均接受了含有地端纳韦/利托那韦的基础治疗方案。CD4+T 细胞计数印地那韦组升高 81/ml，安慰剂组升高 64/ml	皮疹

蛋白酶抑制剂

药物	状态	适应证	剂量	疗效	不良反应
福沙那韦 Fosamprenavir (Lexiva)	上市	与其他抗逆转录病毒药物联合治疗 HIV 感染	福沙那韦 1400mg bid 或福沙那韦 700mg+利托那韦 100mg bid 或福沙那韦 1400mg+利托那韦 200mg qd	初治患者，安泼那韦+AZT+3TC 对病毒抑制率（24 周时血浆 HIV RNA 水平小于 400 拷贝/毫升）优于 AZT+3TC（53% vs. 11%），CD4+T 细胞疗效两组相当。经治患者，安泼那韦+NRTIs 病毒抑制率 24 周时血浆 HIV RNA 水平小于 400 拷贝/毫升）与英地那韦+NRTIs 疗效相似（43% vs. 53%），CD4+T 细胞计数增长方面安泼那韦+NRTIs 组优于英地那韦+NRTIs 组	恶心、呕吐、腹泻、皮疹、口腔感觉异常、肝酶升高、高血糖、脂肪再分布、血脂异常、头痛、肾结石
洛匹那韦/利托那韦 Lopinavir/ritonavir (Kaletra)	上市	与其他抗逆转录病毒药物联合治疗 HIV 感染	400mg/100mg bid	初治患者第 40 周 HIV RNA 水平小于 400 拷贝/毫升的比例，洛匹那韦/利托那韦片+d4T+3TC 治疗组高于奈非那韦+d4T+3TC（79% vs. 64%），CD4+T 细胞疗效两组相当	腹泻、高血糖、脂肪再分布、血脂异常
阿扎那韦 Atazanavir (Reyataz)	上市	与其他抗逆转录病毒药物联合治疗 HIV 感染	400mg qd 或与依非韦伦联用时，阿扎那韦 300mg qd+利托那韦 100mg qd	一项针对 810 例初治患者的研究显示阿扎那韦+AZT+3TC 与依非韦伦+AZT+3TC 疗效相当。一项针对 467 例初治患者的研究显示阿扎那韦+d4T+3TC 与奈非那韦+d4T+3TC 疗效相当	高胆红素血症、PR 间期延长、恶心、呕吐、高血糖、脂肪分布异常
地瑞那韦 Darunavir (Prezista)	上市	联合利托那韦 100mg 治疗经治患者	600mg+利托那韦 100mg 每日两次、随餐服	对既往在广泛使用抗逆转录病毒药物的经治患者。应用包含地瑞那韦的新联合方案。24 周时 HIV RNA 下降 1.89 log 值，CD4+T 细胞计数升高 92 个，对照组分别下降 0.48 log 值和升高 17 个	腹泻、恶心、头痛

表 114-2 治疗 HIV 感染的常用抗逆转录病毒药物（续）

药物	状态	适应证	联合治疗剂量	支持数据	毒性
侵入抑制剂					
马拉韦罗 Maraviroc (Selzentry)	上市	与其他抗病毒药物联合治疗对多种药物耐药的嗜CCR5 HIV-1感染患者	150～600mg bid，剂量调整依赖于联合治疗药物（见正文）	635例嗜CCR5受体病毒感染，既往曾给予4类抗病毒药物中的3类联合治疗至少半年但HIV-1 RNA仍大于5000拷贝/毫升。马拉韦罗治疗组24周61%患者HIV RNA水平小于400拷贝/毫升，而安慰剂对照组仅为28%	肝毒性、鼻咽炎、发热、咳嗽、皮疹、腹痛、眩晕、肌肉骨骼综合征
融合酶抑制剂					
雷特格韦 Raltegravir (Isentress)	上市	与其他抗病毒药物联合治疗持续复制的HIV-1感染的经治患者	400mg bid	对436例3类药物耐药的患者，接受雷特格韦治疗24周，76%患者HIV RNA水平小于400拷贝/毫升，而安慰剂对照组仅为41%	恶心、皮疹

缩略词：ARC：艾滋病相关综合征；NRTIs：核苷类逆转录酶抑制剂；NNRTIs：非核苷类逆转录酶抑制剂

HIV 侵入抑制剂 此类药物通过干扰 HIV 与其受体或辅助受体结合或干扰 HIV 融合过程起效。目前可与 HIV-1 辅助受体结合的各种小分子药物正在临床研究中。此类首先上市的药物是融合抑制剂恩夫韦地和侵入抑制剂马拉韦罗。

HIV 聚合酶抑制剂 此类药物干扰前病毒 DNA 与宿主细胞染色体整合。这类第一个药物雷特格韦已于 2007 年获批应用于经治患者。

抗逆转录病毒治疗策略的选择 由于抗逆转录病毒药物众多，使抗逆转录病毒选择成为 HIV 感染患者治疗中的许多复杂问题之一。

美国人类卫生服务部专家组已发布了 HIV 感染的治疗原则（见表114-3）。制订治疗方案时必须考虑到当前 cART 治疗措施只能控制慢性感染，尚不能做到彻底清除 HIV 感染。因此，治疗方案的制订必须充分衡量风险收益比。目前认为，对所有急性 HIV 综合征患者、伴有艾滋病症状患者、有证据显示存在肾病患者、处于无症状感染期但 CD4＋T 细胞计数＜500/μl、合并乙型肝炎病毒（HBV）感染并开始予以治疗的患者（避免出现 HIV 耐药株）应开始抗逆转录病毒治疗。此外，对于有过 HIV 高危暴露但无 HIV 感染的个体也应给予 4 周的治疗（详见下文）。部分专家支持对所有 HIV 感染患者进行 cART 治疗，但仍需更多随机对照试验证实。

一旦决定开始抗病毒治疗，医生就必须决定在初始抗病毒方案中选择哪种药物。目前，最常用的两个初始治疗方案是：①两种核苷/核苷酸类似物（通常其中一种为替诺福韦或阿巴卡韦，另一种为拉米夫定或恩曲他滨）联合一种蛋白酶抑制剂；或者②两种核苷/核苷酸类似物联合一种非核苷类逆转录酶抑制剂。目前尚无明确数据显示这两种方案是否有本质区别。开始治疗后，预计 1～2 个月内血浆 HIV RNA 水平降低 1-log 值（10 倍）；最终血浆 HIV RNA 水平下降至 50 拷贝/毫升以下；CD4＋T 淋巴细胞计数在第一年内可出现 100～150/μl 的升高。如果不能维持血浆 HIV RNA 水平小于 50 拷贝/毫升，需考虑调整治疗方案，其他需调整治疗的原因见表114-4。由于治疗失败调整治疗时，需注意在新方案中要包括至少两种新药。由于药物毒性需调整治疗的患者，则可以考虑仅更换该种药物。

继发感染和继发肿瘤的治疗 每种感染和肿瘤的治疗都是特异的（见 Chap. 189，in HPIM-18）。

表 114-3　HIV 感染治疗原则

1. 持续 HIV 复制可导致免疫系统损伤和进展为 AIDS。
2. 血浆 HIV RNA 水平提示 HIV 复制程度和 CD4＋T 细胞破坏速度；CD4＋T 细胞计数提示当前免疫系统功能的水平。
3. 不同个体疾病进展速度各不相同，应根据血浆 HIV RNA 水平和 CD4＋T 细胞计数制订个体化治疗方案。
4. 治疗目标是最大程度地抑制病毒复制；抑制程度越大，耐药性出现的可能性越小。
5. 有效治疗方案包括多种有效抗 HIV 药物同时联用，应选择患者以前不曾使用过的药物，或选择与患者曾经使用过的抗逆转录病毒药物无交叉耐药反应的药物。
6. 联合治疗方案中的抗逆转录病毒药物应当根据最佳方案和剂量进行使用。
7. 目前可用药物数量有限，抗逆转录治疗的任何决定对于患者未来治疗方案的选择均有长期影响。
8. 无论妊娠与否，妇女都应当接受最佳抗逆转录病毒治疗。
9. 该原则同样适用于儿童和成人。治疗儿童感染 HIV 时应考虑到其独特的药理学、病毒学和免疫学特点。
10. 依从性是确保治疗方案获得最大疗效的一个重要因素。方案越简单，患者的依从性越好。

资料来源：Modified from Principles of Therapy of HIV Infection，USPHS 和 Henry J. Kaiser Family Foundation。

表 114-4　HIV 感染患者更改抗逆转录病毒治疗方案的指征[a]

在初始治疗后 4 周血浆 HIV RNA 水平下降不到 1-log 值

除去感染、疫苗接种或试验方法误差影响外，出现血浆 HIV RNA 较最低值明显升高

CD4＋T 细胞数量持续下降

病情恶化

药物的副作用

[a] 一般而言，新方案中需包括至少两种可能有效的药物。除非是因药物毒性而调整治疗，此时可仅更换一种药物。

资料来源：Guidelines for the Use of Antiretroviral Agents in HIV-Infected Adults and Adolescents，USPHS.

继发感染的预防

（见 HPIM-18，pp. 1544～1546，Table 189-10）

对于卡氏肺孢子虫肺炎伴 CD4＋T 细胞计数＜200/μl、鸟分枝杆菌复合体感染伴有 CD4＋T 细胞计数＜50/μl、PPD 阳性的结核分枝杆菌感染或免疫无反应状态但存在结核杆菌高感染风险的患者应采取一级预防。所有 CD4＋T 细胞计数＜200/μl 的患者均应接种流感疫苗和肺炎球菌多糖疫苗，CD4＋T 细胞计数＞200/μl 的患者应重复接种（见

HPIM-18, pp. 1544～1546，Table 189-10)。如果条件允许，对 HIV 感染患者所患的每一次感染均应采取二级预防直至患者的免疫功能明显恢复。

■ HIV 和医护人员

医护人员有明确感染 HIV 的风险，但风险不大，可通过针头刺伤、黏膜表面或者开放伤口暴露于 HIV 污染的分泌物或血制品而导致感染。被确诊 HIV 感染者的血液污染的物品刺伤皮肤后感染 HIV 的风险大约 0.3%，而相同的情况下感染 HBV 的风险是 20%～30%。医护人员意外暴露后采取预防措施可有效降低 HIV 感染的可能性。就此方面，美国公共卫生服务工作组建议职业暴露后应尽快给予预防性化疗。明的的治疗方案仍有争议，美国公共卫生服务指南推荐如下：①对普通暴露者予两种核苷类逆转录酶抑制剂联合治疗 4 周，②对高危或其他复杂暴露者予两种核苷类逆转录酶抑制剂和第三种药物联合治疗 4 周。一旦决定开始治疗，多数医生采用后一种治疗方案。无论使用哪种方案，都应在暴露后尽快开始治疗。

最佳处理方法是预防暴露，包括下述通用预防措施以及对针头和其他潜在污染物品的恰当处理。

对所有包括正在治疗 HIV 感染者的医护人员而言，结核（TB）传播是另一个潜在风险，故所有医护人员均应每年检查一次，了解自己的 PPD 状态。

■ 疫苗

近期泰国一项临床研究显示疫苗接种对预防 HIV 感染具有中等保护力（有效率 31%）。但是，这种中等程度保护力还不能完全确定是疫苗的作用，仍需积极投资继续支持安全有效 HIV 疫苗的研发。

■ 预防

教育、咨询、行为限制以及在高危情况下坚持使用并正确使用避孕套是预防 HIV 感染的基础，静脉注射吸毒者避免共用针头至关重要。如果可能，应避免 HIV 阳性母亲进行母乳喂养，因为 HIV 病毒可通过此途径感染婴儿，该措施在提倡母乳喂养的国家地区不易推行，如有可能，对哺乳妇女进行治疗可大大降低传播概率。近期研究显示，成年男性包皮环切术对预防异性性接触的 HIV 传播非常重要。另外，已证实持续使用含有抗逆转录病毒药物的阴道凝胶也可预防 HIV 感染，可用于男-男同性恋者以及有感染风险的异性性接触。最后，对于夫妻其中一方有 HIV 感染者，对感染方行抗 HIV 治疗可有效预防将病毒感染给另一方。

更多内容详见 HPIM-18 原文版：Fauci AS, Lane HC: Human Immunodeficiency Virus Disease：AIDs and Related Disorders, Chap. 189, p. 1506.

第115章
真菌感染

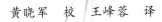

黄晓军　校　王峰蓉　译

■ 概论

- *酵母菌*（如：*念珠菌属*、*隐球菌属*）在显微镜下呈圆形、出芽状；*真菌*（如：*曲霉菌*、*根霉菌*）则呈细丝状，称菌丝。双相性真菌（如组织胞浆菌属）在组织中呈球形，在环境中则呈真菌型。

  - *固有性感染真菌*（如*球孢子菌属*）不是人体的正常菌落，主要通过吸入感染宿主。

  - *机会性感染真菌*（如念珠菌和*曲霉菌*）由正常定植部位（如黏膜表层或胃肠道）侵入宿主造成感染。

- 真菌感染确诊依赖于组织病理检查，可确认真菌侵入组织并导致炎症反应。

■ 抗真菌药物

两性霉素 B

两性霉素 B（AmB）是一种广谱抗真菌药，不良反应较明显，包括肾毒性、发热、寒战及恶心。

- AmB 具有杀菌活性，仅用于静脉输注。

- 脂质体剂型降低了肾毒性和输液反应，但是去氧胆酸和脂质体剂型之间疗效是否存在差异尚有争议。

唑类

唑类通过抑制真菌细胞壁内麦角固醇的合成，抑制真菌生长。唑类无或仅有轻微肾毒性，可口服。

- *氟康唑*：氟康唑有口服和静脉两种制剂，半衰期长，可分布于各种体液中，包括房水和脑脊液。

  - 毒性轻微，多为可逆性，包括肝毒性（常见于高剂量时），脱发，肌肉无力，口干及口腔中金属异味。

◇ 氟康唑对球孢子菌、隐球菌脑膜炎和念珠菌血症有效，但对曲霉菌病及毛霉菌病无效。

◇ 可预防骨髓移植和高危肝移植受者真菌感染。

- **伏立康唑**：具有口服和静脉两种制剂，是治疗*曲霉菌*感染的一线药物，对*念珠菌属*比氟康唑抗菌谱广，可覆盖*光滑念珠菌*和*克柔念珠菌*，对赛多孢子菌属和*镰刀菌病*也有效。

  ◇ 与氟康唑相比，伏立康唑具有以下不足：与多种药物存在相互作用，肝毒性，皮肤红斑（包括光过敏），视觉异常，使用中需监测血药浓度。

  ◇ 经肝完全代谢，合并肝衰竭患者需调整剂量。肾功能不全时，无需调整剂量；但因环糊精经肾排泄，合并严重肾功能损害患者应避免应用静脉制剂。

- *伊曲康唑*：有口服和静脉两种制剂，可用于治疗轻中度皮炎芽生菌病和组织胞浆菌病。美国食品药品管理局（FDA）已批准该药用于中性粒细胞缺乏伴发热患者的治疗。伊曲康唑不足之处包括：难以渗入脑脊液，静脉制剂及口服液均需应用环糊精，胶囊剂型药物的吸收存在较大个体差异，应用胶囊制剂治疗播散性真菌病时，需监测血药浓度。

- **泊沙康唑**：可用于免疫受损高危患者预防念珠菌及*曲霉菌*感染，对氟康唑耐药的念珠菌株也有效，还可用于其他真菌感染患者的挽救性治疗。

棘白菌素

棘白菌素类如卡泊芬净、阿尼芬净和米卡芬净，通过抑制 β-1，3 葡聚糖的合成发挥作用，后者是真菌合成细胞壁所必需的。此类药物对于*念珠菌*而言是杀菌剂，而对*曲霉菌*而言则属于抑菌剂。

- 作为安全性最佳的抗真菌药物之一，棘白菌素类具有广谱抗*念珠菌*活性，卡泊芬净可用于曲霉菌病挽救性治疗。

- 与环孢素联用时，阿尼芬净和米卡芬净无需调整剂量。

氟胞嘧啶

氟胞嘧啶的脑脊液渗透性好，但容易导致耐药，故常与 AmB 联用（如治疗隐球菌脑膜炎），主要副作用为骨髓抑制。

灰黄霉素和特比萘芬

灰黄霉素主要用于治疗皮肤真菌感染；特比萘芬治疗甲真菌病和皮肤真菌感染，疗效与伊曲康唑相当。

局部用药

普通皮肤真菌感染可采用外用药物治疗,如:唑类(如克霉唑和咪康唑),多烯类(制霉菌素)及其他药物(如环吡酮胺和特比萘芬)。

■ 念珠菌病

微生物学和流行病

念珠菌是小型、薄壁、椭圆形酵母菌,通过出芽繁殖,在组织中可呈现三种形态:芽生孢子、假菌丝和菌丝。

- *念珠菌在自然界中广泛存在*,可定植于胃肠道、女性生殖道和皮肤。应用抗细菌药物抑制体内细菌增长,可导致真菌大量扩增,通过黏膜屏障进入血流,最终造成播散性感染。
- 常见菌种为*白色念珠菌*,目前*非白色念珠菌*感染(如:*光滑念珠菌、克柔念珠菌、近平滑念珠菌、热带念珠菌*)约占真菌血症和播散性念珠菌病的50%左右。
  - ◇ 在美国,血培养阳性的住院患者中,*念珠菌*感染率排行第4。
  - ◇ 免疫受损、留置导管、严重烧伤患者及低体重新生儿是发生血流播散性感染的高危人群。

临床表现

病情严重程度可划分为轻微感染至致命性感染,深部器官感染见于严重感染的终末阶段。

- *皮肤黏膜念珠菌病*:鹅口疮是出现在口腔、舌或食管的白色、无痛性黏着斑,可融合成片。
  - ◇ *阴道念珠菌病*可伴瘙痒、疼痛及阴道"豆腐渣样"分泌物。
  - ◇ 其他皮肤念珠菌感染包括甲沟炎、龟头炎及"皮肤间擦疹"(皮肤皱褶处刺激性红斑及脓包)。
  - ◇ *慢性皮肤黏膜念珠菌病*是一组包括头发、指甲、皮肤和黏膜感染的异质性疾病,治疗后可持续存在,与免疫功能异常有关。
- *深部侵袭性念珠菌病*:最常见于念珠菌血症期经血流播散至深部器官,也可能是由于正常屏障被破坏,真菌持续释放所致(如留置导尿管所致肾感染)。
  - ◇ 可累及所有脏器,脑组织、脉络膜视网膜、心脏及肾最常受累;除合并中性粒细胞减少患者外,很少累及肝。
  - ◇ 皮肤受累表现为巨大结节样损害。
  - ◇ 脉络膜视网膜或皮肤受累提示经血流播散,易出现深部器官脓肿形成。

诊断

诊断难点为确证患者存在血流播散感染，从痰、尿液或腹腔留置导管处检测到*念珠菌*可能仅提示定植而非深部感染。

- 念珠菌病的诊断需在标本中检测到菌丝或假菌丝。
- β葡聚糖实验阴性预测值可达到约 90%，有助于除外播散性感染。

治疗　念珠菌病

- *皮肤黏膜念珠菌感染*：首选药物为唑类，也可用制霉菌素。
  ◇ 必要时可予局部用药。
  ◇ 口服药物可治疗阴道念珠菌感染（氟康唑单次剂量 150mg PO）及食管感染（氟康唑 100～200mg/d 或伊曲康唑 200mg/d）。
- *念珠菌血症及可疑播散性念珠菌病*：所有念珠菌血症患者均应接受系统抗真菌治疗，至末次血培养阳性后 2 周。
  ◇ 脂质体 AmB、棘白菌素和氟康唑或伏立康唑均有效，各药物疗效无明显差异。
  ◇ 抗真菌药物的选择取决于当地流行病学和病原敏感性。
  ◇ 中性粒细胞减少或血流动力学不稳定患者应首选广谱抗真菌药物（如：AmB、棘白菌素），确定病原或临床疗效可指导调整药物。
  ◇ 如果病原不对唑类耐药，不合并粒细胞减少同时血流动力学稳定患者首选氟康唑。
  ◇ 尽可能去除或置换体内异物（如导管）。
  ◇ 由于念珠菌性眼内炎发生率高，可能导致眼球摘除，所有念珠菌血症患者均应进行眼科检查。
  ◇ 念珠菌性心内膜炎可行瓣膜手术并予长期抗真菌治疗（见第 89 章）。
  ◇ 念珠菌性脑膜炎可予多烯类联合氟胞嘧啶治疗。
  ◇ 假体相关念珠菌感染（如人工关节）需去除感染假体，并予长期抗真菌治疗。

预防

所有造血干细胞移植患者及高危肝移植受者均予氟康唑（400mg/d）预防性治疗，部分医疗机构也对粒细胞缺乏患者行预防性抗真菌治疗。

■ 烟曲霉病

微生物学和流行病学

*曲霉菌*是具有分隔菌丝的真菌，分枝呈 45°角，可产生大量孢子。全球分布广泛，主要生长于腐烂植物及牲畜垫的草中。几乎所有侵袭性曲霉菌病、慢性曲霉菌病及曲霉过敏症均与*烟曲霉*有关。

常见途径为吸入感染，免疫功能正常的健康人群只有吸入大量病原体时才致病。

- 侵袭性曲霉菌病首要危险因素是严重中性粒细胞缺乏和应用糖皮质激素。
- 慢性呼吸系统真菌感染患者易合并多种呼吸系统基础疾病（如：结核、结节病等）。

临床表现

超过 80% 侵袭性感染患者累及肺部，合并免疫功能受损患者可累及任意器官。

- *侵袭性肺真菌病*：患者可无症状，也可出现发热、咳嗽、胸部不适、咯血、气短等症状。
  - ◇ 急性病程持续时间≤1个月，亚急性病程持续1~3个月。
  - ◇ 疾病早期诊断依靠临床疑诊、循环抗原筛查（尤其是合并白血病患者）及尽早肺部 CT 检查。
- *侵袭性鼻窦感染*：患者可有发热、鼻面部不适和鼻腔分泌物。鼻窦感染约占侵袭性真菌感染病例的 5%~10%，主要见于白血病及造血干细胞移植患者。
- *播散性曲霉菌病*：曲霉菌由肺播散至脑、皮肤、甲状腺、骨骼和其他器官，患者可出现皮肤损害，并在随后 1~3 天内出现发热和轻度败血症等病情恶化表现，但血培养通常为阴性。
  - ◇ *颅内曲霉病*：常见孤立或多发病灶、出血性梗死及脑脓肿。病情可为急性或亚急性，表现为情绪改变、局部体征、肌阵挛、精神障碍。MRI 是最有效的检查手段。
  - ◇ *皮肤曲霉病*：播散性*曲霉菌病*有时可累及皮肤，表现为红斑或紫色无痛性皮损，可进展为坏死性硬痂。
- *慢性肺曲霉菌病*：患者可出现单个或多个肺部空洞，迁延数月至数年，伴肺部症状、乏力及体重下降。典型表现为空洞周围浸润或多发空洞，若不予治疗，可导致肺间质纤维化。
- *曲霉菌球*：约 20% 患者肺部可形成直径大于 2.5cm 的真菌球，

可造成致命性咯血。

- **慢性鼻窦曲霉菌病**：患者具有下述三种表现之一：上颌窦曲霉菌球，慢性侵袭性鼻窦炎破坏局部组织，慢性肉芽肿性鼻窦炎。
- **过敏性支气管肺曲霉菌病（ABPA）**：真菌引起的过敏反应导致气道阻塞、发作性咳嗽、呼吸困难，主要见于哮喘及囊性肺间质纤维化患者。患者总 IgE 水平往往超过 1000IU/ml。

诊断

诊断有赖于病原体培养、分子生物学方法、抗原检测及组织病理学，约 40% 侵袭性曲霉菌病患者于尸检时获得诊断。

- 培养可能出现假阳性（如患者气道中有曲霉菌定植）或假阴性；侵袭性曲霉菌病患者在病程任意时刻获得阳性培养结果的概率为 10%～30%。
- 高危患者尽早行血清半乳甘露聚糖抗原试验，可于临床症状出现前获得阳性结果，但存在假阳性可能（如使用含有 β-内酰胺/β-内酰胺酶抑制剂的抗生素）。
- 高分辨率肺 CT 出现"**晕征**"（结节性病变周围磨玻璃影，提示出血性梗死）可支持诊断。

治疗 ▸ 曲霉菌病

- 推荐治疗及剂量见表 115-1。
  - ◇ 侵袭性曲霉菌病的治疗疗程从大约 3 个月至数年不等，取决于患者状态及疗效。
  - ◇ 慢性空洞型肺曲霉菌病可能需要终身治疗。
- 外科治疗对某些类型曲霉菌病至关重要（如：上颌窦真菌球、孤立的曲霉菌球，骨骼、心脏瓣膜、颅内及鼻窦侵袭性感染等）。

转归

如果患者免疫功能得以重建，侵袭性曲霉菌病可治愈，但过敏症和慢性感染难以完全恢复。经治疗后死亡率仍高达 50%，若不予治疗，该病可危及生命。

■ 隐球菌病

微生物学和流行病

隐球菌是一种酵母样真菌，新型隐球菌及其**格特变种**具有致病性，可引起隐球菌病，多数实验室不常规区分菌株。

表 115-1　曲霉病的治疗

适应证	首选治疗	推荐级别[a]	注意事项	次选治疗	评价
侵袭性[b]	伏立康唑	A I	药物相互作用（尤其是与利福平合用时）、肾损害（仅见于静脉制剂）	AmB、卡泊芬净、泊沙康唑、米卡芬净	作为首选药物，伏立康唑的有效率较AmB高约20%。如果唑类预防失败，是否需要更换治疗药物类型尚无定论
预防	泊沙康唑、伊曲康唑口服液	A I	伊曲康唑副作用为腹泻及呕吐；需注意该药与长春新碱可相互作用	米卡芬净、AmB雾化剂	部分医疗机构监测伊曲康唑和泊沙康唑血药浓度
ABPA	伊曲康唑	A I	部分与糖皮质激素（包括吸入剂型）有药物相互作用	伏立康唑、泊沙康唑	多数患者需长期治疗。治疗是否可以改善支气管扩张/肺间质纤维化尚无定论
孤立的曲霉菌球	手术治疗	B II	手术治疗多发空洞性病变效果差，首选药物治疗	伊曲康唑、伏立康唑、空腔内注射AmB	孤立空洞伴曲霉菌球宜手术切除
慢性肺部感染[b]	伊曲康唑、伏立康唑	B II	联合质子泵抑制剂或H2受体阻滞剂、胶囊吸收差	泊沙康唑、IV AmB、IV米卡芬净	治疗过程中可出现耐药，尤其是血药浓度低于治疗浓度时

[a] 推荐级别源于治疗指南［Walsh TJ et al: Treatment of aspergillosis: Clinical practice guidelines of the Infectious Diseases Society of America (IDSA). Clin Infect Dis 46: 327, 2008].

[b] 患者需经相关科室会诊证实。

注：伏立康唑及伊曲康唑的口服剂量通常为200mg bid，泊沙康唑为400mg bid。伏立康唑静脉输注起始剂量为6mg/kg，间隔12h给药2次（负荷量）后于4mg/kg q12h。卡泊芬净单次负荷量70mg，然后每日50mg，有报道对体重>80kg患者可于70mg/d。肝功能受损患者需调低剂量。米卡芬净预防剂量为50mg/d，治疗量至150mg/d。该药尚未获得FDA批准用于治疗。若可以耐受，去氧胆酸AmB剂量为1mg/(kg·d)。脂质体AmB剂量：AmBisome 3mg/kg或Abelcet 5mg/kg。AmB有多种雾化方案，但均未获得FDA批准。其他影响药物选择和剂量的因素包括年龄、基础疾病、肝肾及胃肠功能不全和药物的耐受性。

- 全球均有分布，每年约有1百万隐球菌感染病例，超过60万死亡。
- 隐球菌病在免疫功能正常患者中罕见。
- *新型隐球菌*存在于鸽子粪便污染的土壤，而*格特变种*与桉树腐败落叶有关，多数患者为吸入性肺部感染。

临床表现

隐球菌病临床表现可反映其病灶位置，常累及中枢神经系统和（或）肺部。

- CNS受累常表现为慢性脑膜脑炎，临床症状包括头痛、发热、嗜睡、感觉和记忆减退，脑神经麻痹，视觉减退和脑膜刺激征（部分病例无此表现），上述症状可持续数周。
- 肺隐球菌病通常无症状，也可出现咳嗽、咳痰及胸痛。*隐球菌瘤*是*格特变种*感染所致的肺部肉芽肿病变。
- 播散性隐球菌病患者常累及皮肤，症状多样，包括丘疹、斑块、紫癜、脓疱、肿瘤样皮损及红斑。

诊断

正常情况下无菌组织中检测到*新型隐球菌*可明确诊断（如脑脊液或血培养阳性）。

- 脑脊液涂片墨汁染色可快速诊断，但含菌量低时可出现阴性结果。
- 脑脊液或血清隐球菌抗原检测是诊断隐球菌感染的有力证据，但肺隐球菌病例常为阴性。

治疗 隐球菌病

- 免疫功能正常患者
  - 肺隐球菌病需接受氟康唑治疗（200～400mg/d）维持3～6个月。
  - 肺外感染需接受AmB初始治疗[0.5～1.0mg/(kg·d)，维持4～6周]。
  - CNS感染需接受AmB诱导治疗[0.5～1.0mg/(kg·d)]，然后以氟康唑（400mg/d）长期巩固治疗。
  - 脑膜脑炎患者需AmB[0.5～1.0mg/(kg·d)]及氟康唑（100mg/d）联合治疗6～10周，或上述两种药物同等剂量联合治疗2周后，单用氟康唑（400mg/d）序贯治疗10周。
- 免疫功能受损患者初始治疗与上述相同，但需氟康唑长期维持治疗以防复发（可能需终身维持治疗）。

◇ HIV 感染者合并 CNS 隐球菌病需 AmB [0.7～1.0mg/(kg·d)] 及氟康唑（100mg/d）联合治疗至少 2 周，后单用氟康唑（400mg/d）序贯治疗 10 周，然后予氟康唑（200mg/d）终身维持治疗。

◇ 其他替代治疗方案包括氟康唑（400～800mg/d）联合氟胞嘧啶（100mg/d）治疗 6～10 周后，氟康唑（200mg/d）维持治疗。

■ 毛霉菌病

微生物学和流行病学

毛霉菌病由毛霉属真菌感染所致，以*米根霉*最为常见；虽然该病命名如此，但实际上毛霉属真菌很少致病。

- 毛霉菌具有厚壁、少分隔、彩虹样、宽大菌丝（6～30μm），分支呈直角的特点。
- 毛霉菌在环境中广泛分布，主要感染糖尿病、细胞吞噬功能障碍（如中性粒细胞减少或应用糖皮质激素者）以及铁过载接受去铁胺治疗的患者。

临床表现

毛霉菌病具有高度侵袭性和进展性，病死率高达 40%，根据受累部位进行分类如下。

- *鼻腔脑毛霉菌病*：临床最常见，病程初期常无特异性症状，患者可能有眼痛、面部疼痛或麻木，随后出现球结膜充血、视物模糊和软组织肿胀。
  - ◇ 若不予治疗，感染可由筛窦播散入眶部，引起眼外肌功能障碍，形成突眼和球结膜水肿。
  - ◇ 可见感染组织逐渐进展为红色、紫色至黑色坏死硬痂。
- *肺毛霉菌病*：发病率排行第二，患者多有发热、呼吸困难、咳嗽及胸痛症状，侵袭血管可造成坏死、空洞形成和（或）咯血。该病与曲霉菌病的鉴别至关重要，因为二者治疗方案截然不同；当出现肺部多发结节（≥10 个）、胸腔积液或鼻窦炎时，倾向于诊断毛霉菌病。
- *皮肤毛霉菌病*：可能为外源性种植感染，也可为血流播散感染，毛霉菌所致坏死性筋膜炎死亡率高达 80%。
- *血行播散性毛霉菌病*：感染可由原发灶播散至任意器官，最常转移至脑部（死亡率接近 100％）。

诊断

　　确诊依赖于对正常状态下无菌部位取材标本行病原培养结果呈阳性，但对于病情持续不缓解患者，即使标本取自非无菌部位（如：痰液、肺泡灌洗液），培养结果呈阳性也支持诊断，应予以治疗。

- 仅 50％患者培养结果呈阳性，部分原因是在取组织匀浆时病原被破坏。
- 如果可疑毛霉菌感染，应采用小组织块代替匀浆行病原培养。

治疗　毛霉菌病

- 毛霉菌病成功治疗取决于以下四点：①早期治疗；②尽可能去除潜在危险因素；③外科清创；④及时抗真菌治疗。
- AmB 是治疗毛霉菌病首选药物（去氧胆酸 AmB 1～1.5mg/kg qd；或脂质体 AmB 5～10mg/kg qd）。
  - ◇ 少量回顾性数据显示棘白菌素类与脂质体 AmB 联用疗效更佳。
  - ◇ 尽管体外试验显示泊沙康唑对毛霉菌有效，但尚未获得临床证据。
  - ◇ 初步临床试验显示脂质体 AmB 联合地拉罗司（一种铁螯合剂，对分离的根霉菌有杀菌作用，20mg/kg PO，2～4周）可提高生存率。
  - ◇ 治疗终点包括：①感染症状和体征消失；②影像学显示残留病变消失或病变稳定；③解除潜在免疫抑制。

■ 组织胞浆菌病

微生物学和流行病学

　　荚膜组织胞浆菌是双相性真菌，可引起组织胞浆菌病。

- 菌丝有传染性，可产生两种分生孢子——小孢子和大孢子。小孢子吸入后可进入肺泡，变形为酵母菌样，有时带细芽，可在感染部位形成肉芽肿，细胞免疫功能受损患者可形成播散性感染。
- 组织胞浆菌病是北美地区流行最广泛的真菌感染，也可见于中、南美洲，非洲和亚洲。在美国，组织胞浆菌病流行于俄亥俄与密西西比河谷地区。

- 该菌存在于土壤中，尤其在鸟类或蝙蝠粪便污染土壤中含量更为丰富。

临床表现

病情严重程度可从无症状到危及生命，取决于吸入的菌量、患者基础免疫状态及肺功能。

- 免疫功能正常者通常无症状或症状轻微，病程可自限。
  - 感染后 1~4 周，患者可出现流感样症状、发热、寒战、出汗、头痛、全身不适、食欲不振、咳嗽、呼吸困难和胸痛。5%~10% 的急性组织胞浆菌病患者可出现关节痛或关节炎，常伴结节性红斑。
  - 可能出现肺门或纵隔淋巴结肿大，导致血管、气管或食管受压。
- 免疫功能受损患者常表现为进行性播散性组织胞浆菌病（PDH）。
  - 临床表现可呈弥漫间质性肺浸润或网状结节性肺浸润、休克、多器官衰竭等急性致命性过程，也可表现为局部器官受累、肝脾大、发热和体重减轻等亚急性病程。
  - 可出现脑膜炎、口腔黏膜溃疡、胃肠道溃疡和肾上腺功能不全。
- 慢性肺组织胞浆菌病最常见于合并肺器质性病变（如肺气肿）的吸烟患者，表现为咳嗽、咳痰、呼吸困难、低热、盗汗和体重下降。

诊断

真菌培养是诊断金标准，但轻症病例结果常为阴性，发病 1 个月后可转阳。

- 在 PDH，支气管肺泡灌洗液、骨髓穿刺和血培养阳性率最高，而慢性肺组织胞浆菌病患者痰培养或气管灌洗液培养通常阳性。
- 对细胞病理或活检标本行真菌染色有助于诊断 PDH。
- 对各种体液标本（如：血、尿、脑脊液、支气管肺泡灌洗液等）行**组织胞浆菌**抗原检测有助于诊断 PDH 或急性感染，也可以监测疗效。
- 血清学检查也有助于诊断，但抗体产生需要 ≥1 个月的时间。

治疗　组织胞浆菌病

- 治疗推荐见表 115-2。
  - 纤维性纵隔炎，是既往纵隔组织胞浆菌病发生慢性纤维化的表现，而非活动性感染，抗真菌治疗无效。

表 115-2 组织胞浆菌病推荐疗法

感染类型	推荐治疗	评述
中至重度急性肺部感染，伴有弥漫浸润和（或）低氧血症	脂质体 AmB［3～5mg/(kg·d)］±糖皮质激素治疗 1～2 周，然后予伊曲康唑（200mg bid）治疗 12 周，注意监测肝肾功能	通常轻症患者无需治疗，如果症状持续 1 个月无好转，应考虑伊曲康唑治疗
慢性/空洞性肺炎	伊曲康唑（200mg qd or bid）治疗至少 12 个月。注意监测肝功能	维持治疗至影像学检查无继续好转表现，停药后注意复发风险
进行性播散	脂质体 AmB［3～5mg/(kg·d)］治疗 1～2 周，然后予伊曲康唑（200mg bid）治疗至少 12 个月。注意监测肝肾功能	首选脂质体 AmB，但若基于费用考虑也可应用脂质复合体。如果不能解除免疫抑制状态，有必要行慢性维持治疗
中枢神经系统感染	脂质体 AmB［5mg/(kg·d)］治疗 4～6 周，然后予伊曲康唑（200mg bid 或 tid）治疗至少 12 个月。注意监测肝肾功能	由于复发风险高，建议延长脂质体 AmB 的疗程。应持续予伊曲康唑治疗至脑脊液和 CT 结果完全正常

■ 球孢子菌病

微生物学和流行病学

球孢子菌病由两种生长在土壤中的*双相真菌——粗球孢子菌*和 *C. posadasii* 所引起，球孢子菌是有分支的丝状真菌。

- 球孢子菌病分布于西半球南北纬 40°之间的区域，在美国加利福尼亚州、亚利桑那州及西南部其他地区广泛流行，墨西哥北部、中美洲和南美洲局部地区也有感染病例。
- 直接接触富含*球孢子菌*的土壤可增加感染风险，不接触土壤而吸入浮于空气中的孢子菌也可致病，这可能与气候因素（如雨季过后的干燥季节）有关。

临床表现

60％患者无症状，其余 40％可表现为原发肺部感染，出现发热、咳嗽、胸膜炎性胸痛等症状。

- 有时原发性肺部感染可伴结节性红斑、多形性红斑、关节痛及关节炎。
  - 盗汗、乏力、嗜酸细胞增多及肺门纵隔淋巴结肿大支持本病诊断。

◇ 肺部合并症包括结节（类似恶性疾病）和空洞（支气管薄壁病损，可致咳嗽、咯血和胸膜炎性胸痛）。

- 播散性感染仅见于不到 1% 的感染者，主要为细胞免疫功能受抑制患者和孕妇。
  ◇ 常见累及部位包括骨骼、皮肤、关节、软组织和脑膜。
  ◇ 脑膜炎患者常有持续性头痛、嗜睡、意识混乱及轻-中度颈强直，脑脊液检查可见淋巴细胞增多和糖含量显著降低，如不予治疗，死亡率近 100%。

诊断

血清学和培养是主要诊断手段，对可疑感染标本，应告知实验室避免接触。

- 试管沉淀法（TP）和补体固定法（CF）、免疫扩散和 EIA 可用于检测 IgM 和 IgG 抗体。
  ◇ TP 法测定抗体阳性并不预示疾病进展，脑脊液检测结果多为阴性。
  ◇ CF 法测定血清抗体滴度升高常提示疾病进展，脑脊液抗体阳性则提示存在脑膜炎。
  ◇ EIA 法常产生假阳性结果。
- 对呼吸系统疾病患者的痰或其他呼吸道液体行巴氏涂片或六胺银染色可见孢囊。

治疗　球孢子菌病

- 绝大部分球孢子菌病患者不需治疗，除非存在以下情况：
  ◇ 局灶性原发性肺炎患者合并细胞免疫缺陷或病程迁延（症状持续≥2 个月，盗汗超过 3 周，体重减轻超过 10%，血清 CF 抗体滴度＞1∶16，胸部 X 线检查提示肺部广泛受累）应予氟康唑（≥400mg/d）或伊曲康唑（400～600mg/d）。
  ◇ 弥漫性肺部感染患者通常先予 AmB（脱氧胆酸盐 0.7～1mg/kg IV QD；脂质体 5mg/kg IV qd），病情好转后可改为三唑类长期维持治疗。
  ◇ 慢性肺部疾病或播散性感染的患者应延长三唑类治疗时间（如≥1 年），停止治疗后复发率约 15%～30%。
  ◇ 脑膜炎患者需予终身三唑类治疗，首选氟康唑；若三唑类疗效不佳，可予 AmB 鞘内或脑室内注射，停止治疗后复发率 80%。

■ 芽生菌病

微生物学和流行病学

*皮炎芽生菌*是双相性真菌，分布于美国东南部、中南部、密西西比河和俄亥俄河流域，美国与加拿大边界的大湖区和圣劳伦斯河流域以及非洲。吸入土壤中的*皮炎芽生菌*可导致感染。

临床表现

急性肺部感染的患者可突发发热、寒战、胸膜炎胸痛、肌痛和关节痛，但多数患者表现为慢性无痛性肺炎，伴发热、体重下降、咳嗽、咳痰和咯血，常累及皮肤，表现为疣（常见）或溃疡。皮炎芽生菌病中，1/4 患者可出现骨髓炎，合并艾滋病患者约 40% 可致中枢神经系统病变。

诊断

诊断依赖于涂片或痰液、脓液及组织培养，尿液及血清中抗原检测阳性支持诊断，抗原检测也可监测疗效。

治疗 **皮炎芽生菌病**

- 由于播散性感染风险高，所有患者均需予以治疗。
  - 免疫功能正常的非重症患者，无 CNS 受累，建议予伊曲康唑（200～400mg/d，维持 6～12 个月）。
  - 免疫功能正常的重症患者或有 CNS 受累者，应先予 AmB（脱氧胆酸盐，0.7～1mg/kg IV qd；脂质体，3～5mg/kg IV qd），病情好转后改为伊曲康唑（合并 CNS 感染者可予氟康唑 800mg/d）。
  - 免疫功能受损者，无论何种感染，均应先予 AmB，病情好转后选取上述三唑类药物维持治疗。

■ 马拉色菌感染

*糠秕马拉色菌*是皮肤正常菌群，可引起花斑癣（糠疹），在颈、胸部、上肢可见圆形斑疹伴脱屑、色素沉着或脱失。导管相关性马拉色菌败血症可见于经中心静脉输注脂肪乳剂的早产儿。浅表性马拉色菌感染可予外用乳霜剂治疗 2 周。导管相关性马拉色菌血症应立即拔除导管，停用脂肪乳，并予 AmB 或氟康唑治疗。

■ 孢子丝菌病

微生物学和流行病学

*申克孢子丝菌*是广泛分布于土壤、植物和动物中的双相真菌，

直接侵犯皮下组织引发感染。常见于园艺工人和农民。

临床表现

淋巴皮肤孢子丝菌病（皮肤破损处无痛性丘疹，易形成溃疡），可引发沿淋巴管分布的继发病变；其他临床表现包括：初始感染部位固定性皮损（疣状或溃疡性），无淋巴播散；骨关节病变（嗜酒患者慢性滑膜炎或感染性关节炎）；肺部病变（常见于合并慢性阻塞性肺疾病患者）；播散性病变（免疫功能受损患者出现皮肤多发结节，偶可累及内脏器官）。

诊断

从皮损处取材进行真菌培养或组织病理活检可确诊。

治疗 孢子丝菌病

- 皮肤及淋巴管型孢子丝菌病：伊曲康唑（200mg/d）至皮损愈合后 2~4 周。
- 皮肤外孢子丝菌病：伊曲康唑（200mg bid，维持 12 个月），对于致命性肺感染或播散性感染，初始治疗选择脂质体 AmB（3~5mg/kg，qd）疗效更佳。

■ 副球孢子菌病

副球孢子菌病（南美芽生菌病）由*巴西副球孢子菌*引起，该菌为双相真菌，可经环境吸入感染。急性感染见于年轻人或免疫功能受损者，表现为网状内皮系统播散性感染；约 90% 病例为慢性感染，主要表现为进行性肺部病变，有时伴口鼻处皮肤黏膜溃疡及结节。诊断依赖于病原学培养。伊曲康唑（100mg/d，治疗 6~12 个月）有效，重症患者选用 AmB。

■ 马尔尼菲青霉病

*马尔尼菲青霉菌*是东南亚地区免疫受损者（如艾滋病患者）机会性感染的主要致病菌，通过吸入孢子感染。临床表现类似播散性组织胞浆菌病，可有发热、乏力、体重减轻、淋巴结肿大、肝大及类似传染性软疣的皮损。该菌培养易于生长，可产生特征性红色色素。重症患者初始治疗应选择 AmB，非重症患者可选择伊曲康唑（400mg/d，12 周）。HIV 感染者或艾滋病患者应予伊曲康唑（200mg/d）抑菌治疗。

■ 镰刀菌病

　　*镰刀菌属*遍布世界各地，存在于土壤和植物中；吸入、吞咽孢子或孢子直接侵入组织均可致病，尤其是在免疫功能低下患者可能发生播散性感染。镰刀菌病具有血管侵袭性，临床表现类似曲霉菌病，二者鉴别点在于播散性镰刀菌病常伴痛性结节或坏死样皮损。半数患者血培养阳性，但组织学检查不易与曲霉菌鉴别。镰刀菌对抗真菌治疗耐药，推荐应用脂质体 AmB（≥5mg/kg qd）、伏立康唑（200～400mg bid）或泊沙康唑（400mg bid）经治疗后死亡率仍高达 50% 左右。

■ 赛多孢子菌病

　　波氏假阿利什真菌、尖端赛多孢子菌和多育赛多孢子菌是具有血管侵袭性的真菌，在免疫功能受损患者可引起肺炎、广泛播散性脓肿（如脑脓肿）。大部分播散性感染可危及生命。赛多孢子菌对 AmB、棘白菌素和部分唑类耐药，但伏立康唑对部分病例有效。

■ 皮肤癣菌病

　　详见第 66 章。

　　更多内容详见 HPIM-18 原文版：Edwards JE Jr: Diagnosis and Treatment of Fungal Infections, Chap. 198, p. 1637；Hage CA, Wheat LJ: Histoplasmosis, Chap. 199, p. 1640；Ampel NM: Coccidioidomycosis, Chap. 200, p. 1643；Chapman SW, Sullivan DC: Blastomycosis, Chap. 201, p. 1646；Casadevall A: Cryptococcosis, Chap. 202, p. 1648；Edwards JE Jr: Candidiasis, Chap. 203, p. 1651；Denning DW: Aspergillosis, Chap. 204, p. 1655；Spellberg B, Ibrahim AS: Mucormycosis, Chap. 205, p. 1661；and Kauffman CA: Superficial Mycoses and Less Common Systemic Mycoses, Chap. 206, p. 1665.

第 116 章
肺孢子虫感染

黄晓军　校　　王峰蓉　译

　　肺孢子虫是一种肺部机会性致病真菌，是免疫受损宿主发生肺炎的重要病因。

■ 微生物学

- 真正引起人类感染的是伊氏肺孢子菌,而原先认为的病原菌——卡氏肺孢子虫是引起鼠类感染的病原体。
- 与大多数真菌不同的是肺孢子虫无麦角固醇,因此对抑制麦角固醇合成的抗真菌药物并不敏感。
- 其发育阶段包括滋养体、孢囊及介于其间的囊前期。

■ 流行病学

- 肺孢子虫呈全球性分布。多数 3~4 岁的健康儿童均曾有暴露史。
- 已被证实可经空气传播与人间传播,孢囊是其传播形式。
- 细胞免疫和体液免疫缺陷(包括使用免疫抑制治疗)是肺孢子虫性肺炎的易感因素。当 HIV 感染者的 CD4＋T 细胞计数降至＜200/μl 时,其感染的风险显著增加。

■ 发病机制

- 病原体被吸入后紧密黏附于肺泡 I 型细胞,但不进入胞内。
- 组织学可见肺泡内充满泡沫样渗出物。
- 严重感染可引起肺间质水肿、纤维化及透明膜形成。

■ 临床表现

- 患者可出现呼吸困难、发热和干咳。
  - ◇ HIV 感染者常患病数周或更长,症状轻微。
  - ◇ 非 HIV 感染者常于糖皮质激素减量后出现症状,但其症状持续时间较短。
- 体格检查可见呼吸急促、心动过速和发绀,但肺部听诊无显著异常。
- 非特异性实验室检查异常包括血清乳酸脱氢酶升高,以及 β-D-葡聚糖检测(真菌细胞壁的组成成分)呈阳性。
- 胸部 X 线典型表现为始于肺门区域的双侧弥漫性浸润,也可见其他表现(如结节性高密度影、空洞性改变)。
- 罕见播散性感染病例,一般累及淋巴结、脾、肝及骨髓。

■ 诊断

- 组织病理染色可确定诊断。
  - ◇ 细胞壁染色(如六胺银染色)用于检出肺孢子虫孢囊,瑞氏-姬姆萨染色细胞核以发现各发育阶段的肺孢子虫。

◇ 免疫荧光法测定单克隆抗体可增加诊断敏感度。

- PCR 法扩增 DNA 最为敏感，但无法鉴别定植和感染。
- 获取合适的检测标本极为关键。
  ◇ 纤维支气管镜加支气管肺泡灌洗液（BAL）仍是诊断的主要依据。
  ◇ 吸痰及口腔冲洗取样是被广泛应用的无创性手段。
  ◇ 经支气管活检及开胸肺活检仅适用于支气管肺泡灌洗液未能确诊的患者。

治疗 肺孢子虫感染

- 甲氧苄氨嘧啶-磺胺甲基异噁唑（TMP-SMX）是适用于所有患者的药物选择。药物的剂量、副作用及替代方案见表116-1。

表 116-1　肺孢子虫病的治疗

药物、剂量及给药途径	不良反应
首选[a]	
TMP-SMX（TMP 5mg/kg，SMX 25mg/kg[b]）PO 或 IV 每 6～8h 1 次	发热、皮疹、血细胞减少、肝炎、高钾血症、胃肠道不适
其他药物[a]	
TMP 5mg/kg 每 6～8h 1 次＋氨苯砜 100mg PO qd	溶血（葡萄糖-6-磷酸脱氢酶缺陷）、高铁血红蛋白血症、发热、皮疹、胃肠道不适
阿托伐醌 750mg PO bid	皮疹、发热、胃肠不适、肝功能异常
克林霉素 300～450mg PO q6h 或 600mg IV q6～8h；＋伯氨喹 15～30mg PO qd	溶血（葡萄糖-6-磷酸脱氢酶缺陷）、高铁血红蛋白血症、皮疹、结肠炎、中性粒细胞减少
潘他米丁 3～4mg/kg IV qd	高血压、氮质血症、心律失常、胰腺炎、血糖代谢异常、低钙血症、中性粒细胞减少、肝炎
三甲曲沙 45mg/m² IV qd＋甲酰四氢叶酸[b] 20mg/kg PO 或 IV q6h 1 次	血细胞减少、周围神经病变、肝功能异常
辅助用药	
泼尼松 40mg bid×5 日，40mg qd×5 日，20mg qd×11 日；PO 或 IV	免疫抑制、消化性溃疡、高血糖症、情绪改变、高血压

[a] 非 HIV 感染者疗程 14 日；HIV 感染者则为 21 日
[b] 相当于 2 片剂量增效（DS）片（1DS 片含 160mg TMP 和 800mg SMX）
[c] 甲酰四氢叶酸可预防三甲曲沙的骨髓毒性

- 轻至中度感染的患者（未吸氧状态下，$PaO_2 > 70mmHg$ 或 $PAO_2\text{-}PaO_2$ 梯度 $< 35mmHg$），其备选治疗包括 TMP 联合氨苯砜或克林霉素联合伯氨喹。阿托伐醌虽然疗效不及 TMP-SMZ，但其耐受性更好。
- 对于中至重度（$PaO_2 \leqslant 70mmHg$ 或 $PAO_2\text{-}PaO_2$ 梯度 $\geqslant 35mmHg$）患者，其他备选治疗方案包括静脉喷他脒、静脉克林霉素联合伯氨喹（疗效优于喷他脒），或者三甲曲沙联合甲酰四氢叶酸。
- 在中至重度肺孢子虫感染的 HIV 感染者中，治疗初期辅助予以糖皮质激素，并逐渐减量可降低其呼吸功能恶化的风险。至于其他患者是否使用糖皮质激素尚待进一步评价。

■ 预后

- 在出现弥漫肺泡损害前早期开始治疗的效果最好。
- HIV 感染者中的死亡率在 $0 \sim 15\%$。
- 发生在某些患者中早期死亡的风险仍然较高，包括需要机械通气支持的患者（60%）和非 HIV 感染者（40%）。

■ 预防

- HIV 感染者 CD4＋T 细胞计数 $< 200/\mu l$、具有口咽念珠菌病史，或者任何曾罹患肺孢子虫性肺炎者，均应接受预防治疗。指南中有关其他免疫缺陷患者的预防并不明确。
- HIV 感染者 CD4＋T 细胞计数 $> 200/\mu l$，且保持持续 $\geqslant 3$ 个月可停止预防治疗。
- 预防用药详见表 116-2。TMZ-SMZ 可用于初级预防与二级预防，且对弓形体病和某些细菌性感染有效。

表 116-2　肺孢子虫病的预防[a]

备注	药物、剂量及给药途径
首选	
TMP-SMX DS 片 1 片或单剂量片 1 片 PO qd[b]	既往有轻至中度副作用的患者仍可安全使用 TMP-SMX
其他药物	
氨苯砜 50mg bid 或 100mg qd PO	—
氨苯砜 50mg PO qd，联合乙胺嘧啶 50mg PO qw 及甲酰四氢叶酸 25mg PO qw	甲酰四氢叶酸可预防乙胺嘧啶所致的骨髓毒性

表 116-2 肺孢子虫病的预防[a]（续）

备注	药物、剂量及给药途径
氨苯砜 200mg PO qw，联合乙胺嘧啶 75mg PO qw 及甲酰四氢叶酸 25mg PO qw	甲酰四氢叶酸可预防乙胺嘧啶所致的骨髓毒性
喷他脒，每月 300mg，经 Respirgard-II 喷雾器吸入	不良反应包括咳嗽和支气管痉挛
阿托伐醌 1500mg PO qd	—
TMP-SMX DS 片 1 片 PO tiw	既往有轻至中度副作用的患者仍可安全使用 TMP-SMX

[a] 不良反应列表详见表 116-1

[b] TMP-SMX DS 片含 TMP 160mg 及 SMX 800mg

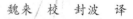

更多内容详见 HPIM-18 原文版：Smulian AG, Walzer PD: Pneumocystis Infections, Chap. 207, p. 1671.

第 117 章
原虫感染

魏来 校 封波 译

疟疾

微生物学

人类疟疾几乎均由以下五种疟原虫感染所致，即*恶性疟原虫*、*间日疟原虫*、*卵形疟原虫*、*三日疟原虫*和*诺氏疟原虫*。

- *恶性疟原虫*是大多数重症和死亡病例的病因，主要发生于非洲、新几内亚和海地岛。
- *间日疟原虫*在中美洲比较常见。
- 在南美洲、印度次大陆、东亚和大洋洲，*恶性疟原虫*和*间日疟原虫*的流行相似。
- *卵形疟原虫*在非洲之外并不常见（仅约 1%）。
- *三日疟原虫*在多数地区（特别是撒哈拉以南非洲）均有分布，但比其他疟原虫少见。
- *诺氏疟原虫*（猴疟原虫）只有通过分子技术才能确诊，存在于婆罗洲（Borneo）和东南亚地区。

流行病学

疟疾是感染人类的最重要的寄生虫病，每年导致约 100 万人死亡。

发病机制

雌性按蚊吸血时将唾液腺中的疟原虫*子孢子*注入人体。子孢子随血流进入肝开始无性繁殖，产生大量*裂殖子*并侵犯红细胞。裂殖子以细胞内蛋白（主要是血红蛋白）为食，变形成为*滋养体*，每 48~72h 增殖 6~20 倍，并导致红细胞破裂，释放大量子代裂殖子。子代裂殖子再侵犯其他红细胞，如此周而复始。

- 部分寄生虫可发展成长期存活的有性生殖形式即*配子体*，借助雌性按蚊的摄取而传播。
- *间日疟原虫或卵形疟原虫*感染后会以*休眠子*形式静止存在于肝细胞内，3 周到 1 年后可再次激活导致疟疾复发。
- 感染*恶性疟原虫*的红细胞可出现*细胞黏附*（黏附于小静脉和毛细血管内皮细胞）、*玫瑰花结*（黏附于未被感染的红细胞）和*凝集反应*（黏附于其他被感染红细胞），从而形成恶性疟原虫在人体内的隐藏场所，导致检测外周血原虫血症会低估体内疟原虫数量。隐藏于人体中是恶性疟致病的关键，其他三种"良性"疟疾不具有该现象。
- 在未经免疫的个体，疟原虫感染会激发宿主的非特异性防御功能，如脾的过滤清除。
  ◇ 反复感染后，患者会产生对高水平原虫血症和疾病的抵抗性，但仍然会被感染。
  ◇ 血红蛋白病（如：镰状红细胞病、卵形红细胞病、地中海贫血）和 G6PD 缺乏症在地方性流行区更为常见，对疟疾导致的死亡具有保护作用。

临床表现

疟疾的首发症状是非特异性表现（如：头痛、乏力、肌痛），继而出现发热。

- 规律的周期性发热提示*间日疟原虫和卵形疟原虫*感染，但并不常见。
- 可出现脾大、肝大、轻微贫血和黄疸。
- 出现以下至少一项可诊断重症恶性疟：意识障碍/昏迷、重度正细胞性贫血、肾衰竭、肺水肿、ARDS、循环性休克、DIC、自发性出血、酸中毒、血红蛋白尿、黄疸、反复全身性抽搐、原虫血症水平＞5％。

◇ 脑型疟表现为弥漫性对称性脑病，通常没有神经定位体征。

◇ 昏迷提示预后较差，其死亡率约为 20％。

- 孕妇重症疟疾病例少见。早产、胎儿宫内窘迫、死胎、低出生体重儿较为常见。

- 热带性脾大（超反应性疟疾脾大）是疟疾的慢性并发症，以巨脾、肝大和对疟疾感染的异常免疫反应为特征。

诊断

尽管以抗体为基础的诊断方法被广泛应用，疟疾的诊断需要在外周血涂片中找到疟原虫的无性繁殖型。

- 应检查厚薄两种血涂片，厚血涂片和灵敏度低的薄涂片可以分别检测低至 0.001％、0.05％ 的原虫血症。

- 如果临床高度怀疑疟疾而首次血涂片阴性，则应该连续两天每 12～24h 复查一次。

- 其他实验室检查：可以出现正细胞正色素性贫血、炎症标志物升高、血小板减少（可低至 $10^5/\mu l$）。

治疗　疟疾

- 疟疾的治疗方案见表 117-1。美国 FDA 批准 CDC 紧急静脉注射青蒿琥酯来治疗重症疟疾（疟疾热线：770-488-7788；紧急行动中心：770-488-7100）。

- 使用奎尼丁治疗时应行心电监护，总血药浓度大于 $8\mu g/ml$、QT 间期延长超过 0.6s、QRS 宽度超过基线的 25％ 提示应减慢输注速度。

- 重症疟疾患者可考虑换血疗法，尽管尚未得到公认。

- 重症疟疾患者应持续输注葡萄糖。患者出现意识丧失时，应每 4～6h 复测一次血糖水平。

- 重症和无合并症疟疾患者应每 6～12h、每 24h 测定一次疟原虫计数和血细胞比容水平。

- 伯氨喹 [0.5mg（基质）/kg，连用 14 日] 可清除肝内静止期的原虫，预防间日疟和卵形疟复发，但治疗前必须除外 G6PD 缺乏症。

个人防护

个人防护措施包括：在蚊虫叮咬的高峰时间（傍晚和黎明）避免暴露在蚊虫活动的场所、使用含有 10％～35％二乙基甲苯酰胺（DEET）的驱蚊剂或 7％的皮卡瑞丁（不能使用 DEET 时）、穿着合适衣服、使用经杀虫剂浸泡的蚊帐。

药物预防

详见表 117-2。

表 117-1　疟疾治疗方案

疾病或治疗类型	治疗方案
无合并症疟疾	
已知对氯喹敏感的五种疟原虫株（间日疟、三日疟、卵形疟、诺氏疟、恶性疟）[a]	氯喹［10mg（基质）/kg，随后在 12、24 和 36h 给予 5mg/kg 或在 24h 10mg/kg、48h 5mg/kg］； 或 阿莫地喹（氨酚喹）［10～12mg（基质）/（kg·d），服用 3 日］
*间日疟*或*卵形疟*的根治性治疗	除上述的氯喹或氨酚喹外，可服用伯氨喹［0.5mg（基质）/（kg·d）14 日以预防复发。合并轻度 G6PD 缺乏患者，可以服用 0.75mg 基质/kg，每周 1 次，连服 6～8 周，严重 G6PD 缺乏的患者，不应服用伯氨喹
非耐药恶性疟[b]	青蒿琥酯[c]［4mg/（kg·d），连用 3 日］加磺胺多辛（25mg/kg）/乙胺嘧啶（1.25mg/kg）顿服； 或 青蒿琥酯[c]［4mg/（kg·d），连用 3 日］加氨酚喹［10mg（基质）/（kg·d），服用 3 日][d]
多重耐药恶性疟	青蒿琥酯-木苪醇（1.5/9mg/kg，每日 2 次，连用 3 日，与食物同服）； 或 青蒿琥酯[c]［4mg/（kg·d），连用 3 日］加甲氟喹［8mg/（kg·d），用 3 日，或第 2 日 15mg/kg，第 3 日 10mg/kg，总量 25mg/kg][d]
二线治疗/输入性疟疾的治疗	青蒿琥酯[c]［2mg/（kg·d），连用 7 日］或奎宁［10mg（盐类）/kg，每日 3 次，用 7 日］，*加服以下三种药物之一：* 1. 四环素[e]（4mg/kg 每日 4 次，服用 7 日）； 2. 多西环素[e]（3mg/kg 每日 1 次，服用 7 日）； 3. 克林霉素（10mg/kg 每日 2 次，服用 7 日） 或 阿托伐醌-氯胍（20/8mg/kg 每日 1 次，连用 3 日，与食物同服）

表 117-1 疟疾治疗方案（续）

疾病或治疗类型	治疗方案
重症疟疾[f]	
	青蒿琥酯[c]（2.4mg/kg，IV，随后 12h 和 24h 应用 2.4mg/kg，必要时每日使用）[g]；也可选择以下方案之一：
	青蒿琥酯[c][3.2mg/kg，IM，随后 1.6mg/(kg·d)]；
	或盐酸奎宁［20mg（盐类）/kg[h]，4h 内静脉输注，随后 q8h 10mg/kg，在 2～8h 内输入[i]］；
	或奎尼丁［10mg（基质）/kg[h]，1～2h 内匀速输入，随后每小时 1.2mg（基质）/kg，监测心电图］

[a] 对氯喹敏感的恶性疟现在已很少见（见 HPIM-18，Fig.210-2）。

[b] 在已知对青蒿琥酯联合用药有效的地区。

[c] 部分温带国家没有青蒿素及其衍生物。

[d] 可使用固定剂量混合成的复方制剂，WHO 推荐在所有热带国家使用青蒿素联合方案作为一线药物治疗恶性疟，提倡应用固定剂量组合给药。

[e] 四环素和多西环素不能用于妊娠妇女或 8 岁以下儿童。

[f] 一旦患者可进食流食，就应该使用口服治疗替代胃肠外给药。

[g] 也可选用青蒿琥酯。东南亚大型研究数据显示青蒿琥酯治疗疟疾的死亡率比奎宁低 35%，非洲大型研究显示青蒿琥酯治疗疟疾的死亡率比奎尼丁低 22.5%。

[h] 如果确定要服用治疗剂量的奎宁或奎尼丁，之前 24h 不要再给予负荷量，部分学者建议应用较低剂量的奎尼丁。

[i] 可以使用 0.9% 生理盐水或 5%～10% 葡萄糖稀释后输注，应仔细控制输液速度

- 对于到过耐药性疟疾流行地区的妊娠妇女，甲氟喹是唯一推荐用药，通常认为在妊娠第 4～9 个月内使用是安全的。关于在妊娠前三个月使用该药的临床数据有限，但仍有一定说服力。

巴贝虫病

微生物学

巴贝虫病是因巴贝虫属原虫感染红细胞所致，病原体在美国东北部是田鼠巴贝虫、在西海岸是 *duncani* 巴贝虫，在欧洲是分歧巴贝虫。鹿蜱（肩突硬蜱）可传播田鼠巴贝虫，目前尚不清楚其他种类巴贝虫的传播载体。

流行病学

在美国，巴贝虫感染最常出现于东北海岸。2009 年美国报告了 700 多例，实际感染例数可能高于这一数字，因为大多数患者症状轻微，呈自限性，没有就诊。

表117-2　疟疾的药物预防

药物	适用范围	成人剂量	儿童剂量	评论
阿托伐醌-氯胍(Malarone)[c]	用于氯喹或甲氟喹耐药的恶性疟原虫感染区	1成人片 PO[a]	5~8kg: 每日1/2儿童片[b]; >8~10kg: 每日3/4儿童片; >10~20kg: 每日1儿童片; >20~30kg: 每日2儿童片; >30~40kg: 每日3儿童片; >40kg: 每日1成人片	前往疟区前1~2天开始、在疟区时每日同一时间服用、直至离开后7日；阿托伐醌-氯胍禁用于严重肝损害（肌酐清除率<30ml/min）的患者。由于缺乏相关数据，该药并不推荐用于体重<5kg儿童、孕妇或母乳喂养体重<5kg婴儿的妇女
磷酸氯喹(Aralen 通用)	只用于对氯喹敏感的恶性疟原虫和间日疟原虫感染区的预防	300mg 基质(500mg 盐) PO, qw	5mg(基质)/kg [8.3mg(盐)/kg] PO, qw; 最大剂量, 300mg 基质	前往疟区前1~2周开始、直至离开后4周。磷酸氯喹可能会加重银屑病
强力霉素(多种通用商品名)	用于氯喹或甲氟喹耐药的恶性疟原虫感染区的预防	100mg PO, qd	≥8岁: 2mg/kg, 最大剂量100mg/d	前往疟区前1~2日开始、直至离开后4周。该药禁用于<8岁的儿童、孕妇
硫酸羟氯喹(Plaquenil)	替代氯喹用于初级预防，只用于对氯喹敏感的恶性疟原虫和间日疟原虫感染区	310mg 基质(400mg 盐) PO, qw	5mg(基质)/kg [6.5mg(盐)/kg] PO, qw; 最大剂量, 310mg 基质	前往疟区前1~2周开始、直至离开后4周。羟氯喹可能会加重银屑病
甲氟喹(Lariam 通用)	用于耐氯喹恶性疟原虫感染区的预防	228mg 基质(250mg 盐) PO, qw	≤9kg: 4.6mg(基质)/kg [5mg(盐)/kg] PO, qw; 10~19kg: 每周1/4片	前往疟区前1~2周开始、直至离开后4周。甲氟喹禁用于对该药或相关化合物(如奎宁、奎尼丁)过敏、活动性或近期出现的抑郁、明显焦虑、精神病、精神分

药物	用途	成人剂量	儿童剂量	注意事项
		20~30kg：每周1/2片 31~45kg：每周3/4片 ≥46kg：每周1片		裂症及其他精神疾病的患者，慎用于精神障碍患者或有抑郁史的患者，不推荐用于心脏传导异常的患者
伯氨喹	用于间日疟原虫为主的感染区预防	30mg（基质）[52.6mg（盐）] PO qd	0.5mg（基质）/kg [0.8mg（盐）/kg] PO qd，最多至成人剂量，与食物同服	前往疟区前1~2日开始，在疟区时每日同一时间服用，直至离开后7日。伯氨喹禁用于G6PD缺乏的患者，也禁用于孕期和哺乳期，除非母乳喂养的婴儿G6PD水平正常
伯氨喹	用于经验性治疗以降低间日疟和卵形疟的复发风险	30mg（基质）[52.6mg（盐）] PO qd，直至离开疟区后14日	0.5mg（基质）/kg [0.8mg（盐）/kg] PO qd，最多至成人剂量，直至离开疟区后14日	该治疗适用于长时间暴露于间日疟原虫和（或）卵形疟原虫的患者，禁用于G6PD缺乏的患者，也禁用于孕期和哺乳期，除非母乳喂养的婴儿G6PD水平正常

[a] 每成人片含250mg阿托伐醌和100mg盐酸氯胍。

[b] 每儿童片含62.5mg阿托伐醌和25mg盐酸氯胍。

[c] 对氯喹敏感的恶性疟已很少见（见HPIM-18，Fig. 210-2）。

资料来源：CDC：wwwnc.cdc.gov/travel/yellowbook/2012/chapter-3-infectious-diseases-related-to-travel/malaria.htm♯1939

临床表现

大多数患者症状轻微，免疫抑制患者病情较为严重。

- 潜伏期 1～6 周，其后可出现发热、乏力、虚弱，其他症状包括畏寒、盗汗、肌痛、关节痛、头痛，少数患者会出现颈部僵硬、呼吸短促和腹痛。

- 重症病例原虫血症水平常＞4％。

  ◇ 危险因素包括年龄大于 50 岁、男性、无脾、合并 HIV 感染/AIDS、恶性肿瘤和应用免疫抑制。

  ◇ 并发症包括：呼吸衰竭、DIC、CHF 和肾衰竭。

  ◇ 因巴贝虫病住院的所有患者死亡率为 5％，合并免疫抑制的患者死亡率达 20％。

诊断

利用吉姆萨染色的薄血涂片就可以识别红细胞内巴贝虫原虫，表现为圆形或梨形。

- 常见类似*恶性疟原虫*小环状体但无色素。

- 4 个子原虫形成的四裂体是田鼠巴贝虫或其他小型巴贝虫感染所特有的。

- PCR 和血清学检查也可用于巴贝虫病的诊断。

治疗 ▶ 巴贝虫病

- 轻型病例可予阿托伐醌（750mg PO q12h）加阿奇霉素（第 1 日 500～1000mg/d PO，其后 250mg/d PO）治疗 7～10 日。

  ◇ 克林霉素加奎宁同样有效但耐受性欠佳。

  ◇ 不管 PCR 和血清学检查结果如何，只有血涂片找到巴贝虫，才予治疗。

- 重症病例可予克林霉素（300～600mg IV q6h 或 600mg PO q8h）加奎宁（650mg PO q6～8h）治疗 7～10 日。

  ◇ 高水平原虫血症（＞10％）、血红蛋白≤10g/dl 或出现肺、肝、肾等脏器损害的患者可以考虑换血疗法。

  ◇ 免疫抑制的患者通常需要更长时间的治疗（如 6 周），血涂片检测不到原虫后还要至少治疗 2 周。

- *Duncani* 和分歧巴贝虫感染可以采用静脉注射克林霉素和奎宁 7～10 日。

利什曼病

微生物学

利什曼原虫寄生于白蛉体内时为细胞外寄生的有鞭毛体，而在脊椎动物宿主（包括人类）呈专性细胞内的无鞭毛体。

- *杜氏利什曼原虫复合体的原虫一般引起内脏利什曼病，流行于亚洲、中东、非洲之角、地中海和中南美洲。*
- *热带利什曼原虫、大型利什曼原虫和埃塞俄比亚利什曼原虫引起旧世界皮肤利什曼病，流行于亚洲、北部和撒哈拉以南非洲。*
- *墨西哥利什曼原虫复合体的原虫引起新世界皮肤利什曼病，流行于中美洲和南美的北部。*

流行病学

世界范围内每年发生大约 2 百万例利什曼病，其中 100 万～150 万表现为皮肤型、50 万表现为内脏型。

临床表现

内脏利什曼病（Kala-azar，黑热病）： 多数患者起病急骤，呈中至高热，伴畏寒、寒战。

- 常见脾大、肝大、淋巴结病（印度次大陆除外）。
- 常见白细胞减少、贫血、血小板减少，血清多克隆免疫球蛋白增加，转氨酶升高。
- 在印度、东非和苏丹，高达 50% 的患者在内脏利什曼病发作或治愈后可发展为色素减退性皮肤病变（黑热病后皮肤利什曼病），此类患者通常需要长期治疗。

皮肤利什曼病： 经历数日至数周的潜伏期后，丘疹可进展至结节，结节持续数周或数月后破溃，一般 2～15 个月自愈。

- 溃疡边缘凸起发硬，基底部通常无痛感。
- 热带利什曼原虫引起的复发性利什曼病可以表现为愈合面新发鳞屑和红斑性丘疹。

黏膜利什曼病： 新世界皮肤利什曼病可导致面部损伤的后遗症，源于利什曼原虫从皮肤传播至鼻口咽黏膜。

- 一般发生于首次皮肤损害愈合后 1～5 年。
- 表现为持续的鼻部充血、出血，随后出现进行性溃疡性损害。
- 损伤不会自愈。

诊断

- *内脏利什曼病*：组织吸取物涂片找到利什曼原虫鞭毛体是诊断金标准。
  - 脾涂片灵敏度超过 95%，但脾穿刺风险较大。骨髓和淋巴结涂片灵敏度分别为 60%～85%、50%。
  - 可采用血清学检测方法，如快速检测试验，也具有较好的灵敏度。
- *皮肤和黏膜利什曼病*：皮损处及淋巴结抽吸或穿刺获得的样本进行镜检、培养或 PCR 可做出诊断。

治疗　利什曼病

- *内脏利什曼病*：五价锑化合物（Sb^v）葡萄糖酸锑钠和甲基葡胺锑（每日 20mg/kg，IV 或 IM 28～30 日）是抗利什曼病一线治疗。
  - 在 Sb^v 耐药的地区（如印度东北部）或初始 Sb^v 治疗失败时，推荐使用两性霉素 B（AmB；脱氧胆酸型或脂质型均可）。
  - 在印度巴龙霉素和口服药物米替福新已获准用于内脏利什曼病的治疗。
  - 合并 HIV 感染的患者可以选用脂质体 AmB。
- *皮肤利什曼病*：尽管皮肤损害可以自愈，但如果损伤扩散或持续，也需要治疗。
  - 外用药对小病灶治疗有效。对于多发病变，病变位于面部、手部或关节部位，及新世界皮肤利什曼病所致的病变，需要全身治疗。
  - Sb^v（每日 20mg/kg，用 20 日）治疗效果最佳。但以下情况例外：*guyanensis* 利什曼原虫感染首选羟乙磺酸戊氧苯脒，*aethiopica* 利什曼原虫感染首选巴龙霉素。
- *黏膜利什曼病*：推荐使用 Sb^v（每日 20mg/kg，用 30 日）。
  - 患者需要长期随访，病情复发及治疗失败并不少见。
  - 两性霉素 B 和米替福新可以用于治疗失败或复发的患者。

锥虫病

■ 恰加斯病 （Chagas 病）

微生物学和病理学

恰加斯病，或称*美洲锥虫病*，由克鲁斯锥虫感染所致，通过吸血猎蝽在哺乳动物宿主间传播。锥虫通过淋巴和血流播散，肌肉是最主要寄生部位。

流行病学

*克氏锥虫*只存在于美洲，大多发病于墨西哥和中南美洲农村地区的穷人中。克氏锥虫慢性感染者据估计有 8 百万人，每年死亡 1.4 万人。

临床表现

往往先出现局灶性红斑硬结和肿胀（恰加斯肿），伴局部淋巴结病变，随后出现全身不适、发热、食欲减退、面部和下肢水肿。

- *Romana 征*——病原体侵犯结膜时出现单侧眼睑和周围软组织无痛性水肿。
- 急性恰加斯病 4～8 周内可自行消退，然后进入无症状慢性感染期。
- 初次感染后数年甚至数十年，慢性恰加斯病相关症状逐渐明显。
  - 心脏症状常见，包括心律失常、节段性或扩张型心肌病和血栓栓塞。
  - 巨食管，表现为吞咽困难、吞咽痛、胸痛和呃逆。
  - 巨结肠，表现为腹痛、慢性便秘、粪结、梗阻和肠扭转。

诊断

急性恰加斯病患者新鲜抗凝血、血沉棕黄层或血涂片镜检可以发现锥虫，但血清学检查没有诊断意义。慢性恰加斯病可通过检测特异性 IgG 抗体来诊断。由于存在假阳性结果，一种检测方法结果阳性时要用至少两种其他方法证实。

治疗 ▶ **恰加斯病**

- 只有两种药物，即硝呋莫司和苯并咪唑可用于治疗恰加斯病。
  - 硝呋莫司 [8～10mg/(kg·d)，分 4 次口服，服用 90～120 日] 可减少症状持续时间和锥虫血症水平，降低死亡率。但只有 70% 患者能清除寄生虫，获得治愈。
  - 苯并咪唑 [5mg/(kg·d)，分 2～3 次口服，服用 60 日] 是拉丁美洲常用药物，锥虫清除率高达 90%。
  - 两种药物均有较多副作用。
- 慢性恰加斯病的治疗存在争议，没有足够的资料显示治疗有效。不过，美国 CDC 专家小组建议，年龄小于 50 岁且感染时间较长患者应该进行治疗。

■ 昏睡病

微生物学和流行病学

昏睡病，或称人非洲锥虫病，是由属于*布氏锥虫*复合体的原虫性寄生虫引起，通过舌蝇传播。

- *布氏罗得西亚锥虫*和*布氏冈比亚锥虫*分别引起东非型和西非型非洲锥虫病，二者流行病学和临床表现不同。
- 人类是*布氏冈比亚锥虫*唯一贮存宿主，主要发生于农村人口，旅游者很少被感染。羚羊和牛是*布氏罗得西亚锥虫*的贮存宿主，旅游者通常是在有感染的野生动物和传播媒介存在的地区感染该病的。
- 人非洲锥虫病在 20 世纪 60 年代中期几乎被消灭，但在 20 世纪 90 年代再度复发。据估计 2004 年新发病例为 50 000～70 000 例。

临床表现

被感染锥虫的舌蝇叮咬后 1 周，侵入部位可出现锥虫性下疳，表现为全身发热，不伴中枢神经系统症状（Ⅰ期），然后通过血流和淋巴管播散，病情进展。

- 高热和无发热期交替出现，高热可持续数天，伴有全身乏力、头痛、关节痛、肝脾大和其他非特异性症状。
- 淋巴结病变在布氏冈比亚锥虫病较为突出，表现为散发、有弹性、无痛性淋巴结肿大。典型表现为颈后三角区淋巴结肿大，称为温特博特姆征（Winterbottom's sign）。
- CNS 受累时（Ⅱ期），患者病情逐渐进展，表现为进行性表情淡漠，出现白天嗜睡，交替伴有烦躁和失眠。锥体外束体征包括舞蹈病样运动、震颤和肌纤维自发性收缩，共济失调常见。
- *布氏罗得西亚锥虫*病病程更急，如不予治疗，患者通常会在数周或数月内死亡，相比而言，*布氏冈比亚锥虫*病能迁延数月甚至数年。

诊断

通过下疳挤出液、厚薄血涂片、血沉棕黄层、淋巴结针吸物、骨髓活检物或脑脊液检测均能检出锥虫。

- Ⅰ期比Ⅱ期患者更可能出现锥虫血症，*布氏罗得西亚锥虫*比*布氏冈比亚锥虫*感染的患者更可能出现锥虫血症。

- 考虑该病可能时均应行脑脊液检查，常表现为颅内压升高、脑脊液蛋白水平和单核细胞计数升高。

治疗 ▶ 昏睡病

Ⅰ 期锥虫病

- 布氏罗得西亚锥虫病：舒拉明（试验性治疗量 $100 \sim 200$ mg，然后在第 1、5、12、18 和 26 日分别予 20mg/kg 静脉注射）。
  - ◇ 最重要不良反应包括高敏反应和肾损害。
  - ◇ 每次给药前应进行尿液分析，如果出现血尿、尿蛋白升高或尿沉渣中出现管型应中止治疗。
- 布氏冈比亚锥虫病：潘他米丁（每日 4mg/kg，肌内注射或静脉注射，连用 10 日）。
  - ◇ 严重不良反应包括肾毒性、肝功能异常、中性粒细胞减少、低血糖和无菌性脓肿。
  - ◇ 舒拉明是替代药物。

Ⅱ 期锥虫病

- 布氏罗得西亚锥虫病：美拉胂醇 [$2 \sim 3.6$mg/(kg·d)，分 3 次给药，连用 3 日；1 周后每日 3.6mg/kg，分 3 次给药，连用 3 日。再过 1 周，重复后一个疗程]。为减少美拉胂醇诱导性脑病，可以服用泼尼龙（1mg/kg 至最大量 40mg/d，美拉胂醇首次用药前 $1 \sim 2$ 天开始，持续到最后一次给药）。
- 布氏冈比亚锥虫病：盐酸依氟鸟氨酸 [100mg/(kg·d)，静脉注射，分 4 次，持续 2 周] 是一线用药，美拉胂醇（2.2mg/kg，每日 1 次，静脉注射 10 日）是替代药物。

弓形虫病

微生物学和流行病学

弓形虫病是由细胞内寄生的刚地弓形虫感染引起的疾病。猫及其猎物是弓形虫的终末宿主。人类主要通过摄入污染土壤、食物（如未煮熟的肉）或水中的组织包囊而传播。

- 妊娠期间感染刚地弓形虫的妇女中，大约 1/3 会将弓形虫传播给胎儿。如果母亲感染发生在第 $7 \sim 9$ 个月，胎儿先天性感染的风险高达 65%。
- 在美国和多数欧洲国家，血清转化率随年龄和暴露次数而增加。年龄超过 50 岁的人，10％～67％血清学检查呈阳性。

发病机制

体液和细胞免疫对于控制感染很重要，但亚临床感染常持续存在，甚至贯穿患者终身。在免疫受损宿主，由于缺乏控制感染的免疫因素，可以出现局部进行性破坏和器官衰竭。

临床表现

对于免疫功能正常的患者，弓形虫病通常无症状（80％～90％的病例），呈自限性，无需治疗。但对于免疫抑制患者，包括新生儿，可发生严重感染，典型病例可累及 CNS。

- 少数免疫功能正常的患者可出现急性感染症状，其中颈部淋巴结病最常见，淋巴结无痛、分散。20％～40％的患者表现为全身淋巴结肿大、发热（体温＜40℃）、头痛、不适和乏力。临床症状通常在数周内缓解，但淋巴结肿大可能会持续数月。
- 95％的免疫功能低下患者会因隐性感染激活而发生急性弓形虫病，其余病例源于弓形虫的新发感染。
  - CNS：临床表现包括脑病、脑膜脑炎和块状损害。患者可以表现为精神状态改变（75％）、发热（10％～72％）、癫痫发作（33％）、头痛（56％）和局灶性神经系统表现（60％）。最常受累的部位是脑干、基底神经节、垂体和皮髓质结合处。
  - 多器官（如：肺、消化道、皮肤、眼睛、心和肝）受累：由于发病人群和临床表现类似（发热、呼吸困难和间断咳嗽，可迅速进展为呼吸衰竭），*弓形虫肺炎容易和肺囊虫肺炎混淆*。
- 先天性感染初期可能无症状，但数十年后会复发并出现临床表现（如脉络膜视网膜炎），全美每年先天性感染患儿达 400～4000 例。
- 在美国和欧洲，35％的脉络膜视网膜炎由*弓形虫*感染所致，其中大部分为先天性感染，累及眼部的症状表现包括视物模糊、盲点、畏光和眼痛，黄斑受累伴中心视力丧失。眼科检查可见黄白色棉絮样斑块，伴边界模糊的充血区域。陈旧性损害表现为边界清楚伴黑点。

诊断

弓形虫难以培养，只有在特殊实验室才能进行，血清学检查是主要诊断手段。

- 可以结合弓形虫 IgM、IgG 和抗体亲和力水平结果确诊感染（注：IgM 抗体能持续 1 年以上）。此类测试及其他更多种类的血清学试验，可以在帕洛阿尔托医学基金会（the Palo Alto Medical Foundation, www.pamf.org/serology/clinician guide.html）的弓形虫实验室进行。
- 免疫功能低下的患者，可根据临床表现、既往暴露史（如弓形虫 IgG 抗体阳性）和影像学资料辅助诊断。影像学检查表现为基底神经节和皮髓质交界处出现双侧对比增强的病变，这些病变难以和 CNS 淋巴瘤区别，但后者多为单侧病灶，脑组织活检可明确诊断。
- 先天性弓形虫病可以通过羊水 PCR 检测弓形虫 B1 基因和出生一周后 IgG 抗体持续存在或 IgM 抗体滴度阳性予以诊断。IgG 抗体应每两个月复查一次。
- 眼弓形虫病可通过眼科检查发现典型病变和血清或房水中 IgG 抗体阳性予以诊断。

治疗 弓形虫病

- 免疫功能正常、仅淋巴结肿大的患者无需治疗，除非存在持续性严重症状。
- 免疫功能低下患者治疗可用乙胺嘧啶加磺胺嘧啶。在资源贫乏地区，可用甲氧苄氨嘧啶-磺胺甲基异噁唑（TMP-SMX）替代治疗。
  - ◇ 对于不能服用 TMP-SMX 患者，可选择氨苯砜加乙胺嘧啶或阿托伐醌加/不加乙胺嘧啶。
- 先天性感染：每日口服乙胺嘧啶（1mg/kg）、磺胺嘧啶（100mg/kg）和亚叶酸治疗 1 年。
- 眼弓形虫病：乙胺嘧啶和磺胺嘧啶或克林霉素，治疗 1 个月。

化学预防

刚地弓形虫血清学阳性且 CD4＋T 淋巴细胞计数低于 $100/\mu l$ 的 AIDS 患者罹患弓形虫病的风险很高。作为肺囊虫肺炎和弓形虫病的预防用药，应该给予这些患者甲氧苄氨嘧啶-磺胺甲基异噁唑（双效片剂，每日 1 片）。进行抗逆转录病毒治疗后，如果 CD4＋T 细胞数持续 3 个月＞$200/\mu l$，可停止一级或二级预防。

个人防护措施

可通过避免食用未煮熟的肉和避免接触卵囊污染的物质（如养猫的盒子）预防弓形虫感染。

更多内容详见 HPIM-18 原文版：Reed SL, Davis CE: Laboratory Diagnosis of Parasitic Infections, Chap. e25；Moore TA: Pharmacology of Agents Used to Treat Parasitic Infections, Chap. e26；and White NJ, Breman JG: Atlas of Blood Smears of Malaria and Babesiosis, Chap. e27；Moore TA: Agents Used to Treat Parasitic Infections, Chap. 208, p. 1675；White NJ, Breman JG: Malaria, Chap. 210, p. 1688；Vannier E, Gelfand JA: Babesiosis, Chap. 211, p. 1706；Sundar S: Leishmaniasis, Chap. 212, p. 1709；Kirchhoff LV, Rassi A Jr: Trypanosomiasis, Chap. 213, p. 1716；and Kim K, Kasper LH: Toxoplasma Infections, Chap. 214, p. 1722.

第 118 章
蠕虫感染和皮外寄生虫侵扰

魏来　校　谢艳迪　译

蠕虫

■ 线虫

线虫也称蛔虫，根据其医学意义可被广义地分为组织或肠道寄生虫。

组织线虫感染

除旋毛虫病外，人类其他线虫类感染是由侵入性的未发育成成虫的幼虫所致。

旋毛虫病

微生物学及流行病学 八个旋毛虫物种可引起人类感染；在世界范围内流行的有两个物种——*旋毛线虫*和*伪旋毛线虫*。

- 人吞食了含有旋毛虫幼虫包囊的肉（通常是猪肉）而导致感染。
  ◇ 幼虫侵入小肠黏膜。
  ◇ 1 周后，雌性旋毛虫成虫产出新的幼虫，新的幼虫经血液循环和包囊移行至横纹肌。

- 宿主免疫反应对肌肉中的旋毛虫幼虫影响较小。
- 美国每年报道约 12 例旋毛虫病。

临床表现　大多数轻度感染（1g 肌肉中幼虫＜10 个）是无症状的。1g 肌肉中幼虫＞50 个则会引起致命性疾病。

- 感染后第 1 周，大量寄生虫侵入肠道通常引起腹泻、腹痛、便秘、恶心和（或）呕吐。
- 感染后第 2 周，由于幼虫移行并侵入肌肉而引起以下症状：伴有发热和高嗜酸性细胞血症的超敏反应，眶周和面部水肿，结膜、视网膜和甲床出血。常因合并心律失常的心肌炎或心力衰竭而导致死亡。
- 感染后第 2～3 周，存在肌肉中的幼虫包囊引起肌炎、肌痛、肌肉水肿和无力（尤其是眼外肌，肱二头肌，下颌、颈部、下后背部和横膈膜肌肉）。
- 这些症状在第 3 周时最严重；疾病恢复期持续时间较长。

诊断　90％以上的患者有嗜酸性粒细胞增多症，嗜酸细胞在感染后第 2～4 周时达到高峰，嗜酸细胞比例常超过 50％。

- 感染后第 3 周出现寄生虫特异性抗体滴度升高可确诊。
- 在≥1g 的新鲜肌肉组织（非常规的组织病理学切片）中找到旋毛虫幼虫可确诊。靠近肌腱部位穿刺，阳性率较高。

治疗　旋毛虫病

- 甲苯达唑（200～400mg tid，服用 3d；然后 400mg tid，服用 8～14d）或阿苯达唑（400mg bid，服用 8～14d）对肠道寄生虫有效；对幼虫包囊效果不确定。
- 糖皮质激素（例如，泼尼松每日 1mg/kg，服用 5d）可缓解严重的肌炎和心肌炎。

预防　烹制猪肉时应将猪肉烹至无粉红色，或将猪肉于－15℃冷冻 3 周，才可杀死旋毛虫幼虫从而预防大部分旋毛虫感染。

内脏和眼部蠕虫蚴移行症

微生物学及流行病学　人类是引起内脏蠕虫幼虫移行的线虫的偶然宿主。大多数病例是由犬弓首线虫感染引起。当人们（大多是学龄前儿童）进食被感染犬弓首线虫的幼犬粪便污染的泥土时，会

导致感染的发生。幼虫穿过肠黏膜，经血液散布到多个器官（如肝、肺、中枢神经系统），并导致强烈的嗜酸细胞性肉芽肿反应。

临床表现 有症状的感染可引起发热、身体不适、厌食、体重下降、咳嗽、气喘、皮疹、肝脾大和严重的嗜酸细胞增多（达到90%）。眼病通常见于较大儿童或年轻人，可引起类似成视网膜细胞瘤、眼内炎、葡萄膜炎和（或）脉络膜视网膜炎表现的嗜酸细胞性结节。

诊断 ELISA方法检测到弓蛔虫抗体可做出临床诊断。由于幼虫不会发育成成虫，所以粪便中无法找到虫卵。

治疗 内脏和眼部蠕虫蚴移行症

- 绝大多数弓蛔虫感染是自限性的，不需要特异性治疗。
- 对于严重感染者，糖皮质激素可减轻炎症反应导致的并发症。
- 驱虫药物，包括甲苯达唑和阿苯达唑，并不能改变幼虫移行这一过程。
- 眼部感染可以给予阿苯达唑（800mg bid）联合糖皮质激素治疗，共5～20d。

皮肤蠕虫蚴移行症 本病是由动物钩虫幼虫所致，通常为寄生于狗和猫的巴西钩口线虫。被污染泥土中的幼虫侵入人体皮肤，在沿着幼虫移行的轨迹上出现严重瘙痒、形成红斑样的皮肤损害，幼虫以每日数厘米的速度移行。伊维菌素（单剂量200μg/kg）或阿苯达唑（200mg bid，服用3d）可缓解这种自限性感染的症状。

肠线虫感染

世界范围内肠线虫感染者超过10亿，这些人群多生活在卫生条件较差的地区，尤其是热带或亚热带的发展中国家。由于大多数肠内寄生虫不进行自我复制，临床疾病（与无症状性感染相反）通常只出现在长期居住在病区的人群，并和感染的严重程度典型相关。

蛔虫病

微生物学 蛔虫病是由蛔虫感染引起的，蛔虫是最大的肠道线虫，最长可达40cm。

- 人类——主要是幼儿——吞食被含蛔虫虫卵粪便污染的土壤而感染。
- 吞入的蛔虫虫卵在肠道内孵化，侵入黏膜，移行至肺部，破入肺泡，沿气管树上行，被吞咽后到达小肠，发育成熟后每日产卵多达 240 000 枚，虫卵排入粪便中。

临床表现　大部分感染者体内虫量少，多无症状。寄生虫在肺移行的过程中（吞食虫卵 9～12d 后），患者可出现咳嗽、胸骨后不适，偶尔会有呼吸困难或咳血痰、发热和嗜酸性粒细胞增多症。

- 可出现嗜酸细胞性肺炎（Löffler 综合征）的临床表现。
- 严重感染有时会引起疼痛、小肠梗阻、肠穿孔、肠扭转、胆道梗阻和疝气，或胰腺炎。

实验室检查　粪便标本中可检测到蛔虫虫卵（$65\mu m \times 45\mu m$）。成虫可在粪便中或经过口鼻穿行。

治疗　▶　**蛔虫病**

单剂量阿苯达唑（400mg）、甲苯达唑（500mg）或伊维菌素（150～200μg/kg）即有效。双羟萘酸噻嘧啶（单剂量 11mg/kg，最大剂量 1g）对孕妇是安全的。

钩虫病

微生物学　引起人类感染的两种钩虫主要为十二指肠钩口线虫和美洲板口线虫。存在于土壤中具有传染性的幼虫刺入皮肤，经血流到达肺部，侵入肺泡，沿气管树上行，被吞咽后到达小肠，发育成成虫后附着在肠道黏膜，并吸食血液（一只十二指肠钩口线虫成虫一天可吸食血液 0.2ml）和肠液。

临床表现　大部分患者为无症状感染。慢性感染可引起铁质缺乏，而且那些营养状况不佳的患者会出现进行性贫血、低蛋白血症、乏力和气短。在幼虫刺入皮肤以及皮下移行的位置会出现痒疹（钩虫痒病，类似于皮肤蠕虫蚴移行症）。

实验室检查　粪便标本中可检出钩虫卵（$40\mu m \times 60\mu m$）。感染较轻者需进行粪便浓集。

治疗　▶　**钩虫病**

- 阿苯达唑（400mg，单剂）、甲苯达唑（500mg，单剂），或双羟萘酸噻嘧啶（11mg/kg qd，服用 3d）均有效。根据病情给予营养支持、补充铁剂和驱虫治疗。

类圆线虫病

微生物学和流行病学　不同于其他肠虫，*类圆线虫*可在宿主体内繁殖，通过繁殖产生感染期蚴（丝状蚴），在宿主体内不断进行内源性自身感染。

- 粪便中的丝状蚴污染泥土并刺入皮肤或黏膜导致感染。
  - 幼虫经血流到达肺部，侵入肺泡，沿气管树上行，被吞咽后到达小肠，发育成成虫后，侵入最靠近小肠部位的黏膜中；虫卵在肠黏膜中孵化。
  - 杆状蚴可随粪便排至土壤里，或者发育成丝状蚴侵入结肠壁或是肛周皮肤进入循环系统，从而建立持续的自身感染。
- 自身感染是在宿主免疫系统的一些未知因素控制下进行的，破坏宿主免疫系统（如糖皮质激素治疗）会导致超高度感染。

临床特征 病情较轻时常有轻度的皮肤和（或）腹部表现，如复发性荨麻疹，幼虫流（一种沿着幼虫移行过程产生的病理性、匐行、瘙痒红斑，幼虫移行速度可达 10cm/h），腹痛，恶心，腹泻，血便和体重下降。

- 疾病可播散至胃肠道和肺以外的其他组织，包括中枢神经系统、腹膜、肝和肾。
  - 革兰氏阴性败血症、肺炎或脑膜炎可加重病情。
  - 接受糖皮质激素治疗的患者感染后病情较重，可为致命性的；播散性感染在 HIV-1 感染的患者中不常见。
- 反复的嗜酸性粒细胞增多症常见于病情较轻的患者，但在播散性感染患者中并不常见。

诊断 约三分之一轻度感染患者可在单次粪便检查中找到杆状蚴（长度约为 $250\mu m$）。如果粪便检查多次阴性，可对十二指肠和空肠成分进行检测。

- 可用 ELISA 法检测抗体。
- 对于播散性感染者，可在粪便或幼虫移行的部位（如痰、气管肺泡灌洗液、外科引流液）中找到杆状蚴。

治疗 ▶ **蛔虫病**

- 伊维菌素（$200\mu g/kg$ qd，服用 2d）较阿苯达唑（400mg qd，服用 3d）更有效。由于有可能出现迟发超高度感染，因此对于无症状患者也需要治疗。
- 播散性感染应给予伊维菌素治疗至少 5～7d（或直到寄生虫被清除）。

蛲虫病

微生物学和流行病学　蛲虫病是由蛲虫感染所致，约 4000 万美国人（主要是儿童）受此影响。

- 雌虫成熟交尾后于夜间从盲肠移行至肛周，边移行边排卵，数分钟即可排卵达万余，这些虫卵在数小时内就具有感染性。
- 抓挠肛周会将感染性虫卵带至口中从而导致自身感染以及人和人之间的传播。

临床特征　肛周瘙痒是主要的症状，常在夜间加重。嗜酸性粒细胞增多症不常见。

诊断　早晨使用醋酸纤维带在肛周部位检测到虫卵（$55\mu m \times 25\mu m$，一侧扁平）。

治疗　**蛲虫病**

- 给予单剂量甲苯达唑（100mg）、阿苯达唑（400mg）或双羟萘酸噻嘧啶（11mg/kg，最大量为 1g），2 周后重复上述治疗。家庭内其他成员也应该接受治疗，以避免出现可能的再次感染。

丝虫和相关感染

　　丝虫是寄居在皮下组织和淋巴系统的线虫，世界范围内超过 17 000 万人感染丝虫。只有长期反复接触感染性丝虫幼虫，才会引起丝虫感染。然而，新近接触感染性幼虫的个体较流行地区人群，其疾病表现更重、更急。

- 丝虫的生活周期复杂，包括被昆虫携带的感染性幼虫阶段和寄居在人体的成虫阶段。
  - 丝虫成虫的后代是微丝蚴（长 $200\sim250\mu m$，宽 $5\sim7\mu m$），可在血液中循环或通过皮肤移行。
  - 微丝蚴被节肢动物吞食后，经过 $1\sim2$ 周发育成新的感染性幼虫。
- 在马来丝虫、班氏丝虫、曼森线虫和盘尾丝虫的所有阶段都可见立克次体样内源性寄生体，该寄生体证实是将来丝虫化疗的目标。

淋巴丝虫病

微生物学　淋巴丝虫病是由班氏丝虫（最为常见）、马来丝虫或

帝汶丝虫（*B. timori*）寄居在淋巴管或淋巴结中并导致淋巴系统炎症病变而引起的疾病。

临床表现　主要临床表现有临床症状不明显的微丝蚴血症、阴囊积水、急性淋巴腺炎和慢性淋巴病变。

- 急性淋巴腺炎可有高热、淋巴组织炎症和一过性的局部水肿。尤其是班氏丝虫可影响生殖器的淋巴组织。马来丝虫和帝汶丝虫可影响上肢和下肢，而*班氏丝虫*易于波及生殖系统。

- 急性淋巴腺炎可进展为慢性淋巴组织梗阻和伴有皮肤水肿的橡皮病，皮下组织增厚和角化过度症。合并感染是可能存在的问题。

诊断　检测到丝虫很困难，但是可在外周血、阴囊液和偶尔其他体液中发现微丝蚴。

- 血液收集的时间极为重要，需要根据受累地区的微丝蚴周期（很多地区主要是在夜间）而确定。

- *班氏丝虫*循环抗原的检测有两种方法。PCR法已用来检测血中*班氏丝虫*和*马来丝虫*的DNA。

- 高频超声（配有多普勒技术）可鉴定出阴囊或女性乳房中的移动性成虫。

- 丝虫抗体阳性支持诊断，但是和其他肠道寄生虫存在交叉反应使得检测结果难以判断。

治疗　**淋巴丝虫病**

- 活动性淋巴丝虫病的患者（定义为微丝蚴血症、抗原阳性或超声发现成虫）需给予乙胺嗪（DEC，6mg/kg qd，服用12d）。阿苯达唑（400mg bid，服用21d）、阿苯达唑和DEC联合共服7d、多西环素（100mg bid，服4～6周）因其大剂量抗丝虫有效可为替代治疗。

- 单剂量阿苯达唑（400mg）联合DEC（6mg/kg）或伊维菌素（200μg/kg）具有小剂量抗丝虫活性，可用于消灭淋巴丝虫病计划。

- 对于慢性淋巴丝虫病的患者，治疗应集中在改善卫生条件、预防继发细菌感染和物理治疗。对有活动性感染证据的患者应给予药物治疗。

盘尾丝虫病

微生物学和流行病学　盘尾丝虫病（"河盲症"）由盘尾丝虫引

起。在世界范围内有 3700 万人感染盘尾丝虫。盘尾丝虫病是通过被盘尾丝虫感染的墨蚊叮咬而传播，这些墨蚊沿着流动的河流和小溪产卵。

- 墨蚊产下的幼虫发育成在皮下结节可见的成虫（*盘尾丝虫瘤*）（雌性成虫和雄性成虫长度分别为 40～60cm 和 3～6cm）。感染后 7 个月至 3 年，雌性盘尾丝虫产出的微丝蚴从结节中移行出来，在皮肤中积聚。
- 与淋巴丝虫病不同的是，盘尾丝虫病以微丝蚴引起的炎症反应为特点。

临床表现　盘尾丝虫病最常见的是皮肤表现（极度瘙痒的皮疹或坚实而非柔软的盘尾丝虫瘤），但眼部损伤是中度或重度感染者最严重的并发症。

- 眼组织：结膜炎和畏光是早期眼部损伤的表现。
- 硬化性角膜炎（是非洲人群因盘尾丝虫感染致盲的首要原因，约有 1%～5% 的盘尾丝虫病患者受累）、前葡萄膜炎、虹膜睫状体炎和由于瞳孔变形继发青光眼是更严重的眼部并发症。

诊断　切开的结节中找到盘尾丝虫成虫，或者在皮肤活检中发现微丝蚴即可确诊。

- 检测到特异性抗体以及利用 PCR 法在皮肤活检组织中检测到盘尾丝虫的 DNA。
- 嗜酸性粒细胞增多症和 IgE 水平升高较常见但不特异。

治疗　**盘尾丝虫病**

- 伊维菌素（单剂 $150\mu g/kg$），每年或每半年 1 次，可以达到小剂量抗寄生虫作用，是主要的治疗方法。
  - 在非洲地区，*盘尾丝虫与罗阿丝虫*共同存在，伊维菌素是治疗禁忌，由于出现严重的治疗后脑病风险较高。
  - 多西环素治疗 6 周可达到大剂量抗寄生虫作用，能够使雌性盘尾丝虫的成虫长期不孕，也可针对沃尔巴克氏体样内源性共生体进行治疗。
- 头部结节需要切除以避免眼睛的感染。

■ 吸虫

- 吸虫或扁形虫可根据其成虫侵入的组织进行分类：血液、胆道、肠道和肺。

- 其生活周期涉及最终的哺乳动物宿主（如人类），成虫在哺乳动物中产卵，在中间宿主（如钉螺）中发育成尾蚴。吸虫不会在终宿主中繁殖。
- 人类的感染来自于吸虫直接刺入完整的皮肤或摄食。
- 被移行或停留在宿主组织中的吸虫感染后，会出现中重度的外周血嗜酸性粒细胞增多。

血吸虫病

微生物学和流行病学　引起人类血吸虫病的有五种血吸虫：肠道种有曼氏血吸虫、日本血吸虫、湄公血吸虫和间插血吸虫，尿道种有埃及血吸虫。

- 感染性尾蚴刺入完整皮肤后，发育为血吸虫成虫并通过静脉或淋巴管移行至肺最后到达肝。交配后再移行至膀胱和输尿管的小静脉（*埃及血吸虫*）或肠系膜（*曼氏血吸虫、日本血吸虫、湄公血吸虫和间插血吸虫*）产卵。
  - ◇ 一些成熟的卵细胞被排到肠道或者尿道，由此被排出体外，最终可能到达水体完成整个生活周期。
  - ◇ 其他组织中长期存在的卵细胞可引起宿主类肉芽肿反应和纤维化。
- 在南美洲、加勒比海、非洲、中东和东南亚约有（2～3）亿人感染血吸虫。

临床表现　血吸虫病的三个阶段因感染血吸虫的种类、感染强度和宿主因素不同而有所不同。

- *尾蚴入侵*：最多见于曼氏血吸虫和日本血吸虫感染，尾蚴侵入后 2～3d 出现瘙痒的斑丘疹（游泳者疥疮）。
- *急性血吸虫病*（Katayama 热）：侵入皮肤 4～8 周后出现的一种以发热、一般性淋巴结病变、肝脾大和外周血嗜酸细胞增多症为特征的血清学疾病。
- *慢性血吸虫病*：临床表现主要根据感染血吸虫种类而不同。
  - ◇ 肠道种血吸虫感染引起疝气样的腹痛、血便、营养不良、肝脾大、门静脉高压和食管静脉曲张破裂出血。
  - ◇ 尿道种血吸虫感染引起排尿困难、尿频、血尿、输尿管积水和肾盂积水引起的尿路梗阻、膀胱肉芽肿性纤维化和后期腹水的膀胱鳞状细胞癌。
  - ◇ 由于其他部位的肉芽肿和纤维化，可出现肺病（例如，闭塞性动脉内膜炎、肺动脉高压、肺源性心脏病）和中枢神经系统疾病（例如，杰克逊癫痫、横贯性脊髓炎）。

诊断 诊断依据疫区病史、临床表现和排泄物中检测到血吸虫卵。

- 在排泄物中检测到血吸虫卵前可先出现血清中血吸虫抗体阳性（在美国通过 CDC 进行检测）。
- 也可通过检查组织样本诊断（如直肠穿刺活检）。

治疗 ▶ 血吸虫病

- 由于抗血吸虫药物对成虫无显著效果，因此支持治疗和适当剂量的糖皮质激素可作为急性血吸虫病的初始治疗。
  ◇ 急性危险期过后，吡喹酮（对于曼氏血吸虫、间插血吸虫和埃及血吸虫感染者，20mg/kg bid，服用 1d；对于日本血吸虫和湄公血吸虫感染者，20mg/kg tid，服用 1d）可使85% 患者获得治愈，超过 90% 的患者排卵量减少。
  ◇ 治疗不会改善血吸虫晚期的临床表现，如纤维化。

预防 旅游者应避免接触疫区的所有淡水水体。

肝（胆系）吸虫

- 支睾吸虫病（由华支睾吸虫感染所致）和后睾吸虫病（由麝猫后睾吸虫和猫后睾吸虫感染所致）见于东南亚和东欧。
  ◇ 由于吞食被污染而未加工的淡水鱼导致感染；幼虫通过胆胰壶腹移行至胆小管内发育成虫。
  ◇ 多数感染者无症状；慢性感染或反复感染者可引起胆管炎、胆管性肝炎和胆系梗阻以及相关的胆管癌。
  ◇ 急性感染者治疗给予吡喹酮（25mg/kg tid，服用 1d）。
- 肝片吸虫病（由肝片吸虫和巨片吸虫感染所致）流行于饲养羊的国家，世界范围内感染者约为 1700 万。
  ◇ 感染是由吞食被肝片吸虫污染的水生植物（如豆瓣菜）而导致的。
  ◇ 感染后 1～2 周为急性病变期，出现发热、右上腹部疼痛、肝大和嗜酸细胞血症。慢性感染很少发生，多与胆道梗阻和胆汁性肝硬化有关。
  ◇ 治疗给予单剂量三氯苯咪唑 10mg/kg。
- 粪便中的虫卵和成虫检查（O & P）可诊断肝吸虫感染。

肺吸虫 由于吞食被污染的小龙虾和淡水螃蟹而感染*并殖吸虫*所致。

- 急性感染可出现肺出血、坏死形成囊肿和肺间质嗜酸细胞浸润。刺激性咳嗽、棕色痰或血痰合并外周血嗜酸细胞血症是严重感染者常见的表现。
  ◇ 慢性感染者主要表现为支气管炎和支气管扩张。
  ◇ 中枢神经系统病变也可发生并且会导致癫痫发作。
- 通过检测痰或粪便中的虫卵或成虫（O & P）可确诊；血清学检查有一定帮助。
- 治疗选择吡喹酮（25mg/kg tid，服用 2d）。

■ 绦虫

绦虫或条虫是分节段的蠕虫，根据人类是否为终宿主或者中间宿主，可分为两类。绦虫通过位于头节上的吸盘或小钩吸附在肠黏膜上。头节后面形成节片从而构成绦虫的主体。

牛带绦虫病和亚洲带绦虫病

微生物学 人类是*牛带绦虫*和*亚洲带绦虫*的终宿主，这些绦虫寄居在空肠上部。虫卵通过粪便排出，被牛（牛带绦虫）和猪（亚洲带绦虫）吞食后，尾蚴包在这些动物的横纹肌中形成囊。当人吞食未加工或未煮熟的牛肉后，经过约 2 个月的时间，囊尾蚴发育成成虫。

临床表现 患者在粪便中发现活动的节片后才意识到感染的存在。可出现肛周不适、轻度腹痛、呕吐、食欲变化、乏力和体重下降。

诊断 粪便中检测到虫卵或节片可诊断；用醋酸纤维带可在肛周部位检测到虫卵（与蛲虫感染一样）。可出现嗜酸细胞血症和 IgE 水平升高。

治疗 牛带绦虫和亚洲带绦虫病

单剂量吡喹酮 10mg/kg。

猪肉绦虫病和囊虫病

微生物学和发病机制 人是*猪肉绦虫*的终宿主，而猪则为中间宿主。

- 根据被吞食寄生虫的形式不同，该病有两种表现形式。
  ◇ 吞食感染囊尾蚴的猪肉后，人类会出现肠道猪肉绦虫病，该病类似于牛肉绦虫病。
  ◇ 如果人类吞食*猪肉绦虫*的虫卵（例如，密切接触绦虫携带者或自身感染），虫卵发育成尾蚴后刺入肠道，移行至多处组织，则会导致囊虫病。

临床表现　肠道感染除了粪便中排出节片，多数无其他症状。囊虫病的临床表现取决于囊尾蚴感染的数量和部位以及炎症反应或瘢痕形成的范围。

- 囊尾蚴可见于全身各个部位，但是最常见于脑部、骨骼肌、皮下组织或眼部。
- 神经系统表现最常见，包括癫痫发作（由脑部囊尾蚴周围炎症引起）、脑积水（由于囊尾蚴及其炎症或蛛网膜炎引起脑脊液流动受阻）和颅内压升高的表现（如头痛、恶心、呕吐和视觉改变）。

诊断　粪便中检测到虫卵或节片可诊断肠道感染。囊虫病的诊断有统一的诊断标准（表 118-1）。神经影像学表现包括增大或是不增大的囊样病变、一个或多个结节样钙化灶或局限性增大病变。

表 118-1　人囊虫病的诊断标准ᵃ

1. 确定标准
   a. 穿刺组织中经病理或显微镜检查证实的囊尾蚴
   b. 眼底镜检查眼睛中可见囊虫寄生
   c. 神经放射学证实包含典型头节的囊性损害

2. 主要标准
   a. 神经放射学提示脑囊虫病
   b. 酶联免疫电转移斑点法证实血清中囊尾蚴抗体阳性
   c. 自发清除或经阿苯达唑或吡喹酮单独治疗后颅内囊性病变可缓解

3. 次要标准
   a. 神经放射学检查证实和脑囊虫病一致的病变
   b. 提示脑囊虫病的临床表现
   c. ELISA 法检测到脑脊液中的囊尾蚴或囊尾蚴抗原
   d. 囊虫病在中枢神经系统外的证据（如雪茄样软组织钙化）

4. 流行病学标准
   a. 居住在囊虫病流行地区
   b. 经常至囊虫病流行地区旅行
   c. 接触家庭中感染猪肉绦虫的患者

ᵃ 确定诊断依据为具备一条确定标准或同时具备两条主要标准、一条次要标准和一条流行病学标准。可能诊断依据为①同时具备一条主要标准和两条次要标准；②同时具备一条主要标准、一条次要标准和一条流行病学标准；或者③同时具备三条次要标准和一条流行病学标准。

资料来源：Modified from Del Brutto OH et al: Proposed diagnostic criteria for neurocysticercosis. Neurology 57：177, 2001.

治疗　猪带绦虫病和囊虫病

- 单剂量吡喹酮（10mg/kg）对肠道感染有效，但如果神经系统有隐藏的囊虫病，可引起神经系统的炎症反应。
- 脑囊虫病可用阿苯达唑（每日 15mg/kg，服用 8～28d）或吡喹酮 [50～100mg/(kg·d)，分 3 次服用，服用 15～30d]。
  - ◇ 考虑到要治疗潜在的炎症反应，应仔细观察患者。大剂量的糖皮质激素可在治疗中使用。
  - ◇ 由于糖皮质激素诱导吡喹酮代谢，西咪替丁应和吡喹酮一起使用从而抑制这一作用。
  - ◇ 支持治疗包括必要时进行抗癫痫的处理和脑积水的治疗。

包虫病

微生物学和流行病学　人类是棘球蚴的中间宿主，人吞食随狗粪便排出的虫卵（如*细粒棘球绦虫*）后感染包虫病。

- 人吞食包虫虫卵后，原头蚴从虫卵中逸出，穿入肠道黏膜，进入门静脉循环，被播散至许多器官，尤其多见于肝和肺。幼虫可发育成充满液体的单室包虫囊，在单室囊中可发育出子代囊，就像发芽的囊结构（发生囊）。包虫囊可经过多年扩张。
- 本病呈全球性分布，主要流行于家畜和狗一起饲养的地区。
- 见于北极和亚北极地区的*多房棘球绦虫*，生活周期类似，但以野生犬齿类（如狐狸）为终宿主，以啮齿类为中间宿主。包虫是多囊的，小囊进行性侵犯宿主组织。

临床表现　扩张的包虫囊占据空间而导致损害，引起受损器官（常见于肺和肝）的症状。肝的单房型包虫病三分之二为*细粒棘球绦虫*感染所致，多房型包虫病几乎全部为*多房棘球绦虫*感染所致。

- 有肝病的患者最常出现腹痛或右上腹部触及包块。压迫胆道可引起胆汁梗阻或类似胆石病的表现。包虫囊破裂或渗漏会引起发热、瘙痒、嗜酸性粒细胞增多症或过敏反应。
- 肺包虫囊可破裂至支气管树或腹膜腔引起咳嗽、咳咸痰、胸痛或咯血。
- 包虫囊的破裂会导致多处播散。
- *多房棘球绦虫*病可出现类似肝肿瘤表现，伴有肝破坏并播散至邻近脏器（如肺、肾）或远处脏器（如脑、脾）。

诊断 放射影像学是发现和评价包虫囊的重要手段。

- 大囊中的子囊是*细粒棘球绦虫*的特征性表现。CT 上发现虫卵壳或钙化的囊壁也提示*细粒棘球绦虫*感染。
- 累及肝的患者中约 90％血清学检测阳性，但是超过半数的肺包虫病患者血清学检测阴性。
- 由于囊液渗漏会引起播散或是过敏反应，因此不要试图抽吸囊液。

治疗 包虫病

- 治疗要根据包虫囊的大小、位置和表现以及患者的整体身体情况而选择。推荐使用超声对细粒棘球绦虫感染进行分级。
- 对于一些无并发症的病变，推荐 PAIR［经皮抽吸、灌注凝固剂（95％的乙醇或高渗盐水），然后再次抽吸］。
  ◇ 给予阿苯达唑（每日 7.5mg/kg，分为两次服用，治疗前服用 4d，治疗后至少服用 4 周）可预防由于治疗过程中疏忽而溢出的包虫囊液继发的腹腔包虫病。
  ◇ PAIR 禁用于表浅囊肿、伴有厚的分隔的多房囊肿以及与胆道相通的囊肿。
- 复杂的细粒棘球绦虫囊肿可选择手术切除治疗。
  ◇ 也应预防性给予阿苯达唑，用法如前所述。吡喹酮（50mg/kg qd，服用 2 周）可加速原头蚴死亡。
  ◇ 单独使用阿苯达唑治疗 12 周至 6 个月可治愈约 30％的患者，并使其他 50％的患者临床情况得到改善。
- 多房棘球绦虫感染者给予手术治疗，在手术治愈的情况下阿苯达唑应至少维持 2 年的治疗。如果手术治疗未能达到治愈，则阿苯达唑应不确定地持续服用。

裂头绦虫病 裂头绦虫是最长的绦虫（可达 25m），附着在回肠部，有时可在空肠黏膜上。人类的感染是由于食用被污染的未加工的或熏制的鱼。症状较少并且常比较轻微。但是由于绦虫可吸收大量的维生素 B_{12} 和干扰回肠对维生素 B_{12} 的吸收，感染后可引起维生素 B_{12} 缺乏。2％以上的感染者，尤其是老年人出现类似恶性贫血的巨细胞性贫血，以及因维生素 B_{12} 缺乏导致的神经病变。通过粪便中检测到虫卵进行诊断。吡喹酮（5～10mg/kg，单剂）非常有效。

皮外寄生虫

皮外寄生虫是寄生在其他动物皮肤上并从中获取食物和庇护的节肢动物或蠕虫。这些微生物可造成直接损伤，引起超敏反应或嫁接毒素或成为病原体。

疥疮

病原学和流行病学   疥疮是由人疥螨所致，世界范围内约 3 亿人有疥螨寄生。

- 雌性疥螨成熟交配后在皮肤角质层下挖掘，产下虫卵，2 周后虫卵成熟，成虫从角质层出来再入侵同一宿主或其他宿主。
- 疥疮传播是通过和疥螨感染者密切接触、在拥挤且不清洁的环境中或是和多个性伴侣接触而传染。

临床表现   瘙痒是由于疥螨分泌物引起的过敏反应所致，夜间和热水浴后瘙痒最严重。疥螨的掘洞看起来如黑色波浪线（长度≤15mm），大多数损伤出现在手指间或手腕、肘部和阴茎。挪威疥疮或陈旧性疥疮是由高度滋生的大量疥螨所导致的，常见于使用糖皮质激素和免疫缺陷者。

诊断   在疥螨栖息洞处刮下的碎屑中找到疥螨、虫卵或排泄物。

治疗 ▶ 疥疮

- 二氯苯醚菊酯霜（5%）应在洗澡后薄薄地涂抹在耳后和颈部以下的部位，8h 后用肥皂和水去除。单剂量伊维菌素（200μg/kg）也是有效的但未被美国 FDA 批准用于疥疮的治疗。
- 对于陈旧性疥疮，首先用去角质剂（如 6% 水杨酸），随后在头皮、脸部和耳部连带身体其他部位使用杀疥螨的药物。两剂伊维菌素，之间间隔 1～2 周，可用于陈旧性疥疮的患者。
- 疥疮部位瘙痒和超过敏反应可持续数周或数月，应给予对症治疗。床上用品和衣物应用热水洗涤并且在烘干机中烘干，密切接触者（无论是否有症状）也应接受治疗以预防再感染。

虱病

病原学和流行病学   人虱的幼虫和成虫（人头虱、人体虱和人阴虱）每天至少要进食一次，并且专门吸食人的血液。在致敏的人体中虱子唾液产生刺激性的皮疹。虱卵紧紧粘在头发或衣服上，而虱卵孵化后仍可数月粘贴于头发或衣服上。虱子一般经人和人进行

传播。头虱在学校儿童中传播，体虱在那些不常更换衣物的人之间传播，而阴虱则常常通过性途径传播。体虱是疾病传播的载体，如传播虱源性斑疹伤寒、回归热和战壕热。

诊断　如果检测到虫卵应考虑虱病的诊断，但是确诊需要检测到活虱的存在。

> ### 治疗　虱病
>
> - 如果发现活虱，使用 1‰ 二氯苯醚菊酯（使用两次，每次 10min，间隔 10d）通常足够。如果无效，可使用 0.5％ 马拉硫磷，持续不超过 12h。眼睑部位病变应用凡士林 3～4d。
> - 通常洗澡并更换干净的衣服可清除体虱。
>   - ◇ 多毛的患者应从头到脚用灭虱剂以去除体虱。
>   - ◇ 衣物和床上用品应用热烘干机烘干 30min 或用高压熏蒸。

蝇蛆病　在这种感染中，蛆侵袭活的或坏死组织或机体洞腔，不同种类苍蝇引起不同的临床表现。某些苍蝇被血液和脓液所吸引，并且新孵化的幼虫进入伤口和病变的皮肤中。蝇蛆病的治疗包括去除蛆和组织清创。

水蛭感染　治疗性水蛭可减轻手术皮瓣或再植的身体部分的静脉充血。患者偶尔可因定植在商业用水蛭咽喉部的嗜水气单胞菌感染而出现败血症。

更多内容详见 HPIM-18 原文版：Reed SL, Davis CE: Laboratory Diagnosis of Parasitic Infections, Chap. e25; Moore TA: Pharmacology of Agents Used to Treat Parasitic Infections, Chap. e26; and Moore TA: Agents Used to Treat Parasitic Infections, Chap. 208, p. 1675; Weller PF: Trichinellosis and Other Tissue Nematode Infections, Chap. 216, p. 1735; Weller PF, Nutman TB: Intestinal Nematode Infections, Chap. 217, p. 1739; Nutman TB, Weller PF: Filarial and Related Infections, Chap. 218, p. 1745; Mahmoud AAF: Schistosomiasis and Other Trematode Infections, Chap. 219, p. 1752; White AC Jr, Weller PF: Cestode Infections, Chap. 220, p. 1759; Pollack RJ: Ectoparasite Infestations and Arthropod Bites and Stings, Chap. 397, p. 3576.

第八篇　心脏病学

第119章
心脏物理检查

陈红　校　孙艺红　译

对于疑似心脏病的患者，常规检查应包括：生命体征（呼吸频率、脉搏、血压），观察皮肤颜色（如发绀、苍白）、杵状指、水肿、低灌注（皮肤湿冷）及高血压眼底改变。腹部查体需寻找有无肝大、腹水或腹主动脉瘤的证据。踝肱指数（踝部收缩压与上臂收缩压的比值）＜0.9提示下肢动脉闭塞性疾病。心血管系统重要的检查包括以下几项。

颈动脉搏动图（图 119-1）

- *细脉*：每搏量减少引起脉搏升支波幅减弱（低血容量、左心衰竭、主动脉瓣或二尖瓣狭窄）。
- *迟脉*：脉搏升支上升延迟（主动脉瓣狭窄）。
- *水冲（高动力）脉*：高动力循环、主动脉瓣反流、动脉导管未闭、毛细血管明显扩张。
- *双峰脉*：一个收缩期有两次搏动（主动脉瓣反流、肥厚型心肌病）。
- *交替脉*：脉搏波幅规律变化（严重的左心室功能障碍）。

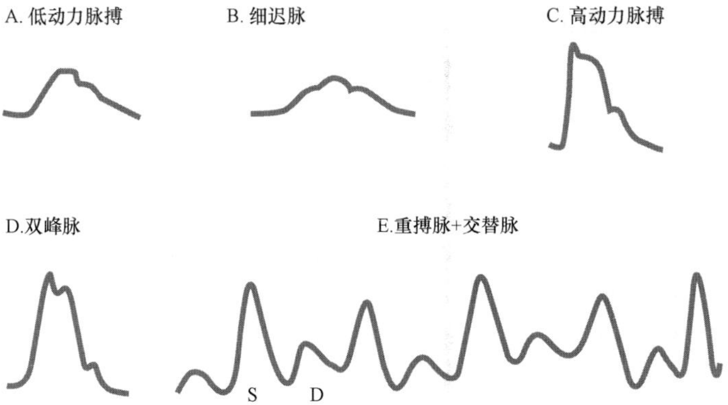

A. 低动力脉搏　　　　B. 细迟脉　　　　　C. 高动力脉搏

D. 双峰脉　　　　　　　E. 重搏脉+交替脉

S　　D

图 119-1　颈动脉搏动的模式类型

- *奇脉：吸气时收缩压下降（＞10mmHg）（心脏压塞、严重阻塞性肺疾病）。*

颈静脉搏动图（JVP）

颈静脉充盈常见于右心衰竭、缩窄性心包炎、心脏压塞及上腔静脉阻塞。颈静脉搏动通常吸气时减弱，而在缩窄性心包炎时吸气时可能增强（Kussmaul 征）。异常的颈静脉搏动图包括：

- *大"a"波：三尖瓣狭窄、肺动脉狭窄、房室分离（右心房收缩时正值三尖瓣关闭）。*
- *大"v"波：三尖瓣反流、房间隔缺损。*
- *"y"波下降支变陡：缩窄性心包炎。*
- *"y"波下降支平缓：三尖瓣狭窄。*

心前区触诊

心尖搏动点通常位于第五肋间锁骨中线上。异常的体征包括：

- *心尖搏动增强：左心室肥厚。*
- *心尖搏动向左下移位：左心室扩张。*
- *显著的收缩期前搏动：高血压、主动脉瓣狭窄、肥厚型心肌病。*
- *收缩期双重心尖搏动：肥厚型心肌病。*
- *胸骨左下缘持续"抬举样"搏动：右心室肥厚。*
- *异常/反向（向外膨出）搏动：室壁瘤、心肌梗死后大面积运动障碍、心肌病。*

听诊

■ 心音（图 119-2）

S_1

增强：二尖瓣狭窄、PR 间期缩短、高动力型循环、胸壁薄。

减弱：PR 间期延长、心力衰竭、二尖瓣反流、胸壁厚、肺气肿。

S_2

正常 A_2 早于 P_2，吸气时分裂增强。异常 S_2 包括：

- *分裂变宽：右束支传导阻滞、肺动脉狭窄、二尖瓣反流。*
- *固定分裂（心音分裂不随呼吸而变化）：房间隔缺损。*
- *分裂变窄：肺动脉高压。*
- *反常分裂（吸气时分裂变窄）：主动脉瓣狭窄、左束支传导阻滞、心力衰竭。*

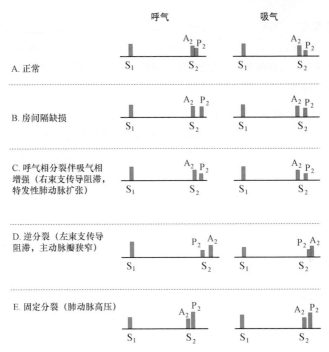

图 119-2 心音：**A.** 正常心音。S_1，第一心音；S_2，第二心音；A_2，第二心音中的主动脉瓣部分；P_2，第二心音中的肺动脉瓣部分。**B.** 房间隔缺损引起的 S_2 固定分裂。**C.** 右束支传导阻滞伴随生理性的 S_2 分裂增宽。**D.** 左束支传导阻滞引起的 S_2 反常分裂或逆分裂。**E.** 肺动脉高压引起的 S_2 分裂变窄。（资料来源：*From NO Fowler：Diagnosis of Heart Disease. New York，Springer-Verlag，1991，p31.*)

- A_2 增强：体循环高血压。
- A_2 减弱：主动脉瓣狭窄（AS）。
- P_2 增强：肺循环高压。
- P_2 减弱：肺动脉瓣狭窄（PS）。

S_3

在 S_2 之后，音调低，在心尖区用听诊器钟型体件听诊最清楚；可见于健康的儿童；年龄大于 $30 \sim 35$ 岁患者出现，则提示左心衰竭或容量负荷过重。

S_4

在 S_1 之前，音调低，在心尖区用钟型体件听诊最清楚；反映心房和心室收缩不协调；在主动脉瓣狭窄、高血压、肥厚型心肌病和冠状动脉粥样硬化性疾病患者中可闻及。

开瓣音（OS）

音调高，在 S_2 之后 $0.06\sim0.12s$，可在二尖瓣狭窄患者胸骨左下缘和心尖部闻及，二尖瓣狭窄（MS）程度越重，S_2 与 OS 之间的间隔越短。

喷射性喀喇音

S_1 之后的高调音，见于主动脉根部或肺动脉扩张、先天性主动脉瓣狭窄（心尖部最响）或肺动脉瓣狭窄（胸骨左上缘），后者在吸气时减弱。

收缩中期喀喇音

在胸骨左下缘及心尖部可闻及，二尖瓣脱垂患者常同时伴有收缩晚期杂音。

■ 心脏杂音（表 119-1 和 119-2，图 119-3）

收缩期杂音

呈"递增-递减"喷射性杂音、全收缩期或收缩晚期；右侧杂音（如三尖瓣反流）通常在吸气时增强。

表 119-1　心脏杂音

收缩期杂音	
喷射性杂音	主动脉流出道
	主动脉瓣狭窄
	梗阻性肥厚型心肌病
	主动脉血流杂音
	肺动脉流出道
	肺动脉瓣狭窄
	肺动脉血流杂音
全收缩期杂音	二尖瓣反流
	三尖瓣反流
	室间隔缺损
收缩晚期杂音	二尖瓣或三尖瓣脱垂
舒张期杂音	
舒张早期杂音	主动脉瓣反流
	肺动脉瓣反流
舒张中晚期	二尖瓣或三尖瓣狭窄
	二尖瓣或三尖瓣血流杂音
连续性杂音	动脉导管未闭
	冠状动静脉瘘
	主动脉窦动脉瘤破裂

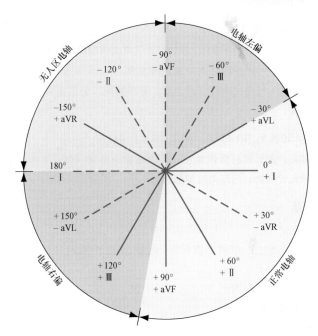

图 120-1 心电图导联系统：六轴额面参照系统估测电轴。确定 QRS 波向量及最大和最小的导联。例如，QRS 波在 I 导联最大正向而在 aVF 为等电位，其电轴即为 0°。正常电轴为 −30°至 +90°。电轴＞+90°为电轴右偏，＜−30°则为电轴左偏

的，则平均电轴应在此导联轴方向内；如果是负向的，则平均电轴背离此导联轴方向。

电轴左偏（＜−30°）出现在弥漫性的左心室疾病，下壁心肌梗死；以及左前分支阻滞（II、III、aVF 导联出现小 R 波，深 S 波）的情况下。

电轴右偏（＞90°）出现在右心室肥厚（V_1 导联 R＞S）和左后分支阻滞（II、III、aVF 导联出现小 Q 波，高 R 波）时。在较瘦的健康人群中也可见到轻度的电轴右偏（可至 110°）。

■ 间期（括号中为正常值）

PR（0.12～0.20s）

- *缩短*：①预激综合征（由于 delta 波使 QRS 波升支顿挫）；②结区心律（aVF 导联的 P 波负向）。
- *延长*：一度房室传导阻滞（第 131 章）。

QRS（0.06～0.10s）

增宽：①室性期前收缩（早搏）；②束支传导阻滞：右侧（V_1 导联呈 RsR′型，V_6 导联有深 S 波）和左侧（V_6 导联呈 RR′型）（图 120-2）；③某些药物中毒（氟卡尼、普罗帕酮、奎尼丁）；④严重的低钾血症。

QT（<50% 的 RR 间期；矫正 QT≤0.44s）

延长：先天性、低钾血症、低钙血症、药物（如：ⅠA 和Ⅲ类抗心律失常药物，三环类抗抑郁药物）。

■ 肥厚

- 右心房：Ⅲ导联 P 波≥2.5mm。
- 左心房：V_1 导联 P 波双向（起始正向然后负向），终末负向波宽度大于 0.04s。
- 右心室：V_1 导联 R>S，并且 R 波>5mm；V_6 导联有深 S 波；电轴右偏。
- 左心室：V_1 导联呈 S 波以及 V_5 或 V_6 导联 R 波≥35mm 或 aVL 导联 R 波大于 11mm。

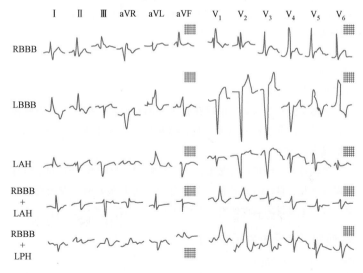

图 120-2 室内传导异常。图示右束支传导阻滞（RBBB）；左束支传导阻滞（LBBB）；左前分支阻滞（LAH）；右束支传导阻滞伴左前分支阻滞（RBBB＋LAH）；右束支传导阻滞伴左后分支阻滞（RBBB＋LPH）

■ 梗死（图 120-3 和图 120-4）

急性 ST 段抬高型心肌梗死未能及时再灌注治疗，如表 120-1 所示的相关导联可形成病理性 Q 波（宽度≥0.04s 及幅度≥QRS 波高度的 25%）；急性非 ST 段抬高型心肌梗死在相关导联出现 ST-T 改变而无 Q 波形成。一些其他情况（除外心肌梗死）也可导致 Q 波形成（表 120-2）。

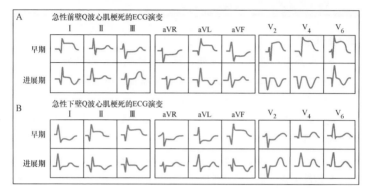

图 120-3 急性前壁（A）和急性下壁（B）Q 波心肌梗死时除极和复极变化顺序。前壁心肌梗死时，Ⅰ和 aVL 导联 ST 段抬高而在Ⅱ、Ⅲ、aVF 导联 ST 段出现对应性压低。相反，急性下壁（或后壁）心肌梗死可在 V₁～V₃ 导联出现对应性 ST 段压低。（资料来源：*AL Goldberger*：*Clinical Electrocardiography*：*A Simplified Approach*，*7th ed.* *St. Louis*，*Mosby/Elsevier*，*2006.*）

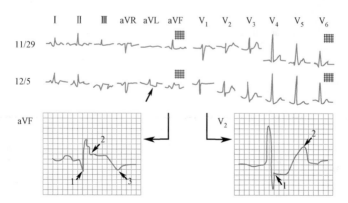

图 120-4 急性下壁心肌梗死。11/29 心电图见轻度非特异性 ST 段和 T 波改变。12/5 发生急性心肌梗死，可见在Ⅱ、Ⅲ、aVF 导联出现①病理性 Q 波；②ST 段抬高；和③终末部 T 波倒置，提示梗死部位为下壁。aVL 导联出现对应性改变（小箭头处）。V₂ 导联 R 波振幅增高伴有 ST 段压低、T 波电压增大，是下壁合并正后壁心肌梗死的特点。（资料来源：*R. J. Myerburg*：*HPIM-12.*）

表 120-1　心肌梗死中出现异常 Q 波的导联

梗死部位	出现异常 Q 波的导联
$V_1 \sim V_2$	前间隔
$V_3 \sim V_4$	心尖
I、aVL、$V_5 \sim V_6$	前侧壁
II、III、aVF	下壁
$V_1 \sim V_2$（高 R 波，*非深 Q 波*）	后壁

■ ST-T 波

ST 段抬高：急性心肌梗死、冠状动脉痉挛、心包炎（弓背向下）（见图 125-1 和表 125-2）、左心室室壁瘤、Brugada 波（右束支传导阻滞伴 $V_1 \sim V_2$ 导联 ST 段抬高）。

ST 段压低：洋地黄样效应、劳损（心室肥厚）、缺血或非透壁性心肌梗死。

- *高尖 T 波*：高钾血症、急性心肌梗死（超急性期 T 波）。
- *倒置 T 波*：非 Q 波心肌梗死、心室心肌"劳损"、药物效应（如洋地黄）、低钾血症、低钙血症、颅内压升高（如蛛网膜下腔出血）。

表 120-2　Q 波的鉴别诊断

生理性或者体位性因素：
1. 正常多变的"间隔 Q 波"
2. 正常的 $V_1 \sim V_2$、aVL、III 和 aVF 导联可出现形态各异的 Q 波
3. 左侧气胸或者右位心

心肌损伤或者浸润性病变
1. 急性病程：心肌缺血或者梗死、心肌炎、高钾血症
2. 慢性病程：特发性心肌病、淀粉样变、肿瘤、肉瘤、硬皮病

心室肥厚/增大
1. 左心室（R 波递增不良）[a]
2. 右心室（R 波递减）
3. 肥厚型心肌病

传导异常
1. 左束支传导阻滞
2. 预激综合征

[a] 右侧导联至胸前中间导联 R 波小或者缺失

资料来源：*After AL Goldberger：Myocardial Infarction：Electrocardiographic Differential Diagnosis*，4th ed. St. Louis，Mosby-Year Book，1991.

更多内容详见 HPIM-18 原文版：Goldberger AL：Electrocardiography，Chap. 228，p. 1831 in HPIM-18.

第121章
心脏无创检查

吴彦／校　丁茜／译

超声心动图（表 121-1 和图 121-1）

超声可实时观察心脏，多普勒频谱能够无创性地评估血流动力学及异常血流频谱。对于慢性阻塞性肺疾病、胸壁肥厚或肋间隙窄的患者，其成像质量可能有所下降。

心腔大小和心室功能

评价心房和心室内径、心脏整体和局部室壁运动异常、心室肥大/灌注状态，评估肺动脉高压：通过三尖瓣反流（TR）最大流速测算右心室收缩压（RVSP）。

$$RVSP = 4 \times (TR\ 速度)^2 + 右心房压力$$

[右心房压力等同于临床体格检查中估测的颈静脉压（JVP）。]不存在右心室流出道梗阻时，RVSP=肺动脉收缩压。

左心室舒张功能可通过二尖瓣血流频谱（见 HPIM-18 Fig. 229-9, p. 1844）和组织多普勒图像进行评估，后者可反映心肌舒张速度。

瓣膜异常

各个瓣膜的厚度、活动幅度、钙化和反流都可通过超声心动图进行评价。瓣膜狭窄的严重程度可以多普勒压力阶差评价（峰值压力

表 121-1　超声心动图的临床应用

二维（2D）超声	经食管超声心动图
心脏腔室：大小，肥大，室壁运动异常	评价下述情况优于二维超声：
瓣膜：形态和运动	感染性心内膜炎
心包：积液，压塞	心源性栓子
主动脉：动脉瘤，夹层	人工瓣膜功能异常
评价心内占位	主动脉夹层
多普勒超声心动图	**负荷超声**
瓣膜狭窄和反流	评价心肌缺血和存活心肌
心内分流	
舒张功能异常	
评估心内压力	

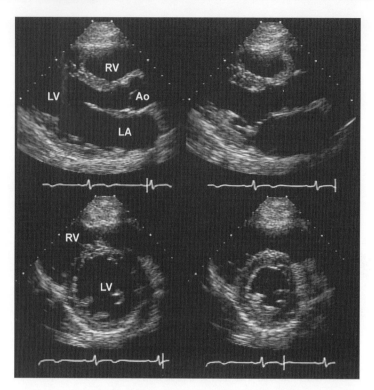

图 121-1 正常心脏的二维超声心动图静态图像。上横排图为胸骨旁长轴切面，心脏的舒张期（左）和收缩期（右）。收缩期时，心肌增厚及左心室（LV）容积减小。瓣膜形态纤细且大幅度开放。下横排图为胸骨旁短轴切面，心脏的舒张期（左）和收缩期（右）。收缩期时，LV 容积减小且室壁厚度增加。LA，左心房；RA，右心房；Ao，主动脉。（资料来源 *R. J. Myerburg*：*HPIM*-12.）

阶差=4×峰值流速²）。超声可检出导致发生反流的瓣膜结构性损害（如连枷瓣、赘生物），同时多普勒超声还可用于评价反流的严重程度（图 121-2）。

心包疾病

　　超声是可迅速识别心包积液及评估其血流动力学影响的无创性手段。心脏压塞时，超声心动图可见舒张期右心房和右心室塌陷、下腔静脉扩张，三尖瓣血流速度随呼吸周期变化更为显著。对于精确评估心包厚度（如疑似缩窄性心包炎），则 CT 及磁共振成像（MRI）效果更优。

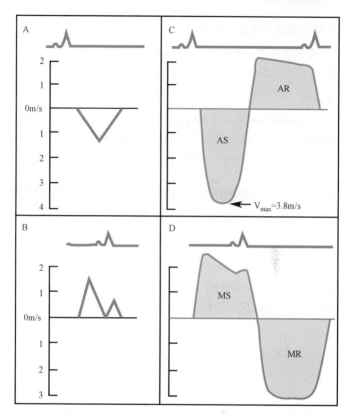

图 121-2　血流频谱示意图。**A.** 正常主动脉血流频谱。**B.** 正常二尖瓣血流频谱。**C.** 主动脉狭窄（AS）　（峰值跨瓣压差 ＝ 4 × 最大流速² ＝ 4 × 3.8² ＝ 58mmHg）和反流（AR）的异常血流频谱。**D.** 二尖瓣狭窄（MS）和反流（MR）的异常血流频谱。V_{max}，最大流速

心腔内占位

可观察到心房或心室内血栓、心腔内肿瘤，以及瓣膜赘生物。若无心脏病病史和体格检查异常，经胸壁超声心动图发现心源性栓子概率较低。经食管超声心动图（TEE）对于直径＜1cm 的病变较标准经胸超声心动图检查更为敏感。

主动脉疾病

标准经胸超声可用于评价动脉瘤和主动脉夹层及其并发症（主动脉瓣反流、心脏压塞，第 134 章）。TEE 对主动脉夹层具有更高的敏感性和特异性。

先天性心脏病（见第 122 章）

二维灰阶超声、多普勒和声学造影（静脉快速注射经振荡的生理盐水）可协助发现先天性缺损和心内分流。

负荷超声

在平板或踏车运动负荷前后进行超声检查，可鉴别既往心肌梗死和负荷诱发的心肌缺血（运动后局部心肌收缩减弱）。无法运动的患者可以多巴酚丁胺药物负荷试验替代。

核心脏病学

核同位素可用于评价左心室灌注和收缩功能。

心室功能评价

静脉注射^{99m}锝（^{99m}Tc）标记的白蛋白或红细胞（RBC）获得血池显像测算左心室射血分数。左心室收缩功能可通过门控单光子发射计算机化断层显像（SPECT）运动负荷试验心肌灌注显像评价（见下文）。

核素评价心肌灌注

采用^{201}铊（^{201}Tl）或^{99m}Tc 标记复合物（甲氧异腈或替曲膦）SPECT 显像以及^{82}Rb 或^{13}NH$_3$ 标记复合物 PET 显像，分别描记极量运动和休息状态下心肌灌注缺损范围，呈固定灌注缺损的区域为陈旧梗死区；可逆灌注缺损为负荷诱发的心肌缺血区域。核素显像观察缺血区域较负荷超声心动图敏感性更高，但特异性较低。

无法运动的患者，可行腺苷、双嘧达莫或多巴酚丁胺药物负荷灌注显像替代（第 130 章）。左束支传导阻滞（LBBB）的患者倾向于选用腺苷或双嘧达莫药物负荷灌注显像，以避免普通运动负荷试验常出现的假性间隔灌注缺损。

药物负荷 PET 扫描尤其适用于肥胖患者评价存活心肌。

磁共振成像（MRI）

无电离辐射的高分辨心脏结构成像技术，可清晰地显示心脏内占位、心包、大血管，以及先天性心脏病的解剖关系。钆剂延迟增强 MRI（避免用于肾功能不全患者）可鉴别缺血性心肌病和非缺血性心肌病，并可用于评价存活心肌。MRI 药物负荷试验对于诊断冠心病及检出心内膜下心肌缺血的敏感性优于 SPECT 显像。

计算机化断层显像（CT）

CT 检查可提供高分辨率的心脏结构图像，对冠状动脉粥样硬化血管钙化检测具有较高的敏感性，但其特异性较差。CT 血管造影可用于检出大血管异常，包括主动脉瘤、主动脉夹层、肺动脉栓塞。CT 对于评价心包厚度和钙化、心脏占位、致心律失常性右室心肌病极为有用。多层螺旋 CT 能够提供冠状动脉解剖的高分辨率图像。对疑似冠状动脉解剖异常的诊断最具价值，另外，可用于排除胸痛及疑似冠心病患者存有严重冠状动脉狭窄。CT 对于检出左主干、前降支近段和旋支病变的准确性最高。

表 121-2 总结了各类诊断性无创影像学检查的主要特点。图 121-3 展示了疑似冠状动脉疾病患者的诊断性影像学检查流程。

表 121-2　各种成像技术的应用选择

	超声	核素	CT[a]	MRI[b]
左心室大小/功能	作为初步检查手段 费用低廉、设备便携 可移动 辅助提示心脏结构和 血流动力学情况	门控 SPECT 负荷成像可用于评价心脏功能	分辨率高 费用高	分辨率高 费用高
瓣膜病	作为初步检查手段 瓣膜运动 多普勒血流动力学			可观察瓣膜运动 显示异常血流
心包疾病	心包积液 多普勒血流动力学		心包厚度	心包厚度
主动脉疾病	TEE 快速诊断急性夹层[c]		全程主动脉显像 急性动脉瘤破裂 主动脉夹层	全程主动脉显像 主动脉瘤 慢性夹层
心脏肿块	TTE-心脏内大块占位 TEE-心脏内小块占位[c]		心脏外占位 心肌内占位	心脏外占位 心肌内占位

[a] 需要对比剂

[b] 相对禁忌证：起搏器植入术后，体内存有金属物，幽闭恐怖症

[c] TTE 未见病变之时

缩略词：TEE，经食管超声心动图；TTE，经胸超声心动图

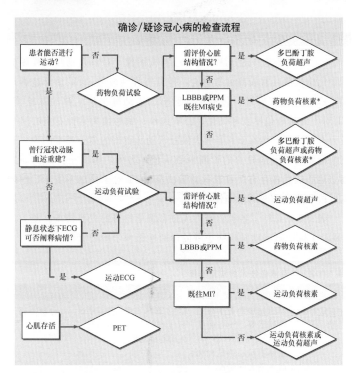

图 121-3 胸痛患者决策负荷试验流程图。LBBB，左束支传导阻滞；MI，心肌梗死；PPM，起搏器植入术后；PET，正电子发射计算机化断层显像。* 若患者为病态肥胖或为巨大乳房的女性考虑 PET

更多内容详见 HPIM-18 原文版：Nishimura RA, Chareonthaitawee P, Martinez M: Noninvasive Cardiac Imaging: Echocardiography, Nuclear Cardiology, and MRI/CT Imaging, Chap. 229, p. 1840.

第 122 章
成人先天性心脏病

许俊堂　校　刘传芬　译

非发绀型左向右分流的先天性心脏病

■ 房间隔缺损（ASD）

最常见的是*继发孔*ASD，缺损位于房间隔中央。*静脉窦*ASD 累及房间隔上部，可伴有肺静脉畸形分流进入右心。原发孔 ASD（如典型的唐氏综合征）出现在房间隔下部，邻近房室（AV）瓣。

病史

多 30～40 岁以后出现症状，可有劳累性呼吸困难、乏力和心悸。患者症状的出现可能与肺动脉高压的进展相关（见下文）。

体格检查

可见明显的右心室（RV）搏动，S_2 固定宽分裂，肺动脉瓣区收缩期杂音，三尖瓣区舒张期隆隆样杂音，以及显著的颈静脉 v 波。

ECG

常有不完全性右束支传导阻滞（右心胸导联 rSR'）。电轴左偏常见于原发孔缺损。静脉窦缺损可见异位心房起搏或一度 AV 传导阻滞。

胸部 X 线

肺血管纹理增重，右心房（RA）、RV 和肺动脉主干突出（多未见左心房扩大）。

超声心动图

RA、RV 及肺动脉扩张，多普勒可见跨心房异常湍流。声造影剂（外周体静脉注射快速搅拌后的生理盐水）可显见跨心房的血液分流。如果经胸超声显示不清，经食管超声检查可确诊。

治疗 ▶ 房间隔缺损

若 ASD 患者的肺循环血流量：体循环血流量（PF：SF）>2.0：1.0，无手术禁忌证，应行外科手术修补或经皮导管封堵术。显著的肺动脉高压及 PF：SF<2：1 为外科手术的禁忌证。药物治疗包括对伴随出现的心房颤动或室上性心动过速给予抗心律失常治疗（第 132 章），以及针对心力衰竭症状的标准治疗（第 133 章）。

■ 室间隔缺损（VSD）

先天性 VSD 在儿童期可能自行闭合。症状与缺损大小及肺血管阻力相关。

病史

婴幼儿可进展为 CHF。成人可无症状，或出现乏力和活动耐量下降。

体格检查

胸骨下段左缘的收缩期震颤和全收缩期杂音、P_2 亢进、可闻及 S_3，以及舒张期流经二尖瓣的杂音。

ECG

较小的缺损 ECG 可正常；较大的缺损分流导致左心房（LA）和左心室（LV）扩大。

胸部 X 线

肺动脉主干、LA 和 LV 扩大，肺血管纹理增重。

超声心动图

LA 和 LV 扩大，可直接显见缺损部位。彩色多普勒可显示流经缺损的血流。

> **治疗**　**室间隔缺损**
>
> 乏力和轻度呼吸困难可使用利尿药治疗以减轻后负荷（第 133 章）。对于肺血管阻力并非极高的患者，PF：SF>1.5：1 是外科修补手术的指征。

■ 动脉导管未闭（PDA）

降主动脉和肺动脉间存在异常通道，与高海拔地区出生及母体孕期患有风疹相关。

病史

可无症状或表现为乏力和劳力性呼吸困难。

体格检查

LV 搏动增强，胸骨上段左缘可闻及响亮的连续性"机器"样杂音。如进展至肺动脉高压，杂音的舒张期成分可消失。

ECG

LV 肥大常见，如进展至肺动脉高压可见 RV 肥大。

胸部 X 线

肺血管纹理增重；肺动脉主干、LV、升主动脉扩张，偶可见导管内钙化。

超声心动图

呈高动力状态，LV 扩大；PDA 多可在二维超声下显现；多普勒可见其内通过的异常血流频谱。

治疗 **动脉导管未闭**

无肺动脉高压者，PDA 应予外科手术结扎或隔断以预防感染性心内膜炎、LV 功能不全和肺动脉高压。经导管器械封堵也常为可采用的措施。

■ 进展为肺动脉高压（PHT）

程度较重的左向右分流（如房间隔缺损、室间隔缺损或动脉导管未闭）的患者若未经纠正，可造成进展性、不可逆的 PHT，并伴有未饱和血逆流入体循环（右向左分流）而导致艾森门格综合征。右心室缺血常伴有乏力、头重脚轻与胸痛，伴有发绀、杵状指（趾）、P_2 亢进、肺动脉瓣反流杂音和 RV 衰竭的体征。ECG 和超声心动图显示 RV 肥大。PHT 的治疗选择有限，可使用肺动脉血管扩张药和考虑单肺移植联合心脏缺损修补术，或心肺联合移植术。

非发绀型无分流的先天性心脏病

■ 肺动脉狭窄（PS）

跨肺动脉瓣压力阶差＜30mmHg 提示轻度肺 PS，30～50mmHg 为中度 PS，而＞50mmHg 则为重度 PS。轻至中度 PS 很少引起临床症状，且较少发生进展。肺动脉瓣压力阶差较高的患者可表现为呼吸困难、乏力、头重脚轻和胸痛（RV 缺血）。

体格检查

颈静脉充盈伴有显著 a 波，胸骨旁 RV 搏动，S_2 宽分裂伴 P_2 减弱，胸骨上段左缘闻及喷射喀喇音，呈递增-递减的"菱形"变化，右侧 S_4。

ECG

轻度 PS 者正常，重度 PS 者呈 RA 和 RV 扩大。

胸部 X 线

常显示肺动脉狭窄后扩张和 RV 扩大。

超声心动图

RV 肥大和收缩期肺动脉瓣呈"圆顶状"。多普勒可准确测定跨瓣压差。

> ### 治疗 ▶ 肺动脉狭窄
>
> 症状性或严重狭窄者需球囊瓣膜成形术或外科手术纠正。

■ 先天性二叶主动脉瓣

最常见的先天性心脏畸形之一（多达人口比例 1.4%）；较少在儿童期导致主动脉瓣狭窄（AS），但是成年人 AS 和（或）主动脉瓣反流的原因之一。早期可能隐匿或因可闻及收缩期喷射喀喇音而被发现，多由于其他原因行超声心动图检查而被检出。典型的病史、体格检查发现和继发临床主动脉瓣疾病的治疗见第 123 章。

■ 主动脉缩窄

由于左锁骨下动脉起始处远端的主动脉缩窄引起的高血压可由外科手术纠正（第 126 章）。多无症状，也可引起头痛、乏力或下肢跛行。常合并二叶主动脉瓣。

体格检查

上肢高血压，股动脉搏动延迟伴下肢压力下降。肋间隙可触及侧支动脉搏动。收缩期（有时可合并舒张期）杂音在左侧肩胛间区中上部最为清晰。

ECG

LV 肥大。

胸部 X 线

扩张的侧支循环动脉侵蚀肋骨下缘形成"切迹"，主动脉弓远端呈"3"字形影像。

超声心动图

可显见缩窄的位置和长度，多普勒可确定缩窄处两端的压力阶差。MR 或 CT 血管造影也可显见病变的位置，同时可确认其伴随形成的侧支血管。

> ### 治疗 ▶ 主动脉缩窄
>
> 外科手术纠正（或部分患者可选择经皮导管球囊扩张术），但高血压可能持续存在。外科手术较经皮球囊扩张术更少复发主动脉缩窄。

复杂性先天性心脏病

此类病变多伴有发绀，包括：

■ 法洛四联症

包括四种主要的病理性畸形：①室间隔缺损；②右心室流出道梗阻；③主动脉骑跨于缺损的室间隔上；④右心室肥大（RVH）。右心室流出道梗阻的程度主要决定了患者的临床表现；若有严重、巨大的右向左分流，可引起发绀和体循环缺氧。ECG 提示 RVH，胸部X 线检查可见右心室显著突出而呈"靴型"。超声心动图可显见室间隔缺损、骑跨的主动脉和 RVH 并对右心室流出道梗阻程度定量评价。

■ 完全性大动脉错位

占发绀型先天性心脏病患者的 10%。主动脉和肺动脉分别异常起源于右心室和左心室，形成两个隔绝的平行循环系统，但两者间必须存在交通（ASD、PDA 或 VSD）以维持生存。患者多在 30 余岁时发展为 RV 功能不全和心力衰竭。超声心动图可显见其异常的解剖。

■ 埃布斯坦综合征（Ebstein anomaly）

右心室内三尖瓣异常下移；常有三尖瓣反流、右心室发育不良，以及右向左分流。超声心动图可见三尖瓣隔叶瓣尖位置异常、右心室大小异常，可对三尖瓣反流行定量评价。

先天性心脏病患者感染性心内膜炎的预防

2007 年美国心脏协会指南推荐，预防性使用抗生素仅针对某些特定的先天性心脏病患者，如即将进行牙科操作而可能伴发菌血症的患者，情况为下述者：

1. 未经修复的发绀型先天性心脏病（如法洛四联症）。

2. 经修复的先天性心脏病残余缺损，位置邻近于修复补片或经导管植入的器械处。

3. 先天性心脏病完全修复病史在 6 个月内，包括使用假体材料或经导管器械者。

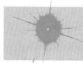

更多内容详见 HPIM-18 原文版：Child JS, Aboulhosn J: Congenital Heart Disease in the Adult, Chap. 236, p. 1920.

第 123 章
心脏瓣膜疾病

郭丹杰　校　｜　王鸿懿　译

■ 二尖瓣狭窄（MS）

病因

最多见的是风湿热，尽管目前患者已较少有急性风湿热病史；先天性二尖瓣狭窄（MS）罕见，主要见于婴幼儿。

病史

最常于 40 岁左右显现症状，但在发展中国家，MS 常致使患者在青壮年就严重丧失劳动力。主要症状为呼吸困难及肺水肿，可由于劳累、情绪激动、发热、贫血、阵发性心动过速、妊娠以及性活动等诱发。

体格检查

右心室抬举样搏动；S_1 增强；在 A_2 后 $0.06\sim0.12s$ 可闻及开瓣音（OS）；开瓣音与 A_2 的间期与二尖瓣狭窄程度成反比。窦性心律时可闻及舒张末期递增型隆隆样杂音。杂音的持续时间与二尖瓣狭窄程度相关。

并发症

咯血、肺栓塞、肺部感染、体循环栓塞；单纯 MS 伴发心内膜炎不常见。

ECG

典型表现是心房颤动（AF），或者在窦性心律者见左心房（LA）扩大。肺循环高压时出现心电轴右偏，右心室（RV）肥大。

胸部 X 线

可见 LA 和 RV 扩大，以及 Kerley B 线。

超声心动图

最具价值的无创检查；可见二尖瓣瓣叶及瓣下结构粘连、钙化和增厚，LA 扩大。多普勒血流测定可评估跨瓣压力阶差、二尖瓣瓣口面积以及肺循环高压的程度（第 121 章）。

治疗 ▶ 二尖瓣狭窄（见图 123-1）

　　高危患者需接受预防性使用抗生素以避免风湿热复发（青霉素 V 250～500mg PO bid，或苄星青霉素 G（100～200）万单位 IM 每月 1 次）。出现呼吸困难者，应限制钠盐摄入并口服利尿药治疗；AF 时使用 β 受体阻滞药、洋地黄或非二氢吡啶类钙

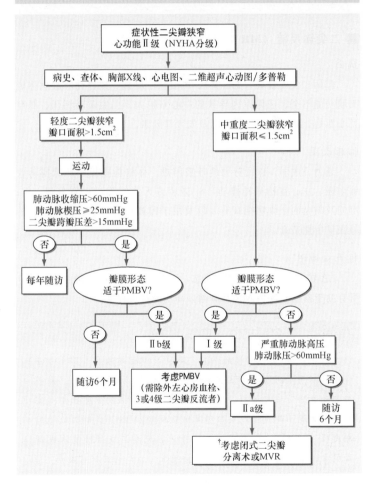

图 123-1　二尖瓣狭窄处理流程。[†]对于严重二尖瓣狭窄（瓣口面积＜1.0cm²）伴严重肺动脉高压（PASP＞60mmHg）的患者是否应该接受经皮二尖瓣球囊瓣膜切开术（PMBV）或二尖瓣置换术（MVR）以预防右心室衰竭还存在争议。NYHA，纽约心脏学会；PASP，肺动脉收缩压。（资料来源：*From RO Bonow et al*：*J Am Coll Cardiol* 48：el，2006；*with permission.*）

通道阻滞药（即维拉帕米或地尔硫䓬）以减缓心室率。心房颤动和（或）伴有体循环或肺循环栓塞病史的患者应使用华法林（目标INR2.0～3.0）。新发 AF 经理想抗凝治疗≥3周后可以考虑转复窦性心律（药物转复或电转复）。症状性或二尖瓣口面积≤1.5cm^{2}时，行二尖瓣瓣膜切开术。无并发症的 MS 患者，可选择经皮球囊瓣膜成形术；否则，行外科瓣膜切开术（图123-1）。

■ 二尖瓣反流（MR）

病因

包括二尖瓣脱垂（见后文）、风湿性心脏病、缺血性心脏病伴乳头肌功能不全、任何原因导致的左心室扩大、二尖瓣环钙化、肥厚型心肌病、感染性心内膜炎以及先天性因素。

临床表现

乏力、虚弱，以及劳力性呼吸困难。体格检查提示动脉搏动收缩增强、左心室抬举样搏动，S_1 减弱或无法闻及；S_2 宽分裂；S_3；可闻及响亮的全收缩期杂音，以及由于跨瓣血流增加而常有短暂的舒张早中期杂音。

超声心动图

LA 扩大，左心室高动力状态，可辨识 MR 形成机制；多普勒分析有助于诊断和评估 MR 和肺循环高压的严重程度。

治疗　二尖瓣反流（见图 123-2）

对于严重/失代偿性的 MR，按照心力衰竭治疗（第133章）。对于急性严重的 MR，给予静脉血管扩张剂（如硝普钠）。合并心房颤动者给予抗凝治疗。如患者具有临床症状或进展性左心室功能不全表现［超声测定左心室射血分数（LVEF）≤60％或收缩末期内径≥40mm］，需考虑行外科手术，包括二尖瓣修复术或瓣膜置换术。手术需在患者病情延展至慢性心力衰竭症状前实施。

■ 二尖瓣脱垂（MVP）

病因

多为特发性；可伴发于风湿热、缺血性心脏病、房间隔缺损、马方综合征、Ehlers-Danlos 综合征。

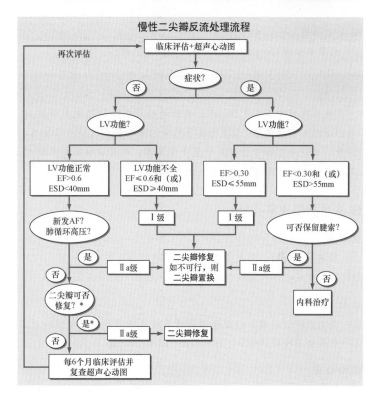

图 123-2 二尖瓣反流处理流程。* 具备丰富经验的外科团队，且二尖瓣修复成功的可能＞90％，左心室（LV）功能正常且无症状的二尖瓣反流患者也可实施二尖瓣修复术。AF，心房颤动；EF，射血分数；ESD，收缩末期内径。（资料来源：*From RO Bonow et al；J Am Coll Cardiol 48；e1，2006；with permission.*）

病理学

二尖瓣黏液样变性导致其组织冗余和腱索过长。

临床表现

女性多见。大多数患者持续无症状。较常见的症状是隐隐的胸痛感，以及室上性或室性心律失常。最重要的并发症是严重 MR 导致的左心室衰竭。少部分患者因血小板-纤维素沉积于瓣膜上导致体循环栓塞。猝死是极其罕见的并发症。

体格检查

心尖部收缩中晚期喀喇音并伴有收缩晚期杂音；Valsalva 动作时加重，下蹲和等长收缩运动时减轻（第 119 章）。

超声心动图

可见单个或两个二尖瓣瓣叶在收缩晚期后移。

治疗 ▶ 二尖瓣脱垂

无症状患者不需干预。β受体阻滞剂可能减轻胸痛和心悸症状。仅对具有心内膜炎病史者给予感染性心内膜炎的预防性措施。严重二尖瓣反流者可行瓣膜修复或置换术；曾有短暂脑缺血发作或栓塞病史者给予阿司匹林或抗凝剂。

■ 主动脉瓣狭窄（AS）

病因学

最常见的原因：①先天性二叶主动脉瓣退行性钙化；②三叶瓣慢性退行性变；③风湿热（近乎全部与风湿性二尖瓣病变共存）。

症状

劳力性呼吸困难、心绞痛和晕厥为最主要症状；出现较晚，多发生在流出道梗阻数年后，且瓣口面积≤1.0cm²者。

体格检查

细迟脉（parvus et tardus）伴颈动脉震颤。心尖部双重搏动（可触及的 S_4），A_2 减弱或消失，常可闻及 S_4。收缩期杂音≥3/6级，呈递增-递减的"菱形"变化，常伴有收缩期震颤。典型杂音于右侧胸骨旁第二肋间最为响亮，可放射至颈动脉，有时还可传向心尖部（Gallavardin 效应）。

心电图

多可见左心室肥大表现，但对于估测跨瓣压力阶差并无价值。

超声心动图

可见左心室肥大，主动脉瓣瓣尖钙化和增厚，且在收缩期开放受限。左心室扩张和左心室收缩减退提示不良预后。多普勒可定量测定收缩期压力阶差和评估瓣口面积。

治疗 ▶ 主动脉瓣狭窄（见图 123-3）

严重 AS 者即使在无症状期，也需避免剧烈活动。心力衰竭者给予标准治疗（第 133 章），但病情严重者慎用血管扩张剂。成年

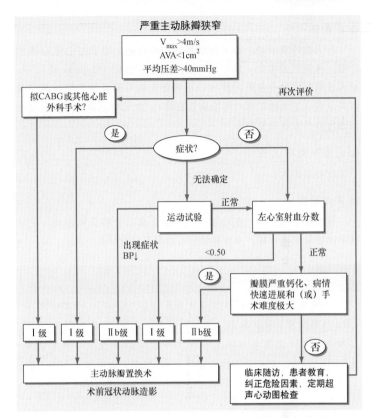

图 123-3　主动脉瓣狭窄的处理流程图。AVA，主动脉瓣口面积；BP，血压；CABG，冠状动脉旁路移植术；V_{max}，多普勒超声心动描记术检测的跨主动脉瓣最大血流速度。（资料来源：*Modified from CM Otto*：*J Am Coll Cardiol 47*：*2141*，*2006.*）

主动脉瓣狭窄患者出现临床症状或具备严重梗阻的血流动力学改变证据，可行瓣膜置换术。经导管主动脉瓣植入术（transcatheter aortic valve implantation，TAVI）是对外科手术高危风险患者的一种探索性手术，已证实其效果良好。

■ 主动脉瓣反流（AR）

病因

　　瓣膜——风湿热（尤其存在风湿性二尖瓣疾病者）、二叶主动脉瓣、心内膜炎。*主动脉根部扩张*——主动脉中膜囊性坏死继发血管扩张、主动脉夹层、强直性脊柱炎、梅毒。3/4 的患者为男性。

临床表现

劳力性呼吸困难、心尖搏动增强、心绞痛，以及左心室衰竭的征象。脉搏压差增大、水冲脉、毛细血管搏动征（Quincke 征）、A_2 减弱或消失，以及常可闻及 S_3。沿胸骨左缘可闻及舒张期递减型吹风样杂音（主动脉扩张时可沿胸骨右缘）。由于跨主动脉瓣血流量增加而可能伴有收缩期杂音。

心电图和胸部 X 线

左心室扩大。

超声心动图

可见左心房扩大、左心室扩大、舒张期二尖瓣高频振动。主动脉瓣叶可能无法合拢。多普勒频谱可检出及定量评价 AR。

治疗	主动脉瓣反流

应用左心室衰竭的标准治疗方案（第 133 章）。如合并高血压，推荐使用血管扩张剂（长效硝苯地平或 ACE 抑制剂）。严重 AR 者，症状进展或出现无症状左心室功能不全（影像学提示 LVEF＜50％、左心室收缩末容积＞55ml/m²、左心室收缩末内径＞55mm 或舒张末内径＞75mm），需予外科瓣膜置换术干预。

■ 三尖瓣狭窄 (TS)

病因

多为风湿性因素导致，女性常见，几乎总是与二尖瓣狭窄相伴发生。

临床表现

肝大、腹水、水肿、黄疸、颈静脉怒张伴 y 降支平缓（第 119 章）。沿胸骨左缘可闻及舒张期隆隆样杂音，吸气时增强，且收缩期前杂音最为响亮。胸部 X 线可见右心房扩大和上腔静脉增宽。多普勒超声心动图可显见瓣膜增厚及瓣叶开放受限，并估测跨瓣压力阶差。

治疗	三尖瓣狭窄

严重的 TS，根据手术指征行外科瓣膜修复或置换术。

■ 三尖瓣反流（TR）

病因

多为功能性因素，或者继发于任何导致右心室显著扩大的病因，并常伴有肺循环高压。

临床表现

严重右心室衰竭，伴水肿、肝大，颈静脉搏动可见显著 v 波及 y 降支变陡（第 119 章）。沿胸骨下段左缘可闻及收缩期杂音，吸气相增强。多普勒超声心动图检查可确诊并评价严重程度。

> **治疗** ▶ **三尖瓣反流**
>
> 出现右心衰竭的体征给予强化利尿治疗。病情严重者（尚未出现严重的肺动脉高压）需外科干预，包括三尖瓣瓣膜成形术或瓣膜置换术。

更多内容详见 HPIM-18 原文版：O'Gara P, Loscalzo J: Valvular Heart Disease, Chap. 237, p. 1929.

第 124 章
心肌病与心肌炎

刘文玲　校　仁晖　译

心肌病是原发的心肌疾病。表 124-1 总结了三种主要类型心肌病的鉴别特点。表 124-2 列出了疑似心肌病患者的初始评估内容。

■ 扩张型心肌病（CMP）

左心室对称性扩张，伴 LV 收缩功能下降；且通常累及 RV。

病因

大约 1/3 患者存有家族史，包括因编码肌原纤维蛋白基因突变的病例。其他原因包括既往心肌炎、毒素 [乙醇（酒精）、抗肿瘤药物（阿霉素、曲妥珠单抗、甲磺酸伊马替尼）]、结缔组织病、肌肉萎缩症、"围生期"。由于严重冠状动脉疾病/梗死或慢性主动脉瓣/

表 124-1　心肌病的症状表现

	扩张型	限制型	肥厚型
射血分数 （正常值＞55%）	严重者＜30%	25%～50%	＞60%
左心室舒张末期内径 （正常值＜55mm）	≥60mm	＜60mm（或可减小）	多减小
左心室室壁厚度	减少	正常或增加	显著增加
心房大小	增大	增大，甚至巨大	增大，与病变相关
瓣膜反流	与瓣环扩张相关；失代偿时二尖瓣较早出现反流；而三尖瓣反流发生在疾病晚期	与心内膜受累相关；二尖瓣及三尖瓣反流均多见，但罕有重度反流	与瓣膜-室间隔相互作用相关；多为二尖瓣反流
常见首发症状	活动耐量下降	活动耐量下降，早期出现体液潴留	活动耐量下降；可伴有胸痛
心力衰竭*	左侧先于右侧，青年人可以右侧为著	右侧为主	左侧引起的淤血症状较晚发生
心律失常	室性心动过速；传导阻滞见于Chagas病和一些家族遗传性患者；心房颤动	除结节病外，室性心动过速并不常见；结节病和淀粉样变性可见传导阻滞；心房颤动	室性心动过速；心房颤动

* 左心衰竭肺淤血症状：劳力性呼吸困难、端坐呼吸、夜间阵发性呼吸困难；右心衰竭体循环淤血症状：弯腰时不适、肝区及腹部胀满、外周水肿

二尖瓣反流导致的左心室功能受损可与扩张型心肌病的表现相似。

症状

充血性心力衰竭（第 133 章）、快速性心律失常及左心室附壁血栓导致的外周血管栓塞。

体格检查

颈静脉怒张（JVD）、肺部啰音、左心室心尖部弥漫性运动异常、S_3、肝大、外周水肿；常伴有二尖瓣和三尖瓣反流杂音。

心电图

常见左束支传导阻滞及 ST-T 异常

胸部 X 线

常见心影增大、肺血流重新分布、肺部渗出。

表 124-2　心肌病的初始评估

临床情况

通过病史和体格检查鉴别心源性或非心源性疾病[a]

详细的家族史：心力衰竭、心肌病、骨骼肌肌病、传导异常及快速性心律失常、猝死

饮酒史、毒品史、化疗或放疗史[a]

评价日常活动及运动耐力[a]

评价容量状态、立位血压和体重指数[a]

辅助检查

心电图[a]

胸部 X 线[a]

二维和多普勒超声心动图[a]

生化：
　　血浆钠[a]、钾[a]、钙[a]、镁[a]
　　空腹血糖（糖尿病患者完善糖化血红蛋白）
　　肌酐[a]、血尿素氮[a]
　　白蛋白[a]、总蛋白[a]、肝功能检查[a]
　　血脂谱
　　促甲状腺素[a]
　　血清铁、转铁蛋白饱和度
　　尿液分析
　　肌酸激酶

全血细胞分析：
　　血红蛋白/血细胞比容[a]
　　白细胞计数及分类[a]，包括嗜酸性粒细胞
　　红细胞沉降率

仅用于疑似特定诊断的相关评估

临床疑似感染时进行抗体滴度检测
　　急性病毒（柯萨奇病毒、埃可病毒、流感病毒）
　　人类免疫缺陷病毒
　　Chagas 病、莱姆病、弓形体病

心绞痛并适宜介入治疗者可进行导管冠状动脉造影检查[a]

活动风湿性疾病进行血清学检查

疑似特定诊断且具有治疗指导性意义时，进行心内膜活检并送检样本进行电镜检查

筛查睡眠呼吸障碍

[a] ACC/AHA 成人慢性心力衰竭实践指南 Ⅰ 级推荐。

资料来源：From SA Hunt et al：Circulation 112：2005.

超声心动图、CT 和心脏 MRI

　　左心室及右心室扩大并弥漫性收缩功能障碍。局部室壁运动障碍更多提示患者为冠状动脉疾病，而非原发性心肌病。

B 型脑钠肽（BNP）

心力衰竭和心肌病时水平增高，但肺部疾病引起的呼吸困难不增高。

治疗　扩张型心肌病

标准心力衰竭治疗（第 133 章）：容量负荷超载使用利尿剂，给予血管扩张剂治疗，优选血管紧张素转化酶抑制剂（ACEI），或血管紧张素受体阻滞剂（ARB）与肼屈嗪联合硝酸酯类，以延缓疾病进展及延长生存。尽可能加用 β 受体阻滞剂；严重心力衰竭者联合使用螺内酯。伴随心房颤动、既往血栓栓塞或近期大面积前壁心肌梗死者，考虑长期华法林抗凝。抗心律失常药物（如：胺碘酮或多非利特）可用于合并心房颤动的患者以维持窦性心律。心力衰竭其心功能≥Ⅲ级和左心室射血分数＜35% 的患者，考虑植入埋藏式心脏复律除颤器（ICD）。对于心功能持续Ⅲ～Ⅳ级、左心室射血分数＜35% 且 QRS 波时限＞120ms 的心力衰竭患者，考虑双心室起搏。如果右心室活检提示活动性心肌炎，可试验性应用免疫抑制药物（因尚未证明长期有效性存在争议）。对于特定患者，可考虑心脏移植。

■ 限制型心肌病

心肌僵硬度逐渐增加而使心室舒张功能受损，舒张期心室内压力上升。病因包括浸润性疾病（淀粉样变性、肉瘤、血色病、嗜酸性粒细胞病）、心内膜心肌纤维化、Fabry 病及既往纵隔的放射治疗。

症状

心力衰竭表现，以右心衰竭为主，可见外周水肿及腹水。

体格检查

以右心衰竭的体征为主：颈静脉怒张、肝大、外周水肿、三尖瓣反流杂音，并常有左侧 S_4。

心电图

肢体导联低电压、窦性心动过速、ST-T 异常。

胸部 X 线

左心室轻度扩大。

超声心动图、CT、心脏 MRI

双心房增大；浸润性疾病中可见心室厚度增加（"颗粒样"回

声），尤其是淀粉样变性。收缩功能一般正常，但也可轻度减低。

心导管

左心室和右心室舒张压力曲线呈"下陷及平台"形态；右心室活检有助于检出浸润性疾病（直肠或脂肪垫活检可辅助诊断淀粉样变性）。

注意：疑似限制型心肌病者应鉴别缩窄性心包炎，后者可行外科手术矫正。心包炎患者 CT 或 MRI 检查多有心包增厚。

治疗 ▶ 限制型心肌病

限盐和利尿可减轻患者肺循环和体循环淤血；除非出现收缩功能受损或房性心律失常，否则不予使用地高辛。注：淀粉样变性时对地高辛敏感性增加。通常需给予抗凝治疗，尤其是嗜酸性粒细胞性心内膜炎的患者。关于血色沉积病和肉瘤样变的针对性治疗，参见 Chaps. 357 and Chaps. 329，in HPIM-18。

■ 肥厚型心肌病

左心室呈显著的不对称性肥厚，除外高血压或瓣膜病导致。收缩功能正常、左心室僵硬度增加造成舒张期灌注压升高。多见于编码肌节蛋白的基因突变（常染色体显性遗传）。

症状

继发于心室舒张压升高、左心室流出道梗阻以及心律失常，表现为劳力性呼吸困难、心绞痛、先兆晕厥，甚至发生猝死。

体格检查

颈动脉显著搏动伴有双峰脉、S_4、沿胸骨左侧缘闻及粗糙的收缩期杂音、心尖部闻及二尖瓣反流性吹风样杂音，Valsalva 及其他动作时杂音可发生变化（第 119 章）。

心电图

左心室肥厚伴有 I、aVL、$V_5 \sim V_6$ 导联明显的"室间隔"Q 波。Holter 监测常可检出阵发性心房颤动或室性心动过速。

超声心动图

左心室肥厚，多呈非对称性，尤其在间隔或心尖部；左心室收缩功能通常良好伴有收缩末期容积减小。如出现左心室流出道梗阻，可见收缩期二尖瓣前移（SAM）和收缩中期主动脉瓣部分关闭的现象。多普勒显示收缩早期左心室流出道血流增快。

治疗 肥厚型心肌病

应当避免剧烈运动。个体化地应用 β 受体阻滞剂、维拉帕米或双异丙吡胺减轻症状。地高辛、其他强心药物、利尿药或血管扩张药通常禁忌使用。抗生素预防心内膜炎（第 89 章）仅用于既往有心内膜炎病史者。抗心律失常药，尤其是胺碘酮，可抑制房性或室性心律失常。然而，对于高危患者，如：具有晕厥或心搏骤停病史、非持续性室性心动过速、左心室显著肥厚（＞3cm）、劳力性低血压或猝死家族史，应当考虑植入埋藏式心脏复律除颤器。在特定的患者中，可通过注射乙醇造成选择性间隔心肌梗死以减轻左心室流出道的压力阶差。外科心肌切除术对药物治疗不佳者可有效。

■ 心肌炎

心肌的炎症可进展成为慢性扩张型心肌病，最常见于急性病毒感染（如：细小病毒 B19、柯萨奇病毒、腺病毒、EB 病毒感染）。心肌炎也可见于 HIV 感染、丙型肝炎或莱姆病患者。Chagas 病在其流行地区中，特别是中南美洲，也是导致心肌炎的常见病因。

病史

发热、乏力、心悸；如出现左心室功能障碍，可伴有心力衰竭症状。病毒性心肌炎可有前驱的上呼吸道感染表现。

体格检查

发热、心动过速、S_1 减弱；常伴有 S_3。

实验室检查

即使无心肌梗死，也可出现肌酸激酶（CK）-MB 同工酶和肌钙蛋白增高。恢复期抗病毒抗体滴度可增高。

心电图

一过性 ST-T 异常。

胸部 X 线

心影增大。

超声心动图、心脏 MRI

左心室功能受损；如伴有心包炎可出现心包积液。MRI 表现为室壁内钆信号增强。

更多内容详见 HPIM-18 原文版：Stevenson LW, Loscalzo J: Cardiomyopathy and Myocarditis, Chap. 238, p. 1951.

第 125 章
心包疾病

郭丹杰　校　喜杨　译

■ 急性心包炎

病因（见表 125-1）

病史

胸痛，可程度剧烈且相似于急性心肌梗死（MI），但具有尖锐样、胸膜炎样疼痛特征，且与体位相关（前倾位可缓解）；常有发热、心悸。缓慢进展的心包炎（如结核性、放射性、肿瘤性、尿毒症性）胸痛可不典型。

体格检查

脉搏增快或脉律不齐；粗糙的心包摩擦音，其响度可变化，前倾坐位时最响亮。

表 125-1　心包炎常见病因

"特发性"
感染（尤其是病毒）
急性心肌梗死
肿瘤
纵隔放疗
慢性肾衰竭
结缔组织病（如类风湿关节炎、系统性红斑狼疮）
药物反应（如普鲁卡因胺、肼屈嗪）
心脏损伤后（即心脏外科手术或心肌梗死后数周）

心电图（见表 125-2 和图 125-1）

可见广泛导联（除 aVR 和 V₁ 导联）ST 段抬高（弓背向下型）；PR 段压低［和（或）aVR 导联 PR 段抬高］；数日后（不同于急性 MI）ST 段回到基线，出现 T 波倒置。可有房性期前收缩和心房颤动。需鉴别早期复极（ER）的心电图表现（ER 时 ST 段抬高幅度/T 波幅度<0.25，心包炎时则>0.25）。

胸部 X 线

大量心包积液（>250ml）时，心影对称性增大。

超声心动图

急性心包炎多同时伴有心包积液，超声心动图是最便捷的检出手段。

表 125-2　急性心包炎与急性 ST 段抬高型心肌梗死的心电图

ST 段抬高	ECG 变化的导联	ST 段和 T 波的演变	PR 段压低
心包炎			
弓背向下（凹面向上）	见于所有导联（除 aVR 和 V₁ 导联外）	ST 段抬高持续数日；恢复基线后，T 波倒置	见于多数患者
急性 ST 段抬高型心肌梗死			
弓背向上（凸面向上）	仅梗死区域导联的 ST 段抬高，而对应导联 ST 段压低	如未能再灌注治疗，数小时内演变为 T 波倒置，ST 段持续抬高，而最终进展为 Q 波形成	无

治疗　急性心包炎

阿司匹林 650～975mg qid 或其他非甾体抗炎药（如布洛芬 400～600mg tid 或吲哚美辛 25～50mg tid）；联合秋水仙碱 0.6mg bid，可使患者获益并有效减少复发频率。对于程度严重及难治性疼痛，不得已时可使用泼尼松 40～80mg/d。难以控制及病情迁延或频繁复发的患者应行心包切除术。急性心包炎是使用抗凝血药的相对禁忌证，因其可能导致心包出血。

■ 心脏压塞

由于心包内液体积聚压迫而导致的致命性情况；心腔内充盈减少，心排血量下降。

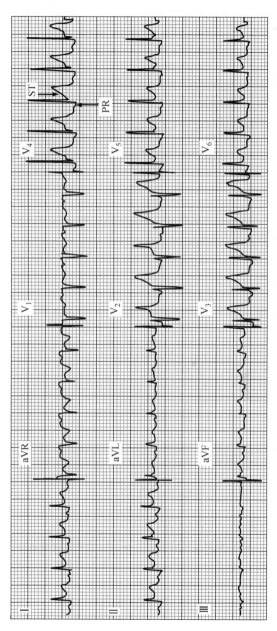

图 125-1　急性心包炎的心电图。可见广泛导联 ST 段抬高和 PR 段压低

病因

既往心包炎（最常见的是转移性肿瘤、尿毒症、病毒性或特发性心包炎）、心脏创伤，或导管操作及植入起搏器过程中出现心脏穿孔。

病史

突发性的低血压；亚急性症状，包括呼吸困难、衰弱、意识模糊。

体格检查

心动过速、低血压、奇脉（吸气时收缩压下降＞10mmHg）、颈静脉怒张（压力曲线中 x 降支存在，而 y 降支消失）；心音遥远。若为亚急性的心脏压塞，可出现外周水肿、肝大及腹水。

心电图

肢体导联低电压，大量积液可能导致电交替（因心脏摆动发生的 QRS 波振幅交替性变化）。

胸部 X 线

大量心包积液（＞250ml）时，心影增大。

超声心动图

可见心脏在大量积液中摆动；舒张期右心房和右心室塌陷，右心室内径大小随着呼吸运动交替变化。多普勒可显示跨瓣流速明显随着呼吸运动不断变化。

心导管检查

确诊检查，可见四个心腔的舒张压均等，心包压＝右心房压。

治疗 ▶ 心脏压塞

立即进行心包穿刺术以及静脉补液扩容。

■ 缩窄性心包炎

由于僵硬的心包限制了心脏充盈，导致体循环和肺静脉压增高，而心排血量降低。部分患者因既往心包炎的愈合和瘢痕形成而引起。其他可能的病因包括病毒、结核（大多在发展中国家）、既往心脏外科手术、胶原血管疾病、尿毒症、肿瘤和放射性心包炎。

病史

逐渐出现呼吸困难、疲乏、足部水肿、腹胀；左心室衰竭症状并不常见。

体格检查

心动过速，颈静脉怒张（ y 降支显著变陡）吸气时更为明显（Kussmaul 征）；肝大、腹水、外周水肿均较常见；有时可闻及舒张期 S_2 后出现的高调额外心音，即"心包叩击音"。

心电图

肢体导联低电压，常有房性心律失常。

胸部 X 线

心包缘钙化最常见于结核性心包炎。

超声心动图

心包增厚，心室收缩功能正常；心室充盈在舒张早期就骤然中断。常有下腔静脉（IVC）扩张。呼吸运动可见典型的血流动力学变化：吸气时室间隔左移，流经二尖瓣的血流速度显著下降；而呼气时出现相反表现（图 125-2）。

CT 或 MRI

提示患者心包增厚较超声心动图更为准确。

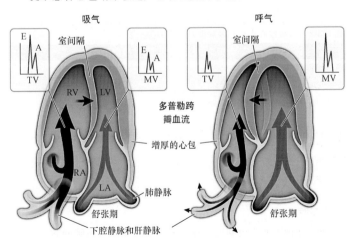

图 125-2 缩窄性心包炎。二尖瓣与三尖瓣血流随呼吸运动变化的多普勒影像示意图。心室充盈交替性变化现象通过脉冲多普勒检查对流经二尖瓣（MV）与三尖瓣（TV）血流进行描记。（资料来源：*Courtesy of Bernard E. Bulwer, MD; with permission*）

心导管检查

可见患者所有心腔舒张压均等；心室压力曲线描记显示"早期下陷，晚期平台"现象。鉴别限制型心肌病见表125-3。

治疗　缩窄性心包炎

外科手术剥离心包。患者的病情可在数月内逐步获得改善。

临床思路　不明原因的无症状性心包积液

若经仔细的病史查询和体格检查未能提示病因，如下措施可能有助于诊断：

- 结核菌素皮肤试验及结核杆菌培养（第103章）
- 血清白蛋白和尿蛋白的检测（肾病综合征）
- 血清肌酐和尿素氮（肾衰竭）
- 甲状腺功能检测（黏液性水肿）
- 抗中性粒细胞抗体（系统性红斑狼疮和其他的胶原血管疾病）
- 筛查原发性肿瘤（尤其是肺和乳腺）

表125-3　缩窄性心包炎与限制型心肌病的鉴别要点

	缩窄性心包炎	限制型心肌病
体格检查		
Kussmaul 征	存在	可能存在
心包叩击音	可能存在	无
胸部 X 线		
心包钙化	可能存在	无
超声心动图		
心包增厚	存在	无
心肌增厚	无	存在
跨瓣口血流速度增快	存在	无
CT 或 MRI		
心包增厚	存在	无
心导管检查		
RV 和 LV 舒张压相等	是	常 LV＞RV
PA 收缩压升高	较少	常见
吸气对收缩压的作用	不一致：LV↓，RV↑	一致：LV↓，RV↓
心内膜活检	正常	多为异常（如淀粉样变性）

缩略词：LV，左心室；PA，肺动脉；RV，右心室

更多内容详见 HPIM-18 原文版：Braunwald E：Pericardial Disease，Chap. 239，p. 1971.

第126章
高血压

陈红 校 喜杨 译

定义

血压持续升高（收缩压≥140mmHg 或舒张压≥90mmHg）。80％～95％的患者病因不详（原发性高血压）。对于年龄＜30岁或＞55岁出现血压升高的患者，注意除外可纠正的继发性因素。老年人群由于血管顺应性下降，因而单纯收缩期高血压（收缩压≥140mmHg，舒张压＜90mmHg）最为常见。

■ 继发性高血压

肾动脉狭窄（肾血管性高血压）

由于动脉粥样硬化（老年男性）或纤维肌性发育不良（年轻女性）而发生。表现为近期出现的高血压，常规降压治疗的效果不理想。50％的患者存有腹部血管杂音，且多可被闻及；由于肾素-血管紧张素-醛固酮系统的激活，可出现轻度低钾血症。

肾实质疾病

血肌酐升高和（或）尿液分析结果异常，含蛋白、细胞或管型。

主动脉缩窄

见于儿童或青少年患者；狭窄常位于主动脉的左锁骨下动脉起始部位。体格检查可发现股动脉搏动减弱、延迟；收缩晚期杂音在后背正中处最为响亮。胸部 X 线片可见主动脉缩窄的部位及肋骨切迹（由于侧支循环动脉扩张侵蚀肋骨下缘）。

嗜铬细胞瘤

分泌儿茶酚胺的肿瘤，多位于肾上腺髓质或肾上腺外副神经节组织，表现为阵发性或持续性高血压，以青年及中年患者居多。常见骤然出现的头痛、心悸和大汗淋漓，其他相关的异常表现包括持续性体重下降、直立性低血压和糖耐量减低。嗜铬细胞瘤也可位于膀胱壁，并表现为尿频及伴随儿茶酚胺分泌过量的症状。血浆间甲肾上腺素或 24h 尿儿茶酚胺代谢产物（见下文）水平增高可提示诊断；随后通过 CT 扫描或 MRI 进行肿瘤定位。

原发性醛固酮增多症

多由分泌醛固酮的腺瘤或双侧肾上腺增生引起。未使用利尿剂的高血压患者发生低钾血症，应怀疑本病（第 182 章）。

其他原因

包括使用口服避孕药、阻塞性睡眠呼吸暂停（第 146 章）、库欣综合征和肾上腺性腺综合征（第 182 章）、甲状腺疾病（第 181 章）、甲状旁腺功能亢进和肢端肥大症（第 179 章）。对于收缩期高血压和脉压增宽的患者，应考虑甲状腺功能亢进、主动脉瓣反流（第 123 章）和体循环动静脉瘘。

临床思路 ▶ 高血压

*病史：*大多数患者毫无症状。严重的高血压可引起头痛、头晕或视物模糊。

*提示特定继发性高血压的线索：*使用某些药物（如：避孕药、糖皮质激素、解充血药、促红细胞生成素、非甾体抗炎药、环孢素）；发作性头痛、出汗或心动过速（嗜铬细胞瘤）；肾病或腹部创伤史（肾性高血压）；日间嗜睡和打鼾（睡眠呼吸暂停）。

*体格检查：*使用合适大小的袖带测量血压（粗大手臂使用大号袖带）。测量双上肢和一侧下肢血压（以评估主动脉缩窄）。高血压的体征包括视网膜动脉病变（变细/节段不均）；抬举样心尖搏动、A_2 亢进、S_4。提示继发性高血压的线索包括库欣样面容、甲状腺肿大、腹部血管杂音（肾动脉狭窄）、股动脉搏动延迟出现（主动脉缩窄）。

实验室检查

*筛查继发性高血压：*所有发现高血压的患者均应完善：①血肌酐、尿素氮和尿液分析（肾实质疾病）；②未使用利尿剂的情况下检测血钾（低钾血症提示完善原发性醛固酮增多症或肾动脉狭窄的相关检查）；③胸部 X 线片（肋骨切迹或主动脉缩窄时主动脉弓远端凹陷）；④心电图（左心室肥厚提示慢性长期的高血压）；⑤其他血液学筛查检测，包括：全血细胞分析、血糖、血脂水平、钙、尿酸；⑥疑似甲状腺疾病时检测促甲状腺激素。

*更进一步排查：*如果初步筛查结果异常，或血压对降压治疗反

应差，则提示特定诊断：①肾动脉狭窄：磁共振血管成像、甲巯丙脯酸肾图、肾脏超声、肾动脉血管造影、肾动脉造影；②库欣综合征：地塞米松抑制试验（第 182 章）；③嗜铬细胞瘤：24h 尿液采集检测儿茶酚胺、间甲肾上腺素、香草基杏仁酸和（或）检测血浆间甲肾上腺素；④原发性醛固酮增多症：血浆肾素活性降低、醛固酮过度分泌，扩充容量时两者均不发生变化；⑤肾实质疾病（第 149 章）。

治疗 高血压

有效改善血压的生活方式改变包括减轻体重（达至 BMI＜25kg/m²）；限盐；多食用水果、蔬菜和低脂奶制品；规律运动；适度饮酒。

原发性高血压的药物治疗（见表 126-1 和图 126-1）

目标是有效控制高血压且最小化其不良反应，常需具有互补效应的药物联合用药。一线药物包括利尿剂、血管紧张素转化酶抑制剂（ACEI）、血管紧张素受体阻滞剂（ARB）、钙通道阻滞剂和 β 受体阻滞剂。治疗的血压目标是 SBP＜135～140mmHg、DBP＜80～85mmHg（糖尿病或慢性肾病患者＜130/80mmHg）。

利尿剂 应该作为大多数降压方案的基石药物。噻嗪类利尿剂由于其作用时效长而优于袢利尿剂；然而，血肌酐＞2.5mg/dl 时，袢利尿剂更为有效。主要的不良反应包括低钾血症、高血糖和高尿酸血症，其发生可随着使用低剂量而减少（如氢氯噻嗪 6.25～50mg qd）。利尿剂对高龄及黑人的疗效最为显著。预防低钾血症在应用洋地黄类药物的患者中尤为重要。

血管紧张素转化酶抑制剂和血管紧张素 II 受体阻滞剂 ACEI 和 ARB 的不良反应较少，药物耐受性良好，既可用于单药治疗，也可与利尿剂、钙通道阻滞剂或 β 受体阻滞剂联合。其副作用并不常见，包括血管性水肿（ACEI 较 ARB 更常见）、高钾血症和氮质血症（特别是对于基线血肌酐水平升高的患者）。高达 15% 接受 ACEI 的患者在治疗过程中可能出现干咳，而促使其更换为 ARB（咳嗽非其常见的不良反应）或以其他降压药物取而代之。注意在双侧肾动脉狭窄的患者中，可由于抑制肾素-血管紧张素系统而导致其肾功能迅速恶化。

为避免发生高钾血症，在使用 ACEI 或 ARB 时应谨慎补钾及使用保钾利尿剂。倘若患者血管内容量不足，在开始治疗前暂停使用利尿剂 2～3 天，且随后以小剂量起始用药。

表 126-1　高血压治疗中常用的口服药

药物种类	举例	常用的每天总量(给药频率)	主要不良反应
利尿剂			
噻嗪类	氢氯噻嗪	6.25~50mg (1~2)	低钾血症、高尿酸血症、高血糖、胆固醇↑、三酰甘油(甘油三酯)↑
类噻嗪类	氯噻酮	25~50mg (1)	同上
袢利尿剂	呋塞米	40~80mg (2~3)	低钾血症、高尿酸血症
储钾类	螺内酯	25~100mg (1~2)	高钾血症
	依普利酮	50~100mg (1~2)	
	阿米洛利	5~10mg (1~2)	
	氨苯蝶啶	50~100mg (1~2)	
β受体阻滞剂			
选择性β1	阿替洛尔	25~100mg (1~2)	支气管痉挛、心动过缓、心脏传导阻滞、疲乏、性功能障碍、三酰甘油(甘油三酯)↑、HDL↓
	美托洛尔	25~100mg (1~2)	同上
非选择性	普萘洛尔	40~160mg (2)	同上
	普萘洛尔(长效)	60~180mg (1)	同上
兼有α/β	拉贝洛尔	200~800mg (2)	支气管痉挛、心动过缓、心脏传导阻滞
	卡维地洛	12.5~50mg (2)	
血管紧张素转化酶抑制药			
	卡托普利	25~200mg (2)	咳嗽、高钾血症、氮质血症、血管性水肿
	赖诺普利	10~40mg (1)	
	雷米普利	2.5~20mg (1~2)	

血管紧张素受体阻滞剂

氯沙坦	25~100mg (1~2)	高钾血症、氮质血症
缬沙坦	80~320mg (1)	
坎地沙坦	2~32mg (1~2)	

钙通道阻滞剂

二氢吡啶类	长效硝苯地平	30~60mg (1)	水肿、便秘
非二氢吡啶类	长效维拉帕米	120~360mg (1~2)	水肿、便秘、心动过缓、心脏传导阻滞
	长效地尔硫䓬	180~420mg (1)	

钙通道阻滞剂

直接动脉血管扩张剂。所有的钙通道阻滞剂均具有负性肌力效应（特别是维拉帕米），合并左心室功能不全时应谨慎使用。维拉帕米和地尔硫革（后者程度较轻）可引起心动过缓和房室传导阻滞，因此一般避免将其与β受体阻滞剂联合应用。短效的二氢吡啶类钙通道阻滞剂可增加冠状动脉事件的发生，因此应使用缓释制剂。常见的不良反应包括外周性水肿和便秘。

若发现药物治疗难以有效控制血压，则应积极寻找导致高血压的继发因素，特别是肾动脉狭窄和嗜铬细胞瘤。

β受体阻滞剂 对于"高动力"循环状态的年轻患者尤其有效。从低剂量起始（如琥珀酸美托洛尔 25～50mg qd）。相对禁忌证：支气管痉挛、慢性心力衰竭、房室传导阻滞、心动过缓和脆性胰岛素依赖型糖尿病。

表 126-2 列举了起始特定药物治疗的绝对适应证。

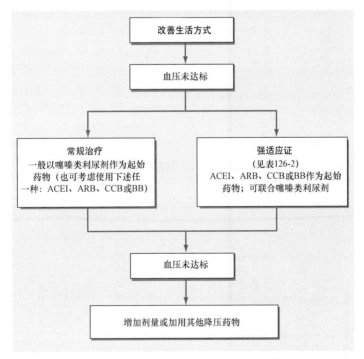

图 126-1 高血压患者的治疗启动。ACEI，血管紧张素转化酶抑制剂；ARB，血管紧张素受体阻滞剂；CCB，钙通道阻滞剂；BB，β受体阻滞剂

表 126-2　选择高血压起始治疗药物的原则

药物类别	绝对适应证	相对适应证	绝对禁忌证	相对禁忌证
利尿剂	心力衰竭 高龄患者 收缩性高血压		痛风	血脂异常
β受体阻滞剂	心绞痛 MI 后 心动过速	心力衰竭 妊娠	支气管哮喘和 COPD 心脏传导阻滞[a]	血脂异常 运动员和大量体力活动患者 周围血管病
血管紧张素转化酶抑制药	心力衰竭 左心室功能不全 MI 后 糖尿病肾病	慢性肾实质性疾病	妊娠 高钾血症 双侧肾动脉狭窄	
血管紧张素受体阻滞剂	ACEI 致使咳嗽 心力衰竭 糖尿病肾病	慢性肾实质性疾病	妊娠 双侧肾动脉狭窄 高钾血症	
钙通道阻滞剂	心绞痛 高龄患者 收缩性高血压	周围血管疾病	心脏传导阻滞[b]	充血性心衰竭[c]

a 二度或三度房室传导阻滞

b 使用维拉帕米或地尔硫䓬章出现二度或三度房室传导阻滞

c 维拉帕米或地尔硫䓬

缩略词：ACEI. 血管紧张素转化酶抑制药；COPD. 慢性阻塞性肺疾病；MI. 心肌梗死

表 126-3 高血压急症降压药物的常用静脉剂量[a]

药物	IV 剂量
硝普钠	起始剂量 0.3mg/(kg·min)；维持剂量 2～4mg/(kg·min)；最大剂量 10mg/(kg·min) 持续 10min
尼卡地平	起始剂量 5mg/h；每隔 5～15min 滴定剂量 2.5mg/h；最大剂量 15mg/h
拉贝洛尔	2mg/min 直至总剂量 300mg 或 20mg IV，给药时间＞2min；随后每间隔 10min 给药 40～80mg 直至总剂量达 300mg
依那普利拉	常规剂量：每 6～8h 给药 0.625～1.25mg，给药时间＞5min；最大剂量每次 5mg
艾司洛尔	起始剂量 80～500mg/kg，给药时间＞1min，随后 50～300mg/(kg·min)
酚妥拉明	5～15mg 团注
硝酸甘油	起始剂量 5mg/min，随后每隔 3～5min 滴定剂量 5mg/min；倘若至 20mg/min 仍未见疗效，可以 10～20mg/min 递增剂量
肼屈嗪	每隔 30min 使用 10～50mg

[a] 需要连续监测血压，以最小剂量起始，随后的剂量及给药间隔应根据血压反应和不同药物的作用时间进行调整

特殊情况

妊娠 最常用的降压药物包括甲基多巴（250～1000mg PO bid 或 tid）、拉贝洛尔（100～200mg bid）和肼屈嗪（10～150mg PO bid 或 tid）。妊娠期间使用钙通道阻滞剂（如长效硝苯地平 30～60mg qd）也是安全的。谨慎使用 β 受体阻滞剂；已有报道可引起胎儿低血糖和低出生体重。ACEI 和 ARB 禁忌用于妊娠患者。

肾脏疾病 常规噻嗪类利尿剂治疗可能无效。可考虑使用美托拉宗、呋塞米或布美他尼单用或合用。

糖尿病 目标血压＜130/80mmHg。可考虑 ACEI 联合 ARB 作为一线治疗药物以控制血压并延缓肾功能恶化。

恶性高血压 定义为慢性高血压患者的血压急剧升高或骤然发生的严重高血压，为一类医学急症。如果出现心脏失代偿（充血性心力衰竭、心绞痛）、脑病（头痛、癫痫发作、视力障碍）或肾功能进行性恶化，则必须立即进行治疗。询问患者关于可卡因、安非他明或单胺氧化酶抑制剂的使用情况。治疗高血压危象的药物见表 126-3。当患者症状缓解且血压改善后，可改用口服降压药。

更多内容详见 HPIM-18 原文版：Kotchen TA：Hypertensive Vascular Disease, Chap. 247, p. 2042.

第 127 章
代谢综合征

陈红　校　靳文英　译

代谢综合征又称胰岛素抵抗综合征或 X 综合征，是心血管疾病和 2 型糖尿病的重要危险因素。它是由多种代谢成分异常组成的症候群，包括中心型肥胖、胰岛素抵抗、高血压、血脂异常和内皮功能障碍。代谢综合征的发病率在不同种族间存有差异，随着年龄及肥胖程度的增长而增加，并且 2 型糖尿病的患者更为易患。在美国，50 岁以上的成年人中 44％患有代谢综合征，女性的患病率高于男性。

■ 病因

超重和肥胖（尤其是中心型肥胖）、缺乏运动的生活方式、年龄增长、脂质营养不良均是代谢综合征的危险因素。其确切的病因不明，可能是多因素所致。胰岛素抵抗是代谢综合征发展过程中的核心环节。其中，细胞内脂肪酸代谢产物增加破坏了胰岛素信号通路，在骨骼肌及心肌内形成三酰甘油蓄积，刺激肝糖原及三酰甘油生成，从而促使胰岛素抵抗的发生。过量的脂肪组织又将导致促炎性细胞因子的生成增多。

■ 临床表现

代谢综合征并无特征性的临床症状。患者主要的临床表现包括中心型肥胖，高甘油三酯血症，低 HDL 胆固醇，高血糖，以及高血压（表 127-1），常伴有心血管疾病、2 型糖尿病、非酒精性脂肪性肝病、高尿酸血症/痛风、多囊卵巢综合征和阻塞性睡眠呼吸暂停。

■ 诊断

符合表 127-1 列举的标准就可诊断代谢综合征，并应同时予患者筛查相关的伴随疾病。

治疗　代谢综合征

肥胖是代谢综合征的驱使因素，因此减轻体重是本病最主要的干预措施。一般而言，建议患者同时通过限制热量摄入、增加体力活动以及改善生活方式的措施达到减轻体重的目的。减肥药物（奥利司他）或外科胃绕道旁路手术为可供考虑的辅助干预措施

表 127-1　代谢综合征诊断标准（2001 年 NCEP：ATP Ⅲ 和 IDF 标准）

2001 年 NCEP：ATPⅢ 标准
符合下列标准 3 项或 3 项以上者：
中心型肥胖：男性腹围＞102cm，女性腹围＞88cm
高甘油三酯血症：三酰甘油≥150mg/dl 或已接受相应治疗
低 HDL 胆固醇：男性＜40mg/dl，女性＜50mg/dl，或已接受相应治疗
高血压：收缩压≥130mmHg 或舒张压≥85mmHg 或已接受相应治疗
空腹血糖≥100mg/dl，或已接受相应治疗，或既往已诊断 2 型糖尿病
IDF 标准
相较于 2001 年 NCEP：ATPⅢ，腹围标准更严格，突出种族特异性。其他标准相同。

腹围：欧洲人	男性≥94cm，女性≥80cm
南撒哈拉非洲人	
地中海东部和中东人	
南亚人、华人	男性≥90cm，女性≥80cm
中南美洲人	
日本人	男性≥90cm，女性≥80cm

缩略词：HDL，高密度脂蛋白；IDF，国际糖尿病联合会；NCEP：ATPⅢ，美国胆固醇教育计划成人治疗专题小组Ⅲ

（第 183 章）。二甲双胍或噻唑烷二酮类药物（吡格列酮）可减轻胰岛素抵抗。根据现有指南，干预患者伴随疾病包括高血压（第 126 章）、空腹血糖异常或糖尿病（第 184 章），以及血脂异常（第 189 章）干预也是必要的。降压药物应尽可能包含有一种血管紧张素转化酶（ACE）抑制剂或血管紧张素受体阻滞剂。

更多内容详见 HPIM-18 原文版：Eckel RH：The Metabolic Syndrome. Chap. 242，p. 1992.

第 128 章
ST 段抬高型心肌梗死（STEMI）

陈红　校　李忠佑　译

早期诊断及立即起始治疗对急性心肌梗死极为关键。其诊断基于特征性病史、心电图和血清心肌损伤标志物。

症状

胸痛与心绞痛类似（第 37 章），但程度更剧烈且持续时间更长。

经休息或含服硝酸甘油无法缓解，常伴有恶心、大汗、濒死感。然而，约 25% 的心肌梗死隐匿，无临床表现。

体格检查

可见面色苍白、大汗淋漓、心动过速、S_4 及心脏搏动紊乱。若合并充血性心力衰竭，可闻及 S_3 及湿啰音。右心室梗死中常见颈静脉怒张。

ECG

ST 段弓背向上抬高，伴有（如果急性再灌注未能成功）T 波倒置，然后数小时后发展成 Q 波（见图 120-3 及图 120-4）。

非 ST 段抬高型心肌梗死（NSTEMI）

ST 段压低并伴 ST-T 波改变，无 Q 波形成。对比既往心电图有助于诊断（见第 129 章）。

心肌损伤标志物

心脏特异的肌钙蛋白 T 和 I 对于心肌损伤具有很高的特异性，是诊断急性心肌梗死的首选生化标志物，其水平升高可持续 7~10 天。磷酸肌酸激酶（CK）水平在 4~8h 内升高，24h 达到高峰，48~72h 恢复正常。CK-MB 同工酶对心肌梗死更为特异，但也可在心肌炎或电转复后增高。总 CK（非 CK-MB）可在肌内注射、剧烈运动或其他肌肉外伤后可增高 2~3 倍。CK-MB 质量与 CK 活性比值≥2.5 提示急性心肌梗死。急性再灌注治疗后 CK-MB 高峰前移（大约 8h）。血清心肌标志物应在症状发作时、6~9h 后以及 12~24h 时测定。

无创影像学技术

对于诊断不明确的心肌梗死极为有用。超声心动图可以探测梗死相关的室壁运动异常（但无法鉴别为急性心肌梗死或为陈旧性心肌瘢痕），也可检出右心室梗死、左心室室壁瘤和左心室血栓。心肌灌注显像（铊-201 或 ^{99m}锝-甲氧基异丁基异腈）对于灌注减低区域非常敏感，但是对急性心肌梗死并不特异。钆剂延迟增强 MRI 可精确定位梗死区域，但在急性重症患者中应用存在技术难度。

治疗 STEMI

初始治疗 初步目标是①尽快识别符合再灌注治疗的患者；②缓解疼痛；和③预防/治疗心律失常和机械并发症。

- 除非无法耐受，否则立即给予阿司匹林（162~325mg 嚼服，随后 162~325mg PO qd）。

- 获取相关的病史、辅助检查结果及心电图识别 STEMI（邻近的两个肢体导联 ST 段抬高＞1mm；邻近的两个胸前导联 ST 段抬高≥2mm 或新发的左束支传导阻滞），评价再灌注治疗的适应证［经皮冠状动脉介入术（PCI）或静脉溶栓］，从而减少梗死范围、左心室功能不全及死亡。

- 一般而言，直接 PCI 较静脉溶栓更为有效，在具备经验且可快速实施操作的医学中心为首选方案（图 128-1），尤其对于诊断存疑、伴发心源性休克、出血风险增高或症状发作＞3h 的患者。

- 无条件进行 PCI 或预判 PCI 较可开始溶栓时间延迟＞1h，则给予静脉溶栓治疗（图 128-1）。就诊至开始溶栓治疗的时间＜30min 患者获益最大，但在给予溶栓药物前需除外禁忌证（图 128-2）。在发病 1～3h 内溶栓获益最佳；对于胸痛持续存在或 ST 段持续抬高导联而未有 Q 波形成的患者，溶栓时间窗延长至 12h 仍可有效。溶栓并发症包括出血、再灌注心律失常及部分患者可出现链激酶（SK）过敏反应。开始溶栓同时需给予依诺肝素或普通肝素［60U/kg 负荷，最大剂量 4000U；然后 12U/(kg·h) 维持，最大剂量 1000U/h］（图 128-2）；保持部分活化凝血活酶时间（APTT）在正常上限的 1.5～2.0 倍（50～70s）。

- 如果溶栓后胸痛或 ST 段抬高持续＞90min，考虑给予补救性 PCI。溶栓后反复心绞痛或具有高危特征（图 128-2）的患者，包括广泛导联 ST 段抬高、伴有心力衰竭体征（啰音、S_3、颈静脉怒张、左心室射血分数≤35%）或收缩压＜100mmHg 也应当考虑冠状动脉造影。

对于非 ST 段抬高型心肌梗死（NSTEMI，非 Q 波心肌梗死）其初始的处置不同于 STEMI（见第 129 章），特别是不应给予溶栓治疗。

其他标准治疗（无论患者是否行再灌注治疗）

- 冠心病监护治疗病房（CCU）住院及持续心电监测。

- 开通静脉通道以备心律失常紧急治疗。

- 止痛：①硫酸吗啡 2～4mg IV q5～10min，直至疼痛缓解或发生不良反应，如：恶心、呕吐、呼吸抑制（纳诺酮 0.4～1.2mg IV 治疗）、低血压（若心动过缓，阿托品 0.5mg IV 治疗，或谨慎地给予液体扩容支持）；②若收缩压＞100mmHg，给予硝酸甘油 0.3mg SL；顽固性疼痛者，使用静脉硝酸甘油（10μg/min 起始，逐渐加量，最大剂量 200μg/min，密切监测血压）；勿在使用西地那非 24h 内及他达那非 48h 内给予硝酸酯类药物；③β受体阻滞剂（见下文）。

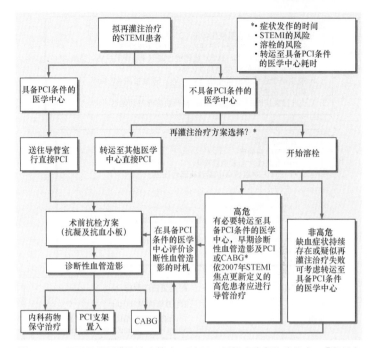

图 128-1 STEMI 的再灌注治疗策略。CABG，冠状动脉旁路移植术。〔资料来源：*Adapted from Kushner FG et al：2009 focused update of the ACC/AHA Guidelines for the Management of Patients with ST-Elevation Myocardial Infarction (updating the 2004 guideline and 2007 focused update)：A report of the American College of Cardiology Foundation/American Heart Association Task Force on Practice Guidelines. Circulation 120：2271，2009.*〕

- 给氧：鼻导管 2～4L/min（维持血氧饱和度＞90%）。

- 轻度镇静（如：地西泮 5mg、奥沙西泮 15～30mg 或劳拉西泮 0.5～2mg PO tid 或 qid）。

- 软食及粪便软化剂（如多库酯钠 100～200mg qd）。

- β受体阻滞剂（第 126 章）可减少心肌氧耗、减小心肌梗死面积及降低死亡率。对于高血压、心动过速或持续性胸痛的患者尤其有用，其禁忌证包括急性充血性心力衰竭、收缩压＜95mmHg、心率＜50 次/分、房室传导阻滞或支气管痉挛病史。如果患者血压较高，考虑静脉制剂（如美托洛尔 5mg q2～5min 至总剂量 15mg）。其他患者给予口服方案（如酒石酸美托洛尔 25～50mg qid）。

- 抗凝/抗血小板药：接受溶栓治疗的患者起始应用肝素和阿

选择标准：
1. 急性胸部不适符合心肌梗死特征
2. 心电图符合ST段抬高型心肌梗死标准（a、b或c）：
　　a. 下壁导联（Ⅱ、Ⅲ、aVF）或侧壁导联（Ⅰ、aVL、V_5、V_6）中，
　　　 至少两个导联的ST段抬高≥0.1mV
　　b. 至少两个连续的前壁导联（V_1～V_4）ST段抬高≥0.2mV
　　c. 新出现左束支传导阻滞
3. 无法进行直接PCI，或延迟PCI将较开始溶栓时间延迟>1h

評估禁忌证：
• 颅内出血病史
• 颅内恶性肿瘤或血管畸形
• 3个月内缺血性卒中或者头部外伤史
• 主动脉夹层
• 活动性出血（月经除外）
• 4周内脏器出血病史
• 严重高血压（收缩压>180mmHg或舒张压>110mmHg）
• 长时间心肺复苏胸部按压（>10min）
• 使用华法林INR≥2.0，或已知出血倾向
• 妊娠

纤维蛋白溶解药	纤维蛋白溶解药
链激酶	150万单位IV>60min
阿替普酶*	15mg团注，随后0.75mg/kg（最大剂量50mg）IV>30min，然后0.5mg/kg（最大剂量35mg）IV>60min
瑞替普酶*	10U IV>2min，30min后重复给药
普奈普酶*	单剂0.53mg/kg团注>10s

*若应用阿替普酶、瑞替普酶或普奈普酶，应同时予以静脉肝素 60U/kg负荷（最大剂量 4000U），随后以12U/（kg·h），或最大剂量（1000U/h）持续给药48h，维持APTT在正常上限值1.5～2倍（约50～70s）

考虑冠状动脉造影
• 溶栓再灌注失败（溶栓后胸痛或ST段抬高持续>90min）
• 住院期间反复出现自发性心肌缺血
• 高危表现，如：广泛导联ST段抬高、心力衰竭、低血压

图 128-2　急性 STEMI 纤溶治疗流程

司匹林（如上文所述）。未接受溶栓治疗的患者，给予阿司匹林160～325mg qd 以及低剂量肝素 5000U SC q12h 或低分子肝素（LMWH，如：依诺肝素 40mg SC qd）预防深静脉血栓形成。严重充血性心力衰竭、超声心动图证实心室内血栓或急性前壁心肌梗死大面积室壁运动障碍推荐使用全量肝素（PTT 1.5～2 倍正常上限值）或 LMWH（如依诺肝素 1mg/kg SC q12h）并序贯口服抗凝药，建议持续 3～6个月，随后以阿司匹林替代。STEMI 患者无论是否进行溶栓

或 PCI，联合使用 P2Y12 血小板拮抗剂（如氯吡格雷 75mg qd）可进一步减少未来发生的心脏不良事件。

- 血管紧张素转化酶抑制剂（ACEI）可降低心肌梗死患者的死亡率，STEMI 患者应当在住院 24h 内用药（如卡托普利以试验剂量 6.25mg PO 起始，滴定至最大剂量 50mg PO tid）。充血性心力衰竭或症状性左心功能不全（左心室射血分数≤40％）的患者，需确保其出院后持续使用 ACEI。如果患者无法耐受 ACEI，可使用血管紧张素受体阻滞剂（ARB，如：缬沙坦或坎地沙坦）。

- 醛固酮受体拮抗剂（螺内酯或依普立酮 25～50mg qd）可进一步降低左心室射血分数≤40％合并糖尿病或症状性心力衰竭患者的死亡率；禁用于严重肾功能不全（如肌酐≥2.5mg/dl）或高钾血症的患者。

- 测定血浆镁浓度，若有必要给予补充以降低心律失常的风险。

■ 并发症

心律失常也可参见第 131 章及第 132 章。

室性心律失常

孤立性的室性期前收缩（VPB）很常见，应纠正其诱发因素，包括：低氧血症、酸中毒、低钾血症（维持血钾在 4.5mmol/L 左右）、高钙血症、低镁血症、充血性心力衰竭、致心律失常药物。常规使用 β 受体阻滞剂可减少室性异位心律。对于持续性室性心律失常的患者，住院期间需给予其他抗心律失常治疗。

室性心动过速

若出现血流动力学紊乱，立即给予电转复（非同步电流 200～300J，双相波设备可减半）。血流动力学稳定的患者，给予静脉使用胺碘酮（150mg 团注＞10min，随后 1.0mg/kg 持续静脉输注 6h，然后 0.5mg/kg 持续输注）。

心室颤动（VF）

需要立即给予除颤（200～400J）。如果除颤失败，开始心肺复苏（CPR）及标准复苏治疗（第 11 章）。心肌梗死后数日至数周发生的室性心律失常，多提示心脏泵功能衰竭，有必要进行侵入性电生理检查及植入埋藏式心脏复律除颤器（ICD）。

加速性室性自主心律

宽 QRS 波，节律正常，频率 60～100 次/分，临床常见且多为良性；倘若导致低血压可给予阿托品 0.6mg IV 治疗。

室上性心动过速

窦性心动过速可由于心力衰竭、低氧血症、疼痛、发热、心包炎、低血容量或药物所致。若未能识别其病因，以 β 受体阻滞剂减缓心率有利于降低心肌氧耗。其他室上性心律失常（阵发性室上性心动过速、心房扑动或心房颤动）常继发于心力衰竭。如果患者血流动力学不稳定，给予电转复。不存在急性心力衰竭的患者，可选择使用 β 受体阻滞剂、维拉帕米或地尔硫革（第 132 章）。

心动过缓及房室传导阻滞

（见第 131 章）在下壁心肌梗死时，多反映迷走神经张力增高或间断的房室结缺血。倘若血流动力学紊乱（充血性心力衰竭、低血压、出现室性心律失常），给予阿托品 0.5mg IV q5min 治疗（总剂量最高至 2mg）。如无效果，如下情况：①完全性房室传导阻滞；②二度Ⅱ型房室传导阻滞（第 131 章）；③新发的双束支传导阻滞（左束支传导阻滞、右束支传导阻滞＋左前分支阻滞、右束支传导阻滞＋左后分支阻滞）；④伴有低血压或充血性心力衰竭的心动过缓，考虑植入体外式或经静脉临时起搏器。

心力衰竭

充血性心力衰竭可由于收缩"泵"功能障碍、左心室舒张"僵硬度"增高和（或）急性机械性并发症导致。

症状　呼吸困难、端坐呼吸及心动过速。

体格检查　颈静脉怒张、S_3 和 S_4 奔马律、肺部啰音；急性二尖瓣反流或室间隔缺损（VSD）时可闻及收缩期杂音。

治疗　**心力衰竭（见第 14 章及第 133 章）**

初始治疗包括利尿剂（以呋塞米 10～20mg IV 起始）、吸氧和血管扩张剂，尤其是硝酸酯类药物（除非患者低血压，其收缩压 <100mmHg，可经口服、局部外用或静脉给药）（第 133 章）。除外伴发室上性心律失常，否则洋地黄对于急性心肌梗死的患者获益极小。可在侵入性血流动力学监测（Swan-Ganz 漂浮导管、动脉置管）指导下应用利尿剂、血管扩张剂和正性肌力药物（表 128-1），

表 128-1　急性心肌梗死静脉使用的血管扩张剂及正性肌力药物

药物	常用剂量范围	注释
硝酸甘油	$5\sim100\mu g/min$	可改善缺血心肌的冠状动脉血流灌注
硝普钠	$0.5\sim10\mu g/(kg\cdot min)$	更强效的血管扩张剂，但改善冠状动脉血流效应劣于硝酸甘油 应用$>24h$ 或肾功能不全时，注意硫氰酸盐毒性效益（视物模糊、耳鸣、谵妄）
多巴酚丁胺	$2\sim20\mu g/(kg\cdot min)$	心排血量↑；肺毛细血管楔压（PCW）↓但不增高血压
多巴胺	$2\sim20\mu g/(kg\cdot min)$	在低血压患者中较多巴酚丁胺更为合适其血流动力学效应取决于应用剂量： $<5\mu g/(kg\cdot min)$：肾血流↑ $2.5\sim10\mu g/(kg\cdot min)$：正性肌力↑ $>10\mu g/(kg\cdot min)$：血管收缩
米力农	$50\mu g/kg>10min$，随后 $0.375\sim$ $0.75\mu g/(kg\cdot min)$	可能导致室性心律失常

特别是伴有低血压的患者（表 128-2，图 128-3）。在急性心肌梗死中，理想的肺毛细血管楔压（PCW）是 $15\sim20mmHg$；如无低血压，$PCW>20mmHg$ 给予利尿剂联合血管扩张剂治疗［硝酸甘油 IV，以 $10\mu g/min$ 起始；或硝普钠，以 $0.5\mu g/(kg\cdot min)$ 起始］，逐渐滴定至理想的血压、PCW 和全身血管阻力（SVR）。

$$SVR=\frac{（平均动脉压-平均右心房压）\times80}{心排血量}$$

正常 $SVR=900\sim1350dyne\cdot s/cm^5$。如果患者 $PCW>20mmHg$ 及低血压（表 128-2 和图 128-3），需除外合并室间隔缺损或急性二尖瓣反流，考虑多巴胺治疗，以 $1\sim2\mu g/(kg\cdot min)$ 起始，逐渐滴定至最大剂量 $10\mu g/(kg\cdot min)$。注意药物诱发的心动过速和室性异位心律。

经静脉血管扩张剂治疗稳定后，起始口服 ACEI 或 ARB 治疗（第 133 章）。左心室射血分数≤40% 的症状性心力衰竭或合并糖尿病的患者，考虑长期 ACEI 联合醛固酮受体拮抗剂（螺内酯 $25\sim50mg$ qd 或依普利酮 $25\sim50mg$ qd），禁用于肾功能不全及高钾血症患者。

心源性休克

（见第 12 章）严重左心室衰竭伴低血压（收缩压$<90mmHg$）和 PCW 升高（$>20mmHg$），伴随少尿（$<20ml/h$）、外周血管收缩和代谢性酸中毒。

表 128-2 急性心肌梗死的血流动力学合并症

临床情况	心脏指数 (L/min)/m²	PCW mmHg	收缩压 mmHg	治疗
无合并症	>2.5	≤18	>100	—
低血压	<2.5	<15	<100	在可经负荷生理盐水后纠正下壁心肌梗死的情况下，需考虑右心室心肌梗死（尤其是右心房压力>10mmHg）
容量负荷超载	>2.5	>20	>100	利尿剂（如呋塞米 10～20mg IV），硝酸甘油，可局部敷贴或 IV（表 128-1）
左心室功能衰竭	<2.5	>20	>100	利尿剂（如呋塞米 10～20mg IV），硝酸甘油 IV（若血压增高，可硝普钠 IV）
严重左心室功能衰竭	<2.5	>20	<100	若收缩压≥90mmHg：多巴酚丁胺 IV±硝酸甘油或硝普钠 IV；若收缩压<90mmHg：多巴胺 IV；合并肺水肿时呋塞米 IV，但其使用可能受限于低血压。新出现收缩期杂音，考虑急性 VSD 或二尖瓣反流
心源性休克	<2.2	>20	<90 伴有尿量减少及意识模糊	多巴胺 IV 主动脉内球囊反搏 PCI 或 CABG 再灌注治疗可能挽救生命

缩略词：CABG，冠状动脉旁路移植术；PCI，经皮冠状动脉介入术；PCW，肺毛细血管楔压；VSD，室间隔缺损

治疗 心源性休克（图 128-3）

Swan-Ganz 漂浮导管和有创动脉血压监测有助于病情监测，但均不是不可或缺的措施。通过调整患者容量（按需使用利尿剂或输注液体）以维持平均 PCW 在 18～20mmHg。必要时使用血管加压药（如多巴胺，见表 128-1）和（或）主动脉内球囊反搏以维持收缩压>90mmHg 及降低 PCW。给予面罩高浓度氧气；合并肺水肿时，可考虑双水平气道正压通气（BiPAP）或气管插管呼吸机辅助通气。警惕急性机械并发症（见下文），需及时发现并予以治疗。

在急性 STEMI 的 36h 内发生心源性休克，经 PCI 或 CABG 再灌注治疗均可显著改善左心室功能。

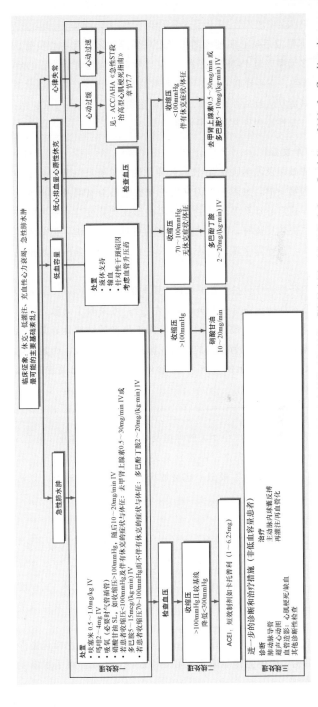

图 128-3 心源性休克和肺水肿的急诊处置。ACEI，血管紧张素转化酶抑制药。［资料来源：*Modified from Guidelines 2000 for Cardiopulmonary Resuscitation and Emergency Cardiovascular Care. Part 7: The era of reperfusion: Section 1: Acutecoronary syndromes (acute myocardial infarction). The American Heart Association in collaboration with the International Liaison Committee on Resuscitation. Circulation 102: I172. 2000.*］

低血压

倘若下壁或后壁心肌梗死的患者出现颈静脉怒张及右心负荷显著增高（多无啰音且 PCW 可正常），应当考虑低血压可能为*右心室心肌梗死所致*。右心导联心电图可见典型的 ST 段抬高；超声心动图可确诊。其*治疗应包括补充容量*。其他需鉴别的非心源性因素包括：低血容量、急性心律失常和脓毒血症。

急性机械并发症

室间隔破裂及乳头肌缺血/梗死致使急性二尖瓣反流常发生于心肌梗死后的第 1 周，患者表现为突发的充血性心力衰竭及新出现收缩期杂音。超声心动图及多普勒检查可确诊此类并发症。室间隔破裂或急性二尖瓣反流时，PCW 曲线监测均可见巨大 v 波；但前者在导管检查中，当导管头端从右心房送入右心室时，氧分压陡然出现增高。

紧急的药物治疗包括血管扩张剂（硝普钠 IV，以 $10\mu g/min$ 起始并持续滴注，维持收缩压在 100mmHg 左右）；可采取主动脉内球囊反搏以维持心排血量。最有效的治疗是纠正患者的结构性异常。急性心室游离壁破裂表现为骤然的血压、脉搏与意识丧失，而其心电图可见正常节律（电-机械分离）。急诊外科手术修复是关键举措，但其死亡率极高。

心包炎

特点是胸膜炎性、体位相关的疼痛及可闻及心包摩擦音（第 125 章）；常合并房性心律失常；需鉴别复发性心绞痛。一般阿司匹林 650mg PO qid 治疗有效。疑似心包炎的患者不宜使用抗凝剂，以避免发生心脏压塞。

室壁瘤

左心室腔在梗死心肌局部"膨出"。真性室壁瘤内含瘢痕组织，不易破裂。然而，其并发症包括充血性心力衰竭、室性心律失常和血栓形成。室壁瘤多可通过超声心动图及左心室造影确诊。室壁瘤合并血栓形成或前壁心肌梗死形成大节段室壁瘤，均有必要口服华法林 3~6 个月。

假性室壁瘤是左心室室壁破裂后被邻近心包和机化血栓包裹形成的瘤样结构，瘤体直接显露于左心室心腔内，主张外科手术修复以预防其破裂。

复发性心绞痛

一般伴有一过性的 ST-T 改变，也预示再发心肌梗死发生率较高。在急性心肌梗死后早期发生，应直接进行冠状动脉造影，甄别可从 PCI 或 CABG 中获益的患者。

■ 二级预防

对于未进行冠状动脉造影及 PCI 的患者，应在临出院前或者出院后尽快进行亚极量的运动试验评估。特定的运动试验阳性（低运动负荷心绞痛、可诱发大面积缺血或可诱发缺血伴左心室射血分数减低）患者应当完善心脏导管检查，以评价心肌再次梗死的风险。除外禁忌证（支气管哮喘、充血性心力衰竭、心动过缓、"脆性"糖尿病），否则 β 受体阻滞剂（如美托洛尔 25～200mg qd）应在急性心肌梗死后常规使用至少 2 年。持续使用口服抗血小板药物（如：阿司匹林 81～325mg qd、氯吡格雷 75mg qd）以降低再发心肌梗死的概率。若左心室射血分数 $\leqslant$ 40%，应予以长期使用 ACEI（如卡托普利 6.25mg PO tid，逐渐加量至目标剂量 50mg PO tid）或 ARB（患者无法耐受 ACEI）。另外，可考虑联合使用醛固酮受体拮抗剂（见上文"心力衰竭"部分）。

鼓励患者纠正心血管危险因素：戒烟，控制血压、血糖和血脂水平（尤其在心肌梗死后即刻给予阿托伐他汀 80mg/d，见第 189 章），并倡议患者渐进运动。

更多内容详见 HPIM-18 原文版：Antman EM, Loscalzo J: ST-Segment Elevation Myocardial Infarction, Chap. 245, p. 2021; and Hochman JS, Ingbar DH: Cardiogenic Shock and Pulmonary Edema, Chap. 272, p. 2232.

第 129 章
不稳定型心绞痛及非 ST 段抬高型心肌梗死

陈红　校　李忠佑　译

不稳定型心绞痛（UA）和非 ST 段抬高型心肌梗死（NSTEMI）是发病机制、临床表现和治疗策略相似的急性冠状动脉综合征。

临床表现

UA 包括①初发严重心绞痛；②静息或轻度劳力诱发的心绞痛；③慢性心绞痛近期内发作频率及严重程度增高。UA 的临床症状伴有心肌坏死的证据（如心肌损伤标志物增高）则诊断 NSTEMI。部分 NSTEMI 患者的临床症状与 STEMI 相同，此时两者以 ECG 鉴别（第 128 章）。

体格检查

可正常，或出现大汗、皮肤湿冷苍白、心动过速、S_4、双肺湿啰音；心肌大面积缺血可闻及 S_3 及低血压。

心电图

最常见 ST 段压低和（或）T 波倒置；不同于 STEMI，无 Q 波形成。

心肌损伤标志物

NSTEMI 患者 CK-MB 和（或）心肌特异性肌钙蛋白（心肌坏死更为敏感及特异的标志物）。肌钙蛋白轻度增高也见于 CHF、心肌炎和肺栓塞的患者。

治疗　不稳定型心绞痛和非 ST 段抬高型心肌梗死

首要步骤是根据患者罹患冠状动脉疾病（CAD）或急性冠状动脉综合征（图 129-1）的疑似度准确分类患者，并识别出其中的高危患者（图 129-2）。低度疑似活动性缺血的患者，观察是否反复发作胸部不适，动态监测心电图并检测心肌损伤标志物；如果均为阴性，负荷试验（或 CT 血管显像，倘若其为 CAD 低度可能者）可用于指导进一步的诊疗计划。

UA/NSTEMI 的治疗主要包括：①抗冠状动脉内血栓形成；②恢复心肌氧供需平衡。风险评分高危的患者（图 129-2）进行侵入性的干预最为受益。

抗血栓治疗

- 阿司匹林（初始 325mg，随后 75～325mg/d）。
- 血小板 ADP 受体拮抗剂：除非患者存在较高出血风险或拟立即进行冠状动脉旁路移植术（CABG），否则应给予氯吡格雷（口服 300～600mg 负荷，随后 75mg/d）；其他可替代药物包括替格瑞洛 [180mg PO，随后 90mg PO bid（长期

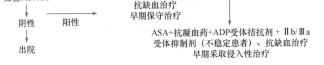

图 129-1　疑似冠状动脉疾病患者的危险分层及治疗策略流程。ACS，急性冠状动脉综合征；ASA，阿司匹林；DM，糖尿病；MI，心肌梗死；PCI，经皮冠状动脉介入术；STEMI，ST 抬高型心肌梗死。[资料来源：*Adapted from CP Cannon, E Braunwald, in Braunwald's Heart Disease: A Textbook of Cardiovascular Medicine, 8th ed, P Libby et al (eds). Philadelphia, Saunders, 2008.*]

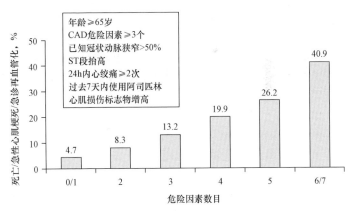

图 129-2　UA/NSTEMI 的 TIMI 风险评分。The quantity of listed attributes correlates with risk of death, MI, or need for urgent revascularization over 14 days. (资料来源：*Modified from E Antman et al: JAMA 284: 835, 2000.*)

使用阿司匹林其每日剂量不超过 100mg)]或拟行经皮冠状动脉介入术（PCI）的患者可予以普拉格雷（60mg PO，随后 10mg qd）。

- 抗凝血药：普通肝素（UFH）维持 APTT 在其正常上限值的 1.5～2 倍 [60U/kg 负荷，随后 12U/（kg·h）维持（最高剂量 1000U/h）]，或低分子肝素（如依诺肝素 1mg/kg SC q12h），其减少心脏事件的作用优于 UFH。其他可替代的药物包括，① Ⅹa 因子抑制剂磺达肝素（2.5mg 皮下注射每日 1 次），其致使出血的风险较低；②直接凝血酶抑制剂比伐卢定 [0.1mg/kg，随后 0.25mg/（kg·h）]，相较于 UFH 联合糖蛋白 Ⅱb/Ⅲa 受体抑制剂，可更少导致接受导管介入术的患者发生出血。
- 对于拟行 PCI 的高危患者，可考虑使用糖蛋白 Ⅱb/Ⅲa 抑制剂 [如替罗非班 0.4μg/（kg·min）× 30min，随后 0.1μg/（kg·min）持续 48～96h；或依替巴肽 180μg/kg 负荷，随后 2.0μg/（kg·min）持续 72～96h]。

抗缺血治疗

- 硝酸甘油 0.3～0.6mg 舌下含服或经口腔喷雾吸入。倘若经 3 次给药（每次间隔 5min）后，患者仍持续有胸部不适，可考虑静脉给予硝酸甘油（5～10μg/min，随后 q3～5min 增量 10μg/min，直至症状缓解或收缩压 < 100mmHg）。近期应用 5 型磷酸二酯酶抑制剂（包括 24h 内曾使用西地那非，或 48h 内曾使用他达拉非）治疗勃起功能障碍的患者禁用硝酸酯类药物。
- β 受体阻滞剂（如美托洛尔 25～50mg PO q6h），将心率控制在 50～60 次/分。禁忌使用 β 受体阻滞剂的患者（如支气管痉挛），可予长效维拉帕米或地尔硫䓬（表 126-1）。

其他推荐

- 将患者收住可持续心电监测的病房单元，卧床休息。
- 顽固性胸痛者可静脉给予硫酸吗啡 2～5mg q5～30min。
- 给予大剂量羟甲基戊二酰辅酶 A（HMG-CoA）还原酶抑制剂（高剂量起始，如阿托伐他汀 80mg qd）及考虑应用 ACEI（第 128 章）。

侵入性治疗与保守治疗策略 在高危患者（表 129-1）中，早期侵入性治疗策略（48h 内冠状动脉造影并随之行 PCI 或 CABG）将改善患者预后。低危患者可暂缓冠状动脉造影，但是如果患者反复发生心肌缺血（心绞痛、静息或轻体力劳动发生 ST 段偏移）或可经负荷试验诱发心肌缺血，则应尽早进行。

表 129-1　早期进行侵入性治疗策略的 I 级推荐

尽管经抗缺血治疗，仍反复静息中或轻度劳力下发作心绞痛/缺血
TnI 或 TnT 增高
新出现 ST 段下移
反复缺血发作伴充血性心力衰竭或二尖瓣反流加重
运动负荷试验阳性
LVEF＜0.40
血流动力学不稳定或低血压
持续性室性心动过速
6 个月内曾行 PCI，或既往 CABG 史
风险评分为高危

缩略词：CABG，冠状动脉旁路移植术；LVEF，左心室射血分数；PCI，经皮冠状动脉介入术；TnI，肌钙蛋白 I；TnT，肌钙蛋白 T

资料来源：*Modified from Anderson JL et al：J Am Coll Cardiol* 50：e1，2007.

长期治疗

- 强调戒烟、维持理想体重、低饱和脂肪酸和反式脂肪酸饮食、规律运动的重要性；这些原则的实施可通过鼓励患者加入心脏康复计划而获得强化。

- 继续用药：阿司匹林、氯吡格雷（或普拉格雷、替格瑞洛）、β受体阻滞剂、他汀，以及 ACEI 或血管紧张素受体阻滞剂（尤其是高血压、糖尿病或左心室射血分数降低）。

更多内容详见 HPIM-18 原文版：Cannon CP, Braunwald E：Unstable Angina and Non-ST-Elevation Myocardial Infarction, Chap. 244, p. 2015.

第 130 章
慢性稳定型心绞痛

陈红　校　李忠佑　译

■ 心绞痛

　　心绞痛是冠状动脉疾病（CAD）最常见的临床表现，由于心肌的氧供和需求失衡导致，多见于冠状动脉粥样硬化狭窄。其他可能造成供需失衡的较常见临床情况包括主动脉瓣疾病（第 123 章）、肥厚型心肌病（第 124 章）及冠状动脉痉挛（见下文）。

症状

典型心绞痛由劳累或情绪激动诱发，休息或者含服硝酸甘油可以迅速缓解（第 37 章）。本病主要的危险因素包括吸烟、高血压、高胆固醇血症［低密度脂蛋白胆固醇（LDL-C）↑；高密度脂蛋白胆固醇（HDL-C）↓］、糖尿病、肥胖和 55 岁以前发生 CAD 的家族史。

体格检查

一般正常；动脉杂音或视网膜血管异常提示全身动脉粥样硬化；常可闻及 S_4。心绞痛发作时可出现其他体征：响亮的 S_3 或 S_4、大汗、啰音，以及乳头肌缺血时可闻及一过性的二尖瓣反流杂音。

心电图

在心绞痛发作间期无异常或可见陈旧性心肌梗死（第 120 章）；心绞痛发作时，可出现典型 ST 段和 T 波异常（ST 段压低反映心内膜下缺血；ST 段抬高提示急性心肌梗死或一过性冠状动脉痉挛）。急性缺血常伴有室性心律失常。

负荷试验

可协助诊断 CAD（图 130-1）。患者进行平板或踏车运动，直至达到目标心率或出现症状（胸痛、轻度头晕、低血压、显著呼吸困难、室性心动过速）或发生具有诊断意义的 ST-T 改变。负荷试验的关键信息包括：运动持续时间；心率和血压峰值；ST 段压低的幅度、形态及持续时间；是否出现劳力性胸痛、低血压或室性心律失常以及其严重程度；放射性核素、超声心动图或心脏核磁运动负荷试验可提高敏感性及特异性，对于基线心电图存在异常而影响结果判读的患者尤为有用。注意：负荷试验禁用于急性心肌梗死、不稳定型心绞痛或严重瓣膜狭窄的患者。如果患者无法运动，可采用药物负荷试验，通过结合放射性核素或超声心动图影像，给予患者静脉注射双嘧达莫（或腺苷）或多巴酚丁胺诱发缺血（表 130-1）。如果患者基线心电图存在左束支传导阻滞，应当选择此时诊断特异性最高的腺苷或双嘧达莫负荷放射性核素显像。

用于预后判断的冠状动脉钙化检测（通过电子束或多层螺旋 CT）对于 CAD 的诊断价值尚不明确。

部分患者劳累诱发急性缺血时并无胸痛表现（"无症状性缺血"），但可通过负荷试验出现一过性 ST-T 检出（见下文）。

冠状动脉造影

为评估 CAD 严重程度的精准检查，其主要适应证为：①药物治疗无效的心绞痛；②运动负荷试验强阳性（ST 段压低≥2mm、低活动量诱发的心肌缺血、活动时出现室性心动过速或低血压）提示左主干或三支病变；③心肌梗死后反复心绞痛或运动负荷试验阳性；④评估冠状动脉痉挛，⑤评价原因未明的胸痛，无创性检查未能确诊的患者。

新近的无创冠状动脉显像技术（CT 和 MR 血管显像），其地位尚未被认同。

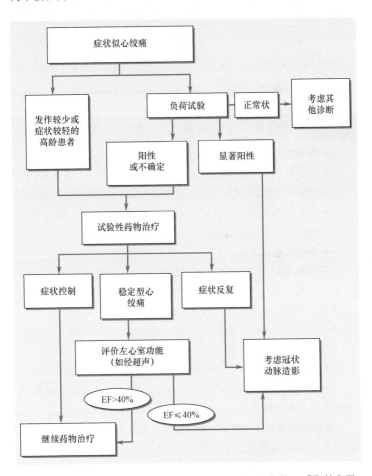

图 130-1　运动负荷试验在 CAD 中的应用。EF，射血分数。〔资料来源：*Modified from LS Lilly*，*in Textbook of Primary Care Medicine*，*3rd ed.*，*J Nobel（ed.）St. Louis*，*Mosby*，*2001*，*p. 552.*〕

表 130-1 推荐的负荷试验

组别	推荐
患者可进行运动	
心电图 ST-T 基线正常	标准运动试验（平板、脚踏车或手臂测功仪）

心电图 ST-T 基线影响
  结果判读（如：左心室
  肥厚、地高辛）
	标准运动试验（同上）结合以下二者之一：心
	肌灌注显像（铊-201、^{99m}锝-甲氧基异丁基异
	腈），或
	超声心动图

患者无法进行运动
（无论基线 ST-T 是否异
常）
	药物负荷试验（多巴酚丁胺、双嘧达莫或腺苷
	IV），结合影像学检查：
	  心肌灌注显像［铊-201、^{99m}锝-甲氧基异丁基
	  异腈，或 PET（铷-82 或 ^{13}N-氨）］，或
	  超声心动图，或
	  心脏核磁

基线心电图为左束支传 导阻滞	腺苷（或双嘧达莫）^{99m}锝-甲氧基异丁基异腈或 PET 显像

治疗 慢性稳定型心绞痛

一般治疗

- 识别出并治疗危险因素：强制戒烟；治疗糖尿病、高血压和血脂异常（第 189 章）；倡导低饱和脂肪酸和反式脂肪酸的饮食。

- 纠正可能诱发心绞痛的临床因素：肥胖、CHF、贫血及甲状腺功能亢进症。

- 鼓励及教育患者。

药物治疗 舌下硝酸甘油 0.3～0.6mg；必要时可间隔 5min 后重复给药；警示患者可能出现轻度头晕或头痛；指导患者在日常中进行经常性诱发心绞痛的活动前预防性用药；如果服用 2～3 次硝酸甘油后，胸痛仍持续＞10min，患者应立即就近就诊，以除外不稳定型心绞痛或急性心肌梗死。

长期抗心绞痛治疗 可使用以下各类药物，通常是联合用药。

长效硝酸酯 多种给药方式（表 130-2）；初始以最小剂量和最低频率以减少耐药性及头痛、头晕和心动过速等不良反应。

β受体阻滞剂（见表 126-1） 本类药物均有抗心绞痛作用；选择性 β_1 受体阻滞剂对于呼吸系统疾病及外周血管疾病的影响较小。滴定药物剂量直至静息状态下心率达 50～60 次/分。禁忌证包括 CHF、房室传导阻滞、支气管痉挛和"脆性"糖尿病。其不良反应包括乏力、支气管痉挛、左心室功能减退、阳痿、抑郁以及掩盖

表 130-2 常用的硝酸酯类用药示例

	常规剂量	推荐用药频率
短效药物		
硝酸甘油（舌下）	0.3～0.6mg	按需
硝酸甘油（喷雾）	0.4mg（每喷）	按需
硝酸异山梨酯（舌下）	2.5～10mg	按需
长效药物		
硝酸异山梨酯		
口服	5～30mg	tid
长效	40mg	bid（早晨一次，7h 后另一次）
硝酸甘油软膏（2%）	0.5～2	qid（留有 7～10h 无药物效用的间期）
硝酸甘油皮肤贴剂	0.1～0.6mg/h	晨起应用，睡前去掉
单硝酸异山梨酯		
口服	20～40mg	bid（早晨一次，7h 后另一次）
长效	30～240mg	qd

糖尿病患者的低血糖症状。

钙通道阻滞剂（见表 126-1） 对于稳定型心绞痛、不稳定型心绞痛及冠状动脉痉挛均有效。联合其他抗心绞痛药物效果良好，但维拉帕米与 β 受体阻滞剂联用时需谨慎（药物叠加效应致心动过缓）。应用长效而非短效的钙通道阻滞剂，因后者可增加冠状动脉事件死亡率。

雷诺嗪 对于经上述标准药物方案治疗后，仍持续有心绞痛的患者，考虑加用雷诺嗪 500～1000mg PO bid，可减少心绞痛发作和改善运动耐量，而不影响血压与心率。雷诺嗪禁用于以下患者：肝功能损害、QT_c 间期延长或合用其他可抑制本药代谢的药物（如：酮康唑、大环内酯类抗生素、HIV 糖蛋白酶抑制剂、地尔硫䓬和维拉帕米）。

阿司匹林 75～325mg/d 可降低慢性稳定型心绞痛、陈旧性心肌梗死和无症状男性患者的心肌梗死发生率。无禁忌证（消化道出血或过敏）的 CAD 患者均推荐使用。无法耐受阿司匹林的个体，可考虑氯吡格雷 75mg/d。

CAD 合并左心室射血分数<40%、高血压、糖尿病或慢性肾功能不全的患者，推荐联合使用血管紧张素转化酶抑制剂。

机械血运重建 用作辅助措施，不能取代危险因素控制与药物治疗。

经皮冠状动脉介入术（PCI） 球囊扩张技术，通常伴随冠状动脉内置入支架，适用于解剖结构适宜的自身血管或桥血管狭窄，缓解心绞痛较药物治疗更为显著。目前未能证实 PCI 可降低慢性稳定型心绞痛患者心肌梗死的发生率和死亡率；不应当用于症状轻微或无症状的患者。PCI 术后 95% 患者其心绞痛症状可缓解；然而，单纯球囊扩张的患者再狭窄的发生率为 30%～45%；置入金属裸支架约为 20%，但置入药物涂层支架仅为 <10%。随着延长抗血小板治疗［长期阿司匹林，联合氯吡格雷或其他血小板腺苷二磷酸（ADP）受体拮抗剂至少 12 个月］，药物涂层支架有病例发生晚期支架内血栓。

冠状动脉旁路移植术（CABG） 适用于药物治疗无效或无法耐受药物治疗（且病变不适于 PCI 干预）或冠状动脉病变程度较重（如：左主干、三支病变伴左心室功能减损）的患者。2 型糖尿病合并多支血管病变患者，CABG 联合最优药物治疗对于预防主要冠状动脉事件优于单纯药物治疗。

PCI 和 CABG 各自优劣势总结于表 130-3。

■ 变异型心绞痛（冠状动脉痉挛）

冠状动脉局灶性、间歇性痉挛；痉挛部位附近多合并动脉粥样硬化病变。胸部不适症状与心绞痛类似，但程度更重，且通常于静息时发作，伴有 ST 段一过性抬高。痉挛诱发的缺血可引起急性心肌梗死或恶性心律失常。其评估检查包括不适时观察心电图 ST 段一过性抬高；冠状动脉造影下激发试验（如静脉注射乙酰胆碱）可确定诊断。治疗主要包括长效硝酸酯类药物及钙通道阻滞剂。冠状动脉解剖正常的患者预后优于冠状动脉存有固定狭窄者。

表 130-3　多支血管病变血运重建策略的比较

	优势	劣势
经皮冠状动脉血运重建	创伤较小 住院时间短 初始费用较低廉 有效缓解症状	再狭窄需重复操作 可能血运重建不完全 受限于冠状动脉解剖情况
冠状动脉旁路移植术	心绞痛复发率较低 可实现完全血运重建	费用高昂 有远期移植血管闭塞及再次手术的风险 有外科手术并发症及死亡风险

资料来源：*Modified from DP Faxon, in GA Beller（ed），Chronic Ischemic Heart Disease, in E Braunwald（series ed），Atlas of Heart Disease, Philadelphia, Current Medicine, 1994.*

更多内容详见 HPIM-18 原文版：Antman EM, Selwyn AP, Loscalzo J：Ischemic Heart Disease, Chap. 243, p. 1998.

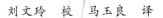

第 131 章
心动过缓

刘文玲 校 马玉良 译

缓慢性心律失常来自于：①冲动起源异常（窦房结功能障碍）；②心电传导受损（如房室传导阻滞）。

■ 窦房（SA）结功能障碍

病因可为自身因素，包括退行性变、缺血、炎症、浸润性病变（如淀粉样变性）及罕见的钠通道或起搏电流基因突变；或外在因素，包括药物（β受体阻滞剂、钙通道阻滞剂、地高辛）、自主神经功能紊乱及甲状腺功能减退症。

患者发作心动过缓时，可出现疲劳、乏力、头晕及晕厥等表现；部分病态窦房结综合征（SSS）患者合并阵发性心动过速时，可出现心悸或心绞痛症状。

诊断

心电图提示窦性心动过缓（窦性心律，频率＜60 次/分），心率无法随运动增快，窦性停搏，或传导障碍。在 SSS 的患者中，可有阵发性的心动过速（如心房颤动/扑动）。长程心电监测（24h Holter 或 30 天事件/环路记录器）有助于发现这些异常。需借助有创性电生理检查以确定诊断的情况较少。

治疗　窦房结功能障碍

去除或治疗外在因素，如停用相关药物或治疗甲状腺功能减退症。此外，对于症状性心动过缓植入永久人工心脏起搏器。针对 SSS 患者，合并心房颤动或扑动的治疗参见第 132 章。

■ 房室（AV）传导阻滞

心房到心室的传导受损可能是结构性和永久性的，或是可逆的

（如自主神经因素、代谢性疾病或与药物相关），见表 131-1。

一度（见图 131-1A）

恒定延长的 PR 间期（＞0.20s）。见于正常患者，或继发于迷走神经张力增高或药物（如 β 受体阻滞剂、地尔硫䓬、维拉帕米、地高辛）；一般无需治疗。

表 131-1　房室传导阻滞的原因

自主神经因素	
颈动脉窦过敏	血管迷走性反射
代谢/内分泌疾病	
高钾血症	甲状腺功能减退症
高镁血症	肾上腺皮质功能不全
药物相关	
β 受体阻滞剂	腺苷
钙通道阻滞剂	抗心律失常药物（Ⅰ类和Ⅲ类）
洋地黄	锂离子
感染性疾病	
心内膜炎	结核
莱姆病	白喉
Chagas 病	弓形体病
梅毒	
遗传性/先天性疾病	
先天性心脏病	Kearns-Sayre 综合征（OMIM ♯530000）
妊娠合并 SLE	强直性肌营养不良
炎症性疾病	
SLE	MCTD
类风湿关节炎	硬皮病
浸润性疾病	
淀粉样变性	血色素沉着病
结节病	
肿瘤/外伤	
淋巴瘤	辐射
间皮瘤	导管消融
黑色素瘤	
退行性变	
Lev 病	Lenègre 病
冠状动脉疾病	
急性心肌梗死	

缩略词：MCTD，混合型结缔组织病；OMIM，在线人类孟德尔遗传数据库；SLE，系统性红斑狼疮

传导障碍

A. 一度房室传导阻滞

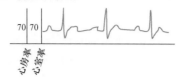

B. 二度房室传导阻滞

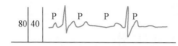

C. 三度房室传导阻滞
（完全性房室传导阻滞）

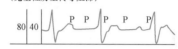

D. 文氏现象

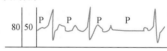

图 131-1　缓慢性心律失常（资料来源：*Modified from BE Sobel，E Braunwald：HPIM-9，p. 1052.*）

二度（见图 131-1B）

莫氏 I 型（文氏）

窄 QRS 波，呈周期性 PR 间期逐渐延长，直至 P 波无法下传，发生心室波群脱落，之后反复出现（图 131-1D）。见于药物中毒（洋地黄、β 受体阻滞剂），迷走张力增高，下壁心肌梗死。一般为短暂性发作，无需治疗；如有症状，可使用阿托品（0.6mg IV，重复 3～4 次）或临时起搏器。

莫氏 II 型

固定的 PR 间期伴有心搏脱落，呈 2：1、3：1 或 4：1 的形式；QRS 波群往往增宽；见于心肌梗死或退化性传导系统疾病；较莫氏 I 型更为严重，可能突然进展为完全性房室传导阻滞；需植入永久起搏器。

三度（完全性房室传导阻滞）（见图 131-1C）

心房到心室的传导完全中断，心房和心室各自除极。见于心肌梗死、洋地黄中毒或传导系统退化性变。除非具有可逆性病因（如药物相关或心肌梗死时短暂性发作不伴随束支传导阻滞），否则往往需植入永久起搏器。

更多内容详见 HPIM-18 原文版：SpraggDD，TomaselliGF：The Bradyarrhythmias，Chap. 232，p. 1867.

第 132 章
快速性心律失常

刘元生　校　马玉良　译

快速性心律失常既可发生于结构性心脏病也可发生于非结构性心脏病，其中前者更为严重。以下情况可以诱发心律失常，包括：①心肌缺血；②心力衰竭；③低氧血症；④高碳酸血症；⑤低血压；⑥电解质紊乱［如低钾血症和（或）低镁血症］；⑦药物中毒（地高辛及延长 QT 间期的药物）；⑧咖啡因摄入；⑨乙醇摄入。

诊断

心电图检查证据，包括缺血性改变（第 120 章）、QT 间期延长或缩短、沃尔夫-帕金森-怀特（Wolff-Parkinson-White，WPW）综合征（见下文），或 Brugada 综合征典型的 $V_1 \sim V_3$ 导联 ST 段抬高改变。快速性心律失常的诊断参见图 132-1 和表 132-1，识别出心房激动以及 P 波和 QRS 波群之间的关系。为了辅助诊断，可进行如下操作：

- 记录 Ⅱ、aVF 或 V_1 导联的长程心电图。双倍电压下行心电图检查可使 P 波更易识别。
- 附加心电图导联（如右胸导联）有助于 P 波的识别。另外，可在颈动脉窦按摩过程中记录心电图（表 132-1）。*注意：不可同时按摩双侧颈动脉窦。*
- 对症状间歇发作者，考虑 24h Holter 监测（如果症状每天发作），也可予激活式或持续事件记录器描记长达 2～4 周，而如果患者发作很少但症状却非常严重，可考虑植入环路记录器。除此，标准的运动试验也可用于诱发心律失常而实现诊断的目的。

宽 QRS 波群的快速性心律失常可为室性心动过速或室上性心动过

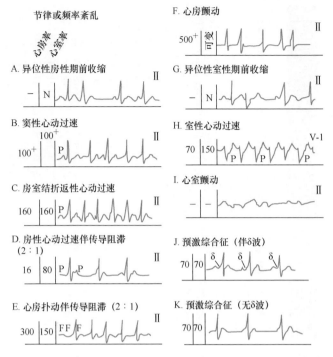

图 132-1 快速性心律失常（资料来源：*Modified from BE Sobel，E Braun-wald：HPIM-9. p. 1052.*）

速伴差异性传导。其中，提示诊断室性心动过速的线索包括：①房室分离；②QRS 波＞0.14s；③QRS 波电轴右偏；④颈动脉窦按摩无效；⑤QRS 波群形态不呈典型右束支传导阻滞或左束支传导阻滞表现，且相似于既往出现的室性期前收缩波（表 132-2）。

治疗 快速性心律失常（表 132-1 和表 132-3）

纠正诱发因素（如上所述）。如果患者出现血流动力学异常（心绞痛、低血压、充血性心力衰竭），需立即电复律。

窦性心动过速勿予转复，对疑似地高辛中毒者治疗需谨慎。启动表格内列举的药物治疗，监测心电图各时限变化（特别是 QRS 波群和 QT 间期）。对于肝或肾功能不全的患者，应按照表 132-3 所提示的药物剂量减量应用。药物疗效可通过心电图（或 Holter）监测和激发试验确定，特殊情况下可采用侵入性电生理检查。

表132-1 常见心律失常的临床和心电图特征

节律	图例(图132-1)	心房率	特征	颈动脉窦按摩	诱发条件	初始治疗
窄QRS波群						
房性期前收缩	A	—	P波形态异常；QRS波时限正常	—	可在正常情况下，或发生于焦虑，充血性心力衰竭，低氧血症，咖啡因摄入，电解质紊乱（K^+↓、Mg^{2+}↓）	去除诱因；缓解症状：β受体阻滞剂
窦性心动过速	B	100~160	P波形态正常	心率逐渐减慢	发热、焦虑、脱水、充血性心力衰竭、甲状腺功能亢进症及慢性阻塞性肺疾病	去除诱因；缓解症状：β受体阻滞剂
房室结心动过速（折返性）	C	120~250	P波消失或呈逆行P波	可突然转复为窦性心律（或无效）	可以出现于健康人群	迷走神经刺激；如果无效：腺苷、维拉帕米、β受体阻滞剂 或 电复律（100~200J）。预防复发：β受体阻滞剂、维拉帕米、地尔硫䓬、地高辛、IC类药物或导管消融
房性心动过速	D	130~200	P波形态不同于窦性P波；可能发生房室传导阻滞；自律性发作，最初几跳频率呈"温醒现象"	发生房室传导阻滞↑	洋地黄中毒；肺部疾病；心脏外科术后的瘢痕	如果是洋地黄中毒：停用地高辛、纠正血钾。如果不是地高辛中毒：使用β受体阻滞剂、维拉帕米或地尔硫䓬减慢心率，可尝试静脉普鲁卡因胺或胺碘酮转复；如果无效、进行电复律或导管消融

心律失常		频率(次/分)	心电图特征		病因	治疗
心房扑动	E	260~300	"锯齿样"扑动波;房室传导阻滞2:1、4:1传导阻滞	心室率↑伴心室率↓	二尖瓣疾病、高血压、肺栓塞、心包炎、心脏外科术后、甲状腺功能亢进症、乙醇效应或特发性疾病	1. 减慢心室率:β受体阻滞剂、维拉帕米、地尔硫䓬或地高辛 2. 转复为正常窦性心律(如果是慢性房扑动,需抗凝后转复)。电转复(心房扑动为50~100J,心房颤动为100~200J)或药物转复。III类或I A类药物
心房颤动	F	>350	P波消失;QRS间期不规则	心室率↓		心房快速起搏可终止心房扑动。IC类、III类或I A类药物 颤消融对预防复发非常有效
多源性房性心动过速		100~150	3种以上不同形态的P波,伴长短不等的PR间期	无效	严重呼吸功能衰竭	治疗基础肺疾病;可使用帕米减慢心室率;IC类药物或胺碘酮可能减少发作
宽 QRS 波群						
室性期前收缩	G		两次正常心搏间呈完全性代偿间歇	无效	冠状动脉疾病、心肌梗死、充血性心力衰竭、低氧血症、低钾血症、洋地黄中毒、长QT间期(先天性或药物相关性)	无需治疗;如果有症状,可使用β受体阻滞剂以缓解症状
室性心动过速	H		QRS波群频率在100~250次/分;节律稍不齐	无效		如果血流动力学不稳定:电转复/除颤(单相≥200J单相或双相100J)或者,立即静脉给予:胺碘酮、利多卡因、普鲁卡因胺;长期处置:考虑植入ICD 无结构性心脏病的患者(如流出道局灶性室性心动过速,可能对β受体阻滞剂或维拉帕米有反应

表 132-1 常见心律失常的临床和心电图特征（续）

节律	图例（图132-1）	心房率	特征	颈动脉窦按摩	诱发条件	初始治疗
加速性室性自主心律（AIVR）			渐进加速和减慢；QRS波群频率在40~120次/分		急性心肌梗死、可卡因、心肌炎	常无特效治疗；为了缓解症状，可使用阿托品或心房起搏
心室颤动	I		仅有不稳定的电活动	无效		立即除颤
尖端扭转型室性心动过速			室性心动过速伴有QRS波振幅呈正弦波样振荡	无效	QT间期延长（先天性或药物相关性）	静脉注射镁制剂（1~2g团注）；超速起搏；对心动过速依赖性尖端扭转型室性心动过速（除外冠状动脉疾病者），可使用异丙肾上腺素；利多卡因。禁忌使用延长QT间期的药物
室上性心动过速伴室内差异性传导			P波呈典型的室上性节律；由于室内传导部分通过不应期通道而形成宽QRS波群		各类型室上性节律的病因分别见上述；快速性心房颤动伴宽QRS波群可见于合并预激综合征（WPW综合征）时	分别与各类型室上性节律的治疗相同；如果心室率过快（>200次/分），其治疗同WPW综合征（见正文）

缩略词：ICD，埋藏式心脏复律除颤器

a 抗心律失常药物的类别见表 132-3

表 132-2　宽 QRS 波心动过速

支持室性心动过速诊断的心电图标准

1. 房室分离

2. QRS 波时限：＞0.14s 呈 RBBB 形态
　　　　　　　　＞0.16s 呈 LBBB 形态

3. QRS 波电轴：RBBB 形态伴电轴左偏
　　　　　　　　LBBB 形态伴电轴极度左偏（无人区电轴）

4. 胸导联 QRS 波群形态一致

5. QRS 波群形态的类型
　RBBB：V_1 导联呈单相或双相波群
　　　　　V_6 导联呈 RS 型（仅在电轴左偏时）或 QS 型

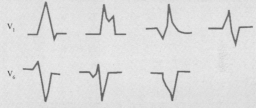

　LBBB：V_1 或 V_2 导联宽 R 波时限≥0.04s
　　　　　V_1 或 V_2 导联 QRS 波起点到 S 波最低点时限≥0.07s
　　　　　V_1 或 V_2 导联 S 波的下降支有顿挫
　　　　　V_6 导联有 Q 波

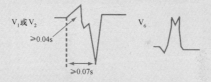

缩略语：LBBB，左束支传导阻滞；RBBB，右束支传导阻滞

　　抗心律失常药物均潜在毒副作用，包括致室性心律失常，特别是在左心功能不全和具有持续性室性心律失常病史的患者。药物诱发的 QT 间期延长及尖端扭转型室性心动过速（表 132-1）最常见于使用ⅠA 和Ⅲ类抗心律失常药物者；如果 QTc 间期（QT 间期除以 RR 间期的平方根）延长＞25%，应予以停药。对于心肌梗死后的无症状性室性心律失常患者，应避免使用抗心律失常药物，因其可增加死亡率。

　　慢性心房颤动（AF）　评估潜在的基础病因（如甲状腺功能亢进症、二尖瓣狭窄、乙醇摄入过度、肺动脉栓塞）。发生卒中的高危患者（如风湿性二尖瓣疾病、脑血管意外或短暂性脑缺血发作病

表 132-3　抗心律失常药物

药物	负荷剂量	维持剂量	副作用	排泄
I A 类				
硫酸奎尼丁		PO：200～400mg q6h	腹泻、耳鸣、QT间期延长、低血压、贫血、血小板减少	肝
葡萄糖酸奎尼丁		PO：324～628mg q8h		肾和肝
普鲁卡因胺	IV：15mg/kg>60min		恶心、狼疮样综合征、粒细胞缺乏症、QT间期延长	肾和肝
缓释释放		PO：500～1000mg q4h		
		PO：1000～2500mg q12h		
丙吡胺		PO：100～300mg q6～8h	心肌抑制、房室传导阻滞、QT间期延长、抗胆碱能作用	肾和肝
缓释释放		PO：200～400mg q12h		
I B 类				
利多卡因	IV：1mg/kg团注，随后 0.5mg/kg推注，每8～10min 1次，达到总量3mg/kg	IV：1～4mg/min	意识模糊、抽搐发作、呼吸骤停	肝
美西律		PO：150～300mg q8～12h	恶心、震颤、步态不稳	肝
I C 类				
氟卡尼		PO：50～200mg q12h	恶心、室性心律失常恶化、PR间期和QRS波时限延长	肝和肾
普罗帕酮		PO：150～300mg q8h		肝
II 类				
美托洛尔	IV：5～10mg 每5min×3	PO：25～100mg q6h	充血性心力衰竭、心动过缓、房室传导阻滞、支气管痉挛	肝

药物	负荷剂量	维持剂量	不良反应	清除
艾司洛尔	IV：500μg/kg>1min	IV：50μg/（kg·min）		
Ⅲ类				
胺碘酮	PO：800～1600mg 每日1次×1～2周，然后 400～600mg/d×3周 IV：150mg>10min	PO：100～400mg qd IV：1mg/min×6h，然后 0.5mg/min	甲状腺功能异常、肺间质纤维化、肝炎、皮肤青紫	肝
伊布利特	IV（≥60kg）：1mg>10min，10min后可以重复	—	尖端扭转型室性心动过速	肝
多非利特		PO：125～500μg bid	尖端扭转型室性心动过速、头痛、眩晕	肾
索他洛尔		PO：80～160mg q12h	乏力、心动过缓、室性心律失常恶化	肾
屈奈达隆		PO：400mg q12h	心动过缓、房室传导延迟、QT间期延长、胃肠道不适	肝
Ⅳ类				
维拉帕米	IV：2.5～10mg>3～5min	IV：2.5～10mg/h PO：80～120mg q6～8h	房室传导阻滞、充血性心力衰竭、低血压、便秘	肝
地尔硫䓬	IV：0.25mg/kg>3～5min（最大剂量20mg）	IV：5～15mg/h PO：30～60mg q6h	房室传导阻滞、低血压	肝
其他				
地高辛	PO或IV：0.75～1.5mg>24h	PO或IV：0.125～0.25mg qd	恶心、房室传导阻滞、室性和室上性心律失常	肾
腺苷	IV：6mg 快速团注；如果无效随后12mg 团注	—	一过性低血压或心房静止	—

史、高血压、糖尿病、心力衰竭、年龄＞75 岁、左心房直径＞5.0cm 患者），应给予抗凝治疗，可使用华法林（维持 INR 2～3），或对于非瓣膜病相关性 AF 患者，亦可使用无需监测凝血酶原时间的新型抗凝药，如达比加群 150mg bid［肌酐清除率（CrCl）在 30～50ml/min 时 75mg bid；如果 CrCl＜30ml/min，则避免使用］；或晚餐伴服利伐沙班 20mg/d（CrCl 在 15～50ml/min 时15mg/d；如果 CrCl＜15ml/min，则避免使用）。对于无上述高危因素的患者或禁忌全身抗凝治疗的患者，可以阿司匹林 325mg/d替代。

控制心室率可使用 β 受体阻滞剂、钙通道阻滞剂（维拉帕米、地尔硫草），或地高辛（目标心率为静息时 60～80 次/分，轻度活动时＜100 次/分）。

抗凝治疗≥3 周后可考虑行电转复（100～200J），若经食管超声证实左心房无血栓亦可立即进行电转复，特别是对于经心室率控制后仍存有症状的患者。此外，电转复前应用ⅠC 类、Ⅲ类或ⅠA 类抗心律失常药物有助于转复成功后窦性心律维持。其中，无结构性心脏病患者优选ⅠC 类药物（图 132-3），而对左心功能不全或冠状动脉疾病患者，推荐使用Ⅲ类药物（图 132-2）。建议抗凝治疗在转复成功后至少维持 3 周。

对于药物治疗无效的患者，若其有反复症状性 AF 发作，可考虑导管消融治疗（肺静脉隔离）。

■ 预激综合征（WPW 综合征）

电冲动通过心房和心室间的旁路进行传导。基线心电图（未发作时）呈现典型的 PR 间期缩短和 QRS 波群升支顿挫（"δ"波）（图 132-1J）。其相关的快速性心律失常包括以下两种类型：

- 窄 QRS 波心动过速（经房室结顺向传导）。谨慎地应用静脉腺苷或 β 受体阻滞剂、维拉帕米或地尔硫草治疗（表 132-2）。
- 宽 QRS 波心动过速（经旁路顺向传导）；也可能与合并快速心室率（＞250 次/分）的心房颤动相关，可演变为心室颤动。若出现血流动力学不稳定，立即电转复；否则，静脉注射普鲁卡因胺或伊布利特（表 132-3），而非地高辛、β 受体阻滞剂或维拉帕米。

长期预防发作可考虑旁路导管消融。

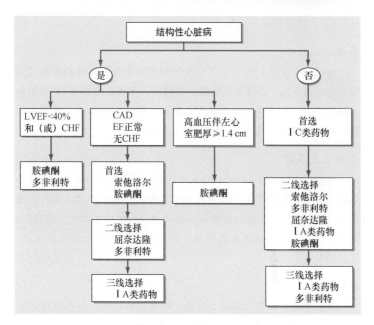

图 132-2　预防心房颤动复发推荐选择的抗心律失常药物。参见表 132-3 对ⅠA 和ⅠC 类药物的定义。ⅠC 和ⅠA 类药物以及多非利特应联合一种房室结阻滞剂（β 受体阻滞剂、钙通道阻滞剂或地高辛）。LVEF，左心室射血分数；CHF，充血性心力衰竭；CAD，冠状动脉疾病；EF，射血分数

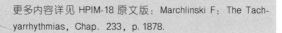

更多内容详见 HPIM-18 原文版：Marchlinski F：The Tachyarrhythmias, Chap. 233, p. 1878.

第 133 章
心力衰竭与肺源性心脏病

吴彦　校　仁晖　译

心力衰竭

定义

　　心脏结构和（或）功能异常导致出现临床症状（如呼吸困难、疲劳）及体征（如水肿、肺部啰音），住院，生活质量下降，以及生存时间缩短。明确原发的基础心脏疾病及急性充血性心力衰竭

（CHF）的诱发因素极为重要。

基础心脏疾病

包括：①导致心室收缩功能受抑制和射血分数降低的疾病（如冠心病、高血压、扩张型心脏病、瓣膜病、先天性心脏病）；②射血分数保留的心力衰竭（如限制型心肌病、肥厚型心肌病、纤维化变性、心内膜疾病），也称为"舒张性心力衰竭"。

急性诱发因素

包括：①过多摄入 Na^+；②未依从心力衰竭药物治疗；③急性心肌梗死（可为隐匿性）；④高血压病情恶化；⑤急性心律失常；⑥感染和（或）发热；⑦肺动脉栓塞；⑧贫血；⑨甲状腺毒症；⑩妊娠；⑪急性心肌炎或感染性心内膜炎；⑫特定药物（如非甾体抗炎药、维拉帕米）。

症状

由于周围组织灌注不足（疲乏、呼吸困难）和心内充盈压增高（端坐呼吸、夜间阵发性呼吸困难、外周水肿）所致。

体格检查

颈静脉怒张、S_3、肺淤血（肺部啰音、胸腔积液处叩诊浊音）、外周水肿、肝大以及腹水。窦性心动过速非常常见。

在舒张功能不全的患者中常可闻及 S_4。

实验室检查

胸部 X 线可见心影增大、肺血流重新分布、Kerley B 线、胸腔积液。多普勒超声心动图可用于左心室收缩和舒张功能不全的评价。同时，超声心动图识别患者基础的瓣膜、心包疾病与先天性心脏病，以及典型冠状动脉疾病导致的局部心室壁运动异常。B 型脑钠肽（BNP）或 N 末端脑钠肽前体（Nt-pro-BNP）可鉴别心源性与肺源性呼吸困难（前者增高）。

可混淆诊断的临床情况

肺部疾病，包括慢性支气管炎、肺气肿和哮喘（第 138 章和第 140 章）；完善患者痰液检测，并评价胸部 X 线和肺功能检查的异常。其他可导致外周水肿的疾病，包括肝脏疾病、静脉曲张及周期性水肿，均不会导致颈静脉怒张。肾功能异常导致的水肿常伴有血清肌酐增高及尿液分析异常（第 42 章）。

治疗 心力衰竭 (见图 133-1)

旨在缓解症状，预防负性心肌重塑，并延长生存时间。表 133-1 概括了心力衰竭的治疗；其中，血管紧张素转化酶抑制剂 (ACEI) 和 β 受体阻滞剂是射血分数 (EF) 降低患者的治疗基石。一旦患者症状进展：

- 控制液体潴留：①限钠饮食（禁止摄入高盐食物，如薯片、罐头汤、培根、餐桌盐）；对于严重 CHF 患者要求更为严格（<2g NaCl/d）。如出现稀释性低钠血症，限制液体摄入（<1000ml/d）。②利尿药。袢利尿药，如呋塞米或托拉塞米（表 133-2）最为有效，且不同于噻嗪类利尿药，在 GFR <25ml/min 时仍然有效。联合袢利尿药和噻嗪类利尿药或美托拉宗可增强疗效。

  利尿期间每日测量体重，目标为体重下降 1～1.5kg/d。

- ACEI（表 133-2）：推荐作为 CHF 的标准初始治疗药物。已经证实 ACEI 可延长症状性 CHF 患者的寿命，延缓无症状性左心室功能不全的患者发生 CHF，并降低急性心肌梗死后心力衰竭的死亡率。ACEI 在容量不足的患者中可能导

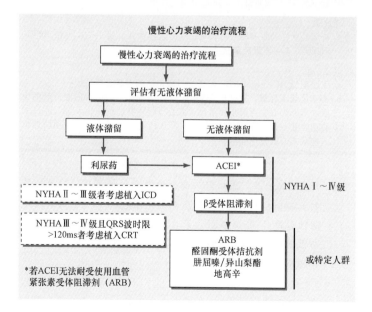

图 133-1 射血分数降低的慢性心力衰竭患者的治疗流程

表 133-1　心力衰竭的治疗

1. 一般治疗
   a. 限盐
   b. 无症状的心律失常避免使用抗心律失常药物
   c. 避免 NSAID
   d. 疫苗接种预防流感和肺炎球菌肺炎

2. 利尿药
   a. 适用于容量负荷超载的患者，以恢复正常颈静脉压及缓解水肿
   b. 每日监测体重以调整剂量
   c. 利尿药抵抗者，使用静脉制剂或联合两种利尿药（如呋塞米＋美托拉宗）
   d. 小剂量多巴胺可增加肾灌注血流

3. ACEI 或 ARB
   a. 适用于所有左心室收缩性心力衰竭或无症状左心室功能不全的患者
   b. 禁忌证：血钾＞5.5mmol/L，严重肾衰竭（如肌酐＞3mg/dl），双侧肾动脉狭窄，妊娠

4. β受体阻滞剂
   a. 适用 LVEF＜40％的症状性或无症状心力衰竭患者，联合使用 ACEI 和利尿药
   b. 禁忌证：支气管痉挛、症状性心动过缓或严重的传导阻滞及不稳定的心力衰竭

5. 醛固酮受体拮抗剂
   a. 心功能Ⅲ～Ⅳ级且 LVEF＜35％的心力衰竭患者可考虑使用
   b. 如 K^+＞5.0 或肌酐＞2.5mg/dl 避免使用

6. 洋地黄
   a. 持续症状性的收缩性心力衰竭患者（尤其合并心房颤动）可在 ACEI、利尿药、β受体阻滞剂基础上联合使用

7. 其他治疗
   a. 无法耐受 ACEI 或 ARB，可考虑口服硝酸酯类联合肼屈嗪
   b. 心功能Ⅲ或Ⅳ级，LVEF＜35％且 QRS 波时限＞120ms 的心力衰竭患者，可考虑心室再同步化治疗（双心室起搏器）
   c. 心功能Ⅱ～Ⅲ级且 LVEF＜30％～35％的心力衰竭患者考虑预防性植入埋藏式心脏复律除颤器

严重的低血压，因此需从最小的剂量起始用药（如卡托普利 6.25mg PO tid）。倘若患者无法耐受 ACEI（如咳嗽或血管性水肿），可以 ARB（表 133-2）替代。对于使用 ACEI 而出现高钾血症或肾功能不全的患者，可考虑肼屈嗪联合口服硝酸酯类替代。

- β受体阻滞剂（表 133-2）用于 LVEF＜40％的心力衰竭患者，并逐步加大剂量可改善患者症状及延长生存时间。患者

表 133-2　慢性心力衰竭的药物治疗（EF＜40%）

	初始剂量	最大剂量
利尿药		
呋塞米	20～40mg qd 或 bid	400mg/d[a]
托拉塞米	10～20mg qd 或 bid	200mg/d[a]
布美他尼	0.5～1.0mg qd 或 bid	10mg/d[a]
氢氯噻嗪	25mg qd	100mg/d[a]
美托拉宗	2.5～5.0mg qd 或 bid	20mg/d[a]
血管紧张素转化酶抑制剂（ACEI）		
卡托普利	6.25mg tid	50mg tid
依那普利	2.5mg bid	10mg bid
赖诺普利	2.5～5.0mg qd	20～35mg qd
雷米普利	1.25～2.5mg bid	2.5～5mg bid
群多普利	0.5mg qd	4mg qd
血管紧张素受体阻滞剂（ARB）		
缬沙坦	40mg bid	160mg bid
坎地沙坦	4mg qd	32mg qd
厄贝沙坦	75mg qd	300mg qd[b]
氯沙坦	12.5mg qd	50mg qd
β 受体阻滞剂		
卡维地洛	3.125mg bid	25～50mg bid
比索洛尔	1.25mg qd	10mg qd
缓释琥珀酸美托洛尔	12.5～25mg qd	靶剂量 200mg qd
其他药物		
螺内酯	12.5～25mg qd	25～50mg qd
依普利酮	25mg qd	50mg qd
肼屈嗪/硝酸异山梨酯	10～25mg/10mg tid	75mg/40mg tid
复方肼屈嗪/硝酸异山梨酯	37.5mg/20mg（1 片）tid	75mg/40mg（2 片）tid
地高辛	0.125mg qd	≤0.375mg/d[b]

[a] 逐渐增加剂量至缓解患者的充血性症状
[b] 靶剂量尚未明确

在使用 ACEI、利尿药稳定病情后，以低剂量起始，随后逐渐增加剂量［如卡维地洛 3.125mg bid，间隔两周加倍剂量至最大剂量 25mg bid（体重＜85kg 者）或 50mg bid（体重＞85kg 者）］。

- 醛固酮受体拮抗剂（螺内酯或依普利酮，见表133-2）联合标准治疗可降低严重心力衰竭患者的死亡率，同时其利尿效应也有利于缓解患者症状。推荐用于心功能Ⅲ～Ⅳ级且LVEF <35%的症状性心力衰竭患者。联合使用ACEI或血管紧张素受体阻滞剂（ARB）时需谨慎，以避免发生高钾血症。

- 地高辛适用于心力衰竭的如下情况：①严重收缩功能不全（左心室扩张、射血分数降低、S_3）；②心力衰竭合并心房颤动（AF）及快速心室率。不同于ACEI与β受体阻滞剂，地高辛并不延长心力衰竭患者的生存时间，但可降低患者住院率。地高辛不宜用于心包疾病、限制型心肌病或二尖瓣狭窄（除非出现AF）导致的CHF。肥厚型心肌病或房室传导阻滞患者禁忌使用地高辛。

  ◇ 地高辛给药剂量（0.125～0.25mg qd）取决于年龄、体重和肾功能，可通过血清地高辛浓度（维持<1.0ng/ml）来指导用药。

  ◇ 洋地黄中毒可因低钾血症、低氧血症、高钙血症、低镁血症、甲状腺功能减退症或心肌缺血诱发。中毒的早期征象包括厌食、恶心和乏力。心脏毒性包括室性期前收缩、室性心动过速和心室颤动，房性心动过速伴传导阻滞，窦性停搏和窦房传导阻滞，各种程度的房室传导阻滞。慢性洋地黄中毒可导致恶病质、男子乳腺发育、黄视或意识模糊。一旦发现洋地黄中毒，立即停药；维持血钾浓度在4.0～5.0mmol/L。阿托品（0.6mg IV）可能有效缓解心动过缓和房室传导阻滞；否则，需植入临时起搏器。严重药物过量可使用抗地高辛抗体解救。

- 血管扩张剂肼屈嗪（10～75mg tid）和硝酸异山梨酯（10～40mg tid）长期联合使用可使无法耐受ACEI和ARB的患者获益。在ACEI和β受体阻滞剂的基础上，以此共同组成标准治疗方案，也可使心功能Ⅱ～Ⅳ级的非洲裔美国心力衰竭患者获益。

- 对于病情严重的住院患者，一般需要使用静脉血管扩张剂（表133-3）。硝普钠用于体循环血管阻力显著增高的患者，可有效地同时扩张动静脉。硝普钠的代谢产物为硫氰酸盐，主要通过肾排泄。为了避免硫氰酸盐毒性（痫性发作、神志改变、恶心），肾功能不全或用药>2天的患者需监测其硫氰酸盐浓度。静脉注射奈西立肽（表133-3），即BNP的纯化制剂，可作为血管扩张剂降低患者肺毛细血管楔压及缓解急性失代偿性 CHF 患者的呼吸困难症状。但奈西立肽仅限用于顽固性心力衰竭。

- 静脉正性肌力药物（见表 133-3）适用于顽固性症状性心力衰竭或 CHF 急性加重的住院患者，以增加心排血量；但禁忌用于肥厚型心肌病。多巴酚丁胺可在不引起显著外周血管收缩及心动过速的情况下增加心排血量。小剂量的多巴胺 $[1\sim5\mu g/(kg \cdot min)]$ 可辅助利尿；较大剂量 $[5\sim10\mu g/(kg \cdot min)]$ 时主要呈现正性肌力作用；外周血管收缩在 $>10\mu g/(kg \cdot min)$ 的大剂量下最为显著。米力农 $[$负荷剂量 $50\mu g/kg$，然后以 $0.01\sim0.75\mu g/(kg \cdot min)$ 维持$]$ 不激活交感而兼具正性肌力与血管扩张作用。以上述及的血管扩张剂和正性肌力药物可同时使用以增强疗效。
- 急性失代偿性心力衰竭的初始治疗可依据患者的血流动力学情况（图 133-2），基于临床检查评价，或在必要时行有创性血流动力学监测：
  ◇ 情况 A "又暖又干"：症状由心力衰竭之外的情况引起（如急性缺血）。治疗其基础病因。

表 133-3 急性心力衰竭的药物治疗

	起始剂量	最大剂量
血管扩张剂		
硝酸甘油	$20\mu g/min$	$40\sim400\mu g/min$
硝普钠	$10\mu g/min$	$30\sim350\mu g/min$
奈西立肽	$2\mu g/kg$ 团注	$0.01\sim0.03\mu g/(kg \cdot min)$[a]
正性肌力药物		
多巴酚丁胺	$1\sim2\mu g/(kg \cdot min)$	$2\sim10\mu g/(kg \cdot min)$[b]
米力农	$50\mu g/kg$ 团注	$0.1\sim0.75\mu g/(kg \cdot min)$[b]
多巴胺	$1\sim2\mu g/(kg \cdot min)$	$2\sim4\mu g/(kg \cdot min)$[b]
左西孟旦	$12\mu g/kg$ 团注	$0.1\sim0.2\mu g/(kg \cdot min)$[c]
血管收缩剂		
多巴胺（低血压时）	$5\mu g/(kg \cdot min)$	$5\sim15\mu g/(kg \cdot min)$
肾上腺素	$0.5\mu g/(kg \cdot min)$	$50\mu g/(kg \cdot min)$
去氧肾上腺素	$0.3\mu g/(kg \cdot min)$	$3\mu g/(kg \cdot min)$
血管加压素	$0.05U/min$	$0.1\sim0.4U/min$

[a] 一般 $<4\mu g/(kg \cdot min)$
[b] 兼具血管扩张效应的强心药
[c] 在美国以外地区被认可用于治疗急性心力衰竭

左心室灌注压升高？

		否	是
↓CO? ↑SVR?	否	情况A "又暖又干"	情况B "又暖又湿"
	是	情况L "又冷又干"	情况C "又冷又湿"

图 133-2　急性心力衰竭患者血流动力学特征。CO，心排血量；SVR，体循环血管阻力。（资料来源：*Modified from Grady et al*：*Circulation 102*：*2443*，*2000.*）

◇ 情况 B"又暖又湿"：使用利尿药和血管扩张剂治疗。

◇ 情况 C"又冷又湿"：使用静脉血管扩张剂和强心药治疗。

◇ 情况 L"又冷又干"：如确定低灌注压（PCW＜12mmHg），可考虑补液试验。

● 慢性心力衰竭患者，心功能Ⅱ～Ⅲ级且 LVEF＜30％～35％，可考虑预防性植入埋藏式心脏复律除颤器（ICD）。LVEF＜35％，顽固性 CHF（NYHA 分级Ⅲ～Ⅳ级）且 QRS 波＞120ms 的患者，可考虑双心室起搏器（心脏再同步化治疗），并同时联合 ICD。病情严重的患者，其预期寿命＜6 个月，且严格符合标准者，可作为心室辅助装置或心脏移植的候选者。

● 以舒张性心力衰竭为主的患者，其治疗重点是限盐及利尿。β受体阻滞剂和 ACEI 可抑制神经内分泌激活而使患者获益。

肺源性心脏病

原发的肺部疾病导致右心室扩大，造成右心室肥大并最终发生右心室衰竭。其病因包括：

● 肺实质或气道疾病导致低氧性血管收缩，如慢性阻塞性肺疾病（COPD）、间质性肺病、支气管扩张、囊性纤维化（第 140 章和第 143 章）。

● 肺血管阻塞，如反复发生的肺动脉栓塞、肺动脉高压（PAH）（第 136 章）、血管炎、镰状细胞贫血。

● 机械性通气不足（慢性低通气），如脊柱侧弯、神经肌肉疾病、严重肥胖、睡眠呼吸暂停（第 146 章）。

症状

取决于其基础疾病，多有呼吸困难、咳嗽、疲劳，以及痰液增多（肺实质疾病）。

体格检查

呼吸急促，胸骨左缘可触及右心室搏动，闻及 P_2 亢进及胸骨右缘 S_4；发绀，晚期患者可出现杵状指。倘若发展为右心室衰竭，出现颈静脉压增高、肝大伴有腹水、足部水肿；常有三尖瓣反流杂音（第 119 章）。

心电图

右心室肥大，右心房增大（第 120 章）；常见快速性心律失常。

影像学检查

胸部 X 线提示右心室增大和肺动脉增宽；如存在 PAH，可见外周肺动脉血管纹理显得纤细。胸部 CT 可辨识肺气肿、间质性肺病和急性肺动脉栓塞，肺通气/灌注（V/Q）扫描可用于诊断慢性血栓栓塞。肺功能检查和动脉血气可分析肺部疾病的内在特征。

超声心动图

右心室肥大，左心室功能基本正常。可通过多普勒法测量三尖瓣反流估算右心室收缩压。倘若因肺内残存气体而导致超声影像显示不清，可应用 MRI 评价右心室容积和室壁厚度。

右心导管检查

可确诊肺动脉高压并排除左心衰竭。

治疗　肺源性心脏病

针对其基础肺病，可给予包括支气管扩张剂、抗生素、吸氧及无创机械通气等措施治疗。对于肺动脉高压的患者，肺动脉扩张剂可降低右心室后负荷而带来获益（第 136 章）。肺动脉栓塞的相关治疗详见第 142 章。

若出现右心室衰竭，治疗同左心衰竭，给予低盐饮食并使用利尿药；地高辛是否获益尚未明确，需谨慎予以使用（低氧、高碳酸血症、酸中毒可增加洋地黄毒性）。严密监测下使用袢利尿药，以避免严重代谢性碱中毒而钝化呼吸驱动力。

更多内容详见 HPIM-18 原文版：Mann DL, Chakinala M: Heart Failure and CorPulmonale, Chap. 234, p. 1901.

第 134 章
主动脉疾病

陈红　校　李忠佑　译

主动脉瘤

胸主动脉或腹主动脉的异常扩张。升主动脉瘤多继发于主动脉中膜囊性坏死（如马方综合征、Ⅳ型 Ehlers-Danlos 综合征），在胸降主动脉及腹主动脉则主要为动脉粥样硬化导致。其余少见病因包括感染（如梅毒、结核、真菌）及血管炎（如大动脉炎、巨细胞动脉炎）。

病史

临床可表现隐匿，但胸主动脉瘤也可导致胸部深部弥漫性疼痛、吞咽困难、声嘶、咯血、干咳，腹主动脉瘤可造成腹痛或下肢动脉血栓栓塞。

体格检查

腹主动脉瘤通常可在体表脐周的区域被触及。升主动脉瘤的患者可能具有马方综合征的特征性表现（Chap. 363，HPIM-18）。

辅助检查

胸部 X 线异常（主动脉影增大）提示胸主动脉瘤，可通过超声心动图、增强 CT 或 MRI 确诊。腹主动脉瘤可通过腹平片（边缘钙化）、超声、CT、MRI 或主动脉造影确诊。若临床中存疑，应对患者进行梅毒血清学检测，尤其当检查提示升主动脉瘤内具有薄层钙化时。

治疗　主动脉瘤

药物控制高血压极为重要（第 126 章），通常应包括一种 β 受体阻滞剂。现有研究提示抑制肾素-血管紧张素系统（如使用 ARB 类药物缬沙坦），可通过阻断 TGF-β 信号通路而减缓马方综合征的主动脉扩张。巨大动脉瘤（升主动脉瘤直径＞5.5～6cm，胸降主动脉瘤＞6.5～7cm，腹主动脉瘤＞5.5cm），尽管血压获得控制但持续性疼痛或有证据显示瘤体迅速扩张，均可外科手术切除动脉瘤。在马方综合征或二叶主动脉瓣畸形的患者中，胸主动脉瘤＞5cm 也是外科修复术的指征。一些胸降主动脉瘤及腹主动脉瘤的患者，也可选择微创腔内修复术。

主动脉夹层（图 134-1）

主动脉内膜撕裂导致血流进入血管壁内，造成主动脉剥离或者破裂而危及生命的疾病；既可累及升主动脉（Ⅱ型）或降主动脉（Ⅲ型），也可二者皆受累（Ⅰ型）。还有一种常用的分型方法：A 型——累及升主动脉；B 型——仅累及主动脉弓和（或）降主动脉。累及升主动脉的主动脉夹层是最致命的类型。急性主动脉综合征的其他异质性疾病包括无内膜瓣的主动脉壁内血肿和主动脉穿透性动脉粥样硬化性溃疡。

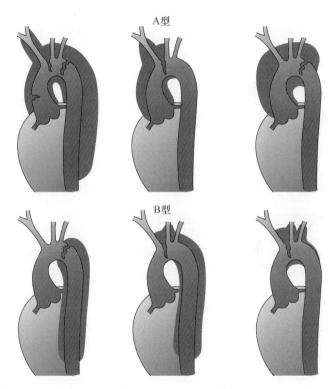

图 134-1 主动脉夹层的分型。Stanford 分型，上横排图例为 A 型夹层——无论其内膜破裂处位置及受累范围如何，只要累及升主动脉均归属此型；下排为 B 型夹层——累及范围仅限于主动脉弓和（或）降主动脉，而不累及升主动脉。DeBakey 分型，其中Ⅰ型累及范围自升主动脉到降主动脉（左上图）；Ⅱ型累及范围仅限于升主动脉或主动脉弓（中上图及右上图）；Ⅲ型仅累及降主动脉（左下图）［资料来源：*From DCMiller*，*in RM Doroghazi*，*EE Slater* (*eds.*)，*Aortic Dissection. New York*，*McGraw-Hill*，*1983.*］

病因

升主动脉夹层与高血压、囊性中膜坏死、马方综合征、Ⅳ型 Ehlers-Danlos 综合征相关，降主动脉夹层通常与动脉粥样硬化及高血压相关。主动脉缩窄、二叶主动脉瓣畸形的患者发生率增高，也见于妊娠晚期的健康女性。

症状

骤然发生的前胸及后背部剧烈疼痛，呈"撕裂样"感；剧痛部位可随着夹层的扩展蔓延。其余症状与主动脉分支血管阻塞（卒中、心肌梗死）相关，并可出现呼吸困难（急性主动脉瓣反流）或由于心脏压塞时（夹层破裂至心包腔内）导致低心排血量。

体格检查

窦性心动过速很常见；若发生心脏压塞，则可出现低血压、奇脉、心包摩擦音；颈动脉及肱动脉的搏动不对称、主动脉瓣反流，还可能出现伴随颈动脉血流受阻的神经系统异常。

辅助检查

胸部 X 线可见纵隔增宽；CT、MRI 及经食管超声心动图检查均可确诊夹层。这些无创技术的敏感性＞90％，因此极少需主动脉造影。

治疗　主动脉夹层

使用静脉制剂降低心肌收缩力及维持收缩压在 100～120mmHg（表 134-1），例如硝普钠联合一种 β 受体阻滞剂（如美托洛尔、拉贝洛尔、艾司洛尔，靶心率为 60 次/分），并序贯口服药物治疗。存在 β 受体阻滞剂禁忌证时，可选择静脉使用维拉帕米或地尔硫䓬（见表 132-3）。避免使用直接血管扩张药（如肼屈嗪），因其会增加血管剪切力。累及升主动脉的夹层（A 型）需急诊手术修复；若患者可通

表 134-1　主动脉夹层的治疗

首选方案	剂量
硝普钠	$20～400\mu g/min$ 静脉
联合一种 β 受体阻滞剂：	
普萘洛尔或	0.5mg 静脉；然后 1mg 每 5min，至总量 0.15mg/kg
艾司洛尔或	$500\mu g/kg$ 静脉＞1min；然后 $50～200\mu g/(kg \cdot min)$
拉贝洛尔	20mg 静脉＞2min；然后 40～80mg 每 10～15min 至最大总剂量 300mg

过药物治疗稳定病情，则可行限期手术。降主动脉的夹层可通过口服降压药物（如β受体阻滞剂）稳定病情（维持收缩压在110～120mmHg）；除非患者持续疼痛或夹层扩大（经每6～12个月连续的CT或MRI检查发现），否则一般不需外科修复手术。

其他主动脉异常

腹主动脉粥样硬化性狭窄

最常见于糖尿病及吸烟患者，症状包括臀部和大腿的间歇性跛行、阳痿（Leriche综合征）、股动脉及其他末梢动脉搏动消失。可通过无创的腿部压力测定以及多普勒血流速分析提示病变，并由MRI、CT或主动脉造影确诊。经导管血管腔内治疗或主动脉-股动脉旁路术可改善患者症状。

大动脉炎（无脉症）

年轻女性中主动脉及其主要分支的动脉炎。患者常表现为食欲不振、体重下降、发热和盗汗。其局部症状与主动脉分支的狭窄相关（脑缺血、跛行、上肢脉搏消失）。ESR及C-反应蛋白升高，可通过主动脉造影确诊。糖皮质激素及免疫抑制剂治疗可能使患者获益。

更多内容详见 HPIM-18 原文版：Creager MA, Loscalzo J: Diseases of the Aorta, Chap. 248, p.2060.

第135章
周围血管病

陈红　校　刘靖　吴泽璇　译

外周动脉、静脉或淋巴管发生的闭塞性或炎症性疾病。

外周动脉粥样硬化

病史

间歇性跛行，即活动时肌肉痉挛，休息后迅速缓解。大腿和臀部疼痛提示髂动脉疾病；而腓肠肌疼痛提示股动脉或腘动脉疾病。更严重的动脉粥样硬化性阻塞可引起静息痛；也可出现足部痛性溃疡

（部分糖尿病患者可呈无痛性）。

体格检查

外周动脉搏动减弱（踝肱指数＜1.0；严重缺血时＜0.5），患肢抬高时颜色变白，下垂后变红。脚趾可出现缺血性溃疡或坏疽。

辅助检查

节段性压力测定、运动前和运动时外周血管多普勒超声可以探明狭窄的部位；如果考虑行机械性的血运重建（外科手术或经皮介入），可行磁共振血管成像、CT血管显像（CTA）或传统的动脉造影检查。

治疗 动脉硬化

大部分患者可采用药物治疗，同时配合每日锻炼，细致的足部护理（尤其是糖尿病患者）、控制高胆固醇血症以及局部溃疡清创。强制患者戒烟。应用抗血小板治疗可减少远期心血管事件。部分患者经药物（西洛他唑或己酮可可碱）治疗后临床症状改善。伴有严重间歇性跛行、静息痛或坏疽的患者可行血运重建（动脉重建手术或经皮血管成形术/支架置入术）。

其他导致周围动脉血流减少的疾病

动脉栓塞

由于心脏或主动脉内的栓子或赘生物引起，或静脉栓子通过心内右向左分流导致反常性栓塞。

病史

单侧肢体突发疼痛或麻木，而既往无跛行病史。

体格检查

发生闭塞的患肢远端出现脉搏消失、皮肤苍白及体表温度下降。可经动脉血管造影明确病变。

治疗 动脉栓塞

静脉输注肝素可防止血凝块的扩展。对于急性严重缺血的患者，应立即行血管内取栓术或外科手术切除栓子。溶栓治疗（如：组织纤溶酶原激活剂、瑞替普酶、替耐替普酶）对于动脉粥样硬化性血管或动脉旁路内的血栓或可有效。

动脉粥样硬化栓塞

为急性动脉闭塞的一种类型，由于较近端血管粥样硬化斑块或动脉瘤内的纤维蛋白、血小板或胆固醇碎片栓塞所致，大多在动脉腔内器械操作后出现。根据部位不同，可能导致脑卒中、肾功能不全，或者栓塞组织疼痛及压痛。下肢动脉粥样硬化栓塞可引起趾端坏死和坏疽，造成蓝趾综合征。以对症支持治疗为主；对于反复发作的患者，可能需对其近端动脉粥样硬化的血管或动脉瘤采取外科干预。

血管痉挛性疾病

表现为雷诺现象，即肢端冷暴露后引起的三种颜色反应：手指发白，随后出现发绀，最后变为红色。通常为良性病变。但若出现组织坏死、病变为单侧或于 50 岁后发病，则需警惕其存在基础疾病（表 135-1）。

治疗 **血管痉挛性疾病**

保持肢体温暖；戒烟；二氢吡啶类钙通道阻滞剂（如：硝苯地平缓释片 30～90mg PO qd）或 α_1-肾上腺素受体拮抗剂（如：哌唑嗪 1～5mg PO tid）均可有效。

血栓闭塞性脉管炎（Buerger 病）

见于重度吸烟的年轻男性，可累及上肢和下肢。由于静脉和小动脉的非动脉粥样硬化性炎症反应导致血栓性浅静脉炎和动脉阻塞，

表 135-1　雷诺现象的分类

原发性或特发性雷诺现象：雷诺病

继发性雷诺现象
结缔组织病：硬皮病、系统性红斑狼疮、类风湿关节炎、皮肌炎、多发性肌炎
动脉闭塞性疾病：周围动脉粥样硬化、血栓闭塞性脉管炎、急性动脉闭塞、胸廓出口综合征
肺循环高压
神经系统疾病：椎间盘病、脊髓空洞症、脊髓肿瘤、卒中、脊髓灰质炎、腕管综合征
恶血质：冷凝集素病、冷球蛋白血症、冷纤维蛋白血症、骨髓增殖性疾病、华氏巨球蛋白血症
创伤：震动损伤、捶击手综合征、电休克、冻伤、打字、弹钢琴
药物：麦角衍生物、二甲麦角新碱、β-肾上腺素能受体阻滞剂、博来霉素、长春新碱、顺铂

伴随趾端溃疡或坏疽。动脉造影可见远端血管光滑纤细，通常不累及近端血管。戒烟极为必要。

静脉疾病

血栓性浅静脉炎

良性病变，表现沿受累静脉走行处皮肤红肿、扪及压痛及水肿。保守治疗包括局部热疗、抬高患肢及应用抗炎药物，如阿司匹林。一些更为严重的疾病情况，如蜂窝织炎或淋巴管炎均可混淆本病诊断，但其多伴有发热、寒战、淋巴结肿大及沿发炎淋巴管走行的皮肤浅表红色条纹。

深静脉血栓（DVT）

较为严重的临床情况，可能导致肺栓塞（第142章）。在长期卧床、慢性消耗性疾病及恶性肿瘤的患者中尤为常见。

病史

大腿或腓肠肌处疼痛或肌肉压痛，常为单侧；可隐匿无症状或以肺栓塞为首发表现。

体格检查

多正常；可有局部肿胀或受累静脉处深压痛。

辅助检查

D-Dimer诊断敏感性高但缺乏特异性。最有助于诊断的无创检查是深静脉多普勒超声探查，其对于近端（大腿）处的DVT敏感性最高，而对于小腿部位DVT敏感性稍差。不推荐有创性静脉造影。MRI也有助于诊断近端DVT，以及盆静脉或上下腔静脉DVT。

表135-2　伴发静脉血栓风险增高的临床情况

手术：骨科、胸部、腹部、泌尿生殖系统手术
肿瘤：胰腺、肺、卵巢、睾丸、泌尿道、乳腺、胃肿瘤
创伤：脊柱、骨盆、股骨、胫骨骨折
制动：急性心肌梗死、充血性心力衰竭、脑卒中、术后康复期
妊娠：应用雌激素（替代治疗或避孕）
高凝状态：活化蛋白C抵抗；凝血酶原20210A突变；抗凝血酶Ⅲ、蛋白C或蛋白S缺乏；抗磷脂综合征；骨髓增殖性疾病；异常纤维蛋白原血症；弥散性血管内凝血
血管炎：血栓闭塞性脉管炎、白塞病、高胱氨酸尿
既往深静脉血栓病史

治疗 静脉疾病

应用肝素 [5000～10 000U 负荷，随后持续静脉输注并维持 APTT 在 2 倍正常上限；或按体重计算：80U/kg 负荷，随后起始以 18U/(kg·h) 持续静脉输注] 或低分子肝素（如：依钠肝素 1mg/kg SC bid）全身抗凝，其后序贯以华法林 PO（与肝素少重叠 4～5 天，并在累及近端深静脉者持续使用至少 3 个月）。调整华法林剂量使凝血酶原时间国际标准化比值（INR）维持在 2.0～3.0。

术后早期下床活动或对长期卧床的患者预防性应用普通肝素（5000U SC bid 或 tid）或低分子肝素（如：依钠肝素 40mg SC qd），辅以充气加压长靴可预防深静脉血栓形成。膝关节或髋关节术后，华法林（INR 2.0～3.0）是有效方案。普通外科或骨科手术后应用低分子肝素也可以有效地预防深静脉血栓形成。

慢性静脉功能不全

继发于既往的深静脉血栓或静脉瓣功能不全，临床表现为下肢慢性钝痛（久站后加重）、水肿及浅静脉曲张。还可造成红斑、色素沉着及反复发作的蜂窝织炎；可于内或外侧踝部出现溃疡。治疗包括压力渐进式弹力袜和抬高下肢。

淋巴水肿

慢性无痛性水肿，常累及下肢；可以为原发（遗传性）或继发于淋巴系统损伤或阻塞（如：反复发作的淋巴管炎、肿瘤、丝虫病）。

体格检查

早期呈显著可凹性水肿；慢性者其肢体变得僵硬，表现为非可凹性水肿。应与慢性静脉功能不全鉴别，后者的主要特点为色素沉着、淤积性皮炎及浅静脉曲张。

辅助检查

腹部或盆腔超声或 CT 或 MRI 定位阻塞部位。淋巴管造影或淋巴显像（较少应用）可确定诊断。若为单侧水肿，通过无创静脉影像检查鉴别 DVT（见上文）。

治疗 淋巴水肿

①注意足部卫生，预防感染；②抬高下肢；③穿弹力袜和（或）充气加压长靴。应避免使用利尿药，防止血容量不足。

更多内容详见 HPIM-18 原文版：Creager MA, Loscalzo J：Vascular Diseases of the Extremities, Chap. 249, p. 2066.

第 136 章
肺循环高压

陈红　校　刘靖　吴泽璇　译

定义

因肺血管或间质病变、左心室充盈压升高，或两者皆可造成的肺动脉（PA）压力升高。表136-1列出了各类型肺循环高压的常见病因。

表 136-1　肺循环高压的分类

1. 肺动脉高压
特发性
胶原性血管病（如 CREST 综合征、硬皮病、SLE、RA）
分流性先天性心内畸形（如室间隔缺损、动脉导管未闭、房间隔缺损）
门静脉高压
HIV 感染
药物或毒物（如芬氟拉明）
2. 肺静脉高压
左心室收缩或舒张功能障碍
左侧瓣膜病
肺静脉阻塞
3. 缺氧性肺病
慢性阻塞性肺疾病
间质性肺病
睡眠呼吸障碍
慢性低通气综合征
4. 慢性肺血栓栓塞性疾病
慢性肺栓塞
非血栓性肺栓塞（如肿瘤或异物）
5. 混合性因素
结节病
组织细胞增生症 X
血吸虫病

缩略词：CREST，系统性硬皮病的亚型，同时具有皮肤钙质沉着、雷诺现象、食管蠕动障碍、指端硬化、毛细血管扩张的表现

症状

劳力性呼吸困难、乏力、心绞痛（由于右心室缺血）、晕厥，以及周围水肿。

体格检查

颈静脉怒张，右心室抬举样搏动，P_2 增强，可闻及右心室 S_4，以及三尖瓣反流。疾病晚期可出现周围型发绀和水肿。

辅助检查

胸部 X 线显示中央肺动脉增宽。ECG 可提示右心室肥厚和右心房扩大。超声心动图显示右心室及右心房扩大；通过多普勒法对三尖瓣反流描记，可以估测右心室收缩压（第 120 章）。肺功能检查可明确患者是否存在阻塞性或限制性肺病，患者常伴有 CO 弥散量下降。胸部 CT 可用于诊断间质性肺病或肺血栓栓塞性疾病。胶原性血管病的患者 ANA 滴度升高。HIV 感染的高危个体需完善相关抗体筛查。心导管插入检查可准确测定患者肺动脉压力、心排血量及肺血管阻力，鉴定是否存在分流性先天性心内畸形，同时可在术中行急性血管扩张试验。

图 136-1 总结了原因未明的肺循环高压患者诊查流程。

■ 特发性肺动脉高压（PAH）

本病并不常见（2/100 万人），是肺循环高压中极为严重的类型。大部分患者在 40～50 岁发病，女性远多于男性；20% 患者呈家族性发病。主要临床症状为呼吸困难，常隐匿起病。未经治疗，平均生存期＜3 年。

体格检查

颈静脉可见显著的 α 波，右心室抬举样搏动，S_2 窄分裂，P_2 增强。终末期表现为右心衰竭的体征。

辅助检查

胸部 X 线显示右心室和肺动脉段突出，周围肺野肺动脉骤然变细。肺功能检查（PET）一般正常或仅有轻度限制性通气障碍。ECG 提示右心室扩大、电轴右偏及右心室肥厚。超声心动图可见右心房和右心室扩大、三尖瓣反流。

鉴别诊断

除外其他各种心脏、肺及肺血管疾病。肺功能检查有助于鉴别

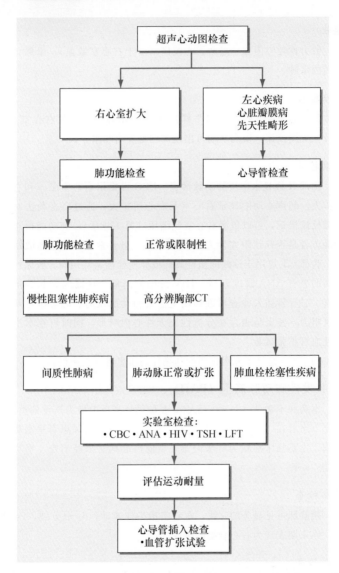

图 136-1　不明原因的肺循环高压患者的诊查流程。对于临床持续表现为肺循环高压的患者，需考虑到所有可能的病因并展开相应的检查。ANA，抗核抗体；CBC，全血细胞计数；HIV，人类免疫缺陷病毒；LFT，肝功能检查；TSH，促甲状腺激素

慢性肺病导致的肺循环高压及肺源性心脏病。排查间质性肺病（PET、CT 扫描）及缺氧性肺病（动脉血气分析、血氧饱和度）。可

行肺通气/灌注扫描除外肺栓塞（PE）。寄生虫病（血吸虫病、丝虫病）导致肺循环高压较为少见。其他需除外的心血管疾病包括肺动脉和肺动脉瓣狭窄、房室间隔缺损继发导致的肺血管病（艾森门格综合征）以及无症状性二尖瓣狭窄。

治疗 肺动脉高压

限制活动，出现周围水肿时可使用利尿药，氧分压降低给予氧气支持，长期华法林抗凝治疗（INR 目标值为 2.0～3.0）。

若导管检查中提示短效血管扩张剂可有效降低肺动脉压，则患者可能获益于大剂量钙通道阻滞剂（如硝苯地平，最大剂量 240mg/d；或氨氯地平，最大剂量 20mg/d）；治疗期间需严密监测有无低血压或右心衰竭加重。

其他治疗包括：

1. 内皮受体拮抗药 波生坦（62.5mg PO bid，1 个月后加量至 125mg PO bid）和安立生坦（5～10mg/d）可以显著改善运动耐量。需监测转氨酶。对于正在使用环孢素（可显著增加波生坦的血浆浓度）或格列本脲（与波生坦合用可能使转氨酶升高）的患者禁用波生坦。

2. 磷酸二酯酶-5 抑制剂 西地那非（20～80mg PO tid）和他达拉非（40mg/d）也可改善肺动脉高压患者的运动耐量。不可与硝基类扩血管药联用，二者联合可能导致严重的低血压。

3. 前列腺素（伊洛前列素吸入，依前列醇持续静脉注射，曲前列尼尔经吸入、静脉注射或皮下注射）可改善患者症状及运动耐量。其中，依前列醇还可降低患者死亡率。最常见的副作用是面部潮红。

持续存在右心衰竭的患者，符合条件者可考虑肺移植。

更多内容详见 HPIM-18 原文版：Rich S：Pulmonary Hypertension, Chap. 250, p. 2076.

第九篇 肺病学

第137章
呼吸功能和肺部诊断性检查

马艳良 校 陈燕文 译

呼吸功能

呼吸系统疾病主要包括阻塞性肺病（如：支气管哮喘、慢性阻塞性肺疾病和支气管扩张）、限制性肺病（如：间质性肺疾病、胸壁异常和神经肌肉疾病）和血管疾病（如：肺栓塞和肺循环高压）。呼吸系统不仅包括肺，还包括胸壁、肺循环系统和中枢神经系统。各类肺部疾病中，伴随不同组合形式的三种主要呼吸系统生理功能（通气功能、肺循环和气体交换）紊乱。

通气功能障碍

肺通气是将空气输送到肺泡的过程。肺功能检查被用于评价通气功能，肺容积所包含指标如图137-1所示。肺功能检查包括从肺总量（TLC）用力呼气至残气容积（RV）的全过程，其关键测量值为用力肺活量（FVC）和第1秒用力呼气容积（FEV_1）。根据呼气流速

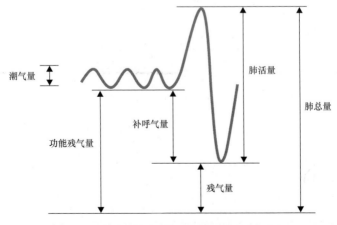

图137-1 慢肺活量呼吸描记图中各肺容积指标含义

与肺容积的同步变化可描记流速-容积曲线。流速-容积曲线吸气相平台状改变提示胸外大气道的阻塞；反之，呼气相则提示胸内大气道阻塞。其他肺容积指标包括 TLC 和 RV 均是静态下采用氦稀释法或体积描记法测得的。判读肺容积和流速指标通常参照基于人群的正常参考数值，其包含对患者年龄、身高和种族的校正。

肺功能检查可检出两种主要的通气功能障碍：限制性和阻塞性（表 137-1 和表 137-2）。阻塞性通气功能障碍通过 FEV_1/FVC 下降（功能异常的阈值通常界定为 <0.7）来确定，而气流阻塞的程度是以 FEV_1 下降的程度衡量。气流阻塞时，TLC 可正常或增高，而 RV 通常增高。严重的气流阻塞时，FVC 通常降低。

限制性通气功能障碍表现为肺容积的减少，尤其是 TLC 的减少。肺实质性疾病引起的限制性障碍，RV 也出现下降，但 FEV_1/FVC 维持正常。若是肺实质外原因所致的限制性通气功能障碍，例

表 137-1　常见呼吸系统疾病的分类

阻塞性	
支气管哮喘	支气管扩张
慢性阻塞性肺疾病	囊性纤维化
	细支气管炎

限制性-实质性	
结节病	尘肺
特发性肺间质纤维化	药物或放射线所致的间质性肺疾病
脱屑性间质性肺炎	石棉肺

限制性-实质外	
神经肌肉	胸壁
膈肌无力/麻痹	脊柱后侧凸
重症肌无力	肥胖
吉兰-巴雷综合征	强直性脊柱炎
肌萎缩	慢性胸腔积液
颈椎损伤	
肌萎缩性侧索硬化	

肺血管疾病	
肺栓塞	肺动脉高压

恶性疾病	
支气管肺癌（小细胞肺癌或非小细胞肺癌）	肺部转移癌

感染性疾病	
肺炎	气管炎
	支气管炎

表 137-2 不同呼吸系统疾病的通气功能变化

	TLC	RV	VC	FEV₁/FVC
阻塞性	正常或↑	↑	↓	↓
限制性				
肺实质性	↓	↓	↓	正常或↑
肺实质外-神经肌肉无力	↓	不定	↓	不定
肺实质外-胸壁畸形	↓	不定	↓	正常

如神经肌肉无力或胸壁畸形，其对 RV 和 FEV₁/FVC 的影响则较为多变。呼吸肌无力可通过测量最大吸气压和呼气压评估。

肺循环障碍

正常情况下，肺循环系统以低压运转右心室输出的血液（约 5L/min）。正常的平均肺动脉压（PAP）为 15mmHg。心排血量增加时，肺血管阻力（PVR）下降，造成平均 PAP 仅小幅上升。

肺血管系统的评估需通过测定肺血管压力和心排血量以获得 PVR。PVR 增高可见于低氧血症（低氧引起血管收缩）、血管内血栓（阻塞部位的血管横截面积减小）或者肺小血管的破坏（瘢痕或肺泡壁的缺失）。

所有引起低氧血症的呼吸系统疾病都可导致肺循环高压，尤其是由于慢性阻塞性肺疾病、间质性肺病、胸壁疾病以及肥胖-低通气/阻塞性睡眠呼吸暂停导致长期低氧血症的患者。直接损及血管的疾病中，如反复肺动脉栓塞，造成 PVR 增高的主要机制是肺血管横截面积减少，而并非低氧血症。

换气功能障碍

呼吸系统的基本功能是排出进入肺循环的 CO_2，并从肺循环向血液提供 O_2。正常情况下，潮气量大约为 500ml，呼吸频率约 15 次/分，因此每分静息通气量为 7.5L/min。由于解剖性死腔，实际肺泡通气量约 5L/min。相较每钟通气量，气体交换更依赖于肺泡通气量。

动脉血二氧化碳分压（$PaCO_2$）与每分二氧化碳生成量（$\dot{V}CO_2$）成正比，与肺泡通气量（$\dot{V}A$）成反比。

$$PaCO_2 = 0.863 \times \dot{V}CO_2 / \dot{V}A$$

为了保证正常的气体交换，肺泡与肺毛细血管间必须具备充足通过弥散转移的气体。弥散能力可采用屏气 10s 低浓度（安全性良好）一氧化碳弥散量（D_LCO）评估。D_LCO 的测定需要根据患者的血红蛋白水平进行校正。弥散障碍极少导致静息时低氧血症，但可引起运动时低氧血症。限制性通气功能障碍伴随 D_LCO 降低提示肺实质性病变。肺通气功能、肺容积测定正常，D_LCO 降低通常提示肺血管疾病。气体交换在很大程度上取决于通气与血流灌注的比例协调。

换气功能的评估通常需要进行血气分析，以获取 O_2 和 CO_2 分压测定数值。血中实际含氧量取决于 PaO_2 和血红蛋白浓度两个因素。肺泡-动脉氧分压差（A-a 梯度）可用于评价气体交换异常。正常（A-a）梯度在 30 岁以下的人群 < 15mmHg，其后随着年龄而增长。计算（A-a）梯度之前，应先获得肺泡 P_AO_2（$PaCO_2$）数值：

$$P_AO_2 = FiO_2 \times (PB - P_{H_2O}) - PaCO_2/R$$

其中，FiO_2 = 吸入气体氧浓度（呼吸室内空气时为 0.21），PB = 大气压（在海平面时为 760mmHg）；P_{H_2O} = 水蒸气压力（37℃空气饱和时水蒸气压为 47mmHg）；R = 呼吸商（二氧化碳产生量与耗氧量的比值，通常假定为 0.8）。处于海平面水平时，呼吸空气时罕有单纯由于肺泡低通气而出现严重的动脉低氧血症。（A-a）梯度通过计算 P_AO_2 减去 PaO_2 获得。

动脉血气分析中 $PaCO_2$ 水平可反映二氧化碳的清除情况。脉搏血氧仪是实用、广泛应用于监测血氧饱和度的无创工具，但无法提供关于 $PaCO_2$ 的情况，除此之外，脉搏血氧仪还具有以下的局限性：$PaO_2 > 60mmHg$ 时对于氧合的改变不敏感；皮肤灌注减少时存在信号获取问题；无法区分氧化血红蛋白和其他类型血红蛋白，如碳氧血红蛋白和正铁血红蛋白。

呼吸功能异常的机制

低氧血症的四个基本机制：吸入氧分压下降、通气不足、分流以及通气/血流灌注不匹配。吸入氧分压下降（如在高海拔地区）和通气不足（特征为 $PaCO_2$ 升高）都会减少肺泡氧合从而降低动脉氧合，而此时（A-a）梯度正常。分流（如心内分流）由于血液绕行肺泡毛细血管导致低氧血症，其（A-a）梯度升高，给予补充氧气也难以改善氧合情况。通气/血流灌注不匹配是导致低氧血症最常见的原因；同样伴随（A-a）梯度升高，但是补充氧气可通过提高通气/血流灌注比值低下区域之血氧含量纠正低氧血症。低氧血症的诊断流程见图 137-2。

高碳酸血症的根本原因是肺泡通气不足。原因包括：二氧化碳产生增加、通气驱动能力下降、呼吸泵功能障碍或气道阻力增加及无效的气体交换（死腔增多或通气/血流灌注不匹配）。

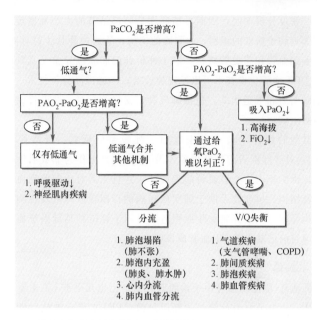

图 137-2 低氧血症的诊断流程图。（资料来源：*From SE Weinberger*：*Principles of Pulmonary Medicine*，*4th ed．Philadelphia*，*Saunders*，*2004．*）

虽然弥散功能障碍很少导致静息时低氧血症，但是 D_LCO 的测定可用于评估肺泡-毛细血管膜的功能。仅累及气道的疾病不会造成 D_LCO 下降。D_LCO 减低见于肺间质疾病、肺气肿和肺血管疾病；D_LCO 升高可发生于肺泡出血、支气管哮喘和充血性心力衰竭之时。

诊断方法

■ 非侵入性检查

影像学检查

胸部 X 线（CXR）检查通常包括后前位和侧位片，往往是表现为呼吸道症状患者的首要检查。除外某些情况（如气胸），CXR 大多数情况下并不足以确定诊断疾病；而是用于发现病变、评价疾病进展和指导进一步检查。弥漫性肺疾病中，CXR 可检出肺泡性、间质性或结节样病变。CXR 也可反映胸腔积液、气胸以及肺门和纵隔异常；侧位片可用于评估积液的总量。

胸部 CT 被广泛用于进一步鉴别 CXR 所发现的异常改变。相对于 CXR，CT 具有以下优势：①能够通过横断面的图像分辨重叠结构；②密度分辨率高，因而可精确评估肺部结节的大小和密度，增进对邻近胸壁病变的识别，如胸膜的疾病；③通过静脉注射对比剂，能够鉴别血管和非血管结构，对于评价肺门和纵隔异常尤其具有价值；④CT血管成像技术可以发现肺栓塞；⑤通过高分辨技术，优化识别肺实质和气道疾病，包括肺气肿、支气管扩张、淋巴管癌和间质性肺疾病。

其他的影像学技术很少应用于呼吸系统疾病。磁共振成像（MRI）对肺部疾病的诊断价值不及CT，但是可作为非放射性措施辅助评价胸腔内的心脏血管病理改变，并且无需对比剂鉴别血管和非血管结构。超声波无助于肺实质疾病的诊断，但是可发现胸膜疾病和积液积液穿刺。肺血管造影可用于评价肺动脉系统血栓形成，但目前已基本被CT血管成像取代。

核医学显像

肺通气-灌注扫描可用于诊断肺栓塞，但也几乎被CT血管成像术替代。正电子发射计算机化断层显像（PET）显示被放射性标记的葡萄糖类似物在体内的摄取和代谢情况。由于恶性病变通常代谢活跃，PET扫描，尤其是结合CT成像（PET/CT）对于评价肺部结节性质和肺癌分期极具价值。PET检查对于直径<1cm病灶具有局限性；代谢程度低的恶性病灶可出现假阴性表现，如支气管肺泡细胞癌。反之，在炎症情况下发生假阳性结果，如肺炎。

痰液检查

痰液可自主咯出或通过吸入高渗盐水等刺激性的气雾剂诱使其生成。痰液与唾液的区别在于前者可见支气管上皮细胞和肺泡巨噬细胞，而后者以鳞状上皮细胞为主。痰液检查应包括大体观察有无血液、颜色和气味，以及革兰氏染色和常规细菌培养。由于口咽菌群的污染，经口咳出的痰液培养结果可能并不准确。痰液标本也可用于鉴定其他各类病原体，包括分枝杆菌、真菌和病毒，而且应用高渗盐水诱出的痰液标本可通过染色检测*耶氏肺孢子菌*。痰液标本细胞学检查可用作初步筛检恶性病变。

■ 侵入性检查

支气管镜检查

支气管镜是一项可实现对气管支气管树进行直视，且一般能达到亚段水平的检查手段。纤维支气管镜应用广泛，但是硬质支气管镜在某些情况下更具优势，如大咯血和移除异物。可弯曲纤维支气管镜可直视气道，明确支气管内的异常病变，包括肿瘤和出血位置，而且可通过冲洗、刷检、活检或灌洗采集标本。冲洗是指经支气管镜的工作通道灌入无菌盐水到病变表面，再经支气管镜回收部分盐水，进行细胞学和微生物检查。支气管刷检可从支气管内病变表面，或是更为远端的肿块或浸润部位（常通过荧光镜导引）获取标本，进行细胞学和微生物的检查。活检钳可用于获取支气管内病灶组织，或送至支气管周围肺泡组织（常通过荧光镜导引）对更为远端的肺组织进行透壁活检。经支气管镜肺活检对诊断弥漫性感染性疾病、癌性淋巴管炎和肉芽肿性疾病特别具有优势。经支气管镜肺活检的并发症包括出血和气胸。

支气管肺泡灌洗（BAL）是纤维支气管镜的辅助手段，可采集来自远端气道的细胞和液体。将支气管镜楔入支气管亚段气道，注入盐水然后经支气管镜回吸，获得的标本可以进行细胞学、微生物和细胞计数等检查。BAL 在*耶氏肺孢子菌*感染和某些其他感染性疾病的诊断中格外有用。

对于位于邻近气管或大支气管的病变，经支气管针吸活检技术（TBNA）作为获取组织样本进行恶性肿瘤细胞学检查的附加手段。TBNA 协同支气管内超声（EBUS）可以指导对肺门和纵隔淋巴结的针吸活检。

经皮针吸肺活检

经皮针吸肺活检借助细针透过胸壁进入肺病变部位获取组织而进行细胞学和微生物的检查，这项技术通常在 CT 引导下进行，由于可获取的标本量小，取材失误成为其应用受限的原因。

胸腔穿刺术

胸腔积液病因不明时，应首先进行胸腔穿刺术。胸腔积液分析可确定其形成原因（第 144 章）。大量穿刺抽液可作为缓解呼吸困难的治疗手段。

纵隔镜检查

对于癌症的诊断和分期往往需要纵隔肿物或淋巴结活检。纵隔镜通过采取胸骨上径路，将硬质纵隔镜放入能够获取组织的位置；但是，主动脉肺动脉旁的淋巴结活检需要经胸骨旁径路进行。

电视胸腔镜手术

电视胸腔镜手术（VATS）也称为胸腔镜检查，广泛用于胸膜疾病、外周肺实质浸润和结节病变的诊断。VATS需要患者于操作过程中耐受单肺通气，其涉及将带有摄像镜头的硬镜经套管置入胸膜腔，各类器械可分别通过不同肋间切口置入并操控。VATS很大程度上取代了需要开胸手术的"开放性活检"。

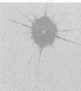

更多内容详见HPIM-18原文版：Kritek P, Choi AMK: Approach to the Patient With Disease of the Respiratory System, Chap. 251, p. 2084；Naureckas ET, Solway J: Disturbances of Respiratory Function, Chap. 252, p. 2087；and Fuhlbrigge AL, Choi AMK: Diagnostic Procedures in Respiratory Disease, Chap. 253, p. 2094.

第138章
支气管哮喘

马艳良 校 余兵 译

定义和流行病学

支气管哮喘（以下简称哮喘）是一种以气流阻塞为特点的综合征，这种阻塞可自行或经针对性治疗后缓解。慢性气道炎症可引起气道对各种刺激的高反应性，从而导致气流阻塞，并出现呼吸困难和喘鸣等症状。虽然典型哮喘患者间断出现气流阻塞，发作间期肺功能可维持正常，但仍有部分患者发展为慢性气道阻塞（气流受限）。

过去30年哮喘的患病率显著升高。在发达国家约10％的成人和15％的儿童患有哮喘。大多数哮喘患者在儿时发病，许多哮喘患者有过敏症，其中大部分哮喘患者伴有特应性皮肤改变（湿疹）和（或）过敏性鼻炎。少数哮喘患者没有这种特应性（对于常见的过敏原皮肤点刺试验反应阴性，且血清总IgE水平正常），通常认为此类患者为内源性哮喘，多于成年时发病。多种化学物质如甲苯二异氰酸酯、苯三甲酸可引起职业性哮喘，同样多见于成年人。

哮喘患者会对多种刺激物产生反应而产生气流阻塞和呼吸道症状。吸入性过敏原可作为强有力的刺激因素导致对这些物质敏感性高的个体发生哮喘。病毒性上呼吸道感染（URIs）是哮喘急性发作的常见诱因。β受体阻滞剂可明显加重哮喘症状，哮喘患者应尽量避免使用此类药物；运动可能导致哮喘加重，多发生于运动后。另外，其他因素如空气污染、冷空气、职业暴露和应激状态也会加重哮喘症状。

患者病史评估

哮喘常见的呼吸道症状包括喘息、呼吸困难和咳嗽。每一患者的症状有所不同，且随年龄、季节和治疗过程变化。夜间症状容易加重，睡眠中憋醒是哮喘控制不佳的表现。对于哮喘患者需要明确以下几个问题，症状的严重程度，是否需要激素治疗，是否需要住院或进入重症监护室治疗。此外还需要明确患者哮喘发作的诱因及近期是否接触该因素。1%～5%哮喘患者使用阿司匹林及环氧合酶抑制剂治疗有效，其通常为非特应性反应且多伴有鼻息肉。吸烟会增加哮喘患者住院治疗的概率，使肺功能下降速度增快，因此，戒烟十分重要。

体格检查

识别呼吸窘迫的体征非常重要，包括呼吸急促、动用辅助呼吸肌及发绀。肺部检查可发现全肺喘鸣音、干啰音，呼气相较吸气相更为明显。局部哮鸣音提示可能存在支气管内损伤。同时需留意过敏性鼻炎、鼻窦炎及皮肤疾患的相应表现。哮喘控制后，体格检查可恢复正常。

肺功能测定

肺功能检查通常显示气流受阻，即第一秒用力肺活量（FEV_1）和 FEV_1/FVC 比值（第一秒用力肺活量与用力肺活量之比）下降。当然，如果哮喘症状充分缓解，肺功能检查可能正常。在使用短效 β受体激动剂（如沙丁胺醇定量气雾剂 2 喷或 $180\mu g$）15min 后，FEV_1 的绝对值较基线水平升高≥200ml，并且其百分比改善≥12%，表明气道可逆性为阳性。但并不是所有哮喘患者都具有气道可逆性，经过有效药物治疗后这种可逆性会降低。气道高反应是哮喘的特点，可通过吸入支气管收缩刺激物如乙酰甲胆碱和组织胺予以测定。气道反应性越高，哮喘症状越重。呼气峰流速（PEF）测定可作为患者院外自行监测哮喘控制情况的客观指标。肺容积测定可显示肺总量和残气量升高，但不需常规检测。一氧化碳弥散容积通常是正常的。

其他实验室检查

血液检查对于哮喘诊断意义不大。血细胞计数可显示有无嗜酸性粒细胞增多；可吸入过敏原（RAST）特异性 IgE 测定和皮肤过敏试验有助于确定过敏原。变应性支气管肺曲霉菌病（ABPA）患者中血清总 IgE 明显升高。另外呼出气体中一氧化氮浓度测定可辅助诊断气道嗜酸性粒细胞性炎症。

影像学检查

胸部 X 线检查通常无明显异常，但在哮喘急性加重期可见气胸表现。ABPA 患者可能出现嗜酸性粒细胞性肺浸润。哮喘患者不需要常规胸部 CT 检查，但 ABPA 患者胸部 CT 可见中央型支气管扩张。

鉴别诊断

哮喘的鉴别诊断包括可导致喘息和呼吸困难的其他疾病。肿瘤或喉头水肿引起的上气道阻塞与哮喘非常相似，但体格检查可闻及典型大气道哮鸣音。胸部局部哮鸣音提示可能存在支气管内肿瘤或异物。充血性心力衰竭也可产生哮鸣音，但常伴有双肺底湿啰音。嗜酸性粒细胞性肺炎和变应性肉芽肿性血管炎（Churg-Strauss 综合征）也可出现哮鸣音。声带功能异常与重症哮喘症状类似，需要喉镜检查辅助诊断。当哮喘出现慢性气流阻塞时，很难与慢性阻塞性肺疾病鉴别。

治疗　慢性哮喘

明确并清除引发哮喘症状的特异性刺激物是最佳治疗方法。多数患者需要药物治疗，目前常用药物主要分为两类，一类是支气管扩张剂，通过松弛气道平滑肌而快速缓解症状，另一类是控制药物，通过抑制气道炎症起效。

支气管扩张剂　目前广泛应用的支气管扩张剂是 β_2 肾上腺素能受体激动剂，通过兴奋 β_2 肾上腺素能受体舒张气道平滑肌。哮喘治疗中常用的吸入型 β_2 受体激动剂有两种：短效 β_2 受体激动剂（SABA）和长效 β_2 受体激动剂（LABA）。短效 β_2 受体激动剂如沙丁胺醇，能迅速起效并维持 6h 左右，是有效应急药物，但频繁使用表明哮喘控制不佳。在运动前给予短效制剂（SABAs）可预防运动性哮喘。长效制剂（LABAs）如沙美特罗和福莫特罗，起效慢但可维持 12h 以上，可替代多次给药的短效制剂，但长效制剂不能控制气道炎症，必须联用吸入性激素（ICS）。LABAs 和 ICS 联用可减少哮喘的急性发作，是中、重度持续性哮喘长期治疗的有效药物。

β_2 肾上腺素能受体激动剂的常见副作用包括肌肉震颤和心悸，口服制剂尤为突出，不推荐常规使用。一直以来 β_2 肾上腺素能受体激动剂相关死亡危险备受关注，目前仍未得到完全解决。不联合吸入型激素而单独应用长效制剂（LABAs）可能增加死亡的风险。

其他一些支气管扩张药物包括抗胆碱能药物和茶碱类药物。抗胆碱能药物分为长效和短效吸入制剂，多用于 COPD 患者。一般认为在哮喘治疗中抗胆碱能药物作用弱于 β_2 肾上腺素能受体激动剂，使用其他药物控制哮喘效果不佳时，可加用抗胆碱能药物。茶碱具有支气管舒张和抗炎的双重作用，其血浆浓度过高时可能出现毒副作用，因此较少使用。小剂量茶碱和吸入型激素（ICS）联用可增强疗效，即使低于常规治疗量也具有治疗效果，适用于重症哮喘的治疗。

控制治疗 吸入型糖皮质激素（ICS）是目前最有效的哮喘控制药物，通常一日给药两次，且有多种剂型。吸入型激素不能迅速缓解症状，通常用药数天后呼吸道症状和肺功能开始改善。ICS可缓解运动诱发的哮喘症状和夜间症状，减少哮喘急性加重次数，还可以降低气道高反应性。

ICS常见的副作用是声音嘶哑和口腔念珠菌感染，雾化吸入激素后及时漱口可减少此类副作用。

哮喘的其他控制治疗还包括全身应用糖皮质激素。虽然激素治疗对控制哮喘急性发作有效，但由于全身应用激素可能产生多种副作用，在哮喘长期治疗中应尽量避免口服或静脉用激素。白三烯受体拮抗剂，如孟鲁司特和扎鲁司特，对于部分哮喘患者治疗有效。色甘酸钠和尼多罗米钠由于持续时间短，疗效弱，目前尚未广泛使用。奥马珠单抗是可中和IgE的封闭抗体，皮下注射可明显降低重症哮喘患者急性发作频率。但是，由于价格昂贵，目前该药仅用于血清总IgE水平升高且使用最大剂量支气管扩张剂和吸入型激素仍无法缓解的难治性哮喘患者。

总体治疗策略 除了尽量避免接触哮喘刺激原以外，患者应根据病情轻重接受相应的阶梯式治疗（图138-1）。轻度间断哮喘

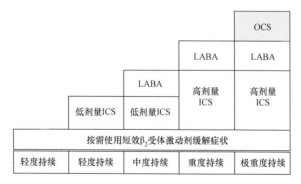

图138-1 根据哮喘严重程度及症状控制情况所定的哮喘阶梯式治疗策略。ICS，吸入型激素；LABA，长效 β 受体激动剂；OCS，口服激素

按需使用短效 β_2 受体激动剂（SABA）即可；如果每周使用 SABA 超过三次，提示需要加用控制药物，通常予吸入激素（ICS）每日两次；如果使用 ICS 后症状仍不能缓解，则需考虑加用长效 β_2 受体激动剂（LABA）；若症状仍旧控制不佳，则需考虑使用大剂量 ICS 和（或）使用其他控制治疗。

哮喘急性加重

临床特点

哮喘急性加重是哮喘症状的急性恶化阶段，可危及生命。急性加重的常见诱因是病毒性上呼吸道感染（URIs），此外还涉及其他诱发因素。常见症状包括呼吸困难加重、喘息和胸部紧缩感。体格检查可发现奇脉、呼吸急促、心动过速及肺过度充气。肺功能检查显示 FEV_1 和 PEF 下降。患者可能有低氧血症，若后续发生过度通气则可能出现 PCO_2 下降。如果 PCO_2 指标正常或升高，预示即将发生呼吸衰竭。

治疗 哮喘急性加重

哮喘急性加重的治疗基础是大剂量短效 β_2 受体激动剂（SABAs）和全身用激素。SABAs 可用雾化吸入器或带有储雾罐的定量吸入器给药，治疗初始阶段可能需要频繁给药（q1h 或更频繁）。在 SABAs 基础上可联合吸入型抗胆碱能支气管扩张剂。尽管口服激素治疗有效，但也可考虑静脉用药如甲泼尼龙（80mg IV，q8h）。同时辅助吸氧以维持血氧饱和度在 90% 以上。如果出现呼吸衰竭，应该给予机械通气支持，尽量降低气道压力和内源性呼气末正压（auto-PEEP）。由于细菌感染并不是哮喘急性加重的常见诱因，因此除了具有肺炎证据外不需常规给予抗生素。

应在哮喘急性加重进一步恶化前及时予以治疗，应书面指导哮喘患者根据呼吸道症状和 PEF 下降程度自我调整治疗方案。

更多内容详见 HPIM-18 原文版 Barnes PJ: Asthma, Chap. 254, p. 2102

第 139 章
环境相关肺病

马艳良　校　谭星宇　译

多种肺部疾病发病易感性受环境因素影响。本章主要阐述职业及有毒化学品暴露对肺部疾病的影响。此外，各种非职业性的室内污染源，例如环境中的烟草烟雾暴露（肺癌），氡气（肺癌），以及使用生物燃料烹饪 [慢性阻塞性肺疾病（COPD）] 也将被涉及。环境暴露对呼吸系统的影响在很大程度上取决于颗粒的大小。直径＞$10\,\mu m$ 的颗粒通常滞留在上呼吸道。直径为 $2.5\sim10\,\mu m$ 的颗粒，则沉积在支气管树上部，而更小的颗粒（包括纳米颗粒）可进入肺泡。水溶性气体如氨气可被上呼吸道吸收并引起刺激性反应和支气管收缩，而低水溶性气体（如碳酰氯）则能到达肺泡，并导致危及生命的急性化学性肺炎。

临床思路　环境相关肺病

许多职业性肺疾病（如尘肺）与非环境因素相关的疾病相似，所以获取详细的职业史至关重要。除了由患者提供的职业史外，关键信息还包括特定环境接触史、使用呼吸防护设备的状况以及工作环境的通风情况。评估患者症状的发生时间与患者工作安排的关系也是非常有意义的。

胸部 X 线检查有助于评估环境性肺疾病的程度，但它可能高估或低估尘肺的功能损害程度。应通过肺功能检测评估功能减损的严重程度，但肺功能结果通常对诊断缺乏特异性。疑似职业性哮喘的患者，应当评估上班前后肺功能变化，可为职业相关的支气管收缩提供强有力的支持证据。某些职业性肺疾病有其特定的影像学特征；胸部 X 线片检查应用广泛，而胸部 CT 扫描则可提供更多的证据。

职业性暴露和肺部疾病

■ 无机粉尘

石棉相关性肺病

在制造石棉制品（从采矿到制造）过程中可能发生石棉职业暴露，经常接触石棉的行业还包括造船和其他建筑行业（如管道安装、锅炉制造）、生产安全服装和摩擦材料（如刹车和离合器衬片）的行业。除了在这些领域工作的工人，其密切接触者（如配偶）也可能罹患一些石棉相关性肺部疾病。

一系列呼吸道疾病与石棉暴露有关。胸膜斑提示已经发生石棉暴露，但通常不引起症状。间质性肺疾病，通常被称为石棉肺，在病理学及影像学表现类似于特发性肺间质纤维化，肺功能检测通常表现为限制性通气功能障碍及一氧化碳弥散能力（D_LCO）下降。石棉肺可发生在石棉暴露 10 年后，缺乏有效的治疗方法。

石棉暴露后也可发生良性胸腔积液。已确定肺癌发病与石棉接触有相关性，但一般距离初次接触石棉至少需要 15 年。吸烟可显著增加接触石棉后罹患肺癌的风险。此外，间皮瘤（胸膜和腹膜）与石棉暴露密切相关，但其发生与吸烟并不相关。相对短暂的石棉暴露可能导致间皮瘤，但发病时间多在初次接触石棉数十年后才发生。通常通过胸腔镜获得胸膜组织活检来确诊胸膜间皮瘤。

矽肺

矽肺是由于接触游离二氧化硅（水晶石英）所致，多见于开采、石材切割、研磨行业（如宝石、黏土、玻璃和水泥制造）、铸造、采石业。短期高强度的暴露（至少 10 个月）可导致急性矽肺——病理改变类似于肺泡蛋白质沉积症，胸部 CT 表现为特征性的"铺路石"改变。急性矽肺病情严重，进行性发展；全肺灌洗可能有效。

长期暴露导致单纯性矽肺，表现为肺上叶圆形小阴影。肺门淋巴结钙化可见典型的"蛋壳"样表现。复杂性矽肺，则表现为进展的纤维化结节，其直径可＞1cm。如果纤维化结节巨大，通常使用术语"进行性大块纤维化"描述。矽肺患者的细胞免疫受损，合并肺结核、非典型分枝杆菌感染和真菌感染的风险增高。二氧化硅同样可能是肺部致癌物。

煤工尘肺

职业接触煤尘易诱发煤尘肺（CWP），在美国西部出产的烟煤较少，因此该地区煤尘肺的发生率较低。单纯性煤尘肺的放射影像学表现为小结节状阴影；通常无症状，但是罹患慢性阻塞性肺疾病的风险可能增加。复杂性煤尘肺 X 线征象则表现为位于双上肺的大结节（直径＞1cm）。复杂性煤尘肺患者多有症状、肺功能降低，且死亡率增高。

铍中毒

铍暴露可能发生在制造合金、陶瓷和电子设备过程中。急性铍暴露很少引起急性肺炎，与结节病非常相似的慢性肉芽肿性疾病更加常见。慢性铍中毒的影像学特点与结节病类似，表现为沿小叶间隔分布的肺结节。如同结节病一样，肺功能检测可以表现为限制性或阻塞性通气障碍，合并 D_LCO 降低。诊断慢性铍中毒通常需行支气管镜检查及经支气管镜肺活检术。鉴别慢性铍中毒与结节病最有效的方法，是进行血液或支气管肺泡灌洗液淋巴细胞增殖试验继而测定机体对铍的延迟超敏反应。治疗必须脱离铍接触，糖皮质激素可能有效。

■ 有机粉尘

棉尘（棉尘肺）

制造纺织品及制绳所需的纱线生产过程中可接触到棉尘。在棉尘肺早期，多在工作首日即将结束时出现胸部紧缩感。严重患者，症状则持续贯穿整个工作时间。暴露 10 年以上，可引起慢性气流阻塞。对有症状的个体，脱离暴露至关重要。

谷物粉尘

农民和谷物装卸机操作员罹患相似于 COPD 的谷物粉尘相关性肺疾病风险增高。症状包括咳嗽咳痰，喘息及呼吸困难，肺功能检测可见典型的气流阻塞。

农民肺

接触包含耐热放线菌孢子的霉变干草可导致过敏性肺炎。急性农民肺多发生在暴露后 8h 内，可出现发热、咳嗽和呼吸困难症状。长期反复暴露会导致慢性间质性肺病。

有毒化学物质

以蒸汽或烟雾形式存在的毒性化学物质均会损伤肺。例如，吸入烟雾可通过多种机制致使消防员和火灾的受害者死亡。一氧化碳中毒可引起致死性的低氧血症。燃烧的塑料和聚氨酯可释放包括氰化物在内的毒性物质。接触聚氨酯中的二异氰酸酯和环氧化物中的酸酐可引起职业性哮喘。从泥土中释放或集中于建筑物内的氡气则是肺癌的危险因素。

治疗原则

环境相关肺病的治疗几乎都包括限制或避免接触有毒物质。糖皮质激素治疗对慢性间质性肺病（如石棉肺、煤尘肺）无效，但对急性有机粉尘暴露可能有效。职业性哮喘（如二异氰酸酯）的治疗遵循常用的哮喘指南（第138章）。职业所致的慢性阻塞性肺疾病（如棉尘肺）的治疗则遵循慢性阻塞性肺疾病指南（第140章）。

更多内容详见 HPIM-18 原文版：Balmes JR, Speizer FE：Occupational and Environmental Lung Disease, Chap. 256, p. 2121.

第140章
慢性阻塞性肺疾病

马艳良　校　张荣葆　译

定义和流行病学

慢性阻塞性肺疾病（COPD）是以慢性气流受限为特征的疾病，肺功能检查是其诊断的主要依据。气流受限定义为第一秒用力呼气肺容积（FEV_1）/用力肺活量（FVC）降低。FEV_1/FVC 降低的个体中，气流受限的严重程度由 FEV_1 降低的程度确定（表140-1）。$FEV_1 \geq 80\%$ 为 I 级；$50\% \sim 80\%$ 为 II 级；$30\% \sim 50\%$ 为 III 级；$< 30\%$ 为 IV 级。吸烟是 COPD 的主要环境危险因素，其患病风险随着吸

表 140-1　GOLD 关于 COPD 严重程度的分级标准

GOLD 分级	严重度	症状	肺功能
0	危险	慢性咳嗽、咳痰	正常
I	轻度	伴或不伴慢性咳嗽或咳痰	FEV_1/FVC<0.7 且 $FEV_1 \geq 80\%$ 预计值
II A	中度	伴或不伴慢性咳嗽或咳痰	FEV_1/FVC<0.7 且 $50\% \leq FEV_1 < 80\%$ 预计值
III	重度	伴或不伴慢性咳嗽或咳痰	FEV_1/FVC<0.7 且 $30\% \leq FEV_1 < 50\%$ 预计值
IV	极重度	伴或不伴慢性咳嗽或咳痰	FEV_1/FVC<0.7 且 $FEV_1 < 30\%$ 预计值或 $FEV_1 < 50\%$ 伴呼吸衰竭或右心衰竭体征

缩略词：GOLD，慢性阻塞性肺疾病全球倡议（Global Initiative for Lung Disease）。
资料来源：*From RA Pauwels et al；Am J Respir Crit Care Med 163；1256，2001；with permission*

烟量的增加而上升,吸烟量以包-年来衡量(每日吸烟1包,持续1年相等于1包年)。气道高反应性和职业暴露(如:煤矿、金矿和棉纺织)也可增加 COPD 的患病风险。有报告指出,在使用生物燃料的国家中,于通气不良的环境中烹饪可增高妇女 COPD 风险。COPD是渐进性疾病,但戒烟可以显著地减缓肺功能的下降。正常成人在25 岁时 FEV_1 达到一生的最高峰,进入平台期,随后逐渐进行性下降。肺功能峰值降低、平台期缩短、肺功能加速下降是导致 COPD的原因。

COPD 通常在晚期才出现临床症状。因此,早期诊断有赖于肺功能测定。PaO_2 一般会保持正常到 $FEV_1 < 50\%$ 预计值。高碳酸血症和肺动脉高压最常见于 FEV_1 下降至 $<25\%$ 预计值后。FEV_1 水平相近的 COPD 患者,其呼吸道症状和功能减损程度却可显著不同。COPD 通常包括间歇性症状加重阶段,如呼吸困难、咳嗽和咳痰等呼吸系统症状突然加重,称为 COPD 急性加重(AECOPD)。AECOPD 常由呼吸系统的细菌和(或)病毒感染诱发。随着 COPD 的进展,急性加重发作更频繁,但是气流受限程度近似的患者间发生急性加重的易感性不尽相同。

临床表现

病史

COPD 患者吸烟常 $\geqslant 20$ 包年。COPD 的常见症状包括咳嗽、咳痰;每年咳嗽、咳痰超过 3 个月并且连续 2 年以上者可诊断慢性支气管炎。然而,仅有慢性支气管炎而无气流受限不能诊断为 COPD。劳力性呼吸困难是 COPD 患者最常见和显著体能丧失的表现。对于严重 COPD 患者,涉及上半部分躯体的活动时尤其困难。晚期患者常出现体重减低和恶病质。低氧和高碳酸血症常导致体液潴留、晨起头痛、睡眠障碍、红细胞增多和发绀。

AECOPD 随着 COPD 的进展发作更频繁,最常见的诱发因素是呼吸系统感染,常为细菌感染。既往急性加重病史是未来急性加重的强力预测因子。

体格检查

COPD 的早期体格检查多正常。随着疾病的进展,过度充气的体征(包括桶状胸、膈肌运动减弱)越来越明显。也可出现呼气相哮鸣音,但其无法预测气道阻塞的严重度和对治疗的反应性。持续局限性的哮鸣音和杵状指提示肺癌。

AECOPD 患者呼吸窘迫的体征（心动过速、呼吸频率加快、动用辅助呼吸肌和发绀）更加显著。

影像学检查

X 线胸片显示过度充气、肺气肿和肺动脉高压，在稳定期用于鉴别其他疾病，急性加重期用于排除肺炎。胸部 CT 扫描对肺气肿有很高的敏感性，常用于晚期患者选择肺减容手术或肺移植前的评估。

肺功能检查

气流受限的客观指标是诊断 COPD 的关键。COPD 分级标准基于吸入支气管扩张剂后的肺功能水平。COPD 患者的 $FEV_1/FVC < 0.7$。尽管患者呼气时间延长，FVC 平台期不明显。肺总量、残气量增加，一氧化碳弥散功能减低均是肺气肿的典型表现。

实验室检查

推荐测定 α_1 抗胰蛋白酶（$\alpha_1 AT$）（通常测定其血液中水平）用于排除严重 $\alpha_1 AT$ 缺乏症。$\alpha_1 AT$ 强化治疗（每周静脉输注）用于严重的 $\alpha_1 AT$ 缺乏症患者。脉搏氧饱和度测定仪可以监测血氧饱和度，动脉血气分析对评估 CO_2 潴留程度以及酸碱平衡紊乱仍极具价值。在急性加重时，患者出现精神症状、严重的呼吸窘迫、极重度 COPD 或具有 CO_2 潴留病史是动脉血气分析检查的适应证。血细胞分析对评价晚期患者红细胞增多和贫血非常有用：红细胞增多可继发于低氧血症，贫血会进一步加重缺氧。

治疗 COPD

门诊管理

戒烟 戒烟可以延缓肺功能的下降，延长 COPD 患者的生存时间。尽管戒烟后肺功能不能明显好转，但是 FEV1 下降率常能减少到与非吸烟者相同。药物辅助戒烟通常是有益的。尼古丁替代治疗（皮肤贴剂、咀嚼胶、鼻喷剂和口吸入剂）可以提高戒烟成功率。口服盐酸安非他酮片（前三天 150mg qd，以后 150mg bid）也可产生显著效果，并且可与尼古丁替代药物联合。伐尼克兰（烟碱型乙酰胆碱受体部分激动剂）也可提高戒烟成功率。所有成年、非孕期、无药物禁忌证的吸烟者均可接受药物辅助戒烟。

非药物治疗 肺康复可以改善呼吸困难、活动耐量和减少住院。强烈建议每年接种流感疫苗并且推荐接种肺炎链球菌疫苗。

支气管扩张剂 尽管没有证据表明支气管扩张剂可以延长 COPD 患者的寿命，但其可显著缓解呼吸系统症状。短效或长效 β 受体激动剂，短效或长效抗胆碱能药物和茶碱类药物均可选用。口服药物的依从性好，而吸入剂副作用更少。

通常轻症患者按需吸入短效抗胆碱能药物（如异丙托溴铵）或短效 β 受体激动剂（如沙丁胺醇）即可。重症患者采取联合治疗，以及长效 β 受体激动剂和（或）长效抗胆碱能药物。治疗窗较窄限制了茶碱类药物的使用，使用时需要应用低剂量或规律监测血药浓度。

糖皮质激素 由于糖皮质激素可引起多种并发症，如骨质疏松症、体重增加、白内障和糖尿病，不推荐长期全身应用。尽管缺乏证据显示吸入激素可以降低 FEV1 下降速率，但是可以减少重症患者急性加重的频率。联合吸入激素和长效 β 受体激动剂可以减少 COPD 急性加重和死亡率——尽管结论尚不确切。

氧疗 长期氧疗可以减轻慢性低氧患者的症状及延长其生存期。评估是否需要长期氧疗要求在患者病情稳定一段时间后测量血 PaO_2 或氧饱和度（SaO_2）。$PaO_2 \leqslant 55mmHg$ 或 $SaO_2 \leqslant 88\%$ 的患者需要通过吸氧使 $SaO_2 \geqslant 90\%$。PaO_2 在 $56 \sim 59mmHg$ 或 $SaO_2 \leqslant 89\%$ 且合并肺动脉高压或肺源性心脏病（肺心病）也是长程氧疗的适应证。推荐符合上述指征的患者持续氧疗，因每日吸氧时间与死亡率显著相关。仅在活动或睡眠时低氧的患者也可以选择氧疗，但证据欠充分。

重症 COPD 的手术适应证 终末期患者可以选择两种手术方式。上叶为主的肺气肿和活动能力减低的患者通过肺减容手术可以降低死亡率，改善肺功能（肺康复后）。高危人群（$FEV_1 <20\%$ 预计值，肺气肿弥漫分布且 CO 弥散能力 $<20\%$ 预计值）不适合肺减容手术。经过充分药物治疗仍有极重度气流受限、相对年轻致残的患者可以考虑肺移植术。

AECOPD 的管理 急性加重是 COPD 患病和死亡的主要原因。管理的重点包括决定是否需要住院。尽管没有指南明确推荐何类 AECOPD 患者需要住院治疗，发生呼吸性酸中毒、低氧血症加重、基础重度 COPD，合并肺炎或社会情况缺少家庭支持者应该考虑住院。

急性加重治疗的重点包括支气管扩张剂、抗菌药物和短程的全身应用糖皮质激素。

抗菌药物　由于细菌感染常常是 COPD 急性加重的诱因，强烈推荐抗菌药物治疗，特别是痰量增加或痰颜色改变时。常见病原菌有肺炎链球菌、流感嗜血杆菌和卡他莫拉菌。应根据当地的药敏结果、患者既往痰培养结果以及病情严重程度选择适当的抗菌药物。磺胺甲基异噁唑（SMZ）及甲氧苄氨嘧啶（TMP）、多西环素和阿莫西林适宜轻中度患者；广谱抗菌药物适用于重度 COPD 患者和（或）重度急性加重情况。

支气管扩张剂　支气管扩张剂在急性期治疗中很重要。可选择吸入短效 β 受体激动剂（如沙丁胺醇 q1～2h）及抗胆碱能药物（如异丙托溴铵 q4～6h）。首选使用雾化器给予支气管扩张剂，因其易于使用，更适于呼吸窘迫的患者。更换为定量吸入器需要对患者和家属进行相应的培训。

糖皮质激素　全身应用糖皮质激素可以减轻症状，防止病情反复，并减少 6 个月内急性加重的再发。尚未确定应用的最佳剂量，目前推荐的标准剂量是每日口服 30～40mg 泼尼松（或相应的静脉注射剂量），疗程 10～14 天。血糖增高是最常见的合并症，治疗期间需要监测血糖。

氧疗　急性加重期低氧血症进一步加重，应通过氧疗维持 $SaO_2 \geqslant 90\%$。吸高浓度氧会加重通气血流比例失衡，导致高碳酸血症。因此通过给予适宜的吸氧浓度维持 SaO_2 在 90% 左右是治疗的关键，既能改善患者的氧合状态又避免血氧饱和度过高。患者在出院后仍然需要氧疗直到急性加重完全康复。

通气支持　大量研究表明无创通气（NIV）可以改善伴呼吸衰竭（$PaCO_2 > 45mmHg$）的 AECOPD 患者预后。NIV 禁忌证包括不稳定心血管疾病、精神状态异常、无法配合、大量气道分泌物、颌面部畸形、面部创伤、极度肥胖或烧伤。进行性高碳酸血症、顽固性低氧或精神状态改变的患者配合 NIV 治疗的能力下降。血流动力学不稳定、呼吸停止时应立即气管插管行机械通气。应保证足够的呼气时间以免产生内源性 PEEP。

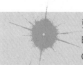

更多内容详见 HPIM-18 原文版：Reilly JJ Jr., Silverman EK, Shapiro SD: Chronic Obstructive Pulmonary Disease, Chap. 260, p. 2151.

第 141 章
肺炎、支气管扩张和肺脓肿

高占成 校 马艳良 译

肺炎

肺炎是指累及肺实质的感染，分为社区获得性肺炎（community-acquired pneumonia，CAP）和医疗机构相关性肺炎（health care-associated pneumonia，HCAP）。HCAP 又可分为医院获得性肺炎（hospital-acquired pneumonia，HAP）和呼吸机相关性肺炎（ventilator-associated pneumonia，VAP）。HCAP 包括入院≥48h 后发生的肺炎，感染前 90 天内入住医院 2 天以上的患者，在护理院或长期照护机构中生活者，最近 3 个月内接受过抗生素治疗、持续透析、居家输液或伤口护理者，以及与多重耐药（multidrug-resistant，MDR）感染的家属接触后发生的肺炎。

病理生理

- 微生物进入下呼吸道最常见的途径是通过口咽部微量吸入，其他途径还包括吸入受污染的飞沫、血源性播散或由胸膜、纵隔部位感染向邻近部位蔓延。
- 微生物的负荷超过巨噬细胞及其他非特异性免疫系统（如表面蛋白 A 和 D）清除细菌的能力后才会发病。
- 经典的肺炎（典型为由肺炎链球菌导致的肺炎）常累及叶段，根据肺泡的病理改变可分为 4 期：
  ◇ *水肿期*：肺泡内充满富含蛋白的渗出物。
  ◇ *红色肝样变期*：肺泡内渗出物中出现红细胞和中性粒细胞。
  ◇ *灰色肝样变期*：富含中性粒细胞和纤维蛋白沉积物。
  ◇ *消散期*：以巨噬细胞为主。
- VAP 患者发生呼吸性细支气管炎可先于影像学出现明显浸润性表现前。

社区获得性肺炎

病原学

尽管许多细菌、病毒、真菌及原虫都可导致 CAP，但大多数病例都由几种常见的病原菌引起。一半以上的病例未能找到确定的病原菌。

- 常见的病原菌包括**肺炎链球菌、流感嗜血杆菌、金黄色葡萄球菌**以及革兰氏阴性菌如**肺炎克雷伯杆菌、铜绿假单胞菌**。
- 非典型病原体包括**肺炎支原体、肺炎衣原体、军团菌**及呼吸道病毒（如**流感病毒、腺病毒、呼吸道合胞病毒**）。
  ◇ 在需要住院的 CAP 患者中，将近 18% 的病例由病毒感染导致。
  ◇ 10%～15% 的 CAP 病例可找到多种病原体，由典型和非典型病原体混合感染所致。
- 厌氧菌导致的 CAP 多见于发病前数天或数周发生误吸的患者，常常导致严重脓胸。

流行病学

美国每年至少有 400 万成年人患 CAP，80% 接受门诊治疗。每年有 45 000 名患者死于 CAP，年花费达 90 亿至 100 亿美元。

- 老年人及儿童肺炎发病率最高（如 4 岁以下或 60 岁以上）。
- CAP 的危险因素包括酗酒、哮喘、免疫抑制、群居、年龄 ≥ 70 岁（与 60～69 岁相比）。
- 病原学诊断时还应考虑许多因素对病原菌类型的影响，如吸烟、慢性阻塞性肺疾病、耐甲氧西林金黄色葡萄球菌（MRSA）定植、近期住院或使用抗菌药物。

临床表现

患者通常伴有发热、寒战、多汗、咳嗽（无痰或黏液性、脓性、血性痰）、胸膜性胸痛和喘息等症状。

- 其他常见症状包括恶心、呕吐、腹泻、虚弱、头痛、乏力及关节痛。
- 老年患者可有不典型表现，表现为意识模糊，但其他典型表现较少。
- 体格检查可见呼吸急促，触觉语颤增强或减弱，叩诊浊音或实音分别提示肺实变或胸腔积液，还可闻及啰音、支气管呼吸音或胸膜摩擦音。

诊断

包括疾病诊断和病原学诊断。尽管目前尚无证据证实针对特定病原体的治疗优于经验性治疗，但病原学诊断可以缩小经验性治疗抗菌范围、确定威胁公共卫生安全的病原体（如**结核分枝杆菌、流感病毒**）、监测抗菌药物耐药趋势。

- *X* 线胸片：有助于 CAP 的鉴别诊断，与之相比，体格检查诊断 CAP 的敏感性和特异性仅为 58％和 67％。

◇ 胸部 CT 适用于疑似阻塞性肺炎的患者。

◇ 某些影像学特征提示特定病原菌感染，如肺气囊肿提示金黄色葡萄球菌感染。

● *痰检*：每高倍镜视野下白细胞＞25 个，并且鳞状上皮细胞＜10 个的痰标本才适合进一步培养。痰培养的敏感性差异极大，已确诊细菌性肺炎球菌肺炎的患者痰培养阳性率也不足 50％。

● *血培养*：大约 5％～14％的患者血培养阳性，最常见的是肺炎链球菌。血培养适用于大部分患者，但推荐应用于高危患者（如合并慢性肝病或无脾的患者）。

● *尿检*：用于检测肺炎链球菌和 I 型军团菌的抗原。

● *血清学检测*：特异性 IgM 抗体滴度升高四倍以上有助于诊断某些病原体，但获得最终诊断所需时间较长，因此临床应用有限。

治疗　社区获得性肺炎

决定患者是否收住院

● 现有两种标准决策哪些患者适合住院治疗，两者孰优孰劣尚无定论，应根据患者的个体情况选择应用。

◇ 肺炎严重程度评分（pneumonia severity index, PSI）：依据 20 个变量评分，包括年龄、合并症、体格检查与辅助检查异常。由此，患者病死率分为 5 个级别。

◇ CURB-65：包含 5 个参数，即意识状态（C）；尿素氮＞7mmol/L（U）；呼吸频率≥30 次/分（R）；血压，收缩压≤90mmHg 或舒张压≤60mmHg（B）；年龄 65≥岁（65）。分值为 0 的患者可居家治疗，分值为 2 的患者需要住院治疗，分值≥3 的患者则需要入住重症监护治疗病房（intensive care unit, ICU）治疗。

抗菌药物治疗

● CAP 患者的经验性抗菌药物治疗见表 141-1。美国指南强调靶向肺炎链球菌和非典型病原体，回顾性研究表明这一方法可降低病死率。

● 初期静脉使用抗菌药物的患者，待可以经口摄入并吸收药物、血流动力学稳定、临床状态改善后可改为口服用药。

● 既往 CAP 的常规用药疗程为 10～14 天，无并发症的 CAP 患者应用氟喹诺酮类药物 5 天即可。合并菌血症、转移性感染、感染毒力较强的病原体或大多数严重 CAP 患者可适当延长疗程。

- 发热及白细胞升高多在 2~4 天缓解。如果治疗 3 天患者无反应则应重新评估病情，考虑其他诊断、耐药菌感染或错误用药的可能性。

并发症

严重 CAP 的常见并发症包括呼吸衰竭、休克和多器官功能衰竭、凝血功能障碍及并发症急性加重。转移性感染较为少见（如脑脓肿、心内膜炎），但需立即重视。

- 肺脓肿多与误吸或单一病原菌［如社区获得性 MRSA（CA-MRSA）或*铜绿假单胞菌*］所致 CAP 相关。需要加强引流，使用适当的抗菌药物。
- 胸腔积液较多时，应积极进行诊断及治疗性穿刺。如果积液 pH 值＜7、糖＜2.2mmol/L、乳酸脱氢酶＞1000U 或涂片、培养发现细菌时，应当胸腔置管进行引流。

随访

胸部 X 线异通常需要 4~12 周才能吸收。患者需要接种流感和肺炎球菌疫苗。

医疗机构相关性肺炎（见第 87 章）

■ 呼吸机相关性肺炎

病原学

可能的病原体包括 MDR 和非 MDR 菌；病原菌的类型与发生感染时住院时间的长短有关。

流行病学、发病机制和临床表现

每 100 例机械通气患者中预计有 6~52 例患者发生 VAP，在机械通气的最初 5 天发病风险最高。

- VAP 发病有三个主要因素：致病微生物在喉咽部定植，致病微生物被吸入下呼吸道，患者正常免疫功能受损。
- 临床表现与其他类型肺炎相似。

诊断

现有的临床诊断标准均会导致 VAP 的过度诊断。定量培养可明

表 141-1 社区获得性肺炎的经验治疗

门诊患者

既往体健，过去 3 个月内未应用抗菌药物

- 大环内酯类［克拉霉素（500mg PO bid）或阿奇霉素（500mg PO 首剂，此后 250mg qd）］或
- 多西环素（100mg PO bid）

有合并症或过去 3 个月内应用过抗菌药物：应更换抗菌药物种类

- 呼吸喹诺酮类［莫西沙星（400mg PO qd）、吉米沙星（320mg PO qd）或左氧氟沙星（750mg PO qd）］或
- β 内酰胺类［首选大剂量阿莫西林（1g tid）或阿莫西林/克拉维酸（2g bid）；次选头孢曲松（1~2g IV qd）、头孢泊肟（200mg PO bid）或头孢呋辛（500mg PO bid）］*联合大环内酯类*[a]

肺炎链球菌对大环内酯类耐药率较高的地区[b]，具有合并症的患者应选用上述次选治疗

非 ICU 住院患者

- 呼吸喹诺酮类［莫西沙星（400mg PO 或 IV qd）、吉米沙星（320mg PO qd）或左氧氟沙星（750mg PO 或 IV qd）］
- β 内酰胺类[c]［头孢噻肟（1~2g IV q8h）、头孢曲松（1~2g IV qd）、氨苄西林（1~2g IV q4~6h）或厄他培南（特定患者 1g IV qd）］联合大环内酯类[d]［口服克拉霉素或阿奇霉素（既往体健的患者）或阿奇霉素 IV（首次 1g，随后 500mg qd）］

ICU 住院患者

- β 内酰胺类[e]［头孢噻肟（1~2g IV q8h）、头孢曲松（2g IV qd），或氨苄西林/舒巴坦（2g IV q8h）］*联合*
- 阿奇霉素或一种氟喹诺酮类（参见非 ICU 住院患者）

特殊情况

疑似铜绿假单胞菌感染

- 抗肺炎链球菌、抗铜绿假单胞菌的 β 内酰胺类［哌拉西林/他唑巴坦（4.5g IV q6h）、头孢吡肟（1~2g IV q12h）、亚胺培南（500mg IV q6h）或美洛培南（1g IV q8h）］*联合*环丙沙星（400mg IV q12h）或左氧氟沙星（750mg IV qd）
- β 内酰胺类（如上所列）*联合*氨基糖苷类［阿米卡星（15mg/kg qd）或妥布霉素（1.7mg/kg qd）］*联合*阿奇霉素
- β 内酰胺类（如上所列）[f]*联合*氨基糖苷类*联合*抗肺炎链球菌的氟喹诺酮类药物

疑似 CA-MRSA 感染

- 加用利奈唑胺（600mg IV q12h）或万古霉素（1g IV q12h）

[a] 多西环素（100mg PO bid）可替代大环内酯类。

[b] 25% 的菌株 MICs>16μg/ml。

[c] 青霉素过敏的患者可选用呼吸喹诺酮。

[d] 多西环素（100mg IV q12h）可替代大环内酯类。

[e] 青霉素过敏的患者可选用呼吸喹诺酮和氨曲南（2g IV q8h）。

[f] 青霉素过敏的患者可选用氨曲南。

缩略词：CA-MRSA，社区获得性耐甲氧西林金黄色葡萄球菌

确细菌负荷，有助于区分定植菌和真正病原菌；所获得的标本越是远离支气管树，培养结果特异性越强。

治疗　呼吸机相关肺炎（VAP）

- 见表 141-2，HCAP 的经验性治疗方案
  - ◇ 不恰当的初始经验性治疗会增加死亡率。
  - ◇ 一旦确定病原应调整最初的广谱治疗方案。
  - ◇ 一旦初始经验性治疗有效，患者临床状况多在 48～72h 内得到改善。
- VAP 治疗失败常见，特别是感染 MDR 病原体的患者；MRSA 和铜绿假单胞菌感染的治疗失败率较高。
- VAP 的合并症包括机械通气时间、ICU 居住时间延长、伴有肺出血的坏死性肺炎或支气管扩张，VAP 显著增加病死率。
- 预防 VAP 的有效策略见表 141-3。

■ 院内获得性肺炎（HAP）

对 HAP 的研究少于 VAP，HAP 由非 MDR 病原菌引起更为多见。由于许多未接受气管插管的非 VAP 患者微量误吸的风险增加，因此厌氧菌也是常见的病原菌。

表 141-2　医疗机构相关性肺炎的经验性治疗

无 MDR 感染高危因素的患者
头孢曲松（2g IV q24h）或
莫西沙星（400mg IV q24h）、环丙沙星（400mg IV q8h）或左氧氟沙星（750mg IV q24h）或
氨苄西林/舒巴坦（3g IV q6h）或
厄他培南（1g IV q24h）
具有 MDR 感染高危因素的患者
1. 1 种 β 内酰胺类 头孢他啶（2g IV q8h）或头孢吡肟（2g IV q8～12h）或 哌拉西林/他唑巴坦（4.5g IV q6h）、亚胺培南（500mg IV q6h 或 1g IV q8h）或美洛培南（1g IV q8h）联合
2. 针对革兰氏阴性菌的二线药物 庆大霉素或妥布霉素（7mg/kg IV q24h）或阿米卡星（20mg/kg IV q24h）或 环丙沙星（400mg IV q8h）或左氧氟沙星（750mg IV q24h）联合
3. 针对革兰氏阳性菌的抗菌药物 利奈唑胺（600mg IV q12h）或 万古霉素（15mg/kg 至 1g IV q12h）

表 141-3　呼吸机相关肺炎的致病机制及预防策略

致病机制	预防策略
口咽部病原菌定植	
正常菌群的清除	缩短抗菌治疗疗程
插管时吸入大量口咽部分泌物	昏迷患者短期预防性应用抗菌药物[a]
胃食管反流	幽门后肠内营养[b]，避免胃内大量潴留，促动力药物
胃内细菌过度生长	预防性用药提高胃内 pH 值[b]，应用非吸收性抗菌药物选择性净化消化道[b]
其他定植患者交叉感染	洗手，建议使用含酒精的洗手液；加强感染控制教育[a]；隔离；及时清洁、更换设备
大量误吸	气管插管，避免镇静，缓解小肠梗阻
气管插管周围少量误吸	
气管插管	无创通气[a]
机械通气时间过长	镇静患者需每日唤醒[a]，制定撤机流程[a]
吞咽功能异常	及早经皮气管切开[a]
气管插管上分泌物聚集	头高位[a]；应用特殊气管内插管持续吸引声门下分泌物[b]；避免再插管；避免镇静和转运患者
下呼吸道防御功能减退	严格控制血糖[b]；降低允许输注红细胞的血红蛋白阈值；特殊肠内营养配方

[a] 至少在一项随机对照研究中证实有效；
[b] 随机对照研究结果为阴性或结果不一致

■ 支气管扩张

病原学和流行病学

　　支气管扩张是指肺内局限性（阻塞）或弥漫性（全身性或感染性疾病）的不可逆的支气管管腔扩张。感染或非感染性因素都会导致支气管扩张。

- 不同病因导致的发病率也不同；总体而言，支气管扩张的患病率随年龄增加相应增加，女性患病率高于男性。
- 25％～50％的支气管扩张患者病因不明。

发病机制

　　"恶性循环假说"是感染性支气管扩张最为广泛述及的发病机制，这一假说认为机体易感性和黏液纤毛清除功能下降导致支气管树内微生物定植。非感染性支气管扩张的可能机制包括免疫介导的反应破坏支气管壁，以及肺间质纤维化（如放射性纤维化或特发性肺间质纤维化）导致的肺实质牵拉。

临床表现

典型患者常表现为持续性咳嗽、咳黏稠痰液。

- 体格检查：肺部听诊可闻及湿啰音和哮鸣音，也可伴有杵状指（趾）。
- 急性加重时脓性痰液增多。

诊断

支气管扩张诊断依靠临床表现和一致的影像学异常，如平行的"双轨征"或"戒环征"（支气管横截面的直径至少为伴行血管直径的 1.5 倍）、支气管树未逐渐变细、支气管壁增厚或囊性改变。

治疗　支气管扩张

感染性支气管扩张的主要治疗目的是控制活动性感染、改善分泌物清除功能、减少支气管内微生物定植。

- 急性加重时应选用针对明确或推测的病原菌的抗菌药物，疗程为 7~10 天；流感嗜血杆菌和铜绿假单胞菌是常见的病原菌。
- 给予气道湿化和化痰，雾化吸入支气管扩张剂和高渗药物（如高渗盐水），胸部物理治疗可用于加强清除分泌物。
- 每年发作 ≥3 次的患者可以考虑使用抑菌药物降低微生物负荷，减少急性加重次数。
- 某些患者可考虑手术治疗（包括肺移植）。

■ 肺脓肿

病原学

肺脓肿是指肺内感染导致肺实质组织坏死，可由多种微生物引起。病原菌类型很大程度上与患者特征相关。

- 既往身体健康的患者易于罹患细菌（如金黄色葡萄球菌、米氏链球菌、肺炎克雷伯杆菌和 A 型链球菌）及原虫（如溶组织内阿米巴、卫氏并殖吸虫、粪类圆线虫）感染。
- 有误吸倾向的患者易于罹患厌氧菌、金黄色葡萄球菌、铜绿假单胞菌、坏死梭杆菌（栓塞性病变）、地方性真菌及分枝杆菌感染。
- 免疫功能受损的患者易于罹患结核分枝杆菌、星状奴卡菌、马红球菌、军团菌属、肠杆菌科、曲霉属和隐球菌属感染。

临床表现

非特异性肺脓肿，主要由厌氧菌感染导致，可表现为乏力、咳嗽、咳痰、发热、体重下降、贫血等隐匿性感染的表现。一些患者呼气带有腐烂臭味，或伴有牙龈溢脓、牙龈炎等牙周感染的表现。

诊断

首选胸部CT以明确肺部病变的详细特征。

- 痰培养有助于发现需氧菌，但难以培养出厌氧菌。
- 及时正确送检、处理胸腔积液或支气管肺泡灌洗液有助于发现厌氧菌。

治疗 **肺脓肿**

常根据推断或已知的病原选择治疗方案。

- 大部分厌氧菌感染初始治疗可选用克林霉素（600mg IV qid），也可选用 β 内酰胺/β 内酰胺酶抑制剂。
- 患者退热、临床症状改善后可序贯为口服治疗。
- 推荐持续口服治疗直至影像学显示肺部病变清除或仅遗留少许稳定瘢痕，但疗程缺少客观证据。
- 抗菌药物应用5～7天后仍持续发热，表明治疗失败，需要除外阻塞、合并脓胸、耐药菌感染等因素。
  - ◇ 多在用药3～5天后出现体温下降、临床症状改善，5～10天内退热。
  - ◇ 持续发热7～14天的患者需行支气管镜或其他诊断性检查了解有无解剖异常并查找病原。

更多内容详见 HPIM-18 原文版：Mandell LA, Wunderink R: Pneumonia, Chap. 257, p. 2130; and Baron RM, Bartlett JG: Bronchiectasis and Lung Abscess, Chap. 258, p. 2142.

第142章
肺血栓栓塞症及深静脉血栓形成

许俊堂　校　李忠佑　译

定义

静脉血栓栓塞症包括深静脉血栓形成（deep-vein thrombosis，DVT）及肺血栓栓塞症（pulmonary thromboembolism，PE）。DVT

是大静脉内血液发生凝固所致，多发生在下肢。DVT 的血栓脱落并转移至肺动脉循环中则导致 PE。近半数盆腔静脉或近端下肢静脉 DVT 的患者发生 PE，且多无症状。孤立性小腿静脉血栓导致 PE 的风险较低。尽管 DVT 主要与下肢和（或）盆腔内血栓形成相关，但随着静脉导管置管增多，上肢 DVT 的发生也随之增加。除发生 PE 外，DVT 的主要并发症是血栓后综合征，其患侧下肢因静脉瓣损伤而致使长期肿胀及不适感，病情严重者可导致皮肤溃疡。PE 常呈致死性，多由于进展性的右心室衰竭造成。慢性血栓栓塞性肺动脉高压是另一个 PE 的远期并发症。

一些遗传性危险因素，包括 V 因子 Leiden 突变及凝血酶原 20210A 基因突变已被确认，但仅能解释极小部分的静脉血栓栓塞性疾病。其他已被确认的危险因素包括长途旅程中久坐、肥胖、吸烟、外科手术、创伤、妊娠、口服避孕药和绝经后激素替代。合并内科疾病包括肿瘤和抗磷脂抗体综合征也可导致静脉血栓栓塞症的风险增高。

临床评估

病史

DVT 最常表现为进行性的小腿部不适感，而 PE 最常见的症状是呼吸困难。胸痛、咳嗽或咯血提示肺梗死累及胸膜。大面积 PE 可导致晕厥。

体格检查

PE 患者常见呼吸急促及心动过速，也可伴有低热、颈静脉怒张，心脏查体可闻及 P_2 亢进。低血压、发绀常提示大面积 PE。DVT 的体格检查可能仅有轻度腓肠肌压痛。然而，严重的 DVT 可见显著的大腿肿胀及腹股沟压痛。

实验室检查

尽管许多住院患者可因其他疾病情况而导致 D-二聚体（D-Dimer）水平增高，但是对于低、中度可疑的 PE 患者，D-二聚体水平正常（酶联免疫法测定 $< 500 \mu g/ml$）可用于排除 PE。PE 患者虽可见低氧和肺泡-动脉氧梯度增高，但动脉血气分析对于 PE 的诊断价值较低。血清肌钙蛋白、血浆心型脂肪酸结合蛋白和脑钠肽增高提示 PE 患者发生合并症及死亡的风险增高。PE 患者心电图检查可有 S1T3Q3 表现，但并不常见。

影像学检查

静脉血管超声可检出 DVT，此时可见患者静脉管腔无法正常被超声探头压瘪。若结合多普勒血流显像，血管超声成像对 DVT 的检出效果优异。对于静脉血管超声未能诊断的患者，可考虑行 CT 或 MRI 检查，仅极少数情况需对比剂静脉血管造影术检查。近半数 PE 患者无 DVT 的影像学证据。

PE 患者的胸部 X 线检查（CXR）常表现正常。尽管并不常见，但 CXR 出现局灶肺血流减少及外周楔形密度影均是提示 PE 的典型征象。静脉注射对比剂的胸部增强 CT 已经成为诊断 PE 最主要的影

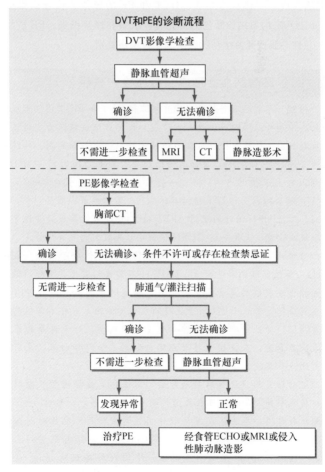

图 142-1 DVT 和 PE 的影像学检查流程。ECHO，超声心动图

像学检查。肺通气/灌注扫描主要用于无法耐受静脉注射对比剂的患者。经胸壁超声心动图对于评价中到大块 PE 患者右心室运动减低极有价值，但对于确诊 PE 通常缺乏意义。当无法行胸部增强 CT 扫描时（如肾衰竭或严重对比剂过敏），还可应用经食管超声心动图以检出大块中央型 PE。由于胸部增强 CT 扫描可有效诊断 PE，目前已很少进行肺动脉造影检查。

诊断流程

　　临床对于疑似 DVT 和 PE 的患者，需一体化的诊断流程。对于低度可疑的 DVT 或低中度可疑的 PE 患者，可依据 D-二聚体水平决策是否需进一步影像学检查。DVT 和 PE 的影像学检查流程见图142-1。DVT 的鉴别诊断包括贝克囊肿破裂和蜂窝织炎。PE 需与肺炎、急性心肌梗死及主动脉夹层等多种疾病鉴别。

治疗　深静脉血栓形成及肺血栓栓塞症

　　抗凝　尽管抗凝药物并不能直接溶解 DVT 和 PE 中已经形成的血栓，但是可以限制血栓进一步形成和促进纤溶过程。为了迅速发挥抗凝效应，静脉血栓栓塞症的初始治疗应使用静脉制剂。传统用药为普通肝素（UFH），目标是使活化部分凝血活酶时间（APTT）达到正常上限值的 2～3 倍。一般首先给予 UFH 团注 5000～10 000U，随后约以 1000U/h 持续静脉给药。常需经多次剂量调整，以达到和维持 UFH 治疗的理想 APTT 值。UFH 可能导致肝素诱导的血小板减少症。无论如何，UFH 保有半衰期较短的显著优势。

　　可替代 UFH 用于急性期抗凝的药物包括低分子肝素（LMWH），如依诺肝素和达肝素。LMWH 不需监测实验室指标，但肾功能损伤或肥胖的患者需调整剂量。磺达肝素是另一种可经胃肠外途径给药，替代 UFH 用于抗凝的戊糖类似物，同样不需监测实验室指标，肾功能损伤或肥胖者也需调整剂量。肝素诱导的血小板减少症患者，应使用直接凝血酶抑制剂（如阿加曲班、来匹芦定或比伐芦定）。

　　经初始胃肠外抗凝制剂治疗后，华法林是最常用于长期维持的口服抗凝药。华法林可在初始抗凝后早期给药，一般需 5～7 日达到抗凝作用。华法林发挥抗凝作用通常需使凝血酶原时间国际标准化比值（INR）维持在 2.0～3.0。华法林的治疗剂量因人而异，一般以 5mg qd 起始（译者注：中国人群建议从 3mg qd 起始），根据 INR 监测调整剂量。

抗凝治疗最令人困扰的不良反应是出血。在 UFH 或 LWMH 治疗中出现严重的出血可使用鱼精蛋白以逆转抗凝效应，华法林导致的严重出血可使用新鲜冰冻血浆或冷沉淀物；轻度出血或 INR 值显著增高可使用维生素 K 治疗。华法林的致命性出血可考虑补充重组人凝血因子 Ⅶa。孕妇应避免使用华法林。

DVT 或 PE 的抗凝治疗至少需维持 3～6 个月。创伤、手术或高雌激素状态导致的 DVT 或 PE 在抗凝治疗 3～6 个月后的复发率较低。然而，肿瘤、特发性或原因不明的 DVT 或 PE 复发率极高，需考虑延长抗凝疗程。复发性的 DVT 或 PE 则需终身抗凝。

其他治疗 抗凝是静脉血栓栓塞症的治疗基础，可根据患者危险分层及临床情况，给予其他治疗措施（图 142-2）。经充分抗凝后复发性血栓形成，或活动性出血禁忌使用抗凝药物者，可植入下腔静脉滤器。如果 PE 导致右心衰竭，尽管患者出血风险较高，仍应考虑溶栓治疗（通常选用组织型纤溶酶原激活物）。大面积 PE 者可考虑外科手术或导管栓子清除术。

如果 PE 患者进展为慢性血栓栓塞性肺动脉高压，可外科手术干预（肺动脉血栓内膜剥脱术）。目前尚无有效的手段治疗血栓后综合征。

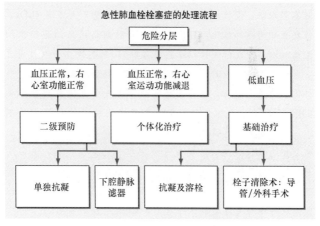

图 142-2 急性肺血栓栓塞症的处理流程

更多内容详见 HPIM-18 原文版：Mandell LA, Wunderink R: Pneumonia, Chap. 257, p. 2130；Baron RM, Bartlett JG: Bronchiectasis and Lung Abscess, Chap. 258, p. 2142.

第143章
间质性肺疾病

高占成　校　董霄松　胡嫣　译

间质性肺疾病（interstitial lung diseases，ILDs）为一组超过200种以弥漫性肺实质病变为特征的疾病。间质性肺疾病可以分为两大类：①以炎症和纤维化为突出表现的疾病，②以间质或血管区肉芽肿反应为突出表现的疾病（见表143-1）。间质性肺疾病是非肿瘤、非感染性疾病，通常病程较长。鉴别诊断包括感染（如非典型分枝杆菌、真菌）和恶性肿瘤（如支气管肺泡细胞癌、淋巴管癌）。结节病是一种最常见的肉芽肿反应相关的间质性肺疾病，第177章将单独讨论。许多ILDs病因不明，一些ILDs则已知与特定环境暴露相关，包括石棉、放射线治疗和有机粉尘。

临床思路　间质性肺疾病

病史：常见症状包括呼吸困难和干咳。症状发作和持续时间可协助鉴别诊断。慢性症状（数月至数年）常见于大多数ILDs，包括特发性肺间质纤维化（IPF）、尘肺和肺朗格汉斯细胞组织细胞增生症（PLCH或嗜酸性粒细胞肉芽肿）。亚急性症状（数周至数月）也可见于多种ILDs，尤其是结节病、药物相关性ILDs、隐源性机化性肺炎（COP，也称为闭塞性细支气管炎并机化性肺炎即BOOP）和肺泡出血综合征。急性表现在间质性肺疾病中并不常见，但通常发生于急性间质性肺炎（AIP），也可见于嗜酸性粒细胞肺炎和过敏性肺泡炎。突发呼吸困难可能提示气胸，通常发生于PLCH、结节性硬化以及淋巴管平滑肌瘤病（LAM）。疲乏和体重下降在所有ILDs中均较常见。症状的间歇发作并不常见，但在嗜酸性粒细胞肺炎、过敏性肺泡炎和COP中较为常见。

发病年龄也可协助鉴别诊断。IPF患者通常发病年龄大于60岁，而结节病、PLCH、LAM和结缔组织病相关性ILD则常常发生于20~40岁。LAM仅在女性中发病，而类风湿关节炎所致的ILD则多见于男性。吸烟是包括IPF、PLCH、Goodpasture综合征和呼吸性细支气管炎等在内的几种ILDs的危险因素。职业暴露是许

表 143-1　肺泡及间质炎症性肺疾病的主要分类

肺部表现：肺泡炎，间质炎症和纤维化

已知病因

石棉肺	放射线
烟雾、有害气体	吸入性肺炎
药物（抗生素、胺碘酮和金）和化疗药物	急性呼吸窘迫综合征后遗症
吸烟相关	
脱屑性间质性肺炎	
呼吸性细支气管炎伴间质性肺病	
朗格汉斯细胞组织细胞增生症	
（肺嗜酸性粒细胞肉芽肿）	

未知病因

特发性间质性肺炎	肺泡蛋白沉积症
特发性肺间质纤维化（普通型间质性肺炎）	淋巴细胞浸润性疾病（结缔组织病相关淋巴细胞性间质性肺炎）
	嗜酸性粒细胞肺炎
急性间质性肺炎（弥漫性肺泡损伤）	淋巴管平滑肌瘤病
	淀粉样变性
隐源性机化性肺炎（闭塞性细支气管炎并机化性肺炎）	遗传性疾病
	结节性硬化症、神经纤维瘤病、尼曼匹克病、戈谢病、Hermansky-Pudlak 综合征
非特异性间质性肺炎	
结缔组织病	胃肠道或肝病（克罗恩病、原发性胆汁性肝硬化、慢性活动性肝炎和溃疡性结肠炎）
系统性红斑狼疮、类风湿关节炎、强直性脊柱炎、系统性硬化症、干燥综合征、多发性肌炎和皮肌炎	移植物抗宿主病（骨髓移植、实体器官移植）
肺出血综合征	
Goodpasture 综合征、特发性肺含铁血黄素沉着症、孤立性肺毛细血管炎	

肺部表现：肉芽肿

已知病因

过敏性肺炎（有机粉尘）	无机粉尘（铍、二氧化硅）

未知病因

结节病	支气管中心性肉芽肿
肉芽肿性血管炎	淋巴瘤样肉芽肿
肉芽肿性多血管炎（Wegener's）、Churg-Strauss 变应性肉芽肿	

多过敏性肺泡炎和尘肺的重要危险因素。对于放射线和药物治疗史也需要仔细采集。

　　*体格检查：*呼吸频率增快和双肺底吸气末爆裂音常见于炎症性 ILDs，但在肉芽肿性 ILDs 中并不常见。杵状指见于一些 ILDs 晚期的患者。

　　实验室检查：一些没有结缔组织病的 ILDs 患者也可以发现抗核抗体和类风湿因子呈低滴度阳性。特异性的血清抗体可以证实过敏性肺泡炎中相关抗原的暴露，但并不能证实因果关系。

　　胸部影像学：胸部 X 线（CXR）检查并不能提供特定的诊断，但是双下肺野网格样表现通常可以提示 ILD 的可能性。双上肺野为主出现结节样病变提示以下几种 ILDs：PLCH、结节病、慢性过敏性肺泡炎和矽肺。高分辨胸部 CT 扫描对于早期发现 ILDs 敏感性更高，并可以对某些 ILDs 做出特异性诊断，如 IPF、PLCH 和石棉肺。蜂窝样病变提示纤维化晚期。

　　肺功能：肺功能检查可以评价 ILD 患者肺部受累程度。大多数 ILDs 会导致限制性通气障碍，肺总量下降。第一秒用力呼气容积（FEV1）和用力肺活量（FVC）均下降，但 FEV1/FVC 比值通常正常或升高。肺一氧化碳弥散量（D_LCO）降低常见。心肺运动试验有助于发现运动相关低氧血症。

　　组织细胞学检查：为确定诊断并评估疾病活动度，往往需要进行肺活检。气管镜下支气管活检在某些 ILDs 中有助于诊断，包括结节病和嗜酸性粒细胞性肺炎。气管镜有助于排除慢性感染或淋巴管癌病。然后，有时需要行开胸肺活检以取得更多的组织标本才能明确诊断，这一手术通常在胸腔镜辅助下进行。已发现疾病终末期如广泛的蜂窝样病变或者存在其他手术风险是肺活检操作的相对禁忌证。

治疗原则

　　若可确定致病原（如引起过敏性肺炎的嗜热性放线菌），那么必须首先避免接触。由于不同类型的间质性肺病对治疗的反应差异非常大，因此明确病因非常必要。糖皮质激素对嗜酸性粒细胞肺炎、COP、过敏性肺炎（HP）、放射性肺炎以及药物性肺间质疾病疗效显著。通常采用泼尼松 0.5～1.0mg/kg qd，疗程为 4～12 周，之后逐渐减量。但糖皮质激素对 IPF 通常无效。戒烟很重要，尤其是吸烟相关的肺间质疾病如 PLCH 及呼吸性细支气管炎。

　　支持治疗包括对显著低氧血症［静止和（或）运动状态下，$PaO_2 < 55mmHg$］的患者给予氧疗。肺部康复也可使患者获益。对于终末期 ILD 的年轻患者，可考虑进行肺移植。

各类型 ILDs

特发性肺间质纤维化（IPF）

特发性肺间质纤维化又称普通性间质性肺炎（UIP），是最常见的特发性间质性肺炎。吸烟是其危险因素。常见呼吸道症状包括劳力性呼吸困难及干咳。体格检查可闻及肺底部吸气相爆裂音，可见杵状指。高分辨胸部 CT（HRCT）可见胸膜下网格影，以双下肺为著，其表现可能与 IPF 后期的肺蜂窝状改变相关。肺功能提示限制性通气功能障碍，伴 $D_L CO$ 降低。明确诊断常需行外科肺活检，然而出现典型表现时不需进行活检。IPF 病程中可发生急性加重，表现为临床症状在数天至数周内快速恶化。目前现有药物治疗对 IPF 收效甚微。

非特异性间质性肺炎（NSIP）

NSIP 的组织学形态可见于结缔组织病、药物相关的间质性肺病，以及慢性 HP。NSIP 是一种症状类似于 IPF 的亚急性自限性疾病。HRCT 可见双肺对称的毛玻璃影，蜂窝状改变少见。不同于 IPF 的是，NSIP 的患者预后良好，对全身糖皮质激素治疗有很好的反应。

结缔组织病相关性间质性肺病

肺部表现可以出现于结缔组织病的全身表现之前。除了结缔组织病直接损伤肺部之外，还需考虑引起结缔组织病患者出现肺实质病变的其他原因，如：治疗的并发症（如机会性感染）、呼吸肌无力、食管功能障碍以及伴发肿瘤等。

进展期的系统性硬化症（硬皮病）通常包括 ILD 和肺血管疾病。肺部受累时对已有治疗反应极差。

除了肺间质纤维化，类风湿关节炎可引起多种肺部改变，包括胸腔积液、肺部结节、肺血管炎。继发于类风湿关节炎的 ILD 多见于男性。

系统性红斑狼疮（SLE）同样可引起一系列的肺部改变，包括胸腔积液、肺血管疾病、肺出血以及 BOOP。慢性进展性 ILD 在 SLE 中并不常见。

隐源性机化性肺炎（COP）

*隐源性机化性肺炎*一词适用于病理表现为 BOOP 但不伴其他原发性肺疾病的情况。COP 可表现为流感样症状。影像学通常表现为复发性、游走性的肺部阴影。糖皮质激素治疗有效。

脱屑性间质性肺炎（DIP）和呼吸性细支气管炎伴间质性肺病（RBILD）

DIP病理表现为大量巨噬细胞在肺泡内聚集，而纤维化极少。本病几乎只见于吸烟者，且随着戒烟而改善。RBILD是DIP的一种亚型，HRCT中可见气管壁增厚、毛玻璃影以及气体滞留。大多数患者也会因戒烟而好转。

肺泡蛋白沉积症（PAP）

PAP是一种罕见的弥漫性肺疾病，好发于男性。主要特点为不可溶性富磷脂蛋白沉积于远端气道，而非传统意义上的间质性肺疾病。PAP通常起病隐匿，表现为呼吸困难、乏力、体重下降、咳嗽以及低热，在男性中更为常见。全肺灌洗作为治疗手段可为患者带来获益。

嗜酸性粒细胞肺浸润

指数种以肺部嗜酸性粒细胞浸润及外周血嗜酸性粒细胞增多为主要特点的疾病。热带嗜酸性粒细胞增多症与寄生虫感染有关；药物引起的嗜酸性粒细胞肺炎在美国更为常见。洛弗勒综合征（Löffler's syndrome）主要表现为游走性肺部浸润影而临床症状较轻。急性嗜酸性粒细胞肺炎表现为伴重度低氧血症的肺部浸润。慢性嗜酸性粒细胞肺炎与其他ILDs相比具有特异性表现，包括：发热、咳嗽及体重下降，胸片可见外周肺野明显的浸润影。嗜酸性粒细胞肺炎对糖皮质激素反应迅速。

肺泡出血综合征

多种疾病均可导致弥漫性肺泡出血，包括系统性血管炎（如肉芽肿性多血管炎，即韦格纳肉芽肿）、结缔组织病（如系统性红斑狼疮）及Goodpasture综合征。尽管此类疾病大多表现为急性病程，但病情的反复发作会导致肺间质纤维化。约1/3的病例并非以咯血为首发症状。胸片主要表现为局灶性或弥漫性沿肺泡分布的阴影。患者D_LCO可出现增加。通常需静脉应用大剂量甲泼尼龙冲击，随后逐渐规律减量。Goodpasture综合征患者进行血浆置换可能有效。

肺朗格汉斯细胞组织细胞增生症（PLCH）

PLCH是一种与吸烟相关的弥漫性肺部疾病，主要发病人群是20～40岁之间的男性。疾病症状包括：咳嗽、呼吸困难、胸痛、体重减少以及发热。气胸的发生率为25%左右。HRCT显示以双上肺为主的结节影和薄壁囊腔，对本病具有诊断意义。戒烟是治疗的关键。

过敏性肺泡炎（HP）

HP 是一种由易感个体反复吸入有机致病原所致的炎症性肺疾病。许多有机致病原均与本病有关。HP 可以急性起病，表现为接触致病原后 6～8h 内出现咳嗽、发热、精神萎靡和呼吸困难；也可以亚急性起病，表现为咳嗽、呼吸困难，并可在数周内进行性加重；还可以慢性起病，临床表现类似于 IPF。患者几乎不出现外周血嗜酸性粒细胞增多。血清沉淀可用于提示环境暴露因素。尽管弄清致病的特异性抗原可能有助于诊断，但特异性的血清沉淀抗体并不具有诊断意义，因为许多未患 HP 的个体暴露于相关环境之后也会出现这种沉淀抗体；另外还有实验结果的假阴性。本病的诊断多根据一系列符合 HP 的症状、体格检查、肺功能（表现为限制性或者阻塞性）、影像学检查（胸部 CT 扫描在急性及亚急性期通常表现为毛玻璃影）；已知抗原的接触史；以及具有针对该种抗原的抗体。一些病例中，可能需要肺活检（经支气管或者开胸）来确定诊断。治疗包括避免接触致病原；亚急性或慢性 HP 患者可能需要全身应用糖皮质激素。

>
> 更多内容详见 HPIM-18 原文版：King TE Jr: Interstitial Lung Diseases, Chap. 261, p. 2160; Gerke AK, Hunninghake GW: Hypersensitivity Pneumonitis and Pulmonary Infiltrates With Eosinophilia, Chap. 255, p. 2116.

第 144 章
胸膜和纵隔疾病

董霄松　校　叶阮健　译

胸腔积液

病因学和诊断思路

胸腔积液的定义是过剩的液体在胸膜腔聚集。肺间质、壁层胸膜、腹腔内液体生成增加，或经壁层胸膜淋巴管清除胸膜液体减少，都将导致胸腔积液。

胸腔积液主要分为漏出液和渗出液两种，漏出液因系统性疾病影响胸膜液体生成或重吸收障碍造成，而渗出液是由于局部疾病影响胸膜液体生成或重吸收障碍所致。漏出性胸腔积液主要见于左心功能衰竭、肝硬化和肾病综合征；渗出性胸腔积液主要见于细菌性肺炎、恶性肿瘤、病毒感染和肺栓塞。更多关于漏出性胸腔积液和渗出性胸腔积液的病因详见表 144-1。对于渗出性胸腔积液，应当完善相关的诊断性检查，以明确其局部病因。

渗出液至少满足以下三项标准之一：胸腔积液中蛋白含量/血浆蛋白含量的比值＞0.5；胸腔积液中乳酸脱氢酶（LDH）含量大于正常血清 LDH 正常上限的 2/3；或胸腔积液 LDH/血清 LDH 比值＞0.6。典型的漏出液不符合上述任何一条标准。然而，上述标准将约 25％ 的漏出液错误归为渗出液。渗出液还应完善 pH 值、葡萄糖、白细胞分类计数、微生物学、细胞学和淀粉酶等检测。胸腔积液的病因诊断流程见图 144-1。

下文也将对各类胸腔积液分别展开叙述。

漏出性胸腔积液

与左心功能衰竭相关的漏出性胸腔积液多为双侧；倘若为单侧，以右侧胸腔积液居多。充血性心力衰竭时，通常不需要胸腔穿刺术以确定胸腔积液性质；然而，如果为大量积液；或者患者发热；或呈胸膜性胸痛，则应积极考虑胸腔穿刺术。胸腔积液中 B 型脑钠肽前体（NT-proB-NP）＞1500pg/ml 时高度提示胸腔积液与充血性心力衰竭相关。

肺炎旁积液/脓胸

肺炎旁积液是渗出液，与邻近肺组织细菌性感染有关；包括肺炎和肺脓肿。肺部感染时，可通过侧位 X 线片、胸部 CT 扫描或超声发现胸腔积液。如果胸腔积液呈脓性外观，则提示为脓胸。

胸腔置管术（例如胸管）适用于肺炎旁积液出现如下任一情况时（其重要性依次下降）：①存在脓胸；②胸腔积液革兰氏染色或细菌培养阳性；③胸腔积液中葡萄糖含量＜3.3mmol/L（＜60mg/dl）；④胸腔积液 pH 值＜7.20；或⑤呈包裹性积液。

如果胸腔置管引流不能完全清除胸腔积液，可通过置管向胸腔内注射纤维蛋白溶解剂（如组织型纤溶酶原激活剂 10mg），或者进行胸腔镜手术解除粘连。如果这些措施仍无法有效解决胸腔积液，则需手术剥离胸膜。

恶性胸腔积液

转移癌是导致渗出性胸腔积液的常见原因之一。造成恶性胸腔积液的肿瘤包括肺癌、乳腺癌和淋巴瘤。积液中葡萄糖水平多显著降低。胸腔积液的细胞学检查多具有诊断意义。如果胸腔穿刺液体细

表 144-1 胸腔积液的鉴别诊断

漏出性胸腔积液
1. 充血性心力衰竭
2. 肝硬化
3. 肺栓塞
4. 肾病综合征
5. 腹膜透析
6. 上腔静脉阻塞
7. 黏液性水肿
8. 尿胸

渗出性胸腔积液
1. 肿瘤类疾病 　　a. 肿瘤转移 　　b. 间皮瘤
2. 感染性疾病 　　a. 细菌感染 　　b. 结核病 　　c. 真菌感染 　　d. 病毒感染 　　e. 寄生虫感染
3. 肺栓塞
4. 胃肠道疾病 　　a. 食管穿孔 　　b. 胰腺疾病 　　c. 腹腔脓肿 　　d. 膈疝 　　e. 腹部手术后 　　f. 静脉曲张硬化剂治疗 　　g. 肝移植术后
5. 胶原-血管疾病 　　a. 类风湿性胸膜炎 　　b. 系统性红斑狼疮 　　c. 药物诱发的狼疮 　　d. 免疫母细胞性淋巴结病 　　e. 干燥综合征 　　f. Wegener's 肉芽肿 　　g. 变应性肉芽肿性血管炎
6. 冠状动脉旁路移植术后
7. 石棉暴露史
8. 结节病
9. 尿毒症
10. Meigs 综合征
11. 黄甲综合征

表 144-1   胸腔积液的鉴别诊断（续）

渗出性胸腔积液
12. 药物诱发的胸膜疾病
a. 呋喃妥因
b. 丹曲林（硝苯呋海因）
c. 二甲麦角新碱
d. 溴隐亭（溴麦角环肽）
e. 丙卡巴肼（甲基苄肼）
f. 胺碘酮
g. 达沙替尼
13. 肺萎陷
14. 放射治疗
15. 心脏损伤后综合征
16. 血胸
17. 医源性损伤
18. 卵巢过度刺激综合征
19. 心包疾病
20. 乳糜胸

胞学检查阴性，应考虑胸腔镜检查。呼吸困难症状可通过胸腔穿刺改善。如果胸腔积液反复出现，可通过胸腔镜进行胸膜摩擦固定，或经胸腔置管注入硬化剂，例如四环素，促使胸膜硬化。另外，可也选择留置胸腔导管。

肺血栓栓塞相关的胸腔积液

肺血栓栓塞引起的胸腔积液多为渗出液，但也可以是漏出液。胸腔积液的存在并不影响肺栓塞的标准治疗（见第 142 章节）。如果在抗凝治疗期间积液量增加，可能的原因包括再发栓塞、血胸或者脓胸。

结核性胸膜炎

结核性胸膜炎通常与原发性结核感染相关，其胸腔积液呈渗出性，细胞分类以淋巴细胞为主。积液中结核标志物水平升高，如：腺苷脱氨酶和 γ 干扰素。胸腔积液结核分枝杆菌培养（培养阳性率低）或胸膜活检（针刺活检或胸腔镜活检阳性率高）均可确定诊断。尽管结核性胸膜炎多可未经治疗就自行痊愈，但是未进行抗结核治疗的患者数年后可进展为活动性结核病。

继发于病毒感染的胸腔积液

20% 的渗出性胸腔积液无法确定诊断，其中多数最可能由于病毒感染所致。病毒感染相关的胸腔积液可自行缓解。

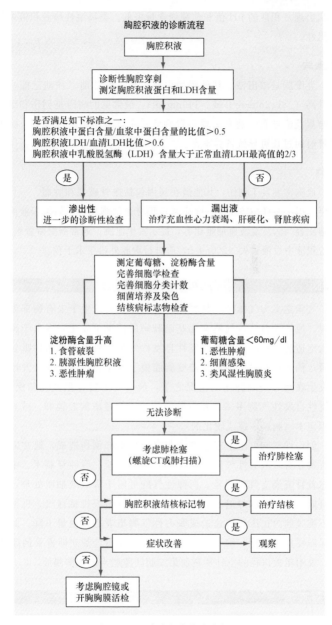

胸腔积液的诊断流程

胸腔积液

↓

诊断性胸腔穿刺
测定胸腔积液蛋白和LDH含量

↓

是否满足如下标准之一:
胸腔积液中蛋白含量/血浆中蛋白含量的比值>0.5
胸腔积液LDH/血清LDH比值>0.6
胸腔积液中乳酸脱氢酶（LDH）含量大于正常血清LDH最高值的2/3

是 ↓　　否 ↓

渗出性
进一步的诊断性检查

漏出液
治疗充血性心力衰竭、肝硬化、肾脏疾病

↓

测定葡萄糖、淀粉酶含量
完善细胞学检查
完善细胞分类计数
细菌培养及染色
结核病标志物检查

↓

淀粉酶含量升高
1. 食管破裂
2. 胰源性胸腔积液
3. 恶性肿瘤

葡萄糖含量<60mg/dl
1. 恶性肿瘤
2. 细菌感染
3. 类风湿性胸膜炎

↓

无法诊断

↓

考虑肺栓塞
（螺旋CT或肺扫描）　　是→　治疗肺栓塞

否 ↓

胸腔积液结核标记物　　是→　治疗结核

否 ↓

症状改善　　是→　观察

否 ↓

考虑胸腔镜或
开胸胸膜活检

图 144-1 胸腔积液的诊治流程

类风湿关节炎（RA）

类风湿关节炎可引起渗出性胸腔积液。胸腔积液可以先于关节症状出现。积液的 pH 值和葡萄糖含量极低。类风湿性胸腔积液多见于男性。

乳糜胸

乳糜胸是渗出液,其外观如牛奶,其三酰甘油(甘油三酯)水平升高(>1.2mmol/L 或>110mg/dl)。最常见的病因是创伤和纵隔肿瘤累及胸导管。通常需要留置胸管,注射奥曲肽或可有效。胸管留置时间过长可导致营养不良。

血胸

血胸常继发于创伤,其他潜在病因包括血管破裂和肿瘤。一旦胸腔穿刺提示血样胸腔积液,则应测定积液血细胞比容。如果积液的血细胞比容>50%血液血细胞比容,提示发生血胸。通常需要留置胸管。倘若积液中血液丢失>200ml/h,应进行胸腔外科手术干预。

气胸

气胸定义为气体进入胸膜腔。自发性气胸发生于未有胸部创伤之时。原发性自发性气胸在无基础肺病的情况下发生,多由于肺尖肺大疱造成。初次出现的原发性自发性气胸,给予简单的抽吸处理即可;倘若反复发生则通常需要胸腔镜手术干预。继发性自发性气胸发生在具有基础肺病的情况之下,最常见于慢性阻塞性肺疾病。继发性自发性气胸多需要留置胸导管;也可考虑胸腔镜和(或)胸膜固定术(胸膜摩擦或硬化剂)。

创伤性气胸可由于穿透性或非穿透性胸部创伤造成,通常需要留置胸导管。医源性气胸见于经胸腔针吸活检、胸腔穿刺术、中心静脉置管或经支气管活检。医源性气胸可给予吸氧或抽吸处理,但也可能需要留置胸导管。张力性气胸见于创伤或机械通气。机械通气下胸膜腔内正压可快速造成张力性气胸患者心排血量下降。此种情况需要紧急处理,给予留置胸导管;或者不具备立即置管的条件时,采用粗大口径的空针从胸前第二肋间隙刺入患者胸膜腔。

纵隔疾病

纵隔炎

纵隔炎可为急性起病或慢性迁延。急性纵隔炎由于食管穿孔或心脏手术胸骨正中切开造成。食管穿孔可自发出现或为医源性因素所致,需进行纵隔手术探查,修补食管穿孔,并行胸膜腔和纵隔引流。继发于胸骨正中切开术的纵隔炎，典型表现为术后创口流液，可通过纵隔针吸诊断。治疗需立即引流、清创并静脉应用抗生素。

慢性纵隔炎可造成多种临床情况，包括淋巴结肉芽肿性炎症与纵隔炎性纤维化。慢性纵隔炎多由于结核病和组织胞浆菌病导致，其他可能的病因包括结节病和矽肺。肉芽肿性纵隔炎通常无症状。纤维性纵隔炎可引起与纵隔结构（如上腔静脉、食管或大气道）压迫相关的症状。纤维化性纵隔炎的治疗极为棘手。

纵隔肿物

前、中和后纵隔区肿物类型不同。前纵隔区最常见的病变是胸腺瘤、淋巴瘤、畸胎瘤和甲状腺疾病。中纵隔区以血管瘤、淋巴结肿大（如恶性肿瘤或肉芽肿性疾病）、支气管来源疾病或胸膜心包囊肿为主。后纵隔肿物包括神经来源肿瘤、胃肠道囊肿和食管憩室。

CT 扫描对于评估纵隔肿物具有极其重要的价值。钡餐检查可有助于评价后纵隔占位。通常，需进行活检以确诊纵隔占位性质；可采用针吸活检技术（如经皮或者气管镜）、纵隔镜和胸腔镜技术。

更多内容详见 HPIM-18 原文版：Light RW：Disorders of the Pleura and Mediastinum，Chap. 263，p. 2178.

第 145 章
通气功能障碍

董霄松　校　李清华　译

董霄松　校　李清华　译

定义

通气功能障碍表现为 $PaCO_2$ 异常，其成因包括 CO_2 生成、每分通气量或呼吸系统死腔等发生改变。多种疾病均可引起 CO_2 产生急剧增多，而慢性通气障碍多与每分通气量或死腔分数相关。

低通气

■ 流行病学

肺实质疾病、胸壁异常（如严重脊柱侧弯）、睡眠呼吸障碍、神经肌肉疾病和呼吸驱动异常等均可引起慢性低通气。肥胖低通气综合征包括 BMI$\geqslant$30kg/m^2、睡眠呼吸障碍（典型的表现为阻塞性睡眠呼吸暂停）、PaCO$_2$>45mmHg 和 PaO$_2$<70mmHg。中枢性低通气综合征为罕见疾病，无法对低氧血症和（或）高碳酸血症做出正常呼吸反应。

■ 临床评估

低通气的主要症状包括劳力性呼吸困难、端坐呼吸、日间嗜睡、晨起头痛和焦虑。肺实质疾病如慢性阻塞性肺疾病（COPD）和间质性肺疾病常伴有呼吸困难和咳嗽。睡眠呼吸障碍表现包括日间嗜睡、打鼾和睡眠片段化。端坐呼吸常见于神经肌肉疾病，但其出现四肢及其他肌肉组群无力先于呼吸肌无力。神经肌肉疾病和胸壁疾病相关的低通气初期无症状，随后进展至夜间低通气，最终表现为日间高碳酸血症。长期使用镇静麻醉药物和甲状腺功能减退症可引起呼吸驱动力下降。

体格检查、胸部影像学（X线胸片和胸部CT）和肺功能检查可助于证实导致低通气的大多数肺实质疾病与胸壁疾病。最大吸气压和呼气压的测定可评估呼吸肌力量。同时考虑多导睡眠图检查评估阻塞性睡眠呼吸暂停。如果患者出现高碳酸血症，但其肺功能、呼吸肌力、肺泡-动脉氧分压差均正常，可能是呼吸驱动异常，可经多导睡眠图检查证实。实验室检查可见 PaCO$_2$ 增高，并伴有 PaO$_2$ 降低。慢性低通气患者其血浆碳酸根水平可代偿性增高，pH 值正常。最终，患者可进展至肺循环高压和肺源性心脏病。中枢性低通气综合征患者，其睡眠期间高碳酸血症更为严重。

治疗 低通气

所有类型的低通气，均需给予吸氧以纠正低氧血症。肥胖低通气综合征的治疗包括减重和睡眠持续气道正压通气（CPAP），部分患者可能需双水平气道正压通气（BiPAP）。

睡眠中给予无创正压通气可提供患者呼吸支持及治疗神经肌肉疾病、胸壁疾病和中枢性低通气相关的低通气。随着神经肌肉疾病的进展，常需持续性机械通气支持。

呼吸驱动异常的患者或可获益于膈神经起搏治疗。

过度通气

■ 病因学

过度通气因通气量超过排出 CO$_2$ 生成量的需求，导致 PaCO$_2$ 降低。尽管焦虑可引发及加重过度通气，但过度通气并不总仅与焦虑相关。过度通气可能是系统性疾患的先驱表现，如糖尿病酮症酸中毒。

■ 临床评估

慢性过度通气症状包括呼吸困难、感觉异常、头痛、手足抽搐和不典型胸痛。实验室检查可见动脉血气分析中 $PaCO_2$ 降低、碳酸根水平降低和 pH 值近似于正常。

治疗 过度通气

慢性过度通气治疗比较困难。主要是积极寻找其诱发因素并除外其他诊断。

更多内容详见 HPIM-18 原文版：McConville JF, Solway J: Disorders of Ventilation, Chap. 264, p. 2182.

第 146 章
睡眠呼吸暂停

董霄松　校　李清华　译

■ 定义和病因学

睡眠呼吸暂停是指以每小时至少 5 次呼吸暂停（无口鼻气流≥10s）和（或）低通气（气流较基线下降至少 50%≥10s）。阻塞性睡眠呼吸暂停/低通气综合征（OSAHS）是引起日间嗜睡最常见的病因。OSAHS 因吸气时上气道闭塞引起，经由短暂觉醒而中止窒息发作。OSAHS 诱因包括肥胖、下颌后缩或小下颌。系统性疾病如甲状腺功能减退和肢端肥大症也可以引起 OSAHS。

中枢性睡眠呼吸暂停（CSA）表现为睡眠过程中呼吸运动消失而导致呼吸暂停。CSA 常见于心力衰竭和卒中患者，自发性 CSA 罕见。

■ 临床评估

OSAHS 临床表现为日间嗜睡、认知功能和驾驶技能受影响、夜间呼吸困难、夜尿增多和性欲下降。床伴常反映患者夜间鼾声较大。OSAHS 也可伴随抑郁症和高血压，心血管疾病风险增加。OSAHS 的鉴别诊断包括睡眠不足、轮值夜班相关的嗜睡、抑郁症、药物效应（包括兴奋剂和镇静剂）、发作性睡病和特发性嗜睡。

嗜睡严重度可采用 Epworth 嗜睡量表（ESS）评价，但问卷可能遗漏部分未曾在不适宜场合入睡的嗜睡患者。获取床伴关于患者的睡眠史极为重要。日间嗜睡也可见于 CSA 患者。

体格检查包括测量体重指数（BMI）、下颌和上气道结构、血压。同时，应考虑潜在相关的系统性疾病如肢端肥大症、甲状腺功能减退症。

患者一般需在睡眠监测室中进行多导睡眠图检查以用于诊断，而不含神经生理监测的简易睡眠监测可用于筛查。如果日间明显嗜睡，即使简易睡眠监测结果正常，也需进行整夜多导睡眠图检查。多导睡眠图检查中，许多不伴胸腹运动的呼吸暂停事件被判定为中枢性呼吸暂停，而其实为阻塞性呼吸暂停。

治疗　睡眠呼吸暂停

日间嗜睡且呼吸暂停低通气指数>15 次/小时的患者治疗获益显著，而轻度 OSAHS 患者治疗获益相对较小。同时，积极对肥胖患者减重、限制酒精摄入及逐渐停用镇静药物。

OSAHS 患者主要治疗是持续气道正压通气（CPAP）。选择舒适的面罩、调整合适的 CPAP 压力极为必要。CPAP 引起的呼吸道干燥可通过 CPAP 系统内的加温湿化组件改善。OSAHS 的其他治疗方法包括下颌牵引（口器），可以使下颌前伸、增宽咽部气道。OSAHS 手术治疗有多种，如肥胖患者可以考虑减肥手术、扁桃体切除术、下颌前移术和咽部手术。气管切开术可使通气绕过阻塞的上呼吸道，其效果显著但极少应用。尚无药物被证实可减少呼吸暂停事件，但莫达非尼可改善日间嗜睡。

CSA 的治疗包括管理其诱发因素，如充血性心力衰竭。CPAP 对部分 CSA 的患者有效。

更多内容详见 HPIM-18 原文版：Douglas NJ: Sleep Apnea, Chap. 265, p. 2186.

第十篇　肾脏病学

第147章
常见肾脏疾病概述

左力　校　王宓　蔡美顺　译

　　肾脏疾病的诊断始于识别出特定的综合征，基于是否存有氮质血症、蛋白尿、高血压、水肿、尿液分析异常、电解质紊乱、尿量异常或感染（表147-1）。

急性肾损伤（见第148章）

　　急性肾损伤是以肾小球滤过率（GFR）快速严重的下降［血清肌酐和尿素氮（BUN）升高］为特点的临床综合征，常伴有尿量的减少。细胞外液增多导致水肿、高血压，偶有急性肺水肿。另外，高钾血症、低钠血症及酸中毒也很常见。其病因包括肾缺血，药物、毒素或内源性色素导致的肾毒性损害，脓毒血症，严重的肾血管疾病，肾小球肾炎（GN），间质性肾炎，特别是药物所致的过敏性间质性肾炎，血栓性微血管病，或者一些与妊娠相关的疾病。肾前性及肾后性肾衰竭通常潜在可逆性因素。

急进性肾小球肾炎

　　定义为数周至数月内肾功能下降＞50％。基于肾活检结果及病理生理机制，大体上可分为三个主要亚型：①免疫复合物相关，如系统性红斑狼疮（SLE）；②"寡免疫沉积型"，与特异性针对髓过氧化物酶或蛋白水解酶-3的抗中性粒细胞胞质抗体（ANCA）相关；③抗肾小球基底膜（抗GBM）抗体相关，如Goodpasture综合征。

　　患者初期表现并无少尿，可能存在新近出现的流感样症状（肌痛、低热等）；后期出现伴有尿毒症症状的少尿型肾衰竭。高血压常见，特别是在链球菌感染后GN。相关疾病的症状可能较突出，如SLE或血管炎中的关节炎/关节痛。ANCA和抗GBM相关的急进性GN的肺部表现差异较大，程度可从无症状性肺浸润到危及生命的肺出血。尿液分析的典型表现为血尿、蛋白尿及红细胞（RBC）管型；然而，尽管RBC管型对GN诊断的特异性高，但敏感性并不是特别高。

表 147-1　肾脏病学常见综合征的定义及所需的初始临床和实验室资料

综合征	重要的诊断线索	常见表现
急性或急进性肾衰竭	无尿 少尿 有近期 GFR 下降的记录	高血压、肺水肿、外周水肿、血尿、蛋白尿、脓尿
急性肾炎	血尿、RBC 管型 氮质血症、少尿 水肿、高血压	蛋白尿 脓尿 循环充血
慢性肾衰竭	氮质血症＞3 个月 尿毒症症状或体征 超声提示肾萎缩、回声增强 贫血，甲状旁腺功能亢进症	血尿、蛋白尿 水肿、高血压 高钾血症、酸中毒、低钙 血症、贫血
肾病综合征	24h 尿蛋白定量＞3.5g/1.73m² 低白蛋白血症 高脂血症 脂肪尿	水肿
无症状性尿异常	血尿 蛋白尿（低于肾病综合征标准） 无菌性脓尿、管型	
尿路感染	菌尿：尿液中菌落＞10⁵/ml 尿中可见其他感染性病原体 脓尿，白细胞管型 尿频、尿急 膀胱区触痛，胁腹部触痛	血尿 轻度氮质血症 轻度蛋白尿 发热
肾小管功能缺陷	电解质（钠、钾、镁、磷或钙）或溶质（葡萄糖、尿酸、氨基酸）紊乱 多尿、夜尿增多 肾性骨营养不良的症状或体征 肾结构异常，如囊肿	血尿 "小管性"蛋白尿 遗尿 电解质或酸碱平衡紊乱
高血压	收缩期/舒张期高血压	中等量蛋白尿 氮质血症
肾结石	既往有结石排出或清除史 既往 X 线检查曾发现结石 肾绞痛	血尿 脓尿 尿频、尿急
尿路梗阻	氮质血症、少尿、无尿 多尿、夜尿增多、尿潴留 尿流速减慢 前列腺增大、肾增大 胁腹部触痛，排尿后膀胱区仍饱满	血尿 脓尿 遗尿、排尿困难

资料来源：Modified from FL Coe，BM Brenner：HPIM-14.

急性肾小球肾炎（见第 152 章）

一般称为肾炎综合征，典型由链球菌感染所致。临床表现为急性起病，伴有突然出现的血尿、水肿、高血压、少尿，以及 BUN 和肌酐升高。轻度肺淤血可合并出现。患者病因可能为其前驱或现症的感染、多系统疾病，或单独存有肾小球疾病。常表现为血尿、蛋白尿及脓尿，可依据存有 RBC 管型确诊。部分情况下患者可出现血清补体水平下降。

慢性肾衰竭（见第 149 章）

肾功能在数月至数年持续进行性丢失，直至 GFR 减少到正常的 $10\% \sim 15\%$ 而出现尿毒症症状。高血压和（或）水肿可较早出现。而晚期表现包括食欲减退、恶心、呕吐、味觉障碍、失眠、体重下降、乏力、感觉异常、瘙痒、出血、浆膜炎（一般是心包炎）、贫血、酸中毒、低钙血症、高磷血症及高钾血症等。常见病因包括糖尿病、严重高血压、肾小球疾病、尿路梗阻、血管性疾病、多囊肾病及间质性肾炎。慢性化的提示指标包括长期存在的氮质血症、贫血、高磷血症、低钙血症、肾萎缩、X 线检查提示肾性骨营养不良或肾活检发现［广泛肾小球硬化、动脉硬化和（或）肾小管间质纤维化］。

肾病综合征（见第 152 章）

定义为伴有或不伴有水肿的大量白蛋白尿（成人＞3.5g/d）、低白蛋白血症、高脂血症，以及不同程度的肾功能不全。患者的病因可为特发性，或者由于药物、感染、肿瘤、多系统或遗传性疾病引起。其并发症包括严重的水肿、血栓及栓塞事件、感染及蛋白质营养不良。

无症状性尿异常

血尿可由尿路任何部位的肿瘤、结石、感染、镰状细胞病或镇痛剂滥用引起。肾实质性疾病导致血尿的特点为尿中发现 RBC 管型、蛋白尿和（或）变形 RBC。肉眼血尿的表现形式可有助于定位诊断。血尿伴少量蛋白尿最常见于薄基底膜肾病或 IgA 肾病。中小量的蛋白尿可由于发热、劳力、充血性心力衰竭（CHF）或直立位所引起，肾性原因包括糖尿病肾病早期、淀粉样变或其他原因所致的肾小球疾病。脓尿可由于尿路感染（UTI）、间质性肾炎、GN 或移植肾排斥造成。"无菌性"脓尿常与经抗生素治疗的 UTI、环磷酰胺治疗、妊娠、泌尿生殖道创伤、前列腺炎、膀胱尿道炎、结核病和其他分枝杆菌感染，以及真菌感染相关。

尿路感染（见第 154 章）

一般定义为尿液中细菌菌落数>10^5/ml。尿液中菌落数在 10^2~10^5/ml 时提示或存有感染，但更常见于标本采集过程不规范，尤其是培养结果为混合性菌群。成年人尿路感染的高危人群包括性活跃的女性，或任何存在尿路梗阻、膀胱输尿管反流、膀胱置管、神经源性膀胱（与糖尿病相关）或原发性神经疾病的患者。前列腺炎、尿道炎和阴道炎可通过定量尿细菌培养鉴别。胁腹痛、恶心、呕吐、发热及寒战提示肾感染，即肾盂肾炎。UTI 是脓毒血症的常见原因，特别是在高龄与福利收容机构人群中。

肾小管功能缺陷（见第 153 章）

多为遗传性因素造成，包括解剖学缺陷（多囊肾、髓质囊性病、髓质海绵肾），常因血尿、胁腹痛、感染或不明原因的肾衰竭就诊检查时得以发现。患者的肾小管功能局限性或弥漫受损，也可出现对盐、溶质、酸和水的转运缺陷。范科尼综合征以近端肾小管多种溶质转运缺陷为特征，主要特征包括多种氨基酸尿、血糖正常的糖尿及磷酸盐尿。范科尼综合征也可存在近端肾小管酸中毒、低尿酸血症、低钾血症、多尿、低维生素 D 和低钙血症，以及低分子量蛋白尿。本综合征的病因可为遗传性（如 Dent 病和胱氨酸贮积症）或获得性，后者由于药物（异环磷酰胺、替诺福韦、丙戊酸）、毒素（马兜铃酸）、重金属、多发性骨髓瘤或淀粉样变引起。典型的遗传性低钾性碱中毒是由升支粗段（Bartter 综合征）或远曲小管（Gitelman 综合征）离子转运缺陷所致，类似的获得性缺陷可以发生在使用氨基糖苷类抗生素或顺铂后的人群。肾性尿崩症及肾小管性酸中毒可分别由远端肾小管水和酸转运缺陷所致，二者均有遗传性和获得性两种形式。用于治疗双相情感障碍及相关精神病的锂盐是引起获得性肾性尿崩症的常见原因。

高血压（见第 126 章）

20％的美国成年人的血压>140/90mmHg；未受控制的高血压是诱发脑血管事件、心肌梗死及 CHF 的重要原因，且可使肾衰竭恶化。一般高血压在出现心、肾或神经系统症状之前而毫无临床症状，视网膜病变或左心室肥大（S_4 心音、心电图或超声心动图证据）可能是高血压患者仅有的临床后遗表现。大部分高血压是特发性的，且多在

25～45 岁时显现。以下的临床征象通常提示继发性高血压：①严重或难治性高血压；②血压较前骤然增高；③青春期前发生高血压；④年龄＜30 岁且无高血压家族史的非肥胖与非洲裔美国人。临床线索可提示高血压的特殊病因。低钾血症提示肾血管性高血压或原发性醛固酮增多症，伴头痛、出汗、心悸的阵发性高血压可见于嗜铬细胞瘤。

肾结石（见第 156 章）

可引起肾绞痛、UTI、血尿、排尿困难或不明原因的脓尿。常规肾、输尿管和膀胱（KUB）X 线检查均可检出结石；非增强螺旋 CT 以层厚 5mm 扫描时可以发现 KUB X 线检查无法检测到的结石，并进一步评价是否存在梗阻。大部分结石是不透 X 射线的含钙结石，结石的形成与高尿钙和（或）草酸盐排泄和（或）低尿枸橼酸盐排泄有关。鹿角样结石是肾盂内形成的较大、分枝样不透 X 线的结石，由反复感染引起。尿酸结石可透过 X 线。尿液分析可提示血尿、脓尿或病理性管型。

尿路梗阻（见第 157 章）

症状多样，取决于基础病因、急性或是慢性、双侧或是单侧、完全或是部分。尿路梗阻是不明原因肾衰竭的重要的可逆性病因之一。上尿路梗阻既可无症状，也可出现胁腹痛、血尿和肾感染。下尿路梗阻可有膀胱症状或前列腺病变。尿路梗阻造成的肾功能改变表现为多尿、无尿、夜尿增多、酸中毒、高钾血症及高血压。体格检查时可发现胁腹部和耻骨上包块，梗阻、扩大的膀胱可叩诊呈浊音。排尿后残余尿量增加可通过床旁膀胱扫描或超声检查证实。

更多内容详见 HPIM-18 原文版：Disorders of the kidney and Urinary Tract, p. 2279. Abnormalities, Chap. 44, p. 334.

第 148 章
急性肾衰竭

左力 校 王磊 蔡美顺 译

定义

急性肾衰竭（ARF）或急性肾损伤（AKI）的定义：血清肌酐

（SCr）浓度在短时间内增加［通常较基础值增加 50％ 或绝对值增加 $44\sim88\mu mol/L$（$0.5\sim1.0mg/dl$）］。本病在住院患者中的发生率约 5％～7％，伴随住院患者患病率及死亡率大幅增高。某些临床情况可诱发 AKI（如：使用造影剂或大型外科手术），但目前尚无特异性药物可用于预防或逆转上述情况所致的 AKI。多数情况下，维持适当的肾灌注及血管内容量至关重要，AKI 的其他促进因素包括低血容量和影响肾灌注和（或）肾小球滤过的药物，如：非甾体抗炎药（NSAIDs）、血管紧张素转化酶（ACE）抑制剂、血管紧张素受体阻滞剂。

鉴别诊断

　　临床实践中将急性肾衰竭分为三大类（肾前性、肾实质性及肾后性）（见表 148-1）。住院患者中肾前性肾衰竭最常见，多因绝对血容量不足（如：腹泻、呕吐、胃肠道或其他部位出血）、有效循环血量不足或动脉低灌注（如：容量充足甚至过量的情况下肾灌注降低）。肾灌注减少可见于充血性心力衰竭［继发于心排血量减少和（或）过度血管扩张治疗］、肝硬化（多因外周血管扩张和动静脉分流导致）、肾病综合征及其他重度低蛋白血症［血清总蛋白<54g/L（5.4g/dl）］以及肾血管疾病（肾动脉主干或大血管分支水平固定性狭窄）。一些药物可造成肾灌注减少，尤其是非甾体抗炎药。血管紧张素转化酶抑制剂及血管紧张素受体阻滞剂可引起肾小球滤过率下降，但不会导致肾灌注减少。

　　肾实质性肾衰竭的病因多与临床病况相关。住院患者中，尤其是外科手术后或重症监护单元内，急性肾小管坏死（ATN）最为常见。确切引发缺血的事件和肾毒性药物暴露（如氨基糖苷类抗生素治疗）均可能导致住院患者发生 ATN。另外，患者也可能因横纹肌溶解导致 ATN 入院；横纹肌溶解的常见诱发因素包括：酒精中毒、低钾血症和药物（如他汀类）。过敏性间质性肾炎常由抗生素（如：青霉素、头孢菌素类、磺胺类药物、喹诺酮类及利福平）或也可由于 NSAIDs 所致。既往具有肾病的患者使用造影剂可导致 AKI，糖尿病合并慢性肾病者风险显著增高。冠状动脉造影、血管手术、溶栓或抗凝治疗均可能造成粥样硬化栓子栓塞，导致血流动力学改变和炎症反应从而引起 AKI，其重要的诊断线索包括：网状青斑、可触及外周动脉搏动却有栓塞表现以及嗜酸性粒细胞增多。急性肾小球肾炎（第 152 章）和血栓性微血管病（第 155 章）也可能导致 AKI。临床工作中将血栓性微血管病分类为肾脏受累，如大肠埃希菌感染相关性溶血尿毒症综合征（HUS）；和全身受累，如血栓性血

表 148-1　急性肾衰竭常见病因

肾前性

容量不足

  失血

  胃肠道液体丢失（如：呕吐、腹泻）

  过度利尿

容量超负荷伴肾灌注减低

  充血性心力衰竭

    低心排量伴收缩功能障碍

    "高心排量"（如：贫血、甲状腺中毒症）

  肝硬化

  严重低蛋白血症

肾血管性疾病

药物

  NSAIDs、环孢素、ACE 抑制剂、ARB、顺铂、氨基糖苷类

其他

  高钙血症、血液进入"第三间隙"（如：胰腺炎、系统性炎症反应）、肝肾综合征

肾实质性

急性肾小管坏死

  低血压或休克、长时间肾前性氮质血症、术后脓毒血症、横纹肌溶解、溶血、药物

  造影剂、氨基糖苷类、顺铂

其他小管间质疾病

  过敏性间质性肾炎

  肾盂肾炎（双侧或单侧仅有的残存功能肾）

  重金属中毒

动脉栓塞性疾病——血管手术、溶栓或抗凝后

肾小球肾炎

  1. ANCA 相关性：肉芽肿伴多血管炎（韦格纳肉芽肿）、寡免疫复合物性肾炎、结节性多动脉炎

  2. 抗肾小球基底膜病：孤立或合并肺受累（Goodpasture 综合征）

  3. 免疫复合物介导性
    亚急性细菌性心内膜炎、系统性红斑狼疮、冷球蛋白血症（伴或不伴丙型肝炎）、感染后肾小球肾炎（典型为链球菌感染后）

IgA 肾病和过敏性紫癜

肾小球内皮细胞病

  血栓性微血管病、恶性高血压、硬皮病、抗磷脂综合征、先兆子痫

肾后性（尿路梗阻）

膀胱颈梗阻、膀胱结石

前列腺肥大

表 148-1 急性肾衰竭常见病因（续）

肾前性

压迫所致输尿管梗阻
  盆腔或腹腔的恶性肿瘤、腹膜后纤维化

肾结石

肾乳头坏死并梗阻

缩略词：ACE，血管紧张素转化酶；ANCA，抗中性粒细胞胞质抗体；ARB，血管紧张素受体阻滞剂；NSAIDs，非甾体抗炎药

小板减少性紫癜（TTP）两种情况。多种药物均可导致血栓性微血管病，包括：钙调神经磷酸酶抑制剂（环孢素和他克莫司）、奎宁、抗血小板药物（如噻氯匹定）和化疗药物（如丝裂霉素 C、吉西他滨）。TTP 发生相关的重要疾病包括 HIV 感染、骨髓移植、系统性红斑狼疮（SLE）和抗磷脂综合征。

*肾后性肾衰竭*由于尿路梗阻所致，相对于住院患者，门诊患者更为常见。男性较女性常见，常由输尿管或尿道梗阻引起。偶尔，结石、肾乳头脱落或恶性肿瘤（原发性或转移性）可引起尿路近端梗阻。

特征性表现及诊断性检查

所有 AKI 患者均表现出不同程度的氮质血症［血尿素氮（BUN）及肌酐（Cr）增加］，其他的临床特点取决于肾脏病原因。由于血容量不足导致的肾前性氮质血症常出现体位性低血压、心动过速、颈静脉压降低及黏膜干燥。肾前性氮质血症和充血性心力衰竭（心肾综合征）患者可出现颈静脉怒张、S_3 奔马律、外周水肿和肺水肿。因此，体格检查对于肾前性急性肾衰竭患者的诊断至关重要。一般而言，血尿素氮和肌酐比值（BUN/Cr）通常较高（＞20∶1），血容量不足及充血性心力衰竭患者相较肝硬化患者更为多见。非肝硬化性肾前性肾衰竭患者（近端肾小管重吸收增加引起）中，尿酸的升高通常与肾功能降低不成比例。尿化学检查常显示尿钠浓度低（尿钠＜10～20mmol/L，肝肾综合征患者尿钠＜10mmol/L）及钠排泄分数（FE_{Na}）＜1％（见表 148-2）。尿液分析典型结果为透明管型及少量颗粒管型而无细胞成分或细胞管型。肾脏超声检查多为正常。

*肾实质性疾病*引起的 ARF 患者常有不同表现。肾小球肾炎常伴有高血压及轻中度水肿（与钠潴留和蛋白尿相关，有时伴肉眼血尿）。系统性疾病（如血管炎、SLE）所致肾小球肾炎可出现系统性

表 148-2　鉴别肾前性及肾实质性氮质血症的尿液诊断指标

诊断指标	典型表现	
	肾前性氮质血症	肾实质性氮质血症
钠排泄分数（%）[a] $U_{Na} \times P_{Cr}/P_{Na} \times U_{Cr} \times 100$	<1	>1
尿钠浓度（mmol/L）	<10	>20
尿肌酐与血肌酐比值	>40	<20
尿 BUN 与血浆 BUN 比值	>8	<3
尿比重	>1.018	<1.015
尿渗透压（mosmol/kg·H_2O）	>500	<300
血浆尿素氮与肌酐比值	>20	<10~15
肾衰竭指数 $U_{Na}/U_{Cr}/P_{Cr}$	<1	>1
尿沉渣	透明管型	泥样棕色颗粒管型

[a] 为最敏感指标。

缩略词：BUN，血尿素氮；P_{Cr}，血浆肌酐浓度；P_{Na}，血浆钠浓度；U_{Cr}，尿肌酐浓度；U_{Na}，尿钠浓度

疾病先兆症状和（或）典型肾外症状和体征，包括咯血或肺泡出血（血管炎和 Goodpasture 综合征）、关节疼痛/关节炎（血管炎或 SLE）、浆膜炎（SLE）以及病因不明的鼻窦炎（血管炎）。尿液化学检查可能难以将此类患者与肾前性肾衰竭患者相鉴别，且实际上部分肾小球肾炎患者同时存在肾低灌注（由于肾小球炎症及缺血导致）及由此产生的高肾素血症造成急性容量扩张和高血压。尿沉渣检查可协助鉴别诊断，尿中可见红细胞、白细胞、细胞管型是肾小球肾炎的特征，红细胞管型在其他疾病中很少见（特异性高）。在部分炎症性肾炎（肾小球肾炎或间质性肾炎，详见下述），肾脏超声检查可见肾实质回声增强。与肾小球肾炎不同，间质性肾炎患者出现高血压和蛋白尿的可能性很小；需注意的是 NSAIDs 类药物相关的间质性肾炎例外，由于其导致肾小球微小病变而可伴有蛋白尿。尿液检查可见血尿和脓尿。过敏性间质性肾炎典型的尿沉渣表现为瑞氏（Wright's）及汉氏（Hansel's）染色可见尿中嗜酸性细胞增多（>10%），但是尿中嗜酸性细胞增多也可见于其他原因所致的 AKI。尿中可出现白细胞管型，尤其是肾盂肾炎患者。

　　由缺血或中毒所致的 ATN，尿沉渣检查可见特征性"泥沙样"棕色颗粒管型且管型中含肾小管上皮细胞，也可见到脱落的肾小管上皮细胞。ATN 的典型表现是 FE_{Na} >1%，但是，在病情较轻、非少尿型 ATN（如横纹肌溶解所致 ATN）和有潜在肾前性疾病（如充

血性心力衰竭或肝硬化）的患者中，FE_{Na}可<1%。

相较于肾前性及肾实质性肾衰竭患者，尿路梗阻所致的肾后性AKI患者病情常较轻，可能在出现明显氮质血症时［BUN>54mmol/L（150mg/dL）；肌酐>1060～1325μmmol/L（12～15mg/dl）］才出现相应症状。由于其尿浓缩功能受损，反而"保护"患者避免出现容量负荷过大所致的一系列并发症。尿电解质检查典型表现为尿FE_{Na}>1%，尿沉渣显微镜检查常无特殊发现。超声检查是关键的诊断手段，90%以上的肾后性AKI超声检查可见集合系统梗阻（即肾盏、输尿管扩张），假阴性结果多见于超急性梗阻及肿瘤包绕输尿管和（或）肾，形成没有结构扩张的功能性尿流出道梗阻。

治疗　急性肾衰竭

治疗重点在于纠正病因，如因胃肠道液体丢失所致肾前性肾衰竭患者静脉补液扩容可迅速纠正AKI，但同样的治疗对于充血性心力衰竭引起的肾前性肾衰竭患者反会产生相反的效果，对于后者应当采用血管扩张剂和（或）影响心肌收缩的药物治疗更为有效。

针对肾实质性AKI患者安全有效的对因治疗措施相对较少。血管炎或SLE相关性肾小球肾炎对大剂量糖皮质激素或细胞毒药物（如环磷酰胺）可能有效，特定情况下（如：Goodpasture综合征、HUS/TTP），可采用血浆置换治疗。肾盂肾炎或心内膜炎相关性AKI提倡应用抗生素治疗，糖皮质激素治疗过敏性间质性肾炎的有效性尚有争议，多数医生认为如果在患者停用致敏药物后肾功能不全仍有进展或肾活检发现潜在可逆性重度病变，应当使用糖皮质激素。

尿路梗阻的处置通常由泌尿外科医生完成，处理措施包括：简单干预如留置导尿管，或复杂性干预如放置多个输尿管支架和（或）行肾造瘘术。

AKI的透析治疗及肾功能的恢复　多数社区和医院获得性AKI通过长期、稳定支持治疗可获得缓解。如果非肾前性AKI持续进展则需考虑透析，传统透析指征包括：利尿剂难以控制的容量负荷超载、高钾血症，病因未明的脑病，心包炎、胸膜炎和其他浆膜炎，重度代谢性酸中毒，严重阻碍急性非肾脏疾病恢复的呼吸和循环功能受损。因此，应在出现此类并发症之前进行透析治疗。当患者无法耐受因使用抗生素、血管收缩药物及其他药物和（或）营养支持所必须输入的液体时，也可考虑行紧急透析。

AKI 患者的透析方式包括：①间断性血液透析（IHD）；②腹膜透析（PD）和③连续性肾替代治疗（CRRT，如连续性动静脉或静脉血液透析滤过）。多数患者采用间断性血液透析治疗，传统的每周 3 次透析疗效是否足够以及是否需要提高透析频率目前尚不清楚。少数几个中心依靠腹膜透析治疗 AKI（风险包括植入腹透管相关性感染及因腹胀影响呼吸）。在一些治疗中心，CRRT 仅用于因低血压无法耐受 IHD 的患者；其他一些中心将 CRRT 作为重症监护患者挽救性治疗的手段。不具备 CRRT 条件的医疗中心，可采用杂合血液透析技术如缓慢低效透析（SEED）。

更多内容详见 HPIM-18 原文版：Liu KD, Chertow GM: Dialysis in the Treatment of Acute Renal Failure, Chap. 281, p. 2322.

第 149 章
慢性肾病与尿毒症

左力　校　隋准　王宓　译

流行病学

慢性肾病（CKD）定义为持续性不可逆的肾功能损害，目前在全美的发病人数超过 500 000 例，数目远高于终末期肾病（ESRD）。多种疾病均可导致肾功能损害；患者的临床处理和治疗差异较大，取决于其肾小球滤过率（GFR）水平，处于中度 [CKD3 期，$30\sim59ml/(min \cdot 1.73m^2)$]（表 52-1）、重度 [CKD4 期，$15\sim29ml/(min \cdot 1.73m^2)$] 或是"终末期肾病" [CKD5 期，$<15ml/(min \cdot 1.73m^2)$]。$GFR<10ml/(min \cdot 1.73m^2)$ 时通常需要透析治疗。CKD 常见的病因列举于表 149-1。

鉴别诊断

CKD 的鉴别诊断首先需确认疾病的慢性化，证实无急性发病的因素。常用于确定疾病慢性化的两个依据是临床病史和既往的实验室检查资料，以及测定肾大小的超声检查。一般而言，肾呈萎缩表现（$<10\sim11.5cm$，取决于患者身材）多提示慢性肾病。其特异性虽较好（假阳性率较低），但敏感度不高。在多种较常见的疾病中，肾虽

表 149-1　慢性肾衰竭的常见原因

糖尿病肾病
高血压肾病[a]
肾小球肾炎
肾血管疾病（缺血性肾病）
多囊肾
反流性肾病和其他先天性肾病
间质性肾炎，包括"镇痛剂肾病"
HIV 相关性肾病
同种异体移植肾衰竭（"慢性排异"）

[a] 排除性诊断，极少患者进行肾活检，可能为合并高血压的隐匿性肾病

然存在慢性病变，却未必发生萎缩。糖尿病肾病、HIV 相关性肾病，以及多发性骨髓瘤等浸润性疾病，尽管病情已慢性化其肾却相对增大。肾组织活检较少应用于 CKD 患者，但却是证实肾病变慢性化更为可靠的手段。弥漫肾小球硬化或间质纤维化的病理改变高度提示慢性肾病。高磷血症、贫血和其他实验室检查异常并不是区分急性或慢性疾病的可靠指标。

　　一旦确定为慢性病变，可依据体格检查、实验室检查与尿沉渣的结果判断病因。详尽的病史（Hx）有助于辨识重要的合并症，如糖尿病、HIV 阳性或外周血管病。家族史对于常染色体显性遗传多囊肾或遗传性肾炎（Alport 综合征）的诊断至关重要。职业病史可揭示患者是否暴露于环境毒素或致病药物（包括非处方制剂，如镇痛剂、中草药）。

　　体格检查可发现腹部包块（如多囊肾），脉搏减弱或股动脉/颈动脉杂音（如动脉粥样硬化性外周血管病），以及腹主动脉或股动脉杂音（如肾血管疾病）。病史及体格检查也是判断疾病严重程度的重要依据。皮肤抓痕（尿毒症瘙痒）、苍白（贫血）、肌萎缩及氨臭味呼吸均是严重 CKD 的征象，出现心包炎、胸膜炎和扑翼样震颤等并发症往往提示需要开始透析治疗。

实验室检查

　　患者血清与尿液的实验室检测常可提供关乎 CKD 病因和严重程度的信息，连续多次的检查可以判定疾病进展速度和（或）是否为急性肾衰竭。大量蛋白尿（>3.5g/d）、低白蛋白血症、高胆固醇血症与水肿提示肾病综合征（第 152 章）。糖尿病肾病、膜性肾病、局灶节段性肾小球硬化、微小病变性肾病、淀粉样变和 HIV 相关性肾

病都是慢性肾病的常见病因。随着 GFR 的下降，蛋白尿可以轻度下降，但难以达到正常水平。高钾血症和代谢性酸中毒可并发于各种病因引起的 CKD，但间质性肾病患者可更为突出。对于 35 岁以上的 CKD 患者，给予附加检测血、尿蛋白电泳及血清游离轻链，以除外副球蛋白血症相关性肾病。基础疾病疑似为肾小球肾炎的患者，需评价系统性红斑狼疮等自身免疫病及乙型肝炎或丙型肝炎等感染性疾病。检测血清钙、磷、维生素 D 水平以及 PTH 以评价代谢性骨病。完善血红蛋白、维生素 B_{12}、叶酸和铁相关的检查以评价贫血。

尿毒症综合征

目前尚不清楚何种毒素引起尿毒症综合征。血清肌酐（Cr）水平是最常用于反映肾功能的指标。GFR 可通过肾病膳食改良试验（Modification of Diet in Renal Disease Study，MDRD）中基于 Cr 水平衍生的方程估测。目前，此"eGFR"为美国大部分实验室所采用，且同时将报告 Cr 水平。美国肾脏协会对慢性肾病的分期也基于此法所估测得的 eGFR（表 52-1）。

尽管个体间差异较大，尿毒症的症状多始于血清 $Cr > 530 \sim 710 \mu mol/L$（$>6 \sim 8 mg/dl$）或 $Cr_{Cl} < 10 ml/min$。CKD 患者依据于此临床诊断尿毒症。严重的尿毒症症状包括厌食、体重下降、呼吸困难、乏力、瘙痒、睡眠及味觉紊乱，以及意识错乱和各种其他形式的脑病。关键的体格检查包括高血压、颈静脉怒张、心包和（或）胸膜摩擦音、肌肉萎缩、扑翼样震颤、皮肤抓痕和瘀斑。实验室检查可见高钾血症、高磷血症、代谢性酸中毒、低钙血症、高尿酸血症、贫血和低白蛋白血症等异常。大部分患者可最终通过透析、肾移植（第 150 章和第 151 章）或恰当的药物治疗获得缓解（见下文）。

治疗 慢性肾病与尿毒症

各种原因导致的 CKD 均可并发高血压，而有效的血压控制可以降低卒中风险并延缓 CKD 进展（见下文）。容量超负荷是许多 CKD 患者高血压的主要原因，常需使用强效利尿药。重组人促红细胞生成素（rHuEPO）可纠正患者贫血，目前指南推荐血红蛋白靶目标为 $100 \sim 110 g/L$。铁缺乏和（或）其他原因均可影响 rHuEPO 疗效，必要时需完善检测。常规需要补充铁剂；由于 CKD 患者胃肠道的铁吸收能力下降，许多患者需要肠外补铁治疗。

严格限制饮食中磷的摄入，以及餐后服用磷结合剂，包括钙盐（碳酸钙或醋酸钙）或非吸收制剂（如思维拉姆）可有效控制高磷血症。饮食中需限制钾离子摄入以控制高钾血症。倘若多次复查血钾＞6.0mol/L，需考虑透析治疗。高钾血症经保守治疗未能见效者也需起始透析治疗（第150章）。已经证实营养不良的患者行透析治疗预后极差，故建议严重厌食、体重下降和（或）低白蛋白血症等情况亦应起始透析。

延缓肾病进展　前瞻性的临床试验已经揭示控制血压和限制蛋白质摄入在肾衰竭进展过程中的作用。控制高血压将使患者获益，其中，血管紧张素转化酶抑制剂（ACEI）和血管紧张素受体阻滞剂（ARB）还可能因其对肾内血流动力学的调节效应而产生独有的获益疗效。ACEI与ARB的肾保护效应对糖尿病肾病和非糖尿病肾病伴有显著蛋白尿（＞1g/d）的患者最为突出。除了ACEI与ARB，常需要联合利尿药和其他抗高血压药物以优化血压控制及延缓疾病进展；同时，利尿药可有利于控制血钾水平。

更多内容详见 HPIM-18 原文版：Bargman JM, Skorecki K: Chronic Kidney Disease, Chap. 280, p. 2308.

第150章
透　析

左力　校　甘良英　赵慧萍　译

概述

决策起始透析的时机通常综合考虑患者的症状、合并症和实验室检查指标。除非具备活体肾供者，否则由于尸体供肾的稀缺（多数移植中心的中位等待时间是 3～6 年），必然延迟肾移植手术。透析包括血液透析和腹膜透析（PD），粗略统计，美国85%的患者首选血液透析。

透析的绝对适应证包括利尿药治疗无效的严重容量超负荷、严重高钾血症和（或）酸中毒、其他原因无法解释的脑病以及心包炎或其他浆膜炎。透析的其他适应证还包括出现尿毒症症状（第149

章）（如：难以改善的疲乏、食欲下降、味觉异常、恶心、呕吐、皮肤瘙痒以及注意力不集中等）和蛋白质-能量营养不良，或其他原因无法解释的发育停滞。尽管大部分患者在肾小球滤过率（GFR）低于10ml/min时已经出现或很快即将出现尿毒症症状和并发症，但仍然不能以血清肌酐、尿素氮、肌酐或尿素清除率或者GFR作为界定起始透析的绝对指征。无论如何，此类患者在临床指征出现之前就"提早"起始透析，并不能改善ESRD的预后。

血液透析

血液透析需建立血管通路，可为自体动静脉内瘘（首选的血管通路），一般位于腕部（"Brescia-Cimino"内瘘，即头静脉桡动脉内瘘）；或植入性的动静脉内瘘，材料多为聚四氟乙烯；或内径较大的静脉内导管；或附带皮下隧道的静脉内导管。血液被泵入并通过人工肾（透析器）的中空纤维，纤维外侧流动的是含有各种化学成分的透析液（等张、无尿素和其他含氮化合物，通常为低钾溶液）。透析液钾离子浓度多在0～4mmol/L，取决于透前的血钾水平和临床状况。透析液钙离子浓度多为2.5mg/dl（1.25mmol），碳酸氢根离子浓度35mmol/L，钠离子浓度140mmol；所有离子浓度均可根据临床情况调整。多数患者每周透析3次，每次3～4h。透析的充分性很大程度上取决于透析治疗时间的长短、血流速度、透析液流速和透析器的表面积。

血液透析的并发症见表150-1。其中多数并发症均与血液透析过程高效、呈间歇性治疗的特点相关。相较于自体肾或PD，血液透析主要的溶质清除和液体清除（"超滤"）功能均在短时间内完成。即使患者并未达到"干体重"，快速的液体排出仍可导致发生低血压。透析相关的低血压多见于合并糖尿病神经病变的患者，其无法对血管内容量下降产生代偿反应（血管收缩和心率增快）。少数情况下还会出现意识模糊或其他中枢神经系统症状。透析"失衡综合征"是指

表 150-1 血液透析的并发症

低血压	透析相关淀粉样变
加速血管疾病进展	蛋白质-能量营养不良
残余肾功能快速丢失	出血
血管通路血栓形成	过敏样反应[a]
血管通路或导管脓毒血症	

[a] 主要发生于首次使用"生物不相容"的改良纤维素膜透析器时

出现头痛、意识模糊以及罕见的痫性发作等症状，其与患者适应透析操作前，即早期迅速清除溶质相关；目前尿毒症患者在开始长期透析时，通过诱导透析，包括初始以短程透析治疗、降低血流速度和透析液流速，已极大地避免了此并发症的发生。

腹膜透析

腹膜透析不需要直接侵入血液循环系统的通路，但需置入腹膜透析管用于灌注腹透液进入腹腔，而得以透过腹膜转移溶质（如：尿素、钾和其他尿毒症分子），发挥"人工肾"的作用。腹膜透析液与血液透析使用的透析液相似，且必须无菌，但其采用乳酸盐而非碳酸氢盐提供碱平衡。PD 在清除毒素方面远不如血液透析，因此，需要更长的治疗时间。患者可选择自行"换液"（透析液 $2\sim3L$，$4\sim5$ 次/日）或者夜间使用自动腹膜透析装置。相较于血液透析，PD 的主要优势是①灵活方便易行；②血流动力学的变化较为缓和。

PD 的并发症见表 150-2。腹膜炎是其中最为重要的并发症。典型的临床表现包括腹痛和透析液浑浊，腹透液白细胞计数多 $>100/\mu l$，中性粒细胞 $\geqslant50\%$。腹膜炎期间除了导致全身性炎症反应的负性效应外，还使蛋白的丢失呈倍数增长。腹膜炎病情严重或迁延不愈者，需移除腹膜透析管路，甚至终止腹膜透析（如转为血液透析）。致病微生物主要为革兰氏阳性菌（特别是金黄色葡萄球菌和其他葡萄球菌属）；假单胞菌或真菌（多为念珠菌）感染更易于耐药，因而不得不移除腹膜透析管。当需要强化治疗时，可以静脉或腹腔内应用抗生素。

表 150-2　腹膜透析的并发症

腹膜炎	透析相关淀粉样变
高血糖	由于血管疾病或其他因素导致透析不充分
高三酰甘油（甘油三酯）血症	残余肾功能丧失继发出现尿毒症症状
肥胖	
低蛋白血症	

更多内容详见 HPIM-18 原文版：Liu KD, Chertow GM: Dialysis in the Treatment of Renal Failure: Chap.281, p.2322.

第151章
肾移植

左力 校 武蓓 甘良英 译

随着更有效和更易耐受的免疫抑制剂问世，进一步改善移植物的短期存活，肾移植仍是多数终末期肾病患者的治疗选择。活体亲属肾移植疗效最好，一方面是由于理想的组织相容配型，另一方面是可缩短移植等待时间；理想情况下，这些患者应在出现尿毒症症状或透析指征之前就进行移植。目前，许多中心已开展活体非亲属供者（如配偶）肾移植。尽管这类病例的移植物存活率低于活体亲属移植，但是显著优于尸体肾移植。影响移植肾存活率的因素列于表151-1中。避免在肾移植前输血，以减少不相容HLA抗原致敏的风险；如果必须输血，尽可能使用去除白细胞的辐照血制品。肾移植的禁忌证列于表151-2中。概括而言，在现有医疗照护标准下，患者拟移植治疗要求其预期生存时间>5年，因为肾移植的获益体现在围术期以后，而在此期间其死亡率高于透析患者。

排异反应

免疫性排异反应是短期肾移植成功的主要威胁。排异反应可以是：①超急性（由于预致敏导致立即出现的移植肾功能不全）；②急性（肾功能于数周至数月内骤然发生变化）。排异反应常见表现为血肌酐升高，也可表现为高血压、发热、尿量减少，偶有移植肾压

表151-1 肾移植中影响移植物存活的因素

HLA错配	↓
预致敏（体内预先形成抗体）	↓
非常年轻或高龄的供者	↓
女性供者	↓
非洲裔美国人供者（相较于白种人）	↓
高龄受者	↑
非洲裔美国人受者（相较于白种人）	↓
受者为糖尿病所致终末期肾病	↓
冷缺血时间延长	↓
丙型肝炎病毒感染	↓
受者体型大	↓

表 151-2　肾移植禁忌证

绝对禁忌证

活动性肾小球肾炎

活动性细菌感染或其他感染

现症或近期发生恶性肿瘤

出现症状的艾滋病[a]

活动性肝炎

存有极重度合并症（如严重的动脉粥样硬化性血管疾病）

相对禁忌证

严重精神疾患

存有中度严重的合并症

丙型肝炎病毒感染所致慢性肝炎或肝硬化

对透析或其他治疗依从性差

原发肾病

　　先前复发于移植物的原发性局灶硬化

　　多发性骨髓瘤

　　淀粉样变

　　草酸盐沉积症

[a] 大部分移植中心将此列为移植禁忌证；无论如何，HIV 阳性的移植患者日渐增多

痛。经皮移植肾穿刺活检可确诊。治疗包括甲泼尼龙"冲击"（500～1000mg/d，连续 3 天），对于难治性或重症病例，可给予人 T 淋巴细胞单克隆抗体治疗 7～10 天。

免疫抑制剂

维持性免疫抑制剂治疗方案通常包含三种药物，每种药物分别靶向免疫反应的不同阶段。钙调磷酸酶抑制剂环孢素和他克莫司是免疫抑制治疗的基石药物。钙调磷酸酶抑制剂是现有最为有效的口服免疫抑制剂，极大地改善了移植肾的短期存活情况。环孢素的副作用包括高血压、高钾血症、静止性震颤、多毛症、牙龈增生、高脂血症、高尿酸血症和痛风，以及缓慢进展伴有特征性组织病理学改变（亦见于心脏和肝移植受者）的肾功能减退。他克莫司的副作用与环孢素类似，但高血糖较常见，高血压较少见，偶有毛发脱失。

在肾移植成功后的最初几个月，常使用泼尼松联合环孢素用药。泼尼松的副作用包括高血压、糖耐量异常、库欣面容、骨质疏松、高脂血症、痤疮、抑郁及其他情感紊乱。

已证实吗替麦考酚酯联合钙调磷酸酶抑制剂和泼尼松的治疗疗效优于硫唑嘌呤。吗替麦考酚酯的主要副作用为胃肠道反应（腹泻最为常见），部分患者可出现白细胞减少（和轻度血小板减少）。

西罗莫司是一类新型免疫抑制剂，常与其他药物联合用药，尤其是减量或停止使用钙调磷酸酶抑制剂时。其副作用包括高脂血症和口腔溃疡。

其他并发症

感染和新生肿瘤是肾移植的重要并发症。感染常见于重度免疫抑制的受者（如尸体肾移植的受者因多次发生排异反应而需糖皮质激素冲击治疗或单克隆抗体治疗）。致病病原体一定程度上取决于供者和受者情况以及移植术后的时间（表 151-3）。移植后首个月内，细菌病原体最为多见。首个月以后，巨细胞病毒（CMV）全身性感染的风险显著增高，特别是其供者 CMV 阳性而自身未曾遭遇 CMV 暴露的受者。预防性使用更昔洛韦和伐昔洛韦可降低 CMV 感染的风险。此后，移植患者真菌及其相关感染的风险大幅度增高，特别是无法将泼尼松用量减少至＜20～30mg/d 的患者。每日低剂量甲氧苄氨嘧啶-磺胺甲基异噁唑能够有效降低*卡氏肺孢子虫*感染的危险。

免疫抑制可激活多瘤科 DNA 病毒（BK 病毒、JC 病毒、SV40 病毒）。BK 病毒的再激活与一种典型的肾脏炎症——BK 肾病相关，可导致同种异型肾移植失败；其治疗包括减少免疫制剂的应用以清除再激活的病毒。

EB 病毒相关淋巴增生性疾病是肾移植术后最重要的新生肿瘤并发症，尤其是在接受多克隆（抗淋巴细胞球蛋白，被一些移植中心使用以诱导免疫抑制）或单克隆抗体治疗的患者。在这类人群中，非霍奇金淋巴瘤和皮肤鳞状细胞癌也更常见。

表 151-3 肾移植受者最常见机会性感染

围移植期（＜1 个月）	晚期（＞6 个月）
伤口感染	*曲霉菌*
疱疹病毒	*诺卡菌*
口腔念珠菌病	BK 病毒（多瘤科病毒）
尿路感染	带状疱疹
早期（1～6 个月）	乙型肝炎
卡氏肺孢子虫	丙型肝炎
巨细胞病毒	
军团菌	
李斯特菌	
乙型肝炎	
丙型肝炎	

更多内容详见 HPIM-18 原文版：Chandraker A，Milford EL，Sayegh MH：Transplantation in the Treatment of Renal Failure，Chap. 282，p. 2327.

第 152 章
肾小球疾病

左力　校　燕宇　董葆　译

急性肾小球肾炎（GN）

通常称为"肾炎综合征"，表现为数日内发生氮质血症、高血压、水肿、血尿、蛋白尿，有时伴有少尿。肾小球滤过率降低引起水钠潴留，并可导致循环淤血。尿检见红细胞管型可确定诊断。蛋白尿常<3g/d。大多数急性肾小球肾炎由体液免疫机制介导。临床病程取决于病变程度（表 152-1）。

急性链球菌感染后肾小球肾炎

儿童最常见的经典型急性肾小球肾炎，于 A 组 β-溶血性链球菌所致咽部或皮肤感染 1～3 周后发病。诊断基于咽部或皮肤培养阳性（如具备条件）、高滴度抗链球菌抗原（ASO、抗 DNA 酶或抗透明质酸酶）和低补体血症。肾活检显示弥漫增生性肾小球肾炎。治疗包

表 152-1　急性肾小球肾炎的病因

Ⅰ. 感染性疾病

　A. 链球菌感染后肾小球肾炎[a]

　B. 非链球菌感染后肾小球肾炎

　　1. 细菌：感染性心内膜炎、"分流性肾炎"、败血症、肺炎链球菌肺炎、伤寒、继发性梅毒、脑膜炎球菌血症

　　2. 病毒：乙型病毒肝炎、传染性单核细胞增多症、腮腺炎、麻疹、水痘、种痘、埃可病毒和柯萨奇病毒

　　3. 寄生虫：疟疾、弓形虫病

Ⅱ. 多系统疾病：系统性红斑狼疮、血管炎、过敏性紫癜、Goodpasture 综合征

Ⅲ. 原发性肾小球疾病：系膜增生性肾小球肾炎、Berger 病（IgA 肾病）、"单纯"系膜增生性肾小球肾炎

Ⅳ. 其他：吉兰-巴雷综合征、肾母细胞瘤放疗、注射百白破疫苗、血清病

[a] 最常见病因

资料来源：*RJ Glassock*，*BM Brenner*：*HPM-13*.

括纠正水和电解质紊乱。尽管在成年人预后劣于儿童，且通常持续存在尿检异常，但是对大多数患者而言，本病为自限性疾病。

感染后肾小球肾炎

由于其他细菌、病毒和寄生虫感染引起。例如细菌性心内膜炎、脓毒血症、乙型病毒肝炎以及肺炎链球菌肺炎，临床表现轻于链球菌感染后肾小球肾炎。控制原发感染通常可使肾小球肾炎缓解。

急进性肾小球肾炎

定义为肾小球滤过率（GFR）亚急性下降$>50\%$，并且具有增生性肾小球肾炎的证据。其病因与急性肾小球肾炎重叠（表 152-2）。根据肾活检结果和病理生理特点大体分为三个主要亚型：①免疫复合物相关，如系统性红斑狼疮（SLE）；②"寡免疫"，与抗中性粒细胞胞质抗体（ANCA）相关；和③与抗肾小球基底膜（抗 GBM）抗体相关，如 Goodpasture 综合征。所有这三型的肾活检结果，光镜下均表现为典型的增生性、新月体性肾小球肾炎，但其免疫荧光和电镜结果却不同。

系统性红斑狼疮

肾受累由于循环免疫复合物沉积造成，其肾外的临床特征包括关节痛、蝶形红斑、浆膜炎、脱发和中枢神经系统病变。系统性红斑狼疮常见肾病综合征伴肾功能不全。肾活检可见系膜、局灶或弥漫增生性肾小球肾炎；和（或）膜性病。弥漫增生性肾小球肾炎是肾活检中最常见的表现，以活动性的尿沉渣、严重蛋白尿和进展性肾功能不全为特征，通常预后不良。患者 ANA 和抗 dsDNA 呈阳性，伴有低补体血症。治疗包括糖皮质激素和细胞毒药物。目前最为常用的方案为每月一次口服或静脉输注环磷酰胺，疗程一般为 6 个月；育龄期患者应先储存其精子和卵子。也可选用霉酚酸酯替代治疗。

抗中性粒细胞胞质抗体（ANCA）相关，寡免疫复合物性肾小球肾炎

可仅局限于肾（特发性寡免疫复合物性肾小球肾炎）或伴随系统性血管炎〔肉芽肿性多血管炎（韦格纳肉芽肿）或显微镜下性多动脉炎〕。其典型特征是循环中出现 ANCA。ANCA 主要通过乙醇固定中性粒细胞免疫荧光检测。"核周型"（pANCA）通常来源于针对髓过氧化物酶（MPO）的抗体，"胞浆型"（cANCA）绝大多数是抗蛋白酶-3（PR3）的反应。必须进行针对 MPO 和 PR3 抗原的酶联免疫吸附

表 152-2　急进性肾小球肾炎的病因

Ⅰ. 感染性疾病
  A. 链球菌感染后肾小球肾炎[a]
  B. 感染性心内膜炎
  C. 隐袭性内脏脓毒血症
  D. 乙型肝炎病毒感染〔伴血管炎和（或）冷球蛋白血症〕
  E. HIV 感染
  F. 丙型肝炎病毒感染（伴冷球蛋白血症，膜增生性肾小球肾炎）

Ⅱ. 多系统疾病
  A. 系统性红斑狼疮
  B. 过敏性紫癜（Henoch-Schönlein 紫癜）
  C. 系统性坏死性血管炎〔包括肉芽肿性多动脉炎（Wegener 肉芽肿）〕
  D. Goodpasture 综合征
  E. 原发性混合型（IgG/IgM）冷球蛋白血症
  F. 恶性肿瘤
  G. 复发性多软骨炎
  H. 类风湿关节炎（伴血管炎）

Ⅲ. 药物
  A. 青霉胺
  B. 肼屈嗪
  C. 别嘌呤醇（导致血管炎）
  D. 利福平

Ⅳ. 特发性或原发性肾小球疾病
  A. 特发性新月体性肾小球肾炎
   1. Ⅰ型—免疫球蛋白线样沉积（抗 GBM 抗体介导）
   2. Ⅱ型—免疫球蛋白颗粒样沉积（免疫复合物介导）
   3. Ⅲ型—免疫球蛋白少量沉积或无免疫沉积（"寡免疫"）
   4. 抗中性粒细胞胞质抗体诱导的"顿挫型"血管炎
   5. 免疫触须样肾小球肾炎
   6. 纤维样肾小球肾炎
  B. 叠加于其他原发性肾小球疾病
   1. 系膜毛细血管性（膜增生性肾小球肾炎）（特别是Ⅱ型）
   2. 膜性肾病
   3. Berger 病（IgA 肾病）

[a] 最常见病因
缩略词：GBM，肾小球基底膜。
资料来源：*RJ Glassock，BM Brenner：HPM-13.*

试验验证，因为 pANCA 可能是针对其他中性粒细胞成分生成的抗体，如乳铁蛋白；二者与血管炎和寡免疫复合物性肾小球肾炎的关系并不一致。抗 MPO 和抗 PR3 的滴度通常与疾病的活动度不相关。

典型患者可有前驱症状，表现为"流感样"综合征，症状可包括肌痛、发热、关节痛、厌食和体重下降。可伴有皮肤、肺、上呼吸道（鼻窦炎）或系统性血管炎相关的神经并发症（单发性单神经炎）。尤其，肺坏死性毛细血管炎可导致咯血和肺出血。

ANCA 相关性急进性肾小球肾炎的标准初始治疗包括甲泼尼龙和环磷酰胺，也可选用抗 CD20 抗体利妥昔单抗以更特异性清除 B 细胞。一些中心也会对表现为严重肺-肾综合征或严重肾功能损伤依赖透析的患者进行血浆置换治疗。糖皮质激素在控制急性炎症反应后应快速减量，并继续应用环磷酰胺直至病情获得稳定缓解，通常需要 3～6 个月。患者应使用甲氧苄氨嘧啶-磺胺甲基异噁唑、阿托伐醌或氨苯砜预防*卡氏肺孢子虫肺炎*。已有多种用于维持治疗的标准免疫抑制剂方案，一般是病情获得稳定缓解后持续应用 12～18 个月，所使用药物包括氨甲蝶呤、霉酚酸酯和硫唑嘌呤等。

抗肾小球基底膜病

本病由Ⅳ型胶原 α3 链 NC1 区（非胶原区）的抗体导致，循环中抗 GBM 抗体和肾活检免疫荧光线样沉积是确定诊断的依据。患者可表现为单纯肾小球肾炎、包括肾小球肾炎的 Goodpasture 综合征和肺出血。血浆置换可诱导缓解；透析依赖、肾活检＞50% 新月体形成或血肌酐＞5～6mg/dl 者肾预后不良。严重肺出血治疗应用静脉输注糖皮质激素（如 1g/d×3d）。大约 10%～15% 的患者存在抗 MPO 的 ANCA，其部分患者伴有血管炎表现，如皮肤白细胞碎裂性血管炎。

过敏性（Henoch-Schönlein）紫癜

导致 IgA 肾病、紫癜、关节痛和腹痛的广泛的血管炎，主要发生于儿童。肾受累表现为血尿和蛋白尿。半数患者血清 IgA 升高。肾活检是判断预后的有效方式。以对症支持治疗为主。

肾病综合征（NS）

表现为白蛋白尿（＞3.5g/d）和低白蛋白血症（＜30g/L）伴有水肿、高脂血症和脂质尿。尿蛋白排泄量可通过采集 24h 尿或者测量随机点时间尿蛋白/尿肌酐或尿白蛋白/肌酐来获得。肌酐排泄量的测量可以协助确定 24h 尿收集的准确性：每日肌酐排泄量应为男性 20～25mg/kg 瘦体重及女性 15～20mg/kg 瘦体重。对于随机尿标本，由于肌酐排泌量仅略高于 1000mg/(d·1.73m²)，蛋白或白蛋白与肌酐以 mg/dl 为单位的比值近似等于 24h 尿蛋白的排泌量。如果尿蛋白与肌酐的比值为 5，则尿中含有蛋白 5g/(d·1.73m²)。由于其简便性并且可避免核实 24h 尿液完整性的周折，点时间尿蛋白排泌量已经在很大程度上取代收集完整 24h 尿的方法。总蛋白/肌酐并不检测尿微量白蛋白；尿中白蛋白排泌量低于总蛋白的检出值，因此，更多以尿白蛋白/肌酐检测用作筛查微小量尿蛋白的工具。

除水肿外，肾病综合征的并发症包括深静脉血栓和其他血栓栓塞事件、感染、维生素 D 缺乏、蛋白质营养不良和由于蛋白结合减少导致的药物毒性反应。

成人肾病综合征最常见的病因是糖尿病。少数病例继发于 SLE、淀粉样变性、药物、肿瘤或其他疾病（表 152-3）。除此之外为特发性的。除糖尿病肾病外，应做活检以确定诊断并决定 NS 治疗。

微小病变

成年人特发性肾病综合征占 10%～15%，但是占儿童肾病综合征的 70%～90%。血压正常，GFR 正常或轻度下降，尿沉渣正常或仅有极少数红细胞。成人中尿蛋白的选择性呈多样化。部分患者近期伴有上呼吸道感染、变态反应或免疫接种。非甾类抗炎药可以引起微小病变伴间质性肾炎。偶见发生急性肾衰竭，特别是老年人。肾活检在电镜下仅见弥漫性足突融合。糖皮质激素可缓解尿

表 152-3 肾病综合征的病因

系统性原因	肾小球疾病
糖尿病、系统性红斑狼疮、淀粉样变性、HIV 相关肾病	膜性肾病 微小病变
药物：金制剂、青霉胺、丙磺舒、海洛因、NSAIDs、帕米膦酸钠、干扰素	局灶节段肾小球硬化症
感染：细菌性心内膜炎、乙型病毒性肝炎、分流相关感染、梅毒、疟疾、肝血吸虫病	膜增生性肾小球肾炎
恶性肿瘤：多发性骨髓瘤、轻链沉积病、霍奇金和其他淋巴瘤、白血病、乳腺及胃肠道肿瘤	系膜增生性肾小球肾炎 免疫触须样肾小球病和纤维样肾小球肾炎

资料来源： *Modified from RJ Glassock*，*BM Brenner*：*HPIM-13.*

蛋白者预后良好，复发者可能需细胞毒药物治疗。进展至肾衰竭者少见。类固醇治疗抵抗的难治性患者应怀疑局灶性肾小球硬化症。

膜性肾小球肾炎

其特征为上皮下 IgG 沉积，约占成人肾病综合征的 30%。患者表现为水肿和肾病水平的蛋白尿。初期血压、GFR 和尿沉渣通常正常，后期可出现高血压、轻度肾功能不全和尿沉渣异常。肾静脉血栓相对常见，相较其他肾病综合征病理类型更易发生。膜性肾小球肾炎患者应查找原发病因如系统性红斑狼疮、乙型病毒肝炎、实体肿瘤及大剂量卡托普利或青霉胺暴露史。大多数特发性膜性肾小球肾炎患者可检测到循环中针对表达于肾小球足细胞上 M 型磷脂酶 A_2（PLA_2R）的自身抗体。部分患者进展至终末期肾病（ESRD），但也有 20%～33% 可自发缓解。男性、老年、高血压和持续大量蛋白尿（＞6g/d）是疾病进展的高危因素。最佳的免疫抑制治疗方案目前仍有争议。单用糖皮质激素无效。细胞毒药物以及环孢素可促进部分患者完全或部分缓解。近年来抗 CD20 抗体利妥昔单抗用于治疗，由于病理生理机制中 B 细胞和抗 PLA_2R 抗体的致病作用相一致，已显见其应用前景。血管紧张素转化酶（ACE）抑制剂和（或）血管紧张素受体阻滞剂（ARB）也是降低尿蛋白的重要治疗措施。

局灶性肾小球硬化症（FGS）

可为原发性或继发性。原发性倾向于起病更急，相似于急骤发生肾病综合征的微小病变，但常伴有高血压、肾功能不全和血尿。部分肾小球（主要邻近于髓质区域）节段性纤维化，约占肾病综合征患者的 35%。特发性 FGS 具有数种不同病理类型，可提示患者预后。尤其，塌陷性肾病与人类免疫缺陷病毒（HIV）相关性肾病（HIVAN）具有相近的病理表现，均表现为快速进展性疾病。

非洲裔美国人患 FGS、HIVAN 和其他非糖尿病肾病的比例不一致，其 HIVAN 的发病率更高，易患性更强，发展至 ESRD 的风险也更高。编码肾小球足细胞上表达的载脂蛋白 L1 的 APOL1 基因的"非洲特异性"变异，近来被认为与此种遗传风险相关。

原发性 FGS 的经典治疗以长程激素为初始治疗，但是不足半数的患者可获得缓解。环孢素是维持患者缓解和针对激素抵抗患者的替代用药。与其他肾小球病相同，应用 ACE 抑制剂和（或）ARB 减少蛋白尿也是治疗的重要组成部分。最后，原发性 FGS 可在肾移植后复发，造成移植肾失功能。

继发性 FGS 可发生在任何原因造成的肾病晚期，与肾单位丢失（如：长期的肾小球肾炎、肾盂肾炎、镰状细胞病、膀胱输尿管反流）相关。治疗包括应用 ACE 抑制剂抗蛋白尿和控制血压。糖皮质激素对继发性 FGS 无效。通过临床病史、肾大小、肾活检结果和相关疾病情况多可鉴别原发性与继发性 FGS。

系膜增生性肾小球肾炎 （MPGN）

系膜区扩张和增生，并插入到毛细血管襻。超微结构存在两种亚型。Ⅰ型 MPGN 表现为内皮下电子致密样沉积，C3 颗粒样沉积提示其发病机制为免疫复合物途径，可有或无 IgG 和早期补体成分。Ⅱ型 MPGN 中，肾小球基底膜致密层出现电子密度极高的沉积物，也见于 Bowman 囊和肾小管基底膜，且肾小球基底膜 C3 不规则沉积。可伴有少量 Ig（通常是 IgM）沉积，但无早期补体成分。血清补体水平降低。MPGN 常见于年轻成人。血压和 GFR 异常，且伴有活动性尿沉渣。部分患者表现为急性肾炎和血尿。相似病变也见于 SLE 和溶血-尿毒症综合征。丙型肝炎病毒（HCV）感染与 MPGN 相关，通常合并冷球蛋白血症。一些患者应用干扰素 α 和利巴韦林治疗可使肾病获得缓解，取决于 HCV 的血清型。糖皮质激素、细胞毒制剂、抗血小板制剂和血浆置换取得疗效有限；单抗利妥昔是更为有效的新疗法。MPGN 可在移植肾中复发。

糖尿病肾病

肾病综合征常见病因。尽管糖尿病发病年龄不同，但是 1 型糖尿病患者，在发病后 10～15 年后发生蛋白尿，进而形成肾病综合征，并经 3～5 年后进展至肾衰竭；1 型糖尿病肾病几乎均伴有视网膜病变，因此，如患者没有视网膜病变，应高度疑似为其他肾小球疾病（如膜性肾病）；反之，2 型糖尿病患者仅有约 60％合并视网膜病变。临床表现包括蛋白尿、高血压和进行性肾功能不全；病理变化包括系膜硬化、弥漫性和（或）结节性（Kimmelstiel-Wilson）肾小球硬化。然而，患者极少需要进行肾活检。每年检测尿微量白蛋白是所有糖尿病患者的常规管理，自然史是重要诊断线索。患者典型病程在初始时表现为微量白蛋白尿（30～300mg/24h），逐渐进展至尿试纸条蛋白阳性（>300mg/24h），最终发展至大量蛋白尿和慢性肾病。糖尿病肾病中蛋白尿的变化差异较大，可在不伴严重肾功能不全的情况下发生高达 25g/24h 的大量蛋白尿，或者肾功能不全渐进加重而始终为稳定的中等量蛋白尿。

1 型糖尿病伴微量白蛋白尿和（或）肾功能不全者，ACE 抑制剂可延缓发生糖尿病肾病及终末期肾脏病，建议应用于耐受此类药物的所有患者。用药治疗期间，如患者出现咳嗽，下一步最佳选择是 ARB。伴有微量白蛋白尿或蛋白尿的 2 型糖尿病患者，可应用 ACE 抑制剂或 ARB 治疗。尽管缺乏长期研究资料，但许多权威机构建议在持续性、显著蛋白尿的患者中，应用 RAAS 抑制剂的联合治疗，如 ARBs、ACE 抑制剂、盐皮质激素受体阻滞剂和（或）肾素抑制剂联合治疗。如患者出现高钾血症、低血压和（或）GFR 进行性下降，可因此限制单药或 RAAS 抑制剂的联合治疗。如果发生高钾血症且无法通过如下方式控制：①理想的血糖管理；②襻利尿剂；③代谢性酸中毒的治疗（如合并），则许可使用其他药物严格控制血压。

肾病综合征的评估见表 152-4。

无症状性尿检异常

非肾病范畴蛋白尿和（或）血尿，不伴有水肿、GFR 下降或高血压，见于多种病因（表 152-5）。

薄基底膜肾病

也称良性家族性血尿，持续性单纯血尿，并不伴有尿蛋白的患者中，超过 25% 由于本病造成。肾活检显示肾小球基底膜弥漫菲薄，可伴其他轻微改变。被认为可能是遗传性疾病，因其在部分病例中

表 152-4 肾病综合征的评估
随机尿查尿蛋白/肌酐
血清白蛋白、胆固醇、补体
尿蛋白电泳
除外系统性红斑狼疮、糖尿病
追溯用药史
肾活检
恶性肿瘤（老年患者呈膜性肾病或微小病变肾病）
考虑深静脉血栓（如果是膜性肾病或伴有肺栓塞症状）

表 152-5   无症状尿检异常的肾小球疾病病因

Ⅰ. 血尿伴或不伴蛋白尿
　　A. 原发性肾小球病
　　　　1. Berger 病（IgA 肾病）[a]
　　　　2. 系膜毛细血管性肾小球肾炎
　　　　3. 其他由单纯系膜增生性、局灶和节段增生性肾小球肾炎或其他病
　　　　　 变引起的原发性肾小球源性血尿
　　　　4. 薄基底膜肾病（Alport 综合征的顿挫型）
　　B. 多系统或遗传性疾病
　　　　1. Alport 综合征和其他"良性"家族性血尿
　　　　2. Fabry 病
　　　　3. 镰状细胞病
　　C. 感染相关疾病
　　　　1. 链球菌感染后肾小球肾炎恢复期
　　　　2. 其他感染后肾小球肾炎
Ⅱ. 孤立性非肾病综合征范畴蛋白尿
　　A. 原发性肾小球病
　　　　1. 直立性蛋白尿
　　　　2. 局灶节段性肾小球硬化症
　　　　3. 膜性肾小球肾炎
　　B. 多系统或遗传性家族性疾病
　　　　1. 糖尿病
　　　　2. 淀粉样变性
　　　　3. 指甲-髌骨综合征

[a] 最为常见
资料来源：*RJ Glassock*，*BM Brenner*：*HPIM-13*.

发现Ⅳ型胶原缺失。患者表现为持续性肾小球源性血尿，伴微量蛋白尿。其预后存在争议，但整体呈现良性表现。

IgA 肾病

　　是另一个反复发作肾小球源性血尿十分多见的病因，最常见于青年男性。肉眼血尿发生于出现流感样症状时，无皮疹、腹痛或关节炎。肾活检显示系膜去弥漫性 IgA 沉积，少量的 IgG 沉积，几乎均伴有 C3 和备解素沉积，但无 C1q 或 C4。预后不一，50% 的患者在 25 年内进展至终末期肾衰竭；男性、伴高血压和大量蛋白尿是进展的最高危因素。除在急进性肾小球肾炎中，还未能证实糖皮质激素和其他免疫抑制剂治疗的有效性。一项随机临床研究显示，补充鱼油有一定的益处。本病罕见在移植肾中再发。

多系统疾病引起的肾小球疾病（见表 152-6）

表 152-6　部分多系统疾病引起肾小球疾病的血清学表现

疾病	C3	Ig	FANA	抗 dsDNA 抗体	抗 GBM 抗体	Cryo-Ig	CIC	ANCA
系统性红斑狼疮	↓	↑IgG	++++	++	-	++	+++	±
Goodpasture 综合征	-	-	-	-	+++	-	±	+ (10%~15%)
过敏性（Henoch-Schönlein）紫癜	-	↑IgA	-	-	-	±	++	-
多动脉炎	↓↑	IgG	+	±	-	++	+++	+++
肉芽肿性多动脉炎（Wegener 肉芽肿）	↓↑	↑IgA, IgE	-	-	-	±	++	+++
冷球蛋白血症	↓	±↓IgG ↑IgA, IgD	-	-	-	+++	++	-
多发性骨髓瘤	-	IgE	-	-	-	+	-	-
华氏（Waldenström）巨球蛋白血症	-	↑IgM	-	-	-	-	-	-
淀粉样变	-	±Ig	-	-	-	-	-	-

缩略词：ANCA，抗中性粒细胞胞浆抗体；CIC，循环免疫复合物；Cryo-Ig，冷球蛋白；C3，补体 C3；FANA，抗核抗体荧光法；Ig，免疫球蛋白；-，正常；±，偶然轻度异常；+，多异常；+++，严重异常.

资料来源：RJ Glassock, BM Brenner: HPIM-13.

更多内容详见 HPIM-18 原文版：Lewis JB, Neilson EG: Glomerular Diseases, Chap. 283, p. 2334.

第 153 章
肾小管疾病

左力　校　赵慧萍　蔡美顺　译

肾小管间质疾病由多种累及肾小管及其支持结构的急性和慢性、遗传性和获得性疾病组成（表 153-1）。肾小管功能受损可致使多种生理功能异常，包括肾性尿崩症（DI），表现为多尿、正常阴离子间隙代谢性酸中毒、失盐以及低钾或高钾血症。患者常有氮质血症，由于伴发肾小球纤维化和（或）缺血造成。相较肾小球疾病，肾小管疾病中蛋白尿及血尿并不显著，较少并发高血压。肾小管功能障碍的表现见表 153-2。

急性间质性肾炎（AIN）

药物是 AIN 导致肾衰竭的首位原因，通常表现为用药至少数天后出现血清肌酐逐渐升高，偶尔伴有发热、嗜酸性粒细胞增多、皮疹及关节痛。对于既往曾暴露相关致敏药物的患者，可迅速发生肾功能不全；间歇性或中断药物治疗被认为与 AIN 的发生相关，尤其利福平更是如此。除氮质血症外，还可伴有肾小管功能障碍表现（如：高血钾、代谢性酸中毒）。尿液分析可见血尿、脓尿和白细胞管型；Hansel 或 Wright 染色可见嗜酸性粒细胞尿；然而，需要注意的是，嗜酸性粒细胞尿并非 AIN 独有的表现，也见其他原因引起的急性肾损伤（AKI），包括胆固醇结晶栓塞。

常见导致 AIN 的药物列于表 153-3。其中一些药物特别容易引起AIN，例如萘夫西林；然而，其他少见的病因或许仅见于病例报告，因此，需要详细的病史与文献综述来确定和 AIN 的相关性。许多药物，尤其是非甾体抗炎药（NSAIDs），除引起 AIN 外，也可诱发类似微小病变的肾小球损伤；这类患者通常表现为肾病范围蛋白尿，而不是肾小管间质疾病多见的中等量蛋白尿。

药物源性 AIN 致使的肾功能不全通常在停用相关药物后能够获得改善，但也可能无法完全恢复或延迟恢复。在非对照性研究中，已

表 153-1　肾小管间质疾病的主要病因

毒素

内源性毒素	代谢性毒素
止痛剂肾病[a]	急性尿酸性肾病
重金属中毒性肾病（铅）	痛风性肾病[a]
中草药肾病	高钙性肾病
巴尔干肾病	低钾性肾病
各种肾毒素物质（如：抗生素、环孢素 A、放射造影剂、重金属等）[a,b]	各种的代谢性毒素（如：高草酸尿、胱氨酸病、Fabry 病）

肿瘤

淋巴瘤

白血病

多发性骨髓瘤（管型肾病、AL 型淀粉样变性）

免疫系统疾病

急性（过敏性）间质性肾炎[a,b]	移植排斥反应
干燥综合征	HIV 相关性肾病
淀粉样变性	

血管性疾病

小动脉性肾硬化症[a]	镰状细胞肾病
动脉粥样硬化栓塞性疾病	急性肾小管坏死[a,b]

遗传性肾脏疾病

肾衰竭相关的疾病	遗传性肾小管疾病
常染色体显性多囊肾	Bartter 综合征
常染色体隐性多囊肾	（遗传性低钾血症性碱中毒）
髓质囊性肾病	Gitelman 综合征
遗传性肾炎（Alport 综合征）	（遗传性低钾血症性碱中毒）
	假性醛固酮减少症Ⅰ型
	（低血压/失盐和高钾血症）
	假性醛固酮减少症Ⅱ型
	（遗传性高血压和高钾血症）
	Liddle 综合征（高血压和低钾血症）
	遗传性低镁血症
	遗传性肾性尿崩症
	X 连锁（AVP 受体功能异常）
	常染色体（水通道蛋白-2 功能异常）

感染性损伤

急性肾盂肾炎[a,b]

慢性肾盂肾炎

其他疾病

慢性尿路梗阻[a]

膀胱输尿管反流[a]

放射性肾炎

---

[a] 常见

[b] 典型的急性疾病

表 153-2   肾小管间质疾病的转运功能障碍

缺陷	原因
GFR 下降[a]	微血管的毁损以及肾小管阻塞
范可尼（Fanconi）综合征	近端小管对溶质的重吸收功能受损，主要是葡萄糖、氨基酸、磷酸盐；也可表现为低尿酸血症、近端肾小管酸中毒及低分子量蛋白尿
高氯血症性酸中毒[a]	1. 氨产生减少（CKD）或排泄减少（高钾血症） 2. 无法酸化集合管液（远端 RTA） 3. 近端肾小管碳酸氢盐丢失（近端 RTA）
多尿、等渗尿[a]	髓质小管［髓袢升支厚段和（或）集合管］及脉管系统损伤
低钾血症性碱中毒	髓袢升支粗段或远曲小管伤或遗传性功能障碍（Bartter 和 Gitelman 综合征）
失镁	髓袢升支粗段或远曲小管损伤或遗传性功能障碍
高钾血症[a]	钾排泌缺陷，包括醛固酮抵抗
失盐	远端小管损害，伴钠重吸收受损

[a] 常见

缩略词：CKD，慢性肾病；GFR，肾小球滤过率；RTA，肾小管酸中毒

表 153-3   急性间质性肾炎病因

药物（70%，其中 1/3 由于抗生素） 　抗生素 　　甲氧苯青霉素，萘夫西林，苯甲异噁唑青霉素 　　利福平 　　青霉素类、头孢菌素类 　　环丙沙星 　　磺胺甲基异噁唑及其他磺胺类 　质子泵抑制剂，如奥美拉唑 　H_2 受体拮抗剂，如西咪替丁 　别嘌呤醇 　5-氨基水杨酸盐 　NSAIDs 包括 COX-2 抑制剂
感染（16%） 　钩端螺旋体病、军团菌、链球菌、结核病
小管间质性肾炎-葡萄膜炎综合征（TINU 综合征）（5%）
特发性（8%）
结节病（1%）
IgG4 相关性系统性疾病

缩略词：COX-2，环氧化酶-2；NSAIDs，非甾体抗炎药

经显示糖皮质激素可促进肾功能早期恢复及减少纤维化；通常用于停药后病情未能缓解的患者，以避免其进行透析或缩短透析疗程。

急性间质性肾炎也可发生于全身性感染的情况下，典型包括钩端螺旋体病、军团菌及链球菌感染。以 IgG4 阳性细胞密集浸润为特点的间质性肾炎，其发生可作为 IgG4 相关性系统性疾病的一部分，并或可伴有胰腺炎、腹膜后纤维化及慢性硬化性唾液腺炎。最后，小管间质性肾炎-葡萄膜炎综合征（TINU 综合征）是另一种被日渐认识的急性间质性肾炎。TINU 患者发生葡萄膜炎可先于或伴随 AIN 出现，其全身性症状和体征较为常见，如：体重下降、发热、倦怠、关节痛及血沉增快等。患者的肾表现多具有自限性；病情呈进展者常应用泼尼松治疗。

慢性间质性肾炎（CIN）

镇痛剂肾病是慢性肾病的重要原因，由于联合应用镇痛剂的累积效应（剂量及持续时间）所致，以非那西丁和阿司匹林最为常见。镇痛剂肾病被认为是导致澳大利亚/新西兰患者发生终末期肾病更为多见的病因，由于其人均摄入镇痛剂总量显著高于其他地区。CIN 可进展为移行细胞癌。对于具有慢性头痛或背痛病史、伴有无法解释病因的 CKD 患者，应疑似镇痛剂肾病。其临床表现包括：肾乳头坏死、结石、无菌性脓尿以及氮质血症。

一类严重的慢性肾小管间质纤维化与服用中草药相关，特别是被用作饮食疗法的中草药；巴尔干地方性肾病（BEN）流行的地理位置局限于欧洲东南部，与中草药肾病具有许多相同之处。这类疾病被认为是由于暴露在马兜铃酸和（或）其他植物、地方性因素（BEN）以及药物毒素（食欲抑制剂芬氟拉明以及安非拉酮，见于中草药肾病）而引发。相似于镇痛剂肾病，二者均具有泌尿生殖系统肿瘤高发的特征。

长期应用锂治疗也可导致小管间质性肾炎，通常伴有肾性尿崩症，且于停药之后持续存在。如有可能，应用锂盐治疗的进展性 CKD 患者，对其精神性疾病需采用其他替代药物（如丙戊酸）。

慢性间质性肾炎的代谢性病因包括：高钙血症（伴肾钙质沉着症）、草酸盐沉着症（原发或继发，如伴有肠道疾病及饮食中草酸盐吸收过多）、低钾血症，以及高尿酸血症或高尿酸尿症。慢性低钾血症相关的肾脏病理改变包括相对特异的近端小管空泡形成、间质性肾炎以及肾囊肿；其在慢性肾衰竭、急性肾衰竭均曾有描述。CIN 也可伴发于一些严重的系统性疾病，包括结节病、干燥综合征以及放疗或化疗后（如异环磷酰胺、顺铂）。

单克隆免疫球蛋白和肾脏疾病

单克隆免疫球蛋白与多种肾脏疾病的表现相关（表153-4），其中骨髓瘤管型肾病最为常见。单克隆免疫球蛋白轻链或重链的理化特性决定了不同患者个体之间的临床表型，其中最常见的是管型肾病、轻链沉积病，以及 AL 型淀粉样变性。管型肾病中，滤过的轻链聚集，导致肾小管阻塞、小管损伤以及间质炎症。患者可表现为 CKD 或 AKI；急性管型肾病的重要诱发因素包括：高钙血症和容量不足。

管型肾病的诊断取决于检出血清/尿中单克隆免疫球蛋白轻链，通常采用蛋白电泳或免疫固定电泳。管型肾病中，尽管尿中每天排出高达数克轻链蛋白，但是应用试纸法分析尿蛋白通常为阴性；因为试纸筛查仅能检出尿中白蛋白，而无法检测轻链。反之，轻链沉积病或 AL 型淀粉样变性中，轻链沉积在肾小球，可导致肾病范围的蛋白尿（表153-4），尿试纸检测显示蛋白强阳性。

管型肾病的处置包括积极水化，如合并高钙血症给予治疗，以及针对多发性骨髓瘤进行化疗。一些专家主张，严重 AKI、血清单克隆轻链的水平较高、肾活检显示管型肾病的患者应采取血浆置换。

肾小球滤过的轻链和多种其他小分子量蛋白质也会被近端小管吞噬和代谢。少数情况下，特定的轻链于近端小管细胞内形成结晶沉积，进而导致 Fanconi 综合征；同样，此种情况由于相关轻链蛋白

表 153-4　单克隆免疫球蛋白相关的肾脏疾病

疾病	注释
管型肾病	骨髓瘤合并 CKD 最常见的病因 轻链阻塞肾小管 间质炎症 急性或慢性肾衰竭
轻链沉积病	肾病综合征、慢性肾衰竭 约 40% 与骨髓瘤相关
重链沉积病	肾病综合征、慢性肾衰竭
AL 型淀粉样变性	肾病综合征，累及心脏、内分泌、神经系统 约 10% 与骨髓瘤相关 肾小管功能不全（RTA、肾性尿崩症等）
高钙血症	见于骨髓瘤
高黏滞综合征	见于华氏巨球蛋白血症
Fanconi 综合征	糖尿、氨基酸尿、磷酸盐尿、±低尿酸血症、近端 RTA 等

缩略词：CKD，慢性肾脏病；RTA，肾小管酸中毒

特殊的理化特性所致。Fanconi 综合征或远端肾单位功能障碍（高血钾型肾小管酸中毒或肾性尿崩症）也可以是肾淀粉样变性的并发症。

多囊肾病

常染色体显性多囊肾病（ADPKD）是最为常见威胁生命的单基因遗传病，由于常染色体 *PKD1* 和 *PKD2* 基因显性突变引起；是终末期肾病不可低估的重要病因。常染色体隐性多囊肾病是肾衰竭较为少见的病因，通常于婴幼儿发病，肝受累更为显著。ADPKD 中巨大的肾囊肿可导致进展性 CKD，伴发作性胁腹痛、血尿（多为肉眼血尿）、高血压和（或）尿路感染。通常查体可触及肾，且偶可发现肾非常巨大。另外，也可合并肝囊肿和颅内动脉瘤。伴有颅内动脉瘤破裂家族史的 ADPKD 患者应在症状发生前进行筛查。其他常见的肾外表现包括憩室病和二尖瓣脱垂。

ADPKD 的临床表现极为多变，终末期肾病的发生见于儿童期至老龄。*PKD1* 基因突变患者的肾表型较重，相较 *PKD2* 基因突变的患者发生终末期肾病的年龄平均提早约 15 年。实际上，一些 APDKD 的患者在中年后偶然发现疾病，此前已具有轻中度高血压。

ADPKD 通常经由超声确诊。对于来自 ADPKD 家族中处于患病风险的 15～29 岁个体，发现至少两个囊肿（单侧或双侧）才足以诊断 ADPKD。然而，注意非 ADPKD 的老年患者中，超声检查常可发现肾囊肿，尤其是 CKD 的患者。因此，对于 30～59 岁的高危患者，本病诊断要求每个肾至少出现两个肾囊肿；对于 60 岁以上的患者，则增加至 4 个囊肿。反之，在 30～59 岁的高危患者中，每个肾不足两个囊肿可除外 ADPKD 的诊断。

高血压在 ADPKD 患者中很常见，通常出现在肾小球滤过率尚未发生显著降低之时。肾素-血管紧张素系统的激活在其中发挥主要作用，因此降压药物推荐应用血管紧张素转化酶抑制剂或血管紧张素受体阻滞剂，血压靶目标值是 120/80mmHg。延缓 ADPKD 患者 CKD 进展的治疗包括加压素拮抗剂，其在动物模型中能够显著延缓囊肿增大及肾病进展。

尿路感染在 ADPKD 中也很常见。尤其，患者可发生囊肿感染，而尿培养常呈阴性，且无脓尿。患者合并囊肿感染时腹部呈散在压痛区域；反之，肾盂肾炎时其不适更为弥漫。然而，临床中对于二者的鉴别仍可能极为棘手。许多常用的抗生素，包括青霉素和氨基糖苷类，由于无法穿透囊壁，因而均无效；ADPKD 时肾感染的治疗需应用已知能够穿透囊壁的抗生素（如喹诺酮类），初始治疗应依据当地的抗菌药物敏感性情况。

肾小管酸中毒（RTA）

肾小管酸中毒包含一组肾小管功能的显著病理生理性障碍表现，其最常见的特征是出现正常阴离子间隙代谢性酸中毒。腹泻、CKD、RTA构成正常阴离子间隙代谢性酸中毒的主要病因。CKD早期患者通常合并正常阴离子间隙代谢性酸中毒（表52-1），随后阶段出现阴离子间隙升高（第2章）。远端肾单位明显受损的患者，如反流性肾病，CKD早期即会发生酸中毒。

远端肾小管酸中毒（Ⅰ型RTA）

尽管全身出现酸中毒，但是患者无法酸化尿液；尿阴离子间隙正值，反映了铵排泄的减少（第2章）。低钾性远端RTA可为遗传性（常染色体显性或隐性均可）或者获得性因素所致，后者由于自身免疫疾病与炎症性疾病（如：干燥综合征、结节病）、尿路梗阻或两性霉素B治疗。慢性Ⅰ型RTA通常伴有高尿钙症和骨软化，后者是由于骨骼长期缓冲酸中毒的结果。

近端肾小管酸中毒（Ⅱ型RTA）

存在碳酸氢盐重吸收障碍，通常伴有Fanconi综合征的特征，包括糖尿、氨基酸尿、磷酸盐尿、尿酸尿（提示近端肾小管功能障碍）。仅具有近端肾小管酸中毒见于遗传性肾小管基底部钠重碳酸盐协同转运子功能障碍。Fanconi综合征可为遗传性，或者继发于骨髓瘤、慢性间质性肾炎（如中草药肾病）及药物（如：异环磷酰胺、替诺福韦）。其治疗需要大剂量碳酸氢盐 $[5\sim15\,mmol/(kg\cdot d)]$，可因而加重低钾血症。

Ⅳ型RTA

因为低肾素性低醛固酮血症或者远端肾单位对醛固酮抵抗所致。低肾素性低醛固酮血症多与容量过重相关，且最常见于老年人和（或）合并糖尿病的CKD患者。NSAIDs药物及环孢素相关的高钾血症，至少部分由于低肾素性低醛固酮血症。低肾素性低醛固酮血症患者通常具有高钾血症，并可伴有轻度正常阴离子间隙酸中毒、尿pH值<5.5、尿阴离子间隙为正值。随着血钾下降，酸中毒也通常随之改善；高钾血症似乎通过肾的逆流机制干扰髓质的氨浓度。如果降低血钾无法改善酸中毒，应予患者口服碳酸氢盐或柠檬酸盐。

最后，与远端小管对醛固酮不敏感相关的各类型远端小管损伤以及小管间质性疾病，例如间质性肾炎；尿 pH 值通常＞5.5，而尿阴离子间隙却仍为正值。

更多内容详见 HPIM-18 原文版：Beck LH, Salant DJ: Tubulointerstitial Diseases of the Kidney, Chap. 285, p. 2367.

第 154 章
尿路感染及间质性膀胱炎

左力 校 李月红 赵慧萍 译

尿路感染

定义

尿路感染（UTI）包括多种临床类型：*膀胱炎*（膀胱症状性疾病），*肾盂肾炎*（肾症状性疾病），*前列腺炎*（前列腺症状性疾病），以及*无症状性菌尿*（ABU）。*非复杂性 UTI* 特指急性起病，非妊娠、无尿路解剖异常或器械侵入病史的门诊女性 UTI 患者，*复杂性 UTI* 则是除此类型之外的其他 UTI 患者。

流行病学

女性 UTI 远较男性更为常见，虽然前列腺增生梗阻导致＞50 岁男性 UTI 发生率高于同年龄的女性。

- 50%～80% 的女性一生中发生过至少 1 次 UTI，20%～30% 的女性反复发生 UTI。
- 急性膀胱炎的危险因素包括近期使用含杀精剂的避孕套、频繁性交、既往 UTI 病史、糖尿病，以及尿失禁；这些危险因素中多数也将使罹患肾盂肾炎的风险增高。

微生物学

在美国，75%～90% 的膀胱炎由*大肠埃希菌*引起，5%～15% 由*腐生葡萄球菌*导致，*克雷伯杆菌*、*变形杆菌*、*肠球菌*、*柠檬酸杆菌*及其他微生物引发的感染占 5%～10%。

- 非复杂性肾盂肾炎的微生物细菌谱大致相同，*大肠埃希菌*是主要致病菌。

- 革兰氏阳性菌（如肠球菌及*金黄色葡萄球菌*）和酵母菌是复杂性 UTI 的重要致病菌。

发病机制

大部分的 UTI 是细菌由尿道逆行进入膀胱所致，从输尿管继续上行至肾是多数肾实质感染的途径。

- 念珠菌以血源性途径感染多见。
- 无免疫缺陷及器械操作的患者，尿中出现念珠菌多提示生殖道感染或潜在内脏播散性感染。

临床表现

当患者疑似为 UTI，首要考虑为疾病分类，是无症状性菌尿，是非复杂性膀胱炎、肾盂肾炎或前列腺炎，或是复杂性 UTI。

- *无症状性菌尿*　指患者由于非泌尿生殖道疾病进行尿培养筛查，偶然发现尿中带有细菌，但无尿路感染相关的局部或全身性症状。
- *膀胱炎*　常表现为排尿困难、尿频、尿急，也可以表现为夜尿增多、排尿不畅、耻骨上不适感以及肉眼血尿等。单侧背部或胁腹部疼痛伴有发热是上尿路感染的征象。
- *肾盂肾炎*　常表现为发热、腰部或肋脊角疼痛、恶心和呕吐。20%～30% 的患者发生菌血症。
  - ◇ *肾乳头坏死*　可发生于存有梗阻、糖尿病、镰状细胞病或镇痛剂肾病的患者。
  - ◇ *气性肾盂肾炎*　病情凶险，致病菌产气积聚于肾及肾周组织，几乎全部见于糖尿病患者。
  - ◇ *黄色肉芽肿性肾盂肾炎*　发生在慢性尿路梗阻（如鹿角形结石）时，伴有慢性感染，导致肾组织化脓性破坏。
- *前列腺炎*　可分为感染性和非感染性，其中非感染性更为常见。急性细菌性前列腺炎表现为排尿困难、尿频、发热、寒战、膀胱出口梗阻症状，以及前列腺、骨盆或会阴部区域的疼痛。
- *复杂性 UTI*　男女皆可发生，患者存有易感染的解剖学结构、尿道异物或是具有导致治疗反应不良的各种因素。

诊断

临床病史对诊断非复杂性膀胱炎具有极高的预测价值；发生排尿困难和尿频而无异常阴道分泌物的患者，其 UTI 的可能性为 96%。

- 患者尿路感染的验前概率较高，其尿液试纸亚硝酸盐或白细胞脂酶检测呈阳性，可确诊为非复杂性膀胱炎。

- 尿液细菌培养阳性是诊断 UTI 的金标准。在出现膀胱炎症状的女性患者中，尿液菌落计数阈值＞10^2/ml 相较阈值＞10^5/ml 对于急性膀胱炎的诊断具有更高的敏感性（95％）和特异性（85％）。

治疗　尿路感染

- **非复杂性膀胱炎女性患者**　有效治疗方案见表 154-1。
  ◇ 甲氧苄氨嘧啶-磺胺甲基异噁唑（TMP-SMX）被推荐用于急性膀胱炎的一线治疗，但在耐药率＞20％的地区应避免使用。
  ◇ 呋喃妥因是另一种被推荐的一线用药，其耐药率较低。
  ◇ 氟喹诺酮类药物因其耐药率逐渐增高或可引起艰难梭状芽胞杆菌感染的院内暴发，仅用于无其他可适用抗生素时。
  ◇ 除了匹美西林外，其他 β-内酰胺类药物对病原体的治愈率低而复发率高。
- **肾盂肾炎**　由于大肠埃希菌对 TMP-SMX 的耐药率高，推荐氟喹诺酮类药物作为治疗急性非复杂性肾盂肾炎的一线用药（如环丙沙星 500mg PO qd 2 次×7 天）。口服 TMP-SMX（增效片 1 片 PO bid×14 天）可有效治疗对其敏感的病原菌。
- **妊娠女性 UTI**　呋喃妥因、氨苄西林和头孢素对妊娠早期患者而言相对安全。
- **男性 UTI**　对于症状显著的非复杂性 UTI 男性患者，推荐使用氟喹诺酮类药物或 TMP-SMX，疗程在 7～14 天。
  ◇ 如果疑似急性细菌性前列腺炎，起始抗生素治疗前需留取血和尿进行培养。
  ◇ 根据尿培养结果调整药物并持续 2～4 周，慢性细菌性前列腺炎的疗程常延长至 4～6 周。
- **无症状性菌尿**　仅对妊娠女性、拟行泌尿外科手术的患者展开治疗，或还包括中性粒细胞减少的患者和肾移植受者；根据培养结果选用抗生素。
- **导管相关性 UTI**　获得尿培养结果对指导治疗极为必要。
  ◇ 一般而言，更换尿管是必要的治疗措施。念珠菌感染是留置导尿管常见的并发症，约 1/3 的病例可在拔管后感染消退。
  ◇ 对于症状性膀胱炎或肾盂肾炎以及存有高度播散性感染风险的患者，推荐治疗（氟康唑 200mg～400mg/d×14 天）。

表 154-1　急性非复杂性膀胱炎的治疗

药物和剂量	估测临床有效率（%）	估计的细菌有效率（%）	常见副作用
呋喃妥因 100mg bid×5～7 天	84～95	86～92	恶心、头痛
TMP-SMX 1 DS 片 bid×3 天	90～100	91～100	皮疹、荨麻疹、恶心、呕吐、血液系统异常
磷霉素 3g，单剂	70～91	78～83	腹泻、恶心、头痛
匹美西林 400mg bid×3～7 天	55～82	74～84	恶心、呕吐、腹泻
氟喹诺酮类，根据具体药物给予剂量；疗程 3 天	85～95	81～98	恶心、呕吐、腹泻、头痛、嗜睡、失眠
β-内酰胺类，根据具体药物给予剂量，疗程 5～7 天	79～98	74～98	腹泻、恶心、呕吐、皮疹、荨麻疹

注：有效率是估测所得的均值或数值区间，数据来源于 2010 年美国感染性疾病学会/欧洲临床微生物和感染性疾病学会非复杂性 UTI 治疗指南

缩略词：DS，增效剂型；TMP-SMX，甲氧苄氨嘧啶-磺胺甲基异噁唑

复发性尿路感染的预防

女性患者症状性 UTI 每年发作≥2 次可采取预防性措施，包括持续性或性交后预防，或患者自身启动治疗。持续性预防和性交后预防常采取低剂量 TMP-SMX、氟喹诺酮类药物或呋喃妥因。患者自身启动治疗包括提供给患者留取尿液培养的物品，以及首发 UTI 时患者自行起始一个疗程的抗生素药物。

预后

倘若不存有解剖异常，儿童或成人的复发性尿路感染不会引起慢性肾盂肾炎或肾衰竭。

间质性膀胱炎

间质性膀胱炎（痛性膀胱综合征）是一种表现为膀胱区疼痛、尿频、尿急及夜尿增多的慢性疾病。

流行病学

在美国，2%～3% 的女性和 1%～2% 的男性患有间质性膀胱炎。女性的平均发病年龄是 40 岁左右，但年龄跨度可从儿童至 60 岁。

病因

病因尚不明确。

- 理论上可能的解释包括慢性膀胱感染、炎症因子如肥大细胞、

自身免疫、膀胱壁黏膜通透性增加，以及疼痛敏感度异常等。

- 然而，目前上述任一因素均仅有极少数的数据支持其是引发疾病的原因。

临床表现

主要临床症状为疼痛（多≥2个部位）、尿急、尿频和间断性夜尿增多。患者病情可急性发作或缓慢性进展。

- 不同于其他因素引起的骨盆疼痛，间质性膀胱炎的疼痛在膀胱充盈时加重，排空后缓解。
- 85％的患者排尿次数＞10次/日，多者可达60次/日。
- 许多间质性膀胱炎的患者可合并功能性躯体综合征（如纤维肌痛、慢性疲劳综合征、肠易激综合征、外阴痛及偏头痛）。

诊断

患者的诊断基于其相应的症状，但需除外临床表现相似的其他疾病［如骨盆痛和（或）尿路症状，伴尿路症状的功能性躯体综合征］；体格检查和实验室检查并不具有敏感性和（或）特异性。膀胱镜检查可见溃疡（10％的患者）或膀胱扩张后瘀点状出血，但二者均非特异性表现。

治疗 间质性膀胱炎

治疗目标是缓解症状，一般需采取多种治疗措施，包括教育、改变饮食、使用非甾体抗炎药或阿米替林、盆底肌肉功能锻炼及针对功能性躯体综合征的治疗等。

更多内容详见 HPIM-18 原文版：Gupta K, Traytner BW: Urinary Tract Infection, Pyelonephritis, and Prostatitis, Chap. 288, p. 2387.

第155章
肾血管疾病

左力 校 隋准 杨冰 译

缺血对肾的损伤基于缺血发生的速度、部位、严重程度及持续时间。临床可表现为肾梗死引起的疼痛、急性肾损伤（AKI）、GFR降低、血尿或肾小管功能障碍。任何病因引起的肾缺血都可能造成肾素介导的高血压。

急性肾动脉阻塞

可源于血栓或栓塞（由于血管疾病、心内膜炎、附壁血栓或房性心律失常引起）或医源性梗阻（如腹主动脉瘤的血管内修复）。

肾动脉血栓

大面积的肾梗死可引起疼痛、恶心、呕吐、高血压、发热、蛋白尿、血尿及乳酸脱氢酶（LDH）和谷草转氨酶（AST）水平增高。单侧肾脏病变者，肾功能取决于对侧肾功能。静脉肾盂造影（IVP）或放射性核素扫描可显见单侧肾功能减退；而超声检查仅在瘢痕形成后才发现异常。肾动脉造影可确诊本病。大动脉阻塞可能需要外科手术干预；而小动脉阻塞应予以抗凝治疗。需对患者评价其易栓倾向，如抗磷脂综合征。应用血管紧张素转化酶抑制剂（ACEI）的患者，偶可见发生单侧或双侧肾动脉闭塞，多与患者自身存在显著的肾动脉狭窄相关。

肾动脉粥样硬化栓塞

通常见于弥漫性动脉粥样硬化的患者，源于进行大动脉或冠状动脉造影或外科手术时造成微小血管胆固醇栓塞。其也可自发出现或与血栓溶解有关，极少情况下，可在起始抗凝后（如应用华法林）发生。肾功能不全可急骤发生（处置措施或介入后数日或数周）或呈渐进性；病情程度急剧进展或波动，伴随 GFR 持续下降。患者相关的表现可包括：视网膜缺血且眼底检查可发现胆固醇栓子、胰腺炎、神经系统异常（尤其是意识模糊）、网状青斑、外周血管栓塞征象（如脚趾坏疽，但可触及足动脉搏动）、肠系膜栓塞引发的腹痛，以及高血压（有时是恶性高血压）。患者也可出现全身症状，包括发热、肌痛、头痛和体重减轻。化验检查可发现外周血嗜酸性粒细胞升高、嗜酸细胞性尿、低补体血症，相似于其他类型的急性和亚急性肾损伤表现。确实，动脉粥样硬化栓塞性肾病表现与其他临床肾病极为相似，罕有呈现为恶性高血压、肾病综合征或似急进性肾小球肾炎（伴有"活动性"尿沉渣）。根据病史、临床表现和（或）肾活检可确定诊断。

肾活检通常能够发现肾微血管内的胆固醇栓子，活检标本溶剂溶解固定后呈现针形裂隙。这些栓子通常与活跃的血管内炎症反应相关。

本病无特异性治疗，整体预后较差，与其自身的动脉粥样硬化性疾病负担沉重相关。然而，患者肾功能损伤通常在发病后数月可部分获得改善。

肾静脉血栓

多种情况下可发生肾静脉血栓，如：妊娠、口服避孕药、创伤、肾病综合征（尤其膜性肾病，见第152章）、脱水（婴幼儿）、肾静脉压迫（如：淋巴结、主动脉瘤、肿瘤），以及肾肿瘤侵及肾静脉。选择性肾静脉造影可确定诊断。溶栓治疗有效。一般给予口服抗凝剂（华法林）长期治疗。

肾动脉狭窄和缺血性肾病（见表155-1）

肾动脉狭窄是引起肾血管性高血压的主要原因。其原因包括①：动脉粥样硬化（占2/3，多见于＞60岁的男性；常伴严重视网膜病变、多发动脉粥样硬化病史或表现，如股动脉杂音）或②纤维肌性发育不良（占1/3，多见于＜45岁的白人女性；血压增高病史较短暂）。肾动脉狭窄激活了肾素-血管紧张素-醛固酮（RAA）轴，导致肾低灌注。提示本病的临床特征包括：＜30岁或＞50岁发病的高血压、腹部或股部杂音、低钾性碱中毒、中重度视网膜病变、急性发作

表155-1　肾动脉狭窄的相关临床表现

高血压
　＜50岁突发高血压（提示纤维肌性发育不良）
　≥50岁突发高血压（提示动脉粥样硬化性肾动脉狭窄）
　急骤或恶性高血压；有时可伴有烦渴和低钠血症
　难治性高血压（经≥3种降压药治疗无效）

肾脏异常
　无法解释的氮质血症（提示动脉粥样硬化性肾动脉狭窄）
　应用ACEI类药物治疗引发氮质血症
　单侧肾缩小
　无法解释的低钾血症

其他表现
　腹部杂音、侧腹部杂音或二者兼具
　严重视网膜病变
　颈动脉、冠状动脉或外周血管病变
　无法解释的充血性心力衰竭或急性肺水肿

资料来源：*From RD Safian, SC Textor; New Engl J Med 344: 431, 2001, reprinted with permission.*

高血压或恶性高血压、反复发作难以解释的急性肺水肿（见于双侧肾动脉狭窄或孤立肾肾动脉狭窄）和顽固性高血压。恶性高血压（见第126章）也可以因肾血管阻塞引起。患者可进展为慢性肾病（缺血性肾病），尤其是患有双侧肾动脉粥样硬化疾病者。尽管很难评估其发病率，但是缺血性肾病确实是造成50岁以上者发生终末期肾病的重要原因。

硝普钠、拉贝洛尔或钙通道阻滞剂通常都可快速有效降压；RAA轴抑制剂（如ACEI、ARB类药物）是最有效的长期用药。

诊断肾动脉狭窄的"金标准"仍是传统的动脉造影。许多中心使用磁共振血管造影术（MRA）进行检查，尤其是对于存在造影剂肾病高风险的肾功能受损患者。然而新近发现，含钆的磁共振对比剂增高肾功能不全患者发生肾源性系统性纤维化（NSF）风险，很大程度上限制了MRA在大多数机构的应用。多普勒超声是另一种选择，但前提是具有经验丰富的操作者。对于肾功能正常的高血压患者，也可行卡托普利（或埃那拉普利）肾图检查。肾功能的偏侧性［受累侧与非受累侧（或受累轻侧）之间显著差异］强烈提示存在血管疾病。合并双侧肾动脉病变时，其检查结果可能为假阴性。

对于大多数肾动脉狭窄的患者提倡药物治疗，仅对疑似肾动脉狭窄并计划进行介入干预的患者进一步检查。动脉粥样硬化性肾动脉狭窄的治疗包括：改善生活方式和管理血脂异常（图155-1）。如下数种情况需考虑介入治疗（血运重建）：①高血压治疗期间出现进展性且无法解释的GFR下降；②多种降压药物联合治疗，达至最大耐受剂量但仍难以控制的高血压；③与血压下降相关的快速或反复GFR下降，和（或）④反复发作而难以解释的急性肺水肿。注意患者应密切（每3～6个月）评估其肾动脉狭窄的进展情况和血运重建的指征（图155-1）。

非药物治疗的选择取决于病变类型（动脉粥样硬化性 vs. 纤维肌性发育不良）、病变部位（肾动脉开口部 vs. 非肾动脉开口部）、所处地区的外科和（或）介入技能水平，和其他局部并发症的发生情况（如主动脉瘤或严重的主髂动脉疾病）。纤维肌性发育不良病变通常远离肾动脉开口处，一般采用经皮血管成形术治疗；肾动脉开口处的动脉粥样硬化性肾动脉狭窄需要放置支架。外科手术通常针对需要进行主动脉手术治疗的患者，但是对于严重双侧肾动脉狭窄患者也适用。此外，需要对干预治疗的效果进行周期性再评估，必要时进行再狭窄的评估（图155-1）。

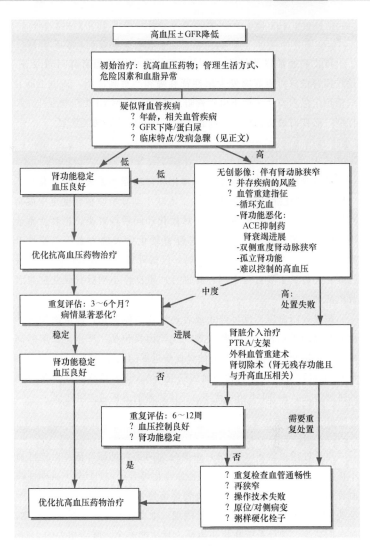

图 155-1　肾动脉狭窄和（或）缺血性肾病的治疗流程。ACE，血管紧张素转化酶；GFR，肾小球滤过率；PTRA，经皮腔内肾动脉成形术［资料来源：*From Textor SC：Renovascular hypertension and ischemic nephropathy，in Brenner BM (ed). The Kidney，8th ed. Philadelphia，Saunders 2008；with permission.*］

　　对血管重建术治疗有反应通常表现为收缩压下降 25～30mmHg，一般发生于术后最初大约 48h 左右。对于肾功能受损者，仅有约 25% 的患者肾功能有改善，25% 肾功能恶化，约 50% 肾功能稳定。对于肾缩小（超声提示 < 8cm）的患者，血管重建术并无太大效果。

硬皮病

硬皮病通常累及肾脏；52%广泛性硬皮病的患者伴有肾受累。硬皮病肾危象可引起突发少尿性肾衰竭和严重高血压，其由于既往病情稳定患者发生了微小血管梗阻。通过应用ACEI类药物强化血压控制，必要时透析治疗，可改善患者生存并促使肾功能恢复。

肾小动脉硬化症

持续高血压可造成肾小动脉硬化和肾功能的丢失（肾硬化症）。"良性"肾硬化症引起肾皮质减少、入球小动脉增厚和轻度至中度肾功能受损。肾脏病理表现为肾小球硬化和间质性肾炎；患者通常表现为中等量蛋白尿（＜1g/d）。恶性肾硬化症表现为血压急剧性升高，并伴有恶性高血压的临床表现，包括肾衰竭（第126章）。恶性肾硬化症可见于吸食可卡因，其也可加重良性小动脉肾硬化症患者肾脏病的进展。

积极控制血压不仅可停止或者逆转肾功能恶化，甚至促使有些患者恢复趋于正常。肾损伤进展的危险因素包括：严重、长期的高血压史；然而，非洲裔美国人的肾损伤进展的风险极其高危（第152章）。非洲裔美国人肾病和高血压研究（AASK）证实，在延缓肾病的进展方面，ACEI类药物优于β受体阻滞剂或钙通道阻滞剂。

血栓性微血管病

血栓性微血管病（TMA）主要分为两类常见综合征：血栓性血小板减少性紫癜（TTP）和溶血性尿毒症综合征（HUS）。血栓性微血管病的主要特征是AKI、微血管性溶血性贫血、血小板减少和神经功能障碍。TTP典型的五联征表现：微血管性溶血性贫血、发热、血小板减少、神经系统症状和体征、肾功能不全。腹泻相关的HUS肾外症状相对较少见。TMA的主要病因见表155-2；常见的致病途径是内皮损伤。特发性家族性TTP的患者存在明显的ADAMTS13蛋白酶缺陷，从而导致未经降解的超大分子量血管性血友病因子（vWF）多聚体聚积、血小板聚集和TMA。腹泻相关的HUS由于细菌毒素（志贺毒素或vero毒素）造成血管内皮损伤引起。儿童和老年人是易感人群。非典型或非腹泻相关的HUS，可能存在先天性或获得性的替代补体途径中膜相关调节蛋白缺陷，促使血管内皮细胞对补体的敏感性增强。

表 155-2 血栓性微血管病的病因

遗传性
    TTP：ADAMTS13 缺乏（vWF 剪切酶）
    HUS：补体调节蛋白缺乏：H 因子、补体因子 I、补体因子 B、补体因子
    H-相关蛋白 1（CHFR1、CHFR3、CHFR5、膜辅助因子蛋白）

特发性
    TTP：ADAMTS13（vWF 蛋白酶）获得性抗体
    HUS：补体因子 H 获得性抗体，多见于补体因子 H 和其他补体调节蛋白
    遗传
    缺陷的患者

感染性
    细菌：*大肠杆菌*O157：H7 和其他菌株、志贺菌属、沙门菌属、弯曲杆
    *菌*等
    病毒：HIV、巨细胞病毒、EB 病毒等

药物相关
    钙调神经磷酸酶抑制剂：他克莫司和环孢素
    抗血小板药物：噻氯匹定、氯吡格雷
    奎宁
    化疗药：丝裂霉素 C、吉西他滨、顺铂
    OKT3 单克隆抗体
    血管生成/血管内皮生长因子抑制剂：贝伐单抗、舒尼替尼、索拉非尼

自身免疫
    抗磷脂综合征
    系统性红斑狼疮、血管炎

其他
    骨髓移植后
    播散性恶性肿瘤
    妊娠

缩略词：ADAMTS13，Ⅰ型凝血酶敏感蛋白基序的整合素样金属肽酶 13（vWF 剪切酶）；HUS，溶血性尿毒症综合征；TTP，血栓性血小板减少性紫癜；vWF，血管性血友病因子

    实验室检查通常可发现微血管病性溶血性贫血的证据，但是在特定病因（如抗磷脂抗体综合征）中可缺乏此表现。网织红细胞升高，伴有红细胞分布宽度增加。溶血导致 LDH 升高和循环结合珠蛋白下降，其 Coombs' 试验阴性。外周血涂片检查是关键，发现破碎红细胞有助于诊断。特异性的诊断检查（如：HIV 检测、抗磷脂抗体筛查）有助于鉴别诊断。vWF 蛋白酶活性检测极具诊断和指导治疗的价值，然而目前受限于其检测耗时而无法常规用于临床。肾活检的经典表现是动脉和肾小球内具有纤维蛋白和（或）vWF 阳性的血栓、内皮损伤和内皮下间隙增宽，导致肾小球毛细血管呈现"双轨征"。

TMA 的治疗取决于基础发病机制。特发性 TTP 是由于循环中存在 ADAMTS13 抗体所致，因此，血浆置换、组合式血浆去除法（去除抗体）和输注新鲜冰冻血浆（补充 ADAMTS13/vWF 蛋白酶）有效。依库丽单抗对补体调节蛋白缺陷导致的非典型 HUS 有效。艾库组单抗是针对 C5 的单克隆抗体，可抑制末端补体成分 C5a 和膜攻击复合物 C5b-9 的形成。

妊娠毒血症

妊娠妇女先兆子痫临床表现为高血压、蛋白尿、水肿、消耗性凝血功能紊乱、钠潴留、高尿酸血症和腱反射亢进；进展出现痫性发作则为子痫。肾小球的肿胀和（或）缺血造成患者肾功能不全，可发生凝血异常和 AKI。治疗包括：卧床休息、镇静、应用硫酸镁控制神经系统症状、血管扩张剂和其他证实对妊娠及婴儿分娩安全的抗高血压药物控制血压。

血管炎

结节性多动脉炎（PAN）、变应性血管炎、Wegener 肉芽肿和其他类型血管炎常严重累及肾（见第 170 章）。治疗主要针对其原发病。

镰状细胞病

肾髓质处于相对缺氧和高渗的环境，且肾直（小）管中血流缓慢，可致使红细胞镰变，发生肾乳头坏死、皮质梗死、肾小管功能异常（肾性尿崩症）、肾小球疾病、肾病综合征等一系列并发症，但终末期肾病相对少见。

更多内容详见 HPIM-18 原文版：Textor SC, Leung N: Vascular Injury to the Kidney, Chap. 286, p. 2375.

第 156 章
肾结石

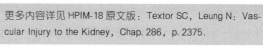

左 力 校 赵新菊 杨 冰 译

肾结石是临床常见疾病，人群患病率约 1%，且半数以上患者复发。由于以下原因导致尿液过饱和并出现不溶性成分时，就可形成结石：①低尿量；②某些化合物排泄过多或不足；③合并其他降低溶解度的因素（如尿 pH 值）。近 75％ 的结石为钙盐结石（大多是草酸钙，也有磷酸钙及其他混合性结石），15％ 为鸟粪石结石（磷酸铵镁），5％ 为尿酸结石，还有约 1％ 是胱氨酸结石，结石成分反映了机体内导致结石形成的代谢紊乱。

症状和体征

肾盂结石可无症状或仅引起血尿；随着结石的移动，可在尿路集合系统的任意部位引起梗阻。由于游移结石导致的梗阻可造成剧烈疼痛，常放射至腹股沟，且可伴随显著的不适症状（如恶心、呕吐、大汗、头晕）、血尿、脓尿和尿路感染（UTI），肾积水相对少见。相较之下，鹿角形结石伴有解脲微生物（*变形杆菌属、克雷伯杆菌属、普罗威登斯菌属、摩根菌属及其他*）引发的反复 UTI，可表现为肾功能损伤，而毫无临床症状。

结石成分

大部分结石成分为草酸钙，与高钙尿症和（或）高草酸尿症有关。高钙尿症可继发于高钠饮食、袢利尿药治疗、远端（Ⅰ型）肾小管酸中毒（RTA）、结节病、库欣综合征、醛固酮分泌增多或高钙血症相关性疾病（如原发性甲状旁腺功能亢进症、维生素 D 过量、乳碱综合征），也可为特发性病变。

*高草酸尿症*可见于肠道（特别是回肠）吸收不良综合征（如炎性肠病、胰腺炎），由于肠道分泌草酸减少和（或）肠腔内脂肪酸与钙相结合，同时游离草酸盐吸收增强而出现高草酸尿症。草酸钙结石也可能由下述原因导致：①尿路枸橼酸盐缺乏。枸橼酸盐可抑制结石的形成，代谢性酸中毒时枸橼酸盐分泌减少。②高尿酸尿症（详见下文）。磷酸钙结石相对少见，往往发生在异常的高尿 pH 值（7～8）时，通常与完全性或不完全性远端 RTA 有关。

*鸟粪石结石*继发于解脲微生物感染，形成于集合系统。鸟粪石是引起鹿角形结石并导致梗阻的最常见成分。危险因素包括既往 UTI、非鸟粪石结石症、留置尿管、神经源性膀胱（如合并糖尿病或多发性硬化），以及器械检查。

*尿酸结石*形成于尿液中尿酸饱和及尿液 pH 值呈酸性时；患者多有代谢综合征及胰岛素抵抗，常合并临床痛风，伴有肾泌氨作用相对

缺陷及尿液 pH 值<5.4，甚至<5.0。合并骨髓增生性疾病以及其他由于嘌呤生物合成和（或）尿酸盐生成增加导致继发性高尿酸血症和高尿酸尿症的患者，尿量减少将增加其结石形成的风险。无高尿酸血症的高尿酸尿症可见于使用特定药物（如丙磺舒、高剂量水杨酸盐）者。

*胱氨酸结石*由于罕见遗传性疾病致使肾、肠道对多种氨基酸转运缺陷而引发；胱氨酸溶解度相对较小，过度分泌即可导致肾结石。患者结石形成于儿童时期，是鹿角形结石的罕见病因，偶可导致患者进展为终末期肾病。胱氨酸结石更易于在尿液 pH 值呈酸性时形成。

处置

尽管有学者提议首次发现结石就需完善全面排查，但也有建议其可延至出现结石复发证据时或针对于未有显著病因（如夏季月份中摄水不足导致显著的脱水）者。表 156-1 概述了门诊非复杂性肾结石患者的必要检查。如果条件许可，能对获取的结石进行成分分析，可为致病机制和临床处理提供重要的线索。例如，以磷酸钙为主要成分的结石提示存在远端 RTA 或甲状旁腺功能亢进症。

治疗　肾结石

肾结石多采取经验性治疗，基于结石类型（草酸钙最常见）、临床病史和（或）代谢性相关的检查结果。无论何种类型的结石，增加饮水量至少 2.5～3L/d 或许均是最为简单有效的干预措施。草酸钙结石的患者推荐保守治疗（即低盐、低脂、适度蛋白质饮食），基于本方法也有利于普遍性的肾结石患者，因而也推荐用于非复杂病况的患者。不同于先前的设想，膳食中钙的摄入并非导致结石形成的危险因素；反之，膳食钙可减少草酸盐的吸收，降低结石风险。表 156-2 概述了针对复杂和复发肾结石的特殊治疗。

表 156-1　门诊肾结石患者的处置

1. 询问膳食及饮水情况
2. 获取详尽的用药史和体格检查，关注系统性疾病
3. 平扫螺旋 CT，层厚 5mm
4. 常规尿液分析，是否存在晶体、血尿，检测尿液 pH 值
5. 血生化检查：BUN、Cr、尿酸、钙、磷、氯、碳酸氢盐和 PTH
6. 采集尿液的时机（至少平日 1 次，周末 1 次），测定：Cr、钠、钾、尿素氮、尿酸、钙、磷、草酸盐、枸橼酸盐、pH 值

缩略词：BUN，血尿素氮；Cr，肌酐；PTH，甲状旁腺激素

表 156-2　肾结石的特殊治疗

结石类型	饮食调整	其他
草酸盐结石	增加液体摄入量 适度的钠盐摄入 适度的草酸盐摄入 适度的蛋白质摄入 适度的脂肪摄入	补充枸橼酸盐（钙或钾盐＞钠） 考来烯胺或其他治疗纠正脂肪吸收不良 高尿钙予以噻嗪类利尿药 高尿酸予以别嘌醇
磷酸钙结石	增加液体摄入量 适度的钠盐摄入	高尿钙予以噻嗪类利尿药 合并甲状旁腺功能亢进症者给予治疗 远端肾小管性酸中毒予以补碱
鸟粪石	增加液体摄入量；如鸟粪石结石在草酸钙基础上形成，其治疗同上述	乌洛托品和维生素 C 或每日抑菌性抗生素治疗（如甲氧苄氨嘧啶-磺胺甲基异噁唑）
尿酸结石	增加液体摄入量 适度的蛋白质摄入	别嘌呤醇 碱化治疗（枸橼酸钾）将尿 pH 值升高至 6.0～6.5
胱氨酸结石	增加液体摄入量	碱化治疗 青霉胺

注：钠排泄与钙排泄相关

更多内容详见 HPIM-18 原文版：Asplin JR, Coe FL, Favus MJ: Nephrolithiasis, Chap. 287, p. 2382.

第 157 章
尿路梗阻

左力　校　赵新菊　杨冰　译

　　尿路梗阻（UTO）是导致肾衰竭（RF）的可逆性病因，对于急性 RF 或慢性 RF 骤然恶化的患者均应考虑到本病。UTO 的后果取决于梗阻的持续时间、严重程度以及单侧或双侧梗阻。UTO 可发生于集合管至尿道的任何部位。它好发于女性（肾盂肿瘤），老年男性（前列腺疾病），糖尿病患者（肾乳头坏死），神经疾病患者（脊髓损伤或多发硬化伴发神经源性膀胱），以及腹膜后淋巴结病或纤维化、膀胱输尿管反流、肾结石或其他因素导致功能性尿潴留（如抗胆碱能药物）者。

临床表现

　　某些情况下可有疼痛（结石引起梗阻时），但并不常见。男性患者常有前列腺疾病史。体格检查在下腹壁可叩及增大的膀胱；床旁超声检查（"膀胱扫描"）有助于评价残余尿量。其他表现征象取决于患者的临床情况。男性患者可经直肠指诊触及前列腺肥大。女性患者可经双合诊发现肾盂或直肠肿块。对于疑似患有 UTO 的 RF 患者诊查流程见图 157-1。实验室检查可见尿素氮、肌酐水平显著增高；若梗阻时间较长，患者可出现肾小管间质疾病的表现（如高钾

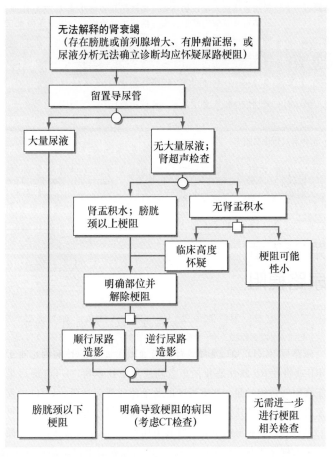

图 157-1 无法解释的肾衰竭疑似尿路梗阻的诊断路径。圆圈表示诊断步骤，方框表示基于获取的资料做出临床决策

血症、阴离子间隙正常的代谢性酸中毒、轻度高钠血症）。尿液分析多为正常或可见少量细胞，罕有大量蛋白尿。腹部的影像学检查或层厚 5mm 的非增强螺旋 CT 扫描可检出梗阻的结石。

超声检查可评价肾盂积水的程度和肾实质的完整性；CT 或静脉尿路造影可对梗阻定位并评价其程度。患者常伴有肾盏扩张；但在超急性梗阻、肿瘤或腹膜后纤维化包裹上尿道或存在鹿角状结石时，可不出现肾盏扩张。腹膜后纤维化及其相关的主动脉周围炎的典型影像学表现为：主动脉周围融合成块状的纤维组织包绕主动脉的前侧面。肾的大小可提示梗阻时间的长短。应注意的是，单侧尿路梗阻因体格检查和实验室检查可无异常发现，而使病情延误与严重（最终造成梗阻侧肾功能丧失）。

治疗 尿路梗阻

UTO 引起急性 RF 的治疗取决于：①梗阻的水平（上尿路或下尿路）；②梗阻的速度及其临床后果，包括肾功能不全和感染。除外导致 UTO 的良性病因，包括膀胱出口梗阻和肾结石，因其经保守治疗，包括分别给予留置 Foley 导管和静脉输液，大部分病例的梗阻可获得缓解。

在病情相对严重的患者中，肿瘤致使输尿管梗阻是引起 UTO 最为常见且需考虑的病因。若技术可行，膀胱镜下放置输尿管支架是治疗肿瘤导致的输尿管梗阻的最佳方法。否则，需要放置肾造瘘管进行外引流。当伴有肾盂肾炎或尿脓毒血症的征象时，需给予静脉抗生素治疗。除放置输尿管支架以外，特发性腹膜后纤维化的患者通常还给予免疫抑制治疗［泼尼松、吗替麦考酚酯和（或）他莫昔芬］。

解除梗阻后，需严密监测水和电解质的情况。患者可能发生与容量超负荷相关的生理性尿钠排泄增加/利尿。另一方面，患者也可能出现病理性的尿钠排泄增加/利尿，由于：①尿素氮升高，导致渗透性利尿；②获得性肾性尿崩症。偶尔，可发展为极度严重的高钠血症。

更多内容详见 HPIM-18 原文版：Seifter JL: Urinary Tract Obstruction, Chap. 289.

第十一篇 胃肠病学

第 158 章
消化性溃疡及相关疾病

张媛媛 校 李夏 译

消化性溃疡（PUD）

消化性溃疡常见于十二指肠球部和胃部，也可见于食管、幽门管、十二指肠肠祥、空肠、Meckel 憩室。当"侵袭性"因素（胃酸、胃蛋白酶）强于黏膜的"防御性"因素（胃黏膜、碳酸氢盐、微循环、前列腺素、黏膜"屏障"）时，在*幽门螺杆菌*（H. pylori）作用下，就会发生消化性溃疡。

■ 病因及危险因素

概述

*幽门螺杆菌*是可产生尿素酶的螺旋状微生物，100％十二指肠溃疡患者及 80％胃溃疡患者胃窦黏膜中可发现*幽门螺杆菌*定植，正常人（随着年龄增长检出率增加）和社会经济地位低下人群中也可发现*幽门螺杆菌*定植。慢性活动性胃炎组织学检查显示*幽门螺杆菌*与疾病密切相关，数年后可进展至萎缩性胃炎和胃癌。另一个可导致溃疡形成（非*幽门螺杆菌*相关）的主要因素是非甾体抗炎药（NSAIDs），仅有不到 1％的消化性溃疡与胃泌素瘤（卓-艾综合征）相关。其他危险因素包括：遗传因素（能否引起壁细胞数量增加尚未明确）、吸烟、高钙血症、肥大细胞增多症、O 型血（含可连接*幽门螺杆菌*的抗原）。不确定因素包括：应激、咖啡、酒精。

十二指肠溃疡

下述因素可导致轻度胃酸分泌过多：①胃泌素分泌增加，可能原因有 a. 炎症细胞释放的细胞因子刺激胃窦部 G 细胞；b. D 细胞分泌生长抑素减少；二者均为*幽门螺杆菌*感染所致；②胃泌素刺激壁细胞数量增加引起胃酸分泌增加。根除*幽门螺杆菌*后上述异常可很快恢复。然而，部分患者根除*幽门螺杆菌*后很长时间在外源性胃泌素刺激下胃酸最大分泌量持续轻度增加，提示胃酸分泌增加可能部分由遗传因素决定。*幽门螺杆菌*也会引起血清胃蛋白酶原水平升高。胃酸分泌增多及胃排空过快可引起胃黏膜斑块化生，在感染*幽门螺杆菌*后其毒性产物可导致十二指肠黏膜防御能力减弱。其他危险因素包括糖皮质激素、NSAIDs、慢性肾衰竭、肾移植、肝硬化、慢性肺部疾病。

胃溃疡

*幽门螺杆菌*是胃溃疡的主要病因。患者胃酸分泌速率一般为正常或减低，反映其*幽门螺杆菌*感染的年龄可能低于十二指肠溃疡患者；另一可能原因是十二指肠内容物（包括胆汁）反流所致胃炎。约 15%～30% 的胃溃疡患者与长期服用水杨酸类或 NSAIDs 药物相关，且会增加出血和穿孔危险。

■ 临床表现

十二指肠溃疡

餐后 90min 至 3h 出现上腹部烧灼样疼痛，常为夜间痛，进食后可缓解。

胃溃疡

进食后加重或者与进食无关的上腹部烧灼样疼痛、食欲减退、厌食及体重减轻（约 40% 的患者），个体间临床表现差异很大。非消化性溃疡患者（"非溃疡性消化不良"）也可能出现相似症状，其对标准化治疗的效果不佳。

■ 并发症

出血、梗阻、急性胰腺炎、穿孔、难治性溃疡。

■ 诊断

十二指肠溃疡

胃镜或上消化道钡餐 X 线检查。

胃溃疡

胃镜检查可排除恶性溃疡（细胞刷检、溃疡边缘 6 块以上活检标本）。恶性病变 X 线特点包括：肿块内溃疡、溃疡周围黏膜皱襞中断、巨大溃疡（＞2.5～3cm）。

■ 幽门螺杆菌检测

血清抗体检测（廉价，适于不需做内镜检查时）；胃窦组织活检快速尿素酶试验（适于需要内镜检查时）。如有必要，通常可进行尿素呼气试验确定*幽门螺杆菌*是否根除。粪便抗原检测具有敏感性高、特异性强及廉价等特点（表 158-1）。

治疗　消化性溃疡

药物　目标：缓解疼痛，愈合溃疡，防治并发症并预防复发。对于胃溃疡患者需排除恶性病变（内镜检查复查是否愈合）。随着药物进展，不再需要限制饮食；停用 NSAIDs；吸烟可妨碍溃疡愈合，应予戒烟。根除*幽门螺杆菌*可显著降低溃疡复发率，所有十二指肠溃疡、胃溃疡合并*幽门螺杆菌*感染者均应根除（表 158-2）。常规给予抑酸治疗。*幽门螺杆菌*再感染率低于 1%/年。标准药物（H_2 受体阻滞剂、硫糖铝、抑酸剂）治疗可使 80%～90% 的十二指肠溃疡和 60% 的胃溃疡患者于 6 周内愈合；奥美拉唑可促进溃疡愈合（20mg/d）。

外科治疗　出现并发症（持续或者反复出血、梗阻、穿孔）或少见情况如难治性溃疡（除外服用 NSAIDs 及胃泌素瘤）需行外科手术治疗。关于十二指肠溃疡的治疗见表 158-3；胃溃疡行胃次全切除术。

外科手术治疗并发症　①输入袢梗阻（毕 II 式）；②胆汁反流性胃炎；③倾倒综合征（胃排空过快伴腹痛＋餐后血管收缩症状）；

表 158-1　幽门螺杆菌检测试验

试验	敏感度/特异度,%	评价
有创性检查（内镜/需要活检）		
快速尿素酶试验	80～95/95～100	操作简单，近期使用 PPI、抗生素及铋剂治疗后可能出现假阴性
组织学检查	80～90/>95	需病理检查及染色；可提供组织学信息
细菌培养	—/—	耗时，价格较贵，有赖于经验；可以明确抗生素敏感性
无创性检查		
血清学检查	>80/>90	廉价，简便，不适用于疾病早期随诊
尿素呼气试验	>90/>90	操作简单，快速；可用于疾病早期随诊；近期治疗者有假阴性（见"快速尿素酶试验"），暴露于少量[14]C 放射线
粪便抗原试验	>90/>90	廉价，简便，具有应用于根除治疗效果监测的前景

缩略词：PPI，质子泵抑制剂

表 158-2   幽门螺杆菌根除疗法建议用药

药物	剂量
三联疗法	
1. 次水杨酸铋	2# qid
甲硝唑	250mg qid
四环素[a]	500mg qid
2. 雷尼替丁枸橼酸铋	400mg bid
四环素	500mg bid
克拉霉素或甲硝唑	500mg bid
3. 奥美拉唑（兰索拉唑）	20mg bid（30mg bid）
克拉霉素	250mg 或 500mg bid
甲硝唑[b]，或	500mg bid
阿莫西林[c]	1g bid
四联疗法	
奥美拉唑（兰索拉唑）	20mg（30mg）qd
次水杨酸铋	2# qid
甲硝唑	250mg qid
四环素	500mg qid

[a] 替代：采用组合包装药物 Helidac
[b] 替代：采用组合包装药物 Prevpac
[c] 应用甲硝唑或阿莫西林任一种

表 158-3   十二指肠溃疡外科手术治疗

术式	复发率	并发症发生率
迷走神经切断术＋胃窦切除术（毕Ⅰ式或Ⅱ式）[a]	1%	最高
迷走神经切断及幽门成形术	10%	居中
壁细胞（胃近端，高选择性）迷走神经切断术	≥10%	最低

[a] 毕Ⅰ式，胃十二指肠吻合术；毕Ⅱ式，胃空肠吻合术

④迷走神经切除术后腹泻；⑤胃石；⑥贫血（铁、维生素 B_{12}、叶酸吸收不良）；⑦吸收不良（胃内容物、胰液、胆汁混合不良；细菌过度繁殖）；⑧骨软化症和骨质疏松（维生素 D 和钙吸收不良）；⑨残胃癌。

临床思路　消化性溃疡

最为理想的处置路径仍不确定。血清学检查及根除治疗最具成本效益比；其他方案包括试验性抑酸治疗，无效时行内镜检查或所有患者起始治疗时均行内镜检查。

胃病

■ 糜烂性胃炎

阿司匹林和其他 NSAIDs（新型药剂如萘普酮和依托度酸，不会抑制胃黏膜前列腺素合成，其风险较低）及重度应激（烧伤、败血症、创伤、手术、休克、呼吸衰竭、肾衰竭、肝衰竭）可引起出血性胃炎及胃多发糜烂。患者可无症状或伴有上腹不适、恶心、呕血、黑便。内镜检查可确定诊断。

治疗　糜烂性溃疡

去除损伤因素，维持氧供和保证血容量。对于重症患者需预防应激性溃疡，可每小时口服液体抗酸剂（如氢氧化镁混合物 30ml）、H_2 受体阻滞剂 IV（如西咪替丁，首次团注 300mg，随后 37.5～50mg/h IV），或者联合用药保持胃内 pH 值＞4。另外，也可口服硫糖铝悬液 1g q6h，其不升高胃内 pH 值，可避免由于使用液体抗酸剂而增高吸入性肺炎风险。重症患者可应用潘妥拉唑 IV 抑制胃酸。应用 NSAIDs 的患者，可同时口服米索前列醇 200μg qid 或强效抑酸药（如法莫替丁 40mg PO bid）预防 NSAIDs 所致溃疡形成。

■ 慢性胃炎

组织学表现为炎性细胞浸润，主要是淋巴细胞及浆细胞，中性粒细胞较少。病程早期，病变局限于黏膜固有层（*浅表性胃炎*）。随病程进展腺体被破坏，转变为萎缩性胃炎。晚期病程表现为*胃萎缩*，黏膜层变薄，腺体稀疏。慢性胃炎可按主要累及部位分类。

A 型胃炎

主要累及胃体，相对少见。一般无症状，多见于老年人；自身免疫机制可能参与发病，伴胃酸缺乏、恶性贫血，胃癌发生率增高（内镜筛查的预防作用尚未明确），90％以上患者可检测出抗壁细胞抗体。

B 型胃炎

主要累及胃窦部，由*幽门螺杆菌*感染引起。一般无症状，可伴有消化不良，也可引起萎缩性胃炎、胃萎缩、胃淋巴滤泡及胃 B 细胞淋巴瘤。早期感染、营养不良、低胃酸分泌与全胃炎（包括胃体）及胃癌发生率增加有关。除非出现消化性溃疡或胃黏膜相关淋巴组织淋巴瘤（MALT），否则不常规根除*幽门螺杆菌*（表 158-2）。

■ 特殊类型的胃病及胃炎

　　酒精性胃病（黏膜下出血）、Ménétrier 病（肥大性胃病）、嗜酸细胞性胃炎、肉芽肿性胃炎、克罗恩病、结节病、感染性疾病（结核、梅毒、真菌、病毒、寄生虫）、假性淋巴瘤、放射性疾病、腐蚀性胃炎。

卓-艾综合征（胃泌素瘤）

　　严重与难治性、不典型部位溃疡或伴腹泻的溃疡应考虑胃泌素瘤，瘤体常位于胰腺或十二指肠（黏膜下层，体积较小），可多灶分布，生长缓慢，超过 60% 为恶性，25% 伴有 MEN-Ⅰ，即多发性内分泌腺瘤病Ⅰ型（胃泌素瘤、甲状旁腺功能亢进症、垂体瘤），其瘤体常位于十二指肠，体积较小，呈多灶分布，胰腺转移较肝转移多见，局部淋巴结转移多见。

■ 诊断

可疑诊断

　　基础酸分泌量＞15mmol/h；基础酸分泌量/最大酸分泌量＞60%；内镜及上消化道 X 线检查见黏膜皱襞肥大。

明确诊断

　　血清胃泌素＞1000ng/L 或静脉注射促胰液素后血清胃泌素升高 200ng/L；如有必要，静脉注射钙剂后，胃泌素可升高 400ng/L（表 158-4）。

■ 鉴别诊断

胃酸分泌增加

　　卓-艾综合征、胃窦 G 细胞增生或功能亢进（是否与幽门螺杆菌有关尚不明确）、保留胃窦的胃切除术、肾衰竭、小肠大部切除术、慢性胃出口梗阻。

表 158-4　鉴别诊断试验

疾病	胃泌素	胃泌素反应	
		促胰液素 Ⅳ	进食
十二指肠溃疡	N（≤150ng/L）	NC	轻度↑
Z-E 综合征	↑↑↑	↑↑↑	NC
胃窦 G（胃泌素）细胞增生	↑	↑，NC	↑↑↑

缩略词：N，正常；NC，无变化；Z-E，卓-艾综合征（胃泌素瘤）

胃酸分泌正常或减少

　　恶性贫血、慢性胃炎、胃癌、胃迷走神经切除术、嗜铬细胞瘤。

> ### 治疗　卓-艾综合征（胃泌素瘤）
>
> 　　对于不适宜手术治疗患者，可考虑给予奥美拉唑（或兰索拉唑）晨起顿服，初始剂量60mg，逐渐加量至使最大胃酸分泌量<10mmol/L，维持一段时期后可减量。同位素标记奥曲肽扫描是检测原发肿瘤及转移最为敏感的方法，超声内镜检查可辅助诊断。如有必要可行开腹探查并切除原发肿瘤和单个转移灶。MEN-Ⅰ患者肿瘤常为多灶性分布，难以切除；首要治疗甲状旁腺功能亢进症（可改善高胃泌素血症）。对于无法切除的肿瘤，壁细胞迷走神经切断术可增强药物对溃疡控制的疗效。转移瘤可采用化疗（如：链佐星（链唑霉素）、5-氟尿嘧啶、阿霉素或干扰素α）控制症状，部分缓解的有效率为40％。新型药剂对胰腺神经内分泌瘤的作用尚未得到证实。

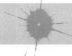

更多内容详见 HPIM-18 原文版：Del Valle J：Peptic Ulcer Disease and Related Disorders, Chap. 293, p. 2438.

第 159 章
炎性肠病

陈宁　校　段天娇　译

　　炎性肠病（IBD）是一种原因不明的累及胃肠道的慢性炎症性疾病。其发病的高峰年龄在 15～30 岁和 60～80 岁，可在任何年龄起病。流行病学特征如表 159-1 所示。IBD 的发病机制包括免疫细胞被不明刺激物（微生物、食物成分、细菌或自身抗原）激活而导致细胞因子和炎性介质释放。IBD 患者一级亲属的发病风险升高、同时发生的 IBD 类型、克罗恩病（CD）的病变部位和病程均提示遗传因素参与发病。已被报道的相关性包括日本溃疡性结肠炎（UC）患者中发现的 *HLA-DR2*，以及 CD 相关的基因 *CARD15*，其位于 16 号染色体短臂。10％的 CD 发生风险可归咎于 *CARD15* 突变。其他可

表 159-1 **IBD 的流行病学特征**

	溃疡性结肠炎	克罗恩病
发病率（北美）/人年	（2.2～14.3）：100 000	（3.1～14.6）：100 000
发病年龄	15～30 岁及 60～80 岁	15～30 岁及 60～80 岁
种族	犹太人＞非犹太白人＞非洲裔美国人＞西班牙裔＞亚洲裔	
男/女比例	1：1	（1.1～1.8）：1
吸烟	可能预防疾病	可能引起疾病
口服避孕药	不增加风险	OR 值为 1.4
阑尾切除术	保护作用	无保护作用
同卵双生	6％一致性	58％一致性
异卵双生	0％一致性	4％一致性

能的致病因素包括血清抗中性粒细胞胞质抗体（ANCA），70％的 UC 患者为阳性（5％～10％的 CD 患者为阳性），以及人*抗酿酒酵母抗体*（ASCA），其在 60％～70％ CD 的患者中为阳性（10％～15％的 UC 患者为阳性，5％健康人为阳性）。CD 患者可能出现肉芽肿性血管炎的表现。感染、非甾体抗炎药（NSAIDs）、应激均可诱发 IBD 急性发作。UC 常在戒烟后发病。

溃疡性结肠炎（UC）

■ 病理学

结肠黏膜炎症，直肠大多受累，炎症以不同程度连续性向近端扩展（无跳跃区域）；组织学特征包括上皮损害、炎症、隐窝脓肿和杯状细胞消失。

■ 临床表现

血便、黏液便、发热、腹痛、里急后重和体重下降；病情严重程度因人而异（大部分患者为轻度，局限于直肠乙状结肠）。重症患者可伴脱水、贫血、低钾血症、低蛋白血症。

■ 并发症

中毒性巨结肠、结肠穿孔和癌变。癌变的发生与病变的范围和病程长短有关，常在癌变之前或与癌变同时出现不典型增生，定期复查结肠镜并取活检可发现上述病变。

■ 诊断

乙状结肠镜或全结肠镜下的特征包括黏膜红斑、颗粒感、脆性增加、渗出、出血、溃疡和炎性息肉（假性息肉）。钡灌肠可见：结肠袋消失、黏膜不规则和溃疡。

克罗恩病（CD）

■ 病理

全胃肠道任何部位均可受累，常见为回肠末段和（或）结肠。病变呈透壁性炎症，肠壁增厚，线状溃疡以及黏膜下增厚导致的铺路石样改变。病变分布不连续（跳跃性分布）。组织学特征包括透壁性炎症、肉芽肿（通常不出现）、裂隙样溃疡和瘘管。

■ 临床表现

发热、腹痛、腹泻（通常不伴血便）、乏力和体重下降，儿童可见发育迟缓，类似阑尾炎的急性回肠炎，以及肛门直肠裂、瘘管和脓肿。临床过程可归为三种形式：①炎症；②狭窄；③瘘管形成。

■ 并发症

肠梗阻（水肿或纤维化所致），中毒性巨结肠及肠穿孔少见；肠道与肠道、膀胱、阴道、皮肤、软组织之间形成瘘管，常伴脓肿形成；因胆盐吸收不良所致的胆固醇性胆结石和（或）草酸盐性肾结石；肠道恶性肿瘤；淀粉样变性。

■ 诊断

乙状结肠镜或全结肠镜、钡灌肠、上消化道和小肠造影均有助于诊断。常见表现有黏膜隆起结节、肠壁僵硬、较深或纵行溃疡、铺路石样改变、跳跃征、狭窄和瘘管。CT 可见肠壁增厚、肠袢粗糙或脓肿形成。

鉴别诊断

■ 感染性小肠结肠炎

志贺杆菌、沙门菌、弯曲杆菌、耶尔森菌（急性回肠炎）、类志贺毗邻单胞菌、吸水性产气单胞菌、大肠杆菌O157：H7 型、淋球菌、性病淋巴肉芽肿、艰难梭状芽胞杆菌（伪膜性肠炎）、结核杆菌、阿米巴、巨细胞病毒、人获得性免疫缺陷综合征。

■ 其他

缺血性肠病、阑尾炎、憩室炎、放射性小肠结肠炎、胆盐吸收不良性腹泻（回肠切除术后）、药物性（如非甾体抗炎药）结肠炎、出血性结肠病变（如肿瘤）、肠易激综合征（不伴出血）、显微镜下（淋巴细胞性）结肠炎或胶原性结肠炎（表现为慢性水样泻）。胶原性结肠炎结肠镜下所见正常，但组织活检可见浅层结肠上皮炎症，且上皮下层增厚伴有胶原浸润；对氨基水杨酸和糖皮质激素的疗效反应不一。

肠外表现（UC 和 CD）

1. *关节* 外周关节炎，其病变活动性与肠道病变平行；强直性脊柱炎和骶髂关节炎（HLA-B27 相关），其病变活动性和肠道病变无关。

2. *皮肤* 结节性红斑、阿弗他溃疡、坏疽性脓皮病、皮肤克罗恩病。

3. *眼* 结膜炎、巩膜外层炎、虹膜炎、葡萄膜炎。

4. *肝* 脂肪肝、"胆管周围炎"（肝内硬化性胆管炎）、原发性硬化性胆管炎、胆管癌、慢性肝炎。

5. *其他* 自身免疫性溶血性贫血、静脉炎、肺栓塞（高凝状态）、肾结石、代谢性骨病。

治疗 炎症性肠病（见图 159-1）

支持治疗 轻度患者应用止泻药（苯乙哌啶、阿托品和洛哌丁胺）；重症患者给予静脉补液和输血；肠外营养和肠内要素饮食作为 CD 的基础治疗有效，然而恢复日常进食后复发率高，故不应代替药物治疗；营养不良患者术前准备非常重要；同时给予精神支持。

柳氮磺胺吡啶和氨基水杨酸 柳氮磺胺吡啶的活性成分是与磺胺载体相连的 5-氨基水杨酸（5-ASA）。其对轻到中度患者的结肠病变有效（1～1.5g PO qid）；维持缓解治疗仅对 UC 患者有效（500mg PO qid）。其毒副作用（主要由磺胺成分引起）分为以下几类：剂量相关性——恶心、头痛、罕有溶血性贫血，减少药物剂量可减少其发生；特应性——发热、皮疹、粒细胞减少、胰腺炎、肝炎等；多方面因素——精子减少症。新型的氨基水杨酸制剂具有和柳氮磺胺吡啶相同的药效，但不良反应更少。灌肠剂含有 4g 的 5-ASA（美沙拉嗪），可用于远端 UC 患者，用量为 1 支保留灌肠 qhs 直到病情缓解，然后改为每两天一次或每三天一次睡前使用。栓剂含有 500mg 的 5-ASA，可用于直肠炎患者。

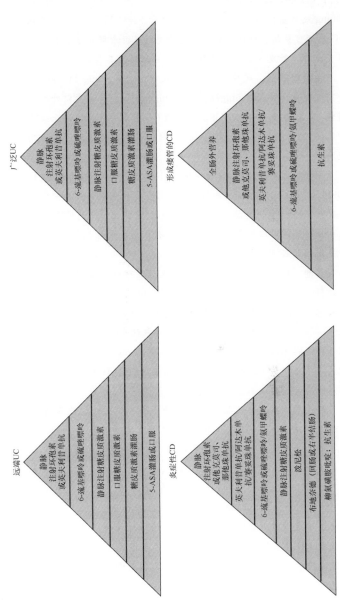

图 159-1 IBD 的药物治疗。5-ASA，5-氨基水杨酸；CD，克罗恩病；UC，溃疡性结肠炎

广泛UC

静脉
注射环孢素
或英夫利昔单抗

6-巯基嘌呤或硫唑嘌呤

静脉注射糖皮质激素

口服糖皮质激素

糖皮质激素灌肠

5-ASA灌肠或口服

形成瘘管的CD

全肠外营养

静脉注射环孢素
或他克莫司、那他珠单抗

英夫利昔单抗/阿达木单抗/
赛妥珠单抗

6-巯基嘌呤或硫唑嘌呤/氨甲蝶呤

抗生素

远端UC

静脉
注射环孢素
或英夫利昔单抗

6-巯基嘌呤或硫唑嘌呤

静脉注射糖皮质激素

口服糖皮质激素

糖皮质激素灌肠

5-ASA灌肠或口服

炎症性CD

静脉
注射环孢素
或他克莫司、
那他珠单抗

英夫利昔单抗/阿达木单
抗/赛妥珠单抗

6-巯基嘌呤或硫唑嘌呤/氨甲蝶呤

静脉注射糖皮质激素

泼尼松

布地奈德（回肠或右半结肠）

柳氮磺胺吡啶；抗生素

糖皮质激素　用于重症患者以及回肠或回结肠 CD。泼尼松 40～60mg PO qd，随后逐渐减量；住院患者可给予氢化可的松 IV 100mg 或等量换算；促肾上腺皮质激素 120U IV qd，首次发病的 UC 患者可获得更佳的疗效；泼尼松晚间保留灌肠用于直肠乙状结肠炎患者。糖皮质激素的多种不良反应限制了其长期应用。

免疫抑制剂　硫唑嘌呤、6-巯基嘌呤，从 50mg PO qd 起始，分别可逐步加量至 2.0mg/kg 或 1.5mg/kg qd。除激素以外的有效药物，也可用于难治性或并发瘘管的 CD 患者（可能需要 2～6 个月方显效）。毒副作用包括免疫抑制、胰腺炎和致癌风险。孕妇禁忌使用。

甲硝唑　对结肠 CD（500mg PO bid）和难治性肛周 CD（10～20mg/kg PO qd）有效。毒副作用包括外周神经病变、口中金属味和致癌风险。孕妇禁忌使用。其他的抗生素（如环丙沙星 500mg PO bid）可能对回肠末段和肛周 CD 有作用，广谱抗生素 IV 可用于暴发性结肠炎和脓肿。

其他　环孢素，用于重症 UC，也可能对难治性 CD 瘘管有效，起效剂量为 4mg/（kg·d）IV，疗程 7～14 天。其他正在试验中的药物包括他克莫司、氨甲蝶呤、氯喹、鱼油、尼古丁等。经 5-ASA、糖皮质激素及 6-巯基嘌呤治疗无效的 CD 患者，英夫利昔单抗［肿瘤坏死因子（TNF）单克隆抗体］5mg/kg IV 的有效率为 65%（在全部 CD 患者中有效率为 33%）。在 UC 患者中，27%～49% 的患者可有效。

阿达木单抗是一种人源化的 TNF 抗体，其较少诱发患者体内生成中和性抗体。聚乙二醇化的抗 TNF 抗体可每月应用一次。

那达珠单抗是一种抗整合素抗体，可针对活动性 CD，但在一些患者中出现进行性多灶性白质脑病。

外科治疗　UC：结肠切除术（治愈性的）适用于难治性病变、中毒性巨结肠（经积极药物治疗 24～48h 仍无效者）、癌变和不典型增生。回肠袋肛门吻合术可作为结肠 UC 的手术选择，但禁用于 CD 和老年患者。CD：手术切除适用于固定部位肠梗阻（或狭窄成形术）、脓肿、持续症状性瘘管，以及难治性病变。

更多内容详见 HPIM-18 原文版：Friedman S, Blumberg RS: Inflammatory Bowel Disease, Chap. 295, p. 2477,

第 160 章
结肠和肛门直肠疾病

朱元民 校 薛倩 译

肠易激综合征（IBS）

肠易激综合征是临床上常见的胃肠疾病，以排便习惯改变、腹痛以及缺乏器质性病理改变为特征。临床表现分为三型：①痉挛型（慢性腹痛和便秘）；②便秘腹泻交替型；③慢性无痛性腹泻型。

■ 病理生理

常见机械性刺激感受器引起内脏感觉过敏。已见于报道的异常包括结肠动力改变（静息中；对压力刺激、胆碱能药物或胆囊收缩素的反应）、小肠动力改变、内脏敏感度增强（对肠管扩张的痛阈下降）以及肠管的外源性神经分布异常。前来就诊的 IBS 患者更常见伴有精神障碍性疾病，包括抑郁、癔症和强迫症。其中少数患者由于对特定食物不耐受及末端回肠对胆汁酸吸收障碍。

■ 临床表现

多于 30 岁以前发病；女性多见，女：男＝2：1；腹痛和大便习惯改变。其他症状包括腹胀，排便后腹痛缓解，腹痛时大便的次数增多，腹痛时稀便、黏液便及便不净感。其他伴随症状包括：糊状、带状或者细杆状便；烧心、腹胀、背痛、乏力、体虚、心悸和尿频。

■ 诊断

IBS 是一种排他性诊断。表 160-1 显示的是罗马标准。考虑进行乙状结肠镜及钡剂 X 线造影除外炎症性肠病及恶性肿瘤，并需排除贾第鞭毛虫病、肠道乳糖酶缺乏症及甲状腺功能亢进症。

治疗 肠易激综合征（表 160-1）

良好的医患关系安慰和支持患者，避免压力和诱因，注意膳食（摄入纤维、欧车前提取物，如欧车前亲水胶一汤匙，qd 或 bid）；对于腹泻患者，尝试洛哌丁胺（每天上午口服 2mg 片剂，每次稀便后口服 1 片，直至最多 8 片/日，然后按需滴定）；复方苯乙哌啶（止泻宁）

表 160-1　IBS 的诊断标准[a]

在过去 3 个月内至少每月 3 天反复腹痛或腹部不适[b]，并伴有下列特点中至少 2 项：

1. 症状在排便后缓解
2. 症状发生时伴有大便次数改变
3. 症状发生时伴有大便性状改变

[a] 诊断标准建立在最近的 3 个月和诊断前至少 6 个月出现症状。

[b] 腹部不适指不同于腹痛的不适感受，在病理生理研究和临床试验中，入选的个体在观察期间疼痛/不适的频率至少为 2 天/周。

资料来源：*Adapted from Longstreth GF et al：Functional bowel disorders. Gastroenterology 130：1480，2006.*

（最大量 2mg 片剂 PO qid）或考来烯胺（最大量为每袋 1g 剂量的药物溶于水后口服，每日 4 次）；对于腹痛患者，应用抗胆碱能药物（如盐酸双环胺 10～40mg PO qid）或莨菪碱，如 Levsin 1～2 片 PO q4h。阿米替林 25～50mg 睡前口服或其他小剂量抗抑郁药可能缓解疼痛。选择性五羟色胺再摄取抑制剂如帕罗西汀对便秘型患者的疗效正在进行评价；五羟色胺受体激动剂如盐酸阿洛司琼则正在评价用于腹泻型患者。基于一些早期的研究结果支持，益生菌（如婴儿双歧杆菌35624）改变肠道菌群或口服不可吸收的抗生素（利福昔明）也处于疗效评价中。严重难治性患者可能获益于心理治疗及催眠疗法。

表 160-2　IBS 主要症状治疗的可能药物

症状	药物	剂量
腹泻	洛哌丁胺	2～4mg，按需服用，每天最大量 12g
	考来烯胺树脂	4g，随餐同服
	阿洛司琼[a]	0.5～1mg bid（适用于重型 IBS，女性）
便秘	欧车前果壳	3～4g bid，随餐同服，逐渐调量
	甲基纤维素	2g bid 随餐同服，逐渐调量
	聚卡波非钙	1g qd～qid
	乳果糖糖浆	10～20g bid
	70% 山梨醇	15ml bid
	聚乙二醇 3350	17g 溶入 250ml 水 qd
	鲁比前列酮（Amitiza）	24mg bid
	氢氧化镁	30～60ml qd
腹痛	平滑肌松弛剂	qd～qid 餐前服用
	三环类抗抑郁药	起始剂量 25～50mg，睡前口服，逐渐调量
	选择性五羟色胺再摄取抑制剂	小剂量起始，按需逐渐加量

[a] 仅适用于美国人群。

资料来源：*Adapted from Longstreth GF et al：Functional bowel disorders. Gastroenterology 130：1480，2006.*

憩室病

黏膜向滋养动脉穿透肌层处突出形成囊或囊样突起，可能由于腔内压力增高及低纤维饮食，好发部位为乙状结肠。

■ 临床表现

1. *无症状* （钡灌肠或肠镜时发现）。

2. *疼痛* 反复发作的左下腹痛，便后可缓解；便秘、腹泻交替。通过钡灌肠确定诊断。

3. *憩室炎* 疼痛、发热、排便习惯改变、结肠压痛、白细胞增多。最佳的诊断和分期手段为肠道充气 CT 检查（通过药物治疗缓解的患者，择期进行钡灌肠或于 4～6 周完善肠镜检查除外肿瘤）。并发症：肠周脓肿、穿孔、肛瘘（瘘向膀胱、阴道、皮肤、软组织）、肝脓肿和肠道狭窄。对于脓肿，通常需要手术清除或经皮引流。

4. *出血* 通常见于无憩室炎的患者，好发于升结肠和左半结肠。如果持续出血，进行肠系膜动脉造影及动脉内注射垂体后叶素止血或手术治疗（见第 47 章节）。

治疗 憩室病

疼痛 高纤维饮食、欧车前提取物（如美达施 1 汤匙口服，qd 或 bid）、抗胆碱能药物（如盐酸双环胺 10～40mg PO qid）。

憩室炎 禁食、补液及抗生素治疗 7～10 天（如：甲氧苄氨嘧啶/磺胺甲基异噁唑、环丙沙星和甲硝唑；联合氨苄青霉素覆盖肠球菌）；对于非住院患者，给予氨苄青霉素/克拉维酸（清流质饮食）；对于难治性或频繁复发、年轻个体（＜50 岁）、免疫功能低下或无法除外肿瘤的患者进行外科手术切除。

已经证实两次发作或对药物治疗反应不良的患者，应考虑进行外科手术以切除病变肠段，控制脓毒血症，移除梗阻或瘘管，恢复肠管的连续性。

假性肠梗阻

频繁发作恶心、呕吐、腹痛、腹胀，类似于机械性肠梗阻；可由于细菌过度生长而合并脂肪泻。

■ 病因

原发：家族性内脏神经病、家族性内脏肌病、特发性。

继发：硬皮病、淀粉样变性、糖尿病、腹腔疾病、帕金森病、肌营养不良、药物、电解质紊乱及外科术后。

治疗 假性肠梗阻

对于急性发作者：置入长管进行肠道减压。给予抗生素口服（如甲硝唑 250mg tid PO、四环素 500mg qid PO 或环丙沙星 500mg bid PO；每月服用 1 周，通常交替服用至少两种抗生素）抑制细菌过度生长。避免手术。对于难治性患者。考虑长期肠外高营养治疗。

血管病变（小肠和大肠）

■ 肠系膜缺血的机制

①闭塞性：栓塞（心房颤动、心脏瓣膜疾病）；动脉血栓（动脉粥样硬化）；静脉血栓形成（创伤、肿瘤、感染、肝硬化、口服避孕药、抗凝血酶-Ⅲ缺乏、蛋白 S 或 C 缺乏、狼疮抗凝物、Ⅴ 因子 Leiden 突变及特发性）；血管炎（系统性红斑狼疮、多发性动脉炎、类风湿关节炎、Henoch-Schonlein 紫癜）；②非闭塞性：低血压、心力衰竭、心律失常和洋地黄类药物（血管收缩剂）。

■ 急性肠系膜缺血

脐周疼痛与压痛不相符；恶心、呕吐、腹胀、胃肠道出血、排便习惯改变。腹部 X 线片提示肠管扩张、气液平面、拇纹征（黏膜下水肿）；但病程早期可正常。腹部体征提示肠道梗阻时需外科手术切除。建议所有患者血流动力学稳定后（避免血管加压素、洋地黄）早期进行腹腔和肠系膜动脉造影。动脉内注射血管扩张剂（如罂粟碱）可缓解血管收缩。为了恢复由于栓子或血栓形成阻塞的肠道血流或切除坏死肠管应进行剖腹手术。肠系膜静脉血栓形成患者应在术后抗凝治疗，但对于动脉闭塞尚存争议。

■ 慢性肠系膜供血不足

"腹绞痛"：饭后 15～30min 出现脐周钝痛、绞痛，持续数小时；体重下降；间断腹泻。通过肠系膜动脉造影评价是否可行旁路移植手术。

■ 缺血性结肠炎

通常见于动脉粥样硬化患者，由于非闭塞性疾病所致。严重下腹痛、直肠出血、低血压。腹部 X 线片提示结肠扩张，呈拇纹征。乙状结肠镜显示黏膜下出血、质脆、溃疡；直肠通常不受累。保守治疗（禁食、静脉补液）；外科手术切除梗阻或缺血后狭窄肠段。

结肠血管发育不良

好发年龄＞60 岁，血管扩张，通常累及右半结肠，慢性或复发性下消化道出血之病因中其所占比例高达 40％。也可伴发于主动脉狭窄。通过动脉造影（小血管簇、其引流静脉早期显影和排空延迟）或结肠镜（扁平、鲜红、蕨样病变）诊断。对于出血患者，治疗包括肠镜下电子或激光电凝、套扎、动脉造影栓塞；或如必要时，右半结肠切除（第 47 章节）。

肛门直肠疾病

■ 痔疮

痔疮由于痔静脉丛静水压升高（排便费力、妊娠相关），表现为外痔、内痔、血栓性痔疮、急性发作（下垂或绞窄）或出血。对疼痛者可采用缓泻药或粪便软化剂（欧车前提取物、多库酯钠 100～200mg/d）、坐浴 1～4 次/天、金缕梅萃取液外敷，必要时给予止痛剂。出血者通常需橡胶圈套扎或注射硬化剂。严重或难治性患者则采取痔疮切除术。

■ 肛裂

药物治疗同痔疮。给予 0.2％的硝酸甘油软膏 tid 松弛肛管或于肛裂两边的内括约肌注射肉毒杆菌毒素 A，最大量 20U。难治性患者可手术切除肛门内括约肌。

■ 肛门瘙痒症

病因常不清楚；可能由于卫生不佳、真菌或寄生虫感染。治疗包括便后彻底清洗肛门，局部使用糖皮质激素，及必要时给予抗真菌药物。

■ 肛门湿疣（生殖器疣）

由性接触传播的乳头瘤病毒引起的疣状乳头瘤。谨慎应用液氮、鬼臼毒素或病变内注射 α 干扰素治疗。具有复发倾向。可通过接种 HPV 疫苗进行预防。

更多内容详见 HPIM-18 原文版：Owyang C：Irritable Bowel Syndrome, Chap. 296, p. 2496；Gearhart SL：Diverticular Disease and Common Anorectal Disorders, Chap. 297, p. 2502；Gearhart SL：Mesenteric Vascular Insufficiency, Chap. 298, p. 2510.

第 161 章
胆石症、胆囊炎和胆管炎

何晋德　校　黄勃　译

胆石症

胆囊结石主要有两种：胆固醇结石和胆色素结石。胆固醇结石中＞50％成分为胆固醇单水结晶。胆色素结石中主要成分为胆红素钙盐，胆固醇含量＜20％。在美国，80％胆囊结石为胆固醇结石，其余 20％是胆色素结石。

■ 流行病学

美国每年均约有 100 万例新发的胆石症。本病易患因素包括：种族/基因（北美的印第安人患病率增高）、肥胖、体重下降、女性激素、年龄、回肠疾病、妊娠、Ⅳ型高脂血症以及肝硬化。

■ 症状和体征

许多胆囊结石"隐匿"无临床表现；直至结石并发感染或者导致胆管或胆总管梗阻后才发生症状。主要症状包括：①胆绞痛：突发剧烈的右上腹部或上腹痛。通常在餐后 30～90min 发生，持续数小时，偶尔可放射至右侧肩胛或背部；②恶心、呕吐。查体可正常或表现为上腹部或右上腹压痛。

■ 实验室检查

偶有伴随胆绞痛的一过性胆红素轻度升高 [＜ 85μmol/L（＜5mg/dl）]。

■ 影像学

仅有 10％胆固醇于 X 线检查中显影。超声为最佳的诊断性检查。口服胆系造影已几乎被超声取代，但是可用于评价胆管和胆囊排空功能（表 161-1）。

■ 鉴别诊断

包括消化性溃疡（PUD）、胃食管反流病、肠易激综合征以及肝炎。

■ 并发症

胆囊炎、胰腺炎、胆管炎。

表 161-1　胆道疾病的诊断性检查

优势	局限性
肝胆超声	
快速	肠道积气
同时观察胆囊、肝、胆管、胰腺	过度肥胖
	腹水
准确辨识扩张胆管	钡剂
不受黄疸、妊娠限制	部分胆道梗阻
引导细针穿刺活检	胆总管远端视野差
CT	
同时观察胆囊、肝、胆管、胰腺	极度恶病质
准确辨识扩张胆管、肿物	伪影
不受黄疸、气体、肥胖、腹水的限制	肠梗阻
图像分辨率高	胆道不全梗阻
引导细针穿刺活检	
MRCP（磁共振胰胆管造影）	
观察胰腺和胆管形态有效方法	无法用于辅助介入治疗
对胆管扩张、胆道结构和肝内胆管异常具有高度敏感性	费用昂贵
能辨识胰管扩张或狭窄、胰腺分裂	
ERCP（内镜下逆行胰胆管造影）	
同步胰管造影	胃十二指肠梗阻
观察远端胆管的最佳方法	? Roux-en-Y 胆肠吻合术
胆系或胰腺细胞学检查	
内镜下十二指肠乳头括约肌切开术和取石	
胆道测压	
PTCA（经皮经肝胆管造影）	
最适用于胆管扩张时	无法用于非扩张或硬化胆管
观察近端胆管的最佳方法	
胆系细胞学检查/培养	
经皮胆管引流	
内镜超声	
检出壶腹部结石最为敏感的方法	

治疗　胆石症

　　无症状患者，发生并发症需要外科手术之风险极低。择期胆囊切除术的适应证包括：①症状性患者（如尽管低脂饮食仍发作胆绞痛者）；②既往伴有胆石症并发症者（见下文）；以及③伴有增加并发症（钙化或瓷样胆囊）发生风险的基础情况。胆囊结石直径＞3cm 或者其他胆囊异常合并结石者均应考虑外科手术。腹腔镜胆囊切除术创伤小，是大多数进行择期胆囊切除术患者的选择。口服溶石药物（熊去氧胆酸）对于可透 X 线的小结石，在选定的患者中 50％于 6～24 个月内部分或完全溶解。由于结石的高复发率和腹腔镜手术疗效良好，口服溶石药物治疗仅限于不适宜择期胆囊切除术的患者。

急性胆囊炎

胆囊急性炎症通常由于结石嵌顿引起胆道梗阻所致。引起炎症反应的原因包括：①胆道内压力增加造成机械性炎症；②溶血卵磷脂释放导致化学性炎症；③细菌性炎症，为 50％～85％急性胆囊炎患者的发病原因。

■ 病因

90％为结石所致，10％为非结石因素。非结石性胆囊炎并发症的发生率更高；多伴发于急性状况（如：烧伤、外伤、大手术）、禁食、高营养支持造成胆囊淤滞、血管炎、胆囊或胆总管恶性肿瘤、某些胆囊感染（*钩端螺旋体、链球菌、沙门杆菌、霍乱弧菌*）；但是＞50％患者未发现明确病因。

■ 症状和体征

①胆绞痛（右上腹痛或者上腹痛）进行性加重；②恶心、呕吐、厌食；以及③发热。体格检查通常具有右上腹压痛；20％患者右上腹可触及包块；*墨菲（Murphy）征*为触诊右上腹部时深吸气或咳嗽后，出现疼痛加重或吸气停顿。

■ 实验室检查

轻度白细胞增高，血清胆红素、碱性磷酸酶和 AST 可能轻度升高。

■ 影像学

超声检查对于证实胆囊结石非常有用，偶可发现胆囊周围蜂窝织炎性脓肿。放射性核素扫描（HIDA、DIDA、DISIDA 等）可识别胆道梗阻。

■ 鉴别诊断

包括急性胰腺炎、阑尾炎、肾盂肾炎、消化性溃疡、肝炎以及肝脓肿。

■ 并发症

脓肿形成、水肿、坏疽、穿孔、瘘管、胆囊结石梗阻、瓷样胆囊。

治疗　急性胆囊炎

　　禁食，胃肠减压，静脉补液和电解质，止痛（哌替啶或者NSAIDs 药物），以及抗生素（脲基类青霉素、氨苄西林舒巴坦、环丙沙星、三代头孢菌素，如果疑似坏疽或气肿性胆囊炎应联合抗厌氧菌的药物；亚胺培南/美罗培南可覆盖导致上行性胆管炎的细菌谱，但仅用于严重致命性感染而其他抗生素无效之时）。70%患者的急性症状可缓解。手术的最佳时机取决于患者病情稳定性，条件允许情况下应尽快手术。急诊胆囊切除术适用于大多数疑似或确诊并发症的患者。对于急诊手术高危及诊断情况存疑的患者，采取延期手术策略。

慢性胆囊炎

■ 病因

　　胆囊的慢性炎症，大多数伴有胆结石。由于反复的急性/亚急性胆囊炎或者对胆囊壁的长期机械性刺激所致。

■ 症状和体征

　　可多年无症状，也可进展为症状性的胆囊疾病或急性胆囊炎，或者出现相关并发症。

■ 实验室检查

　　通常正常。

■ 影像学

　　首选超声，通常可见胆囊结石于萎缩的胆囊之中（表 161-1）。

■ 鉴别诊断

　　消化性溃疡、食管炎、肠易激综合征。

治疗　急性胆囊炎

　　具有症状的患者进行外科手术。

胆总管结石/胆管炎

■ 病因

　　胆石症患者中，10%～15%胆囊结石进入胆总管，发生率随年龄增长而增多。胆囊切除术后，1%～5%患者残留未被发现的结石。

■ 症状和体征

胆总管结石可被偶然发现，或是呈胆绞痛、梗阻性黄疸、胆管炎或者胰腺炎。胆管炎通常表现为发热、右上腹痛和黄疸（*Charcot's* 三联征）。

■ 实验室检查

血清胆红素、碱性磷酸酶和转氨酶升高。胆管炎患者通常伴随白细胞增高，血培养常呈阳性。淀粉酶升高见于 15% 的病例。

■ 影像学

通常采用胆管造影术做出诊断，可通过术前内镜下逆行胰胆管造影术（ERCP），或是胆囊切除术中进行胆管造影术。超声检查可发现扩张的胆管，但对于检出胆总管结石并不敏感（表 161-1）。

■ 鉴别诊断

急性胆囊炎、肾绞痛、内脏穿孔、胰腺炎。

■ 并发症

胆管炎、梗阻性黄疸、胆源性胰腺炎、继发性胆汁性肝硬化。

治疗 ▶ 胆总管结石/胆管炎

腹腔镜下胆囊切除术和 ERCP 减少了需要胆总管切开取石术和胆管 T 管引流的情况。腹腔镜下胆囊切除术前疑似胆总管结石时，推荐通过 ERCP 进行内镜下乳头肌切开并取出结石。胆总管结石在下列胆石症患者中应被考虑：①具有黄疸或胰腺炎病史；②肝功能异常，以及；③超声证实胆总管扩张或者胆管结石者。胆管炎的治疗如同急性胆囊炎：禁食、补液、止痛和抗生素是主要措施；通过外科或内镜手术移除结石。

原发性硬化性胆管炎（PSC）

PSC 是一种硬化性炎症，累及胆管树并逐渐发生闭塞。

■ 病因

伴发疾病：炎症性肠病（75% 的 PSC 病例，尤其溃疡性结肠炎）、艾滋病、少数为腹膜后纤维化。

■ 症状和体征

皮肤瘙痒、右上腹痛、黄疸、发热、体重下降和倦怠，44%患者于诊断之时无临床症状。可进展为肝硬化并出现门静脉高压。

■ 实验室检查

胆汁淤积表现（胆红素和碱性磷酸酶升高）。

■ 放射检查/内镜检查

经肝或者内镜下胆管造影可发现肝内外胆管的扩张和狭窄。

■ 鉴别诊断

胆管癌、Caroli 病（胆管囊状扩张）、肝片吸虫感染、包虫病和蛔虫病。

治疗　原发性硬化性胆管炎

无理想的治疗。胆管炎应按照上述要点治疗。考来烯胺可减轻皮肤瘙痒，补充维生素 D 和钙剂可延缓骨质丢失。糖皮质激素、氨甲蝶呤和环孢素并未被证实有效。熊去氧胆酸可改善肝功能，但不改善生存率。外科手术减轻胆道梗阻是合理的策略，但其并发症发生率较高。终末期肝硬化患者应考虑肝移植。中位生存时间：确诊后 9～12 年；年龄、胆红素水平、病理分期和脾大都是判定预后的因素。

更多内容详见 HPIM-18. 原文版：Greenberger NJ, Paumgartner G：Diseases of the Gallbladder and Bile Ducts, Chap. 311，p. 2615.

第 162 章
胰腺炎

苏琳　校　冯云　译

急性胰腺炎

临床病理将急性胰腺炎分为两类；轻者为*间质性胰腺炎*，其病情常呈自限性；*坏死性胰腺炎*，胰腺坏死的程度与病情严重程度及全身损害相关。

■ 病因学

在美国，最常见的病因是胆石症和酗酒。其他病因见表 162-1。

■ 临床特征

临床可仅表现为轻度腹痛或严重至休克。*常见症状*：①持续中上腹钻痛，向腰背部放射，仰卧位加重；②恶心、呕吐。

表 162-1　急性胰腺炎的病因

常见病因
胆石症（包括胆道微结石）
酗酒（急性和慢性酒精中毒）
高三酰甘油（甘油三酯）血症
内镜下逆行胰胆管造影术（ERCP）并发症，尤其是胆道测压后
外伤（尤其是钝性腹部损伤） 手术（腹部和非腹部手术）术后
药物（硫唑嘌呤、6-巯基嘌呤、磺胺类药物、雌激素、四环素、丙戊酸、抗 HIV 药物）
Oddi 括约肌功能障碍
少见病因
血管病变和血管炎（心脏手术后的缺血-低灌注状态）
结缔组织病和血栓性血小板减少性紫癜（TTP）
胰腺癌
高钙血症
十二指肠乳头旁憩室
胰腺分裂
遗传性胰腺炎
囊性纤维化
肾衰竭
罕见病因
感染（腮腺炎、科萨奇病毒、巨细胞病毒、埃可病毒、寄生虫） 自身免疫性疾病（如干燥综合征）
反复发作急性胰腺炎而无明确病因需考虑的因素
胆道或胰管的隐匿性病灶（尤其是微结石、胆泥）
药物
高三酰甘油（甘油三酯）血症
胰腺分裂
胰腺癌
Oddi 括约肌功能障碍
囊性纤维化
特发性胰腺炎

体格检查：①低热、心动过速、低血压；②皮下脂肪坏死形成皮肤结节红斑；③肺底湿啰音、胸腔积液（多为左侧）；④腹部压痛和肌紧张、肠鸣音减弱，可扪及上腹部包块；⑤Cullen 征：腹腔积血造成脐周皮肤呈蓝色；⑥Turner 征：由于组织中血红蛋白分解而使两侧肋腹部皮肤呈现蓝、红、紫色或棕绿色瘀斑。

■ 实验室检查

1. *血清淀粉酶*　除外唾液腺疾病及肠穿孔或肠坏死的情况下，血清淀粉酶显著升高（>3 倍正常值）通常可明确胰腺炎的诊断。但是，血清淀粉酶水平正常不能排除急性胰腺炎的诊断，且其升高的水平与胰腺炎的严重程度不相关。血清淀粉酶水平通常在 48～72h 内恢复正常。

2. *尿淀粉酶-肌酐清除率比值*　敏感性和特异性劣于血清淀粉酶。

3. *血清脂肪酶*　与淀粉酶水平升高相平行，二者联合检测可以提高诊断率。

4. *其他检查*　约 25％的急性胰腺炎患者出现高钙血症。胰腺炎患者常出现白细胞升高（$15×10^9$～$20×10^9$/L）。15％～20％患者合并*高三酰甘油（甘油三酯）血症*，并可能造成血清淀粉酶的假性正常。*高血糖*常见。*血清胆红素、碱性磷酸酶和谷草转氨酶*可能短暂升高。低白蛋白血症和*乳酸脱氢酶*显著升高提示预后较差。25％患者存在低氧血症，动脉血 pH 值<7.32 可能造成血清淀粉酶假性升高。

■ 影像学

1. *腹部平片*　30％～50％的患者可出现腹部平片异常，但并非特异性提示胰腺炎。常见征象包括完全或部分肠梗阻（"哨兵袢征"）和"结肠切割征"，其由于横结肠孤立性扩张所造成。检查有助于排除其他诊断，如肠穿孔可见游离气体。

2. *超声检查*　由于肠道气体干扰，腹部超声诊断价值有限，但可用于发现胆结石、假性囊肿、胰腺占位、水肿或肿大。

3. *CT 扫描*　可确定急性胰腺炎的临床诊断，并通过 CT 严重指数（CTSI，见 Table 313-3，p. 2637，HPIM-18）判断急性胰腺炎的严重程度，评定其发病与死亡风险，并评价急性胰腺炎的并发症。

■ 鉴别诊断

肠穿孔（尤其是消化性溃疡）、胆囊炎、急性肠梗阻、肠系膜缺血、肾绞痛、心肌缺血、主动脉夹层、结缔组织病、肺炎及糖尿病酮症酸中毒。

治疗 急性胰腺炎

多数患者（约90%）可在3～7天内缓解。常规治疗措施：①应用镇痛剂，如哌替啶；②静脉补充晶体液和胶体液；③禁食。对急性坏死性胰腺炎患者预防性应用抗生素仍存在争议。目前建议应用亚胺培南-西司他丁500mg tid持续2周。以下治疗无效：西咪替丁（或相似药物）、H₂ 受体阻滞剂、蛋白酶抑制剂、糖皮质激素、胃肠减压、胰高血糖素、腹腔灌洗和抗胆碱能药物。应避免诱发因素（酒精、药物）。对于轻、中度胰腺炎患者，通常可在3～6天后给予流食。重症胆源性胰腺炎患者早期（3天内）进行乳头肌切开术可获益。

■ 并发症

鉴定预后不良的患者极为重要。重症急性胰腺炎的危险因素和标志见表162-2。暴发性胰腺炎需要积极的液体支持和严密监护。死亡多由感染造成。

表 162-2　重症急性胰腺炎

重症急性胰腺炎的危险因素
● 年龄＞60 岁
● 肥胖，BMI＞30
● 伴随疾病
24h 内的重症急性胰腺炎的标志
● 全身炎症反应综合征（SIRS） （体温＞38℃或＜36℃；脉搏＞90 次/分，呼吸＞24 次/分，↑WBC＞12×10⁹/L）
● 血液浓缩（血细胞比容＞44%）
● BISAP
– （B）血尿素氮（BUN）＞22mg%
– （I）精神神经状态异常
– （S）SIRS：4 条标准中满足 2 条
– （A）年龄＞60 岁
– （P）胸腔积液
● 器官衰竭
–心血管：收缩压＜90mmHg，心率＞130 次/分
–肺：PaO₂＜60mmHg
–肾：血肌酐＞2.0mg%
住院期间的重症胰腺炎的标志
● 持续器官衰竭
● 胰腺坏死
● 院内感染

缩略词：BISAP，急性胰腺炎的严重程度床边指数

■ 全身性并发症

休克、消化道出血、胆总管梗阻、肠梗阻、脾梗死或脾破裂、弥散性血管内凝血、皮下脂肪坏死、急性呼吸窘迫综合征、胸腔积液、急性肾衰竭、突发失明。

■ 局部并发症

1. **无菌性或感染性胰腺坏死** 40%～60%坏死性胰腺炎可继发感染，通常在发病1～2周发生。最常见的病原体为源于食物的革兰氏阴性细菌，同时发生腹腔内假丝酵母菌感染风险增高。胰腺坏死情况可通过动态增强 CT 观察，CT 引导下穿刺有助于感染的诊断。对无菌性急性坏死性胰腺炎患者，若常规治疗下病情仍持续恶化，可进行开腹手术清除坏死物质并充分引流。感染性胰腺坏死需要更为积极的外科清创和抗生素治疗。

2. **胰腺假性囊肿** 15%患者在发病1～4周后形成胰腺假性囊肿。临床上常出现腹痛，并可伴有上腹部痛性包块。腹部超声或 CT 可发现病灶。对于病情稳定、无症状的患者仅需进行支持治疗；直径>5cm 且持续6周以上的假性囊肿应考虑引流。假性囊肿持续增大或合并出血、破裂、脓肿者应进行外科手术。

3. **胰腺脓肿** 发病4～6周出现的边界不清的脓性液体积聚。通过外科手术治疗，或选择经皮引流。

4. **胰性腹水和胸腔积液** 通常由于主胰管破裂所致。治疗包括胃肠减压、肠外营养2～3周。如果内科治疗无效，应在完善胰腺造影后进行外科手术治疗。

慢性胰腺炎

慢性胰腺炎可在既往胰腺损伤的基础上反复发作急性炎症，或是慢性损伤伴有疼痛和吸收不良表现。

■ 病因学

美国成人胰腺外分泌功能不全最为常见原因是慢性酒精中毒。成人患者中，25%病因不明。其他原因见表 162-3。

■ 症状和体征

*疼痛*是主要症状。还可出现体重下降、脂肪泻及其他吸收不良的症状和体征。查体通常无异常发现。

■ 实验室检查

慢性胰腺炎并无特异性实验室检测。血清淀粉酶和脂肪酶水平多

表 162-3　慢性胰腺炎和胰腺外分泌功能不全：TIGAR-O 分类系统

毒性——代谢性	自身免疫性
酗酒	孤立性自身免疫性慢性胰腺炎
吸烟	伴发下述疾病的自身免疫性慢性胰腺炎
高钙血症	干燥综合征
高脂血症	炎症性肠病
慢性肾衰竭	原发性胆汁性肝硬化
药物——非那西汀滥用	
毒物——有机锡化合物（如二	复发性和重症急性胰腺炎
丁基二氯化锡）	坏死后（重症急性胰腺炎）
	复发性急性胰腺炎
特发性	血管病变/缺血
早发性	放射线辐照后
晚发性	
热带性	梗阻性
	胰腺分裂
遗传性	Oddi 括约肌功能障碍（尚存争议）
遗传性胰腺炎	胰管梗阻（如肿瘤）
阳离子胰蛋白酶原基因突变	壶腹前十二指肠壁囊肿
CFTR 突变	创伤后胰管损伤
SPINK1 突变	

缩略词：TIGAR-O，慢性胰腺炎病因分类方法：毒物代谢性（T，toxic）、特发性（I，idiopathic）、遗传性（G，genetic）、自身免疫（A，autoimmune）、复发性和重症急性胰腺炎相关性（R，recurrent）、梗阻性（O，obstructive）

正常。血清胆红素和碱性磷酸酶可能升高。病程后期出现脂肪泻（粪便脂肪含量≥9.5％）。苯替酪胺试验是检测胰腺外分泌功能的简易及有效方法，可予采用。尿 D-木糖尿液排泄检查通常正常。糖耐量受损见于>50％患者。分泌刺激试验对胰腺外分泌功能不全相对较为敏感。

■ 影像学

　　30％～60％患者的*腹平片*提示胰腺钙化。腹部*超声*和 *CT* 可见胰管扩张。*ERCP* 和超声内镜（EUS）可用于显示主胰管和小胰管的情况。

■ 鉴别诊断

　　鉴别胰腺癌十分重要；可能需进行超声引导下穿刺活检。

治疗　慢性胰腺炎

　　目标是控制腹痛和吸收不良。间断急性发作的治疗同急性胰腺炎。应避免饮酒和大量高脂饮食。严重疼痛可应用麻醉剂，但是可能引起药物成瘾。无法维持足够液体摄入的患者应住院治疗，而症状较轻者可在门诊治疗。如存在胰管狭窄，可通过外科手术解除疼痛。胰腺大部分切除也可控制疼痛，但导致外分泌不足及糖尿病负担。吸收不良可通过低脂饮食和胰酶替代疗法干预。由于胰酶可被酸灭活，同时服用抑酸药物（如：奥美拉唑或碳酸氢钠）可增进其疗效（但不应给予肠溶包衣制剂）。必要时应用胰岛素控制血糖。

■ 并发症

40％酗酒导致的慢性胰腺炎和所有囊性纤维化的慢性胰腺炎患者伴有维生素 B_{12} 吸收不良。糖耐量受损。由于维生素 A 和（或）锌缺乏可导致非糖尿病性视网膜病变。偶可出现消化道出血、黄疸、积液、皮下脂肪坏死和骨痛。胰腺癌风险增加。常见麻醉剂成瘾。

更多内容详见 HPIM-18 原文版：Greenberger NJ, Conwell DL, Banks PA：Approach to the Patient With Pancreatic Disease, Chap. 312, p. 2692；Greenberger NJ, Conwell DL, Banks PA：Acute and Chronic Pancreatitis, Chap. 313, p. 2634.

第 163 章
急性肝炎

曹珊　校　李晓雪　译

病毒性肝炎

*急性病毒性肝炎*是一组主要累及肝的全身性传染病。临床表现为全身不适、恶心、呕吐、腹泻和低热，随后出现茶色尿、黄疸以及触痛性肝大；也可无明显临床症状而由于谷丙转氨酶（ALT）和谷草转氨酶（AST）升高而被检出。乙型肝炎可伴随免疫复合物所致的征象，包括关节炎、血清病样综合征、肾小球肾炎和结节性多动脉炎。肝炎样综合征不仅由于嗜肝病毒（甲型、乙型、丙型、丁型、戊型）导致，也可因其他病毒（EB病毒、巨细胞病毒、柯萨奇病毒等）、酒精、药物、低血压、缺血和胆道疾病等原因所致（表163-1）。

表 163-1　肝炎病毒

	HAV	HBV	HCV	HDV	HEV
病毒特性					
大小，nm	27	42	~55	~36	~32
核酸	RNA	DNA	RNA	RNA	RNA
基因组长度（kb）	7.5	3.2	9.4	1.7	7.5
分类	小 RNA 病毒	嗜肝 DNA 病毒	近似黄热病病毒	—	近似杯状病毒或 α 病毒
潜伏期，天	15~45	30~180	15~160	21~140	14~63
传播途径					
粪-口	++	—	—	—	++
接触传播	罕见	++	++	++	—
性传播	?	++	少见	++	—
围产期	—	++	少见	+	—
临床特征					
严重程度	一般较轻	中等	轻	可能严重	一般较轻
慢性感染	无	1%~10%；新生儿中达 90%	80%~90%	常见	无
携带状态	否	是	是	是	否
暴发性肝炎	0.1%	1%	罕见	在双重感染中达 20%	孕妇中为 10%~20%
肝细胞肝癌	否	是	是	?	否
预防	Ig；疫苗	HBIg；疫苗	无	无（对易感者应用 HBV 疫苗）	无

缩略词：HAV，甲型肝炎病毒；HBV，乙型肝炎病毒；HCV，丙型肝炎病毒；HDV，丁型肝炎病毒；HEV，戊型肝炎病毒；Ig，免疫球蛋白。
十，有时；十十，经常；?，可能

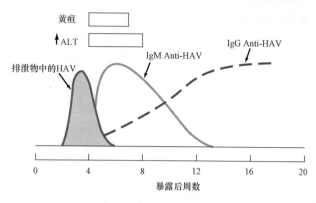

图 163-1 甲型肝炎典型临床和实验室特征概述图

■ 甲型肝炎（HAV）

微小 RNA 病毒科（嗜肝病毒属）中直径为 27nm 的单链 RNA 病毒。

临床病程 见图 163-1。

预后

6～12 个月内痊愈，通常无临床后遗症；少数患者伴有 1～2 次明显的临床和血清学复发；一些病例中，患者可发生胆道梗阻造成严重胆汁淤积；罕有致死（急性重型肝炎）；不会导致慢性携带状态。

诊断

急性期或早期恢复期血清中检出 IgM 型抗-HAV 抗体。

流行病学

粪-口传播；流行于不发达国家；以食物或饮水为传播媒介；于日托中心、寄宿机构中暴发性流行。

预防

暴露后：家庭或机构中密切接触者（不包含工作中临时接触）于 2 周内给予免疫球蛋白 0.02ml/kg 肌内注射。*暴露前*：灭活 HAV 疫苗 1ml 肌内注射（剂量单位取决于剂型）；儿童半量；6～12 个月复种；目标人群包括旅行者、部队新兵、动物管理人员、日托中心人员、实验室工作人员、慢性肝病患者（尤其是丙型肝炎）。

■ 乙型肝炎（HBV）

嗜肝 DNA 病毒，其直径为 42nm，外部具有包膜（含乙型肝炎表面抗原，HBsAg），核心内含核心蛋白（即乙型肝炎核心抗原，HBcAg）、HBV-DNA 聚合酶以及由 3200 个核苷酸组成的部分双螺旋结构 DNA 基因组。HBeAg 由 HBcAg 分泌进入循环，是病毒复制和具传染性的标志。HBV 具有多种血清型和遗传异质性。

临床病程　见图 163-2。

预后

痊愈率＞90％；急性重型肝炎（＜1％）、慢性肝炎或携带状态（正常免疫状态成人仅 1％～2％；新生儿、老年、免疫缺陷者较高）、肝硬化、肝细胞癌（尤其婴儿期或儿童期早期感染后慢性化的患者）（见第 165 章节）。免疫抑制人群（特别是应用利妥昔单抗者）中，可观察到 HBV 的再激活。

诊断

血清 HBsAg 阳性（急性或慢性感染）；抗-HBc 抗体 IgM 阳性（早期出现的抗-HBc 抗体提示急性或者新近感染）。敏感性最高的是血清 HBV-DNA 测定，但常规诊断一般不需检测。

流行病学

经皮（针刺）传播、性传播或母婴传播。在撒哈拉以南非洲和东南亚地区流行，感染率高达 20％，且通常发病年龄较轻。

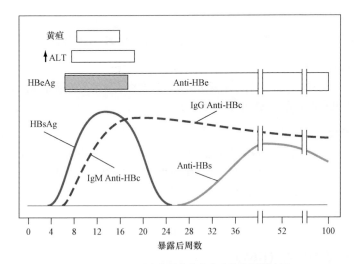

图 163-2　乙型肝炎典型临床和实验室特征概述图

预防

对未免疫人群暴露后的处理：针刺后即刻或性接触后 14 天内给予乙型肝炎免疫球蛋白（HBIg）0.06ml/kg IM，并联合全程疫苗接种。对于围产期暴露（HBsAg 阳性母亲），婴儿出生后即刻给予 HBIg 0.05ml 股部注射，并于 12h 内开始疫苗接种程序。*暴露前的处理*：重组乙型肝炎疫苗 IM（注射剂量取决于疫苗剂型、成人或儿童、是否接受血液透析等）；第 0、1、6 个月接种；三角肌注射，而非臀部肌肉。应用于高风险人群（如：卫生工作人员、多个性伴侣者、静脉吸毒者、血液透析患者、血友病患者、HBsAg 携带者眷属及与其性接触者、前往流行疫区旅行者、<18 岁未接种疫苗的儿童）。目前美国推荐对所有儿童实行普遍接种。

■ 丙型肝炎（HCV）

丙型肝炎病毒属于黄病毒科，其 RNA 基因组包含>9000 个核苷酸（近似于黄热病病毒、登革病毒）；具有遗传异质性。

临床病程

通常临床表现较轻，以血清转氨酶水平波动性升高为标志；>50％患者病情呈慢性化，其中>20％进展为肝硬化。

诊断

血清抗-HCV 抗体阳性。第三代免疫测定法可检测核心区、NS3 区和 NS5 区编码蛋白。HCV 感染最为敏感的标志物是 HCV-RNA（图 163-3）。

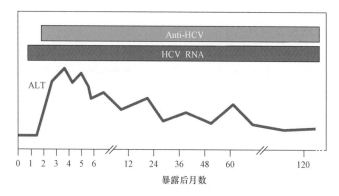

图 163-3 急性丙型肝炎慢性化的典型实验室特征概述图。最早被检出的标志物为 HCV-RNA，先于 ALT 水平升高和抗-HCV 抗体阳性

流行病学

输血相关的肝炎病例中，HCV 占据＞90％。报告的丙型肝炎病例中，静脉吸毒者占据＞50％。很少证据表明，HCV 通过频繁性接触或母婴传播。

预防

杜绝有偿献血，对捐献血液进行抗-HCV 抗体检测。应用酶联免疫法对血清 ALT 水平正常的献血者进行抗-HCV 抗体的测定常常出现假阳性（30％）；其结果需进行血清 HCV-RNA 检测确认。

■ 丁型肝炎（HDV，delta-因子）

直径为 37nm 的缺陷性 RNA 病毒，其自身复制依赖 HBV；与 HBV 同时感染或于 HBV 携带者中发生重叠感染，加剧 HBV 感染的严重程度（促进慢性肝炎向肝硬化转变，甚至发生暴发性急性肝炎）。

诊断

血清抗-HDV 抗体阳性（急性丁型肝炎：通常滴度较低，为一过性；慢性丁型肝炎：滴度较高，为持续性）。

流行病学

流行于地中海盆地的 HBV 携带者，主要通过非经皮途径传播。非流行地区（如：北欧、美国），HDV 主要于 HbsAg 阳性的静脉吸毒者中通过经皮途径传播，或者血友病患者中通过输血途径传播；以及少数为 HbsAg 阳性男性与其他男性通过性接触传播。

预防

乙型肝炎疫苗（仅用于非携带者）。

■ 戊型肝炎（HEV）

由归属于杯状病毒的颗粒所致，其直径 29～32nm。通过肠道传播，由此导致印度、亚洲与非洲部分地区和中美洲地区水源性暴发。戊型肝炎为自限性疾病，但在孕妇中死亡率极高（10％～20％）。

治疗 ▶ 病毒性肝炎

适量活动，高热量饮食（通常早晨耐受性最好）。对于严重呕吐者静脉补液，严重皮肤瘙痒者给予考来烯胺，最大剂量 4g qid PO，避免经肝代谢的药物；糖皮质激素治疗无效。暴发性肝衰竭和Ⅲ～Ⅳ期肝性脑病的患者进行肝移植。少数重症急性 HBV 感染病例，应用拉米夫定有效。对于重症急性 HBV 感染，大多数权威机构推荐抗病毒治疗（见第164章）。荟萃分析和小规模临床试验结果提示，对于急性 HCV 感染者应用干扰素 α 治疗可能有效减少慢性化。基于这些数据，许多专家认为急性 HCV 感染者应当接受目前已经用于慢性 HCV 感染的最优药物方案（见第164章）干预，疗程为期24周。

毒物和药物诱导的肝炎

■ 剂量依赖性（直接肝细胞毒素）

于48h内发病，病情多可预知，病变为终末肝小静脉周围坏死（如，四氯化碳、苯衍生物、毒蕈中毒、对乙酰氨基酚）或者微小囊泡状脂肪变性（如四环素、丙戊酸）。

■ 个体差异性

毒性剂量和发病时间并不一致；仅累及少数暴露人员；可伴随发热、皮疹、关节痛、嗜酸性粒细胞增多。许多病例中，致病机制实际上涉及毒性代谢产物，其可能取决于个体遗传基础，如：异烟肼、三氟溴氯乙烷、苯妥英、甲基多巴、卡马西平、双氯芬酸、苯唑西林、氨苯磺胺。

治疗　毒物和药物诱导的肝炎

给予支持治疗，如同病毒性肝炎；撤停可疑药物，包括洗胃和口服的活性炭和考来烯胺（消胆胺）。具备指征者进行肝移植。对乙酰氨基酚过量者，可给予更具针对性的巯基复合物（如 N-乙酰半胱氨酸）治疗。这些药物通过提供巯基池以结合毒性代谢产物或者刺激肝谷胱甘肽合成发挥作用。应当在摄入对乙酰氨基酚后8h内起始治疗，但即使延迟至药物过量后24～36h给予仍可有效。

急性肝衰竭

起病8周内发生广泛的肝坏死，伴随意识障碍。

■ 病因

感染〔病毒：包括 HAV、HBV、HCV（罕见）、HDV、HEV；细菌；立克次体；寄生虫〕；药物和毒物、缺血（休克）、布-加综合征、特发性慢性活动性肝炎、肝豆状核变性、微囊泡性脂肪病（瑞氏综合征、妊娠期急性脂肪肝）。

■ 临床表现

神经精神改变——谵妄、性格改变、木僵、昏迷；脑水肿——表现为大量出汗、血流动力学不稳定、快速性心律失常、呼吸急促、发热、视神经乳头水肿、去大脑强直（或不具上述任何情况）；重度黄疸、凝血功能障碍、出血、肾衰竭、酸/碱平衡紊乱、低血糖、急性胰腺炎、心肺功能衰竭、感染（细菌性、真菌性）。

■ 预后不良征兆

年龄<10岁或>40岁、具有特定病因（如：三氟溴氯乙烷、丙型肝炎）、肝性脑病发生前黄疸持续时间>7天、血清胆红素>300 μmol/L（>18mg/dl）、昏迷（生存率<20%）、肝体积迅速缩小、呼吸衰竭、凝血酶原时间（PT）显著延长、V因子水平<20%。对乙酰氨基酚过量者，伴有pH值<7.30、血清肌酐>266 μmol/L（>3mg/dl）、PT显著延长提示预后不良。

治疗 急性肝衰竭

通常需要气管内插管。监测血清葡萄糖浓度，必要时静脉输注10%或20%葡萄糖溶液。给予H2受体拮抗剂和抑酸剂（维持胃酸pH值≥3.5）预防消化道出血。许多医学中心采取颅内压监测措施，其被认为检出脑水肿的敏感性优于CT。地塞米松用于脑水肿的作用尚不明确；静脉给予甘露醇可能获益。对于III～IV期肝性脑病患者及具有其他预后不良征兆者应考虑肝移植。

更多内容详见HPIM-18原文版：Dienstag JL：Acute Viral Hepatitis, Chap. 304, p. 2537, and Dienstag JL：Toxic and Drug-Induced Hepatitis, Chap. 305, p. 2558.

第164章
慢性肝炎

曹珊 校 姚岚 译

肝发生慢性炎症反应持续6个月以上称为慢性肝炎。

概述

■ 病因

乙型肝炎病毒（HBV）、丙型肝炎病毒（HCV）、丁型肝炎病毒（HDV，δ因子）、药物（甲基多巴、呋喃妥因、异烟肼、丹曲林）、自身免疫性肝炎、Wilson病、血色病、α_1 抗胰蛋白酶缺乏。

■ 组织学分类

慢性肝炎的分期和分级。分期以肝组织学检查为基础，对肝细胞坏死和炎症进行组织学评价。慢性肝炎的分级主要是依据肝纤维化的程度，反映了疾病的进展情况（见 Table 306-2，p. 2568，HPIM-18）。

■ 临床表现

慢性肝炎的临床表现轻重不一，包括无症状性转氨酶升高，或严重至急性重型肝炎。常见症状包括乏力、全身不适、食欲减退、低热；重症患者可出现黄疸。一些患者还会出现肝硬化并发症的表现：腹水、静脉曲张出血、肝性脑病、凝血功能障碍和脾功能亢进。慢性乙型肝炎、慢性丙型肝炎和自身免疫性肝炎患者中，可能以肝外表现为主。

慢性乙型病毒性肝炎

急性乙型肝炎转为慢性乙型肝炎多见于具有免疫缺陷的患者，仅有 $1\%\sim2\%$ 的免疫功能正常的患者会发展为慢性肝炎。人体感染病毒后呈现的疾病谱包括：无症状携带者、慢性肝炎、肝硬化、肝细胞肝癌。疾病的早期常伴随持续性肝炎症状、转氨酶升高、血清中 HBeAg 和 HBV-DNA 阳性，以及肝中出现 HBV 的复制；随后，一些患者在临床表现和生化指标上获得改善，血清中 HBeAg 和 HBV DNA 消失，抗-HBeAg 呈阳性和 HBV-DNA 与宿主肝细胞基因组整合。地中海、欧洲和亚洲地区国家中，经常出现 HBV-DNA 阳性而 HbeAg 阴性（抗 HbeAg 反应）的变异现象。这种情况的发生大多是由于出现了 HBV 前 C 区基因组变异，从而阻断 HBeAg 合成（前 C 区变异常为慢性野生型 HBV 感染过程中免疫压力所致，也是一些暴发性乙型肝炎的发病原因）。随着病情的进展，$25\%\sim40\%$ 的慢性乙型肝炎患者最终会发展为肝硬化（特别是患者合并 HDV 感染或前 C 区变异），且此类患者中许多人最终发生肝细胞肝癌（尤其是幼年发病的患者）。

■ 肝外表现（免疫复合物介导）

皮疹、荨麻疹、关节炎、结节性多动脉炎、多发性神经病、肾小球肾炎。

治疗　慢性乙型病毒性肝炎

目前批准治疗慢性乙型肝炎的药物共 7 种：α-干扰素（IFN-α）、聚乙二醇干扰素（PEG-IFN）、拉米夫定、阿德福韦酯、恩替卡韦、替比夫定和替诺福韦（表 164-1）。聚乙二醇干扰素已经取代 α-干扰素。表 164-2 总结了慢性乙型病毒性肝炎的推荐治疗方案。

慢性丙型肝炎

慢性丙型肝炎继发于散发性丙型肝炎和输血后丙型肝炎（占 50%～70%）。临床表现多较轻，常常随着转氨酶水平波动；肝活检可见轻微慢性炎症表现。肝外表现包括混合型冷球蛋白血症、迟发性皮肤型肝性血卟啉病、膜性增殖型肾小球肾炎和淋巴细胞性唾液腺炎。通过血清中检出抗 HCV 确定诊断。发病 20 年后进展为肝硬化的患者 ≥20%。

治疗　慢性丙型肝炎

血清 HCV-RNA 阳性、肝活检证实中度以上慢性肝炎（门脉或桥接纤维化）的患者需要进行治疗。治疗药物、剂量和疗程取决于 HCV 基因型（见表 164-3 和表 164-4）。1 型患者应采用聚乙二醇干扰素或利巴韦林联合蛋白酶抑制剂（波普瑞韦或特拉匹韦）。蛋白酶抑制剂不能单独使用以避免诱发耐药。由于目前蛋白酶抑制剂并未针对非 1 型 HCV 患者展开研究，因而不建议其在这类患者中应用（见表 164-3）。

监测血清 HCV-RNA 益于评估治疗反应。治疗目标是 HCV-RNA 转阴，标准是终止治疗 6 个月后聚合酶链反应未能检出 HCV-RNA（"持续病毒应答"）。治疗 12 周后 HCV-RNA 载量未下降两个对数值（"早期病毒应答"）将无法达到持续病毒应答。因此推荐在治疗初期，治疗第 4、8、24 周测量 HCV-RNA 水平，评估治疗反应，以协助决策疗程及制订 12 周后的治疗方案。基因

表 164-1　比较聚乙二醇干扰素、拉米夫定、阿德福韦酯、恩替卡韦、替比夫定和替诺福韦用于治疗慢性乙型肝炎[a]

特点	聚乙二醇干扰素[b]	拉米夫定	阿德福韦酯	恩替卡韦	替比夫定	替诺福韦
给药方式[c]	皮下注射	口服	口服	口服	口服	口服
疗程[c]	48~52 周	≥52 周	≥48 周	≥48 周	≥52 周	≥48 周
耐受性	差	良好	良好、建议监测肌酐	良好	良好	良好、建议监测肌酐
HBeAg 血清转化						
1 年	18%~20%	16%~21%	12%	21%	22%	21%
>1 年	NA	5 年转化率 50%	3 年转化率 43%[d]	2 年转化率 31%、3 年转化率 39%	2 年转化率 30%	2 年转化率 27%
HBV-DNA 下降 Log_{10} 数值（平均拷贝数/ml）						
HBeAg 阳性	4.5	5.5	中位数 3.5~5	6.9	6.4	6.2
HBeAg 阴性	4.1	4.4~4.7	中位数 3.5~3.9	5.0	5.2	4.6
1 年后 HBV-DNA PCR 阴性（<300~400 拷贝数/ml；阿德福韦酯<1000 拷贝数/ml）						
HBeAg 阳性	10%~25%	36%~44%	13%~21%	67%（4 年时为 91%）	60%	76%
HBeAg 阴性	63%	60%~73%	48%~77%	90%	88%	93%
1 年后 ALT 正常						
HBeAg 阳性	39%	41%~75%	48%~61%	68%	77%	68%
HBeAg 阴性	34%~38%	62%~79%	48%~77%	78%	74%	76%

表 164-1　比较聚乙二醇干扰素、拉米夫定、阿德福韦酯、恩替卡韦、替比夫定和替诺福韦用于治疗慢性乙型肝炎（续）

特点	聚乙二醇干扰素	拉米夫定	阿德福韦酯	恩替卡韦	替比夫定	替诺福韦
HBsAg 消失						
1 年	3%~4%	≤1%	0%	2%	<1%	3%
2 年	1 年治疗后，12% 5 年后表面抗原消失	无数据	5 年时达 5%	5%	无数据	6%
1 年后组织学改善（HAI 降低≥2 级）						
HBeAg 阳性	38%，6 个月	49%~62%	53~68%	72%	65%	74%
HBeAg 阴性	48%，6 个月	61%~66%	64%	70%	67%	72%
病毒耐药	无	1 年时 15%~30%　5 年时 70%	1 年时无　5 年时 29%	1 年时≤1%e　5 年时 1.2%e	1 年时>5%　2 年时>22%	1 年时 0%　3 年时 0%
1 年费用（美元）	约 18 000	约 2500	约 6500	约 8700f	约 6000	约 6000

a 总体上，上述比较基于每种药物与安慰剂间的临床对照研究。除个别情况外，以上数据并未来源于头对头研究；因此，需谨慎解释其相对的优缺点。

b 尽管被获准用于治疗慢性乙型肝炎的治疗方案是给予普通 α干扰素每日 1 次或一周 3 次；但是，其已被每周用药 1 次，且更具疗效的聚乙二醇干扰素所取代。普通 α干扰素并不优于聚乙二醇干扰素。

c 临床有效性试验中，其治疗程用于临床实践中可能有所变化。

d 由于计算生成临床第二年临床实践中药物与安慰剂的随机生成导致第二年临床实践中药物与安慰剂分配不当，其 1 年后 HBeAg 血清转化率率于正确给予阿德福韦酯的小样本人群估测（Kaplan-Meier 分析）。

e 拉米夫定耐药患者中 1 年为 7%，4 年为 43%。

f 拉米夫定治疗无效患者中约 17 400 左右。

缩略词：ALT，谷丙转氨酶；HAI，肝组织炎症活动指数；HBeAg，乙型肝炎 e 抗原；HBsAg，乙型肝炎表面抗原；HBV，乙肝病毒；NA，无适用数据；PCR，聚合酶链式反应

表164-2　慢性乙型肝炎推荐治疗ª

HBeAg	临床分期	HBV-DNA (IU/ml)	ALT	推荐治疗
阳性	b	>2×10⁴	≤2×ULN^{c,d}	无需治疗；随访监测：对于年龄>40岁，肝癌家族史和（或）ALT持续升高达到正常2倍的患者，肝活检有助于决策治疗
	慢性肝炎	>2×10⁴ᵈ	>2×ULNᵈ	治疗ᵉ
	肝硬化代偿期	>2×10³	<或>ULN	口服药治疗ᵉ，无需PEG IFN
		<2×10³	>ULN	考虑治疗ᶠ
	肝硬化失代偿期	检出	<或>ULN	口服药ᵍ治疗ᵉ，无需PEG IFN；肝移植
		未检出	<或>ULN	观察；肝移植
阴性	b	≤2×10³	≤ULN	携带者；无需治疗
	慢性肝炎	>10³	(1~>2)×ULNᵈ	考虑肝活检；如果活检提示中重度炎症或纤维化予治疗ʰ
	慢性肝炎	>10⁴	>2×ULNᵈ	治疗^{h,i}
	肝硬化代偿期	>2×10³	<或>ULN	口服药治疗ᵉ，无需PEG IFN
		<2×10³	>ULN	考虑治疗ᶠ

表 164-2　慢性乙型肝炎推荐治疗（续）

HBeAg	临床分期	HBV-DNA (IU/ml)	ALT	推荐治疗
	肝硬化代偿期	检出	<或>ULN	口服药ᵍ治疗ʰ，无需 PEG IFN；肝移植
	肝硬化失代偿期	未检出	<或>ULN	观察；肝移植

ᵃ 依据美国肝病协会（AASLD）临床指南。除胸腔注内容外与欧洲肝病协会（EASL）相似。

ᵇ 肝病在临床上倾向于轻度或非活动性；多数患者无需接受肝活检。

ᶜ 此种情况在经垂直传播感染乙型肝炎之亚洲患者的早期病程中多见。

ᵈ 根据欧洲肝病协会指南，如果 HBV-DNA>2×10³ IU/ml 且 ALT>ULN 需要治疗。

ᵉ 其中一种高度对初药物（恩替卡韦或替诺福韦）或 PEG IFN 可作为一线用药（见本文）。这些口服药，而非 PEG IFN，可用于 IFN 难治/不耐受和免疫缺陷患者。PEG IFN 可每周每次皮下注射 1 次，疗程 1 年；口服药则每日服用，至少持续 1 年或者 HBeAg 血清转换后至少维持 6 个月。

ᶠ 根据欧洲肝病协会指南，肝硬化代偿期患者一旦检出 HBV-DNA，尽管 ALT 水平正常，也建议治疗。HBeAg 阴性患者也未推荐治疗。

ᵍ 由于出现耐药可失去抗病毒获益并出现肝硬化失代偿期情恶化，所以推荐替诺福韦单药治疗或更常见耐药的拉米夫定（或替比夫定）联合阿德福韦酯治疗。需及时启动治疗。

ʰ HBeAg 血清转换并非其用药目的，因此治疗目标是抑制 HBV-DNA 载量，保持正常 ALT 水平。PEG IFN 每周皮下注射持续 1 年；注意治疗 6 个月后评估治疗反应，因为治疗反应并非其用药目的。口服药物，如：恩替卡韦、替诺福韦，极少会出现 HBsAg 血清转换同时伴随病毒学、生化指标应答。

ⁱ 老年患者及进展期肝硬化患者，建议降低 HBV-DNA 阈值至>2×10³ IU/ml。

缩略词：ALT，谷丙转氨酶；HBeAg，乙肝 e 抗原；HBV，乙肝病毒；PEG IFN，聚乙二醇干扰素；ULN，正常上限。

表 164-3　PEG IFN-α-2A 与 PEG IFNα-2B 治疗慢性丙型肝炎的比较

	PEG IFNα-2b	PEG IFNα-2a
PEG 大小	12kDa 线性结构	40kDa 带分支结构
半衰期	54h	65h
清除率	725ml/h	60ml/h
剂量	1.5μg/kg	180μg
储存条件	常温	冷藏
利巴韦林剂量		
基因 1 型	800～1400mg[a]	1000～1200mg[b]
基因 2/3 型	800mg	800mg
疗程		
基因 1[c] 型	48 周	48 周
基因 2/3 型	48 周[d]	24 周
联合用药有效率[e]	54%	56%
基因 1[c] 型	40%～42%	41%～51%
基因 2/3 型	82%	76%～78%

[a] 在 PEG IFNα-2b 联合利巴韦林试验中，最佳剂量是 PEG IFN15μg 联合利巴韦林 800mg；但事后分析说明增加利巴韦林剂量效果更优。随后关于基因 1 型患者应用 PEG IFNα-2b 联合利巴韦林治疗的试验中，确定了利巴韦林的每日剂量：患者体重 <65kg，利巴韦林 800mg；体重 65～85kg，利巴韦林 1000mg；体重 85～105kg，利巴韦林 1200mg；体重>105kg，利巴韦林 1400mg。

[b] 患者体重<75kg，1000mg；体重≥75kg，1200mg。

[c] 以 PEG IFN/利巴韦林治疗为基础，不含蛋白酶抑制剂。

[d] 在 PEG IFNα-2b 联合利巴韦林试验中，所有患者治疗 48 周；但其他一些试验结果证实，基因 2 型和 3 型的患者，应用 IFN 和 PEG IFN，治疗 24 周即获益。基因 3 型伴进展期肝纤维化/肝硬化和（或）高载量 HCV-RNA，推荐 48 周治疗。

[e] 比较两种 PEG IFN 联合其他药物治疗的有效率，结果容易被两种制剂的试验方法学差异（不同的利巴韦林剂量，记录抑郁及其他副作用的方法不同）及研究对象组成不同（肝纤维化/肝硬化比例不同、美国和国际患者比例、平均体重、基因 1 型比例、高载量 HCV-RNA 比例不同）干扰。在 2009 年 IDEAL 试验报道的两种 PEG IFN 对照研究中，比较了两种药物的耐受性和有效率。PEG IFNα-2b 给药剂量为每周每千克体重 1.0μg/kg 或 1.5μg/kg，PEG IFNα-2a 为 180μg。PEG IFNα-2b 组每日联合利巴韦林剂量依照重量标准[a] 为 800～1400mg，PEG IFNα-2a 为 1000～1200mg[b]。对于 PEG IFNα-2b，由于利巴韦林副作用致使利巴韦林减量 200～400mg；对于 PEG IFNα-2a，减量至 600mg 以达到其耐受剂量。在低剂量 PEG IFNα-2b 组中，持续病毒学应答发生率为 38.0%；在标准足量 PEG IFNα-2b 组中，持续病毒学应答发生率为 39.8%；在 PEG IFNα-2a 组中，持续病毒学应答发生率为 40.9%。

缩略词：PEG，聚乙二醇；PEG IFN，聚乙二醇干扰素；HCV RNA，丙型肝炎病毒 RNA

　　1 型的患者接受博赛波维治疗应在第 8 周追加一次 HCV-RNA 检测，并且其水平可能影响疗程。目前的共识是如果未能达到早期病毒应答即应终止治疗。

表 164-4 慢性丙型肝炎抗病毒指征及治疗

标准治疗指征
HCV-RNA 检测阳性（有或无 ALT 升高）
肝活检提示门静脉/桥接纤维化或中重度肝炎
再治疗建议
基因 1 型
标准 IFN 单药治疗或标准 IFN/利巴韦林治疗或标准 PEG IFN/利巴韦林后复发，部分应答或无应答
PEG IFN/利巴韦林加蛋白酶抑制剂治疗如下
基因 2/3/4 型
标准 IFN 单药治疗或标准 IFN/利巴韦林治疗后复发
PEG IFN/利巴韦林
标准 IFN 单药治疗或标准 IFN/利巴韦林治疗后无应答
PEG IFN/利巴韦林——下列情况更易达到持续的病毒学应答，先前未接受利巴韦林治疗的白种人，HCV RNA 基础低水平，在之前治疗后 HCV RNA 下降 2 个 $\log_{10}$，基因型 2 和 3，利巴韦林无需减量应用。
根据个体化情况决策抗病毒治疗
儿童（年龄＜18 岁）——不推荐使用蛋白酶抑制剂
年龄＞60 岁
肝活检提示轻度肝炎
严重肾功能不全
推荐长疗程维持治疗
冷球蛋白血管炎合并慢性丙型肝炎
无应答者不推荐长程治疗
不推荐抗病毒治疗
肝硬化失代偿期
妊娠（利巴韦林致畸）
具有药物禁忌证
治疗方案
HCV 基因 1 型
PEG IFN-α2a 每周 180μg 联合利巴韦林 1000mg/d（体重＜75kg）至 1200mg/d（体重≥75kg）或
PEG IFN-α2b 每周 1.5μg/kg 联合利巴韦林 800mg/d（临床试验中采用此剂量，但是上述两种 PEG IFN 均推荐联合基于体重的更大剂量利巴韦林方案）
联合蛋白酶抑制剂包括以下两种情况之一：
PEG IFN/利巴韦林 4 周治疗后，起始博赛泼维 800mg tid
● 在第 8 及第 24 周未检出 HCV-RNA 患者，应接受三药联合治疗 28 周（4 周 PEG IFN/利巴韦林之后，三药联合治疗 24 周）。如果在第 4 周 HCV-RNA 检测阳性，则治疗 48 周（4 周 PEG IFN/利巴韦林之后，三药联合治疗 44 周）可增加持续应答率。
● 患者 HCV-RNA 检测第 8 周阳性、第 24 周阴性应接受三药联合治疗（PEG IFN/利巴韦林，博赛泼维）36 周（4 周 PEG IFN/利巴韦林之后，三药联合治疗 32 周），再行 PEG IFN/利巴韦林治疗 12 周以上，总疗程 48 周。

表 164-4　慢性丙型肝炎抗病毒指征及治疗（续）

- 肝硬化初治且在第 8 周、第 24 周未检出 HCV-RNA 的患者，接受三药联合治疗（PEG IFN/利巴韦林，博赛泼维）48 周（4 周 PEG IFN/利巴韦林之后，三药联合治疗 44 周）。
  替拉瑞韦 750mg tid，初始治疗时给药，无需预先 PEG IFN/利巴韦林治疗。
- 在第 4 周、第 12 周未检测到 HCV-RNA 的患者，接受三药治疗（PEG IFN/利巴韦林，替拉瑞韦）12，然后 PEG IFN/利巴韦林治疗 12 周，总计 24 周。
- 肝硬化初治且在第 4 周、第 12 周未检出 HCV-RNA 患者，接受三药联合治疗 12 周，然后 PEG IFN/利巴韦林治疗 36 周，总计 48 周。

HCV 基因 1 型无法应用蛋白酶抑制剂或禁忌者——48 周治疗

　　PEG IFN-α2a 每周 180μg 联合利巴韦林 1000mg/d（体重＜75kg）至 1200mg/d（体重≥75kg）或

　　PEG IFN-α2b 每周 1.5μg/kg 联合利巴韦林 800mg/d（临床试验中采用此剂量，但是上述两种 PEG IFN 均推荐联合基于体重的更大剂量利巴韦林方案）

HCV 基因 4 型——48 周治疗

　　PEG IFN-α2a 每周 180μg 联合利巴韦林 1000mg/d（体重＜75kg）至 1200mg/d（体重≥75kg）或

　　PEG IFN-α2b 每周 1.5μg/kg 加利巴韦林 800mg/d（临床试验中采用此剂量，但是上述两种 PEG IFN 均推荐联合基于体重的更大剂量利巴韦林方案）

- 患者第 12 周未达到早期病毒学应答应终止治疗。
- 达到早期病毒学应答的患者应在第 24 周再次检测 HCV-RNA，若仍阳性，则终止治疗。

HCV 基因 2/3 型——24 周治疗

　　PEG IFN-α2a 每周 180μg 联合利巴韦林 800mg/d 或

　　PEG IFN-α2b 每周 1.5μg/kg 联合利巴韦林 800mg/d ［基因 3 型患者有进展期肝纤维化和（或）高载量 HCV RNA，推荐 48 周疗程］

HCV-HIV 同时感染患者：48 周，不考虑基因型，每周 1 次 PEG-α2a（180μg）或 PEG-α2b（1.5μg/kg）联合每日 1 次利巴韦林 600～800mg，如能耐受可根据体重增至 1000～1200mg。对基因 1 型患者，由于蛋白酶抑制剂可能与抗 HIV 药物相互作用，因此不推荐应用

可导致应答率降低的情况

位于 IL28B 基因座的 T 等位基因（与 C 等位基因相对）单核苷酸多态性基因 1 型

高载量 HCV RNA（＞2 000 000 拷贝数/ml，或＞于 800 000IU/ml）

进展期肝纤维化（桥接纤维化、肝硬化）

病史长

年龄＞40 岁

高 HCV 准种（quasispecies）多样性

免疫抑制

表 164-4　慢性丙型肝炎抗病毒指征及治疗（续）

非裔美国人
拉丁裔
肥胖
肝脂肪变性
胰岛素抵抗，2 型糖尿病
黏附减少（药物剂量减少，疗程减少）

缩略词：ALT，谷丙转氨酶；HCV，丙型肝炎病毒；IFN，干扰素；PEG IFN，聚乙二醇干扰素；IU，国际单位（1IU/ml 等于 2.5 拷贝数/ml）

甲型肝炎

虽然甲型肝炎极少导致暴发型肝衰竭，但是合并慢性肝病尤其是慢性乙型或丙型肝炎的患者则较为常见。甲型肝炎疫苗接种效果良好，并且慢性肝炎患者能够极好地耐受。因此，慢性肝病尤其是慢性乙型或丙型肝炎患者应当接种甲型肝炎疫苗。

自身免疫性肝炎

■ 分型

I 型：经典型自身免疫性肝炎，抗平滑肌抗体（SMA）和（或）合并抗核抗体（ANA）阳性。*II 型*：抗肝/肾微粒体抗体（LKM）阳性，LKM 可阻断细胞色素 P450IID6（主要见于南欧）。*III 型*：缺乏 ANA 和抗 LKM，抗可溶性肝细胞原抗体（SLA）阳性，临床上与 I 型相似。分型标准由制定自身免疫性肝炎诊断标准的国际协作组提出。

■ 临床表现

经典型自身免疫性肝炎（I 型）：80％为女性，30～50 岁多发。1/3 的患者表现类似于急性病毒性肝炎。隐匿性发作占 2/3，表现为进展性黄疸、食欲不良、肝大、腹痛、鼻出血、发热、乏力、闭经。可出现肝硬化，如果不经治疗，5 年死亡率＞50％。

■ 肝外表现

皮疹、关节炎、干燥性角膜炎、甲状腺炎、溶血性贫血、肾炎。

■ 血清学检查

γ-球蛋白升高、类风湿因子阳性、抗 SMA 阳性（40％～80％）、ANA 阳性（20％～50％）、抗线粒体抗体阳性（10％～20％），酶联免疫测定法检测抗 HCV 可出现假阳性，而 HCV-RNA 测定则不会如此，部分患者 p-ANCA 阳性。Ⅱ型：抗 LKM 阳性。

> **治疗** **自身免疫性肝炎**
>
> 　　肝活检证实具有严重的慢性肝炎（桥接坏死）、转氨酶显著升高（5～10 倍）及 γ-球蛋白升高，高度提示本病。口服泼尼松或泼尼松龙 30～60mg/d，数周后逐渐减量至 10～15mg/d；一般与硫唑嘌呤 50mg/d 合用，减少糖皮质激素用量和避免激素相关不良反应。治疗期间应每月监测肝功能。服药后症状可迅速改善，肝功能改善耗时数周或数月，而肝组织学改善（肝活检呈轻度慢性肝炎改变或正常）则需要 18～24 个月。治疗需要至少维持 12～18 个月，且超过 50% 患者停药后会复发。对于多次复发的患者，考虑维持小剂量糖皮质激素或硫唑嘌呤 2mg/（kg·d）治疗。

> 更多内容详见 HPIM-18 原文版：Dienstag JL：Chronic Hepatitis，Chap. 306，p. 2567.

第 165 章
肝硬化和酒精性肝病

王雪梅　校　赵晓蕾　译

肝硬化

　　*肝硬化*为组织病理学定义。其病因、临床特征和并发症繁多。肝硬化时，肝组织结构破坏伴假小叶形成，继而出现肝纤维化，并导致肝功能损害。

■ 病因 （见表 165-1）

■ 临床表现

　　或无症状，肝硬化直至外科手术中意外被发现。

症状

　　厌食、恶心、呕吐、腹泻、右上腹隐痛、疲劳、乏力、发热、黄疸、闭经、阳痿、不孕。

表 165-1　肝硬化的病因

酒精	心源性肝硬化
慢性病毒性肝炎	遗传代谢性肝病
乙型肝炎	血色病
丙型肝炎	Wilson 病
自身免疫性肝炎	α_1-抗胰蛋白酶缺乏症
非酒精性脂肪性肝炎	囊性纤维化
胆汁性肝硬化	隐源性肝硬化
原发性胆汁性肝硬化	
原发性硬化性胆管炎	
自身免疫性胆管病	

体征

蜘蛛痣、肝掌、黄疸、巩膜黄染、腮腺和泪腺肿大、杵状指、Dupuytren 挛缩、男性乳房发育、睾丸萎缩、肝脾大、腹水、消化道出血（静脉曲张）、肝性脑病。

实验室检查

贫血（失血时呈小细胞性贫血；叶酸缺乏时呈大细胞性贫血；合并溶血性贫血称 Zeive 综合征）、全血细胞减少（脾功能亢进）、凝血酶原时间延长；罕见显性弥散性血管内凝血；低钠血症、低钾性碱中毒、糖代谢紊乱、低白蛋白血症。

■ 诊断性检查

依据临床情况。血清学：HBsAg、抗 HBc 抗体、抗 HBs 抗体、抗 HCV 抗体、抗 HDV 抗体、铁、总铁结合力、铁蛋白、抗线粒体抗体（AMA）、平滑肌抗体（SMA）、抗肝/肾微粒体抗体（anti-LKM）、抗核抗体（ANA）、铜蓝蛋白、α_1 抗胰蛋白酶（及表型分析）；腹部多普勒超声、CT 或 MRI（可显示肝硬化、脾大、侧支循环及静脉血栓）。确定诊断通常取决于肝活检（经皮、经颈静脉或开腹）。

■ 并发症（见表 165-2 和第 48、59 和 166 章）

Child-Pugh 评分系统可用于评价肝硬化的严重程度和其并发症风险（表 165-3）。

酒精性肝病

大量饮酒可引起脂肪肝、酒精性肝炎及肝硬化。由于肝硬化致死者，其中 40% 为酒精性肝硬化。患者大多否认大量饮酒史。病情

表 165-2　肝硬化的并发症

门静脉高压	凝血障碍
食管胃底静脉曲张	凝血因子缺乏
门脉高压性胃病	纤维蛋白溶解
脾大，脾功能亢进	血小板减少症
腹水	骨病
自发性细菌性腹膜炎	骨质缺乏
肝肾综合征	骨质疏松
1 型	软骨病
2 型	血液学异常
肝性脑病	贫血
肝肺综合征	溶血
门脉性肺动脉高压	血小板减少症
营养不良	中性粒细胞减少症

表 165-3　肝硬化的 Child-Pugh 分级

临床及生化指标	单位	1	2	3
血清胆红素	μmol/L	<34	34～51	>51
	mg/dL	<2.0	2.0～3.0	>3.0
血清白蛋白	g/L	>35	30～35	<30
	g/dL	>3.5	3.0～3.5	<3.0
凝血酶原时间	延长秒数	0～4	4～6	>6
	INR	<1.7	1.7～2.3	>2.3
腹水		无	容易控制	难治性
肝性脑病		无	轻度	重度

注：Child-Pugh 评分是这五项指标的分数之和，范围为 5～15 分。Child-Pugh 分级可分为 A 级（5～6 分），B 级（7～9 分），C 级（10 分及以上）。肝硬化失代偿期评分在 7 分及以上（B 级）。这个程度被认定为进入肝移植等候名单的标准。

严重者（肝炎、肝硬化）常与酒精摄入 160g/d，并持续 10～20 年相关。女性较男性更为易患，摄入更少酒精量即进展为晚期肝病。乙型肝炎和丙型肝炎可作为本病进展的协同因素。营养不良也可加速肝硬化进展。

■ 脂肪肝

常表现为无症状的肝大和肝生化检查轻度增高。戒酒可逆转病程，而避免导致肝硬化。

■ 酒精性肝炎

临床表现可无症状或严重至肝衰竭伴有黄疸、腹水、消化道出血及肝性脑病。典型表现包括纳差、恶心、呕吐、发热、黄疸及轻度肝大。偶有胆汁淤积，其临床表现似胆道梗阻。谷草转氨酶（AST）多<400U/L，且为谷丙转氨酶（ALT）的2倍以上；可有胆红素和WBC升高。诊断基于肝活检病理表现：肝细胞肿胀、酒精性玻璃样变性（Mallory小体）、多核中性粒细胞浸润、肝细胞坏死及中央静脉周围纤维化。

■ 酗酒导致的其他代谢性改变

NADH/NAD比例升高导致乳酸血症、酮症酸中毒、高尿酸血症、低血糖症、低镁血症及低磷血症。另外，还可造成线粒体功能障碍，诱导微粒体酶而改变药物代谢，脂质过氧化致使膜损伤，以及高代谢状态。酒精性肝炎的许多表现归因于乙醛和细胞因子（由于内毒素清除功能受损释放的IL-1、IL-6和TNF）的毒性作用。

■ 不良预后因素

酒精性肝炎的危重患者30天内死亡率>50%。重度酒精性肝炎患者的特征：PT>5倍正常值、胆红素>137μmol/L（>8mg/dl）、低蛋白血症、氮质血症。下述公式可用于判断预后：$4.6 \times PT(s) - PT$正常值$(s) + $血清胆红素$(mg/dl)$。其分值≥32分以上提示预后不良。腹水、静脉曲张出血、肝性脑病及肝肾综合征均预示不良预后。

治疗　酒精性肝病

戒酒至关重要。每天摄入总热量8500～12 500kJ（2000～3000kcal），其中蛋白质含量1g/kg（肝性脑病者酌减）。每日摄入多种维生素、硫胺素100mg、叶酸1mg。纠正钾、镁、磷缺乏。必要时输注压积红细胞、血浆。监测血糖（严重肝病可出现低血糖症）。口服泼尼松40mg/d或泼尼松龙32mg/d，疗程1个月，可使严重酒精性肝炎伴肝性脑病者（无消化道出血、肾衰、感染者）获益。己酮可可碱被证实可改善患者生存，且含有此成分药物可替代糖皮质激素用于治疗重度酒精性肝炎。对于特定戒酒>6个月的肝硬化患者，或可慎重考虑选择肝移植。

原发性胆汁性肝硬化

原发性胆汁性肝硬化（PBC）是进展性的非化脓性、破坏性肝内胆管炎。好发于女性，中位发病年龄50岁。患者表现为无症状性碱性磷酸酶升高（预后较好）；或由于胆汁分泌障碍导致皮肤瘙痒与进行性黄疸，最终发展至肝硬化和肝衰竭。

■ 临床表现

皮肤瘙痒、乏力、黄疸、黄斑瘤、黄色瘤、骨质疏松、脂肪泻、皮肤色素沉着、肝脾大和门静脉高压；血清碱性磷酸酶、胆红素、胆固醇和 IgM 升高。

■ 相关疾病

干燥综合征、胶原血管疾病、甲状腺炎、肾小球肾炎、恶性贫血和肾小管酸中毒。

■ 诊断

90％患者抗线粒体抗体（AMA）阳性（直接针对丙酮酸脱氢酶复合体和其他 2-氧酸脱氢酶线粒体酶）。肝活检对于诊断 AMA 阴性的 PBC 最为重要。肝活检组织学上分为 4 期：Ⅰ期—小叶间胆管破坏，肉芽肿形成；Ⅱ期—胆管增生；Ⅲ期—纤维化；Ⅳ期—肝硬化。

■ 预后

与年龄、血清胆红素、血清白蛋白、凝血酶原时间和水肿程度相关。

治疗 ▶ 原发性胆汁性肝硬化

每日熊去氧胆酸 13～15mg/kg 已经证实可改善疾病的生化和组织学表现。愈早治疗，其疗效反应愈好。考来烯胺 4g 餐中口服可缓解皮肤瘙痒；难治性患者可考虑应用利福平、纳曲酮和血浆置换。骨质疏松者给予钙、维生素 D 和二磷酸盐。疾病终末期需要肝移植。

肝移植

慢性、不可逆的进展性肝病而无禁忌证或暴发性肝衰竭无其他替代性治疗者可考虑肝移植（表 165-4）。

■ 禁忌证（见表 165-5）

■ 供者的选择

匹配 ABO 血型相容性及肝大小（可修剪移植物，尤其在儿童中）。要求供者 HIV、HBV、HCV 检测阴性。活体供者肝移植越来

表 165-4 肝移植适应证

儿童	成人
胆道闭锁	原发性胆汁性肝硬化
新生儿肝炎	继发性胆汁性肝硬化
先天性肝纤维化	原发性硬化性胆管炎
Alagille 综合征[a]	自身免疫性肝炎
Byler 病[b]	Caroli 病[c]
α_1 抗胰蛋白酶缺乏症	隐源性肝硬化
遗传性代谢紊乱	慢性肝炎伴肝硬化
Wilson 病	肝静脉血栓
酪氨酸血症	急性重型肝炎
糖原贮积症	酒精性肝硬化
溶酶体贮积症	慢性病毒性肝炎
原卟啉病	原发性肝细胞性恶性肿瘤
Crigler-Najjar I 型	肝腺瘤
家族性高胆固醇血症	非酒精性脂肪性肝炎
原发性高草酸尿症 I 型	家族性淀粉样多神经病
血友病	

[a] 肝动脉发育异常、胆管缺乏及先天畸形，其中包括肺动脉瓣狭窄。
[b] 肝内胆汁淤积、进展性肝衰竭及精神发育迟缓。
[c] 肝内胆管的多发囊性扩张

表 165-5 肝移植禁忌证

绝对禁忌证	相对禁忌证
未控制的肝胆外感染	年龄＞70 岁
活动性、未经治疗的败血症	既往重大肝胆手术史
先天畸形无法纠正且且寿命限制	门静脉血栓
精神活性物质或酒精滥用	
严重的心肺疾病	非肝病所致的肾衰竭
肝胆外恶性肿瘤（不包括非黑色素瘤皮肤癌）	既往肝胆外恶性肿瘤（不包括非黑色素瘤皮肤癌）
肝转移癌	重度肥胖
胆管癌	严重的营养不良/过剩
艾滋病	药物依从性不良
致命的系统性疾病	HIV 血清学阳性未能控制病毒复制或 $CD4 < 100/\mu l$
	肝内脓毒血症
	继发于肺内右向左分流的严重低氧血症（$PO_2 < 50mmHg$）
	严重的肺动脉高压（平均肺动脉压力＞35mmHg）
	未控制的精神障碍

越普遍，其将健康成人供者的右肝叶移植至成人受者。左肝叶活体供者移植占儿童肝移植的1/3。

■ 免疫抑制

各种联合方案，包括他克莫司或环孢素和糖皮质激素、西罗莫司、霉酚酸酯或OKT3（单克隆抗胸腺细胞球蛋白）。

■ 移植后并发症

供肝功能障碍（原发性无功能、急性或慢性排斥反应、缺血、肝动脉血栓形成、胆道梗阻或胆瘘、原发疾病复发）；感染（细菌、病毒、真菌、机会性感染）；肾功能不全；神经精神性疾病、心血管功能障碍、肺功能损伤。

■ 成功率

目前，5年生存率＞60％，成功率降低见于一些特殊情况（如：慢性乙型肝炎、肝细胞癌）。

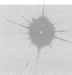

更多内容详见 HPIM-18 原文版：Bacon BR：Cirrhosis and Its Complications, Chap. 308, p. 2592；Mailliard ME, Sorrell MF：Alcoholic Liver Disease, Chap. 307, p. 2589；Dienstag JL, Chung RT；Liver Transplantation. Chap. 310, p. 2606.

第166章
门静脉高压

王智峰　校　邓利华　译

门静脉高压指肝静脉压力梯度上升＞5mmHg，由于肝硬化时肝内血流阻力增加，协同内脏血管床扩张造成肝血流增加所致，是肝硬化（第165章）的并发症之一。

■ 分类（见表166-1）
■ 并发症

门静脉高压的主要并发症包括食管胃底静脉曲张破裂出血、腹水（第49章）、脾功能亢进、肝性脑病、自发性腹膜炎（第49章）、肝肾综合征（第49章）及肝癌（第78章）。

表 166-1　门静脉高压的分类

肝前性
门静脉血栓形成
脾静脉血栓形成
巨脾（Banti 综合征）
肝性
窦前性
血吸虫病
先天性肝纤维化
窦性
各种原因所致的肝硬化
酒精性肝病
窦后性
肝窦梗阻（静脉闭塞综合征）
肝后性
布-加综合征
下腔静脉滤器植入
心源性
限制型心肌病
缩窄性心包炎
严重的充血性心力衰竭

食管胃底静脉曲张

约 1/3 的肝硬化患者存在食管胃底静脉曲张，而其中 1/3 的患者会发生上消化道出血。食管胃底静脉曲张所致出血可危及生命，患者出血的风险与静脉曲张的程度与部位、门静脉高压的程度（压力 >12mmHg）以及肝硬化的严重程度相关（可依据 Child-Pugh 分级进行评定，见表 165-3）。

■ 诊断

对于疑似或已知存在门静脉高压的患者，可选用食管胃镜检查作为评价上消化道出血的措施。腹腔干及肠系膜动脉造影用于因上消化道大量出血而无法进行内镜检查的患者，以及评价门静脉分支开放情况。超声多普勒和 MRI 也可用于评价门静脉系统。

治疗　食管胃底静脉曲张

消化道出血的常规治疗措施详见第 47 章。

控制急性出血

根据实际临床情况及具备条件选择合适的方案。

1. 内镜下介入治疗是控制急性出血的一线方案。超过 90％的病例使用内镜下曲张静脉套扎（EVL）成功止血。然而，若曲张静脉延展至胃近端，EVL 的成功率降低。一些内镜医师采用曲张静脉硬化注射作为首选治疗，尤其是出血量较大的患者。

2. 血管收缩剂：生长抑素或奥曲肽（50～100μg/h 持续静脉滴注）。

3. 气囊压迫（三腔二囊管）：可应用于无条件及时进行内镜治疗或在内镜治疗前需预先维持生命体征平稳的患者。其并发症包括咽部阻塞、窒息、误吸及食管溃疡形成。鉴于此，一般仅在大量出血、血管加压素和（或）内镜治疗失败的患者中使用。

4. 经颈静脉肝内门体分流术（TIPS）：经放射介入技术建立门静脉与腔静脉之间的分流通道，仅用于其他治疗措施失败时，其风险包括诱发肝性脑病（20％～30％）、分流通道狭窄或梗阻（30％～60％），以及感染。

预防再次出血

1. EVL：应重复进行以完全消除曲张的静脉。

2. 普萘洛尔或纳多洛尔：非选择性 β 受体阻滞剂可降低门静脉压力，降低曲张静脉出血的风险，减少出血的死亡率。

3. TIPS：对药物治疗失败并等待肝供者的肝移植患者而言，可发挥"桥梁"治疗作用。

4. 外科门体分流术：随着 TIPS 的出现，外科手术的应用逐渐减少；可考虑应用于肝合成功能较好的患者。

预防首次出血

对于曲张静脉出血风险较高的患者，可预防性进行 EVL 和（或）使用非选择性 β 受体阻滞剂。

肝性脑病

在肝衰竭的基础上出现的精神认知功能异常，可表现为急性可逆性或慢性进展性。

■ 临床表现

肝性脑病可表现为认知功能下降、言语不清、性格改变（其中包括变得暴力且难以控制）、嗜睡并难以唤醒及扑翼样震颤。最终可进展至昏迷，初期对外界剧烈刺激仍有反应，而后期反应消失。

■ 病理生理学

由于肝分流和其体积减小，未经肝清除的肠源性神经毒素直接到达大脑，引发肝性脑病症状。肝性脑病的患者中，血氨水平可特异性升高，但其幅度与肝病严重程度的相关性较差。其他可加重肝性脑病的复合物包括假性神经递质和硫醇类物质。

■ 诱发因素

包括消化道出血、氮质血症、便秘、高蛋白饮食、低钾性碱中毒、中枢神经系统镇静剂（如：苯二氮䓬类及巴比妥类药物）、低氧血症、高碳酸血症、脓毒血症。

治疗	肝性脑病

去除诱因，纠正电解质紊乱。乳果糖（非吸收性双糖）是主要治疗药物，可酸化肠道环境及导泻，其治疗目标是保持患者每日 2～3 次软便。无法耐受乳果糖的患者，可口服吸收性较差的抗生素以降低肠道细菌产氨。新霉素及甲硝唑交替使用可减少单用各药的不良反应；近来亦使用利福昔明治疗。补充锌剂也有助于治疗。符合适应证的患者，可行肝移植。

更多内容详见 HPIM-18 原文版：Bacon BR：Cirrhosis and Its Complications, Chap. 308，p. 2592.

第 167 章
速发型超敏反应性疾病

栗占国／校　李雪　译

■ 定义

此类疾病是由于致敏的嗜碱性粒细胞和肥大细胞接触相应抗原（过敏原）后，IgE 介导释放炎性介质所致。相关疾病包括过敏反应、过敏性鼻炎、荨麻疹、哮喘及湿疹性（异位性）皮炎。特应性过敏反应有家族聚集倾向，可出现上述一种或多种疾病。

■ 病理生理

IgE 与肥大细胞和嗜碱性粒细胞表面的高亲和力受体结合。抗原和 IgE 交联后激活细胞，致使细胞内贮存和新合成的炎性介质释放，包括组胺、前列腺素、白三烯（包括白三烯 C_4、D_4 和 E_4，统称为过敏性慢反应物质——SRS-A）、酸性水解酶、中性蛋白酶、蛋白多糖和细胞因子（图 167-1）。这些炎性介质与速发型过敏反应中的许多病理生理反应相关，例如血管扩张、血管通透性增加、平滑肌收缩，

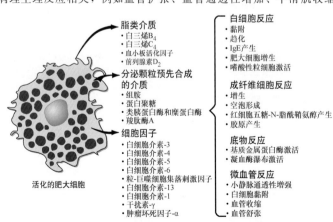

图 167-1　小鼠中 IgE 依赖性激活的肥大细胞生成上述 3 类生物活性介质，可相继引起多种靶细胞效应，导致急性和持续性的炎症反应

以及中性粒细胞和其他炎症细胞趋化。各类过敏反应的临床表现与炎性介质释放的解剖学区域和时相密切相关。

荨麻疹和血管性水肿

■ 定义

荨麻疹和血管性水肿可以单独或共同发生。荨麻疹仅累及真皮的表面部分，表现为界限清晰、中心苍白的风团，可蔓延融合成片。血管性水肿可累及皮下组织等深层皮肤。根据发病机制对荨麻疹-血管性水肿分类，更有利于探究其临床病因及鉴别诊断（见表167-1）。

■ 病理生理

特征为真皮（血管性水肿中还包括皮下组织）弥漫性水肿。推断水肿由于肥大细胞或其他细胞群释放的炎性介质引起血管通透性增加而形成。

■ 诊断

病史，尤其是潜在致敏原的暴露和（或）摄入史，以及病变的持续时间。荨麻疹性血管炎的特点是持续＞72h，而普通荨麻疹一般持续时间＜48h。

表 167-1 荨麻疹和（或）血管性水肿的分类

1. IgE 依赖
   a. 对特异性过敏原（花粉、食物、药物、真菌、真菌、膜翅类毒液、蟎虫）过敏
   b. 物理因素：皮肤划痕、寒冷、光照
   c. 自身免疫性

2. 缓激肽介导
   a. 遗传性血管性水肿：C1 酯酶抑制物缺陷：缺乏（1 型）和功能障碍（2 型）
   b. 获得性血管性水肿：C1 酯酶抑制物缺陷：抗独特型抗体和抗 C1 酯酶抑制物抗体
   c. 血管紧张素转化酶抑制剂

3. 补体介导
   a. 坏死性血管炎
   b. 血清病
   c. 对血制品反应

4. 非免疫源性
   a. 直接导致肥大细胞脱颗粒（阿片类药物、抗生素、箭毒、D-筒箭毒碱、对比剂）
   b. 影响花生四烯酸代谢（阿司匹林和非甾体抗炎药、偶氮染料和苯甲酸盐）

5. 特发性

- 针对吸入性和（或）食物变应原（过敏原）皮试。
- 物理因素激发试验，如震动刺激或寒冷刺激。
- 实验室检查：补体水平、ESR（IgE 介导的荨麻疹或血管性水肿不会出现 ESR 增快及低补体血症）；临床病史提示为遗传性血管性水肿，检测 C1 酯酶抑制物（C1INH）的抗原（1 型）或无活性蛋白（2 型）水平；冷球蛋白、乙型肝炎抗原与抗体研究；自身抗体筛查。
- 必要时皮肤活检。

■ 鉴别诊断

异位性皮炎、接触性过敏反应、皮肤肥大细胞增生症（色素性荨麻疹）、系统性肥大细胞增生症。

■ 预防

尽可能明确及避免接触变应原（过敏原）。

治疗 荨麻疹和血管性水肿

- H_1 抗组胺药可有效治疗：例如，氯苯那敏，最大剂量 24mg PO qd；苯海拉明 25～50mg PO qid；羟嗪 40～200mg PO qd；赛庚啶 8～32mg PO qd；或低/无镇静作用的抗组胺药，如氯雷他定 10mg PO qd；地氯雷他定 5mg PO qd；非索非那定，最大剂量可达 180mg PO qd；西替利嗪 5～10mg PO qd；左西替利嗪 5mg PO qd。
- H_2 抗组胺药，如雷尼替丁 150mg PO bid 或可增强疗效。
- 可联合白三烯受体拮抗剂：如孟鲁司特 10mg qd 或扎鲁司特 20mg bid。
- 局部使用糖皮质激素对于荨麻疹和（或）血管性水肿无用。考虑到长期使用的不良反应，避免糖皮质激素全身用药治疗特发性、过敏性或物理性荨麻疹。

过敏性鼻炎

■ 定义

临床以打喷嚏、流涕和鼻塞为特征的鼻部炎症，可伴有结膜和咽部痒感、流泪和鼻窦炎。季节性过敏性鼻炎多由于花粉暴露，尤其是来自草坪、树丛、杂草和发霉物的过敏原。常年过敏性鼻炎常由于接触室内粉尘（含尘螨过敏原）和动物皮屑。

■ 病理生理

侵入鼻腔的花粉和其他致敏原黏附在过敏个体的鼻黏膜上，导致 IgE 依赖的肥大细胞激活，释放炎症介质引起黏膜充血、水肿和渗液。鼻黏膜表面的炎症可促使过敏原渗入组织的深层，而与静脉周围的肥大细胞接触。鼻窦口堵塞可继发引起鼻窦炎，并可能合并细菌感染。

■ 诊断

症状与特定地点内植物季节性花粉传播时间相关的确切病史；特别注意其他潜在的致敏原，如宠物的皮屑等物质。

- 体格检查：鼻黏膜水肿或充血，可能发现鼻息肉，球结膜可见炎症或水肿，伴有其他变态反应的临床表现（如支气管哮喘、湿疹）。
- 针对吸入性和（或）食物过敏原皮试。
- 鼻腔分泌物涂片可见大量嗜酸性粒细胞，中性粒细胞提示感染。
- 血清总 IgE 和特异性 IgE（免疫法测定）可升高。

■ 鉴别诊断

鉴别血管舒缩性鼻炎、上呼吸道感染（URI）、暴露于刺激性因素、妊娠鼻黏膜水肿、药物性鼻炎、非过敏性鼻炎伴嗜酸性粒细胞增多，以及 α-肾上腺素能激动剂引起的鼻炎。

■ 预防

识别及避免接触变应原（过敏原）。

治疗　过敏性鼻炎

- 传统抗组胺药（如氯苯那敏、苯海拉明）疗效显著，但可引起嗜睡和精神运动性失常，包括手眼协调性减低及驾驶能力受损。新型抗组胺药（如非索非那定、氯雷他定、长效氯雷他定、西替利嗪、左西替利嗪、奥洛他定、比拉斯汀和氯革斯汀）疗效同样显著，且嗜睡作用较弱，阻断 H_1 受体的特异性更高。
- 口服拟交感药，如伪麻黄碱 $30\sim60mg$ PO qid；但此类药物可加重高血压；联合抗组胺药/解充血药可减少不良反应，增进患者舒适感。
- 谨慎使用局部缩血管药物，其停药后可致病情反跳，长期使用可引起慢性鼻炎。
- 鼻内局部使用糖皮质激素，如倍氯米松，每鼻孔 2 喷 bid；或

　　氟替卡松，每鼻孔 2 喷 qd。

- 局部使用色甘酸钠，每鼻孔 1～2 喷 qid。
- 孟鲁司特 10mg PO qd，对于季节性和常年性鼻炎均有效。
- 如果保守治疗效果不理想，可行脱敏疗法。

系统性肥大细胞增生症

■ 定义

　　以肥大细胞增生为特点的系统性疾病；病变主要累及骨髓、皮肤、胃肠道黏膜、肝和脾，可分为：①惰性；②与血液系统疾病伴发；③侵袭性；④肥大细胞白血病；⑤肥大细胞肉瘤。

■ 病理生理和临床表现

　　系统性肥大细胞增生症的临床表现归因于组织被大量肥大细胞浸润，引起组织反应（纤维化），并释放生物活性物质在局部导致色素性荨麻疹、痉挛性腹痛、胃炎、消化性溃疡等，在远处引起头痛、皮肤瘙痒、面部潮红、血管萎陷等。临床表现可由乙醇、麻醉品（如可待因）和非甾体抗炎药等诱发加重。

■ 诊断

　　根据患者的临床表现和实验室检查可疑似为肥大细胞增生症，但只有通过组织活检（常为骨髓活检）才可确定诊断。系统性肥大细胞增生症的诊断标准见表 167-2。可协助诊断系统性肥大细胞增生症的实验室检查包括各类血与尿中肥大细胞的分泌因子水平，如组胺、组胺代谢产物、前列腺素 D_2（PGD_2）代谢产物或肥大细胞类胰蛋白酶。其他检查包括骨扫描、骨成像和胃肠道收缩试验。除外其他可能导致面部潮红的疾病（如类癌综合征、嗜铬细胞瘤）。

表 167-2　系统性肥大细胞增生症的诊断标准[a]

主要标准： 在骨髓或其他皮肤外组织中可见多灶性肥大细胞浸润聚集，类胰蛋白酶免疫检测或异染性证实

次要标准：
1. 肥大细胞形态异常，可有纺锤形和（或）多分叶或偏心细胞核
2. 肥大细胞表型异常，除 CD117（c-kit）之外，还表达 CD25 和 CD2（IL-2 受体）
3. 在外周血细胞、骨髓细胞或受累组织中检出第 816 位密码子突变
4. 血浆总类胰蛋白酶（主要为 α-类胰蛋白酶）>20ng/ml

[a] 诊断需满足 1 个主要标准及 1 个次要标准，或 3 个次要标准

治疗 系统性肥大细胞增生症

- H_1 和 H_2 抗组胺药。
- 质子泵抑制剂用于治疗胃酸分泌过多。
- 腹泻和腹痛可口服色甘酸钠。
- 非甾体抗炎药（用于非敏感性患者）可抑制 PGD_2 生成。
- 糖皮质激素全身用药有效，但常合并各类并发症。
- 羟基脲可用于减少肥大细胞系祖细胞，对侵袭性系统性肥大细胞增生症有效。
- 肥大细胞性白血病给予化疗。

更多内容详见 HPIM-18 原文版：Austen KF：Allergies, Anaphylaxis, and Systemic Mastocytosis, Chap. 317, p. 2707.

第 168 章
原发性免疫缺陷病

栗占国 校 杨梦溪 译

定义

原发性免疫缺陷病是一组遗传性疾病，可以累及免疫反应的各个环节，从固有免疫到适应性免疫，包括细胞分化、效应器功能和免疫调节（表 168-1）。由于缺陷的分子功能不同，原发性免疫缺陷病的结果不尽相同，各种常见病原体及机会致病菌的感染风险增加；导致病理性免疫反应，如过敏、淋巴细胞增殖和自身免疫反应等，还可增加癌症风险。感染的位置和部位以及致病微生物常有助于医生诊断。

诊断（表 168-2）

分类（表 168-1）

■ 固有免疫系统缺陷

约占所有原发性免疫缺陷病的 10%（表 168-1）。

■ 适应性免疫系统缺陷

T 淋巴细胞缺陷综合征

重症联合免疫缺陷病（SCID） 该病是一组罕见的原发性免疫

表 168-1　原发性免疫缺陷病的分类

固有免疫系统缺陷病

- 吞噬细胞
  - ◇ 生成障碍：严重的先天性中性粒细胞缺乏症（SCN）
  - ◇ 无脾
  - ◇ 黏附障碍：白细胞黏附缺陷病（LAD）
  - ◇ 清除障碍：慢性肉芽肿病（CGD）
- 固有免疫受体和信号转导
  - ◇ Toll 样受体信号调节缺陷
  - ◇ 分枝杆菌病的孟德尔遗传易感性
- 补体缺陷
  - ◇ 经典、旁路以及凝集素途径
  - ◇ 裂解阶段

适应性免疫系统缺陷病	
● T 淋巴细胞	
◇ 发育不良	重症联合免疫缺陷病（SCID）
◇ 存活、迁移及功能缺陷	DiGeorge 综合征
	重症联合免疫缺陷病
	高 IgE 综合征（常染色体显性遗传）
	CD40 配体缺陷病
	Wiskott-Aldrich 综合征
	共济失调-毛细血管扩张症和其他 DNA 修复缺陷病
● B 淋巴细胞	X 连锁及常染色体隐性遗传无丙种球蛋白血症
-发育不良	高 IgM 综合征
-功能缺陷	普通变异型免疫缺陷病（CVID）
	IgA 缺乏症

调节缺陷	
● 固有免疫	自身炎症性综合征（本章略）
	重症结肠炎
● 适应性免疫	嗜血细胞综合征（HLH）
	自身免疫性淋巴细胞增生综合征（ALPS）
	自身免疫和炎症性疾病（IPEX, APECED）

缩略词：APECED（autoimmune polyendocrinopathy candidiasis ectodermal dysplasia），自身免疫性多内分泌腺病伴念珠菌病和外胚层发育不良；IPEX（immunodysregulation polyendocrinopathy enteropathy X-linked syndrome），X 连锁免疫功能失调、多内分泌腺病及肠病综合征

缺陷病，是由于固有免疫缺陷导致的严重的 T 细胞发育障碍。出生后 3～6 个月内即可发病。常见的临床表现为反复口腔念珠菌感染、生长发育受限、慢性腹泻及卡氏肺孢子虫感染。目前已确定的发病机制有以下六种：

- **细胞因子信号通路缺陷**：是最常见的 SCID，占 T 细胞和 NK 细胞缺乏患者的 40%～50%。这些患者体内细胞因子（白细胞

表 168-2 诊断原发性免疫缺陷病（PID）的常用检查方法

检查方法	观察指标	PID
全血细胞计数和细胞形态学	中性粒细胞计数	↓重度先天性中性粒细胞缺乏症 ↑↑LAD
	淋巴细胞计数* 嗜酸细胞增多症 Howell-Jolly 小体	T 细胞 ID WAS、高 IgE 综合征 无脾
胸部 X 线（CXR）	胸腺影 肋软骨连接处	SCID、DiGeorge 综合征 腺苷脱氨酶缺乏症
骨平片	干骺端	软骨毛发发育不全
血清免疫球蛋白水平	IgG、IgA、IgM IgE	B 细胞 ID 高 IgE 综合征、 WAS、T 细胞 ID
淋巴细胞表型	T、B 淋巴细胞计数	T 细胞 ID、 无丙种球蛋白血症
二氢罗丹明荧光法（DHR） 氯化硝基四氮唑蓝法（NBT）	PMN 产生的活性氧	慢性肉芽肿性疾病
CH50、AP50	补体经典和旁路途径	补体缺乏病
腹部超声检查	脾大小	无脾

* 正常值随年龄改变。例如，年龄小于 3 个月时淋巴细胞计数为 $3000\sim9000/\mu l$，成人为 $1500\sim2500/\mu l$

缩略词：ID，免疫缺陷病；LAD，白细胞黏附缺陷病，PMN，多形核白细胞；SCID，重症联合免疫缺陷病；WAS，Wiskott-Aldrich 综合征

介素-2、4、7、9、15、21）受体共用的 γ 链缺陷。由于 JAK3 蛋白激酶基因突变，原本见于 X 连锁 SCID 的表型也可以经常染色体隐性遗传的方式遗传。

- **嘌呤代谢缺陷**：约 20% 的 SCID 患者由于 *ADA* 基因突变导致腺苷脱氨酶（ADA）缺乏。
- **T 细胞和 B 细胞受体重排缺陷**：占 SCID 患者的 20%～30%。主要缺陷包括重组酶激活基因（RAG-1，RAG-2）DNA 依赖性蛋白激酶、DNA 连接酶 4 及 Cernunnos 缺陷。
- **胸腺（前体）T 细胞受体信号调节缺陷**：较为罕见，（前体）T 细胞受体和 CD45 相关的 CD3 亚基缺陷。
- **网状组织发育不良**：极为罕见，腺苷酸激酶 2 缺陷导致。
- **淋巴细胞释放障碍**：Coronin-1A 缺陷导致 T 细胞从胸腺释放障碍。

> **治疗** **重症联合免疫缺陷病**

根治性治疗有赖于造血干细胞移植（HSCT）。

其他 T 细胞相关性原发性免疫缺陷病

- DiGeorge 综合征：胸腺发育不良
- 高-IgE 综合征
- CD40 配体缺陷病
- Wiskott-Aldrich 综合征
- 共济失调-毛细血管扩张症及其他 DNA 修复缺陷病

治疗 其他 T 细胞免疫缺陷病

治疗较复杂，大部分尚处于研究阶段。HSCT 在某些疾病中有效。应避免接种活疫苗及输注含有多种 T 细胞成分的血制品。对某些严重 T 细胞缺陷的患者，应预防性治疗卡氏肺孢子虫肺炎。

B 淋巴细胞缺陷综合征

B 细胞缺陷是最常见的原发性免疫缺陷病，占原发性免疫缺陷病的 60%~70%。抗体形成缺陷的患者易患侵袭性化脓性细菌感染、反复鼻窦及肺部感染；无抗体形成（无丙种球蛋白血症）的患者易患播散性肠病毒感染引起的脑膜脑炎、肝炎及皮肌炎样疾病。诊断主要依据血清免疫球蛋白水平。

- 无丙种球蛋白血症：85% 的病例是 X 连锁上 Bruton 酪氨酸激酶（Btk）基因突变所致。
- 高 IgM 血症：大多数病例是由于 X 连锁上编码 CD40 配体的基因缺乏所致。患者血清中 IgM 正常或升高，伴有 IgG 和 IgA 降低或缺乏。
- 普通变异型免疫缺陷病（CVID）：一组异质性综合征，表现为一种或多种血清同型免疫球蛋白水平降低。发病率约为 1/20 000。除了感染，相关症状还包括淋巴组织增生症，肉芽肿性病变，结肠炎，抗体介导的自身免疫病，以及淋巴瘤。
- 孤立性 IgA 缺乏症：最常见的免疫缺陷病，发病率约为 1/600。大多数患者未见感染风险增加；输血或血浆时生成抗 IgA 抗体，可导致过敏反应；可进展为 CVID。
- 多糖抗原选择性抗体缺乏症。

治疗 B 细胞/免疫球蛋白缺陷综合征

静脉应用免疫球蛋白（仅适用于反复细菌感染伴有 IgG 缺陷的患者）：

- 初始剂量 $400\sim500mg/kg$，每 $3\sim4$ 周 1 次。
- 调整剂量使 IgG 浓度维持在 $800mg/dl$。
- 某些患者可考虑经皮下注射给药，每周 1 次。

■ 调节缺陷

罕见，但逐渐被认为是导致免疫系统稳态失调的原发性免疫缺陷病，同时可能致使感染风险增高（表 168-1）。

更多内容详见 HPIM-18 原文版：Fischer A：Primary Immune Deficiency Diseases, Chap. 316, p. 2695.

第 169 章
系统性红斑狼疮、类风湿关节炎及其他结缔组织病

栗占国　校　杨梦溪　译

结缔组织病

■ 定义

具有某些相同常见特征的一组异质性疾病，包括皮肤、关节和其他富含结缔组织结构的炎症，以及免疫调节改变，生成自身抗体和细胞免疫异常。各类结缔组织病独具特点，但患者之间的表现却可极大差异，而不同疾病之间的临床特征又可彼此重叠。

系统性红斑狼疮（systemic lupus erythematosus，SLE）

■ 定义及发病机制

病因不明，由自身抗体及免疫复合物沉积引起组织细胞损伤的疾病。遗传、环境及性激素均与发病密切相关。病理机制包括 T 与 B 细胞过度活化、生成特异性核抗原决定簇的自身抗体，以及 T 细胞功能异常。

■ 临床表现

90% 的患者为女性，多为育龄期女性，黑种人发病率高于白种

人。病程常常呈现急性加重与相对缓解交替。可累及任何器官系统，病情严重程度轻重不一。常见临床表现包括：

- 全身症状：疲倦、发热、不适和体重减轻。
- 皮肤：皮疹（尤其是颊部蝶形红斑）、光过敏、血管炎、脱发和口腔溃疡。
- 关节炎：炎症性、对称性和非侵蚀性。
- 血液系统：贫血（可为溶血性贫血）、粒细胞减少、血小板减少、淋巴结病、脾大和动静脉栓塞。
- 心、肺：胸膜炎、心包炎、心肌炎和心内膜炎。由于动脉粥样硬化快速进展，患者罹患心肌梗死的风险增高。
- 肾炎：其分类主要依赖组织学表现（见 Table 319-2，p. 2727，in HPIM-18）。
- 胃肠道：腹膜炎和血管炎。
- 神经系统：器质性脑病、痫性发作、精神病和脑炎。

药物性狼疮

由药物诱发，多见于普鲁卡因胺、肼屈嗪、异烟肼、氯丙嗪、甲基多巴、米诺环素、抗肿瘤坏死因子 α 制剂，其临床表现及免疫改变与自发性 SLE 相似。其全身性症状、关节和浆膜炎表现更为突出，而 CNS 及肾损害少见。所有患者均存在抗核抗体（ANA）阳性；也可能出现抗组蛋白抗体，但抗 dsDNA 抗体和低补体血症少见。大部分患者停用上述药物后症状改善。

■ 临床评估

- 病史及体格检查。
- 关键特征是 ANA 阳性，然而出现低滴度 ANA 并非 SLE 特异。其他实验室检查包括：全血细胞计数（CBC），ESR，ANA 及其亚型（抗 dsDNA 抗体、抗 ssDNA 抗体、抗 Sm 抗体、抗 Ro 抗体、抗 La 抗体及抗组蛋白抗体），补体水平（C3、C4、CH50），血清免疫球蛋白，VDRL，凝血酶原时间（PT），部分凝血活酶时间（PTT），抗心磷脂抗体，狼疮抗凝物，尿液分析。
- 必要的相关放射学检查。
- ECG。
- 合并肾小球肾炎考虑肾组织活检。

■ 诊断

符合分类标准中 4 条及以上者可诊断（参见 Table 319-3，

p. 2728，in HPIM-18）。

治疗 系统性红斑狼疮

根据疾病的类型及严重程度选择治疗方案。目标是控制急性、重症病情，并制订症状控制后的维持治疗策略。治疗方案的选择主要依据以下几点：①疾病是否危及生命或是否可能造成器官损害；②临床表现是否可逆；③预防疾病和治疗相关并发症的最佳措施（Fig. 319-2，p. 2729，and Table 319-5，p. 2372，in HPIM-18）。

保守治疗：用于不危及生命 SLE 的治疗

● 非甾体抗炎药（NSAIDs）（如布洛芬 $400 \sim 800mg$，tid 或 qid）。警惕其肾、胃肠道及心血管并发症。

● 抗疟药（羟氯喹 $400mg/d$），可改善全身、皮肤及关节症状，用药前及用药期间需眼科评估，以除外其眼毒性。

● 贝利木单抗（静脉应用 $10mg/kg$，第 0、2、4 周给药，随后每月 1 次）。B 淋巴细胞刺激因子（BLyS）的特异性抑制剂。仅限用于轻至中度狼疮患者，重症 SLE 如狼疮性肾炎或中枢神经性狼疮患者禁用。

危及生命 SLE 患者的治疗

● 糖皮质激素。

● 细胞毒药物/免疫抑制剂：联合糖皮质激素用于治疗重症 SLE 患者。

1. 环磷酰胺——$500 \sim 700mg/m^2$ 静脉冲击治疗 6 个月，随后采用吗替麦考酚酯或硫唑嘌呤维持治疗。欧洲的研究提示间隔 2 周静脉予以环磷酰胺 500mg，总计给药 6 次可有效缓解病情。然而，尚不明确此结论是否也适用于美国人群。

2. 吗替麦考酚酯——$2 \sim 3g/d$，治疗有效的资料仅限于狼疮性肾炎患者。黑种人患者中吗替麦考酚酯的疗效优于环磷酰胺。

3. 硫唑嘌呤——有效，但在诱导治疗中起效较慢。

类风湿关节炎（rheumatoid arthritis, RA）

■ 定义及发病机制

病因未明，以持续性炎症性滑膜炎为特征的慢性系统性疾病，多表现为对称性外周小关节受累。RA 以软骨破坏、骨侵蚀及关节畸形为特点，其病程表现呈多样化。RA 的发病与 HLA-DR4 密切相关，遗传和环境因素均对发病有重要影响。RA 的疾病进展是免疫介导损伤的结果，由于滑膜淋巴细胞浸润，局部淋巴细胞、巨噬细胞与成纤维细胞活化生成细胞因子和趋化因子，引起滑膜增生和关节损害。

■ 临床表现

RA人群发病率为 $0.5\%\sim1.0\%$，男女比例为 $1:3$，发病率随年龄增长而增加，发病高峰在 $30\sim50$ 岁。

关节表现

以对称性多发小关节炎为典型表现，受累关节疼痛、压痛、肿胀；晨僵多见；常累及近端指间关节及掌指关节，晚期可发展为关节畸形。

关节外表现

皮肤——类风湿结节、血管炎。

肺——结节、肺间质病变、闭塞性细支气管炎伴机化性肺炎（BOOP）、胸膜疾病、Caplan综合征（血清阳性的RA合并尘肺）。

眼——角膜结膜炎、巩膜外层炎、巩膜炎。

血液系统——贫血、Felty综合征（脾大伴中性粒细胞减少症）。

心脏——心包炎、心肌炎。

神经系统——继发于颈椎病变的脊髓病、神经压迫、血管炎。

■ 临床评估

- 病史和体格检查，包括对全身关节的检查。
- 超过66%的患者类风湿因子（RF）阳性，且其与疾病的严重程度、类风湿结节及关节外表现相关。
- 抗环瓜氨酸肽抗体（抗CCP抗体）与RF敏感性相当，但特异性更高；有助于早期诊断RA；在大多数具有骨破坏倾向的侵蚀性RA患者呈阳性。
- 其他实验室检查——CBC、ESR。
- 滑液分析——除外晶体性关节炎及感染性关节炎。
- 影像学检查——近端关节骨量减少，关节间隙狭窄，关节边缘侵蚀。需完善胸部X线（CXR）检查。

■ 诊断

典型表现者不难诊断，但早期较易混淆。本病分类标准在2010年进行了更新（Table 321-1，p.2745，HPIM-18）。

■ 鉴别诊断

痛风、SLE、银屑病关节炎、感染性关节炎、骨关节炎及结节病。

治疗 类风湿关节炎

目标：减轻疼痛，缓解炎症，改善/保持功能，预防长期关节损害，控制全身性受累情况。目前越来越倾向于疾病早期的强化治疗（Table 321-2，HPIM-18，pp. 2748~2749）。所有 RA 药物均各具毒性，因此需在用药前完善筛查并持续监测。

- 对患者进行疾病及关节保护的宣教。
- 物理和职业治疗：加强关节周围肌肉锻炼，可使用辅助装置。
- 阿司匹林或 NSAIDs。
- 关节腔内注射糖皮质激素。
- 全身应用糖皮质激素。
- 改善病情抗风湿药物（DMARDs）：如氨甲蝶呤、羟氯喹、柳氮磺胺吡啶、来氟米特。
- 生物治疗。
- TNF-α 拮抗剂（依那西普、英利昔单抗、阿达木单抗、戈利木单抗、赛妥珠单抗）：可有效控制 RA 患者病情，并延缓关节损害的进展，减少致残率；但存在严重感染和药物毒性风险。
- 阿巴西普（CTLA4-Ig）：抑制 T 细胞活化，可单用或与氨甲蝶呤合用。
- 利妥昔单抗：可直接结合于 CD20 而去除成熟 B 细胞的嵌合抗体，适用于难治性 RA。
- 托珠单抗：人源化单克隆抗体，可直接抑制 IL-6 受体。
- 阿那白滞素：IL-1 受体拮抗剂，批准用于 RA，但因其疗效有限而已较少应用。
- 外科手术：适用于关节畸形导致严重功能障碍者。

系统性硬化症（systemic sclerosis，SSc）

■ 定义及发病机制

系统性硬化症（SSc）以皮肤变厚（硬皮病）及多脏器特异性损害（主要累及消化道、肺、心脏及肾）为特征的多系统疾病。发病机制未明，与免疫学机制导致血管内皮损伤和成纤维细胞活化有关。

■ 临床表现

- 皮肤：皮肤水肿及皮肤纤维变形（主要出现于四肢、颜面、躯干），毛细血管扩张，钙质沉着，雷诺现象。

- 关节痛和（或）关节炎。
- 消化道：食管功能障碍，肠道功能减退。
- 肺：肺间质纤维化、肺动脉高压、肺泡炎。
- 心脏：心包炎、心肌病、传导异常。
- 肾：高血压，肾衰竭或危象。

临床可分为两类亚型：

1. 弥漫型硬皮病 进展迅速的面部、躯干及肢体近端和远端的皮肤对称性增厚。病程早期即存在内脏损害高风险。

2. 局限性硬皮病 在其他临床症状出现之前，有长期的雷诺现象；皮肤受累仅局限于指端（指端硬化）、肘部以下的远端肢体及面部；预后较好；其中，同时具备钙质沉着、雷诺现象、食管功能障碍、指端硬化及毛细血管扩张表现的患者，称为 CREST 综合征。

■ 临床评估

- 病史及体格检查，特别是血压变化（肾病的预兆）。
- 实验室检查：ESR，ANA（抗着丝点抗体，与 SSc 相关），特异性抗体即抗拓扑异构酶 I （抗 Scl-70）抗体，尿液分析（UA）。已经证实多种自身抗体升高与特定的临床表现相关（Table 323-3，HPIM-18，p. 2760）。
- 影像学检查：CXR，如有胃肠道受累表现时应行钡餐造影，双手 X 线片可显见远端骨质再吸收及钙质沉着。
- 其他：ECG、超声心动图、肺功能试验（PFT），可考虑皮肤活检。

治疗 系统性硬化症

- 对患者进行保暖、戒烟及预防食管反流等方面的宣教。
- 钙通道阻滞药（如硝苯地平）可有效改善雷诺现象。其他治疗药物包括西地那非、氯沙坦、硝酸甘油膏、氟西汀、波生坦及手指交感神经切除术。
- 血管紧张素转化酶（ACE）抑制剂：对控制高血压及肾病进展尤为重要。
- 抗酸剂、H_2 受体拮抗剂、奥美拉唑及甲氧氯普胺可用于治疗食管反流。
- D-青霉胺：是否有助于缓解皮肤增厚及预防内脏损害仍存在争议，隔日用量＞125mg 时，疗效并不相应增加。

- 糖皮质激素：无法延缓 SSc 的慢性进展，可用于治疗炎性肌炎或心包炎；疾病早期大剂量使用可能引发肾危象。
- 环磷酰胺：改善患者肺功能及提高肺泡炎患者生存率。
- 依前列醇（前列环素）与波生坦（内皮素-1 受体拮抗剂）：有助于改善合并肺动脉高压患者的心肺血流动力学。

混合性结缔组织病（mixed connective tissue disease，MCTD）

■ 定义及发病机制

同时具有 SLE、SSc、多发性肌炎及 RA 等多种疾病临床特征的一种结缔组织病，通常循环中抗核糖核蛋白（RNP）抗体滴度增高。对于 MTCD 是否为独有的一类疾病，或为 SLE 或 SSc 的一种亚型尚有争议。

■ 临床表现

雷诺现象、多关节炎、双手肿胀或指端硬化、食管功能障碍、肺间质纤维化及炎性肌病。约 25% 患者发生肾累及。实验室异常包括高滴度 ANA、极高滴度抗 RNP 抗体，以及 50% 患者 RF 阳性。

■ 临床评估

与 SLE 及 SSc 相似。

治疗 混合性结缔组织病

相关资料较少。根据患者临床表现为 SLE/SSc/多发性肌炎/RA 的特征而选用与其相似的治疗方案。

干燥综合征（Sjögren syndrome）

■ 定义及发病机制

以进行性外分泌腺淋巴细胞浸润为主要特征的免疫性疾病，最常导致眼干及口干症状；也可并发腺外表现；中年女性多发；既可为原发，也可继发于其他自身免疫病。

■ 临床表现

- 全身症状：疲乏。
- 干燥症状：干燥性角结膜炎（KCS）与口干燥症。
- 其他皮肤黏膜表面干燥：鼻、阴道、气管黏膜及皮肤。
- 腺外表现：关节痛/关节炎、雷诺现象、淋巴结病、间质性肺炎、血管炎（多为皮肤血管炎）、肾炎及淋巴瘤。

■ 临床评估

- 病史及体格检查：尤其注意口腔、眼及淋巴系统检查，以及是否存在其他自身免疫病。
- 疾病的标志之一是自身抗体阳性（ANA、RF、抗 Ro 抗体、抗 La 抗体）。
- 其他实验室检查：ESR，CBC，肝肾功能、甲状腺功能检查，血清蛋白电泳（SPEP）（常见高丙种球蛋白血症或单克隆丙球蛋白病），尿液分析。
- 眼科检查：诊断及定量评价 KCS，Schirmer 试验及加拉玫红染色。
- 口腔检查：唾液流率、牙科检查。
- 唇涎腺活检：显示淋巴细胞浸润及腺体组织破坏。

■ 诊断

参见基于临床表现和实验室特征制定的国际分类标准（Table 324-5，HPIM-18，p. 2772）。

> ### 治疗 ▶ 干燥综合征
>
> - 牙科及眼科专科医师对患者定期随访。
> - 干眼症：人工泪液、眼部润滑软膏、环磷腺苷或环孢素滴眼局部刺激。
> - 口干燥症：增加饮水次数、食用无蔗糖糖果。
> - 毛果芸香碱或西维美林：可有助于缓解口干、眼干症状。
> - 羟氯喹：可有助于缓解关节痛。
> - 糖皮质激素：对于缓解干燥症状无效，但可改善腺外表现。

抗磷脂综合征（antiphospholipid antibody syndrome，APS）

■ 定义

自身抗体介导的获得性易栓症，体内出现磷脂（PL）结合血浆蛋白的自身抗体，临床特征性表现为反复动静脉血栓和（或）病态妊娠。可单独发生（原发性），或继发于其他自身免疫病（继发性）。

■ 临床表现

包括血管血栓形成及病态妊娠（Table 320-2 in HPIM-18，

p. 2737)。灾难性抗磷脂综合征（CAPS）表现为快速进展性血栓栓塞，常累及3个或以上器官系统，且危及生命。

■ **辅助检查**

实验室检查：凝血指标包括部分凝血活酶时间、白陶土凝集时间（KCT）、蝰蛇毒磷脂时间（DRVTT）、抗心磷脂抗体、β2糖蛋白、凝血酶原。抗体需在间隔12周后重复检测。

■ **诊断**

建议至少具备1项临床标准和1项实验室标准。

治疗 ▶ **抗磷脂综合征**

- 首次血栓事件后，终身服用华法林，维持INR在2.5～3.5。
- 肝素联合阿司匹林80mg qd用于预防病态妊娠；静脉注射丙种球蛋白（IVIG）也可预防流产。糖皮质激素治疗无效。
- 对于CAPS患者，可给予IVIG、CD20单抗及使用磺达肝素或利伐沙班等抗血栓药物。

更多内容详见HPIM-18原文版：Hahn BH: Systemic Lupus Erythematosus, Chap. 319, p. 2724; Shah A, St. Clair EW: Rheumatoid Arthritis, Chap. 321, p. 2738; Varga J: Systemic Sclerosis（Scleroderma）and Related Disorders, Chap. 323, p. 2757; Moutsopoulos HM, Tzioufas AG: Sjögren's Syndrome, Chap. 324, p. 2770; Moutsopoulos HM, Vlachoyiannopoulos PG: Antiphospholipid Antibody Syndrome, Chap. 320, p. 2736,

---

第 170 章
血管炎

栗占国 校 李雪 译

■ **定义及发病机制**

血管炎是以血管壁炎性损伤、管腔狭窄或闭塞以及继发性组织器官缺血为临床病理特点的一类疾病。临床表现取决于受累血管的大小及位置。大部分血管炎由免疫机制介导，可为原发或是某种疾病的唯一表现，或者继发于其他疾病。不同类型的血管炎，其临床特征、病情严重程度、组织学特点和治疗方法存在极大差异。

■ 原发性血管炎

肉芽肿性多血管炎（韦格纳肉芽肿病）

临床特点为上、下呼吸道的肉芽肿性多血管炎合并肾小球肾炎。上呼吸道损伤常累及鼻与鼻窦，表现为鼻腔内脓性或血性分泌物、鼻黏膜溃疡、鼻中隔穿孔，以及软骨破坏（鞍鼻）。肺部受累可无临床症状，或表现为咳嗽、咯血、呼吸困难等。本病也可累及眼部。肾小球肾炎可无症状性急骤进展，而导致肾衰竭。

变应性肉芽肿性血管炎

多器官多系统的肉芽肿性血管炎，主要累及肺，以哮喘、外周嗜酸性粒细胞或嗜碱性粒细胞浸润为特征，也可发生肾小球肾炎。

结节性多动脉炎（PAN）

中等大小肌性动脉受累，血管造影较常见动脉瘤形成，主要累及肾动脉、肝、胃肠道、外周神经、皮肤及心脏。部分患者与乙型病毒性肝炎相关。

显微镜下多血管炎

主要累及肾小球和肺的小血管炎，中等大小血管也可受累。

巨细胞动脉炎

大中动脉炎症，主要累及颞动脉，也可累及其他大血管及导致系统性损害，主要症状包括头痛、头皮触痛、舌或下颌间歇性运动停顿、发热，以及肌肉骨骼症状（风湿性多肌痛）；眼部血管受累可致突然失明，为本病严重的并发症之一。

大动脉炎（Takayasu arteritis）

大动脉血管炎，最易侵犯主动脉弓及其分支，常见于年轻女性，主要表现为颈部及上肢血管非特异性炎症或缺血、主动脉瓣反流及全身炎症症状。

过敏性紫癜

主要累及皮肤、胃肠道及肾，多见于儿童，易复发。

冷球蛋白血症性血管炎

大多数患者患有丙型病毒性肝炎，其异常炎症反应导致冷球蛋白形成，主要临床表现为皮肤血管炎、关节炎、周围神经病变及肾小球肾炎等。

原发性皮肤血管炎

皮肤血管炎泛指累及皮肤血管的炎症，超过 70％继发于各类疾病（见下文"继发性血管炎综合征"），仅 30％为原发性皮肤血管炎。

其他血管炎综合征

- 川崎病（皮肤黏膜淋巴结综合征）
- 中枢神经系统孤立性血管炎
- 白塞综合征
- Cogan 综合征
- 多血管炎重叠综合征

■ 继发血管炎综合征

- 药物诱发的血管炎
- 血清病
- 感染、恶性肿瘤及风湿病相关的血管炎

■ 临床评估（见图 170-1）

- 全面采集病史及体格检查——重点关注有无缺血及全身炎症反应表现。
- 实验室检查——对于评价器官受累状况非常重要，如 CBC 及其分类、UA、ESR 及肾功能。ANA、类风湿因子、抗基底膜抗体、乙/丙型肝炎病毒及 HIV 病毒血清学检测，以除外其他疾病。
- 抗中性粒细胞胞质抗体（ANCA）——与韦格纳肉芽肿病、显微镜下多血管炎及变应性肉芽肿性血管炎相关；但仅是辅助性指标，无法取代活检确诊或达到决策治疗的作用。
- 影像学——即使无肺部症状，也需 CXR 检查。
- 诊断——基于动脉造影或受累组织活检确诊。

■ 鉴别诊断

根据累及器官情况鉴别相应疾病。在使用免疫抑制剂治疗之前，需除外肿瘤及感染性疾病。此外，需除外其他临床表现与血管炎相似的疾病（表 170-1）。

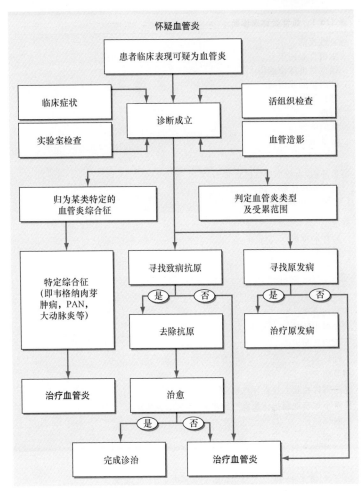

图 170-1 可疑血管炎患者诊断流程

PAN：结节性多动脉炎

治疗 血管炎

根据血管炎类型及病情严重程度决策治疗。对于罕有导致不可逆性器官损害或药物疗效不著的血管炎（如孤立性皮肤血管炎），不宜使用免疫抑制剂。抗病毒药物对于乙型及丙型病毒性肝炎合并的血管炎极为关键。单独使用糖皮质激素可有效控制巨细胞动脉炎及大动脉炎。对于器官受累危及生命者，尤其是活动性肾小球肾炎，糖皮质激素联合免疫抑制剂治疗极其重要。常用药物如下：

表 170-1　血管炎鉴别诊断

感染性疾病
　　细菌性心内膜炎
　　播散性淋球菌感染
　　肺组织胞浆菌病
　　球孢子菌病
　　梅毒
　　莱姆病
　　落基山斑疹热
　　Whipple 病

凝血障碍/血栓形成性微血管病
　　抗磷脂抗体综合征
　　血栓性血小板减少性紫癜

肿瘤
　　心房黏液瘤
　　淋巴瘤
　　转移性肿瘤

药物毒性
　　可卡因
　　苯丙胺类
　　麦角生物碱
　　美西麦角
　　砷

结节病

动脉粥样硬化血栓栓塞性疾病

抗肾小球基底膜抗体疾病（肺出血-肾炎综合征）

淀粉样变性

偏头痛

- 泼尼松初始剂量 $1mg/(kg \cdot d)$，逐渐减量。

- 环磷酰胺 $2mg/(kg \cdot d)$，必要时调整剂量以避免严重的白细胞减少。晨起大量饮水对于减轻膀胱毒性极为重要。静脉环磷酰胺冲击疗法（剂量 $15mg/kg$，间隔 2 周给药 1 次，3 次后改为间隔 3 周给药 1 次）可诱导缓解，但复发率高。疗程控制在 $3\sim6$ 个月，随后改用氨甲蝶呤或硫唑嘌呤维持治疗。

- 每周利妥昔单抗 $375mg/m^2$，连续用药 4 周，韦格纳肉芽肿病或显微镜下多血管炎的诱导缓解效果与环磷酰胺相当，但其复发率、长期安全性及重复给药频率仍未明确。

- 口服氨甲蝶呤，每周最大剂量 $25mg$，用于非重症韦格纳肉芽肿病或显微镜下多血管炎，或无法耐受环磷酰胺者，也可

用于环磷酰胺诱导缓解后维持治疗。肾功能不全或慢性肝
病者禁用。

- 硫唑嘌呤 2mg/(kg·d) 对于活动性病变效果较差，但可用
  于环磷酰胺诱导缓解后的维持用药。

- 吗替麦考酸酯 1000mg 每日 2 次维持病情缓解的效果不如硫
  唑嘌呤，可用于氨甲蝶呤及硫唑嘌呤治疗后复发或禁忌者。

- 快速进展型肾小球肾炎可行血浆置换。

更多内容详见 HPIM-18 原文版：Langford CA, Fauci AS:
The Vasculitis Syndromes, Chap. 326, p. 2785.

第 171 章
强直性脊柱炎

栗占国／校　李雪　译

■ 定义

强直性脊柱炎是一种以双侧骶髂及脊柱中轴关节病为主要病变
的慢性进行性炎症性疾病，也可累及外周关节及关节外结构。疾病
好发于 20～30 岁青年男性，与组织相容性抗原 HLA-B27 密切相关。

■ 临床表现

- 背部疼痛和僵硬——表现为卧床休息后不能缓解，常常发生
  夜间痛，被迫离床，晨起后加重，活动后缓解，起病隐匿，持
  续时间＞3 个月（常称之为"炎性"腰背痛）。

- 外周关节痛——臀部疼痛和肩关节疼痛者占 25%～35%，其
  他外周关节受累率达 30%，常为非对称性。

- 胸痛——主要为胸廓及肌肉附着点的受累。

- 肌腱端痛——即附着点炎，指发生于肌腱和韧带附着点的炎
  症；通常累及大转子、髂嵴、坐骨结节、胫骨结节和足跟。

- 关节外表现——约 20% 的患者可有急性前色素膜炎，其他包
  括主动脉炎、主动脉瓣关闭不全、胃肠道炎症、心脏传导系
  统受损、淀粉样变性及双上肺间质纤维化。

- 全身症状——发热、疲劳或体重减轻。

- 神经系统并发症——与脊柱骨折/脱位相关（轻微创伤即可发生）、寰枢椎半脱位（导致脊髓压迫）及马尾综合征。

■ 体格检查

- 受累关节压痛。
- 胸廓扩张度减低。
- 腰椎前屈（Schober 试验）受限。

■ 临床评估

- 大多数患者红细胞沉降率（ESR）增快，C-反应蛋白（CRP）升高。
- 轻度贫血。
- 类风湿因子及 ANA 阴性。
- HLA-B27 有助于诊断表现为炎性腰背痛而 X 线片正常的强直性脊柱炎。
- 影像学检查：早期可无异常。骶髂关节一般呈对称性骨侵蚀，其关节间隙"假性增宽"，晚期表现为纤维化和强直。脊柱受累表现为椎体方形变，韧带骨赘，纤维环和前纵韧带的骨化可以导致脊柱"竹节样变"。附着点炎处也可发生骨化，而显像为 X 线片。MRI 较平片更早期发现骶髂关节异常，可显示早期关节内炎症、软骨改变及骨髓水肿。

■ 诊断（表 171-1）

鉴别诊断

鉴别反应性关节炎、银屑病关节炎、肠病性关节炎等其他脊柱关节炎（表 171-2），并除外弥漫性特发性骨肥厚综合征。

治疗　强直性脊柱炎

- 体育疗法保持关节姿势及活动度至关重要。
- TNF 拮抗剂（依那西普、英利昔单抗、阿达木单抗、戈利木单抗）可减轻患者疾病活动度，并改善关节功能。
- NSAIDs（如吲哚美辛缓释剂 75mg qd 或 bid）对绝大部分患者有效。
- 柳氮磺胺吡啶 2～3g/d 具有一定疗效，主要适用于外周关节炎。

表 171-1　中轴性脊柱关节炎 ASAS 分类标准
（适用于腰背部疼痛时间≥3 个月、发病年龄早于 45 岁的患者）[a]

影像学显示骶髂关节炎及至少 1 条 SpA 特点	HLA-B27 阳性＋至少 2 条其他 SpA 特点
骶髂关节炎的影像学特点	SpA 的特点
● MRI 显示的活动性（急性）炎症，高度提示 SpA 相关骶髂关节炎[b]	● 炎性腰背痛[d]
	● 关节炎[e]
和（或）	● 肌腱端炎（足跟）[f]
● 根据修订后纽约标准，骶髂关节炎的影像改变确切[c]	● 前葡萄膜炎[g]
	● 指/趾炎[e]
	● 银屑病[e]
	● 克罗恩病/溃疡性结肠炎[e]
	● NSAIDs 治疗有效[h]
	● SpA 家族史[i]
	● HLA-B27 阳性
	● CRP 升高[j]

[a] 敏感性 83%，特异性 84%。仅影像学一项（骶髂关节炎），其敏感性 66%，特异性 97%

[b] 短反转恢复时间成像（STIR）或钆增强扫描 T1 相显示的骨髓水肿和（或）骨炎

[c] 双侧关节≥2 级或单侧关节 3 级或 4 级改变

[d] 见正文中相关文字叙述

[e] 现症或既往患有，经由医师确诊

[f] 现症或既往体检发现的跟/跖腱附着点疼痛或压痛

[g] 现症或既往患有，经由眼科医师确诊

[h] 腰背部疼痛在服用足量 NSAIDs 后 24～48h 后缓解

[i] 一级或二级亲属患有强直性脊柱炎、银屑病、葡萄膜炎、反应性关节炎或炎性肠病

[j] 除外其他原因导致的 CRP 升高

缩略词：ASAS，国际强直性脊柱炎评估工作组；CRP，C-反应蛋白；NSAID，非甾体抗炎药；SpA，脊柱关节炎

资料来源：*From M Rudwaleit et al：Ann Rheum Dis* 68：777，2009，*with permission from BMJ Publishing Group Ltd.*

● 氨甲蝶呤虽被广泛使用，但疗效并不确切。

● 全身糖皮质激素用药的疗效未见报道。

● 关节腔内注射糖皮质激素可缓解持续性附着点炎或外周滑膜炎；葡萄膜炎可局部糖皮质激素治疗，少部分患者需要全身免疫抑制剂治疗；外科手术干预严重受累或变形的关节。

表 171-2　脊柱关节炎的欧洲脊柱关节病研究组（ESSG）分类标准[a]

炎性腰背痛[b]　　　和（或）	滑膜炎 ● 非对称性或 ● 下肢关节受累为主
至少符合以下 1 项： ● SpA 家族史[b] ● 银屑病[b] ● 克罗恩病或溃疡性结肠炎[c] ● 关节炎发作前 1 个月内出现非淋病性尿道炎、宫颈炎或急性腹泻 ● 交替性臀区疼痛[d] ● 肌腱附着点炎[b] ● 骶髂关节炎[b]	

[a] 敏感性＞85％，特异性＞85％

[b] 参见表 171-1

[c] 现症或既往，经由医师诊断并内镜或影像学确诊

[d] 现症或既往的双侧臀区交替性疼痛

缩略词：SpA，脊柱关节炎

资料来源：*From M Dougados et al；J Sieper J et al．Copyright 2009，with permission from BMJ Publishing Group Ltd．*

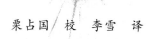

更多内容详见 HPIM-18 原文版：Taurog JD：The Spondyloarthritides，Chap. 325，p. 2774.

第 172 章
银屑病关节炎

栗占国　校　李雪　译

■ 定义

　　银屑病关节炎是一种慢性关节炎，累及 5％～30％的银屑病患者；部分患者，尤其是伴有强直性脊柱炎者常携带组织相容性抗原 HLA-B27。银屑病症状多发生于关节病变之前，但 15％～20％的患者以关节炎为首发表现。此外，90％的银屑病关节炎患者可出现指甲改变。

■ 关节受累形式

　　银屑病关节炎患者关节受累的形式主要有以下 5 种：

● 非对称性寡关节炎：常常累及手、足的远端及近端指/趾间（DIP/PIP）关节、膝关节、腕关节及踝关节，可出现"腊肠指/

趾"等腱鞘炎表现。

- 对称性多关节炎（40%）：相似于类风湿关节炎，但类风湿因子阴性，无类风湿结节。
- 远端指间关节炎（15%）：最常伴有银屑病指甲改变。
- "残毁型关节炎"（3%～5%）：侵蚀性、破坏性关节炎，并伴有严重关节侵蚀和骨质溶解。
- 脊柱炎和（或）骶髂关节炎：20%～40%的银屑病关节炎患者累及中轴关节，可不伴外周关节病变。

■ 临床评估

- 类风湿因子阴性。
- 低增生性贫血、红细胞沉降率（ESR）增快。
- 高尿酸血症。
- 重型银屑病关节炎警惕 HIV 感染。
- 炎性关节液和滑膜活检无特异性发现。
- 影像学特征：关节边缘侵蚀，骨性强直，指/趾端成簇样骨吸收，"笔帽样"改变（远端指/趾骨底部骨质增生，近端指/趾骨变细）；中轴受累表现为非对称的骶髂关节炎、不对称的椎旁韧带骨赘形成。

■ 诊断（表 172-1）

表 172-1　银屑病关节炎分类（CASPLAR）标准[a]

炎性关节病（关节、脊柱或肌腱端）＋下述评分≥3 分诊断银屑病关节炎
1. 现症银屑病[b,c]，或既往银屑病史，或具有银屑病家族史[d]
2. 体格检查见典型银屑病指甲改变[e]
3. 类风湿因子阴性
4. 现症指/趾炎[f]，或由风湿科医生记录的指/趾炎病史
5. 影像学提示手或足部关节周围新骨形成[g]

[a] 特异性 99%，敏感性 91%

[b] 现症银屑病为 2 分，其他特征为 1 分

[c] 就诊时由风湿科医生或皮肤科医生证实为银屑病性皮肤或头皮病变

[d] 家族史指一级或二级亲属曾患银屑病

[e] 包括甲剥离、顶针样改变或过度角化

[f] 全指/趾肿胀

[g] 明确的关节周围异常骨化，而非骨赘形成

资料来源： *From Taylor W et al: Classification criteria for psoriatic arthritis. Development of new criteria from a large international study. Arthritis Rheum，54：2665，2006.*

治疗　银屑病关节炎

- 皮肤、关节病变局部对症治疗。
- 健康教育、物理治疗与职业疗法。
- TNF 拮抗剂（依那西普、利昔单抗、阿达木单抗、戈利木单抗）可改善皮肤、关节病变，延缓影像学进展。
- 阿来西普联合氨甲蝶呤可改善皮肤和关节病变。
- NSAIDs。
- 糖皮质激素关节腔内注射对部分患者有效，尽可能不予全身给药，以避免药物减量过程中导致皮肤病变骤然加重。
- 金制剂及抗疟药疗效尚存争议。
- 氨甲蝶呤每周 15～25mg 和柳氮磺胺吡啶 2～3g/d 临床有效，但无法遏止关节侵蚀。
- 来氟米特对皮肤和关节病变可能有效。

更多内容详见 HPIM-18 原文版：Taurog JD：The Spondyloarthritides, Chap. 325, p. 2774.

第 173 章
反应性关节炎

栗占国　校　杨梦溪　译

■ 定义

　　*反应性关节炎*是指继发于身体其他部位感染的急性非化脓性关节炎，主要为肠道或泌尿系统感染后发生的脊柱关节炎，多见于 HLA-B27 阳性者。

■ 发病机制

　　目前认为，反应性关节炎具有一定的遗传背景，85％的患者 HLA-B27 阳性。*志贺杆菌、沙门杆菌、耶尔森杆菌及弯曲杆菌导致的肠道感染，沙眼衣原体导致的泌尿生殖系统感染或其他致病原均可诱发本病。*

■ 临床表现

　　肠道感染后反应性关节炎的男女患病比例相等，但泌尿生殖系统感染所致的反应性关节炎主要见于青年男性。大多数患者可追溯到发病前 1～4 周曾有泌尿生殖系统或肠道感染症状。

全身症状——疲劳、不适、发热及体重减轻。

关节炎——常为急性、非对称性的寡关节炎，主要累及下肢，可出现骶髂关节炎。

肌腱端炎——肌腱、韧带附着点炎，常表现为指（趾）炎或"腊肠指（趾）"、足底筋膜炎及跟腱炎。

眼部表现——结膜炎，症状通常较轻；葡萄膜炎、角膜炎及视神经炎较少见。

尿道炎——因疼痛而排尿断续，也可以无症状。

其他泌尿生殖系统表现——前列腺炎、宫颈炎及输卵管炎。

皮肤黏膜表现——约 1/3 患者可以出现龟头（旋涡状龟头炎）及口腔黏膜的无痛性溃疡；溢脓性皮肤角化症，也称表皮囊泡过度角化，好发于手掌与足底。

少见的临床表现——胸膜心包炎、主动脉瓣反流、神经系统表现及继发性淀粉样变性。

反应性关节炎也可与 HIV 感染有关。

■ 临床评估

- 临床疑诊时，可通过培养、血清学或分子生物学方法检测感染原。
- 类风湿因子及 ANA 阴性。
- 可能有轻度贫血、白细胞增多及 ESR 增快。
- HLA-B27 的检测可能有助于不典型病例的诊断。
- 所有患者均需 HIV 感染筛查。
- 滑液分析：常为炎性滑液，无感染性状或晶体沉积。
- 影像学：骨侵蚀伴骨膜反应、附着点骨化及骶髂关节炎（多为单侧）。

■ 鉴别诊断

包括脓毒性关节炎（革兰氏阳性/阴性菌），淋病性关节炎，晶体性关节炎，以及银屑病关节炎。

治疗 反应性关节炎

- 临床对照试验未能证实抗生素治疗有效。对于急性衣原体性尿道炎，早期应用抗生素可能有助于预防发生反应性关节炎。
- NSAIDs（如吲哚美辛，25～30mg PO tid）对大多数患者有效。

- 关节腔内注射糖皮质激素。
- 柳氮磺胺吡啶（最大量为 3g/d，分次服用）对部分持续性关节炎患者可能有效。
- 其他治疗无效的难治性疾病可考虑细胞毒性药物，如硫唑嘌呤 [1～2mg/(kg·d)] 或氨甲蝶呤（每周 7.5～15mg）；但 HIV 患者禁用。
- 对严重的慢性患者可考虑应用 TNF 抑制剂。
- 葡萄膜炎可能需局部或全身应用糖皮质激素治疗。

■ 预后

患者预后不尽相同，30％～60％症状反复或持续，15％～25％永久致残。

更多内容详见 HPIM-18 原文版：Taurog JD: The Spondyloarthritides, Chap. 325, p. 2774.

第 174 章
骨关节炎

栗占国　校　杨梦溪　译

■ 定义

骨关节炎（OA）是一种以关节进行性受损为主要特征的关节退行性疾病。其最主要的病理改变为透明关节软骨消失伴软骨下骨增生变厚及硬化、关节边缘骨赘形成、关节囊牵拉，以及关节周围附着的肌肉无力。导致 OA 发生的途径很多，但根本原因是其保护机制失效而致使骨关节受损。

■ 流行病学

OA 是最常见的关节炎，其患病与年龄直接相关，女性更为常见。关节受损及关节负重是导致 OA 的两大危险因素，其他影响因素还包括年龄、女性、种族、遗传、营养、关节外伤、既往损伤史、关节错位、本体感觉障碍及肥胖。

■ 发病机制

OA 中软骨最早发生改变。软骨的两种主要成分为增加抗拉强度的 2 型胶原，以及聚集蛋白聚糖。由于软骨内聚集蛋白聚糖逐渐耗竭、胶原蛋白基质分解以及 2 型胶原缺失，导致关节易损性增加，致使 OA 发生。

■ 临床表现

OA 几乎可累及全身各个关节，但以负重关节及常用关节最常受累，如膝、髋、脊柱及手关节。典型的手关节受累包括远端指间关节、近端指间关节及第一腕掌关节（拇指基底部），较少累及掌指关节。

症状

- 与活动相关的一个或数个关节疼痛（休息及夜间疼痛不常见）。
- 晨起或休息后关节僵硬感，但一般持续时间较短（<30min）。
- 关节不能活动或功能受限。
- 关节不稳定。
- 关节畸形。
- 关节摩擦音（"咔哒"音）。

体征

- 慢性单关节炎或非对称性寡/多关节炎。
- 关节边缘骨性膨大，如 Heberden 结节（远端指间关节）或 Bouchard 结节（近端指间关节）。
- 轻度非炎症性滑膜炎，但较少见。
- 骨摩擦音，在关节被动或主动活动时听到的"咔哒"音。
- 关节畸形，如膝骨关节炎可因膝关节内外侧间隙或髌股关节间隙狭窄而导致内翻足或外翻足畸形。
- 活动受限，如髋关节内旋受限。
- 脊柱受累时（影响椎间盘、椎间关节及棘旁韧带）可出现神经系统异常。

■ 临床评估

- 常规的实验室检查通常正常。
- ESR 通常正常，但滑膜炎患者可增快。
- 类风湿因子、ANA 阴性。
- 关节液微黄而黏稠度高，白细胞计数<1000/μl；有助于排除晶体性关节炎、炎症性关节炎或感染。
- 早期可无异常影像学表现，随着疾病进展，逐渐出现关节间隙变窄、软骨下骨硬化、软骨下囊肿及骨赘形成。本病有别于类风湿关节炎和银屑病关节炎，其侵蚀性改变在软骨下，并且沿着关节表面中心部位分布。

■ 诊断

一般依据关节受累方式确定诊断。若体征提示炎症性关节炎，影像学特点、常规实验室检查正常及滑液性质均有助于提示本病。

鉴别诊断

鉴别骨坏死、Charcot 关节病、类风湿关节炎、银屑病关节炎及晶体性关节炎。

治疗 ▶ 骨关节炎

- 治疗目标——缓解疼痛，尽可能减少功能丧失。
- 非药物治疗旨在减轻病变关节负重——包括健康教育，减轻体重，使用手杖及其他支撑物辅助，等长运动以强化受累关节周围的肌肉，矫形器或支架固定纠正关节变形。
- 局部使用辣椒碱膏剂可以减轻手或膝的疼痛。
- 个体化权衡对乙酰氨基酚、水杨酸盐、NSAIDs 及 COX-2 抑制剂的风险与获益。
- 曲马朵——用于 NSAIDs 无法较好缓解症状的患者，但本药是阿片受体激动剂，需警惕其潜在成瘾的风险。
- 关节腔内注射糖皮质激素——可有效缓解症状，但效果短暂。
- 关节腔内注射透明质酸钠——可用于髋与膝骨关节炎，但其效果是否优于安慰剂尚存争议。
- 氨基葡萄糖和软骨素——尽管被广泛使用，但 FDA 并未批准用于骨关节炎，仍缺乏药物疗效证据。
- 并非全身糖皮质激素治疗的适应证。
- 关节镜下清创及冲洗——对于半月板撕裂从而导致关节僵硬、屈曲受限等机械性症状的骨关节炎患者有效。对于无上述表现的患者，其效果并不优于安慰剂。
- 对于顽固性疼痛及关节功能丧失的严重骨关节炎患者，经积极内科治疗后无效，可考虑关节置换术。

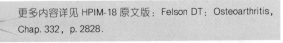

更多内容详见 HPIM-18 原文版：Felson DT: Osteoarthritis, Chap. 332, p. 2828.

第 175 章
痛风、假性痛风及相关疾病

栗占国　校　杨梦溪　译

痛风

■ 定义

痛风是一种常见于中老年男性和绝经后女性的代谢性疾病，其生物学特点为高尿酸血症。发病时，由于血浆和细胞外液中尿酸过饱和，在特定条件下形成结晶继而产生一系列临床表现，既可以一种临床表现单独出现，也可以多种合并出现。

■ 发病机制

尿酸是嘌呤核苷酸代谢的终末产物，其产生与嘌呤代谢紧密相关。细胞内 5-磷酸核糖-1-焦磷酸盐（5-phosphoribosyl-1-pyrophosphate，PRPP）的浓度是尿酸生成速度的主要决定性因素。尿酸主要通过肾排泄，先后经过肾小球滤过、肾小管分泌和重吸收。因此，任何导致尿酸生成增多和（或）排泄减少的因素都会引起高尿酸血症（Table 359-2，p. 3183，HPIM-18）。

急性痛风性关节炎

关节中可找到被白细胞吞噬的尿酸单钠（monosodium urate，MSU）结晶，炎症介质和溶酶体酶的释放可引起更多的吞噬细胞进入关节并产生滑膜炎症。

■ 临床表现

急性关节炎——痛风最常见的早期临床表现。早期通常为单关节受累，在疾病后期可出现多关节受累。通常累及第一跖趾关节（足痛风）。急性痛风常于夜间发作，受累关节剧烈疼痛、肿胀、发热和触痛。急性发作一般在 3～10 天内自行消退。尽管一些患者仅有一次发作，但大部分患者经过一段或长或短的无症状间歇期后可再次发作。急性痛风的诱因包括过度饮食、创伤、手术、过度饮酒、降尿酸治疗和严重的疾病如心肌梗死和卒中等。

慢性关节炎——部分痛风患者表现为慢性非对称性滑膜炎，但单独出现此症状较为罕见。还可表现为痛风石（由炎症反应性巨细

胞及 MSU 结晶聚集形成），发生于长期存在痛风的部位。

关节外痛风石——多发生在尺骨鹰嘴滑囊、外耳轮、对耳轮、前臂尺侧及跟腱。

腱鞘炎

尿酸性肾病——MSU 沉积于肾间质及锥体，可引起慢性肾功能不全。

急性尿酸性肾病——尿酸盐沉积于肾小管所引起的可逆性急性肾衰竭，易发于细胞毒性药物治疗的肿瘤患者。

尿酸性肾结石——美国 10% 的肾结石患者是尿酸性肾结石。

■ 诊断

- 滑液分析——尽管临床表现支持痛风诊断，仍应行滑液分析以确诊痛风；关节穿刺抽液，在偏振光显微镜下可观察到细胞内外的针状负双折光 MSU 结晶。所有关节液都应做革兰氏染色和细菌培养以排除感染。在长期受累关节或痛风石中也可见 MSU 结晶。
- 血尿酸——结果正常并不能排除痛风。
- 尿尿酸——在正常饮食及未使用排尿酸药的状态下，分泌量 >800mg/d 提示生成过多。
- 筛查危险因素或后遗症——尿液分析、血肌酐、肝功能、血糖和血脂，以及全血细胞计数。
- 怀疑尿酸生成过多时，检测红细胞次黄嘌呤鸟嘌呤磷酸核糖基转移酶（hypoxanthine guanine phosphoribosyl transferase，HGPRT）和 PRPP 水平有助于诊断。
- 关节 X 线片——严重慢性关节炎可见关节表面囊性变、侵蚀样变伴边缘硬化。
- 疑似肾结石时，行腹部平片（结石多不显影），条件许可则行静脉肾盂造影（IVP）。
- 对肾结石成分行化学分析。

鉴别诊断

鉴别化脓性关节炎，反应性关节炎，焦磷酸钙二水化物（calcium pyrophosphate dihydrate，CPPD）沉积病，类风湿关节炎。

治疗　痛风

　　无症状高尿酸血症　只有不到 5% 的患者发展为痛风，不主张治疗无症状高尿酸血症，除非患者因肿瘤即将接受细胞毒性药物治疗。

急性痛风性关节炎 由于发作呈自限性，且能自发缓解，药物只用于缓解症状。对每名患者均应考虑到治疗的毒副作用。

- 止痛。
- NSAIDs——无禁忌证时选用。
- 秋水仙碱——一般仅在发作后24h内应用有效，可0.6mg PO qh直至症状改善或出现胃肠道副作用，或达到最大剂量4mg。药物过量可危及生命，存在下列情况时禁用，肾功能不全、血细胞减少、肝功能试验大于2倍正常值上限、败血症。
- 关节腔内注射糖皮质激素——注射前需除外化脓性关节炎。
- 全身糖皮质激素治疗——适用于禁忌使用其他药物，且除外关节局部或系统性感染的多关节痛风性关节炎患者，需快速减量。

降尿酸药 降尿酸治疗的指征包括——近期频繁发作的急性痛风性关节炎、多关节痛风性关节炎、痛风石、肾结石及细胞毒性药物治疗期间预防性用药。急性发作期禁用。起始降尿酸治疗可能诱发痛风急性发作，可同时口服秋水仙碱0.6mg qd，至尿酸降至<5.0mg/dl时停药。

1. 黄嘌呤氧化酶抑制因子（别嘌呤醇，非布司他）：可减少尿酸生成。肾功能不全的患者使用别嘌呤醇需减量。两种药物各有副作用和药物间相互作用。

2. 排尿酸药物（丙磺舒，磺吡酮）：通过抑制肾小管重吸收而促进尿酸排泄；对肾功能不全的患者无效；禁用于下列情况，年龄>60岁、肾结石、痛风石、尿酸排出增多、细胞毒性药物治疗期间的预防性用药。

3. 聚乙二醇重组尿酸酶（pegloticase）：通过氧化尿酸使其转化为尿囊素而降低尿酸水平。存在严重输注反应的风险，仅用于传统治疗无效的难治性痛风石性痛风患者。

焦磷酸钙二水化物（CPPD）沉积病（假性痛风）

■ 定义和发病机制

焦磷酸钙二水化物（CPPD）沉积病是一种急性或慢性炎症性关节疾病，好发于老年人，膝关节和其他大关节最常受累。影像学检查可见钙盐沉积于关节软骨（软骨钙质沉着），这些表现有时可不引起症状。

CPPD最常见的是特发性，但也可伴随其他临床情况（表175-1）。

表 175-1　可伴随 CPPD 沉积的临床情况

衰老
疾病相关
原发性甲状旁腺功能亢进
血色素沉着病
低磷酸酯酶症
低镁血症
慢性痛风
半月板切除术后
骨骺发育不良
遗传背景：斯洛伐克籍匈牙利人，西班牙人，西班牙籍美国人（阿根廷人[a]，哥伦比亚人及智利人），法国人[a]，瑞典人，德国人，加拿大人，墨西哥籍美国人[a]，意大利籍美国人[a]，德籍美国人，日本人，突尼斯人，犹太人，英国人[a]

[a] *ANKH* 基因突变

　　关节腔内的结晶物质并非形成于滑膜液中，而是脱落自关节软骨，可在关节腔内被中性粒细胞吞噬，而引发炎症反应。

■ 临床表现

- *急性 CPPD 关节炎（"假性痛风"）*——膝关节最常受累，2/3 的患者为多关节受累。受累关节表现为红、肿、热、痛，大多数患者可证实存在软骨钙质沉着。
- *慢性关节病*——多关节进行性退行性改变，类似骨关节炎（OA）。受累关节为常见 CPPD 沉积的关节，包括膝关节、腕关节、掌指关节、髋关节和肩关节。
- *对称性增生性滑膜炎*——见于早发的家族性患者，临床表现与类风湿关节炎类似。
- *椎间盘和韧带钙化*
- *脊柱狭窄*

■ 诊断

- 滑液分析——在偏振光显微镜下可观察到双折光弱阳性的 CPPD 结晶，呈短小钝杆状、菱形或立方体。
- 影像学检查可见软骨钙质沉积和退行性改变（关节间隙狭窄、软骨下硬化/囊肿）。
- 发病<50 岁的患者需考虑继发性因素。

鉴别诊断

　　鉴别骨关节炎、类风湿关节炎、痛风、化脓性关节炎。

治疗 假性痛风

- NSAIDs
- 关节腔内注射糖皮质激素
- 秋水仙碱（疗效存在差异）

羟磷灰石钙沉积病

羟磷灰石钙是正常骨骼和牙齿中的主要矿盐。许多临床情况均可出现羟磷灰石钙异常沉积（表 175-2）。羟磷灰石钙沉积是导致 Milwaukee 肩关节病的重要因素，这是一种破坏性的老年性关节病，发生于肩关节和膝关节。羟磷灰石结晶细小，瑞特染色略呈紫色，茜素红 S 染色呈亮红色。确诊需行电子显微镜或 X 光衍射检查。影像学表现与 CPPD 沉积病相似。*治疗：*NSAIDs、反复抽液，以及受累关节制动。

草酸钙沉积病

草酸钙结晶在关节的沉积可发生于原发性草酸盐沉着症（罕见）或继发性草酸盐沉着症（终末期肾病并发症）。临床表现与痛风和 CPPD 沉积病类似。治疗：效果欠佳。

表 175-2　可伴随羟磷灰石钙沉积的临床情况

衰老
骨关节炎
老年出血性肩关节积液（Milwaukee 肩关节病）
破坏性关节病
肌腱炎、滑囊炎
肿瘤钙化（散发病例）
疾病相关 甲状旁腺功能亢进症 Milk-alkali 综合征 　肾衰竭/长期透析 　结缔组织病（如系统性硬化、特发性肌炎、SLE） 　严重神经系统疾病（如脑卒中、脊髓受损）后异位钙化
遗传性疾病 　滑囊炎、关节炎 　肿瘤钙化 　进行性骨化性纤维发育不良

缩略词：SLE，systemic lupus erythematosus，系统性红斑狼疮

更多内容详见 HPIM-18 原文版：Buns CM, Wortmann RL：Disorders of Purine and Pyrimidine Metabolism, Chap. 359, p. 3181；Schumacher HR, Chen LX：Gout and Other Crystal-Associated Arthropathies, Chap. 333, p. 2837.

第 176 章
其他肌肉骨骼系统疾病

栗占国／校 李雪 译

肠病性关节炎

炎性肠病（IBD）包括溃疡性结肠炎及克罗恩病均可伴有脊柱与外周关节炎，可在消化道症状之前或之后出现。其中，外周关节炎呈阵发性、非对称性发作，最常累及膝关节及踝关节，特征性表现为症状持续数周后消退，完全缓解而无关节损害遗留。肌腱端炎（肌腱和韧带的骨附着点处炎症）可表现为"腊肠指／趾"样改变、跟腱炎和跖筋膜炎。中轴关节受累常表现为对称性脊柱炎和（或）骶髂关节炎（通常为对称性）。患者无特异性实验室检查异常，类风湿因子（RF）正常，仅 30%～70% 的患者 HLA-B27 阳性，外周关节影像学检查一般正常，而累及中轴关节常难以与强直性脊柱炎鉴别。

治疗 ▶ 肠病性关节炎

首要治疗 IBD；NSAIDs 可减轻关节症状，但可能导致 IBD 复发；柳氮磺胺吡啶对外周关节炎可能有效；使用英利昔单抗或阿达木单抗治疗克罗恩病可改善其关节炎。

■ Whipple 病

高达 75% 的该病患者可出现关节炎，且通常先于其他症状，多为对称性、一过性寡关节或多关节炎，但部分可转为慢性。抗生素治疗有效缓解关节病变。

神经病性关节病

也称之为 *Charcot* 关节病，因病变关节失痛觉及位置觉所致，为严重残毁性关节病，继发于糖尿病神经病变、脊髓痨、脊髓空洞症、淀粉样变性、脊髓或外周神经损伤。分布取决于原发性关节病。受累关节的渗出液一般无炎性改变，但可为血性。影像学检查可见骨吸收或新骨形成，或有骨折及关节脱位。

治疗　神经病性关节病

关节固定；关节融合术，可改善关节功能。

复发性多软骨炎

以反复发作软骨结构炎性病变为特征的一种特发性疾病，主要表现包括耳和鼻受累时的松软耳和鞍鼻畸形，气管和支气管软骨环炎症与塌陷，以及一过性的非对称性、非变形性多关节炎。其他特征还包括巩膜炎、结膜炎、虹膜炎、角膜炎、主动脉瓣反流、肾小球肾炎和系统性血管炎。患者常急性起病，出现 1~2 处软骨炎表现。本病经由临床诊断，可通过病变软骨活检证实。

治疗　复发性多软骨炎

糖皮质激素（泼尼松 40~60mg/d，逐渐减量）可抑制急性期症状，减轻病情复发的严重程度和频率。细胞毒药物仅用于糖皮质激素依赖或无效的患者。严重气道阻塞者，需行气管切开术。

肥大性骨关节病

本病是以膜性新骨形成、杵状指/趾、关节炎为表现的综合征，可呈家族性或特发性起病，也可继发于肺癌、慢性肝病或肺病，并见于先天性心脏、肺或肝疾病的患儿。其症状主要为四肢远端烧灼感和酸痛。影像学检查可见长骨末端骨膜增厚伴新骨形成。

治疗　肥大性骨关节病

诊断及治疗原发病；阿司匹林、NSAIDs 或其他镇痛药，以及迷走神经切断术或经皮神经阻断术有助于缓解症状。

纤维肌痛症

以慢性、弥漫性骨骼肌肉疼痛、酸痛、僵硬为特点的一种常见病，身上存在多处压痛点，可伴有睡眠障碍、疲劳及认知功能障碍等，多见于女性。主要经由临床诊断，体检提示多处软组织压痛点，而无实验室、影像学等客观检查异常。

治疗 纤维肌痛症

普瑞巴林、度洛西汀和米那普仑疗效确凿，苯二氮䓬类或三环类药物可缓解睡眠障碍，NSAIDs及局部痛点封闭、热疗或按摩亦有效。

风湿性多肌痛（PMR）

本临床综合征特征性表现为颈、肩胛带及骨盆带肌酸痛及晨僵持续1个月以上，ESR增快，且对小剂量泼尼松（15mg qd）治疗反应敏感。常见于女性，极少在50岁前发病。本病可与巨细胞动脉炎（颞动脉炎）并发，此时需较大剂量的泼尼松治疗，在本病患者中应予以关注。评估包括：应仔细询问病史以找出提示巨细胞动脉炎的症据（第170章）；ESR；完善实验室检查包括类风湿因子，抗核抗体，全血细胞计数，肌酸磷酸激酶，血清蛋白电泳，以及肝、肾及甲状腺功能检测等，以除外感染、肿瘤和其他风湿性疾病。

治疗 PMR

泼尼松10～20mg qd可迅速改善症状，但需持续数月至数年。

骨坏死（缺血性坏死）

目前认为血液供应障碍导致骨细胞死亡是本病的病因，多有糖皮质激素治疗、结缔组织病、外伤、镰状细胞贫血、栓塞、酗酒、HIV感染等因素。常见累及股骨头、肱骨头、股骨髁和胫骨近端，其中髋部受累的患者超过50%为双侧病变。临床表现为急性发作的关节疼痛。患者关节的早期改变难以由平片检查发现，MRI却可清晰辨别；晚期改变表现为骨塌陷（"新月征"），关节表面扁平及间隙变窄。

治疗 骨坏死

限制负重的效果尚未明确。NSAIDs可缓解症状。疾病早期可考虑外科干预以改善血流灌注，但疗效存有争议；晚期疼痛经其他治疗无效时，可行关节置换术。

关节周围疾病

■ 滑囊炎

指包绕在附着于骨性突起的肌肉周围的薄壁滑囊的炎症。最常累及肩峰下和股骨大转子的滑囊。

> **治疗** 滑囊炎
>
> 避免诱发因素，注意休息，可口服 NSAIDs 和局部注射糖皮质激素。

■ 肌腱炎

本病几乎可累及任何肌腱，但最常累及肩袖，尤其是冈上肌，常表现为局部钝痛或酸痛，而当肩峰挤压肌腱时，则可呈急性锐痛。

> **治疗** 肌腱炎
>
> NSAIDs、糖皮质激素局部注射及物理治疗均可。倘若肩袖或肱二头肌的肌腱急性断裂，则一般需外科手术修复。

■ 钙化性肌腱炎

由钙盐在肌腱中沉积导致，常见于冈上肌，疼痛可突然出现且程度剧烈。

■ 粘连性关节囊炎（"冻结肩"）

由肩关节长期制动导致，表现为肩部疼痛及触痛，主动与被动活动均受限。

> **治疗** 粘连性关节囊炎
>
> 可自发缓解，NSAIDs、局部注射糖皮质激素和物理治疗有一定效果。

更多内容详见 HPIM-18 原文版：Taurog JD：The Spondyloarthritides. Chap. 325，p. 2774；Crofford LJ：Fibromyalgia，Chap. 335，p. 2849；Langford CA，Mandell BF：Arthritis Associated with Systemic Disease, and Other Arthritides, Chap. 336, p. 2852；Langford CA, Gilliland BC：Periarticular Disorders of the Extremities, Chap. 337, p. 2860；Langford CA：Relapsing polychondritis, Chap. 328, p. 2802.

第 177 章
结节病

刘田　校　刘栩　译

■ 定义

一种病因未明、多系统受累，以非干酪性肉芽肿为特征的疾病。

■ 病理生理

病因尚不清楚，目前认为与遗传易感宿主某种抗原触发的炎症反应有关。肉芽肿是结节病的特征性病理改变。CD4$^+$（辅助）T 淋巴细胞首先启动炎症反应，激活的单核细胞的聚积后导致细胞因子释放增加和肉芽肿形成。肉芽肿可完全消退或导致包括纤维化在内的慢性病变。

■ 临床表现

10％～20％的结节病首发表现为无症状性肺门淋巴结肿大。结节病临床表现与其受累脏器相关。Löfgren 综合征临床表现包括肺门淋巴结肿大、结节性红斑、始于一侧或双侧踝关节炎，进而发展至其他关节的急性关节炎和葡萄膜炎。

结节病临床表现如下：

- *肺*——最常受累的器官；＞90％患者可在病程中出现胸部 X 线片异常，特点包括肺门淋巴结肿大、肺泡炎及间质性肺炎。累及气道可致气流受阻。胸膜病变或咯血不常见。

- *淋巴结*——75％～90％的患者有胸内淋巴结肿大，约 15％患者出现胸外淋巴结肿大。

- *皮肤*——25％的患者有皮肤受累，表现为结节性红斑、斑疹或斑丘疹、皮下结节、冻疮样狼疮（面部、手指及膝盖发亮的蓝紫色硬节样皮肤损害）。

- *眼部*——30％的患者出现葡萄膜炎，可致盲。

- *上呼吸道*——20％的患者有鼻黏膜受累，喉部受累者占 5％。

- *骨髓和脾*——可出现轻度贫血及血小板减少症。

- *肝*——60％～90％活检标本有肝受累，临床表现不明显。

- *肾*——肾实质病变患者＜5％，钙代谢异常时可继发肾结石。

- *神经系统*——占 5％～10％，临床表现包括中枢/周围神经病、慢性脑膜炎、垂体病变、占位、痫性发作。

- *心脏*——心律失常和（或）心肌收缩功能异常、心包炎。
- *肌肉骨骼系统*——3%～13%的患者出现骨皮质受累，可出现囊状或网格状改变；指/趾炎；25%～50%的患者出现关节受累，主要表现为膝、踝、近端指间关节的慢性单关节炎或寡关节炎。
- *全身症状*——发热、体重下降、食欲减退及疲劳。
- *其他器官系统*——内分泌/生殖系统、外分泌腺、胃肠道。

■ 临床评估

- 病史和体格检查除外特殊环境暴露及其他病因导致肺间质病变。
- CBC、Ca^{2+}、LFT、ACE、PPD 及皮肤对照试验。
- 胸部 X 线和（或）胸部 CT、心电图及肺功能。
- 肺或其他受累器官活检。
- 肺泡灌洗及 ^{67}Ga 核素肺扫描可能有助于决策治疗时机及指导随访治疗方案，但仍缺乏一致性结论。

■ 诊断

本病诊断主要依据临床表现、影像学特点及组织学表现。在起始治疗前需经肺或其他受累器官的活检证实，其中经支气管肺活检为最常用手段。本病无法通过血液检查确诊。需鉴别肿瘤、感染（包括 HIV）及其他肉芽肿性疾病。

治疗 结节病

部分结节病可自发缓解，其治疗方案完全取决于患者症状及受累器官部位（图 177-1 及图 177-2）。首选糖皮质激素作为全身治

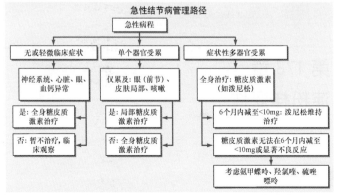

图 177-1 急性结节病的管理路径基于患者症状及器官受累范围决定。轻症患者可暂不治疗，直至出现本病特征性表现

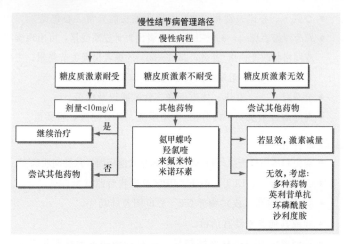

图 177-2 慢性结节病的治疗路径取决于糖皮质激素的耐受性

疗的用药，其他免疫调节药物可用于反复发作、病情严重或糖皮质激素依赖的患者。

■ 预后

整体而言，结节病为自限性、非致命性疾病，但可导致半数患者受累器官永久性功能损伤；疾病直接相关的死亡病例占 5%，多由于肺、心脏、神经或肝受累所致。呼吸道受累是死亡及致残的主要原因。

更多内容详见 HPIM-18 原文版：Baughman RP, Lower EE: Sarcoidosis, Chap. 329, p. 2805.

第 178 章
淀粉样变性

黄晓军 校 王峰蓉 译

■ 定义

淀粉样变性是由于不可溶性多聚蛋白纤维沉积于器官和组织的细胞外间隙所引起的一组疾病。临床表现取决于淀粉样蛋白质沉淀的解剖分布和密度，可以是仅有沉淀局部的轻微改变，或是累及任何器官系统而导致严重的病理生理变化。

■ 分类

淀粉样变性可根据沉积淀粉样蛋白质的不同生化特性进行分类，也可以根据局部或全身系统性受累分类，还可分为原发性或继发性，以及根据临床特点分类。目前公认的命名法为 AX 型，A 指淀粉样变性，X 指所沉积的纤维蛋白种类（Table 112-1, p.945, in HPIM-18）。

- 免疫球蛋白轻链型淀粉样变性（AL）：*原发性淀粉样变性*，是系统性淀粉样变性中最为常见的类型；可源于 B 细胞克隆性疾病，多为骨髓瘤。
- 血清淀粉状蛋白 A 淀粉样变性（AA）：*继发性淀粉样变性*，几乎可见于各种类型的慢性炎症性疾病〔如类风湿关节炎、系统性红斑狼疮、家族性地中海热（FMF）、克罗恩病〕或慢性感染。
- 家族性淀粉样变性（AF）：包括数种不同类型的显性遗传病，由于基因突变导致蛋白质错误折叠和纤维形成增多，最常见是甲状腺素转运蛋白。
- Aβ_2M：见于因终末期肾病长期血液透析的患者，主要是 β_2 微球蛋白沉积。
- 局部或器官局限性淀粉样变性：最常见的类型是在阿尔茨海默病中发现的 Aβ 蛋白质沉积，源于淀粉样前体蛋白质的异常蛋白质裂解生成。

■ 临床表现

临床特点各异，完全取决于其沉积纤维蛋白的生化特性。常见受累的部位如下：

- *肾*：见于 AA 和 AL，表现为蛋白尿、肾病和氮质血症。
- *肝*：见于 AA、AL 和 AF，表现为肝大。
- *皮肤*：是 AL 的特征性改变，但也可见于 AA；凸起蜡样丘疹。
- *心脏*：多见于 AL 和 AF；表现为充血性心力衰竭、心肌肥厚和心律失常。
- *消化道*：各种类型均常见；表现为消化道梗阻或溃疡、出血、蛋白质丢失、腹泻、巨舌或食管运动功能障碍。
- *关节*：多见于 AL，尤其是骨髓瘤患者；可有关节周围淀粉样蛋白沉淀，"肩垫征"，即在肩关节周围的软组织有牢固的淀粉样蛋白沉积，对称性关节炎，包括肩、腕、膝及手关节。

- *神经系统*：AF 尤为常见，包括外周神经病变、直立性低血压、痴呆。腕管综合征可见于 AL 和 $A\beta_2 M$ 的患者。
- *呼吸道*：AL 可累及下呼吸道，上呼吸道局部淀粉样变性可引起气道梗阻。

■ 诊断

诊断基于组织中存有纤维沉积以及淀粉样蛋白的类型（图 178-1）。超过 80% 的系统性淀粉样变性患者，腹部脂肪刚果红染色可显见淀粉样物质沉积。

■ 预后

患者预后各异，取决于淀粉样变性的类型及受累器官。AL 患者

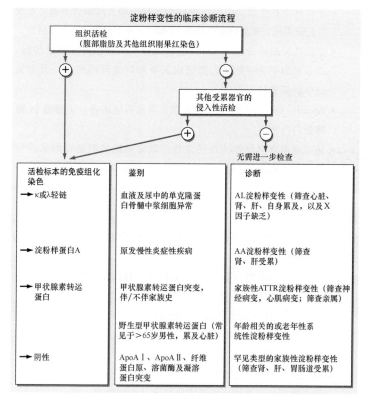

图 178-1 淀粉样变性的诊断及分型流程。对于难以解释的肾病、心肌病变、神经病变、肠病、关节病变和巨舌，临床应怀疑淀粉样变性。ApoAⅠ，载脂蛋白 AⅠ；Apo AⅡ，载脂蛋白 AⅡ

的平均生存期约为 12 个月，伴发于骨髓瘤者预后较差。75%的患者死亡与心功能不全相关。

治疗 淀粉样变性

高剂量静脉美法仑化疗配合自体造血干细胞移植是治疗 AL 最有效的方法。仅半数患者适用此项疗法，另外，由于脏器功能不全，患者移植相关死亡率高于其他血液系统疾病。对于不适宜进行造血干细胞移植的患者，美法仑联合糖皮质激素的周期性化疗，可降低浆细胞负荷，但仅有少数患者可获得缓解，且对其生存的改善收效甚微（中位生存期 2 年）。AA 的关键治疗是控制慢性炎症及清除感染灶。秋水仙碱（1~2mg/d）可预防 FMF 急性发作，从而阻断淀粉样蛋白的沉积。依罗沙特已证实可延缓 AA 患者肾功能的损害，但并未能显著改善患者进展至终末期肾病或降低死亡风险。对于 AF 的某些类型，进行基因咨询极为必要，肝移植是有效的治疗措施。

更多内容详见 HPIM-18 原文版：Seldin DC, Skinner M：Amyloidosis, Chap. 112, p. 945.

第179章
垂体前叶和下丘脑疾病

蔡晓凌　校　吴静　译

垂体前叶通常被称为"主腺体"，因为其与下丘脑共同控制着其他多种腺体的复杂调节功能（图179-1）。垂体前叶主要分泌6种激素：①泌乳素（PRL）；②生长激素（GH）；③促肾上腺皮质激素（ACTH）；④黄体生成素（LH）；⑤卵泡刺激素（FSH）；和⑥促甲状腺激素（TSH）。垂体激素为脉冲式分泌，反映为相关下丘脑促释放因子间歇式刺激垂体。每种垂体激素均对其外周靶腺产生特定的反应。反过来，周围靶腺的激素产物又反馈控制下丘脑和垂体，调节垂体的功能。垂体疾病包括肿瘤或其他病变（肉芽肿、出血）导致肿瘤压迫症状，以及一种或多种垂体激素缺乏或过量的临床症候群。

垂体肿瘤

垂体腺瘤为良性单克隆性肿瘤，来源于五种垂体前叶细胞之一，可导致垂体激素分泌过多，或压迫与破坏周围组织，包括下丘脑、垂体、视交叉、海绵窦而引起的临床表现。约1/3腺瘤临床无症状且不造成显著分泌过度的临床表现。具有激素分泌功能的肿瘤中，泌乳素瘤最为常见（约50%），且女性发生率高于男性。分泌GH和ACTH的肿瘤约各占有功能垂体瘤的10%～15%。垂体腺瘤根据肿瘤大小可分为微腺瘤（<10mm）或大腺瘤（≥10mm）。垂体腺瘤（尤其是泌乳素瘤和生长激素瘤）可能是遗传综合征（包括MEN-Ⅰ）、Carney综合征或芳香烃受体抑制蛋白（AIP）突变的表现之一。其他蝶鞍肿物包括颅咽管瘤、Rathke囊肿、脊索瘤、脑膜瘤、垂体转移瘤、神经胶质瘤和肉芽肿性疾病（如组织细胞增生症和结节病）。

临床特征

肿物压迫引起的症状包括头痛、视交叉上部受压引起的视觉丧失（典型表现为双颞侧偏盲）以及复视、上睑下垂、眼肌麻痹和脑神

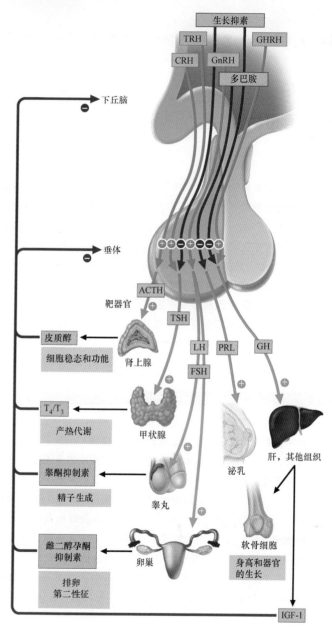

图 179-1 垂体轴示意图。下丘脑激素通过正性调节垂体前叶激素，调控靶腺体的激素分泌水平。靶腺激素反馈性调节下丘脑和垂体激素。GHRH，生长激素释放激素；GnRH，促性腺素释放素；CRH，促肾上腺皮质素释放素；TRH，促甲状腺激素释放素

经侧面受压引起的面部感觉减退。肿瘤压迫垂体柄可导致轻度高泌乳素血症。还可出现垂体功能低下或激素分泌过度的相关症状（见下文）。

垂体卒中是内分泌急症之一，主要由垂体腺瘤出血或席汉综合征引起，其临床特征包括剧烈头痛、双侧视力改变和眼肌麻痹，严重时可出现心血管系统功能障碍和意识丧失，可导致低血压、严重的低血糖、中枢神经系统出血和死亡。无明显视力障碍和意识受损的患者，通常可保守观察并给予大剂量糖皮质激素治疗；如若出现视力或神经系统症状时，应考虑外科手术减压。

诊断

应进行垂体相应断面之矢状位和冠状位的 T1 加权磁共振成像（MRI），包括给予钆对比剂前后。若患者病变位置靠近视交叉，应采用视野测量技术进行视野测定。初步的激素相关检测见表 179-1。

发生垂体卒中时，垂体 CT 或 MRI 可显示蝶鞍出血、垂体柄偏移和垂体组织受压。

治疗　垂体瘤

垂体瘤的手术指征为肿物侵犯周围组织或旨在纠正激素过度分泌，但泌乳素瘤除外，因为泌乳素瘤通常对药物治疗有效（见下文）。对大多数患者而言，经蝶窦切除术是更为理想的手术入路，而非经额切除术。手术目标是选择性切除垂体肿物而不损伤正常的垂体组织，以减少发生垂体功能减退的发生率。术后可出现短暂或永久性尿崩症、垂体功能减退、脑脊液鼻漏、视觉丧失和动眼神经麻痹。肿瘤侵犯蝶鞍外组织很难通过手术治愈，但手术切除可减轻肿瘤压迫症状并减少激素过度分泌。放疗可作为手术治疗

表 179-1　垂体腺瘤的初步内分泌功能评价

垂体激素	功能亢进的检测	功能缺乏的检测
泌乳素	泌乳素	
生长激素	IGF-1	IGF-1、生长激素刺激试验
促肾上腺皮质激素（ACTH）	24h 尿游离皮质醇或小剂量地塞米松抑制试验	清晨 8 时血清皮质醇水平或 ACTH 兴奋试验
促性腺激素	卵泡刺激素、黄体生成素	男性测定睾酮
		女性询问月经史
促甲状腺激素	促甲状腺激素、游离 T4	促甲状腺激素、游离 T4
其他	α-亚单位	

缩略词：IGF-1，胰岛素样生长因子-1

的辅助措施，但其效应延迟，且＞50％的患者于 10 年内出现激素缺乏，多是由于下丘脑受损。GH 和 TSH 腺瘤也适宜采取内科药物治疗；泌乳素瘤的初始治疗策略即为内科药物治疗。

垂体激素分泌亢进综合征

■ 高泌乳素血症

各类垂体激素中，泌乳素的中枢调控机制与众不同，以负性调节为主导，通过多巴胺介导抑制激素分泌。泌乳素的作用包括诱导和维持泌乳、降低生殖功能和性欲［通过抑制促性腺素释放素（GnRH）、促性腺激素和性腺类固醇合成］。

病因

妊娠和泌乳时可出现泌乳素水平生理性升高。然而，血清泌乳素水平＞100μg/L 时，最常见的病因是释放泌乳素的垂体腺瘤（泌乳素瘤）。血清泌乳素水平＜100μg/L 的高泌乳素血症通常为其他原因所致，如：药物［利培酮、氯丙嗪、奋乃静、氟哌啶醇、甲氧氯普胺（胃复安）、阿片类制剂、H_2 受体拮抗剂、阿米替林、选择性 5-羟色胺再摄取抑制剂（SSRIs）、维拉帕米、雌激素］、垂体柄受损（肿瘤、淋巴细胞性垂体炎、肉芽肿性疾病、创伤、放射损伤）、原发性甲状腺功能减退或肾衰竭。刺激乳头也可引起泌乳素急剧释放。

临床特征

女性高泌乳素血症的典型症状为闭经、溢乳和不孕。男性患者通常表现为性腺功能减退（见第 185 章）或肿瘤压迫症状，溢乳少见。

诊断

应当测定清晨空腹时泌乳素水平；当临床高度疑似时，应测定多个不同时间点的泌乳素水平。如出现高泌乳素血症时，需排除肿瘤之外的病因（如：妊娠试验、甲状腺功能减退、药物）。

治疗　高泌乳素血症

如果患者正在服用已知可造成高泌乳素血症的药物，应尽可能给予撤停药物。若患者泌乳素升高的原因不明，应进行垂体 MRI。切除下丘脑或蝶鞍病变可逆转垂体柄受压所致之高泌乳素血症。采用多巴胺受体激动剂进行药物治疗的适应证包括：用于控制泌乳素微腺瘤泌乳、恢复性腺功能或意欲受孕。若无妊娠计划，可选用雌激素替代治疗，但是需严密监测肿瘤大小。应用多巴胺受体激动剂治疗泌乳素大腺瘤时，不仅缩小肿瘤体积，还可降低泌乳素水平。卡麦角林（初始剂量每周 0.5mg，常用剂量为 0.5～1mg，每周两次）或溴隐亭（初始剂量 0.625～1.25mg，常用剂量为 2.5mg，tid）是两种最为常用的多巴胺受体激动剂。其中，卡麦角林疗效与耐受性更优。这类药物起始时应于睡前与食物同服，逐渐增加剂量，以减少恶心和体位性低血压等副作用。其他不良反应包括便秘、鼻塞、口干、噩梦、失眠或眩晕；通常症状随着剂量减少而缓解。多巴胺受体激动剂还可诱发或恶化潜在的精神性疾病。另外，大剂量卡麦角林可造成心脏瓣膜疾病。然而，用于治疗泌乳素瘤的常规剂量引起瓣膜病变的风险极低。尽管如此，卡麦角林治疗前与治疗后 6～12 个月均应进行超声心动图检查。药物治疗有效的微腺瘤患者（泌乳素水平正常、肿瘤完全缩小），于 2 年后可停止治疗，并紧密随访肿瘤复发情况。微腺瘤自然缓解极可能由于瘤体梗死，见于为数不多的患者。对于药物治疗无效的泌乳素大腺瘤应采取手术切除。

女性泌乳素微腺瘤患者妊娠时应停用溴隐亭，因为妊娠时发生肿瘤显著增大的风险较低。对于大腺瘤的患者，应每 3 个月进行一次视野检查。若出现严重头痛和（或）视野缺损应进行垂体 MRI 检查。

■ 肢端肥大症

病因

生长激素过度分泌的原因主要是垂体生长激素腺瘤，大多为散发，但也同时见于 MEN-Ⅰ、Carney 综合征、麦-奥（McCune-Albright）综合征和家族性 AIP 突变。垂体外因素（异位 GnRH 生成）所致的肢端肥大症非常罕见。

临床特征

发病高峰在 40～45 岁。儿童中，生长激素过度分泌发生在长骨骨骺闭合之前，由此导致巨人症。成人肢端肥大症的临床表现通常十分缓慢，且确定诊断一般滞后长达 10 年。患者可关注到的变化包括：面部特征改变、齿距增宽、声音低沉、打鼾、鞋或手套的尺码增大、戒指变紧、多汗、皮肤多油脂、关节病以及腕管综合征。体格检查可发现额部隆起、腭部增大伴凸颌、舌大、甲状腺肿大、皮肤皱褶、足跟垫厚及高血压。相关疾病包括心肌病、左心室肥厚、舒张功能不全、睡眠呼吸暂停、糖耐量异常、糖尿病、结肠息肉和结肠恶性病变。总体死亡率约增加 3 倍。

诊断

胰岛素样生长因子-1（IGF-1）水平测定用于筛查具有价值，如升高则提示为肢端肥大症。由于生长激素呈脉冲式分泌，单次测定任意时间的生长激素对于筛检本病不具任何意义。口服 75g 葡萄糖后 $1\sim2h$ 生长激素无法被抑制至水平 $<1\mu g/L$，确定诊断为肢端肥大症。垂体 MRI 通常可检出大腺瘤。

治疗　肢端肥大症

经蝶窦手术是肢端肥大症的主要治疗手段。许多大腺瘤的患者仅依赖于手术无法使生长激素水平恢复正常；生长抑素类似物可作为内科辅助治疗手段，抑制生长激素释放，并对肿瘤缩小具有一定效果。奥曲肽（$50\mu g$ SC tid）可作为初始治疗并用于观察治疗反应，一旦患者具有疗效并能够耐受不良反应（恶心、腹部不适、腹泻、腹胀），更换为长效制剂（长效奥曲肽 $20\sim30mg$ IM，每 $2\sim4$ 周 1 次或兰乐肽 $90\sim120mg$ SC，每月 1 次）。多巴胺受体激动剂（溴隐亭、卡麦角林）可用于辅助治疗但通常不太有效。生长激素受体拮抗剂培维索孟（$10\sim30mg$ SC qd）可用于对生长抑素类似物无反应的患者。培维索孟可有效降低 IGF-1 水平，但无法降低生长激素水平，也不能缩小肿瘤体积。垂体放射治疗也是一项辅助治疗措施，但起效缓慢，远期垂体功能低下的发生率较高。

■ 库欣病（见第 182 章）

■ 无功能和分泌促性腺激素的肿瘤

这类肿瘤是最为普遍的垂体肿瘤类型，通常具有一种或多种激素缺乏或肿瘤压迫的症状，且常见肿瘤分泌小量完整的促性腺激素（通常为 FSH）和未结合的 α、LHβ 及 FSHβ 亚单位。外科手术指征为出现肿瘤压迫症状或垂体功能低下；无症状的小腺瘤可采取定期 MRI 和视野检查进行随访。通过对切除的肿瘤组织进行免疫组化分析确定诊断。内科治疗通常无法缩小肿瘤体积。

■ 分泌 TSH 的腺瘤

分泌 TSH 的腺瘤非常罕见，一旦发生通常为大腺瘤，且呈局部浸润。患者表现为甲状腺肿大和甲状腺功能亢进症和（或）蝶鞍占位效应。诊断基于血清游离 T_4 水平的升高的情况下，TSH 水平增高或处于并不相称的正常水平，且 MRI 证实具有垂体腺瘤。采取外科手术治疗，并通常于术后序贯给予生长抑素类似物治疗残留肿瘤。大多数患者通过生长抑素类似物治疗后，TSH 和甲状腺功能恢复正常，同时其中 50%～70% 患者肿瘤体积减小。甲状腺切除或抗甲状腺药物可用于降低甲状腺激素水平。

腺垂体功能减退症

病因

许可疾病均可引起一种或多种垂体激素缺乏，包括遗传性疾病、先天性疾病、创伤（垂体手术、头部放射治疗、颅脑创伤）、肿瘤（垂体大腺瘤、鞍旁疾病、颅咽管瘤、转移癌、脑膜瘤）、浸润（血色沉着病、淋巴细胞性垂体炎、结节病、组织细胞增多症 X）、血管疾病（垂体卒中、产后垂体坏死、镰状细胞贫血）或感染（结核杆菌、真菌、寄生虫）。腺垂体功能减退症最常见的病因是肿瘤相关因素（大腺瘤破坏、垂体切除术或放疗术后）。压迫、破坏或放疗所致的垂体激素缺乏通常按如下排序依次发生：GH＞FSH＞LH＞TSH＞ACTH。遗传因素相关的腺垂体功能减退症（如：垂体发育不良、PROP-1 和 PIT-1 突变）影响数种激素水平；其他原因（如：孤立性生长激素缺乏、Kallmann 综合征、孤立性 ACTH 缺乏症）仅限于单一垂体激素或激素轴受累。腺垂体功能减退症发生于头颅照射后 5～15 年。随着垂体破坏进展，出现不同程度的垂体激素不足，直至激素完全缺乏。

临床特征

各类激素的缺乏伴随特定的临床表现：

- 生长激素（GH）：儿童生长发育异常；成人出现腹内脂肪增加、瘦体质量减少、高脂血症、骨矿密度降低和体力下降、不愿社交。
- 卵泡刺激素/黄体生成素（FSH/LH）：女性出现月经紊乱和不孕（见第 186 章）；男性则为性功能低下（见第 185 章）。
- 促肾上腺皮质激素（ACTH）：具有糖皮质功能减退（见第 182 章）的特征，但并无盐皮质激素缺乏的表现。
- 促甲状腺激素（TSH）：儿童出现生长迟缓，儿童和成人均发生甲状腺功能低下的特征性表现（见第 181 章）。

- 泌乳素（PRL）：产后无乳。

诊断

垂体功能低下的生化诊断标准为靶腺激素水平低下之情况下，垂体水平低下或处于并不相称的正常水平。初步的检测包括清晨 8 时血清皮质醇水平、TSH 和游离 T4、IGF-Ⅰ、男性睾酮、女性月经周期评估以及泌乳素水平。激发试验可用于生长激素缺乏及促肾上腺激素缺乏的确诊。成人生长激素缺乏的诊断可通过标准激发试验（糖耐量试验、左旋精氨酸＋生长激素释放激素）中出现生长激素低于正常的反应来确定。急性 ACTH 缺乏可通过胰岛素耐量试验、甲吡酮试验或促肾上腺皮质素释放素刺激试验中低于正常的反应来诊断。急性 ACTH 缺乏时，标准激发试验（合成的促皮质激素）之结果可能正常；若存在肾上腺萎缩，则皮质醇对合成的促皮质激素的反应迟钝。

治疗　垂体功能减退症

激素替代治疗的目的是模拟激素的生理性分泌。用药剂量及给药途径见表 179-2。药物剂量应考虑个体化因素，特别是生长激

表 179-2　成人垂体功能减退的激素替代治疗[a]

促激素缺乏	激素替代
ACTH	氢化可的松（早晨 10～20mg；下午 5～10mg） 醋酸可的松（早晨 25mg；下午 12.5mg） 泼尼松（早晨 5mg）
TSH	左旋甲状腺素（每日 0.075～0.15mg）
FSH/LH	男性 　庚酸睾酮（200mg IM，每两周 1 次） 　睾酮胶（每日 5～10g 皮肤外用） 女性 　合成雌激素（0.625～1.25mg qd，持续 25 天） 　孕酮（月经周期第 16～25 天，每日 5～10mg） 　雌二醇皮肤贴剂（隔天 0.5mg） 对于生育：绝经或促性腺激素，人绒毛膜促性腺激素
GH	成人：生长激素（0.1～1.25mg SC qd） 儿童：生长激素 [0.02mg～0.05mg/(kg·d)]
抗利尿激素	鼻黏膜吸入血管加压素（5～20μg bid） 口服血管加压素 300～600μg qd

[a] 针对特定患者，上述所示剂量应进行个体化调整，且应激、手术或妊娠时应重新进行评估。对男性和女性生育需求的处理见第 185 章和第 186 章

素、糖皮质激素和左旋甲状腺素。生长激素替代治疗，可能伴随体液潴留、关节痛和腕管综合征，尤其是过量之时。应在甲状腺素替代治疗开始之前给予糖皮质激素的替代治疗，以避免加重肾上腺危象。需要糖皮质激素替代治疗的患者应佩戴医学警示标，并指示患者如面临急性疾患、牙科操作、创伤和急诊住院等应激事件时，追加药物剂量。

更多内容详见 HPIM-18 原文版：Melmed S，Jameson JL：Disorders of the Anterior Pituitary and Hypothalamus，Chap. 339，p. 2876.

第180章
尿崩症和抗利尿激素分泌不当综合征（SIADH）

周翔海　校　周灵丽　译

神经垂体或垂体后叶产生两种激素：①精氨酸血管加压素（arginine vasopressin，AVP），也称为抗利尿激素（antidiuretic hormone，ADH）；②催产素。AVP 作用在肾小管促进水的重吸收，使尿液浓缩。催产素刺激分娩后吸吮引起的反射性乳汁分泌。目前还不清楚其在分娩过程中的生理作用。AVP 的缺乏或过多均可导致临床综合征。

■ 尿崩症

病因

尿崩症（diabetes insipidus，DI）由于下丘脑产生的 AVP 不足或者 AVP 在肾的作用缺陷导致。AVP 缺乏的特征是生成大量稀释的尿液。在中枢性 DI 时，生理刺激所诱发的 AVP 分泌不足。病因包括获得性（头部创伤、下丘脑/垂体后叶肿瘤或炎症性疾病）、先天性和遗传性疾病，但是近乎半数的病例为特发性。在*妊娠期 DI* 中，怀孕期间胎盘产生氨基肽酶（血管加压素酶）分解 AVP，血浆 AVP 代谢增加，最终导致 AVP 相对缺乏。*精神性多饮*是由于过多液体摄入导致生理性 AVP

分泌受抑制，从而造成继发性 AVP 不足。*肾性 DI* 由肾 AVP 抵抗引起，可为遗传性或获得性，获得性肾性 DI 病因包括药物（锂盐、地美环素、两性霉素 B）、代谢性疾病（高钙血症、低钾血症）或肾损伤。

临床表现

包括多尿、烦渴、多饮，24h 尿量大于 50ml/kg，尿渗透压低于血渗透压（＜300mosmol/kg，尤其尿比重＜1.010）。DI 可以呈部分性或完全性。在疾病后期，尿液被最大程度稀释（＜100mosmol/kg），每日尿量可达到 10~20L。当患者同时伴有渴感缺乏（在中枢神经系统疾病的患者中并不少见）或没有及时补充水分时，临床或实验室检查可表现为脱水，包括高钠血症。其他引起高钠血症的病因在第 2 章描述。

诊断

DI 必须与其他引起多尿的原因（第 52 章）鉴别。除非患者具有高血渗透压同时伴有非相称性的稀释尿液，否则均需进行禁水试验来诊断 DI。这项试验应该在早晨开始，每小时测量体重、血浆渗透压、血钠、尿量和尿渗透压。当患者体重下降达到 5％或者血浆渗透压或血钠超过正常上限时应终止试验。如果在高血渗透压时尿渗透压＜300mosmol/kg，给予患者去氨加压素（0.03μg/kg SC），1~2h 后重复测量尿渗透压。尿渗透压升高＞50％提示严重的垂体性 DI，而轻度升高或无反应提示肾性 DI。禁水试验之前与之后分别测定 AVP 的水平有助于诊断部分性 DI。有时，如果禁水试验没有达到所需的高张性脱水的程度，可采用高张盐水滴注，但需格外谨慎。

治疗　尿崩症

垂体性 DI 的治疗可使用去氨加压素（desmopresin，DDAVP）皮下注射（1~2μg qd 或 bid），经鼻黏膜吸入（10~20μg bid 或 tid）或口服（100~400μg bid 或 tid）。建议患者感到口渴即饮水。肾性 DI 可以通过使用噻嗪类利尿剂和（或）阿米洛利联合低盐饮食，或前列腺素合成抑制剂（如吲哚美辛）治疗好转。

■ 抗利尿激素分泌不当综合征（SIADH）

病因

AVP 产生过多或不适当分泌可导致低钠血症、水潴留。对低钠血症的评估见第 2 章。SIADH 的病因包括肿瘤、肺部感染、中枢神经系统疾病和药物（表 180-1）。

临床表现

如果低钠血症的发生进展缓慢，患者可无临床症状，直至血钠严重降低。然而，如果血钠快速下降，患者可能会出现水中毒症状，包括：轻度头痛、意识模糊、厌食、恶心、呕吐、昏迷和惊厥。实验室检查异常包括血 BUN、肌酐、尿酸和白蛋白水平降低，血清钠 $<130mmol/L$，血浆渗透压 $<270mosmol/kg$，尿液并未被最大程度稀释，且尿渗透压常高于血浆渗透压，尿钠多 $>20mmol/L$。

表 180-1　SIADH 的常见病因

肿瘤	神经系统
癌	吉兰-巴雷综合征
肺	多发性硬化
十二指肠	震颤性谵妄
胰腺	肌萎缩性脊髓侧索硬化
卵巢	脑积水
膀胱、输尿管	精神病
其他肿瘤	周围神经病
胸腺瘤	先天畸形
间皮瘤	胼胝体发育不良
支气管腺瘤	唇/腭裂
类癌	其他中线结构缺陷
神经节细胞瘤	代谢性
Ewing 肉瘤	急性间歇性卟啉病
头部创伤	肺
感染	支气管哮喘
肺炎（细菌性或病毒性）	气胸
脓肿（肺或脑）	正压通气
空洞（曲霉病）	药物
结核（肺或脑）	血管加压素或去氨加压素
脑膜炎，细菌性或病毒性	氯磺丙脲
脑炎	催产素，大剂量
AIDS	长春新碱
血管性疾病	卡马西平（酰胺咪嗪）
脑血管闭塞	尼古丁
出血	吩噻嗪类
海绵窦血栓	环磷酰胺
遗传性疾病	三环类抗抑郁药
X 连锁隐性遗传病	单胺氧化酶抑制剂
（V_2 受体基因）	5-HT 再摄取抑制剂

治疗 尿崩症

限制患者液体摄入量，每日低于其尿量500ml。对于伴有严重症状与体征的患者，可按≤0.05ml/(kg·min)给予3⅓%高张盐水静脉注射。每小时测定血钠水平，直至患者血钠升高12mmol/L或者血钠达到130mmol/L。如果低钠血症已持续＞24～48h，过快地给予纠正血钠水平，输注生理盐水可能造成脑桥中央髓鞘溶解——一类由渗透性液体转移引发，病情严重和危及生命的神经系统并发症。地美环素（150～300mg PO tid或qid）或氟氢可的松（0.05～0.2mg PO bid）可用于治疗慢性SIADH。目前血管加压素拮抗剂（考尼伐坦、托伐普坦）已投入临床应用，但这类药物治疗SIADH的经验有限。

更多内容详见 HPIM-18 原文版：Robertson GL：Disorders of the Neurohypophysis，Chap. 340，p. 2902.

第181章
甲状腺疾病

朱宇／校 张瑞 译

甲状腺疾病主要是由于自身免疫过程刺激甲状腺激素生成增多（*甲状腺毒症*）或腺体破坏导致甲状腺激素生成减少（*甲状腺功能减退*）。甲状腺腺体的新生物可能是良性的结节或甲状腺癌。

甲状腺素（T_4）和三碘甲状腺原氨酸（T_3）的生成由经典的内分泌负反馈环路调节（图179-1）。一部分 T_3 是由甲状腺分泌的，但大部分是在外周组织中由 T_4 脱碘化而来。T_4 和 T_3 均可与循环中的转运蛋白［甲状腺球蛋白（TBG）、转运蛋白（只结合 T4）、血浆白蛋白］相结合。总 T_4 和总 T_3 水平升高而游离的 T_4 和 T_3 水平正常的情况常见于转运蛋白水平升高时（妊娠、雌激素水平升高、肝硬化、肝炎以及遗传性疾病）。相反，总 T_4 和总 T_3 水平降低而游离的 T_4 和 T_3 水平正常的情况常见于严重的系统性疾病、慢性肝病以及肾病。

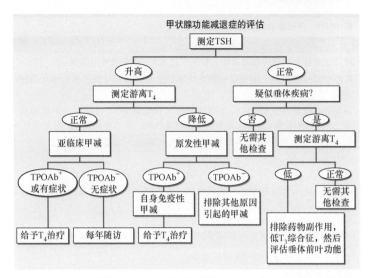

图 181-1　甲状腺功能减退症（甲减）的评估。TPOAb⁺，甲状腺过氧化物酶抗体阳性；TPOAb⁻，甲状腺过氧化物酶阴性；TSH，促甲状腺激素

甲状腺功能减退症

病因

甲状腺激素分泌不足的病因包括甲状腺功能衰退（原发性甲状腺功能减退症）或垂体和下丘脑疾病（继发性甲状腺功能减退症），其中继发性的较少见（表 181-1）。**无痛型甲状腺炎**或亚急性甲状腺炎可以出现一过性甲状腺功能减退。**亚临床（或称轻度的）甲状腺功能减退症**游离甲状腺激素水平正常，但 TSH 轻度升高；尽管是亚临床，部分患者还会有轻微的临床症状。随着 TSH 水平升高和游离 T_4 水平降低，临床症状愈发明显，进展为临床甲状腺功能减退症。在碘缺乏地区，自身免疫性疾病和医源性原因是导致甲状腺功能减退最常见的原因，高发年龄在 60 岁左右，且患病率随着年龄增长而增加。每 4000 名新生儿中就有一例先天性甲状腺功能减退症；由于早期识别并治疗先天性甲减对儿童生长发育至关重要，目前已开展了新生儿先天性甲减的筛查项目。

临床表现

甲状腺功能减退症的临床表现包括嗜睡、头发和皮肤干燥、畏寒、脱发、注意力无法集中、记忆力减退、便秘、食欲减退而体重轻度增加、呼吸困难、声音嘶哑、肌肉萎缩以及月经过多。体格检查

表 181-1　甲状腺功能减退的病因

原发性
自身免疫性甲状腺功能减退症：桥本甲状腺炎、萎缩性甲状腺炎
医源性：^{131}I 治疗后、部分或全部甲状腺切除术后、针对颈部淋巴瘤或癌症施行放疗术后
药物性：过量碘摄入（包括含碘的对比剂和胺碘酮）、锂盐、抗甲状腺药物、p-水杨酸胺酸、α 干扰素和其他细胞毒药物、苯乙哌啶酮胺、舒尼替尼
先天性甲状腺功能减退症：甲状腺缺失或异位、遗传性激素分泌异常、TSH 受体突变
碘缺乏
浸润性疾病：淀粉样变性、肉状瘤病、血色沉着病、硬皮病、胱氨酸病、Riedel 甲状腺炎
婴儿血管瘤患者中 3 型脱碘酶过表达
一过性
无痛性甲状腺炎，包括产后甲状腺炎
亚急性甲状腺炎
治疗不全甲状腺的患者时应用甲状腺激素减量过程中
用 ^{131}I 治疗或部分甲状腺切除术治疗 Graves 病之后
继发性
垂体功能减低：垂体瘤、垂体手术或放射性治疗、浸润性异常、席汉（Sheehan）综合征、创伤、遗传性垂体激素结合缺陷症
孤立性 TSH 缺乏或无活性
视黄醛治疗
下丘脑疾病：肿瘤、创伤、浸润性异常、特发性

缩略词：TSH，促甲状腺激素

的主要表现有心动过缓、舒张压轻度升高、腱反射的舒张期延迟，以及肢体末端发凉。甲状腺肿可以被触及，若甲状腺萎缩则不能被触及。可以出现腕管综合征。由于心包积液导致心脏增大。最极端的表现是木讷、面无表情、头发稀疏、眶周肿胀、舌体增大、面色苍白、迟钝以及皮肤发凉。病情进展可表现为低体温、昏迷状态（黏液水肿性昏迷）及呼吸抑制。造成黏液水肿性昏迷的诱因包括寒冷、创伤、感染以及应用麻醉剂。在轻度的甲状腺功能减退症，典型甲状腺功能减退症的表现可能不会出现，临床表现可能主要是乏力和描述不清的症状。

诊断

血清游离 T_4 的降低在各种甲状腺功能减退症的患者中均普遍存在。TSH 升高是原发性甲状腺功能减退症的一个敏感指标，而继发性甲状腺功能减退症不会出现。图 181-1 显示的是诊断甲状腺功能减退症的过程和病因的分析。在自身免疫介导的甲状腺功能减退症的患者中，＞90％的患者甲状腺过氧化物酶（TPO）抗体升高。还可以出现胆固醇水平升高、肌酸磷酸激酶水平升高以及贫血；心电图可以表现为心动过缓、QRS 波幅降低、T 波低平或倒置。

治疗 甲状腺功能减退症

成人患者＜60 岁，不伴有心脏疾病证据者，起始治疗剂量为左甲状腺素（T_4）50～100μg/d。超过 60 岁以上的患者或者是已知合并冠状动脉疾病的患者，起始治疗剂量为左甲状腺素（T_4）12.5～25μg/d。根据 TSH 水平，左甲状腺素的剂量每 6～8 周增加 12.5～25μg，直至 TSH 水平正常。常规的每日替代剂量为 1.6μg/（kg·d），但是剂量应该个体化并根据测定的 TSH 决定。在继发性甲状腺功能减退症的患者，治疗应该根据游离 T_4 的测定结果调整而不能取决于 TSH。应用左甲状腺素替代治疗的妇女一旦被确定为妊娠必须尽快进行 TSH 水平测定，因为替代剂量在怀孕期间通常要增加 30％～50％。孕妇的甲状腺功能减退症如果没有被及时发现和治疗，将导致胎儿神经系统发育的缺陷。黏液水肿性昏迷的治疗应该包括静脉点滴左甲状腺素（500μg）一次，随后口服左甲状腺素（50～100μg/d）以及氢化可的松（50mg q6h）恢复受损的肾上腺功能，并给予通气支持、毛毯保暖，及治疗各种诱因。

甲状腺毒症

病因

导致甲状腺激素过量的原因包括原发性甲状腺功能亢进症（Graves 病、毒性多结节性甲状腺肿、毒性腺瘤、碘过量）；甲状腺被破坏（亚急性甲状腺炎、无痛性甲状腺炎、胺碘酮、放疗）；甲状腺以外其他来源的甲状腺激素过量（人为甲状腺毒症、卵巢甲状腺肿、功能性滤泡状腺癌）；以及继发性甲状腺功能亢进症［分泌 TSH 的垂体瘤、甲状腺激素抵抗综合征、分泌绒毛膜促性腺激素（hCG）肿瘤、妊娠期甲状腺毒症］。由抗 TSH 受体抗体激活导致的 Graves 病是甲状腺毒症中最常见的原因，约占 60％～80％。其在女性中的患病率为男性的 10 倍；发病的高峰年龄为 20～50 岁。

临床表现

临床症状包括神经紧张、易怒、怕热、过度出汗、心悸、疲乏和虚弱、体重减轻而食欲亢进、肠蠕动增加、月经稀少。患者焦虑、不安、烦躁。皮肤温暖而潮湿，出现手指甲与甲床分离（Plummer指甲）。眼睑挛缩，因而可见眼白。心血管系统检查可以发现心动过速、收缩压升高、收缩期杂音，以及心房颤动。患者可出现细颤、反射亢进及近端肌无力。长期的甲状腺毒症可导致骨量减少。老年人中，可能并不出现甲状腺毒症典型征象，主要的表现是体重减轻和乏力（"淡漠型甲状腺毒症"）。

*Graves 病*中，甲状腺常常弥漫性增大至正常体积的 2～3 倍，可出现杂音或震颤，并可伴有浸润性眼病（各种程度的眼球突出、眶周水肿、眼肌麻痹）以及皮肤病变（胫前黏液性水肿）；这些是自身免疫疾病在甲状腺外的表现。亚急性甲状腺炎时，甲状腺增大、触痛明显，疼痛常放射至下颌及耳部，有时候还伴随发热和起病前发生上呼吸道感染。毒性腺瘤或毒性多结节性甲状腺肿中，可见单个或多发的结节。

甲状腺危象，或称甲状腺风暴，非常罕见，是甲状腺功能亢进症恶化到威胁生命的表现，可伴随有发热、谵妄、痫性发作、心律失常、昏迷、呕吐、腹泻和黄疸。

诊断

甲状腺毒症的病因和确诊所需的检查总结于图 181-2。血清 TSH 是反映 Graves 病、自主性甲状腺结节、甲状腺炎和外源性左甲状腺素治疗等病因引起甲状腺毒症的敏感性指标。相关的实验室检查异常的项目包括血胆红素、转氨酶、铁蛋白水平升高。甲状腺的放射性碘摄取率可以用来鉴别各种病因：Graves 病和自主性甲状腺结节是高摄取，而甲状腺破坏、碘过量和甲状腺外来源的甲状腺激素过多则是低摄取（注意：定量测定甲状腺摄取率需用放射性碘，而甲状腺显像仅需锝核素）。亚急性甲状腺炎患者中，其血沉增快。

> **治疗** **甲状腺毒症**
>
> Graves 病的治疗包括抗甲状腺药物或放射性碘治疗，很少采取甲状腺次全切除手术。主要的抗甲状腺药物为甲巯咪唑或卡比马唑（起始量为 10～20mg 每日 2～3 次，逐步减量至 2.5～10mg/d）及丙硫氧嘧啶（起始量为 100～200mg q8h，逐步减量至 50mg，每日

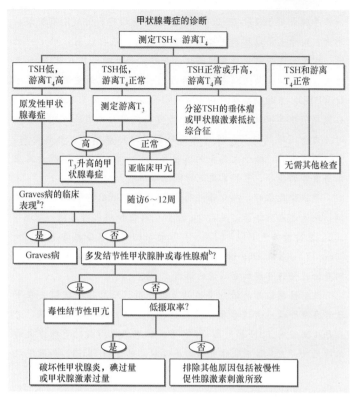

图181-2 甲状腺毒症的诊断。[a] 弥漫性甲状腺肿、TPO抗体阳性、甲状腺眼病、皮肤病变；[b] 可通过放射性核素扫描确诊。TSH，促甲状腺激素

1~2次）。由于服药更简单，大多数患者倾向于用甲巯咪唑。在开始治疗后3~4周，应测定甲状腺功能，调整药物剂量使游离 T_4 维持在正常水平。由于 TSH 水平的恢复较滞后，在最初几个月不应将血清 TSH 作为剂量调整的依据。常见的不良反应为皮疹、荨麻疹、发热，以及关节痛（1%~5%患者）。不常见但是很严重的不良反应包括药物性肝炎、系统性红斑狼疮样综合征，以及罕见的粒细胞缺乏症（<1%）。需书面告知患者可能出现的粒细胞缺乏的症状（咽痛、发热、口腔溃疡），以及根据全血细胞计数可能需要停药，以避免发生粒细胞缺乏症。普萘洛尔（20~40mg q6h）或长效β受体阻滞剂如阿替洛尔（50m/d）可用于初始治疗时控制交感神经兴奋的症状，直至甲状腺功能恢复正常。所有伴随心房颤动的患者均应该给予华法林抗凝治疗。放射性碘治疗也可作为起始

治疗手段或用于经过 1~2 年抗甲状腺药物治疗后仍然没有缓解的患者。对于老年以及合并心脏疾病的患者，进行放射性碘治疗之前，需要预先应用抗甲状腺药物，并在放射性碘治疗之前 3~5 天停用。妊娠妇女禁用放射性碘治疗，可使用最低剂量的丙硫氧嘧啶（PTU）来控制症状（由于曾有引起胎儿表皮发育不全的报道，妊娠期不推荐甲巯咪唑）。角膜干燥可以使用人工泪液以及在睡眠时外力合闭眼睑缓解。进行性突眼合并球结膜水肿、眼肌麻痹，或视力减退时，给予大剂量的泼尼松（40~80mg/d）治疗并需要眼科医师的指导；可能需要进行眼球减压术。

甲状腺危象时，应口服大剂量 PTU（600mg 负荷量），或经鼻饲，或通过直肠给药，随后 1h 给予 5 滴饱和碘化钾溶液（SSKI）q6h。应持续给予 PTU（200~300mg q6h），以及普萘洛尔（40~60mg PO q4h 或 2mg IV q4h）以及地塞米松（2mg q6h）。需要识别并治疗任何可能加重病情的诱因。

放射性碘治疗是治疗毒性结节的手段。亚急性甲状腺炎在甲状腺毒症阶段应通过非甾体抗炎药和 β 受体阻滞剂控制症状，并且每 4 周监测 TSH 和游离 T4 水平。抗甲状腺药物对甲状腺炎的治疗无效。亚急性甲状腺炎的临床过程总结于图 181-3。如果甲状

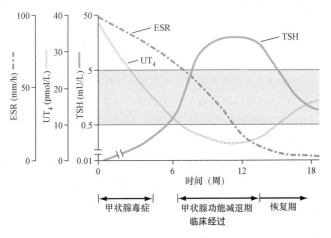

图 181-3　亚急性甲状腺炎的临床过程。甲状腺激素的释放最初与甲状腺毒症期和被抑制的 TSH 水平相关。接下来是甲状腺功能减退期，最初时 T4 和 TSH 水平低下，随后逐渐增加。进入恢复期，TSH 水平增加和甲状腺滤泡损伤恢复致使甲状腺功能正常化，常常发生在疾病开始后的数月。ESR，血沉；UT4，未结合的 T4

腺功能减退期持续时间过长，可能需要短期的左甲状腺素替代治疗（50～100μg/d）。无痛性甲状腺炎（或在分娩后 3～6 个月之内的产后甲状腺炎）应在甲状腺毒症阶段给予 β 受体阻滞剂治疗，并在甲状腺功能减退期应用左甲状腺素，然后逐步减量，为期 6～9 个月评估病情恢复情况后停用。

正常甲状腺功能病态综合征

任何急性与重症疾患均可导致循环中甲状腺激素水平或 TSH 水平异常，即使是不具有甲状腺疾病的情况下。因此，急性病患并不推荐进行常规甲状腺功能检测，除非高度疑似甲状腺疾病的患者。正常甲状腺功能病态综合征的最常见表现为总 T_3 和游离 T_3 水平降低，而 TSH 和 T_4 水平正常。这被认为是一种对于分解代谢状态的适应性反应。病情更为严重的患者，可能还伴随总 T_4 的下降而游离 T_4 的水平正常，其 TSH 水平波动于＜0.1mU/L 至＞20mU/L 范围之间，随着病情缓解而恢复正常水平。这种情况的病理机制还不是非常清楚，有可能与 T_4 和 TBG 的结合状态改变，以及高水平的糖皮质激素和细胞因子的效应相关。除非既往具有甲状腺功能减退症病史或相应临床表现，否则不应给予甲状腺激素，只需在病愈后复查甲状腺功能。

胺碘酮

胺碘酮是一种 Ⅲ 类抗心律失常药，与甲状腺激素在结构上具有相似之处，并含有大量的碘。胺碘酮的治疗会导致碘负荷过量，并与以下甲状腺疾病相关，包括①急性的、一过性的甲状腺功能被抑制，②甲状腺功能减退症，③甲状腺毒症。这些效应仅部分与碘负荷过量相关。甲状腺功能减退可发生于此前曾有甲状腺疾病的患者，由于无法摆脱过量碘的抑制效应而致病。发生甲状腺功能减退的患者，使用左甲状腺素替代治疗后症状容易控制，不需要停用胺碘酮。胺碘酮诱发的甲状腺毒症（AIT）主要有两种类型。1 型 AIT 与潜在的甲状腺异常相关（亚临床 Graves 病或者结节性甲状腺肿），由于碘负荷增加而导致甲状腺激素合成过量。2 型 AIT 发生在原本并无甲状腺异常的患者，由于甲状腺炎的破坏而造成甲状腺毒症。1 型 AIT 和 2 型 AIT 的鉴别诊断很困难，因为大量的碘负荷会影响甲状腺扫描的结果。如果条件许可，应当停用胺碘酮，但是常常由于无法有效管理心律失常而难以实现。胺碘酮的生物半衰期长，停药后其效应仍可持续数周。针对 1 型 AIT 的治疗包括大剂量的抗甲状腺药物，但是其效果可能有限。针对 2 型 AIT，碘泊酸钠（500mg/d）或酪泮酸钠（500mg，每日 1~2 剂）可以快速降低甲状腺激素水平。高氯酸钾（200mg q6h）可以减少甲状腺中的碘，但是长期应用具有发生粒细胞缺乏症的风险。大剂量糖皮质激素对部分患者有效。锂剂可以用来阻断甲状腺激素的释放。对于部分病例，需进行限期内甲状腺切除术以控制甲状腺毒症。

非毒性甲状腺肿

甲状腺肿是指甲状腺增大（>20~25g），可以是弥漫性或结节性的肿大。甲状腺肿在女性比男性更常见。生物合成缺陷、碘缺乏、自身免疫性疾病、致甲状腺肿饮食（圆白菜、木薯根）、结节性疾病均可引起甲状腺肿。世界范围内，碘缺乏是甲状腺肿最常见的病因。非毒性多结节性甲状腺肿在碘缺乏和碘足量的人群中都很常见，患病率可高达 12%。除了碘缺乏以外，其他病因常常不清楚并且是多因素的。如果甲状腺功能正常，大部分甲状腺肿是没有症状的。胸骨后甲状腺肿可能会阻塞胸腔入口，对有阻塞性症状或体征（吞咽困难、气管压迫、红细胞增多）的患者，应该进行呼吸气流的测定和 CT 或 MRI 的评估。所有甲状腺肿的患者都应行甲状腺功能检测以除外甲状腺毒症或甲状腺功能减退。对弥漫性甲状腺肿的患者不推荐常规行甲状腺超声检查，除非体格检查时可触及结节。

碘治疗或者甲状腺激素替代治疗可以使碘缺乏性甲状腺肿不同程度缩小。非碘缺乏或生物合成缺陷引起的非毒性甲状腺肿，甲状腺素的替代治疗很少可以显著地缩小甲状腺体积。在大多数患者，放射性碘治疗可以缩小 50% 的甲状腺体积。对于弥漫性甲状腺肿很少推荐外科手术治疗，但为了缓解非毒性多结节性甲状腺肿的压迫症状，可能需要手术治疗。

毒性多结节性甲状腺肿和毒性腺瘤

■ 毒性多结节性甲状腺肿（MNG）

除了甲状腺肿的特征之外，毒性 MNG 的临床表现包括亚临床甲亢或轻度的甲状腺毒症。患者常常是老年人，可以表现为心房颤动或心悸、心动过速、焦虑、手颤或体重减轻。近期有碘接触史，来源于造影剂或其他物质，都可能引起甲状腺毒症或原有的甲状腺毒症加重；可以提前予抗甲状腺药物预防。TSH 水平是低的。T_4 可以正常或者轻度升高；T_3 常显著升高，比 T_4 升高的幅度大。甲状腺扫描显示甲状腺不同区域的摄取率不同，有摄取升高和降低区域；24h 摄碘率可能不高。多结节性甲状腺肿中的冷结节应与孤立性结节一样被评估（见下文）。抗甲状腺药物，常联合 β 受体阻滞剂，可以使甲状腺功能正常，并改善甲状腺毒症的临床症状，但是无法缓解病情。放射性碘治疗可用于准备手术的患者，尤其是年老的患者。甲状腺次全切除术对于甲状腺肿和甲状腺毒症均有确切的疗效。患者在外科手术前需应用抗甲状腺药物使甲状腺功能恢复正常。

■ 毒性腺瘤

具有自主功能的孤立性甲状腺结节被称为毒性甲状腺腺瘤。多数病例由 TSH 受体的体细胞突变激活所致。甲状腺毒症通常很轻微。甲状腺扫描可以提供准确的诊断，表现为高功能结节摄碘率高而腺体的其他部位摄碘率减低，因为正常的甲状腺被抑制住了。相对大剂量的放射性碘治疗（如 $10 \sim 29.9\text{mCi}^{131}\text{I}$）通常是治疗毒性腺瘤的选择。

甲状腺肿瘤

病因

甲状腺肿瘤可以是良性的（腺瘤）或恶性的（癌）。滤泡上皮癌包括乳头状癌、滤泡状癌和未分化甲状腺癌。甲状腺癌的发病率每年约 9/100 000。乳头状癌是甲状腺癌中最常见的一种（70% ～ 90%），其为多灶性生长并呈局部浸润。滤泡样甲状腺癌通过细针穿刺活检技术很难诊断，因为良恶性滤泡新生物鉴别主要是依靠其浸润血管、神经和周围组织来诊断的。滤泡样甲状腺癌易于血行转移，转移至骨、肺和中枢神经系统。未分化甲状腺癌非常罕见且高度恶性，很快就致死。甲状腺淋巴瘤常常在桥本甲状腺炎的基础上发展而来，在迅速增大的甲状腺组织中发生。甲状腺髓样癌发生于产生降钙素的滤泡旁（C）细胞，可以散发或呈家族性发病，常伴有多发性内分泌腺瘤 2 型。

临床表现

提示为癌的临床特征包括甲状腺结节或甲状腺体积近期或迅速增长，既往具有颈部放疗病史、淋巴结肿大、声音嘶哑，其病变和周围组织固定粘连。腺体增大可导致压迫症状、气管或食管移位，以及梗阻症状。年龄<20 岁或>45 岁、男性、结节大提示预后不良。

诊断

针对单个结节进行评估的过程在图 181-4 中展示。

治疗 甲状腺肿瘤

良性结节应定期监测。大约 30% 的患者应用左甲状腺素治疗抑制 TSH 可使结节缩小。抑制性治疗如果不成功则不应超过 6～12 个月。

滤泡状腺瘤和滤泡状癌无法通过细针穿刺活检标本的细胞学分析来鉴别。手术切除的程度（叶切除术还是甲状腺次全切除术）应该在术前进行讨论。

乳头状甲状腺癌和滤泡状癌的患者需要接受甲状腺次全切除术，而且应该由富有经验的外科医生来完成。如果危险因素和病理特征提示需要进行放射性碘治疗，患者需要在术后应用三碘甲状腺原氨酸（T3，25μg 每日 2 到 3 次）进行为期数周的治疗，随后再减量治疗两周，为术后针对剩余组织的放疗做准备。当 TSH 水

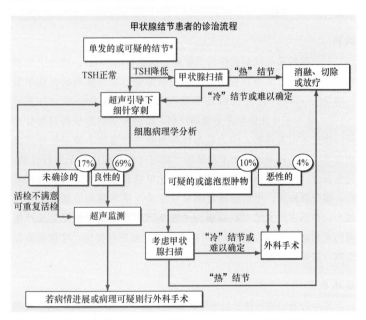

图 181-4 甲状腺结节患者的诊治流程。＊大约 1/3 的结节是囊性或囊实性的。TSH，促甲状腺激素。

平＞50IU/L 时，要给予治疗剂量的[131]I。另外，重组 TSH 可以用来提高消融前 TSH 水平。这与放射消融前甲状腺激素撤退治疗同样有效。随后的左甲状腺素治疗，对于复发风险低的患者应把 TSH 水平抑制在低但是可以检测得到的水平（0.1～0.5IU/L），而对复发风险高的患者则应完全抑制。对于后者，应该监测游离 T₄ 以避免过度治疗。在甲状腺激素减量或重组人 TSH 治疗之后，应定期随访甲状腺扫描和测定血清甲状腺球蛋白（甲状腺功能缺如的患者中作为肿瘤标记物）。

甲状腺髓样癌的治疗是外科手术，因为这些肿瘤并不摄取放射性碘。应考虑行 RET 突变检测评估是否存在 MEN-Ⅱ，如果 RET 突变检测结果阳性，家族成员应该进行筛查。血清降钙素水平在术后可作为残余癌组织或疾病复发的标志。

更多内容详见 HPIM-18 原文版：Jameson JL，WeetmanAP：Disorders of the Thyroid Gland，Chap. 341，p. 2911.

第182章
肾上腺疾病

周翔海　校　陈玲　译

肾上腺皮质主要分泌三种类固醇激素：①糖皮质激素；②盐皮质激素；③肾上腺雄激素。这些激素分泌不足或者分泌过多可导致不同的临床综合征。肾上腺髓质分泌儿茶酚胺，儿茶酚胺分泌过多可见于嗜铬细胞瘤（第126章）。

肾上腺功能亢进

■ 库欣综合征

病因

最常见的是医源性因素造成的库欣综合征，由于使用糖皮质激素治疗其他疾病而引起。内源性库欣综合征是由肾上腺皮质分泌过量的皮质醇（或其他类固醇激素）造成的。双侧肾上腺增生的主要原因是继发于垂体（库欣病）或异位组织（如小细胞肺癌；发生于支气管、胸腺、肠道和卵巢的类癌；甲状腺髓样癌；或嗜铬细胞瘤）分泌过量的促肾上腺皮质激素（ACTH）。肾上腺腺瘤或肾上腺腺癌占内源性库欣综合征病例的 15%～20%。除异位 ACTH 综合征外，内源性库欣综合征以女性多见。

临床表现

常见的临床表现（如：向心性肥胖、高血压、骨质疏松、心理障碍、痤疮、多毛、闭经、糖尿病）相对缺乏特异性。更为特异的临床表现包括皮肤易出现瘀斑、紫纹、近端肌病、面部与颈背部的脂肪堆积（满月脸和水牛背），而女性男性化较为少见。另外，可出现皮肤菲薄和多血质的满月脸。低钾血症和代谢性碱中毒较突出，特别是异位 ACTH 综合征。

诊断

库欣综合征的诊断需要皮质醇水平升高以及地塞米松抑制试验反应异常两方面证据。作为初步筛查，可测定 24h 尿游离皮质醇、1mg 隔夜地塞米松抑制试验［正常人早 8 点血浆皮质醇＜1.8μg/dl（50nmol/L）］或午夜唾液皮质醇水平。实践中可能需要重复测定激素水平或进行不止一次的筛查试验。对疑似病例的确诊，通过口服地塞米松 0.5mg q6h 共 48h 后，尿皮质醇未能被抑制至＜10μg/d（25nmol/d）或者血浆皮质醇未能被抑制至＜5μg/dl（140nmol/L）。一旦库欣综合征诊断成立，则需进一步完善生化检查进行定位诊断。此评估环节最好由富有经验的内分泌科医师完成。血浆 ACTH 水平降低提示肾上腺腺瘤或肾上腺腺癌；ACTH 水平处于正常或异常升高提示垂体疾病或存在异位 ACTH 分泌。在 95% 的分泌 ACTH 的垂体微腺瘤患者中，皮质醇分泌可以被大剂量地塞米松抑制试验抑制（口服地塞米松 2mg q6h，共 48h）。患者应进行垂体 MRI 检查，但由于这些肿瘤通常很小，MRI 检查未必能发现肿瘤。此外，大约 10% 的异位 ACTH 综合征患者的皮质醇分泌也可以被大剂量地塞米松抑制，可能需要岩下窦取血协助鉴别垂体和外周来源的 ACTH 分泌增多。促肾上腺皮质素释放素（CRH）试验也可协助确定 ACTH 的来源。胸部和腹部的影像学检查有助于对异位 ACTH 分泌增多的定位诊断；微小支气管类癌可能无法通过传统 CT 检出。长期嗜酒、抑郁或肥胖的患者可出现库欣综合征相关检查的假阳性结果，称作假性库欣综合征。与之相似，由于严重应激会影响 ACTH 分泌的正常调节，所以伴有急性疾病的患者可能出现异常的实验室检查结果。

治疗 库欣综合征

　　未经控制的库欣综合征导致不良预后，因此对其治疗非常必要。富有经验的外科医生可通过经蝶骨手术切除分泌 ACTH 的垂体微腺瘤，治愈率达 70%～80%。但是，鉴于肿瘤可能复发，术后需要进行长期随访。无法手术治疗时，可进行放射治疗（第 179 章）。肾上腺腺瘤或肾上腺癌予以手术切除，术前及术后必须给予应激所需剂量的糖皮质激素。转移性和无法切除的肾上腺腺癌可应用米托坦治疗，其剂量需逐渐递增至每日 6g，分 3～4 次服用。有时，肺癌减瘤手术或类癌的切除可缓解异位库欣综合征。倘若无法切除分泌 ACTH 的肿瘤，应用酮康唑（600～1200mg/d）、美替拉酮（2～3g/d）或米托坦（2～3mg/d）治疗可缓解皮质醇过多的临床表现。一些病例中，为了控制肾上腺皮质功能亢进需完全切除双侧肾上腺。无法手术切除垂体腺瘤而进行双侧肾上腺切除的患者存有发生 Nelson 综合征的风险（垂体微腺瘤侵袭性增大）。

■ 醛固酮增多症

病因

　　醛固酮增多症由肾上腺盐皮质激素醛固酮分泌增多引起。*原发性醛固酮增多症*是指由肾上腺本身的原因（单个肾上腺腺瘤，或是双侧肾上腺增生）造成，少见的原因包括糖皮质激素可治性醛固酮增多症、某些类型的先天性肾上腺皮质增生、其他疾病引起的真性或表象性盐皮质激素增多（见 Table 342-3，HPIM-18）。*继发性醛固酮增多症*是指存在来自肾上腺外的刺激因素所导致的肾素分泌增加，如肾动脉狭窄、肝硬化失代偿期、利尿剂治疗。

临床表现

　　大部分原发性醛固酮增多症患者伴有难以控制的高血压（尤其是舒张压）及低钾血症。头痛常见。水肿常不明显，除非合并充血性心力衰竭或肾病。由于尿钾丢失导致低钾血症，引起肌无力、疲劳、多尿等症状，在一些轻症患者血钾水平可能是正常的。代谢性碱中毒是典型的特征之一。

诊断

　　未接受排钾利尿剂治疗的难治性高血压患者，无水肿但存在持续性低钾血症，提示醛固酮增多症的诊断。在接受排钾利尿剂治的患者，需停用利尿剂，并给予补钾治疗 1～2 周。如果补钾治疗后低钾血症持续存在，应测定血清醛固酮及血浆肾素活性进行筛查。理想状态下，测定前应停用降压药物，但通常难以实现。醛固酮受体拮抗、β 受体阻滞剂、血管紧张素转化酶抑制剂、血管紧张素受体阻滞剂均会干扰测定结果，如有可能，应以其他降压药物替换。血清醛固酮（ng/dl）与血浆肾素活性 ［ng/（ml·h）］ 比值＞30，且血清醛固酮绝对水平＞15ng/dl 提示原发性醛固酮增多症。给予患者静脉生理盐水 500ml/h×4h，如果患者的血浆醛固酮水平未能被抑制至＜5ng/dl；或者在生理盐水或钠盐负荷（口服氯化钠 200mmol/d 和氟氢可的松 0.2mg bid×3d）后，尿醛固酮未能降至＜10μg/d，可确诊原发性醛固酮增多症。高血压患者进行钠负荷试验需谨慎。定位诊断可采用肾上腺高分辨率 CT 扫描，如果 CT 扫描阴性，可能需要通过双侧肾上腺取血，以诊断分泌醛固酮的单侧肾上腺腺瘤。继发性醛固酮增多症患者的血浆肾素活性增高。

治疗　醛固酮增多症

　　手术治疗对肾上腺腺瘤患者有效，但对肾上腺增生无效。肾上腺增生患者可采用限制钠盐摄入，给予螺内酯（25～100mg bid）或依普利酮（25～50mg bid）治疗。也可使用钠通道阻滞剂阿米洛利（5～10mg bid）。继发性醛固酮增多症患者需限制钠盐摄入并对原发病进行治疗。

■ 肾上腺雄激素增多综合征

　　见第 186 章关于多毛症及女性男性化的内容。

肾上腺功能减低

　　原发性肾上腺功能不全指肾上腺自身功能障碍，而继发性肾上腺功能不全则由于 ACTH 生成或释放减少引起。

■ 艾迪生（Addison）病

病因

　　Addison 病发生于肾上腺组织被破坏＞90％时。最常见的病因为自身免疫性破坏（可单独发生，或是 Ⅰ 型或 Ⅱ 型多腺体自身免疫综合征的一部分）。结核病曾经是主要病因。其他病因包括肉芽肿性疾病（如组织胞浆菌病、球孢子菌病、隐球菌病、结节病）、双侧肾上腺切除、双侧肾上腺转移瘤、双侧肾上腺出血、巨细胞病毒及艾滋病毒感染、淀粉样变性以及先天性疾病（如一些类型的先天性肾上腺发育不全、肾上腺发育不良、肾上腺脑白质营养不良症）。

临床表现

临床表现包括疲乏、无力、厌食、恶心和呕吐、体重下降、腹痛、皮肤黏膜色素沉着、喜咸食、低血压（尤其是直立性低血压），以及有时可发生低血糖。常规的实验室检查可能正常，但血清钠降低和血清钾升高是其典型的临床表现。细胞外液容量减少会加重低血压。继发性肾上腺皮质功能不全时，患者无色素沉着、血清钾不升高。因在皮质醇缺乏时抗利尿激素分泌增多导致血液稀释，故可存在血清钠偏低。

诊断

最佳的筛查试验是观察静脉注射或肌内注射 $250\mu g$ ACTH（cosyntropin）60min 后皮质醇的反应。正常的血清皮质醇水平在注射 ACTH30～60min 后应 $>18\mu g/dl$。如果皮质醇反应不正常，采用同一血样测定醛固酮水平可鉴别原发性和继发性肾上腺皮质功能减退。在继发性而非原发性肾上腺皮质功能减退中，醛固酮水平较基线的增幅正常（$\geqslant 5ng/dl$）。另外，原发性肾上腺皮质功能减退患者的 ACTH 水平是升高的，而继发性肾上腺皮质功能减退患者 ACTH 水平降低或者部分可能处于正常范围内。新发病或部分性垂体功能减退患者对 ACTH 快速刺激试验的反应可无异常，对这类患者可采用其他试验（如：美替拉酮试验或胰岛素耐量试验）进行诊断。

治疗 Addison 病

氢化可的松 15～25mg/d，其中 2/3 早晨服用，1/3 午后服用，是最主要的糖皮质激素替代治疗。部分患者获益于剂量每日三次分服，或给予其他等量药效剂量的糖皮质激素。原发性肾上腺皮质功能减退患者通常需要补充盐皮质激素，给予氟氢可的松 0.05～0.1mg PO qd，并保证充分的钠盐摄入。氟氢可的松的剂量应逐渐调整至维持患者血钠与血钾水平正常，并保持正常血压且不受体位变化影响。测定血浆肾素水平可协助调整氟氢可的松的剂量。继发性肾上腺皮质功能减退的患者不需要补充盐皮质激素。应当指导所有肾上腺皮质功能减退的患者，掌握胃肠外类固醇激素的自我给药方法，并在医疗急救系统中对其病情登记在案。在并发其他疾病期间，应给予加倍剂量的氢化可的松。如果发生肾上腺危象，应给予大剂量氢化可的松（10mg/h 持续 IV 或者 100mg 静脉团注 tid），并同时输注生理盐水。随着患者病情好转，且无发热，氢化可的松剂量可逐日减少 20%～30%，直至回复日常替代剂量。

■ 醛固酮减少症

单纯性醛固酮缺乏，而皮质醇分泌正常，由于肾素水平低下造成，如：遗传性醛固酮合酶缺陷、醛固酮瘤切除术后（短暂性）及处于长期肝素治疗中。低肾素性低醛固酮血症最常见于患有糖尿病和轻度肾衰竭的成年人；其特征为轻至中度的高钾血症。这种情况多为良性，观察即可。在盐摄入充足的情况下，如有必要，可口服氟氢可的松（0.05～0.15mg/d）维持电解质平衡。合并高血压、轻度肾衰竭或心力衰竭的患者，则应当减少盐摄入量并给予呋塞米。

肾上腺意外瘤

肾上腺肿物是腹部 CT 或 MRI 扫描的常见发现（随年龄增加患病率为 1%～7%）。大多数（70%～80%）的意外瘤临床上无功能，且肾上腺癌的可能性很低（<0.01%）。遗传综合征如 MEN-Ⅰ、MEN-Ⅱ、Carney 综合征、McCune-Albright 综合征都与肾上腺瘤相关。评估肾上腺意外瘤首先是确定其功能状态，通过测定血浆游离 3-甲氧基肾上腺素筛查嗜铬细胞瘤（图 182-1）。存有肾上腺外恶性肿瘤的患者，肾上腺意外瘤为转移瘤的可能性是 30%～50%。其他激素的评估应包括在所有患者中进行 1mg 隔夜地塞米松抑制试验、在高血压患者中测定血浆肾素活性与醛固酮的比值、在伴有雄激素分泌过多表现的女性患者中测定脱氢表雄酮（DHEAS）水平、在伴有女性化表现的男性患者中测定雌二醇水平。极少需要进行细针吸取活检，且禁忌用于疑似嗜铬细胞瘤者。肿块体积较大（>4～6cm）、边界不规则、密度不均一、软组织钙化、平扫 CT 值较高（>10Hu）提示为肾上腺皮质恶性肿瘤。

糖皮质激素的临床应用

糖皮质激素是用于治疗多种疾病，如：支气管哮喘、类风湿关节炎、银屑病的药物制剂。糖皮质激素治疗需充分权衡用药的潜在获益与其几乎必然发生的并发症（体重增加、高血压、库欣面容、糖尿病、骨质疏松、肌病、眼内压升高、缺血性骨坏死、感染、高脂血症）。慎重选择类固醇制剂类型、剂量最小化、隔日给药或间歇疗法均可将其副作用降至最低（表 182-1）；如有可能，局部用药，可经

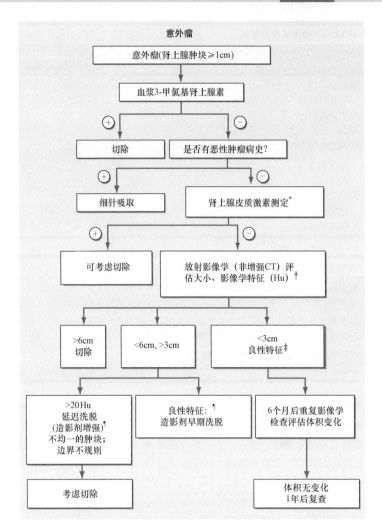

图 182-1 意外瘤。*肾上腺皮质激素测定：所有患者均进行地塞米松抑制试验；高血压患者行血浆肾素活性/醛固酮比值测定；性类固醇，有临床表现的女性和男性患者分别测定硫酸脱氢表雄酮和雌激素；†亨氏单位（Hu）；测定 X 线的衰减值或肿块的脂质含量。富含脂质的肿块（<10Hu）支持良性皮质腺瘤的诊断；‡提示肿瘤为良性的特点包括：均一的肿块、边界规则、Hu<10；¶造影剂强化后洗脱时间较其他肿瘤短也是良性肾上腺腺瘤的特征

吸入、鼻腔或皮肤途径给药；审慎转为非类固醇激素疗法；监测患者的热量摄入，并采取减少骨质丢失的措施。起始糖皮质激素治疗前均应评估患者发生并发症的风险（表 182-2）。由于接受外源性糖皮

表 182-1　糖皮质激素制剂

通用名	相对作用强度		等效剂量
	糖皮质激素	盐皮质激素	
短效			
氢化可的松	1.0	1.0	20.0
可的松	0.8	0.8	25.0
中效			
泼尼松	4.0	0.25	5.0
甲泼尼龙	5.0	0	4.0
曲安西龙（去炎松）	5.0	0	4.0
长效			
地塞米松	30.0	0	0.75
倍他米松	25.0	0	0.8

表 182-2　糖皮质激素治疗前应进行的检查和评估

是否存有结核或其他慢性感染（胸片、结核菌素试验）
是否存有糖耐量异常、妊娠糖尿病史，或是 2 型糖尿病的高危人群
是否存有骨质疏松（对器官移植的受者或绝经后患者进行骨密度检查）
消化性溃疡、胃炎或食管炎病史（粪便潜血试验）
是否存有高血压、心血管疾病或高三酰甘油（甘油三酯）血症
心理疾病病史

质激素治疗的患者，下丘脑-垂体-肾上腺轴被抑制并且肾上腺可发生萎缩，因此应激时需给予更高剂量的糖皮质激素。另外，长期使用糖皮质激素治疗的患者，其剂量应逐渐减少，使垂体-肾上腺轴的功能得以恢复，且避免基础疾病反复。

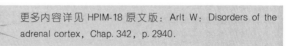

更多内容详见 HPIM-18 原文版：Arlt W：Disorders of the adrenal cortex, Chap. 342, p. 2940.

第 183 章
肥　胖

高蕾莉　校　张秀英　译

*肥胖*是机体脂肪组织含量过多的状态。肥胖不应只由体重来定义，因为有些肌肉发达的个体虽然是超重的，但脂肪含量并不增多。

目前最常用于评价体重状况和疾病风险的指标是体重指数（BMI），其计算公式等于体重/身高²，单位是 kg/m²（表183-1）。BMI 相同的情况下，女性的体脂含量通常高于男性。此外，局部脂肪分布可能会影响与肥胖相关的疾病风险。以内脏脂肪增多为主要表现的中心性肥胖（腰/臀比升高，即女性>0.9 和男性>1.0）是代谢综合征、糖尿病、女性高雄激素血症和心血管疾病的独立危险因素。过去的三十年里，肥胖症的患病率急剧增长。2008年，美国20岁以上的成年人中34%患有肥胖（BMI>30），另有34%超重（BMI 25～30）。最令人担忧的是，在儿童中也有相似的增长趋势，2～19岁的儿童及青少年中17%患有肥胖，另有18%为超重。这导致了儿童中2型糖尿病的患病率空前增长。肥胖症的流行不仅限于西方国家，正蔓延至世界各地。

■ 病因

能量摄入增加和（或）能量消耗减少可引起肥胖。体内脂肪堆积是由环境因素和遗传因素共同作用造成的，社会因素和经济条件也是重要的影响因素。近年肥胖症的增多主要是因为热量摄入过多以及体力活动减少。据推测，膳食结构变化可促进食物的消化吸收，睡眠缺乏和肠道菌群失调也会对其有影响，但目前对其原因仍知之甚少。肥胖症的易感性为多基因调控，30%～50%体内脂肪储存相关的变异性被认为由基因因素决定。在单基因突变导致的肥胖中，黑皮质素受体4基因突变是最常见的，约占总人群肥胖的1%，约占重型早发肥胖的6%。肥胖相关的疾病综合征包括 Prader-Willi 综合征和 Laurence-Moon-Biedl 综合征。其他单基因突变或综合征造成的肥胖均极为罕见。肥胖的继发性原因包括：下丘脑损伤、甲状腺功能减退、库欣综合征和性腺功能低下。药物也是引起体重增加的常见

表 183-1　肥胖和疾病风险分级

	BMI（kg/m²）	肥胖分级	疾病风险
消瘦	<18.5		
正常体重	18.5～24.9		
超重	25.0～29.9		增加
肥胖	30.0～34.9	Ⅰ	高
肥胖	35.0～39.9	Ⅱ	较高
严重肥胖	≥40	Ⅲ	显著增高

资料来源：*Adapted from National Institutes of Health，National Heart，Lung，and Blood Institute：Clinical Guidelines on the Identification，Evaluation，and Treatment of Overweight and Obesity in Adults. U. S. Department of Health and Human Services，Public Health Service，1998.*

原因，如：降糖药（胰岛素、磺脲类及噻唑烷二酮类）、糖皮质激素、抗精神病药物、心境稳定剂（锂盐）、抗抑郁药（三环类、单胺氧化酶抑制剂、帕罗西汀及米氮平）、抗癫痫药物（丙戊酸钠、加巴喷丁及卡马西平）。分泌胰岛素的肿瘤也可以引起过度进食和体重增加。

■ 临床特点

　　肥胖对健康有很多的不利影响。肥胖导致的死亡率增加主要是由于心血管疾病、高血压、胆囊疾病、糖尿病及多种类型的癌症，如发生于男性食管、结肠、直肠、胰腺、肝、前列腺和女性胆囊、胆管、乳房、子宫内膜、宫颈及卵巢的恶性肿瘤。重度肥胖伴有睡眠呼吸暂停是严重影响健康的危险因素。肥胖还会增加脂肪肝、胃食管反流、骨关节炎、痛风、腰痛、皮肤感染及抑郁症的发病风险。性腺功能低下的男性和不孕不育症患者中肥胖者居多，在女性中还可能与高雄激素血症有关（多囊卵巢综合征）。

治疗　肥胖

　　肥胖是一种慢性疾病，需长期治疗并坚持健康的生活方式。鉴于肥胖伴发的健康风险，积极治疗至关重要，但因有效的治疗手段有限，而使肥胖的治疗变得困难。体重反弹是各种减肥治疗所共同面临的问题。应当根据患者的 BMI 和风险评估选择合适的治疗时机和方案。

　　所有 BMI $\geqslant 25 kg/m^2$ 的个体都推荐进行饮食、运动及行为干预。行为干预包括小组辅导、饮食日记以及改变饮食习惯。密切监督与饮食相关的一些行为（避免自助式进餐、主张少食多餐、进食早餐）。减少 7500kcal 的热量摄入可减轻体重约 1kg。因此，若每天减少 100kcal 的热量摄入，坚持一年可减重 5kg；若每天减少 1000kcal 的热量摄入，则每周即能减重 1kg。同时还应增加体力活动，每周至少要进行 150min 的中等强度体力活动。

　　对于 BMI $\geqslant 30 kg/m^2$ 或 BMI $\geqslant 27 kg/m^2$ 且伴有肥胖相关疾病的个体，可在生活方式干预的基础上给予药物治疗。奥利司他是目前美国 FDA 唯一批准用于治疗肥胖症的药物；其他几种减肥药物因严重的副作用均已退出了市场。奥利司他是小肠脂肪酶抑制剂，通过抑制肠道脂肪吸收使体重得到一定程度的减轻（在生活方式干预的同时，12 个月可使体重下降 9%～10%）。对伴有肥胖的 2 型糖尿病患者，二甲双胍、艾塞那肽和利拉鲁肽也有降低体重的倾向，但其均不可用于非糖尿病患者。

　　严重肥胖患者（BMI≥40kg/m²）或中度肥胖（BMI≥35kg/m²）伴有严重相关疾病的患者，当其他治疗方法屡遭失败、体重超重持续3年以上、能够耐受手术同时无药物成瘾或严重的精神心理性疾患者，可考虑减肥手术治疗。减肥手术采用的是限制性方式（减小胃容量、延缓胃排空），如腹腔镜下可调式硅胶管胃束带术；或者减少胃肠吸收的方法，如 Roux-en-Y 胃旁路术（图183-1）。这些手术通常可使体重减轻30%～35%，约40%的患者可维持疗效4年。其

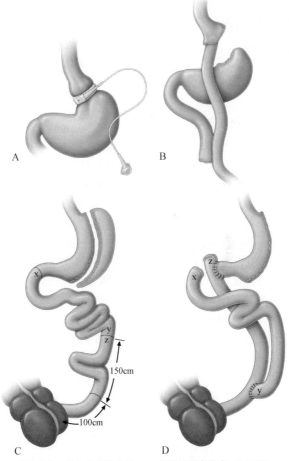

图 183-1 减肥手术。部分术式示意图：**A.** 腹腔镜胃束带术（LAGB）；**B.** Roux-en-Y 胃旁路术；**C.** 胆胰分流十二指肠开关术；**D.** 胆胰分流术。（资料来源：*ML Kendrick，GF Dakin，Surgical approaches to obesity. Mayo Clinic Proc 815：518，2006；with permission.*）

并发症包括吻合口狭窄、吻合口溃疡及倾倒综合征。实施减少营养吸收的术式后，患者需终身补充微量营养元素（铁、叶酸、钙、维生素 B_{12} 和 D），且和胰岛细胞增生及低血糖症的风险相关。

更多内容详见 HPIM-18 原文版：Flier JS，Maratos-Flier E：Biology of Obesity，Chap. 77，p. 622. and Kushner RF：Evaluation and Management of Obesity，Chap. 78，p. 629.

第 184 章
糖尿病

纪立农　校　罗樱樱　任倩　译

■ 病因和流行病学

　　糖尿病（DM）是一组以糖代谢紊乱为主要表现的临床综合征。目前，糖尿病基于其导致高血糖症的病理机制进行分类。1 型糖尿病的特点是胰岛素缺乏及酮症倾向，而 2 型糖尿病的病因具有异质性，特征包括不同程度的胰岛素抵抗、胰岛素分泌受损，以及肝糖输出增加。其他特殊类型的糖尿病包括遗传缺陷［成年发病的青少年型糖尿病（MODY）和其他少见单基因疾病］、胰腺外分泌疾病（慢性胰腺炎、囊性纤维化、血色病）、内分泌疾病（肢端肥大症、库欣综合征、胰高糖素瘤、嗜铬细胞瘤、甲状腺功能亢进症）、药物（烟酸、糖皮质激素、噻嗪类利尿剂、蛋白酶抑制剂），以及妊娠（妊娠糖尿病）。这些单基因和继发性糖尿病的表型多与 2 型糖尿病相近；其严重程度取决于 β 细胞功能缺陷以及胰岛素抵抗程度。1 型糖尿病通常由于胰腺 β 细胞的自身免疫损伤所致，因为其发病高峰在儿童与青少年时期，因而也常被称为青少年型糖尿病。

　　糖尿病的患病率迅猛增长，尤其是 2 型糖尿病患病率与肥胖呈现平行增长的趋势（第 183 章）。从 1985 年至 2010 年间，全世界的糖尿病患病率增长了将近 10 倍，患病人数从 3 千万上升至 2.85 亿。据估计，2010 年美国的糖尿病患病人数约为 2600 万，占人口总数的 8.4%。另外，还隐藏了极大一部分未经诊断的糖尿病人群。

　　糖尿病可伴随严重的致病率和死亡率显著增高；已经成为全球范围内导致死亡的第 5 位原因。

■ **诊断**

糖尿病的诊断标准包括以下任意一项：

- 空腹血浆血糖≥7.0mmol/L（≥126mg/dl）。
- 具有糖尿病的症状，以及一次随机血糖≥11.1mmol/L（≥200mg/dl）。
- 75g 口服葡萄糖耐量试验中 2h 血浆血糖≥11.1mmol/L（≥200mg/dl）。
- 糖化血红蛋白（HbA1c）A_{1c}＞6.5%。

除非高血糖症非常确切，否则上述标准中的结果应在非同日重复确认。

另外，还有两种中间状态定义如下：

- 空腹血糖受损（IFG）是指仅空腹血糖升高，其水平至 5.6～6.9mmol/L（100～125mg/dl）。
- 糖耐量减低（IGT）是指 75g 口服葡萄糖负荷后 2h 血浆血糖升高，达到 7.8～11.1mmol/L（140～199mg/dl）。

IFG 或 IGT 人群并非糖尿病患者，但是其具有未来发生 2 型糖尿病和心血管疾病的风险。

年龄＞45 岁的个体，或超重（体重指数≥25kg/m²）的年轻个体或具有一个或多个危险因素的人群建议每 3 年筛查空腹血浆血糖水平（表 184-1）。

表 184-1　无症状个体筛查糖尿病前期及糖尿病的标准[a]

危险因素
- 糖尿病的一级亲属
- 缺乏体力活动
- 民族/种族（如：非洲裔美国人、拉丁美洲人、美国本土居民、亚裔美国人、太平洋岛国居民）
- 先前诊断的 IFG、IGT 或糖化血红蛋白 A_{1c} 水平达到 5.7%～6.4%
- 既往 GDM 病史或曾经产下体重＞4kg（＞9 磅）的新生儿
- 高血压（血压≥140/90mmHg）
- HDL 胆固醇水平≤0.90mmol/L（35mg/dl）和（或）三酰甘油（甘油三酯）水平≥2.82mmol/L（250mg/dl）
- 多囊卵巢综合征或黑棘皮症
- 具有血管疾病史

[a] 年龄≥45 岁的成人，或年龄＜45 岁但 BMI≥25kg/m² 且合并至少一项以下糖尿病危险因素的个体均应考虑进行检查。
缩略词：BMI，体重指数；GDM，妊娠糖尿病；HDL，高密度脂蛋白；IFG，空腹血糖受损；IGT，糖耐量减低。
资料来源：*Adapted from American Diabetes Association*，2011.

代谢综合征（也被称作胰岛素抵抗综合征或 *X* 综合征）用于描述一组代谢紊乱症候群，包括胰岛素抵抗（有或无糖尿病）、高血压、血脂异常、中心型或内脏型肥胖，以及血管内皮功能障碍，且与促进心血管疾病进展相关（第 127 章）。

■ 临床表现

糖尿病的常见表现包括多尿、多饮、体重下降、乏力、疲劳、视物模糊、频繁的浅表感染以及伤口愈合不良。2 型糖尿病早期，症状多隐匿，表现为乏力、伤口愈合不良以及感觉异常。缺乏症状是 2 型糖尿病未能被及时诊断的主要原因。应获取患者详尽的临床病史，尤其着重于体重、运动、吸烟、饮酒、糖尿病家族史以及心血管疾病各种危险因素。对于已经确诊糖尿病的患者，评价其既往糖尿病治疗情况、HbA_{1c}、自我血糖监测结果、低血糖症的发生频率，以及患者对糖尿病的认知。体格检查中应格外关注视网膜检查、直立位血压、足部检查（包括震动觉检查和单丝试验）、外周血管搏动以及胰岛素注射部位。具有显著临床表现的糖尿病急性并发症包括糖尿病酮症酸中毒（DKA）（1 型糖尿病）和高血糖高渗状态（2 型糖尿病）（第 24 章）。

糖尿病的慢性并发症如下：

- 眼部病变：非增殖性或增殖性糖尿病视网膜病、黄斑水肿、虹膜红变、青光眼、白内障
- 肾脏病变：蛋白尿、终末期肾病（ESRD）、Ⅳ 型肾小管酸中毒。
- 神经病变：远端对称性多神经病、多发性神经根病、单神经病、自主神经病。
- 胃肠道病变：胃轻瘫、腹泻、便秘。
- 泌尿生殖道病变：膀胱病、勃起功能障碍、女性性功能障碍、阴道念珠菌病。
- 心血管病变：冠状动脉疾病、充血性心力衰竭、外周血管疾病、卒中。
- 下肢病变：足部畸形［锤状趾、爪形趾、夏科（Charcot）足］、溃疡、截肢。
- 皮肤病变：感染（毛囊炎、疖、蜂窝织炎）、渐进性坏死、愈合不良、溃疡、坏疽。
- 口腔病变：牙周病。

治疗 糖尿病

理想的糖尿病不仅是单纯血浆血糖的管理。糖尿病的综合照护

还应包括对于糖尿病特异性并发症的筛查和管理，同时纠正糖尿病相关疾病的危险因素。1型糖尿病或2型糖尿病患者均应接受关于于营养、运动、患病期间糖尿病照护以及降低血浆血糖药物方面的教育。整体而言，HbA_{1c}的水平应控制<7%，但还应同时考虑个体化情况（年龄、实施复杂治疗方案的能力、并存的其他疾病）。强化治疗能够减少远期并发症，但可能伴随更为频繁与严重的低血糖事件。餐前毛细血管血浆血糖的目标范围为3.9～7.2mmol/L（70～130mg/dl）；餐后1～2h的血糖水平应为<10mmol/L（<180mg/dl）。

一般而言，1型糖尿病患者每日胰岛素需求总量为0.5～1.0U/kg，分多次给药，且应联合不同起效和作用时效的胰岛素制剂（表184-2）。优选的胰岛素注射方案包括睡前注射甘精胰岛素，联合餐时注射赖脯胰岛素、赖谷胰岛素、门冬胰岛素，或采用输注装置持续皮下注射胰岛素。普兰林肽是一种注射用胰淀素（amylin）类似物，可作为控制餐后血糖波动的辅助治疗用药。

2型糖尿病患者可单纯通过饮食和运动控制血糖，或辅以口服降糖药、胰岛素，或联合口服药物与胰岛素。口服降糖药物的种类及剂量方案列于表184-3。另外，二甲双胍或磺脲类药物可联合应用艾塞那肽和利拉鲁肽，其为注射用胰高糖素样肽1（GLP-1，一类肠促胰素）类似物。推荐二甲双胍作为初始用药的治疗流程是合理的，因为其降糖效果肯定（HbA_{1c}降幅达1%～2%），不良反应被熟知，而且花费相对低廉（图184-1）。二甲双胍还具有小幅降低体重、降低胰岛素水平、轻度改善血脂谱、降低肿瘤风险，并且单药治疗不会导致低血糖症的优势。然而，二甲双胍禁忌用于肾功能不全、充血性心力衰竭、任何类型酸中毒、肝脏疾病或严重缺氧的患者；罹患严重疾病或接受放射学检查应用对比剂需暂停用药。二甲双胍治疗随后可联合第二种口服降糖药（胰岛素促泌剂、DPP-IV抑制剂、噻唑烷二酮或α-糖苷酶抑制剂）。两种口服药的联合治疗可带来叠加效应，如果血糖控制仍然不满意，还可在此基础上加用睡前胰岛素注射或第三种口服药物治疗。随着内源性胰岛素生成减少，患者最终与1型糖尿病患者相同，需要每日多次注射长效和短效胰岛素。每天长效胰岛素的用量>1U/kg的患者，应考虑联合使用胰岛素增敏剂，例如二甲双胍或噻唑烷二酮类药物。胰岛素依赖的2型糖尿病患者对于联合普兰林肽治疗同样获益。

通过及时和长期的监测措施，糖尿病相关并发症的致病率和死

表 184-2　胰岛素的属性

剂型	作用时间		
	起效时间, h	达峰时间, h	持续时间, h
短效			
门冬	<0.25	0.5~1.5	3~4
赖谷	<0.25	0.5~1.5	3~4
赖脯	<0.25	0.5~1.5	3~4
常规	0.5~1.0	2~3	4~6
长效			
地特	1~4	—[a]	长达 24
甘精	1~4	—[a]	长达 24
中效	1~4	6~10	10~16
混合			
75/25——75% 鱼精蛋白赖脯, 25% 赖脯	<0.25	1.5h	长达 10~16
70/30——70% 鱼精蛋白门冬, 30% 门冬	<0.25	1.5h	长达 10~16
50/50——50% 鱼精蛋白赖脯, 50% 赖脯	<0.25	1.5h	长达 10~16
70/30——70% 中效, 30% 常规	0.5~1	双峰型[b]	10~16

[a] 甘精和地特胰岛素活性近乎无峰型。

[b] 双峰型：两个高峰，首个于 2~3h，第二个在其后数小时。

资料来源：*Adapted from JS Skyler：Therapy for Diabetes Mellitus and Related Disorders，American Diabetes Association，Alexandria，VA，2004.*

亡率能够大幅度降低（表 184-4）。尿常规可作为筛查糖尿病肾病的初步检查。倘若尿蛋白阳性，应采集 24h 尿液进行蛋白定量检测；如果尿蛋白阴性，则应采用随机尿测定尿微量白蛋白（如果 3~6 个月内，3 次尿微量白蛋白肌酐比检测中，2 次结果为 30~300μg/mg，则视为微量白蛋白尿）。所有成人患者均应完善静息心电图检查，高危患者还应进行更为全面的心脏检查。预防糖尿病并发症的治疗目标包括应用血管紧张素转化酶抑制剂或血管紧张素受体阻滞剂降低蛋白尿；控制血压（无蛋白尿者<130/80mmHg；蛋白尿者<125/75mmHg）；管理血脂异常 [LDL<2.6mmol/L（<100mg/dl）；男性 HDL>1.1mmol/L（>40mg/dl）；女性 HDL>1.38mmol/L（>50mg/dl）；三酰甘油（甘油三酯）<1.7mmol/L（<150mg/dl）]。另外，全部年龄>40 岁的糖尿病患者无论其 LDL 胆固醇水平情况，均应使用他汀类药物。对于已经合并心血管疾病的患者，LDL 胆

表 184-3　口服降糖药物

药物	日剂量，mg	每日给药次数	禁忌证
双胍			肌酐：男性＞133µmol/L（1.5mg/dl）；女性＞124µmol/L（1.4mg/dl）；充血性心力衰竭、肝脏疾病
二甲双胍	500～2500	1～3	
磺脲类			肾脏/肝脏疾病
格列美脲	1～8	1	
格列吡嗪	2.5～40	1～2	
格列吡嗪（缓释）	5～10	1	
格列本脲	1.25～20	1～2	
格列本脲（微粒化）	0.75～12	1～2	
非磺脲类促泌剂			肾脏/肝脏疾病
瑞格列奈	0.5～16	1～4	
那格列奈	180～360	1～3	
α-糖苷酶抑制剂			炎症性肠病、肝脏疾病，或肌酐＞177µmol/L（2.0mg/dl）
阿卡波糖	25～300	1～3	
米格列醇	25～300	1～3	
噻唑烷二酮			
吡格列酮	15～45		
DPP-Ⅳ抑制剂			肝脏疾病、充血性心力衰竭
西格列汀	100	1	
沙格列汀	2.5～5	1	
利格列汀	5	1	肾衰竭时剂量↓
维格列汀	50～100	1	

固醇靶目标应为＜1.8mmol/L（＜70mg/dl）。

住院患者的管理

　　住院期间糖尿病的管理目标应是将血糖水平控制至趋于正常，避免发生低血糖症，并且过渡门诊糖尿病治疗方案。接受全身麻醉和手术，或罹患重症疾病的 1 型糖尿病患者，应持续接受胰岛素治疗，包括静脉胰岛素输注或减量皮下注射长效胰岛素。单独应用短效胰岛素不足以预防糖尿病酮症酸中毒的发生。2 型糖尿病患者住院期间应停用口服降糖药。如果患者由于进行医学操作禁食，应给予输注 5％葡萄糖溶液，并调整为常规胰岛素输注 [0.05～0.15U/(kg·h)] 或减少长效胰岛素用量（减少 30％～50％）或应用短效胰岛素（维持原量或减少 30％～50％）。对于正常饮食的 2 型糖尿病患者，应当采用皮下注射长效及短效胰岛

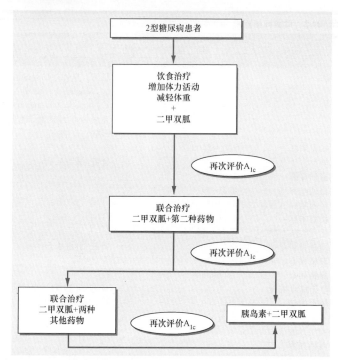

图 184-1   2 型糖尿病的血糖控制。可与二甲双胍联合应用的药物包括胰岛素促泌剂、噻唑烷二酮类药物、α-糖苷酶抑制剂、DPP-Ⅳ 抑制剂以及 GLP-1 受体激动剂。A_{1c}，糖化血红蛋白 A_{1c}

表 184-4   糖尿病患者医疗照护指南

- 自我血糖监测（频率个体化）
- A_{1c} 检测（2~4 次/年）
- 糖尿病管理的患者教育（每年）
- 医学营养治疗和教育（每年）
- 眼科检查（每年）
- 足部检查（每年由医生检查 1~2 次，患者每日进行自我检查）
- 筛查糖尿病肾病（每年，见 Fig. 344-11，HPIM-18）
- 测量血压（每季度）
- 血脂谱及血清肌酐测定（eGFR）（每年）
- 流感/肺炎球菌疫苗接种
- 考虑抗血小板治疗（见文述）

缩略词：A_{1c}，糖化血红蛋白 A_{1c}。

素的治疗方案。住院糖尿病患者的血糖目标应为：餐前血糖 < 7.8mmol/L（< 140mg/dl）以及餐后血糖 < 10mmol/L（< 180mg/dl）。

对于危重症患者，建议血糖水平维持 7.8～10mmol/L（140～180mg/dl）。关于进行含对比剂放射学操作的糖尿病患者，应在其暴露对比剂前后给予充分水化，并在操作后监测血清肌酐水平。

更多内容详见 HPIM-18 原文版：Power AC：Diabetes Mellitus，Chap. 344，p. 2968.

第 185 章
男性生殖系统疾病

高蕾莉／校　刘蔚　译

睾丸能够产生精子和睾酮。精子生成不足可单独出现，或继发于雄激素缺乏。

■ 雄激素缺乏

病因学

睾丸功能减退（原发性性腺功能减退）或下丘脑-垂体功能缺陷（继发性性腺功能减退）均可导致雄激素缺乏。

睾酮水平低而促性腺激素［黄体生成素（LH）及卵泡刺激素（FSH）］水平高诊断为原发性性腺功能减退。克兰费尔特综合征是最为常见的病因（约每千名新生男婴中有 1 名罹患此病），由于多出 1 条或多条 X 染色体而患病，常见的核型是 47，XXY。其他与睾丸发育、雄激素合成或雄激素作用相关的遗传性病因较为罕见。后天获得性的原发性睾丸功能减退通常是因病毒性睾丸炎造成的，也可由于创伤、睾丸扭转、隐睾、放射损伤或全身性疾病如淀粉样变、霍奇金病、镰状细胞病或肉芽肿性疾病导致。睾丸功能减退也可以是自身免疫性多内分泌腺功能减退综合征的表现之一。营养不良、艾滋病、肾衰竭、肝硬化、强直性肌营养不良、截瘫、毒性物质（如：酒精、大麻、海洛因、美沙酮、铅、抗肿瘤药物和化疗药物）也可引起睾丸功能减退。酮康唑可阻断睾酮的合成，螺内酯或西咪替丁在雄激素受体水平阻断睾酮的作用。

当睾酮和促性腺激素水平均低下时诊断为继发性性腺功能减退

（*低促性腺激素型性腺功能减退症*）。Kallmann 综合征是由于产生促性腺素释放素（GnRH）的神经元发育异常而引起的，其临床特征是 GnRH 缺乏，LH 和 FSH 水平降低以及嗅觉丧失。其他几种类型的 GnRH 缺陷或促性腺激素缺乏不合并嗅觉丧失。导致低促性腺激素型性腺功能减退症的后天性原因包括严重疾病、过度紧张、肥胖、库欣综合征、阿片类和大麻类的使用、血色病和高泌乳素血症（因垂体腺瘤或吩噻嗪类药物引起）。肿瘤、感染、创伤或转移性疾病导致的垂体破坏也可造成性腺功能减退，但同时伴有其他垂体激素的缺乏（见第 179 章）。正常情况下随着年龄的增长，由于下丘脑-垂体-睾丸轴的功能下调会造成睾酮水平进行性降低。

临床特点

病史询问中应重点关注发育阶段如青春期和快速生长期的情况，以及雄激素依赖的相关行为，例如清晨勃起、性欲的频率和强度，以及手淫或性交的频率。体格检查应注重第二性征如面部、腋下、胸部和会阴部的毛发分布，男性乳房发育、睾丸体积、前列腺以及身高和身体比例。当雄激素缺乏发生在骨骺融合之前，会出现两臂伸展距离比身高长 2cm 的类宦官体型。正常睾丸的大小长 3.5～5.5cm，其对应的体积为 12～25ml。应该在患者站立位进行睾丸静脉触诊明确有无精索静脉曲张。Klinefelter 综合征患者的睾丸通常较小（1～2ml）并且质地较硬。

晨起总睾酮水平＜10.4nmol/L（＜300ng/dl）并存在相应的临床表现即可诊断睾酮缺乏。如睾酮水平＞12.1nmol/L（＞350ng/dl）则不支持睾酮缺乏的诊断。如男性睾酮水平在 6.9～12.1nmol/L（200～350ng/dl）之间，则需要重复测定血清总睾酮水平并应用可靠方法检测血清游离睾酮水平。在年龄较大的男性及合并其他有可能影响性激素结合球蛋白水平的疾病的患者中，应用平衡透析法直接测定血清游离睾酮有助于发现睾酮缺乏。当血清睾酮水平降低诊断雄激素缺乏症后，应测定 LH 水平来鉴别原发性（高 LH）或继发性（低或与低睾酮水平不相符的正常 LH 水平）性腺功能减退症。对病因不明的原发性性腺功能减退症的男性患者应进行染色体核型分析以除外 Klinefelter 综合征。在继发性性腺功能减退症的男性患者中，应进行血清泌乳素水平的测定及下丘脑-垂体部位 MRI 检查。无雄激素缺乏的男性乳房发育应该进行进一步评估（图 185-1）。

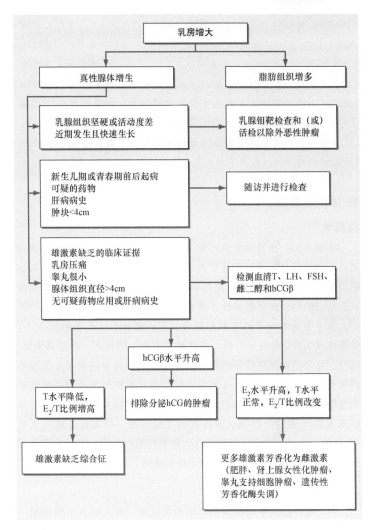

图 185-1　男性乳房发育症的评估。T，睾酮；LH，黄体生成素；FSH，卵泡刺激素；hCGβ，人绒毛膜促性腺激素 β；E₂，17β-雌二醇

治疗　雄激素缺乏

对男性性腺功能减退症进行雄激素替代治疗能够使其恢复正常的男性第二性征（胡须、体毛、外生殖器），维持性欲，以及男性身体发育（血红蛋白水平、肌肉量），但不能恢复其生育能力。对于性腺功能减退症发生在青春期前的患者，建议逐渐增加睾酮

的剂量。可以通过每天使用皮肤睾酮贴剂（5～10mg/d）或凝胶（50～100mg/d），胃肠外应用长效睾酮酯（例如每隔1～3周给予庚酸睾酮100～200mg）或睾酮口含片（30mg/d）使睾酮水平维持在正常范围。在应用睾酮治疗前应首先检查血细胞比容，如血细胞比容＞54％应减少睾酮的用量。前列腺癌、症状严重的下尿路梗阻、基础血细胞比容＞50％、重度睡眠呼吸暂停综合征和Ⅳ级充血性心力衰竭是雄激素替代治疗的禁忌证。对继发性性腺功能减退症应给予促性腺激素以恢复生育能力。

■ 男性不育症

病因学

不育夫妇（未采取避孕措施1年后仍未受孕的夫妇）中25％由男性不育症导致。男性不育症的已知病因包括原发性性腺功能减退症（30％～40％），精子运输障碍（10％～20％），继发性性腺功能减退症（2％），在疑似男性不育症中高达一半病因不明（见图186-3）。精子生成障碍可以与睾酮缺乏并存，也可不伴有睾酮缺乏。Y染色体微小片段缺失和替换、病毒性睾丸炎、结核病、性传播疾病、辐照、化疗药物和环境中的有毒物质均被证实与单纯的精子生成障碍有关。精索静脉曲张、隐睾或急性发热性疾病所导致的持续性睾丸温度升高会影响精子的生成。射精管梗阻可能是导致男性不育症的先天性（囊性纤维化、宫内接触己烯雌酚、特发性）或后天性（输精管切除术、输精管意外结扎、附睾梗阻）病因。滥用雄激素的男性运动员可导致睾丸萎缩和精子数量降低。

临床表现

不一定存在性腺功能减退症的相关证据。睾丸的大小和质地可能异常，精索静脉曲张可通过触诊发现。如果输精管在青春期前受到损伤，则睾丸较小（通常＜12ml）且质地较硬；若青春期后受到损伤则睾丸较柔软（被膜一旦增大，不会缩回到原来的大小）。关键的诊断性检查是精液分析。精子数目＜13 000 000/ml，活动力＜32％，及正常形态精子计数＜9％与低生育力有关。如果具有性腺功能减退症的表现，或重复检测精子数量均呈现减少则应测定血清睾酮水平。

治疗 男性不育症

原发性性腺功能减退的男性患者，若仅存在轻微的输精管损害，有时可对雄激素治疗有反应，而那些继发性性腺功能减退症患者则需要促性腺激素治疗以恢复生育能力。因精索静脉曲张接受手术治疗的男性中，大约有一半能够恢复生育能力。轻度至中度精子质量缺陷的患者可选择体外受精；对于精子质量严重缺陷的男性患者，精子胞质内注射技术（ICSI）是一项重要的治疗进展。

■ 勃起功能障碍

病因学

勃起功能障碍（ED）是指不能正常勃起或射精，或两者并存，见于10%～25%的中老年男性。勃起功能障碍的发生可能基于以下三个机制：①启动障碍（心因性、内分泌性或神经源性）；②充盈障碍（动脉性）；③无法在陷窝毛细血管网中存储足够的血容量（静脉闭塞障碍）。糖尿病、动脉粥样硬化性及药物相关因素占中老年ED患者病因的80%以上。最常见的引起勃起功能障碍的器质性病因是血管疾病，男性糖尿病患者中30%～75%合并ED，由于血管及神经病变造成。造成ED的心理因素包括焦虑、抑郁、人际关系冲突、性禁锢、童年性虐待史、对怀孕或性传播疾病的恐惧。降压药物中噻嗪类利尿剂和β受体阻滞剂是最常见的导致勃起功能障碍的药物。雌激素、GnRH激动剂和拮抗剂、H_2受体拮抗剂和螺内酯可抑制促性腺激素的产生或阻断雄激素的作用。抗抑郁药和抗精神病药物，尤其是神经安定药、三环类药物和选择性5-羟色胺再摄取抑制剂可能导致勃起困难、射精障碍、缺少性高潮和性欲减退。酒精、可卡因及大麻等娱乐性毒品也可造成勃起功能障碍。任何累及骶髓、支配阴茎的感觉神经或自主神经的疾病均可以引起勃起功能障碍。

临床表现

性功能障碍的男性会出现性欲减退，勃起或维持勃起困难，不能射精或早泄，或无法达到性高潮。通常情况下，除非是医生特别询问，否则患者往往羞于主动说出这些症状。在病史询问的最初阶段应关注起病情况，是否存在勃起不完全及持续时间，勃起功能障碍的进展及射精的情况。社会心理背景、性欲、人际关系问题、性取向和性行为也应是临床评估的一部分。夜间或清晨勃起有助于鉴别生理性及心理性勃起功能障碍。同时应寻找相关的危险因素，如：糖尿病、冠状动脉疾病、血脂异常、高血压、外周血管疾病、吸烟、酗酒、内分泌或神经系统疾病。应询问患者的手术史，尤其是肠道、膀胱、前列腺或血管手术史。查体应包括详细的全身体格检查以及生殖器检查。注意有无阴茎异常（Peyronie病）、睾丸的大小和是否存在男性乳房发育同时触诊外周动脉搏动并听诊有无血管杂音。神经系统检查应评估肛门括约肌张力、会阴部感觉以及球海绵体肌反射，应检测血清睾酮和催乳素水平，必要时可进行阴茎动脉造影、肌电图，或者阴茎多普勒超声检查。

治疗　勃起功能障碍

对于 ED 患者的评估和治疗流程见图 185-2。应尽量治疗潜在的疾病或停用有可能引起 ED 的药物。口服磷酸二酯酶-5 抑制剂（西地那非、他达拉非和伐地那非）可加强性刺激后的勃起状态，药物起效时间约 60～120min。禁忌用于接受任何类型硝酸盐类药物治疗的男性，充血性心力衰竭的患者也应当避免。真空装置或者向尿道或阴茎海绵体内注射前列地尔也可有效。对于难治性 ED 可以考虑人工植入阴茎假体进行治疗。

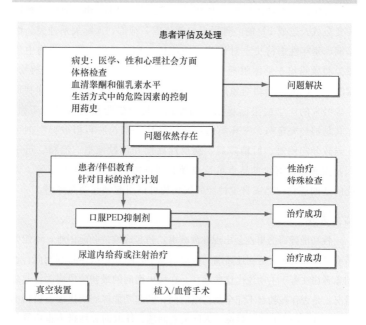

图 185-2　勃起功能障碍患者的处理流程。PDE，磷酸二酯酶

更多内容详见 HPIM-18 原文版：Bhasin S, Jameson JL: Disorders of the Testes and Male Reproductive System, Chap. 346, p. 3010; Hall JE: The Female Reproductive System, Infertility, and Contraception, Chap. 347, p. 3028; and McVary KT: Sexual Dysfunction, Chap. 48, p. 374.

第186章
女性生殖系统疾病

韩学尧 校 任倩 译

垂体激素、黄体生成素（LH）和卵泡刺激素（FSH）刺激卵泡的发育，形成 28 天月经周期并在其中第 14 天左右排卵。

■ 闭经

病因学

*闭经*指月经周期消失。分为原发性闭经和继发性闭经。*原发性闭经*指的是在未使用激素治疗条件下满 15 周岁，而无月经初潮。*继发性闭经*指的是既往有规律月经的女性停经超过 3 个月。育龄期女性出现停经，即使病史和体格检查不支持妊娠，也应首先排除妊娠的可能。*月经稀发*指月经周期＞35 天或者月经＜10 次/年。月经稀发的患者月经量和月经周期均不规律。*功能性子宫出血*指频繁的月经来潮或经量异常增多，诊断功能性子宫出血须除外子宫解剖学异常或出血倾向。

原发性闭经和继发性闭经的病因有所重叠，因此，将月经功能障碍性疾病分为子宫和流出道疾病以及排卵异常更为实用（图 186-1）。

阻碍阴道血液外流的流出道解剖学异常包括阴道或子宫缺如、处女膜闭锁、阴道隔膜以及宫颈狭窄。

闭经伴有 FSH 和 LH 水平降低，提示低促性腺激素性性功能减退。通常是由于下丘脑或垂体疾病所致。下丘脑的疾病包括先天性特发性低促性腺激素性性功能减退、下丘脑病变（颅咽管瘤或其他肿瘤、结核病、结节病、转移性肿瘤）、下丘脑外伤或辐照、剧烈运动、进食障碍、应激，以及慢性消耗性疾病（终末期肾病、恶性肿瘤、吸收不良）。下丘脑性闭经以功能性最为常见，因躯体和精神应激造成，例如过量运动和神经性厌食症导致的可逆性 GnRH 分泌不足。垂体疾病

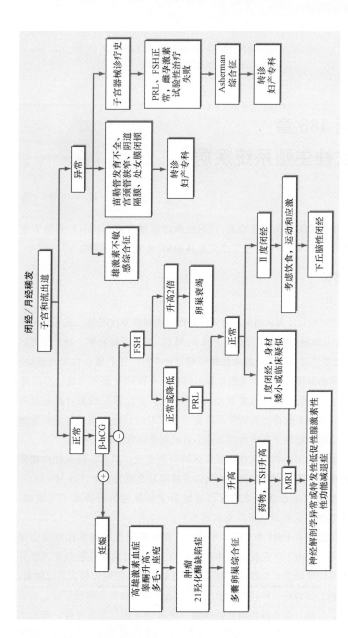

图 186-1 闭经的诊断流程。β-hCG，人绒毛膜促性腺激素；FSH，卵泡刺激素；PRL，泌乳素；TSH，促甲状腺激素

包括罕见的发育缺陷、垂体腺瘤、肉芽肿、辐射导致的垂体功能减退以及席汉综合征。上述疾病通过两个途径导致闭经：直接影响促性腺激素的分泌或者过度生成泌乳素抑制 GnRH 的分泌（第 179 章）。

闭经合并 FSH 水平升高的女性提示卵巢功能衰竭，可能的病因包括特纳（Turner）综合征、单纯性性腺发育障碍、卵巢早衰、卵巢抵抗综合征，以及恶性肿瘤放化疗。女性 40 岁以前绝经考虑卵巢早衰的诊断。

多囊卵巢综合征（PCOS）的特征为临床及生化检查存在高雄激素血症的表现（多毛、痤疮、男性化），伴有闭经或月经稀发。患者通常合并代谢综合征和不孕，同时并存肥胖的患者，上述表现更为严重。其他具有相似表现的疾病包括肾上腺或卵巢肿瘤过量分泌雄激素、成人期发病的先天性肾上腺增生症。甲状腺功能亢进症的患者也可能发生月经减少或闭经；甲状腺功能减退症患者更常见的是子宫不规则出血。

诊断

首次评估应进行详细的体格检查，包括雄激素增多症、血清或尿人绒毛膜促性腺激素（hCG）以及血清 FSH 水平（图 186-1）。体格检查一般能够发现解剖学异常，但有时需要子宫输卵管造影术或者通过宫腔镜直接进行检查。如果疑似性腺发育不全，需要进行染色体核型检查。PCOS 的诊断基于长期无排卵和高雄激素血症并存，并且需要除外有类似临床表现的其他疾病。关于垂体功能和高泌乳素血症的评估详见第 179 章。如果没有发现低促性腺激素性性功能减退症的病因，对促性腺激素水平降低或者假性正常的患者应该进行垂体和下丘脑 MRI 检查。

治疗　闭经

阴道流出道疾病需要外科手术治疗。无论由于卵巢衰竭或者下丘脑/垂体疾病所致的雌激素水平下降，均应采取人工周期雌激素替代治疗，包括口服避孕药或者共轭雌激素（0.625～1.25mg/d PO）和醋酸甲羟孕酮（2.5mg/d PO，或每月末 5 天 5～10mg PO）。PCOS 患者应给予药物治疗，诱出周期性的撤退性出血（每月使用醋酸甲羟孕酮 5～10mg 或者孕酮 200mg/d，持续 10～14 天，或者口服避孕药）并且减轻体重，同时治疗多毛症；如有意愿者，联合促排卵措施（见下述）。PCOS 患者应筛查糖尿病，其可获益于改善胰岛素敏感性的药物，如二甲双胍。

■ 盆腔疼痛

病因

盆腔疼痛可能和正常或异常的月经周期相关，或者是源于盆腔自身，或者是身体其他部位所致的放射痛。应当高度警惕那些可能造成盆腔疼痛的盆腔外的疾病，例如阑尾炎、憩室炎、胆囊炎、小肠梗阻和泌尿道感染。详尽的病史包括疼痛类型、位置、放射部位、引起疼痛加重或减轻的体位，均有助于鉴别急性盆腔疼痛的原因。还应考虑盆腔疼痛和阴道出血、性生活、排便、排尿、运动或进食的关系。鉴别急性还是慢性、持续性还是间断性、周期性还是非周期性疼痛均可指导进一步的检查（表 186-1）。

急性盆腔痛

盆腔炎性疾病一般表现为双侧下腹痛。单侧下腹痛提示附件破裂、出血或者卵巢囊肿蒂扭转，或者是卵巢、输卵管或卵巢旁肿瘤等较少见的情况。异位妊娠可表现为右侧或左侧下腹痛、阴道出血、月经周期异常，临床症状出现于末次月经后 6～8 周。可出现发热和随体位改变的体征。子宫的疾病包括子宫内膜炎和子宫平滑肌瘤伴退行性变。

慢性盆腔痛

很多女性都曾经历排卵引起的下腹部不适（*经间痛*），表现为月经周期中期发生持续数分钟到数小时的钝痛、酸痛。另外，排卵期女性在月经前数天会出现躯体症状，包括水肿、乳房肿胀、腹胀或腹部不适感。易激、抑郁和倦怠等一系列复合症状则被称为*经期前综合征（PMS）*。排卵性月经来潮时伴随严重的或影响正常生活的绞痛，但无明确的盆腔疾病被称之为*原发性痛经*。潜在盆腔疾病，诸

表 186-1 盆腔疼痛的原因

疾病	急性	慢性
周期性盆腔痛		经期前综合征
		月经间期痛
		痛经
		子宫内膜异位
非周期性盆腔痛	盆腔炎性疾病	盆腔淤血综合征
	卵巢囊肿破裂出血或扭转	子宫粘连或翻转
	异位妊娠	盆腔恶性肿瘤
	子宫内膜炎	外阴痛
	子宫肌瘤迅速增大或伴有退行性变	性虐待

如子宫内膜异位症、子宫腺肌症或宫颈管狭窄引起的疼痛则被称为继发性痛经。

诊断

评估内容包括病史、盆腔检查、hCG 测定、衣原体或淋球菌感染的检查以及盆腔超声。一些原因不明的盆腔疼痛的患者还需进行诊断性腹腔镜检查或剖腹探查。

治疗 盆腔疼痛

针对原发性痛经最佳的治疗是 NSAIDs 或口服避孕药。继发性痛经患者提示盆腔疾病，例如子宫内膜异位症，因而对 NSAIDs 治疗反应不佳。感染性疾病应选用适宜的抗生素进行抗感染治疗。选择性 5-羟色胺再摄取抑制剂可能对于改善 PMS 的症状有效。大多数并未发生破裂的异位妊娠患者可使用氨甲蝶呤治疗，成功率为 85%～95%。生理结构异常可能需要外科手术治疗。

■ 多毛症

病因

多毛症指雄激素依赖性区域毛发过度生长，约 10% 女性患有多毛症。多毛症可由于家族性因素、PCOS、卵巢或肾上腺肿瘤、先天性肾上腺增生症、库欣（Cushing）综合征、妊娠以及药物（雄激素，含促进男性性征的孕激素类口服避孕药）所致。其他药物，如：米诺地尔、苯妥英、二氮嗪、环孢素，也可造成非雄激素依赖的毳毛生长，从而导致多毛症。

临床表现

对毛发分布以及毛发量的客观临床评估是诊断的关键环节。通常采用 Ferriman-Gallwey 评分对毛发生长情况进行分级（见 Fig. 49-1，p382，in HPIM-18）。雄激素过多相关的临床表现包括痤疮和男性型脱发（雄激素源性脱发）。男性化的另一方面还表现在升高的雄激素水平导致嗓音低沉、乳房萎缩、肌肉组织增加、阴蒂肥大以及性欲增强。病史中关注月经史、起病年龄、发展速度以及毛发分布。突然出现为毛发增多，且进展迅速以及男性化提示卵巢或肾上腺肿瘤。

诊断

雄激素过多的诊断流程见图 186-2 所示。PCOS 是多毛症相对多见

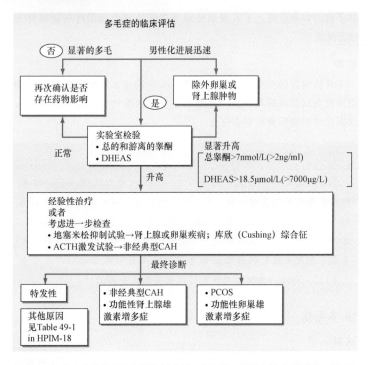

图 186-2 多毛症的诊断和鉴别诊断流程。ACTH，促肾上腺皮质激素；CAH，先天性肾上腺增生症；DHEAS，硫酸脱氢表雄酮；PCOS，多囊卵巢综合征

的病因。地塞米松抑制试验（0.5mg PO，每 6h 1 次，连续 4 天，给药前后测定血游离睾酮的浓度）能够协助鉴别雄激素源于肾上腺或卵巢。无法完全抑制提示卵巢来源的雄激素过多。如果处于卵泡期，早晨或是注射促皮质素后 1h 测定 17 羟孕酮＜6mmol/L（＜2μg/L）可除外21-羟化酶缺陷症所致的先天性肾上腺增生症。如果疑似，进行 CT检查定位诊断肾上腺肿瘤；双侧附件超声检查可发现卵巢肿物。

治疗 多毛症

给予纠正潜在的病因治疗（如：Cushing 综合征、肾上腺或卵巢肿瘤）能够改善多毛症。特发性多毛症或 PCOS，给予物理性对症治疗或药物治疗。非药物治疗包括①漂白；②去除毛发，如剃除或化学药品；③脱毛，如拔毛、蜡疗、电疗及激光治疗。药物治疗包括低雄激素活性的黄体激素避孕药和螺内酯（100～200mg/d PO），通常联合应用。氟他胺也是一种有效的雄激素拮抗剂，但是由于肝毒性而应用受到限制。糖皮质激素（睡前口服地塞米松 0.25～0.5mg，或者泼尼松 5～10mg）是先天性肾上腺增生症患者的主要治疗。抑制毛发生长的药物需要在使用 6 个月后才会有明显效果，因此，应配合采取非药物治疗。

■ 绝经

病因

绝经是指最末一次月经来潮，平均绝经年龄为 51 岁。主要原因是卵泡耗竭或者卵巢切除术。围绝经期出现在末次月经之前的 2～8 年，表现为生育能力衰退、月经不规律。

临床特点

更年期最常见的症状是血管舒缩功能紊乱（潮热和盗汗）、情绪改变（紧张、焦虑、易激惹和抑郁）、失眠以及泌尿生殖道上皮和皮肤萎缩。FSH 水平升高≥40IU/L，而雌二醇水平＜30pg/ml。

治疗 **绝经**

围绝经期时，小剂量复合型避孕药可使患者情况改善。绝经后合理应用激素治疗策略，需权衡患者获益与风险，包括顾虑子宫内膜癌、乳腺癌、血栓性疾病、胆囊疾病风险升高；除此之外，还可能增加卒中、心血管疾病以及卵巢癌的风险。激素替代治疗的获益包括延迟绝经后骨量丢失，以及结肠癌和糖尿病发病风险可能降低。如果不存在禁忌证，短期治疗（＜5 年）可显著缓解令人难以耐受的更年期症状。其禁忌证包括无法解释的阴道流血、活动性肝病、静脉血栓栓塞、子宫内膜癌病史（除外无深度侵蚀的I期）、乳腺癌、心血管疾病和糖尿病。高三酰甘油（甘油三酯）血症（＞400mg/dl）和活动性胆囊疾病是相对禁忌证。控制症状的其他治疗方式包括文拉法辛、氟西汀、帕罗西汀、加巴喷丁、可乐定、维生素 E 或大豆产品。阴道用雌二醇片有助于改善生殖泌尿道的症状。长期激素替代疗法（≥5 年）之前应仔细斟酌，尤其是对于自身处于抗骨质疏松治疗（双磷酸盐、雷洛昔芬），以及具有静脉血栓栓塞以及乳腺癌风险的患者。选用最小有效剂量的雌激素（结合雌激素 0.625mg/d PO；微粒化雌二醇 1.0mg/d qd；或经皮肤给予雌二醇 0.05～1.0mg，每周 1～2 次）。子宫完整的女性应同时接受雌激素和孕激素的联合治疗（周期性使用甲羟孕酮，于月经周期中第

15~25 天口服 5~10mg，或是每日维持口服 2.5mg），从而避免单独应用雌激素造成子宫内膜癌风险增加。

■ 避孕

最常用的控制生育方法包括①安全期法；②口服避孕药；③宫内节育器；④长效孕激素类药物；⑤绝育；和⑥流产。

口服避孕药广泛用于预防妊娠和治疗痛经及无排卵性出血。复方口服避孕药包含人工合成的雌激素（炔雌醇或美雌醇）和人工合成的孕激素。一些孕激素本身具有雄性激素的效用。低剂量诺孕酯和第三代孕激素（去氧孕烯、孕二烯酮、屈螺酮）促雄性激素作用较弱，左炔诺孕酮是孕激素中雄性激素活性最强的孕激素，因此，避免用于具有雄激素分泌过多症状的患者。口服避孕药的三种主要配方类型为单相片（雌激素、孕激素剂量固定）、双相片（随着月经周期雌激素、孕激素剂量配比不同）和单纯孕激素制剂。

口服避孕药通常是安全的，但是也存在静脉血栓栓塞、高血压以及胆石症的风险。随着吸烟和年龄的增加，心肌梗死的风险也随之增加。副作用还包括突破性出血、闭经、乳房压痛和体重增加，通常在更换剂型后出现。

口服避孕药的绝对禁忌证包括既往具有血栓栓塞性疾病、脑血管病或冠心病、乳腺癌或其他雌激素依赖性肿瘤、肝病、高三酰甘油（甘油三酯）血症、年龄超过 35 岁的重度吸烟者、未被明确诊断的生殖器出血及已知或疑似妊娠的妇女。相对禁忌证包括高血压和抗惊厥药治疗。

新型的避孕方法包括每周一用的避孕贴、每月一用的避孕针注射，以及每月一用的阴道环。长效孕激素给药可采用 Depo-Provera 避孕针或是皮下植入孕激素制剂。

紧急避孕药单独含有黄体酮，或为雌激素和黄体酮复合制剂，可在非保护性性交后 72h 内使用以达到避孕目的。Plan B 和 Preven 都是专门为性交后避孕设计的紧急避孕药。除此之外，特定口服避孕药也可在性交后 72h 内用于紧急避孕（炔诺酮/炔雌醇 2 片，间隔 12h；甲炔诺酮/炔雌醇 4 片，间隔 12h）。副作用包括恶心、呕吐和乳房酸胀。也可使用副作用较小的米非司酮（RU486）。

■ 不孕症

病因

不孕是指非保护性性交后 12 个月未受孕。不孕的原因见图 186-3

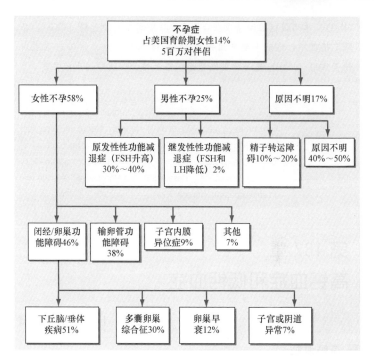

图 186-3 不孕的原因。FSH，卵泡刺激素；LH，黄体生成素

所示。男性不育症参见第 185 章。

临床特点

　　初步评估包括讨论恰当的性交时机、男性精液分析、确定女性的排卵情况；大多数情况下，还应清楚女性输卵管通畅的情况。卵巢功能异常是引起绝大部分女性不孕的原因（图 186-1）。排卵周期反映为规律性、周期性、可预测性、自然性月经来潮；排卵期可通过尿液排卵试纸、基础体温曲线或黄体期血浆黄体酮水平确定。月经周期第 3 天测定 FSH 水平＜10IU/ml 提示卵巢卵母细胞储备正常。通过子宫输卵管造影或者诊断性腹腔镜检查可评估输卵管疾病。病史和体格检查可提示子宫内膜异位症，但是往往临床上无症状且只能通过诊断性腹腔镜检查除外。

治疗 ▶ **不孕症**

　　不孕症的治疗应根据每对夫妇的具体情况制订。治疗手段包括期待疗法、单用枸橼酸氯米芬（克罗米芬）或联合宫内人工授精

（IUI）、单用促性腺激素或联合 IUI，以及体外试管受精（IVF）。在特定情况下，可能需要采用手术、GnRH 脉冲治疗、卵细胞胞质内精子注射（ICSI）或者应用供者卵细胞或精子的辅助性生殖技术。

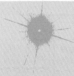

更多内容详见 HPIM-18 原文版：Ehrmann DA：Hirsutism and Virilization, Chap. 49, p. 380；Hall JE：Menstrual Disorders and Pelvic Pain, Chap. 50, p. 384；Hall JE：The Female Reproductive System：Infertility and Contraception, Chap. 347, p. 3028；Manson JE，Bassuk SS：The Menopause Transition and Postmenopausal Hormone Therapy, Chap. 348, p. 3040.

第 187 章
高钙血症和低钙血症

任倩　校　张思敏　译

■ 高钙血症

任何原因引起的高钙血症均可导致乏力、抑郁、精神错乱、厌食、恶心、便秘、肾小管损伤、多尿、心电图 QT 间期缩短和心律失常。当血钙水平＞2.9mmol/L（11.5mg/dl）时，可出现中枢神经系统和胃肠道症状；血钙水平＞3.2mmol/L（13mg/dl）时可出现肾钙质沉着和肾功能受损。重度高钙血症定义为血钙水平＞3.7mmol/L（15mg/dl），属于医学急症，可造成昏迷和心搏骤停。

病因

血钙稳态调节的阐述见图 187-1。高钙血症常见病因见表 187-1，其中 90％高钙血症因甲状旁腺功能亢进症或恶性肿瘤所致。

原发性甲状旁腺功能亢进症通常由甲状旁腺腺瘤（81％）、单侧甲状旁腺癌或甲状旁腺增生（15％）导致甲状旁腺素（PTH）分泌增加所致。家族性甲状旁腺功能亢进症可为Ⅰ型多发性内分泌腺瘤（MEN-Ⅰ）或 MEN-ⅡA 的组成部分之一。除甲状旁腺功能亢进症外，MEN-Ⅰ还包括垂体瘤和胰腺胰岛细胞瘤；MEN-ⅡA 则包括嗜铬细胞瘤和甲状腺髓样癌。

恶性肿瘤伴发的高钙血症一般较为严重且治疗困难，其机制包括肺癌、肾癌和鳞状细胞癌合成并释放大量甲状旁腺素相关蛋白

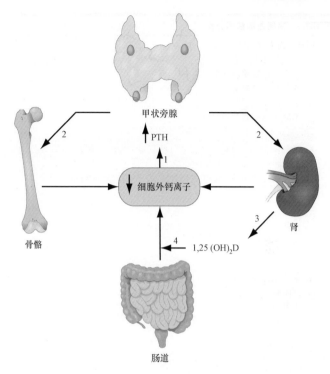

图 187-1　机体反馈调节机制维持血钙浓度在一定生理范围内 [8.9～10.1mg/dl (2.2～2.5mmol/L)]。细胞外钙离子浓度下降可激活甲状旁腺细胞钙离子感受器，使甲状旁腺素（PTH）分泌增加（**1**）。PTH 进而促使肾小管重吸收钙（**2**）及骨钙释放（**2**），同时促进肾合成 1,25 (OH)$_2$D（**3**）；1,25 (OH)$_2$D 可增进肠道吸收钙（**4**）。上述机制协同作用维持血钙在正常范围内

（PTHrP）（恶性肿瘤的体液性高钙血症）；骨髓瘤或乳腺癌造成局部骨破坏；骨髓瘤和淋巴瘤激活淋巴细胞使 IL-1 和 TNF 释放以及淋巴瘤导致 1,25 (OH)$_2$D 合成增加。

　　其他一些疾病也可伴发高钙血症，包括结节病和某些肉芽肿性疾病，导致 1,25-(OH)$_2$D 合成增加；因长期大量摄入维生素 D（生理需要量的 50～100 倍）酿成中毒；锂盐治疗，引起甲状旁腺的功能亢进症；以及家族性低尿钙性高钙血症（FHH），其为常染色体显性遗传疾病，因钙感觉受体基因失活突变造成血钙水平升高及肾钙重吸收增加时，PTH 分泌仍处于与血钙水平不相符的正常范围或甚至上升。继发于终末期肾病的甲状旁腺功能亢进症可进展为三发性甲状旁腺功能亢进症，PTH 自主性过度分泌，其所致的高钙血症对治疗几乎无反应。

表 187-1　高钙血症病因分类

Ⅰ.甲状旁腺相关
　　A. 原发性甲状旁腺功能亢进症
　　1. 单发性腺瘤或癌（少见）
　　2. 多发内分泌腺瘤
　　B. 锂盐治疗
　　C. 家族性低尿钙高血钙症

Ⅱ.恶性肿瘤相关
　　A. 实体瘤体液介导的高钙血症（肺、肾、鳞状细胞癌）
　　B. 实体肿瘤转移（乳腺癌）
　　C. 血液系统恶性肿瘤（多发性骨髓瘤、淋巴瘤、白血病）

Ⅲ.维生素 D 相关
　　A. 维生素 D 中毒
　　B. 1,25（OH）$_2$D 分泌增加；结节病或其他肉芽肿性疾病
　　C. 婴儿特发性高钙血症

Ⅳ.骨转换亢进相关
　　A. 甲状腺功能亢进症
　　B. 肢体制动
　　C. 使用噻嗪类利尿剂
　　D. 维生素 A 中毒

Ⅴ.肾功能不全相关
　　A. 重度继发性或三发性甲状旁腺功能亢进症
　　B. 铝中毒
　　C. 乳-碱综合征

临床表现

　　大多数轻、中度甲状旁腺功能亢进症患者无症状，甚至是在疾病累及肾和骨骼系统时。患者常伴有尿钙增高及多尿，钙质可沉积于肾实质（肾钙质沉着症）或形成草酸钙结石。特征性骨损害包括骨量减少或骨质疏松；少见情况下，长期较为严重的甲状旁腺功能亢进症者，出现病情更为严重的纤维囊性骨炎。骨质重吸收增加主要发生于骨皮质而非骨小梁。高钙血症可呈间断或持续性，血磷水平通常降低，但也可正常。

诊断

　　高血钙并伴有与其不符的 PTH 水平升高可确定为原发性甲状旁腺功能亢进症。高尿钙可鉴别本病与 FHH，后者 PTH 水平正常而尿钙偏低。鉴别甲状旁腺功能亢进症和 FHH 尤为重要，因为甲状旁腺手术治疗对于后者无效。恶性肿瘤所致的高钙血症，PTH 水平偏低（表 187-2）。

表 187-2   高钙血症鉴别诊断：实验室标准

	血液检测[a]			
	Ca	P_i	1,25 (OH)₂D	iPTH
原发性甲状旁腺功能亢进症	↑	↓	↑↔	↑ (↔)
恶性肿瘤相关性高钙血症				
体液性高钙血症	↑↑	↓	↓↔	↓
局部骨破坏（溶骨性转移）	↑	↔	↓↔	↓

[a] 括号中所示的变化非常罕见

缩略词：P_i，无机磷；iPTH，免疫活性甲状旁腺素。

资料来源：*J T Potts Jr：HPIM-12，p. 1911.*

　　血清白蛋白水平异常时，测得的血清总钙水平应给予校正［白蛋白低于 4.1g/dl 时，随着其每下降 1.0g/dl，血钙浓度测量值降低 0.2mmol/L（0.8mg/dl），白蛋白增加时则相反］。此外，也可通过检测离子钙水平。应采用第三代检测技术测定 PTH 水平，尤其是合并肾功能不全患者。

治疗   高钙血症

　　治疗方式取决于高钙血症程度和相关临床症状。对于任何原因所致重度高钙血症［＞3.2mmol/L（＞13mg/dl）］的推荐治疗方案见表 187-3。

　　严重原发性甲状旁腺功能亢进症的患者，应尽快进行甲状旁腺切除术；无症状患者可不需手术；通常手术适应证包括：年龄＜50 岁、肾结石、肌酐清除率＜60ml/min、骨量减少（T 值＜－2.5）或血钙水平较正常上限升高＞0.25mmol/L（＞1mg/dl）。若术前可通过 SPECT 显像定位或经颈部超声证实为单发腺瘤，且具备术中监测 PTH 水平的条件，可选用微创式。否则，应进行颈部探查。建议在具有丰富甲状旁腺干预手术经验的中心治疗。术后常见一过性低钙血症，所以应密切检测钙磷水平，若出现症状性低钙血症应及时补钙。

　　恶性肿瘤引发的高钙血症需治疗其原发肿瘤。通过充分补液和静脉双磷酸盐可降低血钙水平。除非去除基础疾病，否则难以长期控制血钙水平。

　　FHH 无特殊治疗。继发性甲状旁腺功能亢进症应限磷，使用非吸收性抗酸药或司维拉姆和骨化三醇。三发性甲状旁腺功能亢进症需行甲状旁腺切除术。

表 187-3　重度高钙血症的治疗

治疗	起效时间	疗效持续时间	优点	缺点
补液（≤6L/d）	数小时	输液期间	充分水化，起效迅速	容量超载、电解质紊乱
强制利尿（积极补液同时使用呋塞米）	数小时	治疗期间	起效迅速	需要监测，以避免脱水
帕米膦酸二钠（30～90mg IV，持续>4h）	1～2 天	10～14 天	高效；起效速度中等	20% 发热；钙、磷、镁水平下降；偶有颌骨坏死
唑来膦酸（4～8mg IV，持续>15min）	1～2 天	>3 周	高效；效用持久；快速给药	发热；偶有钙、磷水平下降及颌骨坏死
降钙素（2～8U/kg SC q6～12h）	数小时	1～2 天	迅速起效	作用有限；快速发生耐受性
糖皮质激素（泼尼松 10～25mg PO qid）	数天	数天至数周	适用于骨髓瘤、淋巴瘤、乳腺癌结节病、维生素 D 中毒	疗效限于特定疾病；糖皮质激素副作用
透析	数小时	治疗期间至 2 天	适用于肾衰竭，立刻起效	操作复杂

■ 低钙血症

慢性低钙血症较高钙血症少见，但常伴有症状，且需临床处理，症状包括外周及口周感觉异常、肌肉痉挛、手足痉挛、抽搐、喉痉挛、癫痫和呼吸暂停。长期低钙血症可见颅内压升高和视乳头水肿。其他临床表现包括易激惹、抑郁、精神症状、肠痉挛和慢性吸收不良。查体 Chvostek 征和 Trousseau 征呈阳性，心电图可见 QT 间期延长。低镁血症和碱中毒均可降低抽搐阈值。

病因

一过性低钙血症通常见于以下情况：烧伤、脓毒血症和急性肾衰竭的危重患者；输注含枸橼酸盐血液制品；接受鱼精蛋白和肝素治疗。低白蛋白血症会导致血清总钙水平降低，但离子钙水平正常，上文中（详见"高钙血症"）所述的校正公式可用于估算低白蛋白血症时血清钙水平是否正常。碱中毒时血清钙与蛋白结合增加，此时应直接测定离子钙水平。

低钙血症的病因可分为 PTH 缺乏（遗传或获得性甲状旁腺功能减退症、低镁血症）、PTH 不足（慢性肾衰竭、维生素 D 缺乏、抗惊厥药物治疗、肠吸收不良、假性甲状旁腺功能减退症）和 PTH 抑制（肿瘤溶解、急性肾衰竭或横纹肌溶解引起的重度急性高磷血症；甲状旁腺切除术后饥饿骨综合征）。重度慢性低钙血症多见于自身免疫性甲状旁腺功能减退和颈部手术后的甲状旁腺功能减退症。慢性肾功能不全所致的轻度低钙血症通过继发性甲状旁腺功能亢进代偿性纠正。急性胰腺炎伴随低钙血症的原因尚不清楚。

治疗　低钙血症

症状性低钙血症可采用静脉输注葡萄糖酸钙（1～2g 团注，持续 10～20min；随后将 10 支 10% 的葡萄糖酸钙稀释于 1L 5% 葡萄糖溶液，以 30～100mL/h 输注）治疗。慢性低钙血症需给予大量口服钙剂，并同时补充维生素 D（第 188 章节）。甲状旁腺功能减退症需给予补钙（1～3g/d）及骨化三醇（0.25～1μg/d），根据血钙水平和尿钙排泄率调整剂量。严重低镁血症时补镁也可逆转低钙血症。

■ 低磷血症

轻度低磷酸盐血症通常无临床症状。在重度低磷酸盐血症时，患者可出现肌无力、麻木、感觉异常和神志模糊。快速进展的低磷血症会造成横纹肌溶解，而膈肌无力可导致呼吸功能不全。

病因

低磷血症病因包括：肠吸收减少（维生素 D 缺乏、服用与磷结合的抗酸药、吸收不良）；尿排泄增加（甲状旁腺功能亢进症、高血糖状态、X 连锁低磷血症性佝偻病、肿瘤性骨软化症、酗酒或特定毒素）；磷由细胞外向细胞内转移（糖尿病酮症酸中毒时给予胰岛素、静脉高营养或营养不良患者恢复进食）。重度原发性肾磷排泄增加综合征（X 连锁低磷血症性佝偻病、常染色体显性遗传低磷血症性佝偻病、肿瘤性骨软化症）中，磷调节因子 FGF23（成纤维细胞生长因子 23）发挥致病的关键作用。

治疗　低磷酸盐血症

轻度低磷血症可通过饮用牛奶、碳酸饮料、磷酸钾或磷酸二氢钾（最大量至 2g/d，分次服用）予以纠正。对于重度低磷血症，血清磷 < 0.75mmol/L（< 2mg/dl）时可静脉补充，起始剂量为元素磷 0.2～0.8mmol/kg，持续输注 > 6h。通过血清磷水平无法判定体内磷缺失的总量，故需治疗中密切监测。首先应纠正低钙血症，合并高钙血症者治疗剂量需减半。每6～12h测定一次血清钙磷水平，避免钙磷乘积＞50。

■ 高磷血症

成人高磷血症定义为血磷水平＞1.8mmol/L（＞5.5mg/dl），常见病因为急、慢性肾衰竭，也可见于甲状旁腺功能减退症、维生素D中毒、肢端肥大症、酸中毒、横纹肌溶解和溶血。重度高磷血症于临床中继发导致低钙血症和组织钙磷酸盐沉积，根据钙沉积部位不同，可出现严重的慢性或急性并发症（如：肾钙质沉积症、心律失常）。处理措施包括治疗原发病，限制食物中磷的摄入，并可口服含铝的磷结合剂或司维拉姆，重症患者应考虑血液透析。

■ 低镁血症

低镁血症提示体内镁的明显缺乏，其最为常见的临床表现包括肌无力、心电图PR间期和QT间期延长及心律失常。镁在促进PTH分泌及维持肾和骨骼对PTH的正常反应中发挥重要作用，因此低镁血症常伴随低钙血症。

病因

低镁血症通常由于肾或消化道镁代谢紊乱所致，可分为原发（遗传性）或继发（获得性）。遗传性低镁血症的病因包括镁吸收不良（罕见）及经肾丢失（如：Bartter综合征、Gitelman综合征）。继发性病因更为常见，可分为肾丢失和胃肠道丢失，前者常见于体液容量过多、高钙血症、渗透性利尿、使用袢利尿剂、酒精、氨基糖苷类药物、顺铂、环孢素A和两性霉素B等；后者则多因呕吐、腹泻导致。

治疗 低镁血症

轻度镁缺乏时，分次口服镁剂补充，总量为20～30mmol/d，但可能导致腹泻。血镁＜0.5mmol/L（＜1.2mg/dl）时，给予持续静脉输注氯化镁，24h总量为50mmol（肾衰竭患者减量50％～75％）。为补充组织中镁的储量，治疗通常需持续若干天，期间应每12～24h检测血清镁水平，同时尽快纠正其他电解质紊乱。伴癫痫发作或急性心律失常患者可在5～10min内静脉注射硫酸镁1～2g。

■ 高镁血症

高镁血症较为少见，多由于肾衰竭患者使用含镁抗酸药、缓泻剂、灌肠药物、静脉输液及急性横纹肌溶解。高镁血症最易辨识的临床体征是膝腱反射消失，也可能出现低钙血症、低血压、呼吸肌麻痹、完全性房室传导阻滞、心搏骤停。治疗措施包括停止应用镁制剂，采用不含镁的导泻剂或灌肠剂清除肠道内残留的缓泻剂或抗酸药物，并可选用低镁含量透析液进行透析；如果发生致命性并发症，可于 1～2h 内静脉注射钙剂 100～200mg。

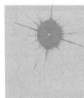

更多内容详见 HPIM-18 原文版：Bringhurst FR, Demay MB, Krane SM, Kronenberg HM：Bone and Mineral Metabolism in Health and Disease, Chap. 352, p. 3082；Khosla S：Hypercalcemia and Hypocalcemia, Chap. 46, p. 360；and Potts JT Jr, Jüppner H：Disorders of the Parathyroid Gland and Calcium Homeostasis, Chap. 353, p. 3096.

第 188 章
骨质疏松症和骨软化症

胡肇衡　校　张秀英　译

■ 骨质疏松症

骨质疏松症的定义为骨量［或骨密度（BMD）］减少或发生脆性骨折。对骨质疏松症定义的指标是骨密度低于正常年轻个体平均值的 2.5 SD（T 值＜－2.5）。对于 T 值＜－1.0（骨量减少）的个体骨密度减低，发生骨质疏松症的风险增加。骨质疏松症最常见的骨折部位是脊椎、髋部和桡骨远端。

骨质疏松症是老年人常见的疾病，尤其是女性。在美国，有 800 万女性和 200 万男性患有骨质疏松症；另有 1800 万患有骨量减少。每年因骨质疏松症导致骨折的患者至少有 150 万；其中近一半是椎骨的压缩性骨折，其次是髋部和腕部骨折。髋部骨折易合并血栓等并发症，一年内的死亡率高达 5%～20%。

病因

造成骨密度减低的原因可能是骨峰值下降或骨量丢失过多。骨质疏松性骨折的危险因素列于表 188-1，与骨质疏松相关的疾病列于表 188-2。

表 188-1 骨质疏松性骨折的危险因素

不可改变因素	雌激素缺乏
成年期骨折史	过早绝经（＜45 岁）或双侧卵巢切除术
一级亲属骨折史	绝经期前长期闭经（＞1 年）
女性	钙摄入不足
老年人	酗酒
白种人	经矫正后仍有视力受损
痴呆	反复跌倒
可改变因素	体力活动少
吸烟	健康状况差/体质弱
体重偏低 [＜58kg（127 lb）]	

表 188-2 增加成人弥漫性骨质疏松症风险相关的疾病

性腺功能减退	血液病/恶性肿瘤
特纳综合征	多发性骨髓瘤
Klinefelter 综合征	淋巴瘤和白血病
神经性厌食	恶性肿瘤伴发的甲状旁腺激素相关
下丘脑性闭经	蛋白（PTHrP）
高泌乳素血症	肥大细胞增多症
其他原发或继发性腺功能减退	血友病
内分泌性疾病	地中海贫血
库欣综合征	遗传疾病
甲状旁腺功能亢进症	成骨不全症
甲状腺毒症	马方综合征
1 型糖尿病	血色病
肢端肥大症	低磷酸酯酶症
肾上腺功能减退	糖原贮积症
营养和胃肠道疾病	高胱氨酸尿症
营养不良	Ehlers-Danlos 综合征
胃肠外营养	卟啉病
吸收不良综合征	Menkes 综合征
胃切除术	大疱性表皮松解症
严重的肝病，尤其是胆汁性肝硬化	其他病况
恶性贫血	制动
风湿性疾病	慢性阻塞性肺疾病
类风湿关节炎	妊娠和哺乳
强直性脊柱炎	脊柱侧弯
	多发性硬化症
	结节病
	淀粉样变

某些药物，主要是糖皮质激素、环孢素、细胞毒性药物、噻唑烷二酮类、抗惊厥药、铝制剂、肝素、过量的左甲状腺素、GnRH 激动剂和芳香酶抑制剂对骨骼有不良影响。

临床特点

多发椎骨压缩性骨折的患者常表现为身高变矮、驼背及脊柱生物力学的改变而继发疼痛。胸椎骨折可诱发限制性肺病，而腰椎骨折可引起腹部症状或压迫神经导致坐骨神经痛。双能 X 线骨密度检查（DEXA）已成为衡量骨密度的标准。美国预防服务工作组建议，≥65 岁的女性应常规筛查骨质疏松症，伴有危险因素的妇女自 60 岁起就应开始筛查。符合医疗保险报销标准的骨密度检查适应证列于表 188-3。一般实验室检查包括：全血细胞计数、血钙和 24h 尿钙、25-(OH)-D 水平及肝肾功能。基于临床情况可能还需进一步检查，如：促甲状腺激素（TSH）、尿游离皮质醇、甲状旁腺激素（PTH）、血清与尿免疫电泳、睾酮水平（男性）。抗组织转谷氨酰胺酶抗体检测可协助早期识别出无症状的腹腔疾病。在抗骨吸收药物治疗前和治疗后 4～6 个月检测骨吸收的标志物（如尿交联 N-端肽）可监测早期疗效。

治疗 ▶ 骨质疏松症

治疗包括急性骨折的处理，纠正危险因素，以及治疗任何可能引起骨量减少的基础疾病。基于个体的危险因素制订治疗方案，倘若 T 值≤−2.5，则建议积极治疗。纠正危险因素是骨质疏松管理的关键；鼓励戒烟和减少酒精摄入；避免长期使用导致骨质疏松的药物，或将药物剂量最小化（如糖皮质激素），坚持体育锻炼，并贯彻预防跌倒策略。骨质疏松症的基础治疗应从口服钙剂（元素钙 1～1.5g/d，分次顿服）和维生素 D（400～800IU/d）开始。

表 188-3 FDA 批准的骨密度检查适应证[a]

具有骨质疏松症临床风险的雌激素缺乏女性
椎骨 X 线检查提示骨质疏松（骨量减少、椎骨骨折）
糖皮质激素治疗，同等剂量的泼尼松≥7.5mg；或用药时间＞3 个月
原发性甲状旁腺功能亢进症
对经 FDA 批准的用于骨质疏松症治疗的药物进行疗效监测
每＞23 个月重复 BMD 评估，若调整治疗方案，可增加检查频率

[a] 采用 1998 年美国骨量测定法标准。

缩略词：FDA，美国食品和药物管理局；BMD，骨密度检查维生素 D 的剂量是否适宜可通过血清 25-(OH)-D 水平判断，其至少应达到 75nmol/L（30ng/ml）。有些患者可能需要比上述建议更高的维生素 D 补充剂量。尽管户外暴露有增加皮肤癌风险的顾虑，但适度的阳光照射可生成维生素 D。双膦酸盐类药物（阿仑膦酸钠 70mg PO qw；利塞膦酸钠 35mg PO qw；伊班膦酸钠 150mg PO，每月一次或 3mg IV，每 3 个月一次；唑来膦酸 5mg IV，每年一次）可抑制骨吸收，增加骨密度，降低骨折发生率。口服双膦酸盐的吸收度差，应在早上空腹时服用，以 0.25L（8 盎司）白水送服。长期使用双膦酸盐类药物可能会引起非典型股骨骨折，暂且推荐限制其疗程不超过 5 年。下颌骨坏死是双膦酸盐治疗的罕见并发症，主要见于癌症患者大剂量静脉注射唑来膦酸或帕米膦酸。雌激素可降低骨吸收的速率，但用于治疗时应仔细权衡心血管疾病和乳腺癌的风险。雷洛昔芬是一类选择性雌激素受体调节剂（SERM），可替代雌激素用于骨质疏松的治疗（60mg/d PO）增加骨密度，降低总胆固醇和低密度脂蛋白胆固醇水平，不刺激子宫内膜增生，但可引起潮热。狄诺塞麦是一类新型抗骨吸收药物，以破骨细胞分化因子 RANKL 为其靶点的单克隆抗体，批准用于高骨折风险的患者，给药方法是每年注射两次（60mg SC，每 6 个月一次）。有关狄诺塞麦的临床用药经验仍然有限。

目前唯一可用于临床诱导骨形成的药物是特立帕肽［PTH (1-34)］，其被批准用于治疗严重骨质疏松症，每日注射一次，疗程最长为 2 年。特立帕肽需辅以抗骨吸收药物治疗，防止新形成的骨质快速流失。

■ 骨软化症

病因

骨基质的矿化缺陷导致骨软化症。儿童时期的骨软化症又被称为佝偻病。骨软化症是由于维生素 D 摄入不足或吸收不良（慢性胰腺功能不全、胃切除术、吸收障碍）和维生素 D 代谢紊乱（抗惊厥治疗、慢性肾衰竭、维生素 D 活性或作用相关的遗传性疾病）引起。长期的低磷血症也可造成骨软化症，其可由于肾磷酸盐排泄过多（如：X-连锁低血磷性佝偻病或肿瘤源性骨软化症）或过量使用磷酸盐结合剂。

临床特征

在轻微创伤引发骨折之前，其骨骼变形可能被忽视。症状包括弥漫性骨骼疼痛和骨压痛，但可不显著。近端肌肉无力是维生素 D 缺乏的特征，相似于原发性肌病。患者骨密度减低常伴有骨小梁和骨皮质变薄。X线特征性表现是透光带（Looser带或假性骨折），长度从数毫米到数厘米，通常垂直于股骨、骨盆和肩胛骨的表面。血钙磷、25-(OH)-D 和 1,25-$(OH)_2$-D 的水平因病因而异。针对维生素 D 缺乏的特异性检测指标是血清 25-(OH)-D 水平下降。轻度的维生素 D 缺乏即能导致代偿性继发的甲状旁腺功能亢进，并伴有 PTH 和碱性磷酸酶水平增高、高尿磷和低血磷。在严重的骨软化症患者，可能会因矿化骨下的钙动员不足而表现为低血钙，1,25-$(OH)_2$-D 的水平可能维持正常，其反映了 1α-羟化酶活性上调。

治疗　骨软化症

由于维生素 D 缺乏［血清 25-(OH)-D＜50nmol/L（＜20ng/ml）］而导致的骨软化症可每周补充维生素 D_2（麦角钙化醇）50 000IU，持续 8 周，随后每天 800IU 维持。倘若骨软化症是吸收不良造成的，则需较大剂量维生素 D（可高达 50 000IU/d 口服，或 250 000IU IM，每半年一次）。服用抗惊厥药或维生素 D 活化异常的患者，应补充维生素 D 使血钙和 25-(OH)-D 水平维持在正常范围。骨化三醇（0.25～0.5μg/d PO）对慢性肾衰竭引起的低钙血症和骨营养不良有效。维生素 D 缺乏症的患者应同时补充钙剂（每天 1.5～2.0g 元素钙）。血钙和尿钙可作为评价维生素 D 疗效的监测指标，目标是 24h 尿钙排泄应在 100～250mg。

更多内容详见 HPIM-18 原文版：Bringhurst FR, Demay MB, Krane SM, Kronenberg HM：Bone and Mineral Metabolism in Health and Disease, Chap. 352, p. 3082；and Lindsay R, Cosman F：Osteoporosis, Chap. 354, p. 3120.

第189章
高胆固醇血症和高三酰甘油（甘油三酯）血症

陈红　校　宋俊贤　译

高脂蛋白血症可以表现为高胆固醇血症、高三酰甘油（甘油三酯）血症或两者兼有（表189-1）。糖尿病、肥胖、口服避孕药、糖皮

表 189-1　典型高脂血症特征

脂质表型	血脂水平 mmol/L（mg/dl）	脂蛋白升高	表型	临床特点
单纯高胆固醇血症				
家族性高胆固醇血症	杂合子：总胆固醇=7~13（275~500）	LDL	II a	常在成年期出现黄色瘤和 30~50 岁时发生血管疾病
	纯合子：总胆固醇>13（>500）	LDL	II a	常在儿童期出现黄色瘤和血管疾病
家族性载脂蛋白 B-100 缺陷血症	杂合子：总胆固醇=7~13（275~500）	LDL	II a	
多基因性高胆固醇血症	总胆固醇 6.5~9.0（250~350）	LDL	II a	血管疾病形成前无症状，无黄色瘤
单纯高三酰甘油（甘油三酯）血症				
家族性高三酰甘油（甘油三酯）血症	TG=2.8~8.5（250~750）（血浆可能为云雾状）	VLDL	IV	无症状；可能增加血管疾病风险
家族性脂蛋白脂肪酶缺陷症	TG>8.5（>750）（餐后血浆可能为乳状）	乳糜颗粒	I、V	可无症状，可能与胰腺炎、腹痛、肝脾肿大有关
家族性载脂蛋白 C II 缺陷症	TG>8.5（>750）（餐后血浆可能为乳状）	乳糜颗粒	I、V	同上
高三酰甘油（甘油三酯）血症合并高胆固醇血症				
混合型高脂血症	TG=2.8~8.5（250~750）总胆固醇 6.5~13.0（250~500）	VLDL	IV	血管疾病形成前常无症状；家族型可表现为单纯高 TG 或单纯高 LDL 胆固醇
血 β 脂蛋白异常症	TG=2.8~5.6（250~500）总胆固醇 6.5~13.0（250~500）	VLDL、IDL、LDL 正常	III	血管疾病形成之前常无症状；可能会有手掌或结节性黄色瘤

注：总胆固醇是游离和酯化的胆固醇总和。脂蛋白表型是根据 Fredrickson 分类指定。
缩略词：IDL，中密度脂蛋白；LDL，低密度脂蛋白；TG，三酰甘油（甘油三酯）；VLDL，极低密度脂蛋白。
资料来源：From HN Ginsberg, IJ Goldberg: HPIM-15，第 2250 页

质激素、肾病、肝病和甲状腺功能减退均可导致继发性高脂蛋白血症或加重潜在的高脂蛋白血症状态。

标准的脂蛋白分析方法测定总胆固醇、高密度脂蛋白胆固醇和三酰甘油（甘油三酯）水平，并通过以下公式计算低密度脂蛋白胆固醇水平：LDL 胆固醇＝总胆固醇－HDL 胆固醇－（三酰甘油/5）。但是，只有当三酰甘油（甘油三酯）水平＜4.0mmol/L（＜350mg/dl）时才可以用这种方法估算 LDL 胆固醇水平。LDL 和 HDL 胆固醇水平在心肌梗死或急性炎症后数周内呈短暂下降状态，但在事件发生 8h 内获取血液标本则可准确测定结果。

单纯性高胆固醇血症

当三酰甘油（甘油三酯）水平正常时，空腹血总胆固醇水平升高［＞5.2mmol/L（＞200mg/dl）］几乎均与血 LDL 胆固醇水平升高有关。少数个体在 HDL 胆固醇水平显著升高的同时，伴有血总胆固醇水平升高。导致 LDL 胆固醇升高的原因可能为单基因缺陷、多基因疾病或其他疾病状态的继发效应。

■ 家族性高胆固醇血症（FM）

FM 是一种缘于 LDL 受体基因突变的共显性遗传疾病，其血 LDL 水平在出生时便升高并持续终身。未经治疗的杂合子成年人总胆固醇水平可达 7.1～12.9mmol/L（275～500mg/dl）。血三酰甘油（甘油三酯）水平通常正常，HDL 胆固醇正常或减低。杂合子，尤其是男性，更易患动脉粥样硬化和早发冠心病。常见腱黄色瘤（大多通常位于跟腱和指关节伸肌腱）、结节性黄色瘤（偏软的无痛性结节，位于踝关节和臀部）和黄斑瘤（沉积在眼睑）。若是纯合子，FH 在儿童期就可发生严重的动脉粥样硬化。

■ 家族性载脂蛋白 B-100 缺陷症

这种常染色体显性疾病抑制了载脂蛋白 B-100 的合成和（或）功能，因而减弱了 LDL 受体的亲和力，降低 LDL 的分解代谢，导致其临床表现与 FH 相似。

■ 多基因性高胆固醇血症

大多数中度高胆固醇血症［＜9.1mmol/L（＜350mg/dl）］源自多基因缺陷，与饮食、年龄及锻炼等环境因素的相互作用。血浆 HDL 和三酰甘油（甘油三酯）水平正常，无黄色瘤。

治疗　单纯性高胆固醇血症

图 189-1 列出了评估和治疗高胆固醇血症的流程。所有这些疾病的治疗方案都包括饮食胆固醇限制和 HMG-CoA 还原酶抑制剂（他汀类药物）。也可能需要应用胆固醇吸收抑制剂和胆汁酸螯合剂或烟酸（表 189-2）。

■ 单纯性高三酰甘油（甘油三酯）血症

诊断高三酰甘油（甘油三酯）血症需测定整夜空腹（≥12h）后的血浆血脂水平。成人高三酰甘油（甘油三酯）血症定义为三酰甘油（甘油三酯）水平＞2.3mmol/L（＞200mg/dl）。单纯血浆三酰甘油（甘油三酯）升高预示乳糜颗粒和（或）极低密度脂蛋白（VLDL）升高。当三酰甘油（甘油三酯）水平＜4.5mmol/L（＜400mg/dl）时血浆通常是透明的，当其水平升高时呈云雾状，这是因为 VLDL［和（或）乳糜颗粒］分子已经变得足够大以至于散射光线。乳糜颗粒存在时，一乳状层会漂浮于冷却数小时后的血浆表面。单纯高三酰甘油（甘油三酯）血症不会出现腱黄色瘤和黄斑瘤，但当三酰甘油（甘油三酯）水平＞11.3mmol/L（＞1000mg/dl）时，躯干和四肢可出现*出疹性黄色瘤*（小的橘红色皮疹），可见脂血性视网膜（橘黄色视网膜血管）。胰腺炎与显著升高的三酰甘油（甘油三酯）水平有关。

家族性高三酰甘油（甘油三酯）血症

在这个相对常见（1/500）的常染色体显性疾病中，升高的血浆 VLDL 可造成血浆三酰甘油（甘油三酯）浓度增高。通常以伴有肥胖、高血糖、高胰岛素血症为特征，糖尿病、酒精摄入、口服避孕药和甲状腺功能减退可使病情恶化。建议根据以下三联征诊断：血浆三酰甘油（甘油三酯）升高［2.8～11.3mmol/L（250～1000mg/dl）］，胆固醇水平正常或轻度升高［＜6.5mmol/L（＜250mg/dl）］和血浆 HDL 降低。在诊断家族性高三酰甘油（甘油三酯）血症之前需除外以上情形导致的继发型高三酰甘油（甘油三酯）血症。其他一级亲属确认患有高三酰甘油（甘油三酯）血症有助于诊断。家族性 β 脂蛋白异常血症和家族性混合高脂血症也应排除，因为以上两种情况与动脉粥样硬化进展有关。

■ 脂蛋白脂酶缺陷症

这一罕见的常染色体隐性疾病源于脂蛋白脂酶的缺失或不足，这种缺陷反过来减弱乳糜颗粒的代谢。血浆乳糜颗粒的聚集导致胰腺

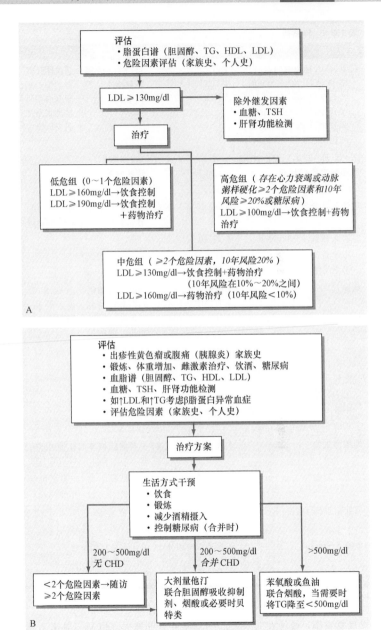

图 189-1　评估和治疗高胆固醇血症 **A** 和高三酰甘油（甘油三酯）血症 **B** 的流程。HDL，高密度脂蛋白；LDL，低密度脂蛋白；TG，三酰甘油（甘油三酯）；TSH，促甲状腺激素；CHD，冠状动脉粥样硬化性心脏病

表 189-2　降脂药

药物和剂量	影响脂蛋白类型	常见副作用	禁忌证
HMG-CoA 还原酶抑制剂 　洛伐他汀 20～80mg/d 　普伐他汀 40～80 qhs 　辛伐他汀 20～80mg/d 　氟伐他汀 20～80mg/d 　阿托伐他汀 10～80mg qhs 　瑞舒伐他汀 10～40mg qhs	↓LDL18%～55% ↓TG7%～30% ↑HDL5%～15%	肌肉关节疼痛 转氨酶↑、消 化不良	急慢性肝病； 肾功能受损 联合应用贝 特类将增加 肌炎风险
胆固醇吸收抑制剂 　依折麦布	↓LDL18% ↓TG8%	转氨酶↑	
胆汁酸螯合剂 考来烯胺 4～32mg/d 考来替泊 5～40g/d 考来维仑 3750～4375mg/d	↓LDL15%～30% ↑TG10% ↑HDL3%～5%	便秘、胃部不 适、恶心	胆道梗阻、 胃排空障碍
烟酸 速效 100mg tid，逐渐增 至 1g tid 中效 250mg 至 1.5g bid 长效 500mg 至 2g qhs	↓LDL5%～25% ↓TG20%～50% ↑HDL15%～35%	潮红（可被阿 司匹林缓解）、 肝损害、恶心、 腹泻、糖耐量 异常、高尿酸 血症	消化性溃 疡、肝病、 痛风
烟酸衍生物 吉非罗齐 600mg bid 非诺贝特 145mg qd	↑或↓LDL ↓TG20%～50% ↑HDL10%～20%	↓其他药物吸 收 ↑胆结石、消 化不良 肝功能异常、 肌痛	肝胆疾病， 肾功能不全 与肌炎风险 增加有关
鱼油 3～6g qd	↓TG5%～10%	消化不良、腹 泻、呼吸带有 鱼腥味	

缩略词：HDL，高密度脂蛋白；LDL，低密度脂蛋白；TG，三酰甘油（甘油三酯）

炎反复发作，通常在儿童期起病，还可见肝脾大。但是，加速动脉
粥样硬化不是其特征。

■ 脂蛋白 CⅡ 缺乏症

这一罕见的常染色体隐性遗传病是由脂蛋白 CⅡ缺乏引起的，脂蛋

白CII是一种重要的脂蛋白酶脂酶辅因子，该酶缺乏引起乳糜颗粒和三酰甘油（甘油三酯）聚集并导致类似脂蛋白脂酶缺乏症的临床表现。

> **治疗**　**单纯性高三酰甘油（甘油三酯）血症**
>
> 　　评估和治疗高三酰甘油（甘油三酯）血症的流程列于图189-1。重度高三酰甘油（甘油三酯）血症的患者应在保证脂溶性维生素供应的基础上低脂饮食。中度高三酰甘油（甘油三酯）血症患者应限制脂肪、碳水化合物和酒精摄入。对于家族性高三酰甘油（甘油三酯）血症患者，如饮食治疗失败应给予烟酸衍生物（表189-2）。

高胆固醇血症合并高三酰甘油（甘油三酯）血症

　　三酰甘油（甘油三酯）和胆固醇均升高是由 VLDL 和 LDL 均升高或 VLDL 残余分子升高引起的。

■ 家族性混合性高脂血症（FCHL）

　　这种发生于 1/200 人群的遗传疾病可引起受累个体不同类型的脂蛋白异常，包括高胆固醇血症（LDL 升高）、高三酰甘油（甘油三酯）血症（三酰甘油和 VLDL 升高）或两者皆有。本病可加速动脉粥样硬化进展。混合血脂异常［血浆三酰甘油 2.3～9.0mmol/L（200～800mg/dl）、胆固醇水平 5.2～10.3mmol/L（200～400mg/dl）、HDL 水平男性＜10.3mmol/L（＜40mg/dl），女性＜12.9mmol/L（50mg/dl）］和高脂血症家族史和（或）早发冠心病提示 FCHL 可能。这些患者中大多合并代谢综合征（第 127 章），且可能与继发性高脂血症难以区分。所有患者应限制饮食来源的胆固醇和脂肪，并限制酒精和口服避孕药，糖尿病患者应积极严格控制血糖。在治疗上，通常需要使用 HMG-CoA 还原酶抑制剂，多数患者还需要第二种药物（胆固醇吸收抑制剂、烟酸或贝特类）以理想地控制血脂。

■ 血 β 脂蛋白异常症

　　这一罕见的基因病与脱辅基蛋白（脂蛋白 E2）纯合性变性有关，这种变性减弱了 LDL 受体的亲和力。疾病的形成还需要环境和（或）基因因素。由于 VLDL 和乳糜颗粒残余分子聚集，血浆胆固醇［6.5～13mmol/L（250～500mg/dl）］和三酰甘油（甘油三酯）［2.8～5.6mmol/L（250～500mg/dl）］水平升高。患者常表现为成年期黄色瘤、早发冠状动脉和周围血管疾病。皮肤黄色瘤为特征性病变，表现为掌黄色瘤和结节性出疹性黄色瘤。三酰甘油（甘油三酯）和胆固醇均升高。诊断主要根据脂蛋白电泳（出现一个宽β带）或 VLDL 占总血浆三酰甘油（甘油三酯）比率＞0.3（超速离心法）。该病与早发动脉粥样硬化有关。应进行饮食方式改变，也可能需要应用 HMG-CoA 还原酶抑制剂、贝特类和（或）烟酸。同时伴随的疾病如糖尿病、肥胖或甲状腺功能减退症应得到最佳控制。

预防高脂血症的并发症

国家胆固醇教育项目指南（图 189-1）基于血浆 LDL 水平和其他危险因素进行评估。高危患者（已知的冠心病或其他动脉粥样硬化疾病，10 年心血管病风险＞20%，或糖尿病）的控制目标为 LDL 胆固醇降至＜2.6mmol/L（＜100mg/dl）。对于极高风险的患者，临床试验显示将 LDL 胆固醇降低至＜1.8mmol/L（＜70mg/dl）可额外获益。具有两个或更多动脉粥样硬化性心脏病危险因素且十年绝对风险在 10%～20% 的患者，控制目标为 LDL 胆固醇＜3.4mmol/L（130mg/dl），也可考虑＜2.6mmol/L（100mg/dl）的治疗目标。降 LDL 药物治疗的强度在高危和中高危患者中应达到至少降低 LDL 水平 30%。危险因素包括：①男性＞45 岁，女性＞55 岁或绝经后；②早发冠心病家族史（父亲或兄弟＜55 岁和母亲或姐妹＜65 岁）；③高血压（即使药物可控制）；④吸烟（＞10 支/天）和⑤HDL 胆固醇＜1.0mmol/L（＜40mg/dl）。治疗起始于低脂饮食和生活方式改变，但通常需要药物干预（表 189-2）。

更多内容详见 HPIM-18 原文版：Rader DJ, Hobbs HH: Disorders of LipoproteinMetabolism, Chap. 356, p. 3145.

第 190 章
血色病，卟啉病和 Wilson 病

黄晓军　苏琳　校　王峰蓉　高莉　译

血色病

血色病是一种铁储存异常性疾病，肠道铁吸收增加、伴有铁沉积并损害多种脏器组织。血色病患者典型临床表现包括暗褐色皮肤、肝病、糖尿病、关节病变、心脏传导异常和性腺功能减退。造成血色病的两大原因分别为：遗传因素（由于遗传性 *HFE* 基因突变）及继发性铁负荷过载（多由于无效生成红细胞，如：地中海贫血或镰状细胞贫血）。*HFE* 基因编码的蛋白参与细胞内铁的感知及调节肠道铁吸收。*HFE* 基因突变在北欧人群中较常见（携带者比例 1/10）。杂合子无临床症状，纯合子的疾病外显率约 30%。铁过载随年龄增长逐渐加重，临床表现于 30～40 岁后显现，男性多早于女性。酒精性肝病和慢性铁摄入过多也可伴有肝内铁中度增高和体内储存铁增加。

临床表现

早期症状包括虚弱、疲乏、体重下降、铜色色素沉着或皮肤变黑、腹痛和性欲丧失。95% 患者出现肝大，有时亦可见于肝功能正常者。若未接受治疗，肝脏病变可进展为肝硬化，且约 30% 的肝硬化患者最终发展为肝癌。其他表现包括皮肤色素沉着（铜色）、糖尿病（65%）、关节病变（25%～59%）、心律失常和充血性心力衰竭（15%）以及促性腺激素低下导致性腺功能减退。糖尿病更常见于具有糖尿病家族史的患者。性腺功能减退可以是疾病早期仅有的表现。病程晚期可出现门静脉高压与肝功能失代偿的典型临床表现。肾上腺皮质功能不全、甲状腺和甲状旁腺功能减退症均较少见。

诊断

血清铁、转铁蛋白饱和度、血清铁蛋白水平增高。空腹时血清转铁蛋白饱和度＞50%，而不伴其他异常的个体，提示为血色病纯合子患者。大多数未经治疗的血色病患者，血清铁蛋白水平显著增高。转铁蛋白饱和度或血清铁蛋白水平异常者，均需完善血色病的基因检测。所有血色病患者的一级亲属均应检测 *HFE* 基因 C282Y 和 H63D 突变。血色病受累者可能需肝活检，以评价其肝硬化及定量检测组织中铁含量。对于疑似患有血色病的人群，其诊断评估流程见图 190-1。未治疗的患者多由于心力衰竭（30%）、肝硬化（25%）和肝细胞癌（30%）而死亡。患者即使经充分去除铁治疗，仍可发生肝细胞癌。

治疗　血色病

包括去除体内过多的铁，常通过间歇性静脉放血；以及对受损脏器给予支持性治疗。1 单位血液约含铁 250mg，体内需去除的铁多达 25g。每周予以放血 1 次，持续 1～2 年，随后减少放血的频度，维持血清铁 9～18μmol/L（50～100μg/dl）。螯合剂，如去铁胺（采

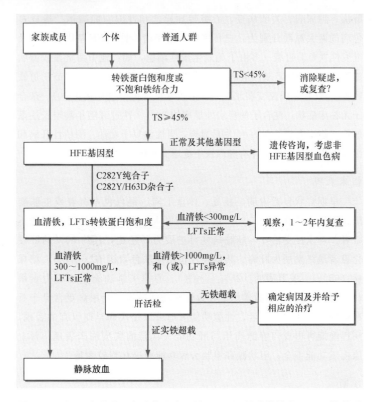

图 190-1 *HFE* 相关的血色病筛查流程图。LFT，肝功能检查；TS，转铁蛋白饱和度。（资料来源：*From EJ Eijkelkamp et al；Can J Gastroenterol 14：2，2000；with permission.*）

用便携式皮下输注泵）可每日去除铁 10～20mg，仅相当于每周放血去铁量的小部分。对于不适于放血的情况，如贫血或低蛋白血症，可采取铁螯合治疗。患者必须戒酒。终末期肝病可能需肝移植。

卟啉病

卟啉病是遗传性血红素合成缺陷疾病。现有的九种卟啉病中，其血红素合成中间产物的过度生成、聚积和排泄各具特点。根据卟啉前体或卟啉过度生成和聚积的原发部位，可将本病归类为肝性或红细胞生成性卟啉病。肝性卟啉病的主要表现是神经系统异常（神经性腹痛、神经病变和精神障碍），而红细胞生成性卟啉病则引起特征性的皮肤光过敏。确定及排除不同类型卟啉病需完善相应的实验室检查，然而，最终确诊需证实其特异性的酶学缺失或基因缺陷。本章仅讨论三种最为常见的卟啉病。

■ 急性间歇性卟啉病

常染色体显性遗传病，具有多种基因表型，导致羟甲基胆素合成酶部分（50%）缺陷。人群发病率约（1~3）/100 000，但在世界的特定地区较为常见（瑞典北部、英国）。临床表现包括腹部绞痛、呕吐、便秘、葡萄酒色尿、神经与精神异常。青春期前很少出现急性发作，其症状可持续数天至数月。患者临床与生化表现可由于巴比妥类药物、抗惊厥药、雌激素、口服避孕药、月经周期黄体期、酒精或低热量饮食诱发。急性发作时尿卟胆原（PBG）和 γ-氨基乙酰丙酸（ALA）升高可确定诊断。

治疗	急性间歇性卟啉病

在症状发作后尽早给予输注血红素 3~4mg，持续 4 天，可选择精氨酸血红素、血红素白蛋白或高铁血红素。血红素可以抑制 ALA 合成酶，从而限制 ALA 和 PBG 的生成。倘若长期无法经口喂饲，急性发作时予以 20g/h 的速度静脉输注葡萄糖或肠外营养可有效缓解症状。急性腹痛发作时可使用麻醉镇痛药；吩噻嗪对缓解恶心、呕吐、焦虑和躁动有效。发作间歇期的治疗包括摄取足够的营养物质、避免可诱发或加重病情的药物，以及积极治疗其他伴随疾病或感染。

■ 迟发性皮肤卟啉病

最常见的卟啉病［发病率（2~4）/100 000］，皮肤光过敏是其特征性表现，也常伴有肝脏病变。本病由于肝尿卟啉原脱羧酶（家族性、散发性或获得性）部分缺陷所致。光过敏可造成面部色素沉着、皮肤脆性增加、红斑、水疱和溃疡性损害，多累及面部、前额和前臂。无神经系统异常表现。诱发因素包括酒精、铁和雌激素过量摄入。合并肝病的患者发生肝硬化和肝癌的风险增加。患者血浆和尿液中的尿卟啉和 7-羧化卟啉升高。

治疗	迟发性皮肤卟啉病

首要治疗是避免诱发因素，包括戒酒、忌用雌激素、铁剂和其他可加重病情的药物。患者经重复放血（间隔 1~2 周一次），直至肝内铁含量减少，多可使病情完全缓解。对于无法耐受放血治疗或无效的患者，可使用小剂量氯喹或羟氯奎（如：磷酸氯喹 125mg biw）促使卟啉排泄。

■ 红细胞生成性原卟啉病

红细胞生成性原卟啉病是一种常染色体显性遗传性疾病，由于亚铁螯合酶活性低下引起。亚铁螯合酶是血红素生物合成途径最末所需的酶。本病发病率约 1/100 000。骨髓红细胞和血浆中的卟啉（主要是原卟啉Ⅸ）沉积在皮肤，导致皮肤光过敏。皮肤光过敏多始于童年。本病的皮肤表现不同于其他类型卟啉病，少有引起水疱样皮损。患者在阳光下暴露数分钟后，即可出现皮肤发红、肿胀、灼热和瘙痒等，类似于血管性水肿。患者症状可与显见的皮肤损害不成比例。慢性皮肤改变包括苔藓样变、湿疹样变、唇周放射状萎缩性纹理及指甲病变。肝功能多正常，但可出现胆结石和肝脏病变。患者骨髓、循环红细胞、血浆，胆汁和粪便中原卟啉水平增加。与其他类型卟啉病或血液系统疾病不同，患者红细胞中的原卟啉以游离形式存在，而非与锌络合形成复合物。其尿卟啉原水平正常。确定诊断需亚铁螯合酶基因突变检测。

治疗 **红细胞生成性原卟啉病**

避免日晒极为重要。口服 β 胡萝卜素（120～180mg/d）可改善多数患者对日光的耐受性。调整剂量以维持血清胡萝卜素水平在 10～15μmol/L（600～800μg/dl）。考来烯胺或活性炭可促进原卟啉从粪便排泄。血浆单采或输注血红素治疗也可有效。

Wilson 病

Wilson 病是一种罕见的遗传性铜代谢障碍疾病，致使具有毒性的铜沉积在肝、脑及其他器官。Wilson 病患者编码跨膜铜转运 ATP 酶的 *ATP7B* 基因存在突变，引起酶缺失而导致铜胆汁排泄及铜蓝蛋白合成减少，并造成其降解增快。

临床特征

典型临床表现多发生于青春期中晚期或更晚些。肝脏病变可表现为肝炎、肝硬化或肝功能失代偿。在另一些患者中，其首发临床征象是神经病变或精神紊乱，并常伴有 Kayser-Fleischer 环（铜在角膜沉积）。患者也可出现肌张力低、共济失调或震颤，也常见构音障碍和吞咽困难，亦可出现自主神经功能紊乱。常见显微镜下血尿。约 5% 患者的首发临床表现为原发或继发性闭经，或反复自发性流产。

诊断

通常血清铜蓝蛋白降低，但近 10％的患者正常。尿铜水平升高。诊断的金标准是肝活检组织中铜沉积。由于涉及突变位点较多，目前基因检测尚未在实践中应用。

治疗　Wilson 病

肝炎及尚未失代偿的肝硬化患者应当使用醋酸锌治疗（锌元素 50mg PO tid）。锌可有效阻断肠内铜吸收，并诱导金属硫蛋白合成增加，与铜离子结合形成无毒性的复合物。对于肝失代偿患者，建议应用螯合剂三亚基四胺（500mg PO bid）及锌（至少间隔 1h 以避免锌在肠内与其螯合）联合治疗。严重肝失代偿的患者可考虑肝移植。对于伴有神经症状患者，建议初始以三亚基四胺和锌联合治疗 8 周，随后单用锌治疗。四硫钼酸盐将可能成为未来治疗的选择。青霉胺不再是一线治疗药物。锌治疗不需监测毒性，可检测 24h 尿铜水平评价疗效。三亚基四胺可诱发骨髓抑制和蛋白尿。应用螯合剂治疗，检测血清游离铜水平（根据铜蓝蛋白调整血清铜水平）而非尿铜以监测疗效。降铜治疗需终身维持。

更多内容详见 HPIM-18 原文版：Powell LW: Hemochromatosis, Chap. 357, p. 3162；Desnick RJ, Balwani M: The Porphyrias, Chap. 358, p. 3167；Brewer GJ: Wilson's Disease, Chap. 360, p. 3188.

第191章
神经系统检查

高旭光 校 霍阳 译

精神状态检查

- *基本要求：患者就诊期间，医生应注意其是否有沟通障碍，确认其对近期和既往远期事件是否有回忆和理解能力。*

当医生开始见到患者并与其交谈时就已经开始进行精神状态检查，精神状态检查的目的是评估注意力、定向力、记忆力、洞察力、判断力和把握整体信息的能力。通过患者对列表中某一特定项目重复出现时做出回应来测试注意力。询问星期几、几月几号和地点可以评价患者的定向力。让患者立即重复一串数字，并相隔固定时间（如5min和15min）后回忆一串物体的名字可以检查其记忆力。根据患者提供关于其疾病或者个人生活事件切实年份的能力可以评价其远期记忆力；患者的知识面可以通过回忆重要历史事件或重要当前时事的日期来评估。语言能力的评价应包括自发讲话、命名、复述、阅读、写作和理解能力。其他检查也同样重要，包括画画和抄写能力、计算力、解释格言和逻辑问题的能力、分辨左右的能力、对身体各部位命名和辨认的能力等。

简易精神状态检查量表（MMSE）是一有用的认知功能筛查工具（表191-1）。

脑神经检查

- *基本要求：检查眼底、视野、瞳孔大小和对光反应、眼外肌运动和面部运动。*

脑神经 I

分别闭塞患者一侧鼻孔，嘱其轻轻吸气，正确嗅出有轻微刺激性的气味，例如：香皂、牙膏、咖啡或柠檬油。

脑神经 II

用斯内伦视力表（远视力表）或类似工具检查佩戴眼镜或隐形眼

表 191-1　简易精神状态检查量表

	评分
定向力	
说出：季节/日期/星期儿/月份/年份	5 分（每项 1 分）
说出：医院楼层/城市/省份/国家	5 分（每项 1 分）
即刻回忆	
说出三个物体的名字并让患者复述	3 分（每项物体 1 分）
注意力和计算力	
从 100 连续减 7（结果为 $93-86-79-72-65$）	5 分（每减一次 1 分）
延迟回忆	
回忆前面所说的三个物体	3 分（每项物体 1 分）
语言	
命名铅笔和手表	2 分（每项物体 1 分）
复述"四十四只石狮子"	1 分
分三步执行命令（如：拿起这张纸，对折，放在桌上）	3 分（每项命令 1 分）
写下"闭上你的眼睛"，让患者执行此书面命令	1 分
让患者写一句话	1 分
让患者按样作图（如：相交的五角形）	1 分
总计	30 分

镜校正后的视力。单眼每个 1/4 象限的视野可用面对面视野检查法检查，绘出整个视野图（VFs）。最佳方法是坐在患者对面［相距 0.6～0.9m（2～3 英尺）］，让患者轻轻遮住一只眼，另一只眼注视检查者的鼻部，将一个小的白色物体（如棉签）从视野外周缓慢向中心移动，直至患者看见为止。患者的视野应当以检查者的视野作为对照来绘制。若要确定并描记较小的视野缺损，需要正式的视野检测，可采用正面视野计屏检查。应当用眼底镜检查眼底，记录其颜色、大小、视盘肿胀和突起程度。还需检查视网膜血管的大小、走行规律，是否存在动静脉交界处的狭窄、出血、渗出和动脉瘤。另外，应检查视网膜，包括黄斑在内，并除外异常色素沉着和其他病变。

脑神经 III、IV 和 VI

描述瞳孔大小，是否规则以及形状；直接和间接对光反射；集合反射（令患者注视移向眼前的物体）。检查患者是否有眼睑下垂、瞬目减慢或眼球退缩。嘱患者双眼跟随检查者的手指进行水平和垂直运动，使每个眼球充分内收后再充分外展。检查是否在特定的方位运动不充分，是否有规律的、节律性的、不自主的眼球摆动（眼球震颤）。检查快速眼球自主运动（扫视）和眼球追踪运动（如追踪手指）。

脑神经 V

当患者咬合时，注意感受其咬肌和颞肌张力和收缩情况。要检查患者下颌张开程度，闭合时关节突起情况和抵抗阻力向侧方运动能力。检查患者整个面部的感觉情况。若有相关病史，则需进行角膜反射检查。

脑神经 VII

注意患者在静息和自发运动时面部的对称性。检查眉毛上抬、额纹深度、眼部闭合程度、微笑、皱眉的情况；检查鼓气、吹口哨、抿唇和下颌肌肉收缩能力。注意观察上半面部和下半面部肌力有无差别。舌前 2/3 味觉检查异常提示位于第 VII 对脑神经近鼓索端的病变。

脑神经 VIII

检查患者两侧耳对音叉、捻指声、手表声、远处耳语声的听觉能力。进行气导骨导比较试验（Rinne 试验），以及将震动的音叉置于患者前额正中，令患者感觉声音有无偏侧（Weber 试验）。精确和定量的听力测试需要正式的测听检查。此外，勿忘检查鼓膜。

脑神经 IX、X

嘱患者发出"啊"音，检查悬雍垂抬起是否对称，并在静息时检查其悬雍垂和腭弓的位置。同时要检查扁桃体、咽后壁和舌区的感觉。以钝物（如压舌板）刺激双侧咽后壁来诱发咽反射并评估其程度。某些情况下，有必要应用喉镜直接检查声带。

脑神经 XI

检查患者耸肩（斜方肌）和向每侧转头（胸锁乳突肌）时抵抗阻力的能力。

脑神经 XII

检查患者舌容积和舌肌肌力；注意是否有萎缩，伸舌是否偏斜，是否有震颤、细小颤动或抽动（肌纤维颤动、肌束震颤）。

肌力检查

- **基本要求：注意是否有肌萎缩，检查肢体肌张力。通过检查旋前征、腕部力量或手指反射评估上肢肌力。通过让患者正常走路、用脚尖或脚跟走路检查下肢肌力。**

应系统检查患者各个关节的主要运动情况以确定肌力（表 191-2）。应采用一种重复性好的量表记录肌力（如：0＝无运动，1＝可触及肌

表 191-2 支配关节运动的肌肉

	肌肉	神经	神经支配节段	功能
肩部	冈上肌	肩胛上神经	C5, 6	上肢外展
	三角肌	腋神经	C5, 6	上肢外展
前臂	二头肌	肌皮神经	C5, 6	前臂屈曲旋后
	肱桡肌	桡神经	C5, 6	上肢非旋位时前臂屈曲
	三头肌	桡神经	C6, 7, 8	前臂伸展
	桡侧腕伸肌	桡神经	C5, 6	手伸直外展（腕部）
	尺侧腕伸肌	骨间神经后支	C7, 8	手伸直内收（腕部）
	指伸肌	骨间神经后支	C7, 8	掌指关节伸展
	旋后肌	骨间神经后支	C6, 7	伸展的前臂旋后
	桡侧腕屈肌	正中神经	C6, 7	手屈曲外展（腕部）
	尺侧腕屈肌	尺神经	C7, 8, T1	手屈曲内收（腕部）
	旋前圆肌	正中神经	C6, 7	前臂旋前
腕部	尺侧腕伸肌	尺神经	C7, 8, T1	腕部伸直/内收
	桡侧腕屈肌	正中神经	C6, 7	腕部屈曲/外展
手部	蚓状肌	正中神经＋尺神经	C8, T1	掌指关节伸直固定时指间关节伸展
	骨间肌	尺神经	C8, T1	手指外展/内收
	指屈肌	正中神经＋骨间神经前支	C7, C8, T1	手指屈曲
拇指	拇对掌肌	正中神经	C8, T1	拇指触及第五手指指根
	拇指伸肌	骨间神经后支	C7, C8	拇指伸展
	拇收肌	正中神经	C8, T1	拇指屈曲
	拇展肌	尺神经	C8, T1	拇指外展
	拇短屈肌	尺神经	C8, T1	拇指屈曲
大腿	髂腰肌	股神经	L1, 2, 3	大腿屈曲
	臀肌	臀上神经＋臀下神经	L4, L5, S1, S2	腿伸直, 外展, 内旋
	四头肌	股神经	L2, 3, 4	膝部伸直
	内收肌	闭孔神经	L2, 3, 4	腿内收
	腘绳肌	坐骨神经	L5, S1, S2	髋关节和膝关节屈曲
足部	腓肠肌	胫神经	S1, S2	足部跖屈
	胫骨前肌	腓深神经	L4, 5	足部背伸
	腓肠肌	腓深神经	L5, S1	足外翻
	胫骨后肌	胫神经	L4, 5	足内翻
拇趾	拇长伸肌	腓深神经	L5, S1	拇趾背伸

肉收缩但无关节运动, 2＝可见关节运动但不能抵抗重力, 3＝可以抵抗重力运动但不能抵抗阻力, 4＝可抵抗重力和轻微阻力, 5＝正常。可以用＋和－对介于各级之间的运动程度加以补充表示)。应注意运动速度、适时舒缩能力和重复运动后的疲劳程度等各个方面。

有无肌肉容积的减少（萎缩）、肌纤维束无规律、不自主的收缩（颤搐）、成组肌纤维收缩（肌束震颤）均应有所记录。还要记录静息中、姿势状态下和自主活动时的所有不自主运动。

反射

- **基本要求：检查肱二头肌反射、膝反射和跟腱反射。**

常规检查重要的肌牵张反射及其参与的脊髓节段，包括：肱二头肌反射（C5，6）；肱桡肌反射（C5，6）；肱三头肌反射（C7，8）；膝反射（L3，4）和跟腱反射（S1，2）。常用的分级评级标准为：0＝消失，1＝存在，但减弱，2＝正常，3＝亢进，4＝亢进伴阵挛（反复节律性收缩并维持关节伸展状态）。足跖反射应当用钝头物（如钥匙尖）由足后跟沿足底外缘划向拇趾根部，如出现为拇趾在跖趾关节处外展（背伸）则提示异常（巴宾斯基征），有时合并其他脚趾外展（扇形展开）和踝关节、膝关节、髋关节不同程度的屈曲。正常的足跖反射为拇趾跖屈。特定情况下，腹壁反射和肛门反射也极为重要；不同于肌牵张反射，浅反射在合并中枢神经系统病变时消失。

感觉系统检查

- **基本要求：询问患者是否能感知轻触觉，每侧肢体远端是否能感知放置在其上冰冷物体的温度。以轻触方式同时刺激手背，检查感知双重刺激的能力。**

检查四肢末梢的针刺觉、触觉、位置觉和震动觉足以满足多数临床需要（图 191-1 和图 191-2）。特殊情况下则需要更彻底的检查评估。颅脑病变的患者可出现"感觉辨别能力异常"，包括：感知双重刺激的能力、皮肤定位觉、辨别邻近两点刺激的能力（两点辨别感觉）、靠触觉辨别物体的能力（实体辨别觉）、重量觉、感知空间的能力、辨别画于患者皮肤表面的字符或数字的能力（体表图形觉）异常。

协调功能和步态

- **基本要求：检查患者手指和足的快速轮替动作、指鼻运动。观察患者沿直线行走的能力。**

检查患者将示指由鼻准确地指向检查者伸出的手指的能力，以及用每侧足跟自对侧膝部准确沿胫骨下划的能力（跟-膝-胫试验）。

其他一些检查也有用处，诸如抓取移动的物体，跟随移动的手指，用示指叩击拇指或用拇指交替叩击其余各手指的能力。患者双足并拢，闭目站立（Romberg 试验），沿直线行走（脚尖对脚跟行走）以及转弯的能力都应检查。

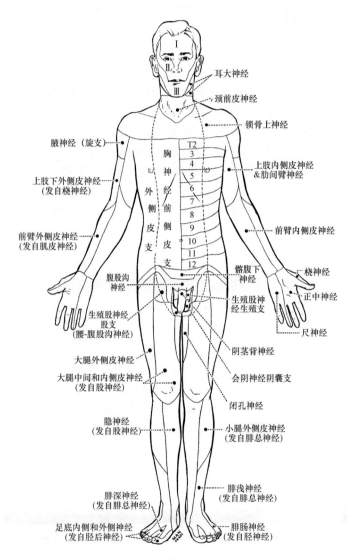

图 191-1 周围神经的皮区分布。（资料来源：*Reproduced by permission from W Haymaker，B Woodhall：Peripheral Nerve Injuries，2nd ed. Philadelphia Saunrers，1953.*）

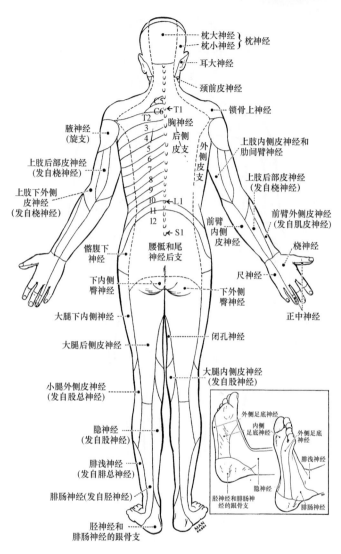

图 191-1 周围神经的皮区分布（续）

神经病学的诊断方法和定位

根据神经系统检查获得的临床资料，结合细致的病史询问，可获得神经系统解剖定位诊断，并解释其临床表现（表 191-3）。据此选择最佳的诊断性检查以确定相关解剖结构病变的病理生理机制。

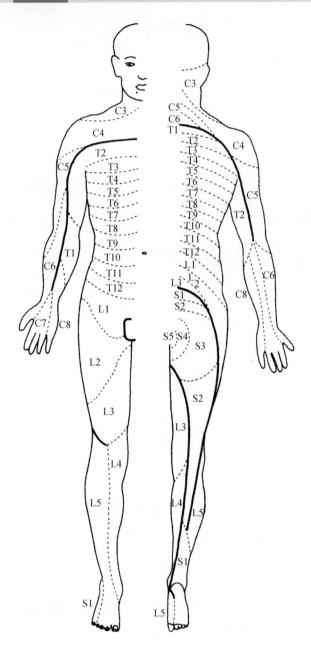

图 191-2   脊髓感觉神经根在身体表面的分布（皮节）。（资料来源：*From D Sinclair：Mechanisms of Cutaneous Sensation. Oxford，UK，Oxford University Press，1981；with permission from Dr. David Sinclair.*）

表 191-3　神经系统定位的相关体征

	体征
大脑	神经精神状态异常或认知功能损害 痫性发作 包括头部和肢体在内的一侧无力[a] 和感觉异常 视野异常 运动异常（例如共济失调、震颤、舞蹈症）
脑干	孤立性脑神经异常（单发或多发） 头部、肢体的交叉性瘫痪[a] 和感觉异常（例如右侧面瘫，左侧上、下肢无力）
脊髓	背痛或触痛 上、下神经元混合的表现 感觉平面 括约肌功能障碍
脊神经根	放射性肢体疼痛 无力[b] 或按神经根分布的感觉异常（图 191-1 和图 191-2） 腱反射消失
周围神经	中段或远端肢体疼痛 无力[b] 或按神经分布的感觉异常（图 191-1 和图 191-2） 感觉丧失呈"手套或袜套"样分布 腱反射消失
神经肌肉接头	包括面部（眼睑下垂、复视、吞咽困难）和近端肢体的双侧无力 运动后无力加重 感觉保留
肌肉	双侧近端或远端肢体无力 感觉保留

[a] 无力伴有其他具有"上运动神经元"异常表现，例如痉挛，上肢无力伸肌重于屈肌，下肢无力屈肌重于伸肌，腱反射亢进

[b] 无力伴有其他具有"下运动神经元"异常表现，例如松弛性瘫痪和腱反射减弱

更多内容详见 HPIM-18 原文版：Lowenstein DH, Martin JB, Hauser SL：Approach to the Patient With Neurologic Disease, Chap. 367, p. 3233.

第 192 章
神经影像学

洪楠　校　赖云耀　译

对于伴有神经系统症状的患者，临床医生面临繁多的影像学检查

选择。对于累及中枢神经系统，尤其是脊髓、脑神经和颅后窝的病变，磁共振成像（MRI）较计算机化断层成像（CT）更为敏感。MR 扩散加权成像，即检测水分子微观运动减弱的 MR 序列，是检出急性缺血性卒中最敏感的技术，也有助于脑炎、脑脓肿和朊蛋白病的诊断。但是，CT 具有成像快、普及广的特点，是初步评价疑似急性卒中（尤其是结合 CT 血管成像和 CT 灌注成像）、出血、颅内或脊髓外伤患者的实用影像学检查选择。CT 对于显示微小的骨性结构细节也较MRI 敏感，可用于传导性聋、累及颅底和颅盖部病变的初步评价。对于评价脊髓和椎管病变，MRI 和 CT 脊髓造影已取代传统的脊髓造影术。介入神经放射技术日益增多，包括血管结构的栓塞、弹簧圈、支架置入，以及脊柱介入术如椎间盘造影术、选择性神经根注射和硬膜外注射。需显现微小血管以确诊或拟介入治疗的患者，仍采用传统的血管造影术。关于神经影像检查方法的选择原则见表 192-1。

表 192-1　CT、超声和 MRI 的应用指南

临床情况	推荐方法
出血	
急性实质性	CT、MR
亚急性/慢性	MRI
蛛网膜下腔出血	CT、CTA，腰椎穿刺→脑血管造影
动脉瘤	脑血管造影＞CTA，MRA
缺血性脑梗死	
出血性梗死	CT 或 MRI
混合性梗死	MRI＞CT，CTA、血管造影
颈动脉或椎动脉夹层	MRI/MRA
椎基底动脉灌注不足	CTA，MRI/MRA
颈动脉狭窄	CTA＞多普勒超声，MRA
疑似占位性病变	
肿瘤，原发或转移	MRI＋增强
感染/脓肿	MRI＋增强
免疫抑制性疾病的局灶性病变	MRI＋增强
血管畸形	MRI±血管造影
脑白质病变	MRI
脱髓鞘疾病	MRI±增强
痴呆	MRI＞CT
外伤	
急性外伤	CT（非增强）
剪切伤/慢性出血	MRI＋梯度回波成像
头痛/偏头痛	CT（非增强）/MRI

表 192-1 CT、超声和 MRI 的应用指南（续）

临床情况	推荐方法
痫性发作	
首次发作，无局灶神经系统障碍	可 CT 筛查±增强
部分复杂性发作/难治性癫痫	MRI（含冠状位 T2W）
脑神经病变	MRI＋增强
脑膜病变	MRI＋增强
脊柱	
腰痛	
无神经系统障碍	发作 4 周后 MRI 或 CT
有局灶障碍	MRI＞CT
椎管狭窄	MRI 或 CT
颈椎病	MRI 或 CT 脊髓成像
感染	MRI＋增强、CT
脊髓病	MRI＋增强
动静脉畸形	MRI、血管造影

缩略词：CT，计算机化断层显像；CTA，CT 血管造影；MRA，磁共振血管造影；MRI，磁共振成像；T2W，T2 加权像

更多内容详见 HPIM-18 原文版：Dillon WP：Neuroimaging in Neurologic Disorders，Chap. 368，p. 3240.

第 193 章
痫性发作和癫痫

高旭光　校　高旭光　译

*痫性发作*是由大脑神经元异常的阵发性过度、同步放电所致，由慢性、基础疾病导致的反复痫性发作即为*癫痫*。

临床思路　痫性发作

　　痫性发作分类：恰当的分类是诊断、治疗和判断预后的基础（表 193-1）。痫性发作可分为局灶性发作和全面性发作；局灶性发作起源于一侧大脑皮质的某一区域，而全面性发作涉及双侧大脑皮质。根据是否出现认知功能损害，局灶性发作又可进一步分为伴有或不伴有认知功能障碍两种类型。

表 193-1　痫性发作分类

1. 局灶性发作
（根据其是否伴有运动、感觉、自主神经、认知功能或其他特征性障碍进一步细分）
2. 全面性发作
 a. 失神发作
  典型
  非典型
 b. 强直-阵挛发作
 c. 阵挛发作
 d. 强直发作
 e. 失张力发作
 f. 肌阵挛发作
3. 可能为局灶性、全面性或分类不明
 癫痫性痉挛

　　全面性发作既可以是原发疾病，也可继发于局灶性发作的全面泛化。强直-阵挛发作（大发作）可引起突然意识丧失、姿势失控、强直性肌肉收缩、牙关紧闭和身体强直性伸展（强直期），随后出现节律性肌肉抽动（阵挛期），其间可能出现舌咬伤和尿便失禁。持续数分钟至数小时后意识可逐渐恢复，发作终止后常遗留头痛和意识模糊。失神发作（小发作）表现为突发、短暂的意识损害，不伴姿势失控。每次发作时间一般不超过 5～10s，但一日可多次发作。常见细微异常动作，但少有复杂的自动症和肌阵挛。其他类型的全面性发作包括强直、失张力和肌阵挛发作。

　　病因学：痫性发作类型和患者年龄可为判断致病源提供重要线索（表 193-2）。

■ 临床评估

　　仔细询问病史至关重要，通常根据临床表现即可明确是痫性发作还是癫痫的诊断。鉴别诊断包括晕厥或精神性发作（"假性发作"）等（表 193-3）。常规筛查项目包括寻找感染灶、外伤、毒素、全身性疾病、神经性皮肤病以及血管病等。某些药物可能降低痫性发作阈值（表 193-4）。神经系统检查有定位体征提示脑肿瘤、卒中、外伤和其他局灶性病变。图 193-1 为本病的评估流程。

■ 实验室评估

　　常规血液检查适用于筛查引起痫性发作的代谢性病因，例如电解质、血糖、血钙或血镁水平异常等，以及肝肾疾病。当病因不明时，

表 193-2 痫性发作原因

新生儿（＜1 个月）	围生期缺氧和缺血 颅内出血和外伤 急性中枢神经系统感染 代谢紊乱（低血糖、低钙血症、低镁血症、维生素 B$_6$ 缺乏） 停用药物 发育障碍 遗传病
婴儿和儿童（1 个月至 12 岁）	热性发作 遗传障碍性疾病（代谢性、变异性、原发性癫痫综合征） 中枢神经系统感染 发育障碍性疾病 外伤 特发性疾病
青春期（12～18 岁）	外伤 遗传病 感染 脑肿瘤 吸食违禁药物 特发性疾病
青年人（18～35 岁）	外伤 酒精戒断 吸食违禁药物 脑肿瘤 特发性疾病
35 岁以上成年人	脑血管病 脑肿瘤 酒精戒断 代谢障碍性疾病（尿毒症、肝衰竭、电解质紊乱、低血糖、高血糖） Alzheimer 病和其他中枢神经系统变异性疾病 特发性疾病

应特别注意对血和尿行毒素筛查。可疑脑膜炎或脑炎等中枢神经系统感染时，应行腰椎穿刺术；对于 HIV 感染患者，即使无感染症状或体征，也需行腰椎穿刺术。

■ 脑电图（EEG）

所有的患者都应尽早行 EEG 检查，通过放置于头皮的电极记录

表 193-3　病性发作鉴别诊断

晕厥	基底性偏头痛
血管迷走性晕厥	短暂性脑缺血发作（TIA）
心律失常	基底动脉 TIA
瓣膜性心脏病	睡眠障碍性疾病
心力衰竭	发作性睡病/猝倒
直立性低血压	良性睡眠性肌阵挛
精神障碍性疾病	运动障碍性疾病
精神性发作	局部抽搐症
过度换气	非癫痫性肌阵挛
惊恐发作	阵发性舞蹈手足徐动症
代谢紊乱	儿童患者应特别考虑的疾病
酒精性黑视	屏气发作
震颤性谵妄	伴有反复腹痛和周期性呕吐的偏头痛
低血糖	良性阵发性眩晕
低氧血症	呼吸暂停
服用精神活性药物（如致幻剂）	夜惊
偏头痛	梦游
意识混乱型偏头痛	

表 193-4　可引起病性发作的药物和其他物质

烷化剂	他克莫司
（例如：白消安、苯丁酸氮芥）	干扰素
抗疟药（氯喹、甲氟喹）	抗精神病药物
抗微生物剂/抗病毒药物	抗抑郁药
β-内酰胺及相关复合剂	抗精神病药
喹诺酮类	锂剂
阿昔洛韦	造影剂
异烟肼	茶碱
更昔洛韦	镇静-催眠药物戒断反应
麻醉剂和止痛剂	酒精
哌替啶（杜冷丁）	巴比妥类（短效）
曲马朵	苯二氮䓬类（短效）
局麻药	药物滥用
膳食补充剂	安非他明
麻黄	可卡因
银杏	苯环己哌啶
免疫调节药物	哌醋甲酯
环孢素	氟马西尼[a]
莫罗莫那-CD3	

[a] 用于苯二氮䓬类依赖的患者

监测大脑的电活动。当出现明显临床症状时，如果 EEG 记录到*病性发作电活动*，如突发突止的异常、反复节律性活动，则可明确诊断。

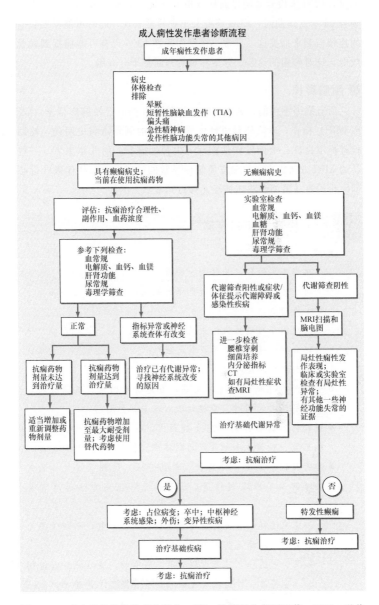

图 193-1　成人痫性发作患者的评估。CT，计算机化断层显像；MRI，磁共振成像

但是，EEG 未检测到明显痫样放电并不能除外痫性发作。在全面性强直-阵挛发作期间，EEG 终究会出现异常表现，此时可能需要长时间连续监测来捕捉这一异常。在发作间期 EEG 也有可能捕捉到异常放电，这对癫痫的诊断、分型和预后判断都十分有用。

■ 颅脑影像

所有病因不明的、新发的痫性发作患者都应行颅脑影像学（CT 或 MRI）检查，以除外器质性病变，唯一的例外是病史明确，辅助检查提示良性、全面发作性疾病（失神性癫痫）的儿童患者。一些新的 MRI 方法提高了检测皮质结构异常的敏感性，包括伴颞叶近心部硬化的海马萎缩和皮质神经元移行异常。

治疗　痫性发作和癫痫

- 痫性发作的紧急处理
  ◇ 患者半俯卧位，头转向一侧避免误吸。
  ◇ 对于牙关紧闭患者，避免强行塞入压舌板或其他物品。
  ◇ 面罩给氧。
  ◇ 适度纠正可逆性代谢紊乱（例如：低血糖、低钠血症、低钙血症、药物或酒精戒断反应）。
  ◇ 癫痫持续状态的治疗详见第 23 章。
- 长期治疗包括治疗基础疾病，避免诱发因素，抗癫痫药物或外科治疗，同时应重视处理心理与社会问题。
- 抗痫药物的选择需考虑多种因素，包括痫性发作类型、药物剂量、服药方法和可能的副作用（表 193-5 和表 193-6）。
- 治疗目标是应用一种药物（单药疗法）达到痫性发作的完全缓解而不出现副作用，药物剂量和服用方法患者容易接受。
  ◇ 如果未达标，可将药物增量至最大耐受剂量，判断依据为临床药效而非血药浓度。
  ◇ 如果仍未达标，可考虑联合第二种药物，当症状得以控制时，可将第一种药物缓慢撤除。尽管提倡单药治疗，但一些患者确实需要两种甚至多种药物联用。
  ◇ 具有明确癫痫综合征表现的患者（如颞叶癫痫）内科治疗效果通常不佳，外科手术切除致痫病灶可能有效。

表 193-5　常用抗癫痫药物的剂量和副作用

通用名称	商品名	主要用途	常规剂量；用药间隔	半衰期	有效血药浓度	副作用		药物相互作用
						神经系统	全身	
苯妥因（二苯基海因）	大仑丁	强直-阵挛 局灶性发病	300~400mg/d.（成人 3~6mg/kg，儿童 4~8mg/kg），qd~bid	24h（变异较大，剂量依赖性）	10~20μg/ml	头晕 复视 共济失调 意识不清	牙眼增生 淋巴结病 多毛症 骨软化 面部粗化 皮疹	异烟肼、磺胺类、氟西汀可使血药浓度增加 肝酶诱导剂ª可使其药浓度降低 改变叶酸代谢
卡马西平b	得理多 Carbatrol	强直-阵挛 局灶起病	600~1800mg/d.（儿童 15~35mg/d），bid~qid	10~17h	6~12μg/ml	共济失调 头晕 复视 眩晕	再生障碍性贫血 白细胞减少 胃肠道刺激 肝毒性 低钠血症	肝酶诱导剂ª可使其血药浓度降低 红霉素、右丙氧酚、异烟肼、西咪替丁和氟西汀能增加血药浓度
丙戊酸 双丙戊酸钠b	德巴金	强直-阵挛 失神发作 不典型失神发作 肌阵挛	750~2000mg/d.（20~60mg/kg），bid~qid	15h	50~125μg/ml	共济失调 镇静 震颤	肝毒性 血小板减少 胃肠道刺激症状 体重增加	酶诱导药物ª使其药浓度降低

表193-5　常用抗癫痫药物的剂量和副作用（续）

通用名称	商品名	主要用途	常规剂量；用药间隔	半衰期	有效血药浓度	副作用		药物相互作用
						神经系统	全身	
		局灶性发病，失张力发作					短暂脱发 高氨血症	
拉莫三嗪	利必通[b]	局灶起病	150~500mg/d，bid	25h	未确定	眩晕	皮疹	酶诱导药物[a]和口服避孕药使其血药浓度增加
		强直-阵挛		14h（与酶诱导剂合用）、59h（与丙戊酸合用）		复视	Stevens-Johnson综合征	
		不典型失神发作				镇静		
		肌阵挛				共济失调		丙戊酸使其血药浓度增加
		Lennox-Gastaut综合征				头痛		
乙琥胺	Zarontin	失神发作	750~1250mg/d（20~40mg/kg），qd~bid	成人60h，儿童30h	40~100μg/ml	共济失调	胃肠道刺激	酶诱导药物[a]使其血药浓度增加
						嗜睡 头痛	皮疹 骨髓抑制	丙戊酸使其血药浓度增加

药物	起病/发作类型	剂量	治疗血药浓度	半衰期	副作用	胃肠道刺激	药物相互作用
加巴喷丁 Neurontin	局灶起病	900~2400μg/d, tid~qid	未确定	5~9h	镇静 头晕 共济失调 疲乏	胃肠道刺激 体重增加 水肿	药物相互作用未明
托吡酯 妥泰	局灶起病 强直-阵挛 Lennox-Gastaut综合征	200~400mg/d, bid	未确定	20~30h	行动迟缓 镇静 语言障碍 疲乏 感觉异常	肾结石(避免与其他碳酸酐酶抑制剂合用) 青光眼 体重下降 少汗	酶诱导药物[a]使其血药浓度下降
噻加宾	局灶起病	32~56mg/d, bid	未确定	7~9h	头晕皮疹 镇静 抑郁 头晕 言语障碍 感觉异常 精神疾病	胃肠道刺激	酶诱导药物[a]使其血药浓度下降
苯巴比妥 鲁米那	强直-阵挛; 局灶起病	60~180mg/d, qd	10~40μg/ml	90h	镇静 共济失调 心境改变 头晕	皮疹	丙戊酸、苯妥英使其血药浓度增加

表 193-5 常用抗癫痫药物的剂量和副作用（续）

通用名称	商品名	主要用途	常规剂量；用药间隔	半衰期	有效血药浓度	副作用 神经系统	副作用 全身	药物相互作用
扑痫酮	麦苏林	强直-阵挛 局灶起病	750~1000mg/d. bid~tid	扑痫酮：8~15h 苯巴比妥 90h	扑痫酮，4~12μg/ml 苯巴比妥 10~40μg/ml	性欲降低 抑郁 同苯巴比妥		丙戊酸和苯妥英 使其血药浓度增加
氯硝西泮	克诺平	失神发作 不典型失神发作，肌阵挛	1~12mg/d. qd~tid	24~48h	10~70μg/ml	共济失调 镇静 嗜睡	厌食	肝酶诱导药物[a] 使其血药浓度下降
非氨酯	Felbatol	局灶起病 Lennox-Gastaut 综合征 强直-阵挛	2400~3600mg/d. qd~tid	16~22h	未确定	失眠 头晕 镇静 头痛	再生障碍性贫血 肝功能衰竭 体重降低 胃肠道刺激	苯妥英、丙戊酸和卡马西平活性代谢产物 使其血药浓度增加

药物	适应证	剂量	半衰期		不良反应		药物相互作用
左乙拉西坦 开普兰[b]	局灶起病	1000~3000mg/d. qd~bid	6~8h	未确定	疲乏 不协调 心境改变	贫血 白细胞减少	尚不明确
唑尼沙胺 Zonegran	局灶起病 强直-阵挛	200~400mg/d. qd~bid	50~68h	未确定	镇静 头晕 意识模糊 头痛 精神错乱	厌食 肾结石 少汗	酶诱导药物[a] 使其血药浓度降低
奥卡西平 曲莱	局灶起病 强直-阵挛	900~2400mg/d. (儿童30~45mg/kg)·bid	10~17h (活性代谢产物)	未确定	疲乏 共济失调 头晕	参见卡马西平	酶诱导药物[a] 使其血药浓度降低 可能增加苯妥英苯巴比妥血药浓度
拉克酰胺 Vimpat	局灶起病	200~400mg/d. bid	13h	未确定	头晕 共济失调 复视 眩晕	胃肠道刺激 心脏传导异常(PR间期延长)	酶诱导药物[a] 使其血药浓度降低

表193-5 常用抗癫痫药物的剂量和副作用（续）

通用名称	商品名	主要用途	常规剂量；用药间隔	有效血药浓度	半衰期	副作用		药物相互作用
						神经系统	全身	
卢非酰胺	Banzel	Lennox-Gastaut综合征	3200mg/d（儿童45mg/kg），bid	未确定	6～10h	镇静 疲乏 头晕 共济失调 头痛 复视	胃肠道刺激 白细胞减少 心脏传导异常（QT间期延长）	酶诱导药物[a]使其血药浓度降低 丙戊酸使其血药浓度降低 可能增加苯妥英血药浓度

[a] 苯妥英，卡马西平，苯巴比妥
[b] 现已有缓释制剂

表 193-6 抗癫痫药物的选择

全面性起病 强直 阵挛性	局灶性	典型失神发作	非典型失神发作、肌阵挛、失张力发作
一线药物			
丙戊酸 拉莫三嗪 托吡酯	拉莫三嗪 卡马西平 奥卡西平 苯妥因 左乙拉西坦	丙戊酸 乙琥胺	丙戊酸 拉莫三嗪 托吡酯
替代药物			
唑尼沙胺[a] 苯妥因 卡马西平 奥卡西平 苯巴比妥 普里米酮 非尔氨脂	托吡酯 唑尼沙胺[a] 丙戊酸 噻加宾[a] 加巴喷丁[a] 拉科酰胺[a] 苯巴比妥 普里米酮 非尔氨脂	拉莫三嗪 氯硝西泮	氯硝西泮 非尔氨脂

[a] 作为辅助治疗

更多内容详见 HPIM-18 原文版 Lowenstein DH：Seizures and Epilepsy. Chap. 369，p. 3251.

第 194 章
痴 呆

高旭光 校 刘扬 译

痴呆

痴呆是一种获得性认知功能减退，可影响日常生活能力。痴呆最常见的认知障碍是记忆丧失；70 岁以上及 85 岁以上人群中出现临床可识别的记忆丧失的人数分别占 10％和 20％～40％。除了记忆丧失，痴呆患者还会出现其他如语言、视觉空间认知能力、计算能力、判断力以及解决问题能力方面的障碍。在很多痴呆综合征中，患者可出现神经精神障碍和社交能力缺失，表现为抑郁、孤僻、幻觉、妄想、躁狂、失眠和去抑制。痴呆呈慢性进展。

诊断

简易精神状态检查量表（MMSE）可用于痴呆筛查（表191-1）。低于24分（总分30分）则需行更全面的认知功能评估和体格检查。一些早期认知功能障碍患者，MMSE检查结果可能正常，需要进行更全面的神经心理检查。

诊断思路　痴呆

鉴别诊断：痴呆有多种病因（表194-1）。排除可治疗性病因至关重要。可逆性痴呆最常见病因是抑郁症、脑积水和酒精依赖。神经系统变性疾病所致的痴呆大部分可以通过特征性的症状、体征及神经系统影像学表现鉴别（表194-2）。

病史：亚急性意识障碍提示可能为谵妄，应该立即完善相关化验与检查，明确是否存在中毒、感染或代谢紊乱（第17章）。老年人出现慢性进行性记忆丧失，持续数年，可能是阿尔茨海默病（AD）。人格改变、去抑制、体重增加和强迫贪食则提示为额颞叶痴呆（FTD），而非阿尔兹海默病；额颞叶痴呆还可表现为情感淡漠、执行能力丧失、言语功能进行性衰退，或记忆和视觉空间认知能力相对保留。早期出现幻视、帕金森综合征、谵妄倾向、对精神活性药物敏感，或快速动眼睡眠行为障碍（RBD，睡眠中肌肉弛缓消失）则为路易体痴呆（DLB）的表现。

脑卒中史提示血管性痴呆，可伴有高血压病、心房颤动、外周血管疾病和糖尿病。朊蛋白病例如克雅病（CJD）表现为快速进展性痴呆伴肌阵挛。步态障碍多见于血管性痴呆、帕金森综合征、路易体痴呆或正常颅压脑积水。多个性伙伴或静脉注射药物成瘾者需要检查是否存在感染，特别是人类免疫缺陷病毒（HIV）或梅毒感染。头颅外伤可导致慢性硬膜下血肿、拳击手痴呆或正常颅压脑积水。酗酒可引起营养不良和维生素B_1缺乏。胃部手术可能导致内因子和维生素B_{12}的缺乏。详细追溯用药史，特别是镇静剂和止痛药使用史，有助于发现是否存在药物中毒问题。有家族史的痴呆可见于亨廷顿舞蹈病、家族型阿尔兹海默病、额颞叶痴呆、路易体痴呆或朊蛋白病。失眠或体重减轻常见于抑郁相关的认知功能障碍，也可能因近期爱人过世引起。

体格检查：识别痴呆、查找神经系统受累的其他体征、寻找可能引起认知功能障碍的全身系统性疾病的线索至关重要。阿尔茨海

表 194-1　痴呆的鉴别诊断

痴呆的最常见病因	
阿尔茨海默病	
血管性痴呆	酒精中毒[a]
多发脑梗死	帕金森病
弥漫性白质脑病（Binswanger's）	毒品/药品中毒[a]

痴呆的其他病因	
维生素缺乏	中毒
维生素 B_1：Wernicke 脑病[a]	毒品、药品、麻醉药物中毒[a]
维生素 B_{12}（恶性贫血）[a]	重金属中毒[a]
烟酸（糙皮病）[a]	透析性痴呆（铝）
内分泌及其他器官衰竭	有机物中毒
甲状腺功能减退症[a]	精神疾病
肾上腺功能减退症和库欣综合征[a]	抑郁（假性痴呆）[a]
甲状旁腺功能减退或亢进症[a]	精神分裂症[a]
肾衰竭[a]	转换反应[a]
肝衰竭[a]	变性病
呼吸衰竭[a]	亨廷顿舞蹈病
慢性感染	路易体痴呆
人类免疫缺陷病毒（HIV）	进行性核上性麻痹
神经梅毒[a]	多系统萎缩
乳头多瘤空泡病毒（JC 病毒）（进行性多灶性白质脑病）	遗传性共济失调（一些类型）
结核、真菌、原虫	运动神经元病［肌萎缩侧索硬化症（ALS）；一些类型］
惠普尔病（Whipple 病）[a]	额颞叶痴呆
脑外伤和弥漫性脑损害	皮质基底节变性
拳击手痴呆	多发性硬化
慢性硬膜下血肿[a]	伴阿尔茨海默病的成人唐氏综合征
缺氧后遗症	关岛型肌萎缩侧索硬化-帕金森综合征-痴呆复合征
脑炎后遗症	朊蛋白病（克雅氏病、Gerstmann-Sträussler-Scheinker 综合征）
正常颅压脑积水[a]	其他疾病
肿瘤	结节病[a]
原发性脑肿瘤[a]	血管炎[a]
转移性脑肿瘤[a]	CADASIL 等
副肿瘤性边缘叶性脑炎	急性间歇性卟啉病[a]
	反复性非痉挛性癫痫[a]
	儿童或成人的其他疾病
	泛酸激酶相关神经变性病
	亚急性硬化性全脑炎
	代谢障碍性疾病（例如：肝豆状核变性，Leigh 病，脑白质营养不良，脂质沉积病，线粒体突变）

[a] 可逆性痴呆。

缩略词：CADASIL，伴有皮质下梗死和白质脑病的常染色体显性遗传性脑动脉病

表 194-2　几种主要痴呆的临床鉴别

病名	初始症状	精神状态	神经精神	神经系统	影像学表现
AD	记忆丧失	情景记忆丧失	最初正常	最初正常	内嗅皮质和海马萎缩
FTD	冷漠；判断力/洞察力差，说话/语言能力差；口部过度活动	额叶/执行能力，言语能力下降；绘画能力不受影响	冷漠、去抑制、口部过度活动、欣快、抑郁	可有眼球垂直注视麻痹、轴性强直、肌张力异常、异己手、MND	额叶、岛叶和（或）颞叶萎缩，不累及后顶叶
DLB	幻视、快速动眼睡眠行为障碍、谵妄、帕金森综合征	绘画和额叶/执行能力下降；记忆力不受影响；谵妄倾向	幻视、抑郁、睡眠障碍、妄想	帕金森综合征	后顶叶萎缩；海马体积较阿兹海默病患者大
CJD	痴呆、情感障碍、焦虑、运动障碍	多样性；额叶/执行能力差、局灶皮质功能、记忆力下降	抑郁、焦虑	肌阵挛、强直、帕金森综合征	MRI 的 DWI 和 FLAIR 成像基底节或皮质呈现"花边征"
血管性痴呆	突发（个别例外），症状多样、淡漠、猝倒、局部性肌无力	额叶/执行能力，认知能力减退；记忆力可保留	淡漠、妄想、焦虑	常出现运动迟缓、痉挛；也可正常	皮层和（或）皮质下梗死、白质脑病

编写：AD，阿尔茨海默病；CJD，克雅病；DLB，路易体痴呆；FTD，额颞叶痴呆；MND，运动神经元病

默病一般不影响运动系统，除非进展至疾病晚期。相反，额颞叶痴呆患者常发展为轴性强直发作、核上性眼肌麻痹或表现为肌萎缩侧索硬化症的特征。路易体痴呆最初的症状可能为新发的帕金森综合征（静止性震颤、齿轮样强直、运动迟缓和慌张步态）。不能解释的摔倒、轴性强直发作、言语障碍、眼球注视功能障碍提示进行性核上性麻痹（PSP）。

局灶性神经功能障碍可见于血管性痴呆或脑肿瘤。伴脊髓疾病和周围神经疾病的痴呆提示维生素 B_{12} 缺乏。周围神经疾病还提示潜在的维生素缺乏或重金属中毒。皮肤干冷、脱发和心动过缓提示甲状腺功能减退症。意识障碍伴随反复刻板的运动提示癫痫发作。听觉受损和视觉丧失可产生意识障碍和定向力障碍，易被误认为是痴呆。这样的感觉器官功能障碍常见于老年人。

辅助检查：一定不能遗漏可逆性或可治性病因。没有一种病因是普遍的，所以必须应用多种检验手段进行筛查，但每种检验敏感性低。表 194-3 列出了痴呆的主要筛查项目。指南推荐常规做甲状腺功能检测、维生素 B_{12} 水平测定和神经影像学检查（CT 或 MRI）。腰椎穿刺不是常规检查项目，但考虑为神经系统感染时是适应证；脑脊液 Tau 蛋白和 β_{42} 淀粉样蛋白的水平可用于鉴别痴呆类型，但其敏感性和特异性较低，尚不能作为临床常规检查。如果不是用于辅助诊断朊蛋白病或潜在非痉挛性癫痫，脑电图（EEG）检查作用不大。功能代谢成像在诊断痴呆方面的作用仍在研究中；最近研究表明，淀粉样蛋白成像对诊断阿尔茨海默病（AD）很有前景。除了血管炎、可治疗的肿瘤、特殊感染或诸如结节病的全身系统性疾病的诊断，一般不建议行脑活检。

阿尔茨海默病（AD）

是痴呆最常见的病因。10％的 70 岁以上老人都有明显的记忆丧失，其中半数以上由阿尔茨海默病所致，每年耗资超过 500 亿美元。

■ 临床表现

患者认知功能改变最早表现为记忆力减退，然后发展为言语和视觉空间认知障碍。开始时记忆丧失常不易被察觉，部分原因是由于疾病早期社会功能仍然保存，晚期才表现出来；日常生活能力下降（包括理财和约会）引起家人和朋友的注意。一旦记忆力减退在患者自己和配偶看来变得明显并且标准化记忆测验分数比正常人群低

表 194-3 痴呆患者的评估

常规评估项目	重点检查项目	次要检查项目
病史	心理测试	脑电图
体格检查	胸部 X 线	甲状旁腺功能
实验室检查	腰椎穿刺	肾上腺功能
甲状腺功能（TSH）	肝功能	尿重金属
维生素 B_{12}	肾功能	红细胞沉降率
全血细胞计数	尿毒性筛查	血管造影
电解质	HIV	脑活检
CT/MRI	载脂蛋白 E	SPECT
	RPR 或 VDRL	PET

诊断类别

可逆性病因	非可逆性/退行性痴呆	精神障碍
举例	举例	
甲状腺功能减退症	阿尔兹海默病	抑郁
维生素 B_1 缺乏	额颞叶痴呆	精神分裂症
维生素 B_{12} 缺乏	亨廷顿舞蹈病	转换反应
正常颅压脑积水	路易体痴呆	
硬膜下血肿	血管性痴呆	
慢性感染	白质脑病	
脑肿瘤	帕金森综合征	
毒品中毒		

相关的可治性疾病

抑郁	焦虑
癫痫	看护者职业倦怠
失眠	药物副作用

缩写：PET，正电子发射计算机化断层显像；RPR，快速血浆反应素试验；SPECT，单光子发射计算机化断层显像；VDRL，性病研究实验室试验（梅毒检测）

1.5 个标准差，就可以定义为*轻度认知功能障碍*（MCI）。这些人群中每年约有 12％将在未来的 4 年里进展成 AD。定向力障碍、判断力差、注意力不集中、失语和失用等，随着病程的进展逐渐明显。患者可能会很沮丧或者意识不到自己的缺陷。在 AD 晚期，患者表现为死板、缄默、大小便失禁以及卧床不起。日常生活一些最简单的活动可能也要别人帮助，如吃饭、穿衣、上厕所等。患者通常因营养不良、继发性感染、肺栓塞或心脏病，或更常见的误吸而致死。病程可为 1～25 年，典型患者的病程为 8～10 年。

■ 发病机制

AD 的危险因素包括老年和阳性家族史。病理特点：部分由淀粉样前体蛋白（APP）衍生的 Aβ 淀粉样蛋白构成的老年斑；由过度磷酸化 Tau 蛋白构成的神经源纤维缠结。载脂蛋白 E（ApoE）ε4 等位基因可使 AD 的发病年龄提前，并与散发和晚发型家族性 AD 病例有关。但是 ApoE 的基因检测并不能作为预测疾病的一项指标。引起 AD 的一些极少见遗传病因包括唐氏综合征、APP 基因突变、早老素I基因和早老素II基因突变，这些病因均能增加 Aβ 淀粉样蛋白的生成。早老素基因突变检验可能在预测早发型家族性 AD 中有一定价值。

治疗　阿尔兹海默病（AD）

- AD 无法治愈，目前尚无特效药物。治疗关键是正确使用胆碱酯酶抑制剂；对症治疗患者的行为异常；在患者与家人和照料者之间建立起良好的关系。

- 美国 FDA 批准多奈哌齐、利凡斯的明、加兰他敏、他克林（四氢氨吖啶）和美金刚作为 AD 的治疗药物。由于肝毒性，他克林已不再应用。除了美金刚，其他药物的药理作用都是抑制胆碱酯酶，增加脑内乙酰胆碱水平。美金刚可能有阻滞过度兴奋的 N-甲基-D 天冬氨酸（NMDA）通道的作用。

  ◇ 这些药物疗效一般，对晚期 AD 患者的作用极小甚至不能获益。看护者评定认为这些药物对患者的认知功能有改善，长达 3 年多的认知功能测试评分的下降速率明显减慢。

  ◇ 多奈哌齐（安理申），5～10mg/d PO，具有副作用少和每天只需使用一次的优点。

  ◇ 美金刚起始剂量可以从 5mg/d 开始，逐渐加量（超过 1 个月）至 10mg bid。

  ◇ 女性激素替代疗法对预防痴呆无效，对确诊的 AD 患者应用雌激素疗法也无获益。

  ◇ 一项随机试验研究证明银杏叶制剂无效。前瞻性试验正在研究非甾体抗炎药（NSAIDs）、他汀和降低血清同型半胱氨酸是否能减缓痴呆的进展。

  ◇ 还有一些以淀粉样蛋白为靶点的实验性研究，通过单克隆抗体的被动免疫疗法以减少淀粉样蛋白的生成和促进其清除。

  ◇ AD 的早期常有抑郁，采用抗抑郁药或胆碱酯酶抑制剂治疗可能有效。常用选择性五羟色胺再摄取抑制剂（SSRIs），因为此类药物的抗胆碱能副作用很轻。让家属和看护者共同参与控制患者的行为异常非常必要。轻度镇静可能有助于失眠症。

◇ 控制躁狂可以用低剂量的非经典抗精神病药物，但是最近一些试验却对其疗效提出质疑；此外，所有的抗精神病药物对老年人均具有"黑箱"警告，增加心血管疾病并发症和死亡的风险，因此应慎用。

◇ 在疾病早期可以用记笔记和张贴小贴士等方法来帮助提示记忆。厨房、浴室和卧室需要做安全评估。患者最终必须停止驾车。看护者职业倦怠很常见；必要时可将患者安置到疗养院（nursing home）。地方和国家支持组织（AD及其相关疾病协会，ADRDA）是很有帮助价值的资源。

痴呆的其他病因

■ 血管性痴呆

典型者继发于多次卒中样发作（多发梗死性痴呆）或弥漫性脑白质病（脑白质疏松症、皮质下动脉硬化性脑病、Binswanger 病）（图 194-1）。不同于 AD，血管性痴呆常有明显的神经系统局灶性体征（例如偏瘫）。治疗重点着眼于动脉粥样硬化的基础病因。

■ 额颞叶痴呆

通常发病于 50～79 岁；此年龄段的患病率与 AD 相近。不像 AD，行为异常在 FTD 的早期就很突出。个体差异较大，患者可同时出现去抑制、痴呆、失用、帕金森综合征和运动神经元病的症状。本病散发或呈遗传性，一些家族性病例是由于 tau 蛋白或颗粒蛋白前体基因突变引起；治疗主要是对症治疗，尚无可以减慢疾病的进展或改善认知功能的疗法。额颞叶痴呆的伴随症状包括抑郁、口部过度活动、强迫症和易激惹等，SSRIs 治疗可能有效。

■ 路易体痴呆

以幻视、帕金森综合征、波动性认知功能障碍和摔倒为特征。痴呆可出现在帕金森综合征之前或之后。当痴呆发生于帕金森综合征确诊之后，多称帕金森病性痴呆（PDD）。路易小体是神经元胞质内的包涵体。因为本病有严重的胆碱能递质缺乏，抗胆碱酯酶类药物治疗通常获益明显。进行最大限度改善运动功能的训练计划、抗抑郁药治疗抑郁症状、小剂量的抗精神病药可能对缓解精神症状有所帮助。

■ 正常颅压脑积水（NPH）

少见，表现为步态障碍（共济失调或失用）、痴呆和尿失禁。一

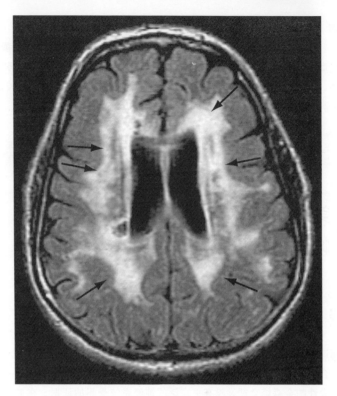

图 194-1 弥漫性脑白质病（Binswanger 病）。经过侧脑室层面的轴位 MRI T2 加权像，显示侧脑室周围的白质、放射冠以及豆状核（箭头所示）多发异常高信号。在一些认知功能正常的个体也能见到，但这种磁共振表现在血管性痴呆的患者中更明显

些患者接受脑室分流术后步态可以改善，但是痴呆和尿失禁往往不会改善。诊断较难，临床表现可能与一些其他病因的痴呆（包括 AD）互相重叠；记载表明许多前来治疗 NPH 的患者具有其他类型的痴呆。

■ 亨廷顿舞蹈病

舞蹈、行为异常和额叶/执行功能障碍（第 59 章）是本病的特征。任何年龄均可发病，典型患者在 40～59 岁发病。本病为常染色体显性遗传，是由于三核苷酸重复扩增所致，其基因编码亨廷素蛋白。基因检测结合遗传学咨询可以确诊。对症治疗运动和行为异常，SSRIs 对改善抑郁症状可能有效。

■ 克雅病 (CJD)

诸如 CJD 的朊蛋白病极为少见 (1/1000 000)。CJD 快速进展，伴痴呆、局灶性皮质体征、强直和肌阵挛；从出现症状到死亡短于 1 年。脑电图周期性同步放电和 MR 弥散加权像的皮质和基底节区异常高信号具有特征性。目前无有效的治疗方法。

更多内容详见 HPIM-18 原文版：Seeley WW, Miller BL: Dementia, Chap. 371. p. 3300.

第 195 章
帕金森病

高旭光 校 姜红 译

■ 临床表现

帕金森综合征（parkinsonism）是指一组表现为肌肉僵直、震颤和运动迟缓（自主运动减慢）的临床症候群；很多疾病可有帕金森综合征的表现（表 195-1）。*帕金森病*（Parkinson disease，PD）是一种特发性帕金森综合征，没有更广泛的神经系统受累的证据。在美国，

表 195-1　帕金森综合征的鉴别诊断

帕金森病	非典型帕金森综合征	继发性帕金森综合征	其他神经系统变性性疾病
遗传性	多系统萎缩	药物介导	肝豆状核变性
散发性	小脑型（MSA-c）	肿瘤	亨廷顿舞蹈病
路易体痴呆	帕金森型（MSA-p）	感染	伴脑内铁沉积的神经系统变性
	进行性核上性麻痹	血管性	
	皮质基底节变性	正常颅压脑积水	SCA3（脊髓小脑共济失调）
		创伤	脆性 X 相关共济失调-震颤-帕金森综合征
	额颞叶痴呆	肝功能衰竭	
		有毒物质（如一氧化碳、锰、MPTP、氰化物、乙烷、甲醇、二硫化碳）	朊蛋白病
			肌张力障碍帕金森综合征（DYT3）
			伴帕金森综合征的阿尔茨海默病

缩略词：MPTP，1-甲基-4-苯基-1，2，3，6-四氢吡啶

PD 的发病人数超过一百万人。发病高峰在 60 岁左右；病情进展期 10～25 年。静止性震颤（4～6Hz，手呈"捻药丸样动作"），通常局限于某一肢体或身体的一侧。其他的一些表现：肌肉僵直（"齿轮样"被动运动时肌张力呈齿轮样阻力增大），运动迟缓，呆滞（面具脸），伴有瞬目减少，声音低弱，流涎，快速轮替运动障碍，小书症（字迹变小），行走时手臂摆动减少，行走时"驼背"姿势，步态拖沓，行走时启动或停止困难，整体转身困难（转身时需要小步幅多次进行），后冲步态（易于向后倾倒）。

PD 的非运动系统表现包括抑郁和焦虑、认知功能障碍、睡眠障碍、内在不安感、嗅觉丧失（anosmia）及自主神经功能障碍。肌力、腱反射和感觉系统检查正常；诊断主要依靠病史和体格检查；神经影像学、脑电图、脑脊液检查通常为正常老年改变。

■ 病理生理学

大部分 PD 为散发病例，病因不明。中脑黑质致密部色素神经元变性，导致向纹状体输送的多巴胺缺乏，神经内细胞质包涵体颗粒聚集（路易小体）。细胞凋亡的原因不清，可能与自由基的产生和氧化应激有关；尚未发现可以明确导致 PD 的环境因素。遗传型帕金森综合征极少（约占 5% 的病例），这其中大部分是由于 α-共核蛋白（α-synuclein）或 parkin 基因突变所致。

早发性 PD 提示可能为遗传型 PD，但是 *LLRK2* 导致的遗传型 PD 和散发型 PD 的发病年龄段相同，且可能占所有散发病例的 1%。葡糖脑苷脂酶（GBA）基因的突变也与特发性 PD 发病风险升高有关。

■ 鉴别诊断

非典型帕金森综合征 是指一组神经系统变性性疾病，通常较 PD 神经系统变性范围更广，包括多系统萎缩（MAS）、进行性核上性麻痹（PSP）和皮质基底节变性（CBGD）。继发性帕金森综合征与药物 [抗精神病药和胃肠道用药如甲氧氯普胺（胃复安），均阻断了多巴胺]，感染，或暴露于毒素（如一氧化碳或锰）有关。在表 195-2 中列出提示可能为帕金森综合征而并非 PD 的一些特征。

治疗 帕金森病（见图 195-1，表 195-3）

治疗目标是维持功能和避免药物诱导的并发症；当症状影响了患者的生活质量时，即可开始治疗。疾病早期，运动迟缓、震颤、

表 195-2 一些临床特征（除外 PD）

症状/体征	应考虑的其他诊断
病史	
早期语言和步态障碍	非典型帕金森综合征
服用抗精神病药物史	药物诱发的帕金森综合征
发病年龄＜40 岁	遗传型 PD
肝脏疾病	Wilson 病，非 Wilson 肝豆状核变性
早期幻觉	路易体痴呆
复视	进行性核上性麻痹
对足量左旋多巴试验治疗反应差或无反应	非典型或继发性帕金森综合征
体格检查	
痴呆为首发症状	路易体痴呆
明显的体位性低血压	MSA-p
小脑体征明显	MSA-c
向下凝视障碍	PSP
高频（8～10Hz）对称性姿势性震颤，运动时明显	特发性震颤

缩略词：MSA-c，多系统萎缩-小脑型；MSA-p，多系统萎缩-帕金森型；PSP，进行性核上性麻痹

肌肉僵直和姿势异常等对治疗反应好，而认知症状、语音微弱、自主神经功能紊乱以及平衡障碍对治疗反应差。

左旋多巴

- 常规和多巴脱羧酶抑制剂合用以防止左旋多巴在外周代谢为多巴胺，减少恶心、呕吐的发生。在美国，息宁（Sinemet）为左旋多巴和卡比多巴的复合制剂。
- 左旋多巴也有控释剂型，并且可以和儿茶酚-氧位-甲基转移酶（COMT）抑制剂合用（例如 Stalevo）（见下文）。
- 左旋多巴是 PD 对症治疗最有效的药物，如果使用足剂量，患者仍对治疗反应不佳，应考虑该诊断是否正确。
- 副作用包括恶心、呕吐、体位性低血压，这些副作用均能通过逐渐滴定加量而避免。
- 左旋多巴产生的运动并发症主要包括症状波动和异动症（不随意运动）。
- 当患者开始治疗时，药物作用维持时间长；随着治疗时间延长，每次药物作用的时间进行性缩短（剂末现象）。

多巴胺激动剂

- 一组直接作用于多巴胺受体的药物，由多种药物组成。通常

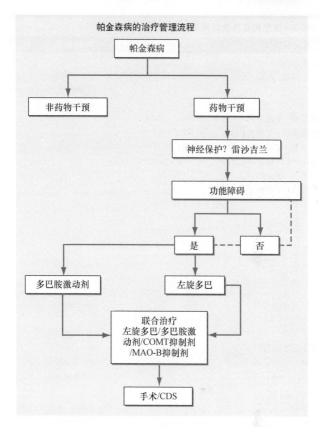

图 195-1 用于帕金森病管理的治疗选择。要点包括：**a.** 神经保护治疗介绍：目前尚无被批准的有神经保护或缓解病情作用的药物，但是基于实验室和初步的临床研究，有几种药物具有这种潜能（例如：雷沙吉兰 1mg/d，辅酶 Q10 1200mg/d，多巴胺激动剂罗匹尼罗和普拉克索）。**b.** 何时开始对症治疗：趋势是疾病一经诊断或在疾病的早期即开始治疗，因为患者即使是在早期可能就有一定程度的功能障碍，早期治疗可能会保护有益的代偿机制；然而，也有一些专家推荐出现功能障碍后再开始治疗。**c.** 开始使用何种药物治疗：对轻度的 PD 患者，许多专家推荐使用 MAO-B 抑制剂，因其可能具有缓解病情的效能；对于年轻有明显功能障碍的患者，多巴胺激动剂可以降低运动并发症的风险；左旋多巴用于疾病较晚期、老年人或伴有认知功能障碍的患者。**d.** 运动并发症的管理：处理运动并发症经典方法通常使用联合治疗减少运动功能障碍，增加"开（on）"的时间。当内科治疗达不到满意的控制时，应考虑外科治疗。**e.** 非药物治疗方法：考虑一些诸如体育锻炼、教育和精神支持等干预措施，并应贯穿疾病始终。（资料来源：Adapted from CW Olanow et al：Neurology 72：S1，2009.）

表195-3　治疗帕金森病的常见药物

药物	可选用规格	推荐剂量
左旋多巴*		
卡比多巴/左旋多巴	10/100，25/100，25/250	200～1000mg 左旋多巴/天 2～4次/天
苄丝肼/左旋多巴	25/100，50/200	
卡比多巴/左旋多巴 CR	25/100，50/200	
苄丝肼/左旋多巴 MDS	25/200，25/250	
卡比多巴/左旋多巴口腔	10/100，25/100，25/250	
崩解片（Parcopa）	12.5/50/200	
卡比多巴/左旋多巴/恩 他卡朋	18.75/75/200 25/100/200 31.25/125/200 37.5/150/200 50/100/200	
多巴胺激动剂		
普拉克索	0.125，0.25，0.5，1.0，1.5mg	0.25～1.0mg tid
普拉克索缓释片	0.375，0.75，1.5，3.0，4.5mg	1～3mg/d
罗平尼罗	0.25，0.5，1.0，3.0mg	6～24mg/d
罗平尼罗缓释片	2，4，6，8	6～24mg/d
罗替伐汀透皮贴片	2，4，6mg 贴片	4～10mg/d
连续皮下阿扑吗啡		2～8mg/d
COMT 抑制剂		
恩他卡朋	200mg	200mg 调整左旋多巴剂量
托卡朋	100，200mg	100～200mg tid
MAO-B 抑制剂		
司来吉兰	5mg	5mg bid
雷沙吉兰	0.5，1.0mg	1.0mg 每日晨服

* 治疗应该个体化。通常药物治疗应从低剂量开始，逐渐滴定至理想剂量。

注意：不能突然撤药，应逐渐减量或适当时机停药。

缩略词：COMT，儿茶酚-氧位-甲基转移酶；MAO-B，单胺氧化酶-B

使用的是第二代非麦角类多巴胺受体激动剂（例如：普拉克索、罗平尼罗、罗替戈汀）。

- 与左旋多巴相比，多巴胺受体激动剂作用时间长，因此对多巴胺受体的刺激更为均匀；与左旋多巴相比，不易诱发运动障碍。
- 多巴胺激动剂单药治疗有效，也可以作为左旋多巴/卡比多巴的辅助用药。

- 副作用包括恶心、呕吐和体位性低血压。幻觉和认知功能障碍较左旋多巴更为常见，因此在 70 岁以上老年人使用时务必要谨慎。
- 近来认识到，多巴胺受体激动剂和冲动-控制障碍性疾病有关，包括病态赌博、性欲亢进、强迫性饮食和购物。

单胺氧化酶-B 抑制剂（MAO-B）

- 可阻止多巴胺在中枢代谢，提高突触神经递质浓度；一般安全，耐受性良好。
- 在疾病早期单药治疗时，有中度的抗帕金森作用。
- 近来已研究此类药物是否具有缓解病情的效应；长期的作用还不确定。

儿茶酚-氧位-甲基转移酶（COMT）抑制剂

- 当左旋多巴和脱羧酶抑制剂合用时，主要由 COMT 代谢；COMT 抑制剂延长左旋多巴的清除半衰期，增加左旋多巴在脑内的利用度。
- 左旋多巴和 COMT 抑制剂合用可缩短剂末现象的时间。

其他药物治疗

- 抗胆碱能制剂［盐酸苯海索（安坦）、苯托品］主要对震颤有临床疗效。由于易诱发泌尿系统功能障碍、青光眼以及尤其是认知功能障碍，在老年患者中使用受限。
- 金刚烷胺的作用机制不清；具有 NMDA 拮抗剂的特性；最常用于晚期 PD 患者抗运动障碍的治疗。副作用包括网状青斑、体重增加和认知功能障碍；由于患者可能出现戒断症状，应缓慢停药。

外科治疗

- 难治性 PD 患者，应考虑外科治疗。
- 自从丘脑底核（STN）或苍白球内侧部（GPi）脑深部刺激术（DBS）的引入，毁损术（苍白球或丘脑毁损术）的应用已大幅度下降。
- DBS 主要用于左旋多巴诱导运动并发症致功能障碍的患者；该方法使许多患者明显获益。
- 外科手术的禁忌证包括非典型 PD、认知功能障碍、严重的精神疾病、合并严重的内科疾病及高龄（相对禁忌）。
- 试验性外科治疗（包括以细胞为基础的治疗、基因疗法以及营养因子）正处于研究过程中。

更多内容详见 HPIM-18 原文版：Olanow CW, Schapira AHV：Parkinson's Disease and Other Extrapyramidal Movement Disorders, Chap. 372, p. 3317.

第 196 章
共济失调障碍性疾病

高旭光 校 姜红 译

■ 临床表现

症状和体征可能包括步态不稳、因眼球震颤所致的视物模糊、语言含糊不清（断续言语）、手运动不协调和意向性震颤（即运动时出现）。*鉴别诊断*：由前庭神经或迷路疾病引起的眩晕，其伴有的步态不稳与小脑疾病的步态不稳类似，但前者有运动幻觉、头晕或头重脚轻感。感觉性共济失调也和小脑疾病类似；但感觉性共济失调的患者停止视觉输入后平衡障碍明显加重（Romberg 征）。极少见的情况下，双下肢近端无力也能出现类似于小脑性共济失调的表现。

临床思路 共济失调

根据共济失调是对称性的还是非对称性的，以及发病时程，可以将共济失调的病因按组分类（表196-1）。区别共济失调是孤立出现还是多系统性神经功能障碍性疾病的部分表现也很重要。急性对称性共济失调通常由药物、毒素和病毒感染引起，或者是感染后综合征（尤其是水痘）。亚急性或慢性对称性共济失调的病因有甲状腺功能减退、维生素缺乏、感染（莱姆病、脊髓痨、朊蛋白病）、酒精、其他毒物或遗传病（见下文）。免疫介导的进行性共济失调与抗麦胶蛋白抗体有关；小肠活检可发现麦胶性肠病引起的绒毛萎缩。血清抗谷氨酸脱羧酶（glutamic acid decarboxylase，GAD）抗体升高可能与影响语言和步态的进行性共济失调综合征有关。45 岁后出现的进行性非家族性小脑性共济失调提示副癌综合征，例如亚急性皮质小脑变性（卵巢癌、乳腺癌、肺癌、霍奇金病），或者眼阵挛-肌阵挛（神经母细胞瘤、乳腺癌、肺癌）。

单侧共济失调提示同侧小脑半球或其联系纤维的局灶性病变。

表 196-1 小脑共济失调的病因

对称性和进展性小脑共济失调			局灶和单侧小脑共济失调		
急性 （数小时到数天）	亚急性 （数天到数周）	慢性 （数月到数年）	急性 （数小时到数天）	亚急性 （数天到数周）	慢性 （数月到数年）
中毒：酒精、锂盐、苯妥英、巴比妥类（相关接触史及阳性的毒物检查） 急性病毒性小脑炎（脑脊液支持病毒感染） 感染后综合征	中毒：汞、溶剂、汽油、胶水、细胞毒性化疗药物 酒精－营养性（维生素 B_1 和 B_{12} 缺乏） 莱姆病	副肿瘤综合征 抗麦胶抗体综合征 甲状腺功能减退症 脊髓痨（三期梅毒） 苯妥英中毒 胺碘酮	血管性：小脑梗死、出血或硬膜下血肿 感染性：小脑脓肿（MRI/CT 提示占位病变，病史支持）	肿瘤性：小脑胶质瘤或转移瘤（MRI/CT 可见肿瘤） 脱髓鞘：多发性硬化（病史、脑脊液检查和 MRI 支持） 艾滋病相关性白质脑病（HIV 检测阳性及符合艾滋病的 CD4＋细胞计数）	稳定性胶质增生（MRI/CT 提示超过数月仍稳定的病灶），继发于血管病变或脱髓鞘 先天性疾病：Chiari 或 Dandy-Walker 畸形（MRI/CT 显示畸形）

缩略词：CT，计算机化断层显像；MRI，磁共振成像

卒中是急性单侧共济失调的一个重要原因。小脑出血以及小脑梗死后水肿的占位效应可压迫脑干结构，产生意识改变及同侧的脑桥体征（瞳孔缩小、展神经或面神经麻痹）；肢体共济失调可能并不明显。其他产生非对称性或单侧共济失调的疾病包括肿瘤、多发性硬化、进行性多灶性白质脑病（免疫缺陷状态）及先天畸形。

■ 遗传性共济失调

遗传方式可以为常染色体显性、常染色体隐性及线粒体遗传（母系遗传）；现在已经认识的疾病超过 30 多种（见 Table 373-2，pp. 3337～3340，in HPIM-18）。Friedreich 共济失调最为常见；常染色体隐性遗传，25 岁之前起病；共济失调伴有腱反射消失、足趾上翘、震动觉和位置觉缺失、心肌病、杵状趾及脊柱侧弯；与编码 frataxin 的基因内含子三核苷酸重复扩增有关；还有一种形式的 Friedreich 共济失调与家族性选择性维生素 E 缺乏症有关。常见的显性遗传性共济失调有脊髓小脑性共济失调（spinocerebellar ataxia，SCA）1（橄榄桥小脑萎缩；"ataxin-1"基因）（图 196-1）、SCA2（ataxin-2；患者来自古巴或印度）及 SCA3（Machado-Joseph 病）；其都可伴有脑干和（或）椎体外系体征；SCA3 可能还伴有肌张力障碍和肌萎缩；每种疾病的基因编码区都包含不稳定的三核苷酸重复扩增。

■ 诊断

诊断步骤由共济失调的性质所决定（表 196-1）。如果是对称性共济失调，通常进行药物或毒理学的筛查；维生素 B_1、B_{12} 和 E 水平测定；甲状腺功能检查；梅毒及莱姆病感染的抗体检测；抗麦胶抗体和抗 GAD 抗体；副癌相关抗体（第 84 章）及脑脊液通常都在检查之列。许多遗传性共济失调现在都可以进行基因检测。对于单侧或非对称性共济失调，应首先考虑进行脑 MRI 或 CT 扫描检查。CT 扫描对小脑的非出血性病变不敏感。

治疗　共济失调

- 最重要的是识别可治疗的病因，包括甲状腺功能减退症、维生素缺乏和感染性疾病。
- 感染伴发的共济失调可以应用糖皮质激素进行治疗。
- 进食去麦胶食物可以改善抗麦胶抗体及麦胶性肠病引起的共济失调。

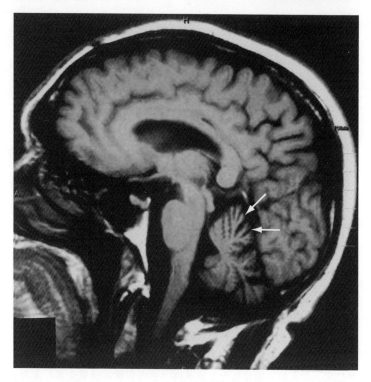

图 196-1 患者 60 岁，男性，脊髓小脑性共济失调 1 型（SCA1），表现为步态共济失调和构音障碍，脑部矢状位磁共振成像（MRI）显示小脑萎缩（箭头）

- 副癌综合征引起的共济失调治疗较困难，但一些患者在去除肿瘤或免疫治疗后病情好转（见第 84 章）。
- 维生素 B_1、B_{12} 和维生素 E 缺乏的患者应补充维生素。
- 苯妥英和酒精对小脑有明确的危害，因此，无论何种原因引起的共济失调患者都应避免接触这些物质。
- 常染色体显性遗传性共济失调均无有效的疗法，家族和遗传咨询非常重要。
- 对于 Friedreich 共济失调的患者，现有证据初步显示艾地苯醌（自由基清除剂）可以改善心肌肥厚；但是并没有证据表明该药可以改善神经系统功能。
- 小脑出血和其他一些颅后窝的占位性病变可能需要紧急外科手术治疗，以避免致命性的脑干受压。

更多内容详见 HPIM-18 原文版：Rosenberg RN：Ataxic Disorders, chap. 373, p. 3335

第197章
肌萎缩侧索硬化和其他运动神经元病

高旭光　校　姜红　译

肌萎缩性侧索硬化（ALS）是最常见的运动神经元病（表197-1）。ALS由包括脊髓前角细胞、脑干运动神经核及运动皮质在内的各级中枢神经系统运动神经元的变性所导致。家族性ALS（FALS）为常染色体显性遗传疾病，约占所有ALS患者的5%～10%。

■ 临床表现

通常在中年起病，多数患者在3～5年内进展至死亡。本病在大多数社区的发病率为（1～3）/100 000，患病率为（3～5）/100 000。临床表现多样，取决于早期主要受累的是上运动神经元还是下运动神经元。常见的早期症状为上肢肌肉（手内在肌常最早受累）无力、萎缩、僵硬、痉挛和抽动。下肢受累程度较上肢轻，常可伴有下肢的僵硬、痉挛和无力。脑干受累的症状包括吞咽困难，可造成吸入性

表197-1　散发性运动神经元病

慢性	具体疾病
上下运动神经元同时受累	肌萎缩性侧索硬化
上运动神经元受累为主	原发性侧索硬化
下运动神经元受累为主	伴有传导阻滞的多灶性运动神经病
	伴有副蛋白血症或肿瘤的运动神经病
	运动神经受累为主的周围神经病
其他	
伴有其他的神经变性疾病	
继发性运动神经元病（见表197-2）	
急性	
脊髓灰质炎	
带状疱疹	
柯萨奇病毒感染	

肺炎和能量摄入不足；可有突出的舌肌萎缩，导致发音困难（构音障碍）和吞咽困难。呼吸肌无力会引起呼吸功能不全。ALS 的特点还包括：不伴有感觉异常，可出现假性延髓性麻痹（如强哭、强笑），无直肠、膀胱功能障碍。散发性 ALS 不伴有痴呆；在一些家系中，ALS 可合并遗传性额颞叶痴呆，以额叶功能障碍造成的行为异常为主要特点。

■ 病生理

病理标志性改变为下运动神经元（包括脊髓前角细胞和脑干相应的支配球肌的神经元）和上运动神经元（或者皮质脊髓束，起源于运动皮质第 5 层，通过锥体束下行与下运动神经元形成突触）的死亡。尽管 ALS 早期可能仅仅是上或者下运动神经元的选择性丢失，但最终上下运动神经元均将受累；如果并无明确的上、下运动神经元受累，需对 ALS 的诊断提出质疑。

■ 实验室检查

EMG 提供广泛肌肉失神经支配的客观证据，而不仅局限于单个周围神经或神经根。脑脊液检查通常是正常的。肌酶（如肌酸激酶）可能升高。

一些类似于 ALS 的继发性运动神经元疾病是可治疗的（表 197-2）；因此所有患者都要进行仔细的筛查以排除这些疾病。

为排除枕骨大孔或颈椎的压迫性病变，常需进行 MRI 或 CT 脊髓造影。仅有下运动神经元受累时，应鉴别伴有传导阻滞的多灶性运动神经病（MMCB）。类似 ALS 的弥漫性下运动神经轴索性神经病可能为造血系统疾病，如：淋巴瘤或多发性骨髓瘤所致；如果血清中 M 蛋白升高，应考虑进行骨髓活检。莱姆病也可引起轴索性下运动神经病，典型表现为剧烈的近端肢体疼痛和脑脊液淋巴细胞增多。其他可表现出类似 ALS 的可治性疾病包括慢性铅中毒及甲状腺毒症。

肺功能检查可辅助通气管理。评价吞咽功能可识别出存在误吸风险的患者。对超氧化物歧化酶 1（SOD1）突变（约占家族性 ALS 的 20%）及其他基因的少见突变可进行遗传学检测。

治疗 ▶ 肌萎缩性侧索硬化

- 目前尚缺乏能够有效阻止 ALS 病理进程的治疗手段。
- 力鲁唑可使存活期轻微延长；一项试验表明，服用力鲁唑（100mg qd）者 18 个月时的存活率与服用安慰剂者 15 个月时相似。力鲁唑可通过下调谷氨酸的释放，减少氨基酸兴奋

表 197-2　运动神经元病的病因

诊断分类	检查方法
结构性病变 　矢状窦旁或枕骨大孔肿瘤 　颈椎病 　脊髓空洞症 Chiari 畸形 　脊髓动静脉畸形	头颅（包括枕骨大孔及颈椎）MRI
感染性疾病 　细菌：破伤风、莱姆病 　病毒：脊髓灰质炎、带状疱疹 　逆转录病毒相关脊髓病	脑脊液检测、培养 莱姆抗体滴度 抗病毒抗体滴度 HTLV-1 滴度
中毒、物理因素 　毒物：铅、铝、其他 　药物-番土鳖碱（Strychnine）、苯妥英 　电休克、X 线照射	24h 尿重金属检查 血清铅水平
免疫机制 　浆细胞病 　自身免疫性多神经根病 　伴有传导阻滞的运动神经元病 　副癌 　癌旁病变	全血细胞计数[a] 红细胞沉降率[a] 总蛋白[a] 抗 GM1 抗体[a] 抗 Hu 抗体 MRI 扫描、骨髓活检
代谢性 　低血糖 　甲状旁腺功能亢进症 　甲状腺功能亢进症 　叶酸、维生素 B_{12}、维生素 E 缺乏 　铜、锌缺乏 　吸收不良 　线粒体功能异常	快速血糖[a] 常规生化（包括钙）[a] 甲状旁腺激素 甲状腺功能[a] 叶酸、维生素 B_{12}、维生素 E[a] 血清锌、铜[a] 24h 粪便脂肪、胡萝卜素 凝血酶原时间 空腹血乳酸、丙酮酸、氨 线粒体 DNA 分析
高脂血症	血脂蛋白电泳
高甘氨酸血症	血、尿、脑脊液氨基酸
遗传性疾病	对白细胞 DNA 进行基因突变分析
超氧化物歧化酶 　TDP43 　FUS/TLS 　雄激素受体缺陷（肯尼迪病） 　己糖胺酶缺乏 　婴儿 α-葡萄糖苷酶缺乏（Pompe 病）	

[a] 所有的患者均应进行的检查项目。

缩略词：FUS/TLS，肉瘤融合/脂肪瘤转运蛋白；HTLV，人类嗜 T 淋巴细胞病毒性毒性造成的神经细胞死亡。力鲁唑的副作用包括恶心、头晕、体重减轻及肝酶升高。

- 另外还有一些药物的临床试验正在进行中，包括头孢曲松、普拉克索和他莫昔芬；减少突变 SOD1 蛋白表达的反义寡核苷酸也正处于临床试验之中，用于 SOD1 介导的 ALS 的治疗。

- 各种康复辅助措施能够为 ALS 患者提供切实的帮助。足下垂固定器辅助行走，以及手指伸展固定器增强握持能力。

- 呼吸支持可维持生命，对于拒绝气管切开行长期机械通气的患者，经鼻或经口短期（数周）的正压通气可减轻高碳酸血症和低氧血症。人工辅助咳嗽的装置也可使患者获益，其可协助清理呼吸道及预防吸入性肺炎。

- 当延髓受累（球部病变）影响到咀嚼和吞咽功能时，可进行胃造瘘以恢复正常的营养和水分摄取。

- 存在严重的延髓麻痹时，可使用语音合成器协助发音。

- 肌肉萎缩协会（www.mdausa.org）和 ALS 联盟（www.al-sa.org）在互联网上提供 ALS 的相关资讯。

更多内容详见 HPIM-18 原文版：Brown RH Jr：Amyotrophic Lateral Sclerosis and Other Motor Neuron Diseases, Chap. 374, p. 3345.

第 198 章
自主神经系统障碍性疾病

高旭光　校　祁文静　译

　　自主神经系统（ANS）（图 198-1）支配整个神经轴，遍及所有器官系统，调节人体血压、心率、睡眠、膀胱及肠道功能。自主神经系统自动运转，因此，只有当其功能受损、导致自主功能失调之时，才被充分意识到其重要性。

　　表 198-1 归纳了自主神经系统的主要特征。交感神经或副交感神经激活的效应通常相反；二者均处于部分激活状态从而同步整合躯体各项功能。

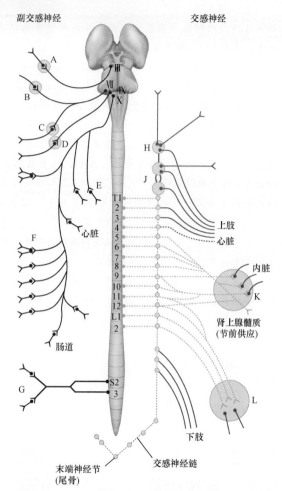

图 198-1 自主神经系统示意图。（资料来源：*From M. Moskowitz：Clin Endocrinol Metab 6：745，1977.*）

表 198-1 正常自主神经系统激活后的功能效应

	交感神经	副交感神经
心率	增快	减慢
血压	增高	轻度降低
膀胱	括约肌张力增加	排空（张力降低）
肠动力	动力降低	升高
肺	支气管扩张	支气管收缩
汗腺	出汗	—
瞳孔	扩张	收缩
肾上腺	儿茶酚胺释放	—
性功能	射精，性高潮	勃起
泪腺	—	流泪
腮腺	—	流涎

对以下症状进行鉴别诊断时应考虑自主神经功能障碍：不明原因的直立性低血压（OH）、睡眠障碍、阳痿、膀胱功能障碍（尿频、排尿延迟或尿失禁）、腹泻、便秘、上消化道症状（腹胀、恶心、呕吐宿食）、泌泪功能损害或排汗改变（多汗或少汗）。

*直立性低血压*或许是自主神经功能障碍最具致残性的表现。血压骤降、脑血流灌注不足时可引起晕厥（第 56 章节）。压力反射损害的其他表现包括：卧位高血压、心率固定不随体位改变、餐后低血压及夜间血压升高。许多直立性低血压的患者既往曾经诊断高血压。直立性低血压最常见的病因并不是源于神经系统，因此必须鉴别这类非神经源性疾病。

临床思路 自主神经系统障碍性疾病

面对症状性直立性低血压的首要步骤是排除可纠正的病因。询问病史时应包括回顾可能引起直立性低血压的药物（如：利尿剂、降压药、抗抑郁药、吩噻嗪、乙醇、麻醉药、胰岛素、多巴胺激动剂、巴比妥类以及钙通道阻滞剂）；诱发药物相关的直立性低血压也预示潜在自主神经障碍性疾病。通过病史可揭示导致症状的病因（如：糖尿病、帕金森病）或特定机制（如：心脏泵衰竭、血管内容量减少）。应查找症状与进食（内脏血流瘀滞）、清晨觉醒后站立（血管内容量损减）、温热环境（血管扩张）或锻炼（肌肉小动脉扩张）之间的关系。

体格检查包括测量卧位和立位的脉搏和血压。直立性低血压定义为站立 3min 收缩压持续降低≥20mmHg 或舒张压≥10mmHg。非神经源性直立性低血压（如低血容量），血压下降常伴有心率代偿性增加＞15次/分。自主神经应激（如：进食、热水池/热浴以及锻炼）后加重或促发直立性低血压，提示为神经源性直立性低血压。神经系统功能评估应包括精神状态检查（除外神经退行性变）、脑神经检查（进行性核上性麻痹的眼球下视损害）、瞳孔（Horner或Adie瞳孔）、运动张力（帕金森病）以及感觉功能检查（多发性神经病）。对于没有明确初步诊断的患者，通过1～2年的随访检查及实验室评估或能揭示其潜在的病因。

自主神经功能测试：通过病史和体格检查所见无法确定疾病时，完善自主神经功能相关的检测协助排查，用于发现亚临床受累证据，或随访自主神经功能障碍性疾病病程变化。深呼吸时心率变异是评定迷走神经功能的指标之一。具体操作为Valsalva动作下维持呼气压恒定于40mmHg，并持续15s，监测其心率与血压变化。Valsalva动作期间的最大心率，除以操作结束的最小心率，所得比值反映心脏迷走神经功能。直立倾斜试验在仰卧位、70°倾斜位和倾斜至原位时分别测量心率的血压变化，用于评估不明原因晕厥患者是否为直立性低血压。大多数晕厥患者并非自主神经功能衰竭；直立倾斜试验用于诊断血管迷走性晕厥具有高度敏感性、特异性和可重复性。

自主神经功能的其他测试包括定量泌汗神经轴突反射试验（QSART）和调温发汗试验（TST）。QSART通过定量测定乙酰胆碱诱发的汗液评定局部自主神经功能。TST定量测量人体汗液分泌对标准化体温升高的反应。关于自主神经功能检测更为详尽的内容，参见Chap.375，HPIM。

■ 自主神经系统障碍性疾病

自主神经障碍性疾病可能伴发于多种中枢和（或）周围神经系统疾病（表198-2）。中枢神经系统疾病可在多个水平（包括下丘脑、脑干或脊髓）导致自主神经功能异常。

多系统萎缩（MSA）是一种进展性神经变性疾病，表现为自主神经功能衰竭［直立性低血压和（或）神经源性膀胱］，合并帕金森综合征（MSA-p）或小脑体征（MSA-c）之一，常伴有进展性认知功能障碍。自主神经功能异常亦常见于晚期帕金森病和路易体痴呆。

*脊髓损伤*可伴有自主神经反射亢进，影响肠道、膀胱、性功能、体温调节或心血管功能。脊髓C6水平以上病变时，刺激膀胱、皮肤或肌肉可引起自主神经放电显著增加（自主神经反射异常）。外力压

表 198-2 自主神经障碍性疾病的临床分类

Ⅰ. 伴有大脑受累的自主神经障碍性疾病
    A. 与多系统变性相关
        1. 多系统变性：以自主神经功能衰竭为突出临床表现
            a. 多系统萎缩（MSA）
            b. 伴有自主神经功能衰竭的帕金森病
            c. 弥散性路易体病（部分病例）
        2. 多系统变性：自主神经功能衰竭临床表现不突出
            a. 帕金森病
            b. 其他锥体外系疾病［遗传性脊髓小脑萎缩、进行性核上性麻痹、皮质基底核变性、Machado-Joseph 病、脆性 X 相关震颤/共济失调综合征（FXTAS）］
    B. 与多系统变性无关（局灶性中枢神经系统障碍性疾病）
        1. 主要由于大脑皮质受累引起的功能异常
            a. 额叶皮质病变引起尿/便失禁
            b. 复杂部分性发作（颞叶或扣带回前部）
            c. 岛叶脑梗死
        2. 边缘系统和边缘旁路系统障碍性疾病
            a. Shapiro 综合征（胼胝体发育不全、多汗、低体温）
            b. 自主神经性癫痫发作
            c. 边缘叶脑炎
        3. 下丘脑障碍性疾病
            a. Wernicke-Korsakoff 综合征
            b. 间脑综合征
            c. 恶性精神抑制综合征
            d. 血清素综合征
            e. 致命性家族性失眠症
            f. 抗利尿激素综合征（尿崩症、ADH 不适当分泌）
            g. 体温调节紊乱（体温过高、体温过低）
            h. 性功能紊乱
            i. 食欲紊乱
            j. 血压/心率和胃功能紊乱
            k. 霍纳（Horner）综合征
        4. 脑干和小脑障碍性疾病
            a. 颅后窝肿瘤
            b. 延髓空洞症和 Arnold-Chiari 畸形
            c. 血压控制障碍（高血压、低血压）
            d. 心律失常
            e. 中枢性睡眠呼吸暂停
            f. 压力反射衰竭
            g. 霍纳（Horner）综合征
            h. 椎基底和 Wallenberg 综合征
            j. 脑干脑炎
Ⅱ. 伴有脊髓受累的自主神经障碍性疾病
    A. 外伤性四肢瘫
    B. 脊髓空洞症
    C. 亚急性联合变性

表 198-2 自主神经障碍性疾病的临床分类（续）

D. 多发性硬化和 Devic 病

E. 肌萎缩侧索硬化

F. 破伤风

G. 僵人综合征

H. 脊髓肿瘤

Ⅲ. 自主神经病

  A. 急性/亚急性自主神经病

    1. 亚急性自身免疫性自主神经节病（AAG）

      a. 亚急性副肿瘤性自主神经病

      b. 吉兰-巴雷综合征

      c. 肉毒杆菌中毒

      d. 卟啉病

      e. 药物诱发的自主神经病（兴奋剂、药物戒断、血管收缩剂、血管扩张剂、β 受体阻滞剂、β 受体激动剂）

      f. 中毒性自主神经病

      g. 亚急性胆碱能神经病

  B. 慢性周围自主神经病

    1. 远端小纤维神经病

    2. 交感神经和副交感神经联合衰竭

      a. 淀粉样变性

      b. 糖尿病性自主神经病

      c. 自身免疫性自主神经节病（副肿瘤性和特发性）

      d. 伴有自主神经功能衰竭的感觉神经元病

      e. 家族性自主神经功能异常（Riley-Day 综合征）

      f. 糖尿病、尿毒症或营养缺乏

      g. 老年性自主神经功能失调

    3. 直立位耐受能力减低的疾病——反射性晕厥、体位性直立性心动过速综合征、长时间卧床、太空飞行、长期疲劳

迫、留置尿管、尿管阻塞或尿路感染而引起膀胱扩张，是自主神经反射异常十分普遍与可被纠正的触发因素。躯体出现危及生命的体温升高或降低，原因可能为脊髓损伤平面以下无法感知环境的冷热所致。

    *周围神经病*影响交感和副交感神经具有髓鞘或无髓鞘的末梢纤维，是慢性自主神经功能障碍最为常见的病因（第 205 章）。糖尿病性自主神经病变通常始于糖尿病发病约 10 年之后，其病情呈缓慢进展。糖尿病性肠神经病可导致胃轻瘫、恶心和呕吐、营养不良、胃酸缺乏和大便失禁，也可能出现阳痿、尿失禁、瞳孔异常和直立性低血压。QT 间期延长增加猝死的风险。散发或家族型*淀粉样变性*均可伴有自主神经病变，典型表现为肢体远端的痛性多发性神经病。*酒精性多发性神经病*直至病情非常严重方始出现自主神经功能衰竭症状。急性间歇性卟啉病（AIP）发作时伴有心动过缓、出汗、尿潴留和高血压；其他突出的症状包括焦虑、腹

痛、恶心和呕吐。*吉兰-巴雷综合征*可发生严重的血压波动和心律失常。*自身免疫性自主神经病*呈亚急性病程，以直立性低血压、肠神经病（胃轻瘫、巨结肠、便秘或腹泻）、无汗、口干、眼干和强直性瞳孔为特征；可于病毒感染后发病；血清中神经节乙酰胆碱受体（A_3 AchR）抗体具有诊断意义，免疫治疗对部分患者有效。极少数*副肿瘤综合征*的患者发生自主神经功能异常（第 84 章）。目前已知 5 种*遗传性感觉和自主神经病*（HSAN Ⅰ-Ⅴ）。

*肉毒中毒*伴有视物模糊、口干、恶心、瞳孔无光反应或反应迟钝、尿潴留和便秘。*体位性直立性心动过速综合征*（POTS）表现为无法耐受直立位的症状（并非直立性低血压），包括：呼吸短促、头重脚轻感和运动不耐受，伴有心率增快而无血压下降。*原发性多汗症*人群中占 0.6%～1.0%；常见症状为手掌和脚底出汗过多。青春期发病，症状倾向于随年龄增长而改善。尽管本病不具危险性，但给患者的社交活动带来尴尬；交感神经切除术或局部注射肉毒杆菌毒素治疗通常有效。

■ 复杂性区域疼痛综合征（反射性交感神经萎缩和灼痛症）

复杂性区域疼痛综合征（CPRS）Ⅰ型是一种常见于组织创伤后的区域疼痛综合征，出现*异常性疼痛*（将非痛性刺激感受为痛性刺激）、*痛觉过敏*（对疼痛刺激产生过度的反应）和*自发性疼痛*。症状与最初创伤的严重程度无关，且不局限于单一周围神经支配的区域。CPRSⅡ型是一支周围神经（通常是一个神经干）损伤后出现的局域疼痛综合征。自发性疼痛最初局限于受累神经的支配区域，但最终可散布至支配区域之外。

- CPRSⅠ型患者，早期运动配合物理治疗或者短期糖皮质激素治疗。
- 其他治疗包括肾上腺素能受体阻滞剂、非甾体抗炎药（NASIDs）、钙通道阻滞剂、苯妥英、阿片类药物和降钙素。
- 星状神经节阻滞是一种常用的有创性治疗措施，短期内多可缓解疼痛，但反复阻滞神经节的疗效尚不明确。

治疗　自主神经系统障碍性疾病

- 去除引起或加重自主神经症状的药物或潜在因素尤为重要。例如，直立性低血压可能与应用血管紧张素转化酶抑制剂（ACEI）、钙通道阻滞剂、三环类抗抑郁药、左旋多巴、酒精或胰岛素相关。
- 非药物治疗方法归纳于表 198-3。摄入充足的盐和液体、维持

表 198-3　直立性低血压（OH）的初始治疗

患者教育：直立性低血压的发病机制和加重因素
高盐饮食（10～20g/d）
摄入大量液体（2L/d）
床头抬高 10cm（4 英寸）
保持体位性刺激
学习身体对抗措施
穿着紧身衣物
纠正贫血

24h 排尿量达 1.5～2.5L（含钠离子＞170mmol/L）至关重要。睡眠时抬高床头可将夜间卧位高血压的影响降到最低程度。

- 避免长时间卧床。劝告患者清晨觉醒后坐在床边、双腿自然下垂数分钟后再站立。如果可以耐受，穿着压力袜和腹带等紧身衣物有助于改善症状。应纠正贫血，必要时使用促红细胞生成素；随着红细胞比容增加，血管内容量的增加可能加重卧位高血压。多次、少量、低碳水化合物饮食可改善餐后直立性低血压。

- 如果这些措施疗效欠佳，有必要给予药物治疗。

- 米多君（甲氧胺福林）是 α_1 受体直接激动剂，不通过血脑屏障。剂量为 5～10mg tid，但一些患者采用递减剂量（如：早晨 15mg，中午 10mg，下午 5mg）的疗效最佳。下午 6 点以后不应服用甲氧胺福林。不良反应包括瘙痒、令人不适的竖毛和卧位高血压。

- 溴吡斯的明通过增强神经节传递（立位时达至高峰，卧位时处于最低水平）改善直立性低血压，不加重卧位高血压。

- 氟氢可的松 0.1～0.3mg bid 能减轻直立性低血压，但会加重卧位高血压。敏感者可出现液体超负荷、充血性心衰、卧位高血压或低钾血症。

更多内容详见 HPIM-18 原文版：Low PA, Engstrom JW: Disorders of the Autonomic Nervous System, Chap. 375, p. 3351.

第 199 章
三叉神经痛、Bell 麻痹和其他脑神经障碍性疾病

高旭光　校　王梦琳　译

视力和眼球运动障碍性疾病已在第 58 章和第 63 章中述及；头昏和眩晕见第 57 章；听力障碍性疾病见第 63 章。

■ 面部疼痛或麻木［三叉神经（V）］

（见图 199-1）

三叉神经痛

反复发作于唇、齿龈、面颊或下颌的持续数秒至数分钟的阵发性剧痛（极少出现在三叉神经的眼支）。常起病于中老年。疼痛常常由触发点受刺激引起，而不伴感觉功能破坏。本病需与其他病因（如：下颌、牙齿或鼻窦病变）引起的面部疼痛相鉴别。极少见的病因有带状疱疹或肿瘤。青壮年起病或双侧受累的患者要考虑多发性硬化（第 202 章）。

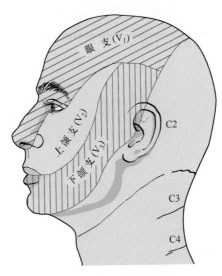

图 199-1　三叉神经三个主要的感觉分支包括眼支、上颌支和下颌支神经

治疗　三叉神经痛

- 50%～75%的患者卡马西平治疗有效。起始量为100mg qd，餐中服用。以后每1～2天增加100mg直到疼痛减轻（50%）。大多数患者需要量为200mg qid；每日剂量＞1200mg通常不会增加疗效。
- 亦可选用奥卡西平（300～1200mg bid），疗效相似，但其骨髓毒性较小。
- 上述药物治疗无效的患者，可尝试拉莫三嗪（400mg qd）或苯妥英（300～400mg qd）。
- 药物治疗无效时，可考虑进行三叉神经外科微血管减压术。
- 其他治疗选择包括伽马刀放射外科手术和经皮射频热凝手术。

三叉神经病

通常表现为面部感觉丧失或者下颌肌肉无力。病因多样（见表199-1），包括颅中窝或三叉神经的肿瘤、颅底转移瘤、海绵窦病变（累及三叉神经眼支和上颌支）或眶上裂病变（累及三叉神经下颌支）。

■ 面肌无力 ［面神经（Ⅶ）］（见图199-2）

偏侧面肌无力包括前额肌肉及眼轮匝肌。如果病变在中耳部分，舌

表 199-1　三叉神经障碍性疾病

核性（脑干）损害	周围神经病变
多发性硬化	鼻咽部肿瘤
卒中	外伤
延髓空洞症	吉兰-巴雷综合征
神经胶质瘤	干燥综合征
淋巴瘤	胶原-血管病
神经节前病变	结节病
听神经瘤	麻风病
脑膜瘤	药物（二脒替、三氯乙烯）
转移瘤	特发性三叉神经病
慢性脑膜炎	
海绵状颈动脉瘤	
三叉神经半月节病变	
三叉神经瘤	
带状疱疹	
感染（来自于中耳炎或乳突炎）	

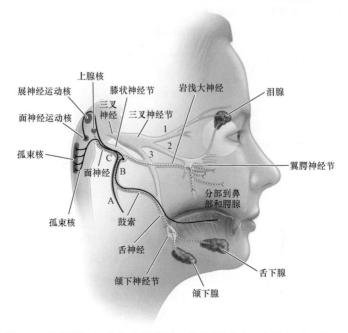

图 199-2　面神经。A、B 和 C 分别代表面神经在茎乳孔、膝状神经节远端和近端处病变。绿色线表示副交感神经纤维，红色线表示运动纤维，紫色线表示上行的内脏传入纤维（味觉）。（资料来源：*Adapted from MB Carpenter：Core Text of Neuroanatomy，2nd ed. Baltimore，Williams & Wilkins，1978.*）

前 2/3 的味觉丧失，并且可能伴有听觉过敏；如果病变在内耳道，可能累及听神经和前庭神经；脑桥病变往往累及展神经及皮质脊髓束。周围神经病变未完全恢复可引起受累肌群的连续性收缩（*面部肌纤维抽搐*）；特定一组面肌随意运动联带整个面部肌肉收缩（*联带运动*）；偏侧面肌痉挛；或面部肌肉活动时（例如进食）出现异常流泪现象（*鳄鱼泪征*）。

Bell 麻痹

　　是特发性面神经麻痹的最常见类型；平均 60 人即有 1 人在一生之中受累。本病与单纯疱疹病毒 I 型相关。面肌无力在 48h 达到高峰，有时发病前可出现耳后部疼痛。患者可伴有听觉过敏。80% 患者在数周或数月内痊愈；发病第 1 周表现为不完全面肌麻痹提示预后较好。

　　满足下列条件的患者可做出临床诊断：①典型的临床表现；②无危险因素，或者既往并无造成面神经麻痹症状的其他病因；③外耳道无带状疱疹病变；④除神经外其他神经系统检查正常。对于无法确诊为 Bell 麻痹的患者可进行血沉、糖尿病相关筛查、莱姆病抗体滴度、血管紧张素转化酶水平、胸部影像学检查（疑似结节病时）、腰椎穿刺（疑似吉兰-巴雷综合征）或必要时 MRI 扫描。

> ## 治疗 ▶ Bell 麻痹
>
> - 睡眠时使用纸带下压上眼睑护眼，并防止角膜干燥。
> - 按摩受累面肌可有助于改善症状。
> - 泼尼松（60～80mg/d，连续 5 天，再于其后 5 天内减量停药）或可缩短恢复时间，改善功能预后。
> - 两项大规模随机试验显示，对比单用糖皮质激素，并未发现联合伐昔洛韦或阿昔洛韦增加获益。

其他面神经障碍性疾病

亨特综合征（*Ramsay Hunt syndrome*）是由于膝状神经节遭受带状疱疹病毒感染引起的；不同于 Bell 麻痹，其咽部及外耳道可见疱疹且常累及听神经。*听神经瘤常可压迫面神经。梗死、多发性硬化脱髓鞘病变及肿瘤*是脑桥病变的常见病因。*双侧面肌麻痹*可见于吉兰-巴雷综合征、结节病、莱姆病和麻风。*偏侧面肌痉挛*可见于 Bell 麻痹、刺激性病变（如：听神经瘤、基底动脉瘤或异常血管压迫神经），或特发性障碍性疾病。*眼睑痉挛*表现为双侧眼睑反复出现不自主抽动，通常见于老年人，有时伴有面肌痉挛；可自发好转。偏侧面肌痉挛或眼睑痉挛可采用眼轮匝肌局部注射肉毒素治疗。

■ 其他的脑神经病变

嗅觉障碍性疾病

嗅神经（Ⅰ）障碍性疾病的原因包括：气味刺激至嗅神经上皮通路的受损（传导丧失）、受体区域受损（感觉丧失）或者中枢性嗅觉通路受损（神经脱失）。表 199-2 总结了嗅神经障碍性疾病的病因；除外年龄因素，最常见的病因是严重的上呼吸道感染、头部外伤和慢性鼻窦炎。半数以上 65～80 岁的嗅神经功能障碍为特发性（老年性嗅觉减退）。患者常合并味觉丧失，即使其味觉阈值可能在正常范围之内。

> ## 治疗 ▶ 嗅觉障碍性疾病
>
> - 治疗过敏性鼻炎、细菌性鼻炎和鼻窦炎、息肉、肿瘤及鼻腔的结构异常，通常可以使嗅觉恢复。
> - 对于感觉神经性嗅觉丧失，暂无确切的治疗措施。部分患者可自愈。

表 199-2　嗅觉功能受损相关的疾病与状况

22q11 缺失综合征	肝脏疾病
AIDS/HIV 感染	Lubag 病
腺样体肥大	药物
高龄	偏头痛
肾上腺皮质功能不全	多发性硬化
酒精中毒	多发梗死性痴呆
过敏	伴有猝倒的发作性睡病
阿尔茨海默病	肿瘤（颅脑/鼻部）
肌萎缩侧索硬化	营养缺乏
神经性厌食	肥胖
Asperger 综合征	强迫症
共济失调	阻塞性肺疾病
注意缺失/多动症	直立性震颤
Bardet-Biedl 综合征	惊恐障碍性疾病
化学性暴露	帕金森病
慢性阻塞性肺疾病	Pick 病
先天性疾病	外伤后紧张障碍性疾病
库欣综合征	妊娠
囊性纤维化	假性甲状腺功能减退
退行性共济失调	精神病
糖尿病	放疗（治疗性，颅脑）
唐氏综合征	Refsum 病
癫痫	REM 行为障碍性疾病
面神经麻痹	肾衰竭/终末期肾病
额颞叶变性	不宁腿综合征
性腺发育不全（Turner 综合征）	鼻窦炎/鼻息肉
关岛 ALS/PD/痴呆综合征	精神分裂症
头部外伤	季节情感障碍性疾病
单纯疱疹病毒性脑炎	干燥综合征
亨廷顿病	卒中
甲状腺功能减退症	吸烟
医源性因素	毒物化学暴露
Kallmann 综合征	上呼吸道感染
Korsakoff 精神障碍	Usher 综合征
麻风病	维生素 B_{12} 缺乏

- 由于暴露于烟草烟雾或其他毒性化学气雾而造成的嗅觉异常，嗅觉可在去除诱发因素后得以恢复。
- 一项非盲法研究报道，嗅觉减退患者于睡前及醒来时闻吸强烈气味，可于数月后获益。

舌咽神经痛

　　舌咽神经痛涉及第Ⅸ对脑神经（舌咽神经），第Ⅹ对脑神经（迷走神经）也可参与其中。患者呈喉部扁桃体窝发作性剧痛，可由于吞咽动作诱发，其无感觉和运动神经功能的障碍。其他影响舌咽神经的疾病包括带状疱疹或颈静脉孔区域肿瘤或动脉瘤所致的压迫性神经病（伴有迷走神经和副神经麻痹时）。

治疗 舌咽神经痛

- 药物治疗与三叉神经痛雷同。通常首选卡马西平。
- 如果药物治疗无效，手术治疗多可有效（如果具有血管受压，进行微血管减压术；或于颈静脉球区实施舌咽神经和迷走神经纤维切断术）。

吞咽困难和构音障碍

可能与迷走神经（Ⅹ）受损相关。单侧病变造成软腭下垂，咽反射消失，咽部外侧壁呈"窗帘样运动"伴声音嘶哑和鼻音。病因包括肿瘤和脑膜感染性疾病、延髓肿瘤与血管病变、运动神经元病（如ALS），以及胸廓内病变引起的喉返神经压迫。单纯声带麻痹，相较于颅内障碍性疾病更为多见的病因包括：主动脉弓动脉瘤、左心房增大、纵隔和支气管肿瘤。还有相当数量喉返神经麻痹的患者病因不清。

如果出现喉部肌肉麻痹，首先应当确定病变的位置。髓内病变通常伴有其他脑干或小脑受累的体征。髓外病变常与舌咽神经（Ⅸ）和副神经（Ⅺ）共同受累（颈静脉孔综合征）有关。如果病变位于颅外的髁状突后外侧或腮腺后隙，则可能同时伴发第Ⅸ、Ⅹ、Ⅺ、Ⅻ对脑神经麻痹以及霍纳（Horner）综合征。如果无咽部、软腭感觉丧失，且无软腭抬举无力或吞咽困难，病变定位于迷走神经咽支下方（咽支在颈部较高位置即从迷走神经分离发出）；常见病变部位位于纵隔。

颈部无力

副神经（Ⅺ）传导通路上任何部位的病变都可导致副神经孤立受累，造成胸锁乳突肌和斜方肌的麻痹。更为常见的是，副神经在颈静脉孔及出颅后与第Ⅸ、Ⅹ对脑神经共同受累。还有一类特发性副神经病变，其表现与 Bell 麻痹相似；多数患者得以恢复，但也有人反复发作。

舌肌麻痹

舌下神经（Ⅻ）支配同侧舌肌。髓内病变如肿瘤、脊髓灰质炎可引起舌下神经核及其传出纤维病变，但最常见的是运动神经元病。颅底部脑膜和枕骨（扁平颅底、枕骨内陷、Paget 病）的病变可能会压迫延髓外段或舌下神经管内的神经。患者也可出现原因不明的孤立性神经病变。舌下神经支配中断后数周或数月可出现舌肌萎缩与纤维颤动。

■ 多发性脑神经麻痹

临床思路　多发性脑神经麻痹

　　首先应该确定病变位置位于脑干内或是脑干外。脑干表面的病变常连续累及相近的脑神经，仅仅在疾病晚期出现或者仅有轻度的感觉和运动长束受累。如果表现相反，提示病变在脑干内。脑干外多个脑神经受累的病因可由于外伤、局限性感染（包括带状疱疹病毒）以及感染或者非感染因素（尤其是肿瘤）所致的脑膜炎；肉芽肿性疾病诸如：Wagener 病、白塞病；糖尿病或囊状动脉瘤扩大等相关的血管性疾病或局部肿瘤浸润。单纯运动障碍性疾病而不伴有萎缩高度提示重症肌无力。双侧面瘫常见于吉兰-巴雷综合征。吉兰-巴雷综合征（Fisher 变异型）及 Wernicke 脑病时均可发生眼肌麻痹。

　　海绵窦综合征（图 199-3）常可危及生命。通常表现为眼眶或面

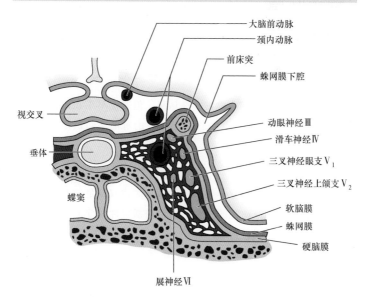

图 199-3　海绵窦的冠状位解剖图，展示脑神经的位置与血管窦、颈内动脉（在此断面前侧呈环状走行）及其周围结构的关系

部疼痛；眼眶肿胀和球结膜水肿；发热；眼球运动神经病变；三叉神经病变眼支（V_1），偶尔累及上颌支（V_2）。海绵窦血栓形成是海绵窦综合征最常见的病因，通常继发于眼眶蜂窝织炎、面部皮肤感染或鼻窦炎。其他的病因包括颈动脉瘤、颈动脉-海绵窦瘘（可出现眶部血管杂音）、脑膜瘤、鼻咽癌、其他肿瘤或者特发性肉芽肿疾病（Tolosa-Hunt 综合征）。对于感染性疾病患者，立即给予广谱抗生素、进行脓腔引流以及明确病原菌至关重要。原发性血栓形成的患者，抗凝治疗可能获益。对于颈动脉瘤或颈动脉瘘，可能需进行修复或闭塞治疗。糖皮质激素对 Tolosa-Hunt 综合征通常有效。

更多内容详见 HPIM-18 原文版：Beal MF, Hauser SL：Trigeminal Neuralgia, Bell's Palsy, and Other Cranial Nerve Disorders, Chap. 376, p. 3360. and Doty RL, Bromley SM：Disorders of Smell and Taste, Chap. 29, p. 241.

第 200 章
脊髓疾病

高旭光　校　李永杰　译

脊髓障碍性疾病可造成灾难性后果，但若能早期识出，其中许多情况可治疗（表 200-1）。掌握脊髓相关的解剖学知识是正确诊断的关键（图 200-1）。

■ 症状和体征

感觉症状常包括感觉异常；可以从单侧或双侧足部开始，并逐渐上升。针刺觉或振动觉的感觉平面常与横贯性病变的位置密切相关。可在双肩部出现孤立性的痛/温觉丧失（"马褂"或"脊髓空洞"式），或者表现为身体一侧的振动觉/位置觉丧失、对侧痛/温觉丧失（Brown-Séquard 脊髓半切综合征）。

运动症状由皮质脊髓束破坏所致，可引起四肢瘫痪或截瘫，伴有肌张力增高、腱反射亢进和巴宾斯基（Babinski）征阳性。急性严重病变时，最初可表现为松弛性麻痹、腱反射消失（脊髓休克）。

表 200-1　可治疗的脊髓障碍性疾病

压迫性

硬膜外、硬膜内或髓内的肿瘤

硬膜外脓肿

硬膜外出血

颈椎病

椎间盘脱出

创伤后椎体骨折、移位或出血引起的压迫

血管性

动静脉畸形

抗磷脂综合征和其他高凝状态

炎症性

多发性硬化

视神经脊髓炎

横贯性脊髓炎

结节病

干燥综合征性脊髓病

系统性红斑狼疮

血管炎

感染性

病毒：VZV、HSV-1 和 HSV-2、CMV、HIV、HTLV-I 及其他

细菌和分枝杆菌：*疏螺旋体、李斯特菌、梅毒及其他*

支原体肺炎

寄生虫：血吸虫病、弓形体病

发育性

脊髓空洞症

脊髓脊膜膨出

脊髓栓系综合征

代谢性

维生素 B_{12} 缺乏（亚急性联合变性）

铜缺乏

注：CMV，巨细胞病毒；HSV，单纯疱疹病毒；HTLV，人类 T 淋巴细胞病毒；VZV，水痘-带状疱疹病毒

　　自主神经功能障碍的首要表现为尿潴留；如果伴有背部或颈部疼痛、肢体无力和（或）感觉平面时，应高度怀疑脊髓疾病。

　　脊髓疾病可有疼痛表现。背部中线区域的疼痛有定位价值；肩胛间区疼痛可能是中段胸髓受压的首发征象；神经根性疼痛提示脊髓病变更靠外侧；下背部疼痛见于脊髓下段（脊髓圆锥）的病变。

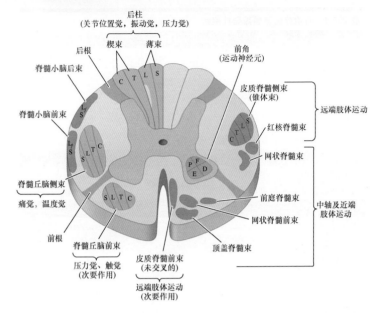

图 200-1 脊髓的横断面，各部位的代表区域，显示了主要的上行（左侧）和下行（右侧）通路。外侧和腹侧的脊髓丘脑束为上行纤维，支配对侧肢体。C，颈髓；D，远端；E，伸肌；F，屈肌；L，腰髓；P，近端；S，骶髓；T，胸髓

■ 脊髓节段平面的特有体征

大致标志着脊髓病变的水平，包括感觉平面位置、感觉障碍上界过度疼痛/痛觉过敏带、反映脊髓特定节段的孤立性肌萎缩、肌束震颤或腱反射丧失。

枕骨大孔附近的病变

首先出现同侧肩部和上肢无力，接下来是同侧下肢无力，然后是对侧下肢，最后出现对侧上肢无力，伴有呼吸肌麻痹。

颈髓

根据肢体无力和腱反射丧失的表现可进行精确定位：肩部（C5）、肱二头肌（C5~6）、肱桡肌（C6）、肱三头肌/手指和腕伸肌（C7）、腕部和手指屈肌（C8）。

胸髓

根据躯干部位的感觉平面的定位。标志包括：乳头（T4）、肚脐（T10）。

腰髓

腰髓上段病变导致不能屈髋、伸膝和膝腱反射丧失；腰髓下段病变影响足和踝部运动，不能屈膝伸大腿，跟腱反射丧失。

骶髓（脊髓圆锥）

鞍区感觉缺失，早期出现膀胱/直肠功能障碍，阳痿；肌力在很大程度上不受影响。

马尾（下部脊髓发出的神经根丛）

病变位于 L1 椎体水平、脊髓末端以下，可引起肢体松弛性麻痹、腱反射消失、非对称性截瘫，伴有膀胱/直肠功能障碍和 L1 以下感觉丧失；疼痛常见，并向会阴部或大腿放射。

■ 髓内和髓外综合征

脊髓障碍性疾病可为髓内（病变起源于髓内组织），或是髓外（病变压迫脊髓或影响其血液供应）的病变。髓外病变常引起根性疼痛，早期出现皮质脊髓束征、骶部感觉丧失。髓内病变引起难以定位的烧灼样疼痛，皮质脊髓束征不明显，会阴部/骶部的感觉常保留。

■ 急性和亚急性脊髓疾病（见第 21 章）

肿瘤压迫脊髓（第 21 章）：多数为硬膜起源，或是肿瘤转移至邻近的椎骨所致（图 200-2）。几乎任何部位的肿瘤均可见：乳腺癌、肺癌、前列腺癌、淋巴瘤和浆细胞恶病质最为常见。胸髓最常受累。最初的症状往往是背痛，侧卧时加重，局部触痛先于其他症状数周出现。转移瘤导致的脊髓压迫为医学急症；一般而言，持续＞48h 后治疗将难以逆转瘫痪。

脊髓硬膜外脓肿：三联征包括发热、可定位的背部脊柱中线区疼痛和进行性的肢体无力；一旦出现神经系统体征，脊髓压迫将迅速加重。

脊髓硬膜外血肿：表现为局部或根性疼痛，继之出现各种脊髓病变体征或圆锥功能障碍表现。

急性椎间盘脱出：颈椎和胸椎间盘脱出较腰椎少见。

脊髓梗死：脊髓前动脉梗死引起截瘫或四肢瘫、痛/温觉丧失，而振动觉和位置觉保留（由脊髓后动脉供血），伴有括约肌控制功能丧失。骤然起病或者在数分钟或数小时内发病，伴发的临床情况包括：主动脉粥样硬化、主动脉夹层动脉瘤、颈部椎动脉闭塞或夹层、

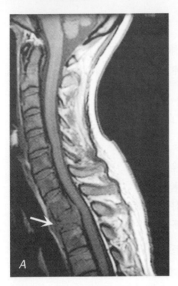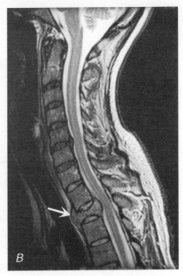

图 200-2   乳腺癌导致的脊髓硬膜外压迫。**A.** 矢状位 T1 加权像；**B.** 矢状位 T2 加权像。颈胸段 MRI 扫描显示第二胸椎体浸润、塌陷，伴有后移、压迫上胸段脊髓。骨髓低信号（A）提示组织已被肿瘤组织所替代

主动脉手术或严重的低血压。其治疗主要针对诱发因素。

免疫介导的脊髓病：1% 的系统性红斑狼疮（SLE）患者发生急性横贯性脊髓病（ATM）；与抗磷脂抗体相关。其他病因包括干燥综合征、白塞病、混合性结缔组织病和 p-ANCA 血管炎。结节病可引起 ATM，伴有脊髓大范围的水肿、肿胀。脱髓鞘性疾病无论是视神经脊髓炎（NMO），或是多发性硬化均可表现为 ATM。中度或重度症状患者建议使用糖皮质激素，包括静脉注射甲泼尼龙后序贯口服泼尼松，血浆置换可能对难治性患者有效（第 202 章）。吗替麦考酚酯（250mg bid 逐渐加量至 1000mg bid）或抗 CD20 单克隆抗体可预防 NMO 复发。另有一些 ATM 病例为特发性。

感染性脊髓病：带状疱疹病毒是最常见的病毒病原体，也已充分证实单纯疱疹病毒 1 型和 2 型、EBV、CMV 和狂犬病病毒可致病；如果疑似病毒性脊髓炎，等待实验室确认之前就可开始采取抗病毒治疗。细菌和分枝杆菌较为少见。血吸虫病是世界范围内的一个重要病因。

■ 慢性脊髓病

颈椎病性脊髓病：是老年人步态困难的最常见病因之一。表现

为颈部和肩部疼痛、僵硬，根性上臂疼痛和进行性痉挛性截瘫，伴有感觉异常以及振动觉丧失；严重者可出现尿失禁；常有上肢某一节段腱反射减弱。最佳的诊断方法为 MRI 检查。采取外科手术治疗（第 54 章）。

血管畸形：是进行性和发作性脊髓病重要的可治疗病因之一。可发生于脊髓的任何节段；增强 MRI 常可提示诊断（图 200-3），但通过选择性脊髓血管造影术确诊。治疗采取栓塞术闭塞主要的滋养血管。

逆转录病毒相关性脊髓病：HTLV-I 感染可引起慢性进行性痉挛性截瘫，伴有不同程度的疼痛、感觉丧失和膀胱功能障碍；诊断通过检测血清中特异性抗体。对症治疗；进行性空泡性脊髓病也可见

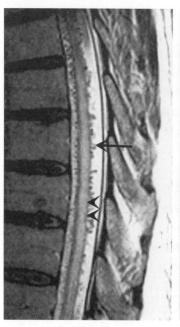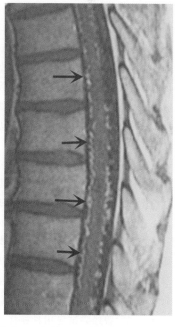

图 200-3 动静脉畸形。胸段脊髓的矢状位 MR 扫描：T2 快速自旋回波技术（左图）和 T1 对比剂后成像（右图）。T2 加权像（左图），在脊髓正中层面可见到异常高信号（箭头所示）。大量点状的流空影使脊髓的腹侧和背侧边缘呈锯齿状（箭头所示）。这些表现由于硬膜动静脉瘘供血的静脉丛异常扩张所致。注射对比剂之后（右图），于胸髓的腹侧和背侧可见多发呈弯曲的增强静脉影（箭头所示），提示诊断动静脉畸形。本例患者为 54 岁男性，呈进行性截瘫病史 4 年。

于 HIV 感染的患者。

脊髓空洞症：脊髓内空洞的扩大可导致进行性脊髓病；其孤立存在或合并小脑扁桃体突入颈椎管内（Chiari 1 型）。典型表现是颈、肩部和前臂或手的痛/温觉丧失，伴有上肢的反射消失、无力和进行性痉挛性截瘫；还可出现咳嗽性头痛、面部麻木或胸椎后凸。通过 MRI 检查确定诊断；外科手术治疗，但效果多不理想。

多发性硬化：常累及脊髓，进展型多发性硬化是主要的致残原因（第 202 章）。

亚急性联合变性（维生素 B_{12} 缺乏）：手足感觉异常、早期振动觉/位置觉丧失、进行性痉挛性/共济失调性肢体无力，以及伴发周围神经病所致的腱反射消失；患者可出现大细胞性贫血合并精神障碍（"巨幼细胞性躁狂"）和视神经萎缩。确诊依据为血清维生素 B_{12} 水平降低、同型半胱氨酸和甲基丙二酸升高。治疗采取维生素替代疗法，开始时 1mg 维生素 B_{12} 肌内注射，定期重复或序贯口服治疗。

缺铜性脊髓病：临床表现和亚急性联合变性几乎相同（见上文），通过血清铜水平下降，多伴有血浆铜蓝蛋白水平降低而确立诊断。其病因既有特发性，也可继发于胃肠术后吸收障碍。治疗为口服补铜。

脊髓痨（三期梅毒）：可表现为撕裂样疼痛、步态失调、膀胱功能障碍和内脏危象。主要的体征包括下肢腱反射消失、振动觉/位置觉损害、Romberg 征和阿罗瞳孔，后者指瞳孔对光反射消失，但调节反射存在。

家族性痉挛性截瘫：发生在具有家族遗传背景患者的下肢进行性痉挛和无力；可以是常染色体显性、隐性遗传或 X-染色体连锁遗传。已识别出超过 20 个不同的基因位点。

肾上腺脊髓神经病：X-染色体连锁障碍性疾病，是肾上腺脑白质营养不良的一种变异型。常累及具有肾上腺功能不全病史男性，继之出现进行性痉挛性截瘫。女性杂合子可表现为慢性进行性脊髓病，不伴肾上腺功能不全。通过血清中极长链脂肪酸水平升高做出诊断。尽管曾经尝试应用骨髓移植和营养补充剂等治疗，但仍未发现确切有效的疗法。

■ 并发症

膀胱功能障碍，伴随泌尿系统感染风险；肠蠕动功能障碍；褥疮；高颈髓病变时，机械性呼吸功能衰竭；随着血容量改变出现阵发性高血压或低血压；由于外界不良刺激、膀胱或肠道扩张时引发严重高血压和心动过缓反应；静脉血栓形成和肺栓塞。

更多内容详见 HPIM-18 原文版：Hauser SL, Ropper AH: Disease of the Spinal Cord, Chap. 377, p3366.

第201章
神经系统肿瘤

高旭光 校 程敏 译

临床思路 神经系统肿瘤

临床表现 任何类型的脑部肿瘤均表现为全脑和（或）局灶性症状和体征。非特异性全脑症状包括头痛、认知功能损害、人格改变以及步态障碍。典型肿瘤伴发的头痛于晨起最为显著，日间改善，但此特点仅见于少数患者。视盘水肿提示颅内压升高。典型的局灶性症状和体征包括亚急性、进展性的偏瘫、失语或视野缺损。痫性发作是常见的临床表现，可见于约25%的颅内转移瘤或恶性胶质瘤患者。

评估 不同于转移瘤，原发性脑部肿瘤多无恶性肿瘤的血清学特征，如红细胞沉降率升高或肿瘤特异性抗原。颅脑增强MRI是疑似脑肿瘤患者首选的诊断检查；CT扫描用于不适宜进行MRI检查的患者。恶性脑肿瘤增强扫描时可被强化，伴有中心区域坏死；环绕肿瘤周围的脑白质区域水肿是其特征性改变。低分化的胶质瘤通常无强化效应。其他检查如脑血管造影、脑电图或腰椎穿刺等极少应用，诊断价值也十分有限。

治疗 神经系统肿瘤

对症治疗

- 糖皮质激素（地塞米松12～16mg/d，分次口服或静脉注射）可暂时减轻脑水肿。
- 伴有痫性发作的患者给予抗惊厥药物（左乙拉西坦、托吡酯、拉莫三嗪、丙戊酸或拉科酰胺）；无需预防性应用抗惊厥药物。
- 无法活动的患者，给予小剂量肝素皮下注射。

针对性治疗

- 根据肿瘤的具体类型进行治疗，包括外科手术、放疗和化疗。

■ 原发性颅内肿瘤

星形细胞瘤

　　星形细胞瘤具有浸润性，推测为胶质细胞起源，是最常见的原发性颅内肿瘤。目前已知的危险因素仅有离子辐射和一些不常见的遗传综合征（神经纤维瘤病、结节性硬化）。肿瘤沿白质通路浸润，难以完全切除。影像学检查（图 201-1）无法显现肿瘤的全部范围。Ⅰ级星形细胞瘤（毛细胞型星形细胞瘤）是儿童最常见的脑瘤，好发于小脑，可通过完全切除治愈。Ⅱ级星形细胞瘤在青年人中通常表现为痫性发作；如果可能应尽量外科手术切除。放疗和化疗药物（如替莫唑胺）的应用正在不断增多，其治疗或可有效。Ⅲ级（未分化型星形细胞瘤）及Ⅳ级（胶母细胞瘤）星形细胞瘤的治疗相似，

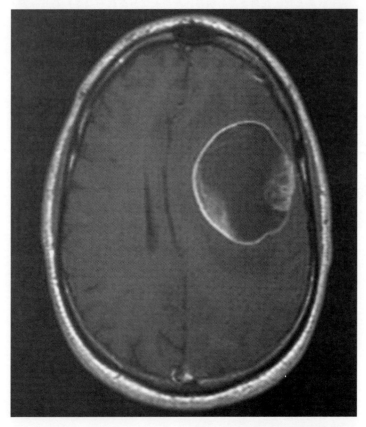

图 201-1　钆增强后 MRI 的 T1 加权像，左额叶囊性胶质母细胞瘤

可先进行安全范围内的最大面积手术切除，继之给予放疗联合替莫唑胺辅助治疗，也可以单独应用放疗或替莫唑胺。胶质母细胞瘤的平均生存期为 12～15 个月，极易复发，治疗方案包括再次手术、植入卡氮芥聚合物、给予包含贝伐单抗在内的化疗方案等。高级别星形细胞瘤提示预后不良最重要的因素包括高龄、组织学为恶性胶质细胞瘤、全身状态差和肿瘤无法切除。

少突胶质细胞瘤

一般对治疗较为敏感，预后优于单纯星形细胞瘤。影像学检查通常不强化，常有部分钙化。采用外科手术治疗，必要时行辅助放疗和化疗。平均生存率在 10 年以上。伴有染色体 1p 和 19q 缺失时，化疗疗效更佳。

室管膜瘤

起源于室管膜细胞；细胞高度分化。成人患者肿瘤位于脊髓中央管者多于颅内。完全切除肿瘤可以治愈；如果不能完全切除肿瘤，术后存在复发可能并需要放疗。

原发性中枢神经系统淋巴瘤

B 细胞恶性肿瘤；大多数发生于免疫抑制（器官移植、艾滋病）患者，可表现为单个或多发占位或脑膜病变。糖皮质激素治疗可获得显著但短暂的疗效，因此尽可能在取活检前不予应用糖皮质激素。患者需检测 HIV，并通过全身 PET 或 CT 检查、脊椎 MRI、脑脊液分析以及眼部裂隙灯检查评价疾病累及范围。免疫功能正常的患者，大剂量氨甲蝶呤治疗平均中位生存时间可达 50 个月，并可联合全脑放疗及其他化疗药物（阿糖胞苷或利妥昔单抗）进一步延长生存时间。免疫功能低下的患者预后较差，治疗包括大剂量氨甲蝶呤治疗和全脑放疗，HIV 患者应同时给予抗逆转录病毒治疗。

髓母细胞瘤

儿童中最常见的恶性脑肿瘤。半数位于颅后窝；细胞高度分化；起源于神经前体细胞。治疗采用外科手术、放疗和化疗。大约 70% 的患者可长期生存，但通常存在严重的神经和认知功能损害。

脑膜瘤

最常见的原发性脑肿瘤。附着于硬脑膜的轴外占位性病变；致密、均匀一致的对比增强病灶具有诊断性（图 201-2）。对有症状的良性脑膜瘤采取外科全切除可以治愈。次全切除的患者联合局部

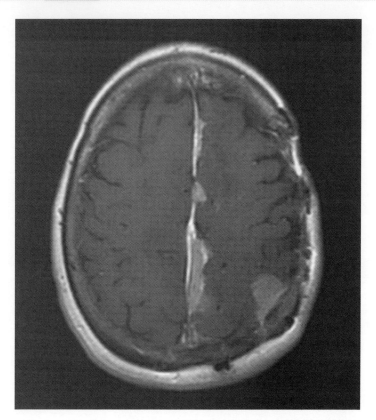

图 201-2   钆增强后 MRI 的 T1 加权像显示沿大脑镰和左侧顶叶皮质的多发脑膜瘤

放疗可降低复发率。无症状的微小脑膜瘤可放疗而不进行手术。侵袭性脑膜瘤极其罕见，可采用手术切除联合放疗。

施旺细胞瘤

前庭施旺细胞瘤表现为逐渐进展、难以解释的一侧听力丧失。MRI 显示在脑桥小脑角处致密、均一性的强化肿瘤病灶。外科手术切除可以保留听力。

■ 神经系统转移瘤

经血流播散最为常见。颅骨转移极少侵袭中枢神经系统；可压迫邻近的脑组织、脑神经，或者阻塞颅内静脉窦。常见转移至颅内的原发性肿瘤见表 201-1，其边界可通过 MRI 及钆增强扫描分辨。环形增强为非特异性表现；鉴别诊断包括脑脓肿、放射性坏死、弓形

表 201-1　常见原发肿瘤神经系统转移的发生率

	脑转移,%	软脑膜转移,%	硬膜外脊髓压迫,%
肺	41	17	15
乳腺	19	57	22
黑色素瘤	10	12	4
前列腺	1	1	10
胃肠道	7	—	5
肾	3	2	7
淋巴瘤	<1	10	10
肉瘤	7	1	9
其他	11	—	18

体病、肉芽肿、结核、结节病、脱髓鞘病变、原发性脑肿瘤、中枢神经系统淋巴瘤、卒中、出血及创伤。筛查隐匿癌症：检查皮肤和甲状腺；检测血清癌胚抗原（CEA）及肝功能；胸部、腹部及骨盆CT。大约10％全身肿瘤转移的患者伴有颅内转移；需要进行原发性肿瘤或者可获取的脑转移瘤组织活检用于指导治疗。治疗可选用糖皮质激素、抗惊厥药物、放疗或者外科手术。由于脑内可能遍布多发的微小肿瘤病灶，故通常给予全脑放疗；对于 MRI 显示 3 个或以下的转移瘤病灶患者，获益于立体定向放射手术治疗。如果为单个的转移瘤，可先行外科切除，随后接受全脑放疗。极少数对于化疗高度敏感的肿瘤类型，如生殖细胞瘤，全身化疗可具有非常显著的疗效。

软脑膜转移瘤

表现为头痛、脑病、脑神经或多发性神经根损害症状。通过脑脊液细胞学、MRI（肿瘤呈结节状沉积于脑膜或弥散性脑膜强化）或者脑膜活检可做出诊断。脑脊液循环受阻可伴有脑积水。多予化疗或放疗姑息性治疗。

转移瘤脊髓压迫症

椎体转移瘤向后方扩展进入硬膜外腔压迫脊髓（第21章）。最常见的原发性肿瘤是肺癌、乳腺癌或前列腺癌。背痛先于（＞90％）肢体无力、感觉平面或者尿便失禁出现。应紧急救治，及早识别即将发生的脊髓压迫症至关重要，以避免产生毁损性的后遗症。诊断依靠脊髓 MRI。

■ 放疗并发症

中枢神经系统放疗后具有三种损伤形式：

1. **急性损伤**　在放疗过程中或之后立即出现头痛、嗜睡、神经功能缺陷加重。目前采用的治疗方案罕有发生，可应用糖皮质激素治疗及预防。

2. **早期迟发性损伤**　嗜睡（儿童）、Lhermitte 征；放疗后数周或数月内出现。MRI 显示 T2 高信号，可伴有增强表现。呈自限性，糖皮质激素治疗可改善症状。

3. **晚期迟发性损伤**　痴呆或其他一些进行性神经功能缺陷表现；典型者发生于放疗后数月至数年。MRI 显示白质的异常信号（脑白质病），或者占位病变周围环形强化（放射性坏死）；正电子发射断层显像（PET）可鉴别迟发性坏死和肿瘤复发。进展性放射性脑坏死，如果糖皮质激素无效，最佳措施为采用外科手术切除姑息治疗。大动脉的放射损伤可促使动脉粥样硬化进展，增高放疗后数年卒中的风险。放疗的迟发效应造成下丘脑或垂体腺体损伤可引发内分泌功能失调。放疗射线暴露也是患者于数年后发生二次肿瘤的危险因素。

> 更多内容详见 HPIM-18 原文版：DeAngelis LM, Wen PY: Primary and Metastatic Tumors of the Nervous System, Chap. 379, p3382.

第 202 章
多发性硬化（MS）

高旭光　校　杨亭亭　译

多发性硬化（MS）以中枢神经系统髓鞘的慢性炎症和选择性破坏，周围神经系统不受累为特征。MS 病理上的多灶性瘢痕被称为*斑块*。现认为其病因为自身免疫性疾病，遗传和环境因素决定了 MS 的易感性。MS 累及 350 000 例美国人；发病最常见于青年和中年人，女性多见，约为男性的 3 倍。

■ 临床表现

起病可急剧或隐袭。部分患者症状非常轻微以致起病数月至数年后才就医。最常见的是局灶性神经功能障碍反复发作，典型者持续数周或数月，继之有不同程度的恢复；一些患者开始表现为缓慢进行性神经功能恶化。症状常因疲劳、紧张、体力活动或高温环境而出现短暂加重。MS 的表现变化多样，但通常包括肢体的无力和（或）感觉症状、视觉障碍、步态和运动协调能力异常、尿急或尿频，以及异常性疲劳。运动受累可表现为肢体沉重感、僵硬、无力或笨拙。常见症状包括局限性麻木感、"针刺感"和"无感觉"。视神经炎能够造成视物模糊，尤其在中心视野，常伴有眼眶后部疼痛，眼球运动时加重。脑干受累可引起复视、眼球震颤、眩晕或面部疼痛、麻木、肢体无力、偏身痉挛或肌纤维颤搐（细小的肌肉收缩）。小脑通路的病变可表现为共济失调、震颤和构音障碍。Lhermitte 征是当患者颈部屈曲时诱发的一种短暂性触电样感觉，提示病变部位在颈段脊髓。表 202-1 列出本病的诊断标准。表 202-2 归纳了一些与 MS 相似的疾病。

■ 体格检查

异常的体征往往比根据病史所预计的更为广泛。检查异常的视野、视力丧失、色觉障碍、视神经乳头苍白或视乳头炎、瞳孔传入缺陷（直接对光反射反常性瞳孔扩大，接着出现瞳孔收缩）、眼球震颤、核间性眼肌麻痹（一侧眼球内收减慢或不能，外展的眼球在侧视时伴有眼球震颤）、面部麻木或面瘫、构音障碍、肢体无力和痉挛、反射亢进、踝阵挛、巴宾斯基（Babinski）征阳性、共济失调和感觉异常。

■ 病程

一般有四种临床分型：

- *复发-缓解型 MS*（RRMS）以神经功能障碍反复发作为特征，可恢复或不能恢复；两次发作间期神经系统损害无进展，约占新发 MS 病例的 85%。
- *继发进展型 MS*（SPMS）最初表现为 RRMS，但逐渐演变成进行性加重。大部分 RRMS 最终演变为 SPMS（每年约 2%）。
- *原发进展型 MS*（PPMS）以发病开始致残，程度逐渐进展为特点，无缓解，无急性发作；占新发 MS 病例的 15%。
- *进展-复发型 MS*（PRMS）是一种极少见的类型，开始具有原发进展的病程，但后期与复发相重叠。

MS 是一种慢性疾病；诊断后的 15 年，仅 20% 的患者无功能受限；1/3~1/2 将发展为 SPMS，并且活动时需要辅助。

■ 实验室评估

超过 95% 的患者 MRI T2 加权像上有多灶性高信号区，常位于脑室周围；钆剂增强表明急性病变伴有血脑屏障的破坏（图 202-1）。尽管 MS 的 MRI 表现并不完全具有疾病特异性，但 MRI 在排除与 MS

表 202-1 MS 的诊断标准

临床表现	诊断 MS 必需的附加资料
≥2 次临床发作； ≥2 个病灶的客观临床证据或 1 个病灶的客观临床证据并有 1 次先前发作的合理病史证据	无
≥2 次临床发作； 1 个病灶的客观临床证据	空间上呈多发性须具备： ● 4 个发生于 MS 的典型 CNS 病灶区域（脑室周围、近皮质、幕下或脊髓）中至少 2 个区域具有 ≥1 个 T2 病灶 或 ● 等待累及 CNS 不同部位的再次临床发作
1 次临床发作； ≥2 个病灶的客观临床证据	时间上呈多发性须具备： ● 任何时间 MRI 检查同时存在无症状的钆强化和非强化病灶 或 ● 随访 MRI 检查新发 T2 病灶和（或）强化病灶，无论其与基线 MRI 扫描的间隔时间长短 或 ● 等待再次临床发作
1 次临床发作； 1 个病灶的客观临床证据（临床孤立综合征）	空间和时间呈多发性，需具备： 空间上呈多发性： ● 4 个发生于 MS 的典型 CNS 病灶区域（脑室周围、近皮质、幕下或脊髓）中至少 2 个区域具有 ≥1 个 T2 病灶 或 等待累及 CNS 不同部位的再次临床发作 和 时间上呈多发性： ● 任何时间 MRI 检查同时存在无症状的钆强化和非强化病灶 或 ● 随访 MRI 检查新发 T2 病灶和（或）强化病灶，无论其与基线 MRI 扫描的间隔时间长短 或 ● 等待再次临床发作
提示 MS 的隐袭进展性神经功能缺失（PPMS）	疾病进展持续 1 年（回顾或前瞻性发现） 并具备下列 3 项标准中的 2 项： （1）MS 特征性病灶区域（脑室周围、近皮质或幕下）具有 ≥1 个 T2 病灶以证明脑内病灶的空间上多发性 （2）脊髓内具有 ≥2 个 T2 病灶以证明脊髓病灶的空间上多发性

表 202-1　MS 的诊断标准（续）

临床表现	诊断 MS 必需的附加资料
	（3）脑脊液阳性［等电点聚焦示寡克隆区带阳性和（或）IgG 指数增高］

资料来源：*From Polman CH et al：Diagnostic criteria for multiple sclerosis：2010 revisions to the "McDonald Criteria." Ann Neurol 69：292，2011.*

表 202-2　与 MS 相似的疾病

急性播散性脑脊髓炎（ADEM）
抗磷脂抗体综合征
白塞病
常染色体显性遗传性脑动脉病伴皮质下梗死和白质脑病（CADASIL）
先天性白质营养不良（如：肾上腺白质营养不良、异染性白质营养不良）
人类免疫缺陷病毒（HIV）感染
缺血性视神经病（动脉炎性和非动脉炎性）
莱姆病
线粒体脑病伴乳酸酸中毒及卒中样发作综合征（MELAS）
肿瘤（如：淋巴瘤、胶质瘤、脑膜瘤）
神经结节病
干燥综合征
卒中和缺血性脑血管病
梅毒
系统性红斑狼疮和相关的胶原性血管病
热带痉挛性轻截瘫（HTLV Ⅰ/Ⅱ感染）
血管畸形（特别是脊髓硬膜 AV 瘘）
血管炎（原发性 CNS 或其他）
维生素 B_{12} 缺乏

缩略词：AV，动静脉；CNS，中枢神经系统；HTLV，人类嗜 T 淋巴细胞病毒

类似疾病方面亦很有价值。脑脊液改变包括轻度的淋巴细胞增高（25% 的患者为 5～75 个细胞）、寡克隆区带（75%～90%）、IgG 升高（80%）以及总蛋白水平正常。视觉、听觉和体感诱发电位检查能够识别亚临床病变；80%～90% 的患者有一项或多项诱发电位检查异常。尿动力学检查有助于膀胱症状的处理。

治疗　多发性硬化（见图 202-2）

针对 MS 复发型的疾病修正治疗（RRMS，伴恶化的 SPMS）

- 在美国有七种治疗方法可以选择：干扰素（IFN）-β1a（阿沃

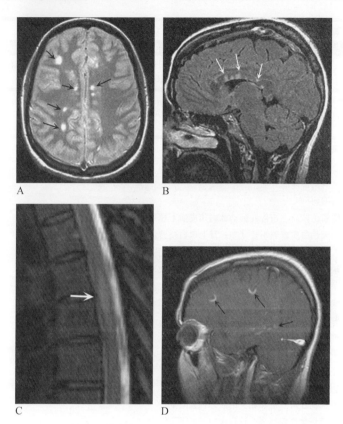

图 202-1 MS 的 MRI 表现。**A.** 轴位第一回波（first-echo）T2 加权序列显示白质多发的异常高信号，为 MS 的典型病灶。**B.** 矢状位 T2 加权 FLAIR（液体衰减反转恢复序列）像，该序列上 CSF 高信号被抑制，CSF 为低信号而脑水肿或脱髓鞘为高信号，如本图胼胝体处（箭头所示）。胼胝体前部病变在 MS 常见，而血管病极少见。**C.** 胸椎矢状位 T2 加权快速自旋回波像显示胸髓内一梭形高信号病灶。**D.** 静脉注射钆-DPTA 后的矢状位 T1 加权像可见局部血脑屏障破坏，表现为高信号（箭头所示）

纳斯 Avonex，30μg IM qw），IFN-βla（利比 Rebif，44μg SC 每周 3 次），IFN-βlb（倍泰龙 Betaseron，250μg SC 隔日 1 次），醋酸格拉默（Copaxone，12mg/d SC），那他珠单抗（Tysabri，300mg IV 每 4 周 1 次），芬戈莫德（Gilenya，0.5mg PO qd）和米托蒽醌（Novantrone，12mg/m² IV 每 3 个月 1 次）。第八种药物，克拉曲滨（Leustatin，3.5mg/kg

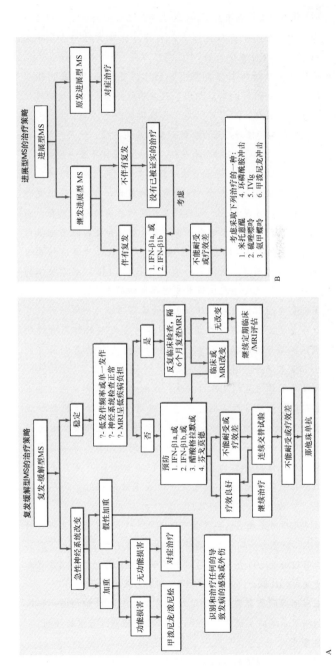

图 202-2 多发性硬化的治疗策略

PO 每年 1 次）尚未被 FDA 或欧洲药品管理局批准，但已在部分国家应用。前四种疗法分别都可能减少每年恶化率大约 30％，也可减少新的 MRI 病灶形成。

- 每周多次给药的 IFN 制剂（如利比、倍泰龙）与每周 1 次的制剂（如阿沃纳斯）相比，疗效稍好一些，但也更有可能诱导中和抗体，后者可以减少临床获益。

- 芬戈莫德耐受性好，且为口服剂型，应用方便；然而，与其他新药相似，长期安全性仍未确认。芬戈莫德可导致一度心脏传导阻滞和心动过缓，患者首次服药时需长时间观察（约 6h）。

- 那他珠单抗是目前治疗 MS 最有效的药物，可显著降低发作频率，并有效改善 MS 疾病严重程度的所有评分；然而，由于应用该药 2 年以上的患者有 0.2％发展为进行性多灶性白质脑病（PML），目前仅用于其他治疗失败或者具有特别进展性表现的患者。近期，一项针对 PML（JC）病毒抗体的血液检测方法有望发现该并发症高风险的个体。

- 多数复发型 MS 患者以 IFN-β 或醋酸格拉默为一线治疗。尽管芬戈莫德获批为一线用药，但其对复发型的作用有待明确，不论开始选择何种制剂，持续频繁发作的患者很可能应当变更治疗（图 202-2）。

- IFN 的副作用包括流感样症状、注射部位的局部反应（皮下给药时）以及常规实验室检查轻度异常（如肝功能指标化验增高、淋巴细胞减少）。极少见的情况，可能发生更为严重的肝毒性。IFN 的副作用通常随时间而消退。醋酸格拉默也能发生注射部位的局部反应，但不如 IFN 严重。应用醋酸格拉默的患者约 15％发生一次或多次的脸红、胸部发紧感、呼吸困难、心悸和焦虑。

- 近期几项研究表明这些药物可改善 MS 的长期预后，因而，对多数 MS 患者早期采用改善病情药物治疗是适宜的。对下列患者有理由延迟启动治疗：①神经系统检查正常，②一次发作或者发作频度低，以及③脑部 MRI 判断为低疾病负荷。

- 未经治疗的患者需要密切追踪，定期进行 MRI 脑扫描；如果扫描显示疾病呈进展性变化，有必要对治疗进行重新评判。

急性复发

- 对产生功能损害的急性复发可采用短疗程甲泼尼龙静脉注射

治疗（lg，每日晨起静脉注射，连续 3～5 天），继以泼尼松口服（60mg，每日晨起，连续 4 天；40mg。每日晨起，连续 4 天；20mg，每日晨起，连续 3 天）。这种给药方法能适度地减轻复发的严重程度和缩短发作时间。

- 血浆置换（交换 7 次，40～60ml/kg，隔日 1 次，共 14 天）可能对急剧发作的脱髓鞘（不仅是 MS）且糖皮质激素无效的患者有益；其价格昂贵且缺乏有效性的确切证据。

症状进展的患者

- 继发进展型 MS 患者持续经历疾病的复发，采用一种 IFN 治疗是合理的；但 IFN 对 MS 单纯进展性症状无效。
- 免疫抑制剂/免疫调节药物米托蒽醌在美国已被批准用于继发进展型 MS 的治疗；但有效证据相对弱，剂量相关心脏毒性非常值得关注。
- 有时可试用氨甲蝶呤（7.5～20mg PO qw）或硫唑嘌呤（每日 2～3mg/kg PO），但疗效一般。
- 一些中心采用环磷酰胺冲击疗法治疗年轻成人的进展型 MS。
- 其他一些小型研究试验每月 1 次静脉注射免疫球蛋白（IVIg）冲击或甲泼尼龙 IV 的有效性。
- 尽管一项利妥昔单抗结果阴性试验中，预先计划的二次分析提示其有效性，但仅推荐用于对症治疗。相关药物的随访试验还正在进行。

对症治疗

- 痉挛可给予物理疗法、巴氯芬（20～120mg/d）、地西泮（2～40mg/d）、替扎尼定（8～32mg/d）、丹曲林（25～400mg/d）以及盐酸环苯扎林（10～60mg/d）。
- 感觉异常可给予卡马西平（100～1000mg/d，分次用），苯妥英（300～600mg/d），加巴喷丁（300～3600mg/d），普瑞巴林（50～300mg/d）或阿米替林（25～150mg/d）。
- 膀胱症状的治疗要根据尿动力学检查提示的病理生理基础：膀胱反射亢进夜间予以限制液体和经常排空；无效可尝试给予抗胆碱能药物，例如奥昔布宁（5～15mg/d）；反射低下给予胆碱能药物乌拉胆碱（30～150mg/d），膀胱壁和括约肌之间协调丧失所致膀胱协调功能失调采用抗胆碱能药物联合间断导尿。
- 抑郁症者应更积极给予治疗。

■ MS 的临床变异型

视神经脊髓炎（NMO），或 Devic 综合征，特点是急性视神经炎（双侧或单侧）和脊髓炎的分开发作。相较于 MS，脑部 MRI 通常正常，但并非总是如此。典型脊髓 MRI 上可以见到肿胀的病灶有局部强化和空腔，延伸 3 个或更多的脊髓节段。超过半数临床诊断 NMO 的患者血清中可检测到一项高度特异性直接针对水通道蛋白-4（aquaporin-4，AQP-4）的自身抗体。急性发作通常采用大剂量的糖皮质激素治疗，如同 MS 的加重期。急性发作期对糖皮质激素无效者，也有人凭经验使用血浆交换疗法。采用吗替麦考酚酯（骁悉）、利妥昔单抗或糖皮质激素联合硫唑嘌呤疗法可预防复发。*急性 MS*（Marburg 变异）是一暴发型的脱髓鞘过程，在 1～2 年内进展至死亡。治疗方法尚缺乏对照性试验；大剂量糖皮质激素、血浆交换和环磷酰胺均有应用的尝试，疗效不确切。

■ 急性播散性脑脊髓炎 （ADEM）

一种暴发性的，常为灾难性的脱髓鞘疾病，呈单相病程，可能与前驱免疫接种或感染有关。表现有与播散性神经系统疾病相一致的体征（如偏身瘫痪或四肢瘫痪、巴宾斯基征阳性、腱反射消失或亢进、感觉丧失及脑干受累）。可能出现发热、头痛、脑膜刺激征、嗜睡进展至昏迷以及痫性发作。脑脊液常有细胞增多，通常约为 200 个细胞/微升。脑和脊髓 MRI 可显示白质的广泛性钆剂强化。采用大剂量糖皮质激素开始治疗。激素治疗无效的患者可能对血浆置换或 IVIg 有反应。

更多内容详见 HPIM-18 原文版：Hauser SL，Goodin DS：Multiple Sclerosis and Other Demyelinating Diseases，Chap. 380，p. 3395.

第 203 章
急性脑膜炎和脑炎

高旭光／校 沈明 译

神经系统的急性感染包括细菌性脑膜炎、病毒性脑膜炎、脑炎以及局灶性感染（例如脑脓肿、硬膜下脓肿和感染性血栓性静脉炎）。主要目标：快速鉴别这些疾病，识别致病的病原体并开始适当的抗生素治疗。

临床思路 神经系统的急性感染

（表 203-1）首先要确定感染是主要累及蛛网膜下腔（脑膜炎）还是脑组织（病毒感染称为脑炎，细菌、真菌或寄生虫感染称为大脑炎或脑脓肿）。颈项强直是脑膜受到刺激时的特异性病理征象，表现为当颈部被动屈曲时有抵抗感。

处理原则：

- 只要考虑可能为细菌性脑膜炎应立即开始经验性治疗。
- 所有脑外伤、免疫功能低下状态、已知有恶性肿瘤或有局灶性神经系统表现（包括视乳头水肿或昏睡/昏迷）的患者都应该在腰椎穿刺前进行脑部神经影像学检查。如果怀疑是细菌性脑膜炎，应在神经影像检查和腰椎穿刺之前开始经验性抗生素治疗。
- 病毒性脑膜炎一般不伴有昏睡/昏迷、痫性发作或局灶性神经功能缺损；有这些症状的患者应该收住院，并经验性地开始治疗细菌性和病毒性脑膜脑炎。
- 意识水平及免疫力正常的患者，此前没有应用抗生素治疗并且脑脊液检查符合病毒性脑膜炎（淋巴细胞增高，糖含量正常）的患者通常可在门诊治疗。怀疑为病毒性脑膜炎的患者如果在 48h 内无改善，则应立即重新评估，包括进一步检查、复查影像学和实验室化验，通常需再次行腰椎穿刺。

急性细菌性脑膜炎

免疫力正常的成年人最常见的病原体是*肺炎链球菌*（"肺炎双球菌"，约 50％）和*脑膜炎奈瑟菌*（"脑膜炎双球菌"，约 25％）。肺炎链球菌脑膜炎的诱发因素包括感染（肺炎、中耳炎、鼻窦炎）、脾缺如、低丙种球蛋白血症、补体缺陷、酒精中毒、糖尿病和伴有脑脊液漏的颅脑外伤。孕妇、大于 60 岁的老年人、酒精中毒和各个年龄段的免疫功能低下的患者要首先考虑*单核细胞增多性李斯特菌*感染。革兰氏阴性肠杆菌和 B 型链球菌是伴有慢性疾病的患者罹患脑膜炎日益增多的常见病因。*金黄色葡萄球菌*和凝固酶阴性的葡萄球菌是侵袭性神经外科操作，特别是脑积水分流术后感染的重要病因。

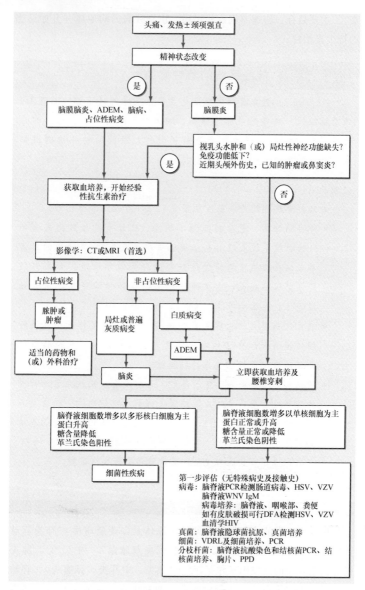

图 203-1 疑似中枢神经系统感染患者的处理原则。ADEM，急性播散性脑脊髓炎；CT，计算机化断层显像；DFA，直接荧光抗体试验；EBV，Epstein-Barr 病毒；HIV，人类免疫缺陷病毒；HSV，单纯疱疹病毒；LCMV，淋巴细胞性脉络丛脑膜炎病毒；MRI，磁共振成像；PCR，聚合酶链反应；PPD，结核菌纯化蛋白衍生物皮肤测试；VDRL，梅毒检测试验；VZV，水痘-带状疱疹病毒；WNV，西尼罗河病毒

第二步评估（如果第一步评估为阴性结果）
EBV：血清学检查、脑脊液PCR
支原体：血清学检查、脑脊液PCR
流感病毒A、B：血清学检查、呼吸道分泌物培养、脑脊液PCR
腺病毒：血清学检查、咽拭子、脑脊液PCR
真菌：脑脊液和血清学球孢子菌抗体检查，组织胞浆菌属抗原及抗体检查

第三部评估
（基于流行病学）

蚊子或蜱虫接触史
→ 科罗拉多蜱热病毒
虫媒病毒
立克次体
伯氏疏螺旋体
埃立克体属

近期皮疹
→ 麻疹
风疹
人类疱疹病毒6型

腹泻（婴幼儿）
→ 轮状病毒

肝炎
→ 丙型肝炎

浣熊接触史或异食癖
→ 贝利蛔线虫属

野生啮齿类动物或仓鼠接触史
→ LCMV

猫接触史
→ 巴尔通体属（猫抓热）

在湖中、池塘中或未经氯气消毒的水中游泳
→ 棘阿米巴或福氏耐格里阿米巴原虫（阿米巴脑膜脑炎）

蝙蝠接触史动物咬伤
→ 狂犬病

宠物鸟（鹦鹉）接触史
→ 鹦鹉热衣原体（鹦鹉热）

牛或未经高温消毒的奶制品接触史
→ 布鲁菌（布鲁菌病）
伯纳特立克次体（Q热）

图 203-1（续）

■ 临床表现

多表现为急性暴发性起病，在数小时内迅速进展，或亚急性感染在数天内逐渐加重。脑膜炎经典的临床三联征包括发热、头痛和颈抵抗（"颈项强直"）。75％以上伴有精神状态改变，可有嗜睡至昏迷等不同程度的表现。恶心、呕吐和畏光也很常见。20％～40％的患者发生痫性发作。颅内压升高是造成反应迟滞和昏迷的主要原因。脑膜炎球菌血症出现的皮疹起初时是类似病毒性皮疹的弥散性斑丘疹，但是迅速波及躯干、下肢、黏膜和结膜并形成瘀斑，偶可见于掌心和足底。

■ 实验室评估

脑脊液特点见表203-1。超过80％的患者脑脊液细菌培养为阳性，

表 203-1 细菌性脑膜炎脑脊液特点

压力	>180mmH$_2$O
白细胞	(10~10 000) 个/微升；中性粒细胞为主
红细胞	无穿刺损伤时，无红细胞
糖含量	<2.2mmol/L (<40mg/dl)
脑脊液/血清糖含量	<0.4
蛋白	>0.45g/L (>45mg/dl)
革兰氏染色	阳性率>60%
培养	阳性率>80%
乳胶凝集试验	*在肺炎双球菌、脑膜炎双球菌、流感病毒b 型、大肠杆菌、B 型链球菌感染的脑膜炎患者，可能呈阳性*
鲎属溶菌产物	在革兰氏阴性脑膜炎患者呈阳性
PCR	检测细菌 DNA

缩写：PCR，聚合酶链反应

60%以上的患者脑脊液革兰氏染色可以发现病原菌。基于细菌 16S rRNA 保守序列 PCR 可协助发现脑脊液中少量的活菌或死菌，对于患病前已使用抗生素的患者以及脑脊液革兰氏染色和细菌培养为阴性患者的诊断非常有用。如果结果为阳性，则应进行针对某种病原体的特异性 PCR 检测。应用乳胶凝集反应（LA）试验检测脑脊液中的*肺炎链球菌、脑膜炎奈瑟菌、b 型流感嗜血杆菌、B 型链球菌及大肠埃希菌*K1 菌株抗原的方法正在被脑脊液细菌 PCR 法所取代。鲎属阿米巴样细胞溶菌产物检测法能快速检测脑脊液中革兰氏染色阴性细菌的内毒素，因此在革兰氏阴性的细菌性脑膜炎的诊断方面有效；虽然可能出现假阳性结果，但其敏感性达到 100%。若出现瘀斑等皮肤病变，应进行活检。血培养则是必需的。

■ 鉴别诊断

包括病毒性脑膜脑炎特别是单纯疱疹病毒（HSV）性脑炎（见下述内容）；立克次体病如落基山斑疹热（皮肤病变的免疫荧光染色）；包括硬膜下脓肿、硬膜外脓肿及脑脓肿（见下述内容）在内的局灶性化脓性中枢神经系统感染；蛛网膜下腔出血（第 19 章）；和脱髓鞘疾病，如急性播散性脑脊髓炎（ADEM，第 202 章）。

治疗 | 急性细菌性脑膜炎

- 推荐的经验性治疗总结于表 203-2。后续治疗根据脑脊液培养的结果调整（表 203-3）。

表 203-2　细菌性脑膜炎及局灶性中枢神经系统感染的经验性抗生素治疗

人群类型	抗生素
早产儿及小于 1 个月的婴儿	氨苄西林＋头孢噻肟
1～3 个月的婴儿	氨苄西林＋头孢噻肟或头孢曲松
免疫力正常者（大于 3 个月儿童及小于 55 岁的成人）	头孢噻肟、头孢曲松或头孢吡肟＋万古霉素
大于 55 岁或酗酒者或患其他疾病身体虚弱者	氨苄西林＋头孢噻肟，头孢曲松或头孢吡肟＋万古霉素
院内获得性脑膜炎，外伤后或神经外科手术后脑膜炎，中性粒细胞减少的患者，或细胞介导性免疫损害的患者	氨苄西林＋头孢他啶或美罗培南＋万古霉素

抗生素	每日总剂量和剂量间隔	
	儿童（大于 1 个月）	成人
氨苄西林	200mg/(kg·d)，q4h	12g/d，q4h
头孢吡肟	150mg/(kg·d)，q8h	6g/d，q8h
头孢噻肟	200mg/(kg·d)，q6h	12g/d，q4h
头孢曲松	100mg/(kg·d)，q12h	4g/d，q12h
头孢他啶	150mg/(kg·d)，q8h	6g/d，q8h
庆大霉素	7.5mg/(kg·d)，q8h[b]	7.5mg/(kg·d)，q8h
美罗培南	120mg/(kg·d)，q8h	3g/d，q8h
甲硝唑	30mg/(kg·d)，q6h	1500～2000mg/d，q6h
萘夫西林	100～200mg/(kg·d)，q6h	9～12g/d，q4h
青霉素	400 000U/(kg·d)，q4h	20 000 000～24 000 000U/d，q4h
万古霉素	60mg/(kg·d)，q6h	2g/d，q12h[b]

[a] 所有的抗生素均为静脉给药；所推荐剂量是基于肝、肾功能正常的情况

[b] 剂量应根据血清峰值和谷值水平进行调整；庆大霉素的治疗水平：峰值：$5～8\mu g/ml$；谷值：$<2\mu g/ml$；万古霉素的治疗水平：峰值 $25～40\mu g/ml$；谷值 $5～15\mu g/ml$

- 一般来说脑膜炎双球菌的疗程为 7 天，肺炎双球菌的疗程是 14 天，革兰氏阴性菌脑膜炎为 21 天，单核细胞增多性李斯特菌脑膜炎至少 21 天。

- 地塞米松辅助治疗（10mg 静脉注射）在给予首剂抗生素前 15～20min 给药，每 6h 重复一次，连续 4 天，可以改善细菌性脑膜炎的预后；对于肺炎球菌脑膜炎效果最显著。由于地塞米松可以减少万古霉素渗入到脑脊液，故在首选万古霉素作为抗生素时应仔细权衡利弊。

- 所有脑膜炎双球菌性脑膜炎患者的密切接触者都应接受利福平预防性治疗 [成人 600mg（大于 1 岁的儿童为 10mg/kg）]

表 203-3 慢性脑膜炎的症状及体征[a]

病原体	抗生素
奈瑟菌属脑膜炎	
青霉素敏感	青霉素 G 或氨苄西林
青霉素耐药	头孢曲松或头孢噻肟
肺炎链球菌	
青霉素敏感	青霉素 G
青霉素中度敏感	头孢曲松或头孢噻肟或头孢吡肟
青霉素耐药	（头孢曲松或头孢噻肟或头孢吡肟）＋万古霉素
革兰氏阴性杆菌（除假单胞菌）	头孢曲松或头孢噻肟
铜绿假单胞菌	头孢他啶或头孢吡肟或美罗培南
葡萄球菌	
甲氧西林敏感	萘夫西林
甲氧西林耐药	万古霉素
单核细胞增多性李斯特菌	氨苄西林＋庆大霉素
流感嗜血杆菌	头孢曲松或头孢噻肟或头孢吡肟
无乳链球菌	青霉素 G 或氨苄西林
脆弱类杆菌	甲硝唑
梭形杆菌属	甲硝唑

[a] 剂量见表 203-2

每 12h 一次共 2 天；不推荐孕妇使用利福平。成人也可使用阿奇霉素治疗，单次剂量为 500mg，或一次肌内注射头孢曲松钠 250mg。

■ 预后

约 25％ 的存活者会遗留轻度或严重的后遗症；不同的病原体感染其预后各异。常见的后遗症包括智能减退、记忆力损害、痫性发作、听力丧失、头晕及步态障碍。

病毒性脑膜炎

表现为发热、头痛和脑膜刺激征，伴有脑脊液淋巴细胞增多。发热可伴随周身不适、肌痛、食欲减退、恶心和诊断。

■ 病因

应用包括脑脊液 PCR、培养和血清学检查在内的各项诊断技术，75％～90％ 的病毒性脑膜炎病例可以发现特异的致病病毒。其中最主要的病原包括肠道病毒、单纯疱疹病毒 2 型、HIV 和虫媒病毒（表 203-4）。在夏季，肠道病毒和虫媒病毒感染的发病率明显增加。

表 203-4　北美地区引起急性脑膜炎和脑炎的病毒

急性脑膜炎	
常见	少见
肠道病毒（柯萨奇病毒、埃可病毒和人肠道病毒 68-71 型）	水痘-带状疱疹病毒
单纯疱疹病毒 2 型	EB 病毒
虫媒病毒	淋巴细胞性脉络丛脑膜炎病毒

急性脑炎	
常见	少见
疱疹病毒	狂犬病毒
单纯疱疹病毒 1 型	东方马脑炎病毒
水痘-带状疱疹病毒	西方马脑炎病毒
EB 病毒	玻瓦散病毒
虫媒病毒	巨细胞病毒[a]
拉克罗斯病毒	肠道病毒[a]
西尼罗河病毒	科罗拉多蜱热病毒
圣路易斯脑炎病毒	腮腺炎病毒

[a] 免疫受损宿主

■ 诊断

最重要的检查是脑脊液的检测。典型的表现是淋巴细胞增多（25～500 个/微升），蛋白含量正常或轻度升高［0.2～0.8g/L（20～80mg/dl）］，糖含量正常，颅内压正常或轻度升高（100～350mmH$_2$O）。脑脊液革兰氏染色、抗酸染色涂片及墨汁染色均未发现病原体。极少数情况下，在起病 48h 内以多形核白细胞升高为主，尤其是埃可病毒 9、西尼罗河病毒（WNV）、东方马脑炎病毒或腮腺炎病毒感染。病毒性脑膜炎的典型脑脊液细胞总数一般在 25～500 个/微升。按照一般的规律，淋巴细胞增多而糖含量降低提示为真菌、李斯特菌、结核性脑膜炎或其他非感染性疾病（如神经结节病、脑膜癌病）。

脑脊液 PCR 检测针对肠道病毒、单纯疱疹病毒、EB 病毒、水痘-带状疱疹病毒（VZV）、人类疱疹病毒 6 型（HHV-6）和巨细胞病毒，是一种快速、敏感、特异的首选检查手段。除此之外，还可以尝试对脑脊液、身体其他部位的体液（包括血液、咽拭子、大便和尿）进行病毒培养，但培养的敏感性一般很差。血清学检查包括双份脑脊液和血清样本，对回顾性诊断有帮助；对西尼罗河病毒和虫媒病毒感染的诊断尤为重要。

■ 鉴别诊断

应当与细菌、真菌、结核杆菌、螺旋体和其他原因导致的脑膜炎、脑膜外邻近结构的感染、治疗不充分的细菌性脑膜炎、肿瘤性脑膜炎、非感染性炎性疾病包括神经结节病和白塞病等进行鉴别。

治疗 病毒性脑膜炎

- 通常采用支持治疗或对症治疗，不需要住院治疗。
- 老年人及免疫功能低下的患者应住院治疗，同样需要住院治疗的还包括诊断不明确、有明显的意识改变、痫性发作或有局灶神经系统症状或体征的患者。
- 单纯疱疹病毒、EB病毒、水痘-带状疱疹病毒感染的严重脑膜炎病例，可予阿昔洛韦（5~10mg/kg，q8h）静脉注射，后改为口服药物治疗（阿昔洛韦800mg，每日5次；或泛昔洛韦500mg，每日3次；或伐昔洛韦1000mg，每日3次）共7~14天；轻度感染的患者，可以适当口服抗病毒药物7~14天。
- 其他的对症支持治疗还包括止痛和退热治疗。
- 完全康复者预后很好。
- 疫苗对于防止脊髓灰质炎病毒、流行性腮腺炎病毒、麻疹病毒和水痘-带状疱疹病毒所致脑膜炎的发生及其伴随的并发症是有效的。

病毒性脑炎

脑实质的感染，通常伴随着脑膜炎（"脑膜脑炎"）。临床表现为病毒性脑膜炎的特征加上脑实质受累的证据，通常包括诸如行为变化和出现幻觉在内的意识改变、痫性发作和局灶性神经系统表现如失语、偏瘫、不自主运动和脑神经功能缺失。

■ 病因

能引起无菌性脑膜炎的病原体也能引起脑炎，但相对频度有所区别。免疫正常的成人散发性脑炎最常见的病因是疱疹病毒（单纯疱疹病毒、水痘-带状疱疹病毒和EB病毒）（表203-4）。如果出现局灶受损和额颞叶中下部受累（幻嗅、嗅觉丧失、行为错乱或记忆受损）的表现应当考虑单纯疱疹性脑炎。脑炎的流行通常由虫媒病毒引起。西尼罗河病毒曾经是美国多数虫媒性脑膜炎和脑炎的致病因素。自 2002 年起，突出表现为运动功能受损，包括急性脊髓灰质炎样麻痹可能伴随西尼罗河病毒出现。

■ 诊断

脑脊液检查至关重要；典型的脑脊液改变与病毒性脑膜炎类似。脑脊液 PCR 检测可以快速、准确地诊断单纯疱疹病毒、EB 病毒、水痘-带状疱疹病毒、巨细胞病毒、人类疱疹病毒 6 型和肠道病毒。脑脊液病毒培养一般为阴性。血清学检查对某些病毒的诊断也有一定作用。检出西尼罗河病毒 IgM 抗体对西尼罗河病毒脑炎具有诊断性。

MRI 是首选的神经影像学检查手段，可以显示 T_2 信号增高的区域。双侧颞叶和额叶眶面区高信号见于单纯疱疹性脑炎，但对其诊断并无特异性（图 203-2）。脑电图可能为痫性发作提供线索，或出现在低波幅慢波背景下以颞叶为突出的周期性棘波，提示单纯疱疹性脑炎。

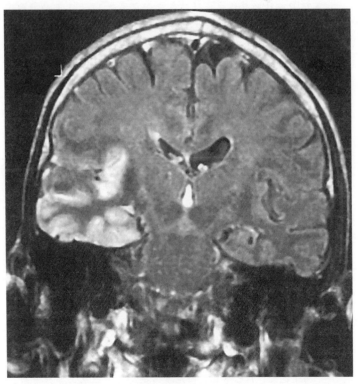

图 203-2 一例单纯疱疹病毒性脑炎患者的冠状位磁共振 FLAIR 成像。可见到右侧颞叶（图像的左侧）高信号区，主要限于灰质。本例患者以一侧病变为突出；双侧病变更为常见，但其程度可能极不对称

脑活检目前仅用于脑脊液 PCR 检查未能明确病因、MRI 表现为局灶性异常以及临床上虽经阿昔洛韦和支持治疗后仍进行性恶化的病例。

■ 鉴别诊断

需鉴别包括感染和非感染性脑炎两方面病因；其中包括血管病；脓肿和积脓；真菌（*隐球菌和毛霉菌*）、螺旋体（*钩端螺旋体*）、立克次体、细菌（*李斯特菌*）、结核菌和支原体感染；肿瘤；中毒性脑病；系统性红斑狼疮；以及急性播散性脑脊髓炎。

治疗 > 病毒性脑炎

- 所有怀疑为单纯疱疹病毒性脑炎的患者在等待确诊的过程中都应予静脉注射阿昔洛韦治疗（10mg/kg，q8h）。

- PCR 确诊的单纯疱疹性脑炎患者应接受 14～21 天的疗程。阿昔洛韦治疗结束时应考虑重复脑脊液 PCR 检测；在完成标准剂量的阿昔洛韦治疗后脑脊液单纯疱疹病毒仍呈持续阳性的患者应继续接受追加治疗，之后应再次进行脑脊液 PCR 检查。

- 阿昔洛韦对于严重的 EB 病毒及水痘-带状疱疹病毒感染导致的脑炎也可能有效。目前对于肠道病毒、流行性腮腺炎病毒或麻疹病毒性脑炎尚无有效治疗。

- 静脉注射利巴韦林 [15～25mg/(kg·d)，分 3 次给药] 可能对加利福尼亚脑炎（La-Crosse）病毒所致的严重脑炎有效。

- 巨细胞病毒性脑炎应该用更昔洛韦 [5mg/kg 每 12h 静脉给药一次，每次给药时间超过 1h，之后以 5mg/(kg·d) 的剂量维持治疗]、膦甲酸（60mg/kg 每 8h 静脉注射一次，每次给药时间大于 1h，之后以每日 60～120mg/kg 的剂量维持治疗），或者两种药物联合应用；对上述药物治疗无效者，可换用西多福韦（5mg/kg 静脉注射，每周一次共 2 周，之后 2 周一次共两次或更多次，根据治疗效果决定；给药前用生理盐水水化并用丙磺舒预处理）。

- 对于西尼罗河病毒脑炎没有已证实有效的药物；少部分患者用干扰素、利巴韦林、西尼罗河病毒特异性反义寡核苷酸、以色列生产的含有高滴度抗西尼罗河病毒抗体的静脉免疫球蛋白以及针对病毒包膜糖蛋白的人源化单克隆抗体治疗。

■ 预后

在一项研究系列中，用阿昔洛韦治疗的单纯疱疹病毒性脑炎患者存活率为81％，46％没有或仅有轻微的神经系统后遗症，中度后遗症占12％，严重后遗症占42％。

脑脓肿

脑脓肿是一种局灶的、化脓性脑实质感染，典型的病灶周围有一层血管化的包囊。*脑炎*一词用来形容无包囊的脑脓肿。诱发因素包括中耳炎、乳突炎、副鼻窦炎、胸部或身体其他部位的化脓性感染、头部外伤、神经外科手术以及牙周感染。许多脑脓肿发生在免疫功能低下的宿主，而比起细菌感染来说，真菌感染和寄生虫感染（*弓形虫、曲霉芽孢菌、诺卡芽孢菌、假丝酵母芽孢菌和新型隐球菌*）更为常见。在拉丁美洲和来自拉丁美洲移民中，脑脓肿最常见的原因是猪肉绦虫（神经囊虫病）。在印度和远东地区，分枝杆菌感染（结核瘤）是导致中枢神经系统局灶性占位病变的主要病因。

■ 临床表现

脑脓肿的典型表现为颅内占位病变的扩大，而非感染过程。表现为经典的头痛、发热和局灶性神经功能缺失三联征的患者不足半数。

■ 诊断

在病变早期（脑炎），MRI在显示脓肿方面优于CT，且对于颅后窝脓肿的识别也优于CT。成熟的脑脓肿在CT上表现为局灶的低密度区，周围呈环形增强。CT和MRI的显像，特别是对于囊的显像，可能会因为使用糖皮质激素治疗而发生改变。在弥散加权成像（DWI）序列上，脑脓肿和其他诸如肿瘤的局灶性病变更容易区分，由于弥散受限，脑脓肿典型的表现为DWI高信号。

微生物学诊断最好是通过立体定位穿刺针抽取脓肿内容物进行培养和革兰氏染色确定。约10％的患者血培养亦为阳性。脑脊液分析对于诊断和治疗帮助不大，并且腰椎穿刺会增加脑疝的风险。

治疗 ▶ 脑脓肿

- 最佳治疗包括大剂量的静脉注射抗生素联合神经外科引流手术治疗。
- 对于免疫力正常的社区获得性脑脓肿患者的经验性治疗包括

三代或四代头孢菌素（如头孢噻肟、头孢曲松或头孢吡肟）和甲硝唑（抗生素剂量参见表203-2）。

- 对于颅脑贯穿伤或近期神经外科手术的患者，应使用三代头孢中的头孢他啶以加强假单胞菌的覆盖，以万古霉素来覆盖耐药葡萄球菌，此种情况下美罗培南加万古霉素也能提供很好的覆盖。
- 对于多数病例，抽吸和引流至关重要。经验性的抗生素覆盖是基于脓肿内容物的革兰氏染色和培养的结果来调整的。
- 单独内科治疗仅限于外科手术难以到达的部位或小的（<2~3cm）和无囊壁包裹的脓肿（脑炎）。
- 所有的患者都应接受最少6~8周的静脉抗生素治疗。
- 患者应接受预防性抗抽搐治疗。
- 非常规使用糖皮质激素。

■ 预后

在现代报道的病例系列中，典型者的病死率<15%。明显的后遗症包括痫性发作、持续性无力、失语或精神损害，见于≥20%的存活者。

进行性多灶性白质脑病（PML）

■ 临床表现

是JC病毒（一种人多瘤病毒）感染所致的一种进行性功能障碍疾病；病理表现以大小不等、多灶性脱髓鞘区域、分布于整个中枢神经系统为特点，但不累及脊髓和视神经。此外，星形细胞和少突胶质细胞都有特征性的细胞学改变。患者通常表现为视觉功能缺失（45%），典型者为同向性偏盲，精神损害（38%）（痴呆、意识混乱、人格改变），无力以及共济失调。几乎所有的患者都有潜在的免疫抑制性疾病。目前诊断为PML的病例，80%以上发生在艾滋病的患者；据估计有近5%的艾滋病患者会患PML。诸如那他珠单抗等免疫抑制药物也与PML的发生有关。

■ 诊断性检查

MRI显示多灶性不对称的白质病变，相互融合，位于侧脑室旁、半卵圆中心、顶枕区及小脑。这些病变呈T2高信号、T1低信号，通常无强化效应（极少见情况下有环状增强），不伴有水肿和占位效应。CT 扫描对于诊断 PML 不如 MRI 敏感，常表现为低密度无强化的白质病变。

脑脊液检查一般正常，但可有蛋白和（或）IgG 的轻度升高。不足 25% 的病例有脑脊液细胞数增多，主要为单核细胞，极少超过 25 个/微升。脑脊液 JC 病毒 DNA 的 PCR 扩增技术已经成为一种重要的诊断方法。脑脊液 JC 病毒 PCR 阳性，加上典型的 MRI 病变以及相应的临床表现可诊断为 PML。脑脊液 PCR 阴性的患者，则需进行脑活检来明确诊断，但其敏感度差异很大；还可以通过细胞免疫组化、原位杂交或组织 PCR 扩增的方法检测 JC 病毒的抗原和核酸。由于 JC 病毒抗原和遗传物质在正常人脑组织中也可以见到，因此只有伴有特征性病理改变时，发现 JC 病毒抗原或遗传物质才具有诊断意义。血清学检查没有意义，因为基础的血清阳性率很高（>80%）。

治疗 **进行性多灶性白质脑病**

- 尚无有效的治疗方法。
- 一些 HIV 相关的 PML 患者，采用高活性抗逆转录病毒治疗（HAART）改善免疫状态后，临床症状明显好转。

更多内容详见 HPIM-18 原文版：Roos KL, Tyler KL: Meningitis, Encephalitis, Brain Abscess, and Empyema, Chap. 381, p. 3410; and HPIM-18 chapters covering specific organisms or infections.

第 204 章
慢性脑膜炎

高旭光 校 高旭光 译

脑膜（软脑膜、蛛网膜和硬脑膜）的慢性炎症，如果得不到有效治疗，可引起严重的神经功能残疾，甚至可能致命。其病因多种多样。五种疾病范畴占慢性脑膜炎的多数病例：

- 脑膜感染
- 恶性肿瘤
- 非感染性炎性疾病

- 化学性脑膜炎
- 脑膜外邻近结构的感染

■ 临床表现

神经系统表现包括持续的头痛，伴或不伴颈项强直及脑积水；脑神经病变；神经根病和（或）认知功能或人格的改变（表204-1）。通常临床医生会根据患者临床表现行脑脊液检查，并找到炎症的征象而做出诊断。有时，也可通过神经影像检查发现脑膜的强化而确立慢性脑膜炎的诊断。

慢性脑膜炎可分为两种类型。第一种：症状为慢性的，并且持久；而第二种有复发，分离性发作，不用特殊治疗两次发作间期脑膜的炎症完全消退。后一组的疾病，可能的病因包括单纯疱疹病毒2型、肿瘤溢出导致的化学性脑膜炎、原发性炎性疾病或药物过敏。

临床思路　慢性脑膜炎

一旦通过脑脊液检查确诊为慢性脑膜炎，就应注重病因的确认（表204-2和表204-3），可通过①对脑脊液的进一步分析，②对潜在的全身感染或非感染性炎性疾病做出诊断，③进行脑膜组织活检。

对脑脊液进行适当的分析至关重要；如果存在颅内压增高（ICP）的可能性，在做腰椎穿刺之前，应进行脑部影像学检查。因脑脊液

表204-1　慢性脑膜炎的症状及体征

症状	体征
慢性头痛	有或无视盘水肿
颈痛或背痛	布鲁津斯基征或凯尔尼格征等脑膜刺激征
人格改变	精神状态的改变——嗜睡、注意力不集中、定向力障碍、记忆力丧失、额叶释放征（强握、吸吮、噘嘴反射）、持续重复的动作
面瘫	周围性面神经麻痹
复视	动眼、滑车和展神经麻痹
视力丧失	视盘水肿，视神经萎缩
听力丧失	前庭神经麻痹
上、下肢无力	脊髓病或神经根病
上、下肢麻木	脊髓病或神经根病
括约肌功能障碍	脊髓病或神经根病，额叶功能障碍（脑积水）
笨拙	共济失调

表 204-2　慢性脑膜炎的感染病因

致病原	脑脊液特点	有助于诊断的检查	危险因素和全身表现
常见的细菌感染			
治疗不完全的化脓性脑膜炎	单核细胞或单核细胞多核细胞混合	脑脊液培养和革兰氏染色	病史符合急性细菌性脑膜炎并且治疗不完全
脑膜外邻近结构的感染	单核细胞或单核细胞多核细胞混合	对比增强 CT 或 MRI 检查脑实质下、硬膜外或鼻窦的感染	中耳炎、胸膜肺部感染、右-左分流的先天性心脏病并发脑脓肿；局灶性神经系统体征：颈部、背部、耳或鼻窦触痛
结核分枝杆菌	单核细胞，但早期感染以多核细胞为主（通常 WBC<500 个/微升）；脑脊液糖含量降低、蛋白升高	结核菌素皮试可为阴性。脑脊液（紫、尿液，如有适应证可取胃内容物）抗酸杆菌培养；脑脊液结核硬脂酸检测；脑脊膜抗酸染色查找结核杆菌；PCR	接触史；既往有结核病；免疫抑制或艾滋病；幼儿；发热、脑膜刺激征、盗汗；X 线或阴片检查有栗粒结核；因动脉炎所致的卒中
莱姆病（Bannwarth 综合征）伯氏疏螺旋体	单核细胞、蛋白升高	血清莱姆抗体滴度；Western blot 证实（梅毒患者可有莱姆抗体滴度假阳性）	蜱叮咬或相关接触史；慢性游走性红斑；关节炎、神经根病、贝尔麻痹、脑膜脑炎多发硬化样综合征
梅毒（二期、三期）梅毒螺旋体	单核细胞、蛋白升高	脑脊液 VDRL；血清 VDRL（或 RPR）；血清密螺旋体抗体-吸附试验（FTA）或 MHA-TP；三期梅毒血清 VDRL 可阴性	相关的接触史；血清 HIV 阳性个体感染风险高；"痴呆"；因动脉内膜炎引起的脑梗死
少见的细菌感染			
放线菌	多核细胞	厌氧菌培养	脑膜外邻近的脓肿或窦道（口腔或牙病灶；肺炎）

表 204-2　慢性脑膜炎的感染病因（续）

致病原	脑脊液特点	有助于诊断的检查	危险因素和全身表现
诺卡菌	多核细胞；偶可见单核细胞；常有糖含量降低	分离可能需要数周；抗酸染色弱阳性	可伴有脑脓肿
布鲁菌	单核细胞（多核细胞极少见），蛋白升高；常有糖含量降低	脑脊液抗体检测；血清抗体检测	摄食未经高温消毒的乳制品；有山羊、绵羊或牛的接触史；发热、肌痛、关节痛、脊椎骨髓炎
惠普尔病：*Tropheryma whipplei*（属放线菌科）	单核细胞	小肠或淋巴结活检；脑脊液 PCR 查找惠普尔病原菌；脑和脑膜活检（PAS 染色，EM 检查）	腹泻、体重减轻、发热、痴呆、共济失调、轻瘫、眼肌麻痹、眼球－咀嚼肌颤搐
极少见的细菌感染			
钩端螺旋体病（如不治疗，偶尔可持续 3～4 周）			
真菌感染			
新型隐球菌	单核细胞；有些艾滋病患者的细胞计数可不升高	脑脊液墨汁染色或真菌涂片（可见芽孢）；脑脊液和尿液培养；血液和尿液抗原检测	艾滋病和免疫抑制；鸽子接触史；因播散感染累及皮肤及其他器官
粗球孢子菌	单核细胞（有时嗜酸细胞占 10%～20%）；常有糖含量降低	脑脊液和血清抗体检测	美国西南部；对黑种人的毒力增加
假丝酵母芽孢菌	多核细胞或单核细胞	脑脊液的真菌染色和培养	静脉药物滥用；外科手术后；长期静脉插管；念珠菌病播散
荚膜组织胞浆菌	单核细胞，糖含量降低	大量脑脊液的真菌染色和培养；血清和尿液的抗原检测；血清和脑脊液抗体检测	接触史；一般多见和中部密西西河谷；艾滋病；黏膜病变

病原	细胞	诊断	说明
皮炎芽生菌	单核细胞	脑脊液的真菌染色和培养；皮肤、肺病变的活检和培养；血清抗体检测	美国中西部和东南部；通常为全身感染；脓肿、窦道形成、溃疡
曲霉芽孢菌	单核细胞或多核细胞	脑脊液培养	鼻窦炎；粒细胞减少症或免疫抑制
申克孢子丝菌	单核细胞	脑脊液和血清抗体检测	外伤性接种；静脉药物滥用；溃疡性皮肤病变
极少见的真菌感染			
木丝霉属（过去称分枝孢菌）以及其他的暗壁真菌（暗色霉菌），例如弯孢菌、内脐蠕孢菌、毛霉菌（水吸入后）；波氏假阿利什菌			
原虫感染			
刚地弓形虫	单核细胞	活检，或者根据临床具体情况凭经验治疗的反应效果（包括血清抗体的存在）	通常伴有颅内脓肿；HIV 血清阳性患者常见
非洲锥虫病（冈比亚锥虫、罗德西亚锥虫）	单核细胞，蛋白升高	脑脊液 IgM 升高；脑脊液和血液涂片检查找锥虫	非洲地方流行病；下疳；淋巴结肿大；突出的睡眠障碍性疾病
极少见的原虫感染			
棘阿米巴原虫、在免疫受损害和虚弱的个体引起肉芽肿性阿米巴脑炎和脑膜脑炎。在具有免疫活性的宿主体内，狒狒巴拉姆阿米巴可引起慢性脑膜脑炎			
蠕虫感染			
囊虫病（猪带绦虫）（猪囊尾蚴感染）	单核细胞的量可降低；可有嗜酸细胞；偶含猪囊尾蚴	脑脊液间接血凝试验；血清 ELISA 免疫印记法	通常在基底部脑膜有多发囊肿及脑积水；囊肿、肌肉钙化
棘颚口线虫	嗜酸细胞，单核细胞	周围血嗜酸细胞增多	泰国和日本常见；生鱼食用史；神经根性疼痛出血
广州管圆线虫	嗜酸细胞，单核细胞	脑脊液发现蠕虫	生贝类食用史；太平洋热带地区常见；常为良性
贝利蛔线虫（浣熊蛔虫）	嗜酸细胞，单核细胞		意外摄入含蛔虫卵的浣熊粪便后发生感染；致命性脑膜脑炎

表204-2　慢性脑膜炎的感染病因（续）

致病原	脑脊液特点	有助于诊断的检查	危险因素和全身表现
极少见的蠕虫感染			
旋毛虫（旋毛虫病）、裂头蚴（裂头蚴病）、球绦虫，或者脑、脊髓的肉芽肿性病变			肝片吸虫（肝吸虫病）；血吸虫。前者可引起淋巴细胞增多症，而后两者可引起脑脊液嗜酸细胞反应伴有脑囊肿（棘球绦虫）
病毒感染			
腮腺炎病毒	单核细胞	血清抗体	之前无腮腺炎或无免疫接种；可引起脑膜脑炎；持续3～4周
淋巴细胞脉络丛脑膜炎	单核细胞	血清抗体	与啮齿动物及其排泄物有接触史；持续3～4周
埃可病毒	单核细胞；可有糖含量降低	脑脊液病毒分类	先天性低丙种球蛋白血症；反复脑膜炎史
人类免疫缺陷病毒（急性逆转录灵病毒综合征）	单核细胞	血清和脑脊液p24抗原；高水平HIV病毒血症	HIV危险因素；皮疹、发热、淋巴结肿大；周围血淋巴细胞减少；临床症候可持续到以达到"慢性脑膜炎"的时程；或者在（艾滋病）后期可因HIV导致慢性脑膜炎
单纯疱疹病毒（HSV）	单核细胞	PCR查找HSV，查CMV的DNA；脑脊液HSV和EBV抗体	因HSV-2（HSV-1极少见）引起复发性脑膜炎；常伴有生殖器疱疹；EBV伴有脊髓神经根病、CMV有多发性神经根病

缩略词：CMV，巨细胞病毒；CT，计算机化断层显像；EBV，Epstein-Barr病毒；ELISA，酶联免疫吸附试验；EM，电子显微镜；FIA，炎光密螺体抗体吸附试验；HSV，单纯疱疹病毒；MHA-TP，梅毒螺旋体微量血凝试验；MRI，磁共振成像；PAS，过碘酸雪夫染色（糖原染色）；PCR，聚合酶链反应；PRP，快速血浆反应素试验；VDRL，梅毒检测试验

表 204-3　慢性脑膜炎的非感染病因

致病原	脑脊液特点	有助于诊断的检查	危险因素和全身表现
恶性肿瘤	单核细胞、蛋白升高、糖含量降低	大量脑脊液反复细胞学检查；偏光显微镜检查脑脊液；淋巴细胞克隆标志物；脊髓造影或MRI-增强MRI见到脑膜或神经根的沉积物；脑膜活检	乳腺、肺、胃或胃膜腺转移癌；黑色素瘤；淋巴瘤；白血病；脑膜胶质瘤病；脑膜肉瘤；脑生殖细胞瘤；脑膜黑色素瘤或B细胞淋巴瘤
化学物质（可引起复发性脑膜炎）	单核细胞或多核细胞、糖含量降低、蛋白升高；在出现"脑膜炎"表现之前数周可由于蛛网膜下腔出血致脑脊液黄变	对比-增强CT扫描或MRI 脑血管造影查找动脉瘤	近期蛛网膜下腔注射史；突发的头痛史；近期有听神经瘤切除史；脑或脊髓的表皮样瘤，有时伴有皮肤卒中垂体卒中
原发性炎症			
中枢神经系统结节病	单核细胞；蛋白升高、糖含量低	血清和脑脊液血管紧张素转化酶水平；神经外受累组织活检或脑病变处/脑膜活检	脑神经麻痹，尤其是面神经；下丘脑功能障碍，特别是尿崩症；胸片异常；周围神经病或肌病
小柳-原田综合征（复发性脑膜炎）	单核细胞		反复脑膜脑炎，伴葡萄膜炎，视网膜脱离、秃头症、眉毛及睫毛变白、听觉不良，白内障，青光眼
神经系统孤立肉芽肿性血管炎	单核细胞、蛋白升高	血管造影或脑膜活检	亚急性痴呆；多发性脑梗死；最近带状疱疹
系统性红斑狼疮	单核细胞或多核细胞	抗DNA抗体、抗核抗体	脑病；癫痫发作；卒中；横贯性脊髓炎；皮疹；关节炎

表204-3 慢性脑膜炎的非感染病因（续）

致病原	脑脊液特点	有助于诊断的检查	危险因素和全身表现
白塞综合征（复发性脑膜炎）	单核细胞或多核细胞，蛋白升高		口和生殖器阿弗他溃疡；虹膜睫状体炎；视网膜出血；皮肤穿刺部位的过应性病变
慢性良性淋巴细胞性脑膜炎	单核细胞		诊断依据排除法，2～6个月恢复
莫拉雷脑膜炎（复发性脑膜炎）	开始数小时内为大内皮细胞和多核细胞，后为单核细胞	PCR找疱疹病毒；MRI/CT排除上皮样肿瘤或硬膜囊肿	复发性脑膜炎；排除 HSV-2；极少见病例因 HSV-1 所致；偶见与硬膜囊肿相关的病例
药物过敏	多核细胞；偶为单核细胞或嗜酸细胞	全血细胞计数（嗜酸细胞增多）	用药史：非甾体抗炎药、磺胺类药物、异烟肼、甲苯酰吡啶乙酸、环丙沙星、青霉素、卡马西平、拉莫三嗪、静脉注射免疫球蛋白、OKT3抗体、非那吡啶；停药后改善；重复使用后复发
肉芽肿性血管炎（韦格纳肉芽肿）	单核细胞	胸部和鼻窦 X 线片；尿化验；血清ANCA抗体	相关的鼻窦、肺或肾病变；脑神经麻痹；皮肤病变；周围神经病

其他：多发性硬化、干燥综合征、新生儿发病的多系统炎性疾病（NOMID）以及较少见类型的血管炎（例如，Cogan综合征）

缩略词：ANCA，抗中性粒细胞胞浆抗体；CT，计算机化断层显像；HSV，单纯疱疹病毒；MRI，磁共振成像；PCR，聚合酶链反应吸收障碍导致的交通性脑积水患者，腰椎穿刺是安全的，并且可能暂时改善症状。然而，如果颅内压增高是因为占位性病变、脑肿胀或者脑室内脑脊液流出阻塞（梗阻性脑积水）引起，那么腰椎穿刺具有诱发脑病的潜在风险。梗阻性脑积水通常需要直接行脑室引流术引流脑脊液。

脑及脊髓的MRI及CT对比剂增强扫描能够发现脑膜强化、脑膜外邻近结构的感染（包括脑脓肿）、脊髓病变（恶性肿瘤、炎症和感染），或者是沉积到脑脊膜或神经根上的结节（恶性肿瘤或神经系统结节病）。在脑膜活检之前，影像学检查对于脑膜疾病的区域定位也是有益的。脑血管造影可以发现动脉炎。

对于已致残、需要长期脑室减压或者病情进展迅速的患者，应考虑行脑膜活检。以MRI及CT扫描增强的区域为靶点，能够明显提高脑膜活检诊断的阳性率；一项研究表明，诊断性活检最常确认的病因为神经系统结节病（31%）或转移性腺癌（25%）。在美国以外其他国家的许多报道中，最常发现的病因是结核。

尽管进行了详细的评估，约1/3的病例仍然不能明确诊断。引起慢性脑膜炎的许多微生物可能需要数周的培养才能被确诊。如果临床症状轻微并且无进展，应等待最终的微生物培养结果。但许多患者会发生进行性神经功能恶化，需要立即治疗。在美国，经验性治疗包括抗分枝杆菌、应用两性霉素抗真菌感染，或糖皮质激素治疗非感染性炎症性病因（最为常见）。在结核性淋巴细胞性脑膜炎，尤其是伴有脑脊液糖含量减低、展神经和其他脑神经麻痹的患者，直接凭经验性治疗非常重要，未予治疗的患者多在4~8周内死亡。由于恶性肿瘤或淋巴瘤导致的脑膜炎在早期可能很难诊断，但随着时间的推移，其诊断便会逐渐清晰。艾滋病患者中慢性脑膜炎的病因多包括：弓形虫（往往表现为颅内脓肿）、隐球菌、诺卡菌、假丝酵母菌或其他真菌的感染；梅毒；以及淋巴瘤。

更多内容详见 HPIM-18 原文版：Koroshetz WJ, Swartz MN: Chronic and Recurrent Meningitis, Chap. 382, p. 3435.

第 205 章
包括吉兰-巴雷综合征在内的周围神经病

杨亭亭 译 高旭光 校

临床思路 周围神经病

周围神经病（PN）指任何原因引起的周围神经功能障碍性疾病。神经受累可以是单个的（单神经病），或者是多发的（多神经病）；病理学改变可以是轴索性或脱髓鞘性。对可疑神经病变的患者诊断思路见图 205-1。

明确下列 7 个初步问题：

1. 哪些系统受累？明确患者的症状和体征是运动、感觉、自主神经系统，还是这些系统均受累。如果仅有无力表现，而无感觉或自主神经功能障碍的任何证据，考虑是运动神经病、神经肌肉接头疾病或肌肉疾病；肌病导致的无力常常具有近端重、对称性的特点。

2. 无力是如何分布的？多神经病累及广泛并且对称，通常远端重于近端；单神经病累及单个神经，常为外伤或压迫所致；多发性单神经病（多个单神经病）可因多处卡压、血管炎或浸润性疾病引起。

3. 感觉受累是什么性质？温度觉丧失或烧灼感/刺痛提示小纤维受累。振动觉或本体感觉缺失提示大纤维病变。

4. 有无上运动神经元受累的证据？最常见的原因是维生素 B_{12} 缺乏所致的联合变性，但也应考虑到铜缺乏、HIV 感染、严重肝病和肾上腺脊髓神经病。

5. 病程是如何演变的？多数神经病隐匿起病，缓慢进展。迅速发展的神经病常为炎症性，包括急性炎性脱髓鞘性多神经病（AIDP）或吉兰-巴雷综合征（GBS）；亚急性病程提示炎性、中毒性或营养性病因；持续数年、长期的慢性神经病可能为遗传性的。

6. 有无遗传性神经病的证据？如果患者缓慢进展性远端无力持续数年，感觉症状很少，但临床检查可见明显的感觉缺失，应考虑遗传性。最常见的是腓骨肌萎缩症（Charcot-Marie-Tooth，CMT；要注意寻找弓形足、扁平足、锤状趾等足部畸形）。

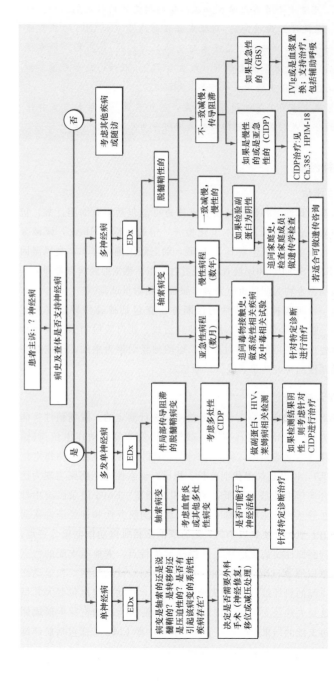

图 205-1 周围神经病的评估思路。CIDP，慢性炎症性脱髓鞘性多发性神经根神经病；EDx，电生理诊断性检查；GBS，吉兰-巴雷综合征；IVIg，静脉注射免疫球蛋白

7. 患者是否有其他医学病况？查询相关的内科疾病（如：糖尿病、系统性红斑狼疮）；前驱或并发的感染（如 GBS 的病前腹泻）；外科手术（如胃旁路手术与营养性神经病）；药物（中毒性神经病）；非处方维生素制剂（维生素 B_6）；酒精，饮食习惯；和使用义齿（因固定物中含锌可导致铜缺乏）。

根据上述 7 个关键问题的答案，基于感觉、运动和自主神经受累的分布或形式，神经障碍性疾病可分为几种类型（表 205-1）。

■ 多神经病

诊断性评估

远端对称性多神经病的实验室筛查可能包括全血细胞计数，包括电解质、肝肾功能的基本生化检查，空腹血糖，HbA_{1c}，尿液分析，甲状腺功能，维生素 B_{12}，叶酸，动态红细胞沉降率，类风湿因子，ASA，SPEP，和尿液查本-周蛋白。痛性感觉神经病患者即使其他糖尿病筛查均为阴性也应完善口服葡萄糖耐量试验。

进一步明确神经病特性的诊断性检查包括神经传导速度测定（NCS）、肌电图（eEMG）、腓肠神经活检、肌肉活检和感觉定量检查。这些检查更可能为非对称性、运动神经受累为主的、迅速起病或脱髓鞘性的神经病患者提供诊断信息。

电生理诊断

NCS 是通过电刺激运动或感觉神经进行测定的。脱髓鞘性疾病的特征为神经传导速度（NCV）减慢，诱发的复合动作电位离散，传导阻滞（与远端相比，刺激神经的近端得到的肌肉复合动作电位波幅降低），以及远端潜伏期延长。相反，轴索性神经病则表现为诱发的复合动作电位波幅降低，NCV 相对保留。EMG 记录肌肉中针状电极在静息和自主收缩时的电位，对鉴别肌源性和神经源性疾病最有价值。肌源性疾病以小的、短时程的多相肌肉动作电位为特点；相反，神经源性疾病以肌肉失神经支配为特点。失神经支配的特点是运动单位的数目减少（例如，脊髓前角细胞及其轴突，和运动终板及其支配的肌纤维）。长期失神经支配时，运动单位电位变大并呈多相，这是失神经支配的肌肉纤维通过存活的运动轴索芽生形成侧支神经再支配的结果。失神经支配的其他一些 EMG 特征包括肌纤维颤动（单个肌纤维的随机、不规律放电）和肌束颤动（运动单位的随机、自发性放电）。

表 205-1 神经病的表现形式

表现形式 1：对称性近端和远端无力伴感觉缺失

考虑：炎性脱髓鞘性多发性神经病（GBS 和 CIDP）

表现形式 2：对称性远端感觉丧失，伴或不伴远端无力

考虑：隐性或特发性感觉性多发性神经病（CSPN）、糖尿病和其他代谢性疾病，药物、毒物、遗传性疾病（Charcot-Marie-Tooth 病、淀粉样变性和其他）

表现形式 3：非对称性远端无力，伴感觉丧失

多神经受累

考虑：多灶性 CIDP、血管炎、冷球蛋白血症、淀粉样变性、结节病、感染性疾病（麻风、莱姆病、乙型或丙型肝炎病毒、HIV、CMV）、遗传性压力易感性神经病（HNPP）、肿瘤浸润

单神经或区域性受累

考虑：可能是上述任何一种，但也可能是压迫性单神经病、神经丛病或神经根病

表现方式 4：非对称性近端和远端无力，伴感觉丧失

考虑：多发性神经根病或神经丛病，病因可能为糖尿病、脑膜转移瘤或淋巴瘤、遗传性神经丛病（HNPP、HNA）以及特发性

表现形式 5：非对称性远端无力，不伴感觉丧失

伴有上运动神经元表现

考虑：运动神经元病

不伴有上运动神经元表现

考虑：进行性肌萎缩、少年型单肢肌萎缩症（平山病）、多灶性运动神经病和多灶性获得性运动轴索病

表现方式 6：对称性感觉丧失和远端反射消失，伴有上运动神经元表现

考虑：维生素 B_{12}、维生素 E 和铜缺乏，伴周围神经病的系统联合变性；遗传性白质营养不良（例如，肾上腺脊髓神经病）

表现形式 7：对称性无力，不伴有感觉丧失

近端和远端无力

考虑：脊肌萎缩症

远端无力

考虑：遗传性运动神经病（"远端" SMA）或不典型 CMT

表现形式 8：非对称性本体感觉丧失，不伴有无力

考虑感觉神经病（神经节病）的病因：

癌症（副肿瘤性）

干燥综合征

特发性感觉神经病（可能为 GBS 变异型）

顺铂或其他化疗药物

维生素 B_6 中毒

HIV 相关性感觉神经病

表现形式 9：自主神经症状和体征

伴有明显的自主神经功能障碍的神经病，应考虑：

表 205-1 神经病的表现形式（续）

遗传性感觉和自主神经病

淀粉样变性（家族性或获得性）

糖尿病

特发性泛自主神经失调症（可能是 GBS 变异型）

卟啉病

HIV 相关性自主神经病

长春新碱和其他化疗药物

缩略词：CIDP，慢性炎性脱髓鞘性多神经病；CMT，Charcot-Marie-Tooth 病；CMV，巨细胞病毒；GBS，吉兰-巴雷综合征；HIV，人类免疫缺陷病毒；HNA，遗传性神经痛性肌萎缩；SMA，脊肌萎缩症

治疗 多神经病

- 治疗基础疾病，控制疼痛，以及保护和康复受损组织的支持治疗均应考虑。

- 特异性治疗包括：糖尿病神经病者严格控制血糖，维生素 B_{12} 缺乏患者予维生素替代治疗，GBS 患者静脉注射免疫球蛋白（IVIg）或血浆置换，血管炎患者行免疫抑制治疗。

- 痛性感觉性神经病的治疗可能比较困难。通常以三环类抗抑郁药（TCAs）、盐酸度洛西汀、利多卡因贴剂或诸如加巴喷丁等抗惊厥药物（表 205-2）控制疼痛。局部应用麻醉药物包括 EMLA（利多卡因/普鲁卡因）和辣椒碱软膏可帮助缓解疼痛。

- 物理疗法和职业疗法很重要。对失神经支配部位进行合适的治疗可预防局部皮肤溃疡，而后者可引起伤口愈合不良、组织重吸收差、关节病乃至最终截肢。

特殊性多发神经病

AIDP 或 GBS：是一种上行性的、通常是脱髓鞘的、运动重于感觉的多发性神经病，伴有腱反射消失、运动麻痹和脑脊液蛋白升高而细胞数不增加（蛋白-细胞分离）。超过 2/3 的患者前驱有急性呼吸道或胃肠道感染史。通常在 2 周内肢体无力达高峰；可通过 EMG 检测到脱髓鞘改变。多数患者需要住院治疗；有 1/3 需要辅助通气。经过支持治疗 85% 的患者能痊愈或近乎痊愈。GBS 的变异型包括 Fisher 综合征（眼肌麻痹、双侧面瘫、共济失调和腱反射消失；与血清神经节苷脂 GQlb 抗体相关）和急性运动轴索性神经病（比脱髓鞘性 GBS 的病程更为严重；一些病例可检测到 GM_1 抗体）。

表 205-2 痛性感觉性神经病的治疗

治疗	给药途径	剂量	副作用
一线治疗			
5%利多卡因贴皮	贴于疼痛部位	最多 3 贴 qd	皮肤刺激
三环类抗抑郁药（如阿米替林、去甲替林）	PO	10～100mg qhs	认知改变、镇静、眼干和口干，尿潴留、便秘
加巴喷丁	PO	300～1200mg tid	认知改变、镇静、周围性水肿
普瑞巴林	PO	50～100mg tid	认知改变、镇静、周围性水肿
度洛西汀	PO	30～60mg qd	认知改变、镇静、眼干、出汗、恶心、腹泻、便秘
二线治疗			
卡马西平	PO	200～400mg q6～8h	认知改变、头晕、白细胞减少、肝功能异常
苯妥英	PO	200～400mg qhs	认知改变，头晕，肝功能异常
文拉法辛	PO	37.5～150mg/d	乏力、出汗、恶心、便秘、厌食、呕吐、嗜睡、口干、头晕、神经质、焦虑、震颤和视物模糊以及射精/性高潮异常和阳痿
曲马朵	PO	50mg tid	认知改变、胃肠不适
三线治疗			
美西律	PO	200～300mg tid	心律失常
其他药物			
EMLA 软膏 2.5%利多卡因 2.5%普鲁卡因	皮肤外用	qid	局部红斑
辣椒碱 0.025%～0.075% 软膏	皮肤外用	qid	皮肤痛性烧灼感

资料来源：Modified from Amato AA，Russell J：Neuromuscular Disease. New York，McGraw-Hill，2008.

- IVIg（2g/kg，分 5 天以上给药）或血浆置换（每日 40～50ml/kg，治疗 4～5 天）能显著缩短病程。
- 糖皮质激素无效。

慢性炎症性脱髓鞘性多发性神经病（CIDP）：一种慢性进行性或复发性的多发性神经病，以广泛的腱反射减弱或消失、弥散性无力、脑脊液蛋白升高而细胞数不增加为特征，EMG 可检测到脱髓鞘改变。

- 病情迅速进展或行走有困难时就应当开始治疗。
- 通常以 IVIg 为初始治疗；多数患者需要每 4～6 周进行周期性再治疗。
- 其他一线治疗选择包括血浆置换或糖皮质激素。
- 免疫抑制剂治疗（硫唑嘌呤、氨甲蝶呤和环磷酰胺）用于难治性病例。

糖尿病性神经病：典型表现是远端对称性的、感觉运动性和轴索性多发神经病。脱髓鞘和轴索脱失混合改变较常见。其他变异型包括：孤立的展神经或动眼神经麻痹，非对称性的下肢近端的运动神经病，躯干神经病，自主神经病，卡压性神经病的概率也有所增加（见后文）。

多个单神经病（MM）：定义为多个单一周围神经受累。若病因为炎性病变，则称为多发性单神经炎。系统性（67％）和非系统性（33％）血管炎均可引起 MM。应以免疫抑制剂（通常用糖皮质激素和环磷酰胺）治疗基础疾病。在开始治疗前应获得血管炎的组织学诊断；活检阳性有助于判断长期免疫抑制剂治疗的合理性和必要性，治疗一旦开始再取病理确诊非常困难。

■ 单神经病

临床特点

单神经病通常由创伤、压迫或卡压所引起。感觉和运动症状局限在单一神经的分布区内——最常见于上肢的尺神经或正中神经，以及下肢的腓神经。内源性因素包括关节炎、液体潴留（妊娠）、淀粉样变、肿瘤和糖尿病等可使患者更易发生卡压。具有以下临床特点的腕部正中神经病（腕管综合征）或肘部尺神经病更倾向于保守治疗：突然起病、无运动功能缺失、极少或无感觉受损的客观表现（可能存在疼痛或感觉异常），并且 EMG 检查没有轴索脱失的证据。对于卡压部位明确，保守治疗无效的慢性单神经病应考虑外科减压手术。最常遇到的单神经病列于表 205-3 中。

表 205-3 单神经病

	症状	诱发活动	查体	电生理诊断	鉴别诊断	治疗
腕管综合征	手指麻木、疼痛或感觉异常	睡眠或重复手部活动	拇指、示指和中指感觉丧失；大鱼际肌无力；拇指和示指无法对指；Tinel 征、Phalen 试验	通过腕管的感觉和运动传导速度减慢	C6 神经根病	夹板固定 手术治疗
肘部尺神经卡压 (UNE) 肘部尺神经卡压	手部尺侧麻木或感觉异常	睡眠时屈肘；桌上支撑肘部休息	小指和环指尺侧半感觉丧失；骨间肌和拇指内收肌无力；爪形手	肘部神经传导速度局灶性减慢	胸廓出口综合征 C8-T1 神经根病	肘托 避免进一步损伤 保守治疗无效时手术治疗
腕部尺神经卡压	手部尺侧麻木或无力	用工具时手部不寻常活动、骑自行车	与 UNE 相似但查体手背部感觉保留，且选择性手部肌肉受累	手部近端运动潜伏期延长	UNE	避免诱发加重的活动
桡神经沟处桡神经病	垂腕	醉酒后上臂代偿睡眠——"星期六夜麻痹""枕睡眠"	垂腕但伸肘保留；手指和拇指伸肌麻痹；腕部桡侧区域感觉丧失	早期：沿桡神经沟的传导阻滞 晚期：桡侧肌肉失神经；桡侧 SNAP 减慢	后索病变；三角肌也无力 后骨间神经 (PIN) 孤立的手指下垂 C7 神经根病	夹板固定 如果无持续损伤可恢复
胸廓出口综合征	上臂内侧、前臂、手部和手指麻木、感觉异常	手提重物	感觉丧失同尺神经，运动障碍同正中神经	尺神经感觉反应丧失，且正中神经运动反应减慢	UNE	若存在可矫正的病变，手术治疗
股神经病	膝关节屈曲、股/腿内侧麻木感或刺痛	剖腹子宫切除术；截石位；血肿、糖尿病	股四头肌无力或废用；膝反射消失；股内侧及膝以下感觉缺失	股四头肌、髂腰肌、脊旁肌 EMG	L2~4 神经根病 腰丛神经病	强化股四头肌和活动髋关节的理疗 必要时手术治疗

表 205-3 单神经病（续）

症状	诱发活动	查体	电生理诊断	鉴别诊断	治疗
闭孔神经病 腿内侧无力，股部麻木	髋关节手术时牵拉；骨盆骨折；分娩	髋部内收肌无力；股内侧上部感觉丧失	EMG——局限于髋部内收肌失神经，股四头肌保留	L3~4神经根病，腰丛神经病	保守治疗，必要时手术治疗
感觉异常性股痛 股前外侧部疼痛或麻木	站立或行走，近期体重增加	裤子口袋区感觉缺失	有时可有沿腹股沟韧带感觉反应减慢	L2神经根病	通常自发恢复
腓骨头处腓神经卡压 足下垂	通常有明确的急性压迫病史；体重减轻	背屈无力，足外翻；小腿前外侧和足背感觉缺失	沿腓骨头处传导性减慢；胫前肌和腓骨长肌失神经	L5神经根病	支撑足部；去除压迫的外在因素
坐骨神经病 连枷足，足部麻木	注射损伤；髋关节骨折/脱位；髋关节受压时间过长（昏迷患者）	腘绳肌，足跖屈和背屈无力；胫神经和腓神经分布区感觉丧失	NCS——腓肠神经，腓神经和胫神经波幅异常；EMG——坐骨神经，经分布区失神经，臀肌和脊旁肌保留	L5-S1神经根病，腓总神经病（坐骨神经部分损伤），腰骶神经丛神经病	坐骨神经部分损伤者保守治疗并随访，支撑和理疗，必要时手术探查
跗管综合征 足底疼痛和感觉异常，足后跟不受累	站立或行走，整天后，足后，夜间发生	足底部感觉缺失，跗管Tinel征	足底内侧神经感觉或运动成分波幅降低	多神经病，足畸形，循环较差	如果没有明确的外因则手术治疗

更多内容详见 HPIM-18 原文版：Amato AA, Barohn RJ: Peripheral Neuropathy. Chap. 384, p. 3448；Hauser SL, Amato AA: Guillain-Barré Syndrome and other Immune – Mediated Neuropathies, Chap. 385, p. 3473

第206章
重症肌无力

高旭光　校　高旭光　译

重症肌无力是一种造成骨骼肌无力和易疲劳的自身免疫性神经肌肉障碍性疾病，由于自身抗体直接作用于神经肌肉接头处的乙酰胆碱受体（AChRs）所致。

■ 临床表现

任何年龄均可发病。全天中症状呈波动变化，劳累后加重。特征性分布：头颅部肌肉（眼睑、眼外肌和面肌无力、鼻音或言语不清、吞咽困难）；85％的患者累及肢体肌肉（多为近端，非对称性）。反射和感觉正常。症状可局限于眼外肌。并发症：吸入性肺炎（延髓支配肌无力）、呼吸衰竭（胸壁肌无力），应用具有神经肌肉接头阻滞效应的药物（喹诺酮、大环内酯类、氨基糖苷类、普鲁卡因、普萘洛尔和非去极性肌松药）可致肌无力加重。

■ 病理生理

抗 AChR 抗体使神经肌肉接头处可利用的 AChRs 数量减少。突触后皱褶变平或"简单化"，造成神经肌肉的传递失效。在反复或持续的肌肉收缩期，每次神经冲动（正常情况下发生的"突触前"下传）释放的乙酰胆碱（ACh）数量减少，协同疾病特异性造成突触后 AChRs 减少，导致病理性疲劳。75％的患者有胸腺异常（65％为增生，10％为胸腺瘤）。本病可与其他的自身免疫病共存，如：桥本甲状腺炎、Graves 病、类风湿关节炎和系统性红斑狼疮等。

■ 鉴别诊断

Lambert-Eaton 综合征（自身抗体的靶器官为运动神经末梢突触前膜的钙离子通道）——使 Ach 释放减少；可伴有恶性肿瘤。

神经衰弱症——无力/疲乏，除外潜在器质性疾病。

药物诱导的肌无力——青霉胺可引起重症肌无力；停药后数周至数月可恢复。

肉毒杆菌中毒——毒素抑制突触前 Ach 释放；多经食物传播。

颅内占位病变引起复视——支配眼外肌的神经受压或影响到脑神经核的脑干病变。

甲状腺功能亢进症。

进行性眼外肌麻痹——见于罕见的线粒体障碍性疾病，可通过肌肉活检确诊。

■ 辅助检查

- AChR 抗体——抗体滴度与疾病的严重程度无相关性；所有重症肌无力患者中阳性率为 85%；单纯眼肌受累的患者阳性率仅有 50%；抗体阳性具有诊断意义。AChR 抗体阴性的全身型患者，其中 40% 呈抗肌肉特异性激酶（MuSK）抗体阳性。

- 腾喜龙（依酚氯铵）试验——其为一种短效的抗胆碱酯酶药，用于观察肌力的迅速和短暂改善；可出现假阳性（安慰剂效应、运动神经元病）和假阴性。如发生心动过缓等症状，应静脉注射阿托品处理。

- 肌电图（EMG）——低频（2~4Hz）重复刺激，其诱发的动作电位波幅呈现快速下降表现（>10%~15%）。

- 胸部 CT/MRI——查找胸腺瘤。

- 甲状腺功能和其他相关的自身免疫疾病方面的检查（如 ANA）。

- 检测基础呼吸功能非常重要。

治疗 **重症肌无力（见图 206-1）**

- 滴定抗胆碱酯酶药物溴吡斯的明（Mestinon），以改善患者的功能性活动（咀嚼、吞咽和运动时的肌力）；通常起始剂量为 30~60mg，每日 3~4 次；由于药物吸收变异较大，长效制剂主要用于夜间，日间应用疗效并不稳定。如发生毒蕈碱的副作用（腹泻、腹部绞痛、流涎和恶心），给予阿托品/地芬诺酯或洛哌丁胺阻断。

- 对病情严重的患者可采用血浆置换或静脉注射免疫球蛋白（IVIg；每日剂量 400mg/kg，连续 5 天）临时缓解症状；或用于改善患者术前状态以及肌无力危象之际（详见后述）。

● 胸腺切除术可对成年患者的病情具有长期作用（约 85％ 改善；其中 35％ 无需药物治疗）；获益通常滞后数月至数年；

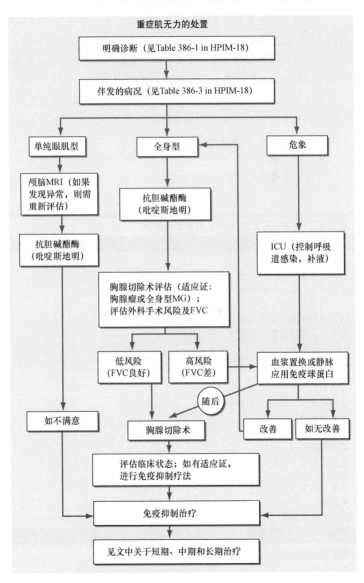

图 206-1 重症肌无力的处置流程。FVC，用力肺活量

对于单纯眼肌型、儿童或55岁以下的重症肌无力患者，其获益仍不清楚。

- 糖皮质激素是长期免疫抑制治疗的主要用药；起始以小剂量泼尼松（15~25mg/d），每2~3天增加5mg/d，直至症状显著改善，或者总剂量达到50~60mg/d。大剂量维持1~3个月，随后采取隔日减药的方案。需要长期药物控制症状时，应用免疫抑制剂（霉酚酸酯、硫唑嘌呤、环孢素、他克莫司和环磷酰胺）可减少泼尼松的剂量。

- 肌无力危象定义为无力症状加重，常伴有呼吸衰竭，甚至危及生命；给予专业的重症照护处置非常必要，立即采用IVIg或血浆置换治疗可缓解病情。

- 许多药物可加重病情，甚至可能导致危象，因此应避免使用（表206-1）。

表 206-1　对重症肌无力（MG）有影响的药物

可能加重病情的药物
抗生素
氨基糖苷类，如：链霉素、妥布霉素、卡那霉素
喹诺酮类，如：环丙沙星、左氧氟沙星、氧氟沙星、加替沙星
大环内酯类，如：红霉素、阿奇霉素
用于外科手术的非去极性肌松药
箭毒、泮库溴铵、维库溴铵、阿曲库铵
β受体阻滞剂
普萘洛尔、阿替洛尔、美托洛尔
局麻药及其相关药物
普鲁卡因、大量利多卡因
普鲁卡因胺（用于心律失常）
肉毒杆菌毒素
肉毒素加重无力
奎宁衍生物
奎宁、奎尼丁、氯喹、甲氟喹
镁
降低 Ach 释放
青霉胺
可引发重症肌无力
MG 中具有明显相互作用的药物
环孢素
多种药物可与其相互作用，造成环孢素的血药浓度升高或降低
硫唑嘌呤
避免与别嘌呤醇合用，可能导致骨髓抑制

更多内容详见 HPIM-18 原文版：Drachman DB：Myasthenia Gravis and Other Diseases of the NeuromuscularJunction，Chap. 386，p. 3480.

第207章
肌肉疾病

高旭光　校　杨团峰　译

临床思路　肌肉疾病

　　肌肉疾病可表现为间歇性或持续性无力，通常呈近端对称性无力，而腱反射和感觉正常。如果伴有感觉障碍，提示有周围神经或中枢神经系统的损伤，而不是肌病；有时，累及脊髓前角细胞、神经-肌肉接头或周围神经的疾病与肌病表现很相似。任何导致肌肉无力的疾病都可伴随疲乏，即力量无法维持或持续；必须与虚弱（asthenia）相鉴别，其是由于劳累过度或能量缺乏所致的一种疲劳类型。如果仅有疲劳，而无临床或实验室检查的异常表现，则几乎不能认定为真正的肌病。

　　肌肉障碍性疾病通常不伴疼痛；但可发生肌痉或肌肉疼痛。肌痛必须与肌肉痉挛等鉴别，如神经遗传障碍性疾病常可导致痛性、不自主性肌肉收缩。肌肉主动收缩后不能放松称为肌肉挛缩，其与糖酵解障碍性疾病的能量供给不足相关。肌强直是指在长时间的肌肉收缩后，随之出现肌肉放松缓慢的一种状态。

　　用于疑似肌病评估的套组测试不多。肌酸激酶（CK）是评估肌病的首选检测指标。通常有必要进行神经电生理检查（神经传导速度和肌电图）将肌病与神经病以及神经-肌肉接头障碍性疾病鉴别开来。肌无力的诊断流程如图207-1和图207-2所示。

肌营养不良症

　　是一组表现多样、具有遗传的、逐渐进展的肌肉变性疾病，各具独自的特征。

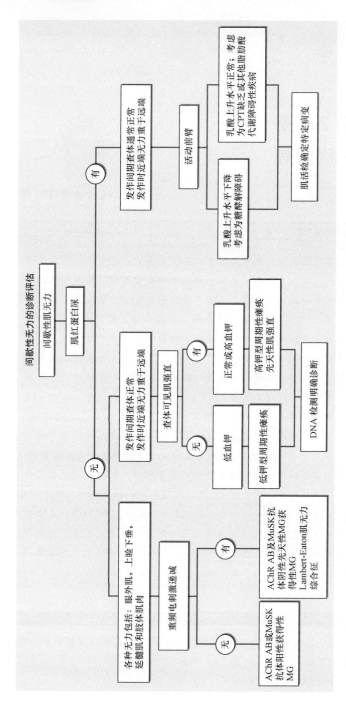

图 207-1 间歇性无力的诊断评估。AchR AB, 乙酰胆碱受体抗体; CPT, 肉碱棕榈酰转移酶; MG, 重症肌无力; MuSK, 骨骼肌特异性酪氨酸激酶

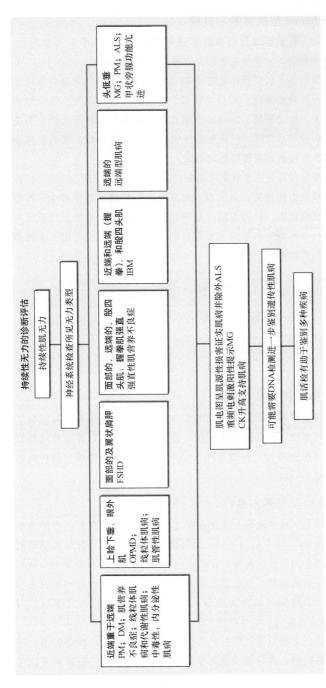

图 207-2 持续性无力的诊断评估。ALS，肌萎缩侧索硬化症；CK，肌酸激酶；DM，皮肌炎；FSHD，面肩肱型肌营养不良症；IBM，包涵体肌炎；MG，重症肌无力；OPMD，眼咽型肌营养不良症；PM，多发性肌炎

■ Duchenne 型肌营养不良症

本病为抗肌萎缩蛋白基因 X 连锁隐性遗传，几乎只累及男性。一般 5 岁起病，出现骨盆带肌和肩胛带肌进行性无力；多数到 12 岁左右不能行走。极少数存活超过 25 岁。相关问题包括肌腱和肌肉挛缩、进行性脊柱侧弯、肺功能损害、心肌病和智能损害。部分肌肉明显肥大，触之坚韧。Becker 型肌营养不良症是一种不太严重的类型，其病程相对缓慢，起病年龄较晚（5～15 岁），但二者的临床表现、实验室检查和遗传特征均相似。

实验室检查包括血清肌酸激酶显著升高（正常值的 20～100 倍），肌电图呈肌源性损害，肌活检可见成组的肌纤维坏死伴再生、吞噬和脂肪代偿增生。肌肉组织活检中存在明确的抗肌萎缩蛋白缺乏或外周血白细胞检测出基因突变可以确诊。基因检测也可用于筛查携带者和产前诊断。

治疗 Duchenne 型肌营养不良症

- 应用糖皮质激素 [泼尼松 0.75mg/(kg·d)] 治疗，可延缓疾病进展 3 年以上；部分患者因超重和骨折风险增加而不能耐受激素治疗。

■ 肢-带型肌营养不良症

以骨盆带和肩胛带近端肌肉无力为特征的一组疾病。其起病年龄、进展速度、表现的严重程度、遗传方式（常染色体显性遗传或常染色体隐性遗传）和相关并发症（如心脏、呼吸系统）随疾病的特定亚型不同而异。

■ 强直性肌营养不良症

Ⅰ型是一种伴遗传早现的常染色体显性遗传性疾病。典型的肌肉无力在 20～30 岁变得明显，最初累及面部、颈部和肢体远端的肌肉。因而形成特殊的面容（斧状脸），特征性表现为眼睑下垂、颞肌萎缩、下唇低垂和下颌松弛。通常到 5 岁时，肌强直特异地表现为肌肉在大力收缩（如用力握拳）后不能立即放松，而且叩诊肌肉（如舌肌或鱼际肌）可见持续的肌肉收缩。

与之相关的问题还包括：秃顶、后囊下白内障、性腺萎缩、呼吸和心脏疾患、内分泌功能异常、智能损害和嗜睡。心脏并发症包括可能致命的完全性传导阻滞。由于慢性缺氧可导致肺源性心脏病

（肺心病），应严密随访监测肺功能。

　　*实验室检查*肌酸激酶正常或轻度升高，肌电图可见特征性的肌强直放电和肌病表现，肌活检可见典型的肌纤维损伤，半数病例有选择性Ⅰ型肌纤维萎缩。Ⅰ型强直性肌营养不良症致病基因定位于19号染色体长臂13.3，编码一种蛋白激酶，由于患者存在DNA易变区，导致CTG三核苷酸重复序列增加。可以将基因检测用于早期发现和产前诊断。

> **治疗　强直性肌营养不良症**
>
> - 尽管患者很少因肌强直而感到苦恼，苯妥英或美西律可能有助于缓解症状。
> - 晕厥或心脏传导阻滞患者可能需要安装起搏器。
> - 矫形器可控制足下垂、稳定脚踝和减少跌倒。
> - 白天过度睡眠很常见，可以伴或不伴睡眠呼吸暂停；睡眠相关检查，无创性呼吸支持（BiPAP），服用莫达非尼可能有益。

■ 面肩肱型肌营养不良症

　　属常染色体显性遗传，儿童期或青年期发病，病情进展缓慢。肌肉无力可累及面部（通常是最初表现）、肩胛带和上肢近端肌肉，导致肱二头肌、肱三头肌萎缩，出现翼状肩胛。面肌无力表现为不能微笑、吹口哨，或眼睑闭合不全和面部表情丧失。足下垂和下肢无力可引起跌倒和进行性行走困难。

　　实验室检查　肌酸激酶正常或轻度升高，肌电图和肌活检通常表现为肌病特征。患者第4号染色体长臂3区5带缺失。基因检测可用于筛查携带者和产前诊断。

> **治疗　面肩肱型肌营养不良症**
>
> - 足-踝矫形器有助于足下垂。
> - 肩胛骨固定术可能对翼状肩胛有帮助，但不一定能改善功能。

■ 眼咽型肌营养不良症

　　40～60岁起病，表现为上睑下垂、眼外肌运动受限、面部和环咽部肌肉无力。其中一种类型以慢性进行性眼外肌麻痹为特征。吞咽困难可能是致命的。多数患者为法国-加拿大人或西班牙-美国人的后裔，与编码多聚腺苷酸结合蛋白的基因突变有关。

炎性肌病

是一组最常见的获得性和可治性骨骼肌障碍性疾病。主要有三个类型：多发性肌炎（PM）、皮肌炎（DM）和包涵体肌炎（IBM）。通常表现为进行性、对称性肌肉无力；眼外肌不受累，但咽喉肌无力所致的吞咽困难和颈部肌肉无力引起的头下垂很常见。晚期病例可能有呼吸肌受累。IBM 患者特征性表现为早期即有股四头肌（导致跌倒）和远端肌肉受累；IBM 可具有非对称性方式。PM 和 DM 的病情逐渐进展可达数周或数月，而典型 IBM 则常常超过数年。DM 的皮肤受累可表现为上睑水肿性紫红斑（淡蓝紫色），面部和躯干上部扁平红疹或指关节红斑（*Gottron 征*）。DM 与多种癌症有关。三种疾病的临床特征归纳在表 207-1。

表 207-1　炎性肌病的临床特征

特征	多发性肌炎（PM）	皮肌炎（DM）	包涵体肌炎（IBM）
起病年龄	>18 岁	青年期或儿童期	>50 岁
家族史	无	无	部分患者有
眼外肌受累	有	有	有
伴随因素			
-结缔组织病	有[a]	硬皮病和混合性结缔组织病（重叠综合征）	20%的患者有[a]
-系统性自身免疫病[b]	常见	不常见	不常见
-恶性肿瘤	无	15%的患者有	无
-病毒感染	有[c]	不确定	有[c]
-药物[d]	有	少见	无
-寄生虫和细菌感染[e]	有	无	无

[a] 系统性红斑狼疮、类风湿关节炎、干燥综合征、系统性硬化、混合性结缔组织病。

[b] 克罗恩病、血管炎、结节病、原发性胆汁性肝硬化、成人脂泄病、慢性移植物抗宿主病、盘状红斑狼疮、强直性脊柱炎、白塞症、重症肌无力、暴发性痤疮、疱疹样皮炎、银屑病、桥本病、肉芽肿病、丙种球蛋白缺乏症、单克隆丙种球蛋白病、嗜酸性粒细胞增多症、莱姆病、川崎病、血小板减少症、高丙种球蛋白血症性紫癜、遗传性补体缺陷病、IgA 缺乏症。

[c] HIV 和 HTLV-1（人类 T 淋巴细胞病毒-Ⅰ型）。

[d] 药物：青霉素（DM 和 PM）、齐多夫定（PM）、被污染的色氨酸（DM 样病）；其他肌肉有害性药物可能诱发肌病但并非炎性肌病（详见下文）。

[e] 寄生虫（原生动物、绦虫、线虫），热带细菌性肌炎（化脓性肌炎）

| 治疗 | 炎性肌病 |

以下治疗通常对 PM 和 DM 有效，但对 IBM 无效。

- 第 1 步：糖皮质激素 [泼尼松，1mg/(kg·d)，连用 3～4 周，然后逐渐缓慢减量]。
- 第 2 步：约 75% 的患者需要增加免疫抑制剂治疗。常用硫唑嘌呤（可用至每日 3mg/kg），吗替麦考酚酯（骁悉，可用至每天 2.5～3g，分 2 次给药）或氨甲蝶呤（从每周 7.5mg 逐渐加量至每周 25mg）。
- 第 3 步：静脉注射免疫球蛋白（2g/kg，分 2～5 天给药）。
- 第 4 步：可尝试增加以下一种药物：利妥昔单抗、环孢素、环磷酰胺或他克莫司。

能量代谢障碍性肌病

骨骼肌主要有两大类能量来源：脂肪酸和葡萄糖。糖或脂类利用障碍，可以引起不同的临床症状，可以表现为类似于多发性肌炎的急性、痛性综合征，也可表现为肌营养不良样慢性进行性肌肉无力。确诊通常需依赖检活检肌肉的生化-酶学检查。但肌酶、肌电图和肌活检均可出现异常，都可能提示为特定的疾病。

成人型*酸性麦芽糖酶缺乏症*（Pompe 病）通常在 30～40 岁开始出现进行性肌肉无力。常以呼吸衰竭为最初表现；酶替代疗法可能有效。*脱支酶缺乏*在青春期后出现进行性肌肉无力。*糖酵解酶缺乏*，包括*肌磷酸化酶缺乏*（McArdle 病）或*磷酸果糖激酶缺乏*，表现为运动不耐受伴有肌痛。脂肪酸代谢障碍性疾病与之表现类似。成人中，最常见的病因是*肉碱棕榈酰转移酶缺乏症*。运动诱发的肌肉痉挛（抽筋）和肌红蛋白尿很常见；发作间期肌力正常。饮食疗法 [多餐、低脂高碳水化合物饮食或富含中链三酰甘油（甘油三酯）饮食] 的作用尚不明确。

线粒体肌病

这组疾病由于线粒体 DNA 缺乏所致，因为通常累及多个组织，应更确切地称之为*线粒体细胞病*。临床表现复杂多样：肌肉症状可包括无力、眼肌麻痹、疼痛或僵硬，甚至无肌肉症状；婴儿期至成年期均可起病；相关的临床表现包括共济失调、脑病、痫性发作、卒中样发作和反复呕吐。主要分为三型：慢性进行性眼外肌麻痹

(CPEO)、骨骼肌-中枢神经系统综合征和肌营养不良样单纯性肌病。肌活检可见特征性的"破碎红纤维"，由肌纤维内异常线粒体聚集所致。由于线粒体基因几乎全部来自卵子，因此该病主要表现为母系遗传。

周期性瘫痪

该组疾病细胞膜兴奋性受影响，属于离子通道病。通常儿童期或青春期起病。典型的发作常于休息或睡眠后出现，通常之前曾活动锻炼。可能由于钙通道（低钾型周期性瘫痪）、钠通道（高钾型周期性瘫痪）、氯通道或钾通道遗传障碍性疾病所致。

- 低钾型周期性瘫痪发作时采用氯化钾治疗（通常口服），采用乙酰唑胺（125～1000mg/d，分次服用）预防发作通常对Ⅰ型低钾型周期性瘫痪有效。
- 甲亢性周期性瘫痪（亚洲男性常见）发作表现与低钾型周期性瘫痪类似；治疗甲状腺基础疾病可减少发作。

内分泌和代谢障碍性肌病

甲状腺功能异常可引起多种肌肉障碍性疾病。甲状腺功能减退可伴有肌肉痉挛、疼痛和僵硬，1/3的患者出现近端肌肉无力；特征性表现为肌牵张反射的舒张期延长，血清肌酸激酶通常升高（达正常值10倍）。

甲状腺功能亢进可引起近端肌肉无力和萎缩；偶尔可累及延髓肌、呼吸肌，甚至食管肌，导致吞咽困难、发音困难和误吸。其他与甲状腺功能亢进相关的神经-肌肉障碍性疾病包括低钾型周期性瘫痪、重症肌无力和伴有突眼的进行性眼肌病（*Graves's 眼病*）。其他的内分泌疾病，包括甲状旁腺、肾上腺和垂体障碍性疾病，以及糖尿病，均可引起肌病。维生素 D 和 E 缺乏也可导致肌肉无力。

药物诱导性肌病

药物（包括糖皮质激素和降脂药）以及毒素类（如酒精）与肌病相关（表207-2）。多数病例为对称性无力，累及近端肢带肌。常见的症状有无力、肌痛和痛性痉挛。肌酸激酶升高是中毒的重要提示指标。诊断有赖于去除致病因素后症状和体征消退。

表 207-2 **药物诱导性肌病**

药物	主要毒性反应
降脂药 苯氧芳酸类衍生物（贝特类） HMG-CoA 还原酶抑制剂 烟酸（尼克酸）	所有这三大类降脂药均能引起以下中毒谱：无症状性血清肌酸激酶升高、肌痛、运动诱发的疼痛、横纹肌溶解和肌红蛋白尿
糖皮质激素	短期使用大剂量糖皮质激素可引起急性四肢瘫痪性肌病。这些大剂量的激素常与非去极化神经-肌肉阻滞剂联用，但未使用这些药物也可发生无力。长期激素维持治疗主要引起近端肌肉无力
非去极化神经-肌肉阻滞剂	是否联用糖皮质激素，均可引起急性四肢瘫痪性肌病
齐多夫定	伴破碎红纤维的线粒体肌病
药物滥用 　酒精 　苯丙胺 　可卡因 　 　海洛因 　苯环利定 　哌替啶	该组所有药物均可引起广泛性肌肉破坏、横纹肌溶解和肌红蛋白尿 局部注射引起肌肉坏死，皮肤硬结和肢体挛缩
自身免疫毒性肌病 　D-青霉胺	使用 D-青霉胺可能引起多发性肌炎和重症肌无力
阳离子双嗜性药物 　胺碘酮 　氯喹 　羟氯喹	所有双嗜性药物都有可能引起无痛性近端肌肉无力，肌活检可见到自体吞噬空泡
抗微管药物 　秋水仙素	该药物可引起无痛性近端肌肉无力，尤其见于肾衰竭患者。肌活检可见自体吞噬空泡

注： HMG-CoA，羟甲基戊二酰辅酶 A

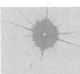

更多内容详见 HPIM-18 原文版：Amato AA, Brown RH Jr: Muscular Dystrophies and Other Muscle Diseases, Chap. 387, p. 3487; Dalakas MC: Polymyositis, Dermatomyositis, and Inclusion Body Myositis, Chap. 388, p. 3509.

第十五篇 精神病学及物质滥用

第208章
精神疾病

王向群　校　曲姗　译

精神疾病为临床实践中的常见疾病，既可为原发疾病，也可表现为合并症。在美国，精神障碍或物质滥用的患病率约为30％，但仅有1/3患者接受治疗。

情绪、思维和行为障碍可能源于原发性精神疾病［DSM-Ⅳ（美国精神疾病诊断与统计手册，第4版，美国精神病学协会）轴（Axis）Ⅰ诊断主要精神疾病］或人格障碍（DSM-Ⅳ轴Ⅱ诊断），也可能继发于代谢异常、药物毒性作用、大脑局灶病变、癫痫或神经系统退行性疾病（DSM-Ⅳ轴Ⅲ诊断）。对于所有出现新发精神症状的患者，都要评估其是否并存精神活性物质滥用和（或）内科疾病或神经系统疾病。精神疾病的药物治疗详见第209章。DSM-Ⅳ-PC（初级保健）手册简要介绍了临床实践中常见的精神疾病。

主要精神障碍（轴Ⅰ诊断）

■ 情感障碍（主要情感性精神障碍）

情感障碍以情绪、行为和情感调节功能紊乱为特点，可分为：①抑郁障碍、②双相情感障碍（抑郁和躁狂或轻躁狂发作）和③与内科疾病或酒精及药物滥用相关的抑郁（见第211章、第212章）。

重度抑郁发作

临床特点　整体人群的时点患病率为15％，初级医疗机构的门诊患者中约有6％～8％符合本病诊断标准。出现下列五条（或以上）症状（至少一条症状符合条目1或条目2），且持续时间达2周即可确诊：

1. 情绪低落；
2. 对日常活动丧失兴趣或乐趣；
3. 食欲差、体重减轻；
4. 失眠或嗜睡；
5. 疲劳、精力不足；

6. 心理活动激越或迟滞；

7. 感觉自己没有价值、自责；

8. 难以集中注意力、难以做决定；

9. 反复想到死亡、有自杀观念或举动；

少数重度抑郁可伴随其抑郁情绪出现精神症状（幻觉和妄想）。负性生活事件会诱发抑郁，但遗传因素决定了个体患者对此类事件的敏感性。

重度抑郁可于任何年龄阶段起病，但首次发作通常于青年时期。未经治疗的抑郁发作一般持续数月至一年可自发缓解，但是，其中相当数量的患者将处于长期持续抑郁状态，或经治疗后仅获得部分缓解。半数的患者可在首次发作后再次复发。未经治疗或仅部分缓解的患者未来发生情感障碍的风险更高。对于患者个体而言，每次抑郁发作的性质相似。患者普遍具有情感障碍家族史，也预示着其病情易于复发。重度抑郁也可能是双相情感障碍（躁狂抑郁障碍）的首发症状。

自杀　约 4%～5% 抑郁患者曾有自杀的想法或举动，其中多数在自杀前 1 个月内曾求助于医生。医生在评估患者抑郁程度时，一定要询问患者自杀相关的想法和举动。

内科疾病伴发的抑郁　实际上每类药物均可能诱发或加重抑郁，其中降压药、降胆固醇药和抗心律失常药是诱使抑郁情绪的常见药物。降压药中，β 受体阻滞剂和钙通道阻滞剂也可能导致抑郁情绪，以前者最显著。如患者正接受糖皮质激素、抗生素、系统性镇痛药、抗帕金森药物和抗惊厥药物治疗，还需警惕医源性抑郁的可能。

大约 20%～30% 心脏疾病患者合并抑郁障碍。三环类抗抑郁药（TCAs）禁忌用于束支传导阻滞患者；对于充血性心力衰竭患者，需警惕 TCAs 诱发心动过速。选择性 5-羟色胺再摄取抑制剂（SSRIs）较少引起心电图变化或心脏不良事件，因此，对于伴有 TCAs 相关并发症风险的患者，SSRIs 可作为一线用药。但是，SSRIs 会干扰抗凝药物在肝中代谢，因而增进抗凝作用。

*恶性肿瘤*患者中，抑郁的患病率为 25%，但是胰腺癌或口咽癌患者的患病率为 40%～50%。恶性肿瘤的重度恶病质可能被误诊为抑郁症，抗抑郁药可改善恶性肿瘤患者的生活质量和情绪状态。

*糖尿病*患者是另外一个需要关注的人群，情绪问题的严重程度与血糖水平以及糖尿病并发症的出现相关。单胺氧化酶抑制剂（MAOIs）可导致低血糖症和体重增加，TCAs 可引起高血糖症和嗜糖。类似于 MAOIs，SSRIs 可降低空腹血糖，但是其应用更为方便，

还可以改善患者膳食以及药物依从性。

抑郁也见于*甲状腺功能减退症*或*甲状腺功能亢进症、神经系统疾病、艾滋病病毒感染*以及*慢性丙型肝炎病毒感染*（干扰素治疗会加重抑郁症状）患者中。一些病因未明的慢性疾病如*慢性疲劳综合征*和*纤维肌痛综合征*，也与抑郁密切相关。

治疗　重度抑郁

- 具有自杀意念的患者需要由精神科医生治疗，且可能需要住院治疗。
- 多数无并发症的单相抑郁患者（不属于周期性情感障碍如双相情感障碍）可由非精神医生有效治疗。
- 积极干预和有效治疗可降低复发风险。
- 标准治疗效果不理想的患者应转诊至精神科医生。
- 虽然药物联合心理治疗可提高疗效，但是主要治疗仍是抗抑郁药。药物达到治疗剂量后 6～8 周，60％～70％的患者症状会缓解。
- 抗抑郁药物治疗指南见图 208-1。
- 一旦症状缓解，抗抑郁药仍需持续应用 6～9 个月。由于复发率高，治疗结束后，仍需对患者进行密切观测。
- 出现两次及两次以上抑郁发作的患者需考虑终身维持治疗。
- 电休克治疗常用于药物治疗效果不理想的难治性抑郁或存在抗抑郁药物禁忌的患者。
- 经颅磁刺激技术（TMS）适用于治疗难治性抑郁。
- 迷走神经刺激术（VNS）也可以用于治疗难治性抑郁，但其有效性尚有争议。

双相情感障碍（躁狂抑郁发作）

临床特征　周期性情感障碍，表现为重度抑郁和躁狂或轻躁狂交替发作，人群整体发病率为 1.5％。多数患者首次躁狂发作开始于青春期或青年期，抗抑郁药物治疗可能诱发躁狂发作；既往有过"情感高涨"病史（躁狂或轻躁狂，表现为高兴/欣快或越/冲动）和（或）具有双相情感障碍家族史的重度抑郁患者，不能使用抗抑郁药治疗，应迅速转诊至精神科医生处。

症状特点为躁狂、情感高涨，自我感觉良好、激越、愤怒、冲动。具体症状包括：①过分健谈；②跳跃性思维和思维奔逸；③自信心膨胀，可演变为妄想；④睡眠需求减少（通常为躁狂发作起始

重度抑郁障碍药物治疗流程

判断患者或其一级亲属既往是否对某一药物治疗效果良好，若为肯定，结合第2步评估结果可考虑再次使用该种药

评估患者临床特点并选择相应药物；综合考虑其健康状况、药物副作用、药物使用便利性、药物成本、患者意愿、药物相互作用、自杀倾向及药物治疗依从性

如果使用TCAs、安非他酮、文拉法辛、米氮平等药物，新药起始剂量为目标剂量的1/3～1/2；如果使用SSRIs，可直接使用可耐受的最大剂量

如果出现药物副作用，需评估副作用耐受性；可考虑暂时减少剂量或选择其他治疗

如果出现不可耐受的持续性副作用，1周内缓慢减量并尝试应用新药；换用药物时需考虑可能的药物相互作用

达到目标剂量后6周，评估治疗效果，若治疗效果不理想，在可耐受前提下逐步增加药物剂量

如果达到最大剂量治疗效果仍不理想，可考虑减量并更换新药或者其他辅助治疗；如果使用的是TCAs，需监测血药浓度以指导下一步治疗

图 208-1 重度抑郁障碍药物治疗指南。SSRIs，选择性 5-羟色胺再摄取抑制剂；TCAs，三环类抗抑郁药

症状）；⑤目的性活动增多或精神激越加重；⑥注意力分散；⑦过多冒险性行为（如：疯狂采购、轻率性活动）。严重的躁狂发作患者可表现为精神障碍；轻躁狂表现为上述症状的轻度发作，易误诊为"混合发作"，即抑郁和躁狂或轻躁狂症状同时并存。

若不予治疗，躁狂或抑郁发作通常持续数周，最长可达 8～12 个月。双相情感障碍变异型包括快速和超快速循环型（躁狂和抑郁发作循环周期为数周、数天或数小时）。多数患者尤其是女性患者，抗抑郁药物可诱发快速循环发作并导致病情恶化。双相情感障碍患者合并物质滥用的风险较高，尤其是酒精滥用，同时存在因危险性行为而感染性传播疾病（STDs）的风险。双相情感障碍具有强烈的遗传倾向，同卵双生一致性比率接近 80%。

> ## 治疗 双相情感障碍
>
> - 双相情感障碍是严重慢性疾病，需要精神科医生终身监测。
> - 急性躁狂发作患者通常需要住院治疗，以减少环境刺激，保护自己和他人免受其鲁莽行为的伤害。
> - 双相情感障碍反复发作的特点决定了此类患者必须接受维持治疗。
> - 情感稳定剂（锂盐、丙戊酸盐、第二代抗精神病药物、卡马西平、拉莫三嗪）可有效缓解急性发作症状并预防复发。

■ 精神分裂症和其他精神病

精神分裂症

临床特征　全球范围内人群中发病率为 0.85%，终身患病率约 1%~1.5%，临床特点包括语言、认知、思维、社会活动、情感和意志行为紊乱。多起病于青春期后期，潜伏期内常有轻度社会心理障碍。核心的精神病症状持续时间 ≥6 个月，包括阳性症状（如：逻辑混乱、激越、幻觉）和阴性症状（如：社会功能障碍、愉快感缺乏、情感表达能力下降、注意力不集中、社会交往减少）。阴性症状约占全部症状的 1/3，且提示远期预后不良，治疗效果不佳。

疾病预后不仅取决于症状的严重程度，同时也取决于抗精神病药物的治疗效果。部分患者可获得完全缓解，不再复发。约有 10% 的精神分裂症患者自杀。伴随物质滥用的行为较为常见。

> ## 治疗 精神分裂症
>
> - 急性精神病发作，可能对他人和自己构成危险者需住院治疗。
> - 传统抗精神病药物对幻觉、激越和思维障碍治疗效果良好。
> - 新型抗精神病药物，如：氯氮平、利培酮、奥氮平、喹硫平、齐拉西酮、阿立哌唑，均可用于传统抗精神病药物治疗无效的患者，且对阴性症状和认知症状效果更好。
> - 不能单纯依赖药物治疗，家庭支持和社会心理干预同样有助于稳定患者病情及改善预后。

其他精神障碍

包括分裂情感障碍（精神分裂症状与重度情绪障碍同时出现）

和*精神分裂样障碍*（患者具有精神分裂症表现，但持续时间未达诊断标准）。

■ 焦虑障碍

症状特点为重度持续性焦虑、恐惧或不安，是社区最常见的精神障碍，约占门诊患者的 15%～20%。

惊恐障碍

整体人群发生率为 1%～3%，可出现家族聚集性，多起病于青春期后期或青年期。多数患者首次发作后常就诊于内科，因症状类似心脏病发作或严重呼吸系统疾病而就诊于急诊。初次就诊时此类疾病易漏诊或误诊，大约 3/4 的惊恐障碍患者同时满足重度抑郁诊断标准。

临床特征 症状特点为惊恐发作，表现为突发、不可预知的、强烈恐惧和焦虑，伴有多种躯体化症状。惊恐发作常常不可预测，症状多在 10min 内达至高峰，随后逐渐自行缓解。诊断标准包括反复惊恐发作，且会担心发作或出现相关行为改变，症状至少持续一个月。惊恐发作一定伴随至少四项下述症状：心悸、出汗、颤抖或震颤、呼吸困难、窒息感、胸痛、恶心、腹部不适、头晕或眩晕、不真实感或人格解体、害怕情绪失控、恐惧死亡、感觉异常、寒战或潮热。

如不给予治疗，惊恐障碍患者会有明显病态表现：他们害怕离开家，可能发展成预期性的焦虑、广场恐惧症或其他延伸的恐惧症状，患者可能会借助酒或苯二氮䓬类药物进行自我治疗。

惊恐障碍必须与心血管疾病和呼吸系统疾病相鉴别。某些临床情况的表现类似惊恐发作或可使之恶化，包括甲状腺功能亢进症、嗜铬细胞瘤、低血糖症、用药（安非他明、可卡因、咖啡因、拟交感神经鼻减充血剂）和撤药反应（酒精、巴比妥酸盐、鸦片、小剂量镇静剂）。

治疗 **惊恐障碍**

- 抗抑郁药是治疗基石药物。
- SSRIs 对大部分惊恐障碍患者治疗有效，且不出现 TCAs 相关不良反应。
- 在抗抑郁药物起效之前，可短期应用苯二氮䓬类药物。
- 早期心理干预和教育控制症状，提高药物治疗效果。
- 心理治疗（通过主动放松和调节呼吸来中止惊恐发作）具有一定治疗效果。

广泛性焦虑障碍 （GAD）

特点为慢性持续性焦虑，人群总发病率约 5％～6％。

临床特征 患者表现为持续性、过度和（或）不切实际的焦虑，伴有肌肉紧张、注意力不集中、自主神经活动亢进、感觉"紧张"或坐立不安及失眠。患者会对细小事情表现出过度焦虑，生活规律紊乱；与惊恐障碍不同，该病患者很少出现呼吸短促、心悸、心动过速等表现，但合并抑郁、社交恐惧及物质滥用者较为普遍。

治疗 ▶ 广泛性焦虑障碍

- 药物治疗联合心理干预疗效最佳；罕有症状完全缓解者。
- 急性重度广泛性焦虑障碍需药物治疗时，起始阶段选用苯二氮䓬类药物，医生须警惕患者对苯二氮䓬类药物的心理和生理依赖。
- 丁螺环酮为非苯二氮䓬类抗焦虑药，对部分患者有效。
- 某些 SSRIs 类药物也可有效，用量为治疗重度抑郁的同等剂量。
- 具有 GABA 活性作用的抗惊厥药物（加巴喷丁、奥卡西平、噻加宾、普瑞巴林、双丙戊酸钠）也可有效对抗焦虑。

强迫症 （OCD）

一类严重的障碍，人群总患病率为 2％～3％，临床特点是反复出现的强迫思维（持续侵入性思维）和强迫行为（重复动作），并可导致患者日常生活能力受损。患者往往羞于谈论症状，医生必须通过询问具体问题来筛查本病，包括针对其重复思维和重复动作。

临床特征 常见的强迫思维和强迫行为包括担心细菌或污染，重复洗手，重复计数行为，会反复对某些动作（如锁门）进行再三核查。

通常在青春期起病（儿童期发病也并不罕见），以男性和长子（女）多见。易于合并其他疾病，如：抑郁、其他焦虑障碍、进食障碍、抽动障碍。强迫障碍病程特点为间断性，无法完全缓解，可导致部分患者的心理社会功能逐渐恶化。

治疗 ▶ 强迫症

- 氯米帕明和 SSRIs（氟西汀、氟伏沙明、舍曲林）疗效良好，但单纯药物治疗仅对 50％～60％患者有效。
- 对多数患者而言，药物治疗结合行为心理干预效果较好。

创伤后应激障碍（PTSD）

见于曾经遭遇严重致命性创伤的人群。如果在事件后不久即起病，称为*急性应激障碍*；若延迟发病并反复发作，则诊断为 PTSD。诱发因素包括既往精神疾病史、外向型性格和高神经质个性。

临床特征 常见表现为情绪反应的分离和丧失，可能出现自我感觉剥离。患者会反复通过闯入性思维、噩梦或情境重现重复体验创伤感受，但无法回忆起事件的具体过程。本病常常伴有物质滥用和其他情感和焦虑障碍，对患者造成严重精神折磨，大多数患者需转诊至精神科医生处接受持续性医疗干预。

治疗 创伤后应激障碍

- TCAs、苯乙肼（MAOIs）、SSRIs 具有一定疗效。
- 曲唑酮多于夜间用药以缓解失眠。
- 心理干预可协助患者克服回避行为和对于创伤再现的恐惧。

恐惧症

临床特征 反复出现对特定事物、活动或环境发生不合常理的恐惧感受，并伴有对恐怖刺激的回避行为。只有当回避行为干扰患者的社会或职业功能时才可做出诊断。人群中患病率约 10%，常见恐惧症包括密闭空间恐惧症（幽闭恐惧症）、血液恐惧症和飞行恐惧症。社交恐惧症的特点是患者面对陌生人或被他人进行考核及评价时，对社交和人际接触场景（如：聚会上进行交谈、使用公共卫生间、会见陌生人）产生恐惧心理。

治疗 恐惧症

- 广场恐惧症的治疗如同惊恐障碍。
- β 受体阻滞剂（如预先 2h 服用普萘洛尔 20～40mg）对"演出焦虑症"尤其有效。
- SSRIs 对社交恐惧症极具疗效；行为心理干预对社交恐惧症和简单恐惧症效果良好。

躯体形式障碍

临床特征 患者具有多种躯体不适主诉，但无法用已知疾病或物质影响来解释，在初级卫生机构中较为常见（患病率 5%）。*躯体*

*形式障碍*患者常有多种躯体不适主诉，涉及多个器官系统。多起病于 30 岁以前，呈持续性病程，患者易出现情绪激动并提出诸多要求。*转换性障碍*症状包括主观运动和感觉功能异常；*疑病症*患者经过合理及充分的医学评估后，仍坚信自身罹患严重疾病。躯体形式障碍与之相似，患者坚持认为自身并未获得充分的医学评估，从而发生不和谐的医患关系。疑病症患者可能自残，显示其复杂多变的病情。*做作性障碍*患者会主观臆造躯体化病症，自身从患者角色中获得满足。*孟乔森综合征*指荒诞性、慢性或重症做作性障碍，患者可出现多种症状和体征，常见包括慢性腹泻、不明原因发热、肠道出血、血尿、痛性发作和低血糖症。对于*诈病*患者，伪造疾病症状的动机是获取"附加收益"（如：麻醉品、享受残疾优待）。

治疗　躯体形式障碍

- 躯体形式障碍患者往往积极进行各种诊断性检查和外科手术探查以确定自身"真实"罹患疾病，但是其结果必然令人失望。
- 行为矫正治疗效果良好，由于通过医师调整后，患者获得固定性、持续性、规划性医疗支持，其无关于患者症状与痛苦程度。
- 安排简短、支持性、结构化访视，且并非与诊断或治疗需求相关。
- 患者可获益于抗抑郁治疗。
- 精神科医生会诊极为必要。

人格障碍（轴 II 诊断）

症状特点包括刻板思维、认知和人际行为，会对患者造成严重功能损害或主观不适，此类患者常被视为"难缠的患者"。

DSM-IV 描述了人格障碍的三个主要类别，但患者通常表现为综合性症状。

■ A 类人格障碍

表现为个性古怪、反常，持续性疏远他人；*偏执型人格障碍*表现为对他人的持续性不信任；*分裂型人格障碍*表现为人际关系间的孤立、冷淡和漠不关心；而*分裂样人格障碍*则表现为行为古怪和迷信，伴有奇异思维与异常知觉体验。

■ B 类人格障碍

表现为行为冲动、过度情绪化及情绪不稳定。*边缘型人格障碍*易于冲动和被操纵，伴有不可预测的强烈情绪波动和不稳定性人际关系，担心自己会被孤立，偶有愤怒暴发。*表演型人格障碍*患者具有戏剧性性格特点，动作行为充满挑逗性，目的在于寻求他人关注。*自恋型人格障碍*患者往往以自我为中心，自我感觉膨胀并倾向于贬低或看不起他人，而*反社会型人格障碍*患者常利用别人达到自己的目的，且对于自己的剥削和操纵行为毫无歉意。

■ C 类人格障碍

症状特点为长期焦虑和恐惧。*依恋型人格障碍*的患者害怕分离，试图让别人承担责任，拒绝他人的帮助。*强迫型人格障碍*患者追求一丝不苟和完美主义，同时性格顽固、优柔寡断。*回避型人格障碍*患者对社交接触有恐惧，难以独立承担责任。

更多内容详见 HPIM-18 原文版：Reus VI：Mental Disorders, Chap. 391, p. 3529.

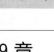

第 209 章
精神科药物

王向群　校　曲姗　译

常用于成人的药物主要包括四大类：①抗抑郁药；②抗焦虑药；③抗精神病药；④情感稳定剂。非精神科医生应该熟悉前三大类别中的1～2种药物，掌握其适应证、剂量范围、效用、可能的不良反应及常见的药物相互作用。

基本使用原则

1. 大多数治疗失败源于药物剂量不足或疗程不够。判定一种药物是否合适，前提是用药足量、疗程充分。抗抑郁药、抗精神病药及情感稳定剂完全起效可能需要数周或数月。

2. 对某种药物效果反应良好，通常预示再次应用将获得同样的疗效。家族史中对于某种药物反应良好，也具有参考意义。

3. 对某种药物无效的患者，改为同类别的另一种通常有效，应尝试不同作用机制或化学结构的药物。治疗失败、具有精神病症状或需要心境稳定剂的患者均应转诊精神科专科医生。

4. 避免多种药物合用，对于某种单一药物治疗无效的患者应转诊精神科专科医生。

5. 老年患者中应注意药物代谢动力学特点，其分布容积较小、肝肾清除率下降、生物半衰期延长，以及更多潜在中枢神经系统毒性。老年患者的原则是"低剂量起始，缓慢加量"。

6. 不要突然停止治疗，特别是抗抑郁药和抗焦虑药。一般来说，药物应该缓慢减量，过程持续 2~4 周。

7. 每次处方药品均要回顾可能的不良反应，向患者及家属宣教药物不良反应知识和耐心守候药物效应。

抗抑郁药（ADs）

根据药物对中枢神经系统单胺类神经递质的已知效应进行分类非常实用（表 209-1）。选择性 5-羟色胺再摄取抑制剂（SSRIs）主要影响 5-羟色胺的神经传递，其结果同时也反映为药物不良反应。三环类抗抑郁药（TCAs），主要影响去甲肾上腺素能物质，并且较小程度作用于 5-羟色胺的神经传导，也有抗胆碱能和抗组胺效应。文拉法辛、去甲文拉法辛、度洛西汀、米氮平兼具影响去甲肾上腺素和 5-羟色胺的效应。安非他酮是一类新型抗抑郁药，增进去甲肾上腺素效应。曲唑酮、奈法唑酮、阿莫沙平对 5-羟色胺受体和其他神经递质系统均具有作用。单胺氧化酶抑制剂（MAOIs）抑制单胺氧化酶，其为突触间隙中负责降解单胺类物质的主要酶类。

抗抑郁药对于重度抑郁发作有效，特别是伴有自主（植物）神经系统症状和体征时。尽管 SSRIs 被广泛应用，并且在药物过量时安全性方面较 TCAs 更令人满意，但是没有确凿证据显示其疗效优于 TCAs。抗抑郁药对惊恐障碍、创伤后应激障碍、慢性疼痛综合征和广泛性焦虑障碍也有效。氯米帕明（TCAs）和 SSRIs 也成功用于治疗强迫性障碍。

所有抗抑郁药均至少需要 2 周的治疗剂量才能观察到临床改善。对于双相情感障碍患者，所有的抗抑郁药都有潜在诱发躁狂发作或快速循环发作的效应。MAOIs 禁止与其他抗抑郁药或麻醉药同时处方，因为可能发生致命性反应。突然停用抗抑郁药时，可能出现"戒断综合征"，通常表现为持续的心神不安。

表 209-1　抗抑郁药

药品	日常剂量（mg）	不良反应	备注
SSRIs			
氟西汀（百优解）	10~80	头痛、恶心和其他胃肠道反应、失眠、神经过敏、性功能障碍；可影响其他药物的血浆药物浓度（舍曲林除外）；静坐不能罕见	每日用药1次，通常早上应用；氟西汀半衰期较长；禁止与MAOIs合用
舍曲林（左洛复）	50~200		
帕罗西汀（赛乐特）	20~60		
氟伏沙明（兰释）	100~300		
西酞普兰（喜普妙）	20~60		
艾司西酞普兰（来士普）	10~30		
TCAs			
阿米替林（依拉维）	150~300	抗胆碱能副作用（口干、心动过速、便秘、尿潴留、视物模糊）、出汗、震颤、体位性低血压，心脏传导阻滞、镇静、体重增加	每日用药1次，通常晚上服药。大多数TCAs血药浓度可被检测；药物超量可致死（致死剂量=2g）；去甲阿米替林耐受性最好，尤其是老年人群
去甲阿米替林（去甲替林）	50~200		
丙咪嗪（妥富脑）	150~300		
去甲丙咪嗪（地普帕明）	150~300		
多虑平（多塞平）	150~300		
氯米帕明（安拿芬尼）	150~300		
去甲肾上腺素/5-羟色胺再摄取抑制剂和受体阻滞剂			
文拉法辛（怡诺思）	75~375	恶心、头晕、口干、头痛、高血压、焦虑和失眠	每日用药2~3次（具备缓释剂型），药物相互作用风险低于SSRIs，禁止与MAOIs合用
去甲文拉法辛（Pristiq）	50~400	恶心、头晕、失眠	文拉法辛的初级代谢产物，提高剂量并不能增加药物疗效
度洛西汀（欣百达）	40~60	恶心、头晕、失眠、头痛、便秘	也可用于治疗神经性疼痛和压力下尿失禁
米氮平（瑞美隆）	15~45	失眠、体重增加；嗜中性粒细胞减少罕见	每日用药1次

混合型作用药物

药物	剂量	不良反应	说明
丁氨苯丙酮（安非他酮）	250～450	神经过敏、潮红、诱发具有相关危险因素的患者痫性发作、心动过速、食欲不振、精神病发作	每日 3 次，或选用缓释剂型；性功能方面的不良反应少于 SSRIs 和 TCAs，对成人 ADD 也可能有效
曲唑酮（Desyrel）	200～600	镇静、口干、心动过速或过缓、体位性低血压、罕见阴茎异常勃起	由于其镇静作用，低剂量改善睡眠，且不伴抗胆碱能副作用
奈法唑酮（Serzone）	300～600	镇静、头痛、恶心、低血压、性功能障碍	致使肝功能衰竭风险，因而在美国和其他数个国家退市
阿莫沙平（Asendin）	200～600		超量导致死亡；可能导致 EPS

MAOIs

药物	剂量	不良反应	说明
苯乙肼（Nardil）	45～90	失眠、低血压、性快感消失、体重增加、高血压危象、同时合用 SSRIs 具有毒性反应、麻醉作用	对于症状不典型或难治性抑郁症患者可能更为有效
苯环丙胺（Parnate）	20～50		
异唑肼（Marplan）	20～60		
司来吉兰透皮贴（Emsam）	6～12	局部皮肤反应、高血压	6mg 剂量没有饮食限制

缩略词：ADD，注意缺陷障碍；EPS，锥体外系症状；MAOIs，单胺氧化酶抑制剂；SSRIs，选择性 5-HT 再摄取抑制剂；TCAs，三环类抗抑郁药。

译者注：每日用药最高剂量以我国药品说明书为准。

抗焦虑药

苯二氮䓬类作用于 γ-氨基丁酸受体，与酒精和巴比妥类药物交叉耐药。药物的四个临床特征分别是：①镇静效应；②抗焦虑效应；③骨骼肌松弛效应；和④抗癫痫效应。各类药物的效果、起效时间、持续作用时间（与半衰期和活性代谢产物存在时间相关）和代谢方式均各有差异（表 209-2）。苯二氮䓬类与酒精具有叠加效应，且如同酒精一样，苯二氮䓬类会产生耐受性和生理依赖，如果停药过快，特别是短半衰期药物，会造成严重戒断综合征（震颤、癫痫发作、谵妄和自主活动增多）。

丁螺环酮是一类不具有镇静作用的非苯二氮䓬类抗焦虑药，与酒精无交叉耐受性，不诱发耐受或依赖，全面发挥药物效应需要持续治疗剂量至少 2 周。

抗精神病药物

抗精神病药物包括第一代（典型）神经阻滞剂，通过阻断多巴胺 D2 受体；以及第二代（非典型）神经阻滞剂，其作用于多巴胺、5-羟色胺和其他神经递质系统。一些抗精神病药物可能在治疗起始数小时或数日后起效，但是通常需要 6 周或数月完全发挥药物效应。

■ 第一代抗精神病药物

按照高效价、中效价、低效价分类神经阻滞剂非常实用（表 209-3）。高效价神经阻滞剂镇静作用最小，几乎不具抗胆碱能的副作用，但是极可能诱发锥体外系副作用（EPSEs）。EPSEs 发生于起始治疗后的数小时到数周，包括急性肌张力障碍、静坐不能、帕金森综合征症状。苯海索 2mg 每日 2 次，或甲磺酸苯托品 1～2mg 每日 2 次，均可较好地改善锥体外系症状。β-受体阻滞剂有效缓解静坐不能。低效价神经阻滞剂镇静作用较强，可能会引起直立性低血压，具有抗胆碱能作用，极少诱发 EPSEs。

采用传统抗精神病药治疗超过 1 年的患者，其中高达 20％发生迟发性运动障碍（可能是由于多巴胺受体超敏感性），最常见于脸部和四肢末梢，为不自主运动障碍。处理对策包括逐步撤停神经阻滞剂；如有可能更换为新型抗精神病药物；抗胆碱能药物可能加重患者症状。

罕见情况下，应用神经阻滞剂的患者发生神经阻滞剂恶性综合征（NMS），其为严重危及生命的并发症，死亡率高达 25％，临床特

表209-2　抗焦虑药

药品	口服剂量（mg）	起效时间	半衰期（h）	备注
苯二氮䓬类				
地西泮（Valium）	5	快	20~70	具有活性代谢产物；镇静作用强
氟胺安定（Dalmane）	15	快	30~100	氟胺安定是前体药物；具有活性代谢产物；镇静作用强
三唑仑（Halcion）	0.25	中等	1.5~5	无活性代谢产物；可导致意识模糊和谵安，尤其是老年人群
劳拉西泮（Ativan）	1	中等	10~20	无活性代谢产物；直接结合肝葡萄糖苷酸；镇静作用强
阿普唑仑（Xanax）	0.5	中等	12~15	具有活性代谢产物，镇静作用不强，具有特异性抗抑郁和抗惊恐发作活性，容易出现耐受性和依赖性
苯甲二氮䓬片（利眠宁）	10	中等	5~30	具有活性代谢产物；镇静作用中等
奥沙西泮（Serax）	15	慢	5~15	无活性代谢产物；直接结合肝葡萄糖苷酸；镇静作用弱
羟基安定（Restoril）	15	慢	9~12	具有活性代谢产物；镇静作用中等
氯硝西泮（Klonopin）	0.5	慢	18~50	具有活性代谢产物；镇静作用中等
非苯二氮䓬类				
丁螺环酮（BuSpar）	7.5	2周	2~3	具有活性代谢产物；每日3次用药，通常日剂量10~20mg tid，无镇静作用，酒精无叠加效应，对痴呆和脑损伤患者的激越症状有效

表 209-3 抗精神病药物

药品	日常剂量（mg）	不良反应	镇静作用	备注
第一代抗精神病药物				
低效价				
氯丙嗪（Thorazine）	100~1000	抗胆碱能作用、直立性低血压、光敏感性增高、胆汁淤积、QT间期延长	+++	EPSEs不突出、抗胆碱能作用可能造成老年患者发生谵妄
甲硫哒嗪（Mellaril）	100~600			
中效价				
三氟拉嗪（Stelazine）	2~50	抗胆碱能副作用较少	++	大多数患者耐受性较好
奋乃静（Trilafon）	4~64	较高效价的药物、少有EPSEs	++	
洛沙平（Loxitane）	30~100	常见EPSEs	++	
吗啉引酮（Moban）	30~100	常见EPSEs	0	轻微体重增加
高效价				
氟哌啶醇（Haldol）	5~20	无抗胆碱能副作用，EPSEs较为突出	0/+	通常给予处方的剂量较高；氟哌啶醇和氟奋乃静具有长效注射剂
氟奋乃静（Prolixin）	1~20	常见EPSEs	0/+	
氨砜噻吨（Navane）	2~50	常见EPSEs	0/+	
第二代抗精神病药物				
氯氮平（Clozaril）	150~600	粒细胞缺乏症（1%）、体重增加、癫痫发作、流涎、体温过高	++	开始治疗后前6个月每周监测WBC计数。随后如果稳定、每2周监测一次
利培酮（维思通）	2~8	体位性低血压	+	药物剂量需要缓慢滴定、EPSEs见于剂量＞6mg/d

奥氮平（再普乐）	10～30	体重增加	++	轻度增高催乳素
喹硫平（思瑞康）	350～800	镇静、体重增加、焦虑	++	每日给药 2 次
齐拉西酮（卓乐定）	120～200	体位性低血压	+/++	轻度体重增加，QT 间期延长
阿立哌唑（安律凡）	10～30	恶心、焦虑、失眠	0/+	混合激动剂/拮抗剂
帕利哌酮（芮达）	3～12	坐立不安、EPSEs	+	利培酮的活性代谢产物
伊潘利酮（Fanapt）	12～24	头晕、低血压	0/+	需要滴定药物剂量
阿莫沙平（Saphris）	10～20	头晕、EPSEs、体重增加	++	舌下含服，每日给药两次
鲁拉西酮（Latuda）	40～80	恶心、EPSEs	++	CYP3A4 酶介导

缩略词：EPSEs，锥体外系副作用；WBC，白细胞。

译者注：每日用药最高剂量以我国药品说明书为准。

征包括高热、自主活动增多、肌强直、迟滞和激越，伴有白细胞增加、肌酸磷酸激酶升高和肌红蛋白尿。治疗包括立即停用神经阻滞剂，支持性照护，并使用丹曲洛和溴隐亭。

■ 第二代抗精神病药物

新型抗精神病药物已经成为一线的治疗选择（表 209-3），对于难治性患者有效，通常不会诱发 EPSEs 或迟发性运动障碍，对阴性症状和认知功能障碍具有独特疗效。药物主要问题是具有体重增加的副作用（氯氮平和奥氮平最为突出，可诱发糖尿病）。CATIE 研究中，大规模调查了抗精神病药在真实世界中的情况，提示治疗超过 18 个月后停用所有药物的比例较高。奥氮平比其他药物更为有效，但由于副作用中断药物比率较高。

情感稳定剂

四种常用的心境稳定剂：锂盐、丙戊酸、卡马西平/奥卡西平、拉莫三嗪（表 209-4）。锂盐是金标准，研究得最为充分，如同卡马西平和丙戊酸盐，用于治疗急性躁狂发作，1～2 周达到药效高峰。用于预防，情感稳定剂可减少周期性情绪障碍中躁狂和抑郁发作的频率和严重程度。难治性双相情感障碍中，联合应用不同情感稳定剂或许有效。

表 209-4 情感稳定剂的临床药理学

药品和剂量	不良反应和其他作用
锂盐	**常见不良反应**
起始剂量：300mg bid 或 tid	恶心/厌食/腹泻、良性震颤、口渴、多尿、疲乏、体重增加、痤疮、毛囊炎、嗜中性粒细胞增多、甲状腺功能减退症
有效血药浓度：0.8～1.2mmol/L	噻嗪类利尿剂、四环素类药物和 NSAIDs 可提高血药浓度 支气管扩张药、维拉帕米、碳酸酐酶抑制剂可降低血药浓度 罕见不良反应：神经毒性、肾毒性、高钙血症和心电图改变
丙戊酸盐	**常见不良反应**
起始剂量：250mg tid 有效血药浓度：50～125μg/ml	恶心/厌食、体重增加，镇静、震颤、皮疹、脱发 抑制其他药物的肝代谢 罕见不良反应：胰腺炎、肝毒性、Stevens-Johnson 综合征

表 209-4　情感稳定剂的临床药理学（续）

药品和剂量	不良反应和其他作用
卡马西平/奥卡西平	**常见不良反应**
起始剂量：卡马西平 200mg Bid 奥卡西平 150mg Bid	恶心/厌食、镇静作用、皮疹，头晕/共济失调 卡马西平诱导其他药物的肝代谢，奥卡西平则没有此类作用
有效血药浓度： 卡马西平 4～12μg/mL	罕见不良反应：低钠血症、粒细胞缺乏症、Stevens-Johnson 综合征
拉莫三嗪	**常见不良反应**
起始剂量 25mg/d	皮疹、头晕、头痛、震颤、镇静、恶心 罕见不良反应：Stevens-Johnson 综合征

缩略词：NSAIDs，非甾体抗炎药

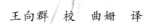

更多内容详见 HPIM-18 原文版：Reus VI: Mental Disorders, Chap. 391, p. 3529.

第 210 章
进食障碍

王向群　校　曲姗　译

■ 定义和流行病学

　　*神经性厌食症*的特点是拒绝维持正常体重，导致体重至少＜85％同龄与相同身高之预计体重。*神经性贪食症*的特点是反复发作的暴饮暴食以及随后异常的补偿行为，如：自我诱导呕吐、滥用导泻剂或过度运动，体重通常在正常范围内或略重。*暴食障碍*与神经性贪食症类似，但是没有异常补偿行为的特点。因此，暴食障碍通常伴有肥胖。

　　神经性厌食症和神经性贪食症主要发生在既往体健而过分关心体形和体重的年轻女性。暴食和抵消行为在上述两种疾病中均可出现，两者之间的鉴别点关键在于个体的体重。神经性厌食症的终身患病率为1％，神经性贪食症为1％～3％，但在女性中轻型神经性贪食症的患病率可上升至5％～10％。暴食障碍患病率是4％。神经性厌食症及神经性贪食症的男女患病比例为1∶10；暴食障碍的男女患病比例为1∶2。神经性厌食症典型的起病时间为青春期中期，神经性贪食症则起病于成年早期。两者均可更晚发病，但是很少晚于 40 岁。

在西方社会中，神经性厌食症和神经性贪食症多发生于生活富裕且受过良好教育的社会群体。患者常为完美主义及强迫倾向者。他（她）们热衷于追求纤瘦的各类活动（芭蕾、模特、长跑），并因此驱使他（她）们获取更高的学业成就。本病的危险因素包括情绪障碍家族史、儿童期肥胖史、儿童期精神或躯体受虐史。

神经性厌食症和神经性贪食症的诊断要点见表 210-1 和 210-2。

■ 临床特征

神经性厌食症

- 一般情况：畏寒。
- 皮肤、头发、指甲：脱发、毳毛增多、手足发绀、水肿。
- 心血管：心动过缓、低血压。
- 胃肠：唾液腺肿大、胃排空延迟、便秘、转氨酶升高。
- 造血：正细胞正色素贫血、白细胞减少。
- 体液/电解质：血尿素氮升高、肌酐升高、低钠血症、低钾血症（可造成致命性危害）。
- 内分泌：低促黄体激素和促卵泡激素以及继发性闭经、低血糖、促甲状腺激素正常而低甲状腺素、血浆皮质醇升高、骨质疏松。

神经性贪食症

- 肠胃：唾液腺肿大、胃酸反流致牙侵蚀症。

表 210-1　神经性厌食症的诊断要点

拒绝维持体重处于或高于与年龄、身高相匹配标准体重的下限（包括在青春期未能达至预计体重，导致异常低体重）
对体重增加和变胖的强烈恐惧
体像障碍（如：尽管客观上体重低下却仍觉得肥胖，或无视低体重的严重性）
闭经（本标准需满足：患者仅在补充激素以后，如雌激素，才出现月经周期）

表 210-2　神经性贪食症的诊断要点

反复发作的暴食，其特点是短时间内大量进食食物并感到进食难以控制
反复以异常行为去补偿暴食，如自我诱导呕吐
同时出现暴食和异常补偿行为，在 3 个月内平均每周至少两次
过分关注体形和体重

注：若同时满足神经性厌食症和神经性贪食症的诊断标准，仅诊断神经性厌食症

- 体液/电解质：低钾血症、低氯血症，碱中毒（呕吐）或酸中毒（滥用导泻药）。
- 其他：手背部胼胝或瘢痕（诱导呕吐时牙齿反复刮擦皮肤所致）。

治疗　进食障碍

神经性厌食症首要治疗目标是恢复至 90％ 预计体重（BMI＞18.5kg/m²）。初始治疗的强度，包括是否需要住院治疗，取决于患者目前的体重、近期体重下降的速度以及其内科与精神合并症的严重程度（图 210-1）。及时发现并纠正严重的电解质紊乱。大多数患者可通过经口进食而完全恢复营养。对于严重低体重的患者，初始时应提供充分热量，分次通过食物或液状营养物质的形

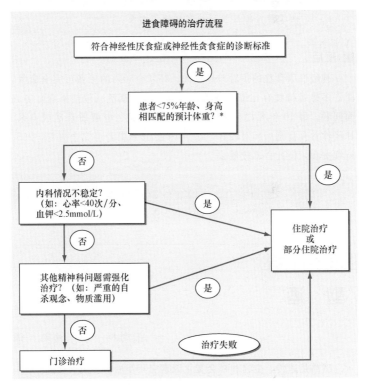

图 210-1　关于神经性厌食症或神经性贪食症患者基本治疗决策的流程。以美国精神病学会关于进食障碍患者治疗指南为基础，* 尽管体重＞75％ 预计值的神经性厌食症患者被认为可安排在门诊进行治疗，但是如果患者体重快速下降或目前体重＜80％ 预计值，也可考虑采用更高强度的干预措施

式补充，以维持患者体重并保证体液及电解质的平衡（1200～1800kcal/d）。逐渐增加患者摄入的热量达至每周增加体重1～2kg（3000～4000kcal/d）。必须监督患者进食，摄入充足的维生素D（400IU/d）和钙（1500mg/d）以减少骨丢失。寻求具备神经性厌食症治疗经验的精神科医生或心理学家的协助极为必要。目前尚无任何精神病药物被证实可有效治疗神经性厌食症。患者在恢复进食过程中，偶可发生内科并发症，最常见的是一过性的体液潴留，并导致外周水肿。恢复进食速度过快，可能导致充血性心力衰竭和急性胃扩张。患者偶有一过性轻度血清转氨酶升高。纠正低磷和低镁血症。本病每10年死亡率5%，由于长期饥饿或自杀。

神经性贪食症一般可在门诊治疗（图210-1）。认知行为疗法和氟西汀（百优解）是一线治疗方案。氟西汀的推荐剂量为60mg/d，高于治疗抑郁障碍的常规使用剂量。

■ 预后

神经性厌食症的预后差异较大。25%～50%的患者可完全康复，而许多患者持续存在维持体重、抑郁、进食紊乱（包括暴食）等方面问题。每10年死亡率为5%，原因为饥饿、电解质紊乱或自杀。神经性贪食症预后相对较好，10年内近50%患者可完全康复，25%持续贪食，但死亡率较低。

更多内容详见HPIM-18原文版：Walsh TB, Attia E: Eating Disorders, Chap. 79, p. 636.

第211章
酗 酒

王向群 校 曲姗 译

酗酒是遗传、生物和社会文化因素交互作用的多因素疾患。

- **酒精依赖**：DSM-Ⅳ定义为反复出现与酒精相关的功能不良症状，且12个月内发生相关7类症状中至少3类；7类相关症状包括耐受和戒断反应，如兼具两者预示病情程度更为严重。
- **酒精滥用**：定义为反复出现酗酒相关问题，影响生活中如下四个方面之一：社交、人际关系、法律约束和职业义务，或者是反复于危险情境中使用酒精，如醉驾。

■ 临床特征

发生酒精依赖的终身风险，男性为 10%～15%，女性为 5%～8%。一般情况下，首次由于过量饮酒导致重大的生活问题多发生于青年时期，随后阶段情况加剧或有所缓解。酒精依赖并非无可救治，随着治疗约 1/2～2/3 的患者可实现多年甚至终身戒酒。若酗酒者持续饮酒，心脏疾患、肿瘤、意外事故或自杀的风险随之增加，将导致其寿命平均缩短 10 年。

由于患病率极高，酗酒筛查非常必要。关注内容包括：婚姻或工作中难题、法律困扰、意外事故史、医疗问题以及酒精耐受表现等。标准化调查问卷对于繁忙的临床工作情境非常实用，例如由 10 项条目构成的《酒精使用障碍筛查量表》（AUDIT）（见表 211-1）。

日常医疗服务中，需关注患者潜在酗酒及其相关性疾病：

1. 神经系统 黑矇、癫痫、震颤性谵妄、小脑退行性变、神经病变、肌病。

2. 消化系统 食管炎、胃炎、胰腺炎、肝炎、肝硬化、消化道出血。

3. 心血管系统 高血压、心肌病。

4. 血液系统 巨红细胞症、叶酸缺乏、血小板减少、白细胞减少。

5. 内分泌系统 男乳女化、睾丸萎缩、闭经、不孕。

6. 骨骼系统 骨折、骨坏死。

7. 恶性肿瘤 乳腺癌、口腔和食管癌、直肠癌。

酒精中毒

酒精是一种中枢神经系统镇静剂，作用于 γ-氨基丁酸（GABA）受体。GABA 是一种神经系统中主要的抑制性神经递质，血液酒精浓度水平仅达 0.02～0.03g/dl（摄入 1～2 标准杯酒精饮料）的情况下，也会发生行为、认知和精神运动变化。多数国家"法定醉酒"认定血液酒精浓度为 0.08g/dl；升高至此数值两倍就可陷入深度睡眠，但仍可被唤醒。随着血液酒精浓度增高，随之出现震颤、共济失调、意识模糊、昏睡、昏迷，甚至死亡。

酒精戒断

长期饮酒造成中枢神经系统依赖，酒精戒断的早期症状为震颤（"哆嗦"或"抖动"），多在减少酒精摄入后 5～10h 出现。随后 24～

表 211-1　酒精使用障碍筛查量表（AUDIT）ᵃ

条目	5 级评分量表（最轻到最重）
1. 多长时间饮用一次含酒精饮料？	从不（0）到每周 4 次以上（4）
2. 一般每日饮用多少标准杯的含酒精饮料？	1 或 2（0）到 10 以上（4）
3. 发生过多少次单次饮酒超过 6 个标准杯？	从不（0）到每天或几乎每天（4）
4. 近一年，多少次一旦开始饮酒就难以停歇？	从不（0）到每天或几乎每天（4）
5. 近一年，多少次因饮酒而无法完成正常预期由您进行的事务？	从不（0）到每天或几乎每天（4）
6. 近一年，多少次发生严重醉酒后早上需要饮用酒精恢复自身情况？	从不（0）到每天或几乎每天（4）
8. 近一年，多少次因饮酒感到自责和内疚？	从不（0）到每天或几乎每天（4）
8. 近一年，多少次因饮酒而不记得前一天晚上所发生事情？	从不（0）到每天或几乎每天（4）
9. 是否曾因饮酒而使得自己或他人受伤？	否（0）到是，在过去一年（4）
10. 是否有亲属、朋友、医生或其他医疗工作者关注过你的饮酒问题或建议你戒酒？	否（0）到是，在过去一年（4）

ᵃ 总分大于 8 分提示有害性饮酒或酒精依赖

资料来源：*Adapted from DF Reinert*，*GP Allen*：*Alcoholism*：*Clinical & Experimental Research 26*：*272*，*2002*，*and from MA Schuckit*，*Drug and Alcohol Abuse*：*Clinical Guide to Diagnosis & Treatment*，*6th ed*，*New York*：*Springer*，*2006.*

48h 之内，可能出现全身性痫性发作，但其无需给予抗癫痫药物治疗。严重酒精戒断反应可出现自主活动增加（如：出汗、高血压、心动过速、呼吸急促、发热），伴有失眠、梦魇、焦虑和胃肠道症状。

震颤性谵妄（DTs）

严重的戒断综合征，特点为显著的交感神经活动亢进、严重意识混乱、激越、鲜明生动的妄想及幻觉（通常为视幻觉和触幻觉），多于断酒后 3～5 天发作，死亡率 5%～15%。

韦尼克脑病（Wernicke 脑病）

酒精相关的一组症候群，临床特征为共济失调、眼肌麻痹和精神异常，常伴有眼球震颤、周围神经病变、小脑受损症状和低血压，可有短期记忆力受损、注意力不集中及情绪波动。随后可出现韦尼克-科尔萨科夫（Korsakoff）综合征，其特点是顺行性和逆行性遗忘和虚构，由于慢性硫胺素缺乏所致，造成丘脑核团、乳头体、脑干和小脑结构受损。

■ **实验室检查**

轻度巨细胞性贫血、叶酸缺乏、血小板减少、粒细胞减少、肝功能异常、高尿酸血症及三酰甘油（甘油三酯）升高。谷氨酰转肽酶（GGT）（＞35U/L）及缺糖基转铁蛋白（CDT）（＞20U/L或＞2.6%）用于诊断的敏感性和特异性均≥60%；二者结合的准确度似乎优于单项。多种诊断性检查均可提示酒精相关性器官功能障碍的证据。

治疗 酗酒

急性戒断

- 急性酒精戒断治疗可使用富含硫胺素的复合维生素 B（50～100mg/d IV 或 PO，至少持续 1 周）以补充耗竭量；如果疑似韦尼克-科尔萨科夫综合征，由于酗酒者可能伴随胃肠吸收障碍，可给予静脉途径用药。

- 中枢神经系统镇静剂可用于患者出现痫性发作或交感神经活动亢进之时，以终止中枢神经系统的急性戒断反应，并渐进控制减少酒精依赖程度。低效价长半衰期的苯二氮䓬类药物为可选用的药物（如：地西泮 10mg PO q4～6h、氯氮卓 25～50mg PO q4～6h），其血药浓度稳定且治疗剂量窗较宽，但需警惕药物过量和过度镇静。短效制剂（如：奥沙西泮、劳拉西泮）相对较少发生此类风险。

- 对于严重戒断反应和震颤谵妄，常需使用大剂量苯二氮䓬类药物。密切关注患者液体、电解质状态和血糖水平。由于血流动力学紊乱及心律失常并不少见，生命体征和血流动力学监测至关重要。

- 进行戒断中的患者除了一般性用药之外，如足量的苯二氮䓬类药物；出现全身性戒断痫性发作极少需要积极药物干预。

恢复和清醒

咨询、教育和认知疗法

- 首先，应积极协助酗酒者戒酒并使其具有较强的戒酒动力，包括给予酗酒相关教育和指示其家属和（或）朋友停止保护因为酗酒滋生问题的人员。

- 次要目标是通过咨询、职业康复和自助小组如匿名戒酒互助小组（AA）协助患者重新调整远离酒精的生活，构建良好生活方式。

- 第三步为预防复发，帮助酗酒者认识到可能又次酗酒的各类情境，规划出管理这类风险的方法，形成应对策略，增进患者一旦再次陷入酗酒后重归于戒酒的概率。
- 缺乏确凿证据提示住院康复效果优于门诊。

药物治疗　某些药物适用于酗酒者的康复治疗。若治疗反应良好，通常疗程应持续至少 6 个月。

- 阿片类拮抗剂纳洛酮（50～150mg/d PO 或每月注射 380mg）降低患者再次酗酒的发生率，并缩短复发酗酒的时期。
- 也可使用阿坎酸（2g/d，分三次口服），N-甲基-D-天门冬氨酸受体拮抗剂，其疗效相似于纳洛酮。
- 纳洛酮和阿坎酸联合应用的治疗效果可能优于单用其中一种，尽管并非所有研究一致认同。
- 双硫仑（250mg/d）为乙醛脱氢酶抑制剂，用药后饮酒将产生不适感，并且潜在发生危险效应。

更多内容详见 HPIM-18 原文版：Schuckit MA：Alcohol and Alcoholism, Chap. 392, p. 3546.

第 212 章
麻醉品滥用

王向群　校　曲姗　译

　　麻醉药或阿片类药物，可与中枢神经系统及身体其他部位的特异性阿片受体紧密结合。这些受体介导阿片类药物的效用，包括镇痛、欣快、呼吸抑制及便秘。内源性阿片肽（脑啡肽和内啡肽）是阿片受体天然的配体，在镇痛、记忆、学习、奖赏、情绪调节和压力耐受性等方面发挥作用。

　　天然阿片类药物，包括吗啡和可待因均源自罂粟花的果汁。提取自吗啡的半合成阿片类药物包括二氢吗啡酮（Dilaudid）、二乙酰吗啡（海洛因）和羟考酮（OxyContin）。纯人工合成阿片类制剂包括哌替啶、丙氧芬、苯乙哌啶、芬太尼、丁丙诺啡、曲马朵、美沙酮和戊唑辛。所有这些药物在长期大量使用时，均能产生镇痛、欣快感以及躯体依赖性。

■ 临床特征

在美国，海洛因依赖的年发生率为 0.14％，仅为处方阿片类药品依赖的三分之一，且远低于部分亚洲地区（吗啡依赖年发生率为 2％）。自 2007 年以来，处方阿片类药品已超过大麻，成为青少年药物滥用中最常见的违禁药。

急性效应

所有阿片类药物均可作用于中枢神经系统而产生镇静、欣快、痛觉减退、抑制呼吸和呕吐。较大剂量时，将导致显著的呼吸抑制、心动过缓、瞳孔缩小、精神恍惚，甚至昏迷。此外，街售毒品中各类用于"稀释"毒品的掺混物（奎宁、非那西汀、士的宁、安替比林、咖啡因、奶粉）可导致永久性的神经损伤，包括周围神经病变、弱视、脊髓病和脑白质病。此类物质也可造成"类过敏样"反应，表现为神志模糊、肺水肿和血中嗜酸性粒细胞计数增高。

慢性效应

麻醉品耐受和戒断反应通常发生在不间断使用 6～8 周后，取决于其使用的剂量与频率。一旦对药物产生依赖，滥用者为了维持欣快感和避免撤药的不适感，需不断增加药品剂量，此举将增进其对药品的依赖性。

戒断反应

药物戒断可表现为恶心、腹泻、咳嗽、流泪、瞳孔扩大、流涕、多汗、肌肉震颤、竖毛、发热、呼吸急促、高血压、弥漫性躯体疼痛、失眠、打哈欠等一系列症状。

短效的阿片类药物，如：海洛因、吗啡或羟考酮，在末次用药后的 8～16h 出现戒断反应，36～72h 达到高峰，在 5～8 天消退。长效的阿片类药物，如美沙酮，戒断反应开始于末次用药后的数天，通常 7～10 天达到高峰，可持续数周。

治疗　麻醉品滥用

药物过量

● 无论是企图自杀还是错误判断药效而意外过量使用阿片类药品，均潜在致命的危险。静脉给药的毒性作用可当即发生，而经口服吸收则有不同程度的延迟。症状包括瞳孔缩小、呼吸浅快、心动过缓、体温过低、意识模糊或昏迷。

- 对于药物过量的治疗，首先要保证患者生命体征的稳定，必要时给予气管插管。
- 阿片类拮抗剂纳洛酮 0.4~2mg IV 或 IM，在 1~2min 后就可见效；根据药物的过量情况，可于 24~72h 后重复给药。

戒断反应

- 长效的阿片类药品如：美沙酮和丁丙诺啡可用于治疗戒断反应，并在数周或数月内逐渐减少药物剂量以成功戒毒。相较于美沙酮，丁丙诺啡的戒断症状更少，但并未能更好地改善患者预后。
- 一些 α2-肾上腺素能受体激动剂可通过抑制中枢内去甲肾上腺素能活性而缓解阿片类药品的戒断症状。较常使用可乐宁和洛非西定，口服给药，每日 3~4 次，其有效缓解率与美沙酮相似。
- 纳洛酮联合 α2-肾上腺素能受体激动剂可快速解除阿片类药物的毒性，有效率优于单药，但可能造成包括死亡在内的医疗风险增高，导致本方法存在极大的争议。

长期阿片类药品维持

- 针对阿片类药物成瘾的患者，维持美沙酮治疗是被广泛采用的策略。美沙酮是一种长效阿片类药物，理想剂量为 80~150mg/d（使用中随时间推移逐渐加量）。
- 也可使用阿片受体部分激动剂丁丙诺啡，其优点包括：药物过量风险较低、戒毒效果优于美沙酮以及高剂量时不导致患者欣快感增加。在美国，初级保健医师就可开具丁丙诺啡的处方，从而更易于患者接受治疗并提高疗效。

阿片类受体拮抗剂

- 基本原理是阻断阿片类药物的作用，最终使患者成功戒毒；难以被多数患者接受。
- 纳洛酮可每周给药三次（剂量为 100~150mg）；每月注射一次长效制剂的方案可提高患者的依从性、持续性及有效减少阿片类药物的使用。

免费药品计划

- 针对住院、门诊、社区的患者的免费药品计划，其 1~5 年的预后劣于药物治疗。例外的是疗程费时 6~18 个月的治疗性社区戒治计划，其要求患者需完全处在被严格监管的环境体系中。

■ 预防

防止阿片类药物滥用是医生面临的严峻挑战。在美国，报道约9000名青少年日常滥用的阿片类药物绝大部分来源于其家庭成员，而非毒品贩子或互联网。因此，除了终末期患者，医师应该严格掌握患者阿片类药物的使用情况，尽可能短期及最低剂量用药，保证患者疼痛水平在一般人可承受的程度即可。疗程结束后，患者需弃置任何剩余的阿片类药物。医师也需警惕自身阿片类药物滥用及依赖的风险，禁止给自身开具这类药物的处方。

更多内容详见 HPIM-18 原文版：Kosten TR：Opioid Drug Abuse and Dependence, Chap. 393, p. 3552.

第十六篇　疾病预防及保健

第213章
常规疾病筛查

陈红／校　张锋　译

卫生保健的首要目标是预防疾病或早期发现疾病，从而使干预治疗更为有效。一般情况下，对带来巨大疾病负担的常见疾病与潜伏期较长的疾病展开筛查最为获益。疾病的早期发现可以降低疾病的致病率及死亡率；然而，筛查无症状的个体也带来相关的风险。假阳性的结果导致不必要的实验室检查与侵入性操作以及营造焦虑情绪。因而，目前已衍生多种量化指标以更好地评价筛查与预防措施对人群的获益。

- 改变个体预后所需筛查的人群数量。
- 筛查对疾病的绝对影响（如：每筛查千例所挽救的生命个数）。
- 筛查对疾病预后的相对影响（如：死亡率的下降）。
- 挽救每个生命的年度费用。
- 人群平均预期寿命的增加。

目前推荐50岁前每1～3年、50岁后每年进行常规体检。病史采集需包括用药史、过敏史、疫苗接种史、饮食习惯、饮酒史、吸烟史、性接触史、安全措施［车载安全带和头盔的使用、（美国）持枪情况］及全面的家族史。常规检查应该包括身高、体重、体重指数及血压的评估。同时也应对家庭暴力及抑郁进行筛查。

在健康照护随访时，应提供医疗咨询。诸多影响可预防性死亡的危险因素中，以吸烟、饮酒、饮食及运动最为关键。研究显示，即使难以调整生活方式的患者，经医生对于吸烟的短时间劝阻（＜5min）亦能显著增加长期戒烟率。对患者随访时，同时建议进行健康自检（如：皮肤、乳腺、睾丸）。

各年龄段死亡的首要原因和相应的预防措施见表213-1。美国预防工作小组的官方推荐见表213-2。

除了适用于所有人的一般推荐，对于特定疾病的筛查和预防措施，应基于其家族史、旅行史或职业史做出个体化调整。举例，对

表 213-1 各年龄段的死亡原因和相应预防措施

年龄	死亡的首要原因	预防干预措施
15~24	1. 意外事故 2. 凶杀 3. 自杀 4. 恶性肿瘤 5. 心脏疾病	● 建议日常使用车载安全带、自行车/摩托车/越野车头盔（1） ● 建议节食和运动（5） ● 谈及驾驶、游泳和乘船时饮酒的危害性（1） ● 询问接种疫苗的情况（破伤风、白喉、百日咳、乙肝、MMR、水痘、脑膜炎、HPV） ● 询问枪支使用和（或）枪支持有（2，3） ● 评估包括酒精在内的物质滥用史（2，3） ● 筛查家庭暴力（2，3） ● 筛查抑郁和（或）自杀/凶杀意念（2，3） ● 宫颈涂片筛查宫颈癌，谈及性传播疾病的预防（4） ● 建议皮肤、乳腺及睾丸的自检（4） ● 建议避免 UV 照射及常规使用防晒霜（4） ● 测量血压、身高、体重和体重指数（5） ● 谈及烟草的健康危害，可考虑突出美容及经济相关话题，从而提高年轻吸烟者的戒烟率（4，5） ● *性活跃的女性筛查衣原体感染及提供避孕咨询* ● 高危的性行为或既往患有性传播疾病者，完善 HIV、乙型病毒性肝炎和梅毒检测
25~44	1. 意外事故 2. 恶性肿瘤 3. 心脏疾病 4. 自杀 5. 凶杀 6. HIV	*同上，并附加如下：* ● 重新询问吸烟状态，每次访视均鼓励戒烟（1，2，3） ● 获取详细的恶性肿瘤家族史，倘若患者的风险显著增高，开展早期筛查/预防计划（2） ● 评估所有心血管危险因素（包括筛查糖尿病和高脂血症），考虑 5 年血管事件风险＞3% 的患者以阿司匹林一级预防（3） ● 评估慢性酗酒、病毒性肝炎的危险因素或导致慢性肝病的其他因素 ● 40 岁起始钼靶筛查乳腺癌（2）
45~64	1. 恶性肿瘤 2. 心脏疾病 3. 意外事故 4. 糖尿病 5. 脑血管病 6. 慢性下呼吸道疾病 7. 慢性肝病和肝硬化 8. 自杀	● 50 岁起始每年 PSA 检测和直肠指检筛查前列腺癌（非裔美国人或具备家族史的患者可提前）（1） ● 50 岁起始粪便潜血试验、可弯曲乙状结肠镜或结肠镜筛查结直肠癌（1） ● 重新评价 50 岁人群的疫苗接种情况，尤其是肺炎链球菌、流感、破伤风和病毒性肝炎 ● 考虑对冠状动脉疾病的高危风险患者展开筛查（2，5）
≥65	1. 心脏疾病 2. 恶性肿瘤 3. 脑血管病	*同上，并附加如下：* ● 重新垂询吸烟状态，每次访视均鼓励戒烟（1，2，3）

表 213-1 各年龄段的死亡原因和相应预防措施（续）

年龄	死亡的首要原因	预防干预措施
	4. 慢性下呼吸道疾病 5. 阿尔兹海默病 6. 流感和肺炎 7. 糖尿病 8. 肾病 9. 意外事故 10. 败血症	● 对 65～75 岁曾经吸烟的男性完善一次超声检查筛查 AAA ● 对长期吸烟者进行肺功能检查评价慢性阻塞性肺疾病的进展（4，6） ● 针对＞50 岁的吸烟者接种流感及*肺炎链球菌*疫苗（6） ● 对所有绝经后女性（及具有危险因素的男性）筛查骨质疏松 ● 重新评价 65 岁人群的疫苗接种情况，着重于流感和*肺炎链球菌*（4，6） ● 筛查痴呆和抑郁症（5） ● 筛查视力及听力疾患、家庭安全情况和老人虐待（9）

注意：括号中数字指受特定干预措施影响的死亡原因（对应左侧纵栏）
缩略词：AAA，腹主动脉瘤；HPV，人乳头瘤病毒；MMR，麻疹-流行性腮腺炎-风疹；PSA，前列腺特异性抗原；UV，紫外线

表 213-2 美国预防服务工作组（USPSSF）关于正常风险成人临床预防服务的推荐

检测或疾病	人群，[a] 岁	频率
血压、身高和体重	＞18	定期
胆固醇	男性＞35 女性＞45	每隔 5 年 每隔 5 年
抑郁症	＞18	定期[b]
糖尿病	＞45，存有额外危险因素者提前	每隔 3 年
宫颈涂片[c]	开始性行为 3 年内；或 21～65	每隔 1～3 年
衣原体	女性 18～25	每隔 1～2 年
钼靶[a]	女性＞50[d]	每隔 1～2 年
直肠癌[a]	＞50	
粪便潜血和（或） 乙状结肠镜 或结肠镜		每年 每隔 5 年 每隔 10 年
骨质疏松症	女性＞65；高危者＞60	定期
腹主动脉瘤（超声）	曾经吸烟的男性 65～75	单次
酗酒	＞18	定期
听力、视力	＞65	定期
成人免疫接种 破伤风-白喉（Td） 水痘（VZV） 带状疱疹	＞18 仅对于易患者，＞18 ＞60	每隔 10 年 两剂 单剂

表 213-2　美国预防服务工作组（USPSSF）关于正常风险成人临床预防服务的推荐（续）

检测或疾病	人群,ᵃ 岁	频率
麻疹、流行性腮腺炎、风疹（MMR）	育龄期女性	单剂
链球菌肺炎	>65	单剂
流行性感冒	>50	每年
人乳头瘤病毒（HPV）	直至 26	倘若既往未曾接种

ᵃ 家族史强阳性者，筛查应当更早且更为频繁。

随机对照试验证实粪便潜血试验（FOBT）使结肠癌的死亡率下降 15%～30%。虽然乙状结肠镜或结肠镜未有随机试验，但设计严谨的病例对照研究提示其有效性相似，甚至优于 FOBT。

ᵇ 倘若具备人员支持条件。

ᶜ 未来，宫颈涂片检查的频率将受 HPV 检测和 HPV 疫苗的影响。

ᵈ 一些权威专家倡议 40 岁开始钼靶检查。

注意： 前列腺特异性抗原（PSA）检测可促使早期发现前列腺癌，但可否改进健康结局尚无结论。PSA 检测被多个专业组织推荐，且在临床实践中广泛应用，但目前仍未被美国预防服务工作组推荐。

资料来源： *Adapted from the U. S. Preventive Services Task Force, Guide to Clinical Prevention Services, 2010—2011. www. ahrq. gov/clinic/pocketgd. htm.*

于具有罹患乳腺癌、结肠癌及前列腺癌家族史的人群，较为谨慎的做法是，依据其家族成员中最早患癌的年龄，提前 10 年开始相关的筛检。

对于疾病的预防的特殊建议也见于后续章节"对旅行者的预防免疫及建议"（第 214 章），"心血管疾病的预防"（第 215 章），"恶性肿瘤的预防及早期发现"（第 216 章），"戒烟"（第 217 章），及"女性健康"（第 218 章）。

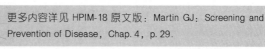

更多内容详见 HPIM-18 原文版：Martin GJ：Screening and Prevention of Disease, Chap. 4, p. 29.

第 214 章
对旅行者的预防免疫及建议

魏来　校　于浩　译

预防免疫

在过去一个世纪中，没有哪几项医学干预能够像预防免疫那样在延长寿命、减少医疗开支、提高生活质量等方面效果如此显著。

■ 疫苗免疫

- 疫苗具有直接（保护接种过疫苗的个体避免感染）和间接（减少传染性病原体传播给他人）效应。
- 接种疫苗的目的是控制、消除甚或消灭一种疾病。
  - ◇ *控制计划*：在一个确定的区域内限制与疫情相关的具有破坏性的影响。
  - ◇ *消除计划*：阻断特定区域内某种疾病的持续传播，对有可能从其他地区输入的散发病例进行实时干预。
  - ◇ *根除计划*：在没有干预的情况下某种疾病一直保持消除状态，则视为已经根除。天花是目前唯一通过疫苗预防免疫而在全球根除的疾病。现在正在进行相当大的努力试图根除脊髓灰质炎。

■ 预防免疫实践规范

- 图 214-1 总结了 2011 年成人免疫接种计划程序表。
- 在接种之前，必须评估患者的禁忌症状（那些大大增加严重不良反应风险的情况）和预防措施（那些可能会增加不良事件的风险的情况，或那些疫苗免疫难以被激发的情况）。表 214-1 总结了成人常用疫苗的禁忌证及预防措施。
- 疫苗信息声明必须提供给所有疫苗接种者；当前《疫苗信息声明（VIS）》可通过网络查阅，网址：www. cdc. gov/ vaccines 和 www. immunize. org/vis/（此网站包括翻译）。
- 免疫接种后发生的任何不良事件，无论是否与疫苗相关，都应该报告给疫苗不良事件报告系统（www. vaers. hhs. gov）。

对旅行者的建议

　　旅行者应当意识到有多种健康风险与特定的旅行目的地相关。关于不同国家疾病感染风险的信息可以从美国疾病控制和预防中心发布的*国际旅行健康信息*了解，通过 www. cdc. gov/travel 查询。应鼓励旅行者在出发前向旅行医学专业人员咨询。虽然感染的发病率在旅行者中是实际存在的，但其占死亡百分比不足 1％；相反，意外伤害（如车祸、溺水或飞机事故）占死亡人数的 22％。

图 214-1 推荐给成年人的免疫计划表，美国，2011。关于美国免疫实施咨询委员会（ACIP）的完整声明，访问网址：www. cdc. gov/vaccines/pubs/ACIP-list. htm

推荐给成年人的免疫计划表

美国2011年

注：阅读这些建议时必须结合注脚，包括剂量、剂量之间的间隔及其他重要信息。

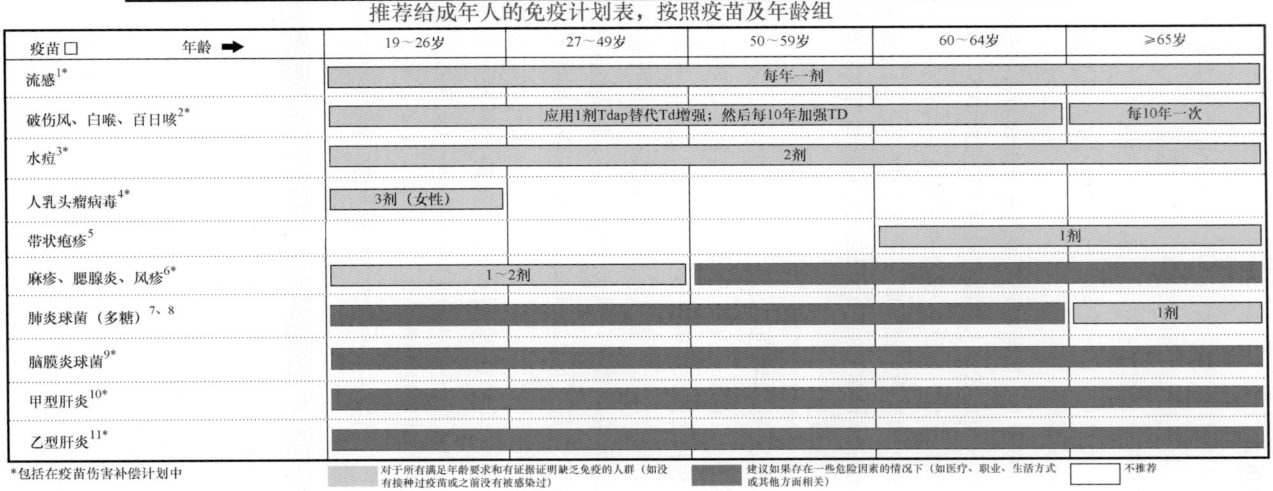

向疫苗不良反应报告系统（VAERS）报告所有临床出现的重大的接种后反应。报告表格和提交VAERS报告说明书可以通过网站http://www.vaers.hhs.gov或电话800-822-7967获得。如何填写疫苗伤害补偿计划的文件，可以登录网址：http://www.hrsa.gov/vaccinecompensation 或电话800-338-2382。关于疫苗伤害申请索赔的信息可以通过美国联邦索赔法院：717 麦迪逊地区，西北，华盛顿，20005；电话：202-357-6400.
本表所涉及疫苗的更多信息，如疫苗的更多数据、禁忌证等，可以通过网站http://www.cdc.gov/vaccines 或CDC-INFO联系中心（800-232-4636）获得，提供英语或西班牙语，全天24 h，每周7天。

基于成人健康状况和其他指征而推荐的疫苗

指征 ▶ 疫苗 ▼	妊娠	免疫抑制（不包括HIV）3,5,6,13	HIV感染：CD4+淋巴细胞计数 <200/μl	≥200/μl	糖尿病、心脏病、慢性肺病、长期酗酒者	无脾（包括选择性的脾切除）和持续的补体成分不足	慢性肝病	慢性肾病、终末期肾病、接受血液透析者	医护人员
流感1*					每年1剂IIV				每年1剂IIV或LAIV
破伤风、白喉、百日咳2*	Td	应用1剂Tdap替代Td加强剂；然后每10年加强TD							
水痘3,*		禁用	禁用						
人乳头瘤病毒4*					2次剂量				
				26岁前给予3次剂量					
带状疱疹5		禁用	禁用				1次剂量		
麻疹、腮腺炎、风疹6*		禁用	禁用			1或2次剂量			
肺炎链球菌（多糖）7,8				1或者2倍剂量					
脑膜炎双球菌9*				1次或者1次以上剂量					
甲型肝炎10*				2次剂量					
乙型肝炎11*				3次剂量					

*在疫苗有害事件计划补计划覆盖范围内

■ 这类人是有特殊年龄要求或者是对于接疫苗缺乏免疫证据的人群（比如没有疫苗的接种史或者没有证据表明既往感染）

■ 存在其他危险因素（例如自身生理状况、职业、生活方式，或者其他地指征）时推荐

□ 不推荐

计划中所推荐的年龄组和医学指征适用于获得行政许可的疫苗。且针对于19岁发以上成人（截至2011年2月4日）。被建议在成人的免疫计划中的所有疫苗，无论接种时间间隔多长。疫苗系列不需要重新启动。请参阅制造商的说明书及免疫实践咨询委员会网站的完整说明（网址：http://www.cdc.gov/vaccines/pubs/acip-list.htm）。如疫苗中各缺少均无禁忌且具备应应证，才可应用获得行政许可的联合疫苗。所有疫苗主要对于旅行者或是处于接种年份者。

以上免疫预防计划经由疾病控制和预防中心（CDC）、免疫实践咨询委员会（ACIP）、美国家庭医生学会（AAFP）、美国妇产科学会（ACOG）和美国内科大学（ACP）推荐

U.S. DEPARTMENT OF HEALTH AND HUMAN SERVICES
CENTERS FOR DISEASE CONTROL AND PREVENTION
CDC

补充说明
推荐的成人预防免疫计划——美国-2011

查询免疫实践咨询委员会（ACIP）的完整报告，
请访 www.cdc.gov/vaccines/pubs/acip-list.htm。

1. 流感疫苗

每年接种流感疫苗的建议是面向所有年龄在6个月以上的人群，包括所有的成年人。健康的、未怀孕的、年龄小于50岁、没有高风险健康状况的人可以接受减毒流感病毒疫苗（FluMist）鼻内给药，或者灭活疫苗。其他人应该接受灭活疫苗。65岁及以上的老年人可接受标准的流感疫苗或高剂量（Fluzone）流感疫苗。关于流感疫苗更多的信息可查阅 http://www.cdc.gov/vaccines/vpd-vac/flu/default.htm。

2. 破伤风，白喉，百日咳（Td/Tdap）

对年龄小于65岁，未接受Tdap疫苗或者疫苗状态未知的人应用一次剂量的疫苗以此来取代一个10年的TD加强；并尽快在以下人群中接种①产后妇女；②与年龄12个月以下婴儿有密切接触者（例如，祖父母和婴儿的护理人员）；③与患者有直接接触的医疗人员。年龄65岁及以上，与不到12个月婴儿有密切接触的未接受Tdap过的老年人也应接种疫苗。其他成人及65岁以上者可以接受Tdap。无论与最近的破伤风和白喉疫苗的时间间隔，Tdap都可给予。

成人在不确定或未完成Td系列的3次初始免疫剂量时，应该开始或完成一系列初始免疫接种。对于未接种过的人，头两次接种应至少间隔4周以上，第三次接种和第二次的间隔是6～12个月。如果不完全接种疫苗（即小于3次剂量），管理者保持并记录已经应用的剂量。可用Tdap替代一次剂量的TD疫苗，无论是在初始系列或常规加强，以先到者为准。

如果一个女性怀孕且最近一次接种TD疫苗是在10年或更多年以前，应该在怀孕第3到6个月或第6到9个月期间接种。少于10年者，在产后立即接种Ttap。在医生的评估下，TD可以因妊娠延期，产后可以应用Tdap替代，或者在充分知情同意的情况下，在妊娠期应用Tdap代替TD来免疫。

ACIP对于伤口管理预防的Td疫苗推荐在 http://www.cdc.gov/vaccines/pubs/acip-list.htm。

3. 水痘疫苗

所有的没有足够免疫证据的成年人，即之前没有或者只应用1次剂量的人，都应该接种2剂量的单抗体疫苗，除非有医疗上的禁忌。应该给予以下人群特别关注：①和危重患者密切接触者（例如医护人员及有免疫功能缺陷的家属）或者②暴露或传播的高风险人群（教师、幼儿护工、社区机构组织居民或职员，包括惩教机构、大学生、军事人员、与儿童一起生活的青少年和成人、未怀孕的育龄期妇女和国际旅行者）。

符合以下的任意一条即证明对水痘有足够的免疫：①在至少间隔4周的时间内接受两次疫苗；②1980年之前出生的美国人（尽管在1980年前出生的医护人员和孕妇，不应该被认为是有免疫证据的）；③基于诊断及医护人员提供的水痘患病史（对于一个非典型病例或轻微病例，若是急性病例，应该寻找急性水痘的流行病学证据或实验室确诊证据，以明确诊断）；④带状疱疹病史或医务人员确诊的带状疱疹；⑤实验室提供的免疫证据或者疾病证明。

孕妇需评估水痘免疫情况，没有免疫力者应该在完成或终止妊娠时、离开医院之前接受第一剂疫苗。第二次剂量应该在第一次之后的4～8周内完成。

4. 人乳头瘤病毒（HPV）疫苗

建议女性在11岁或12岁接种四价HPV疫苗（HPV4）或二价疫苗（HPV2），若未完成，应在13岁至26岁期间尽快补种。

理想的情况下，疫苗应在对HPV的暴露有潜在风险的性行为前注射。然而，对于性生活频率高的女性接种年龄和基础建议是一致的。那些没有被感染任何四个HPV类型（类型6型、11型、16型和18型，所有这些四价HPV均可预防）或两个HPV类型（类型16型、18型，二价HPV疫苗均可预防）的性活跃女性接种受益更大。对于感染了一种或者一种以上HPV的女性受益较小。通过人的生殖器疣、异常的巴氏试验或 HPV DNA 检测阳性等病史，可以监测二价 HPV 疫苗及四价 HPV 疫苗的应用情况。这些病史也是以前未接种所有 HPV 疫苗的证据。

给予 9～26 岁男性 HPV4 疫苗可减少他们患生殖器疣的可能性。HPV4 在通过性接触感染前给药最有效。

不管是 HPV4 或 HPV2，完整预防免疫系列都需要 3 剂。第二次是在第一次之后的 1～2 个月，第三次是在第一次的 6 个月之后完成。

虽然 HPV 疫苗接种没有特别推荐用于图 2 中描述的医学指征者，"疫苗也许可以应用于这些指征的人"，之所以可以这么应用，因为 HPV 疫苗不是活病毒疫苗。然而，有图 2 所描述情况的患者应用疫苗的应答和效果，要差于没有上述情况的人（具体内容可查阅哈里森内科学第 18 版或 19 版原书）。

5. 带状疱疹疫苗

60 岁及以上的老年人不管以前是否得过带状疱疹都推荐注射单一剂量。除非有禁忌证，否则慢性病患者也可以接种。

6. 麻疹，腮腺炎，风疹（MMR）疫苗

出生在 1957 年之前的人一般认为是对麻疹和腮腺炎有免疫的。在 1957 年及之后出生的人都应该接受 1 次或多剂 MMR 疫苗，除非有疫苗禁忌证，或者有对这三种疾病免疫的实验室证据，或者有资料确诊过麻疹或腮腺炎病。至于风疹，既往病史并不能作为有免疫的可靠依据。

麻疹疫苗组分：第二次 MMR 疫苗应该在第一次之后，最小间隔 28 天。以下是推荐人群：①近期暴露于麻疹或到过麻疹暴发区域；②高等教育机构的学生；③在医疗部门工作；④计划去国际旅游，在 1963—1967 年接受过灭活疫苗或者未知类型的麻疹疫苗应接种 2 剂 MMR 疫苗。

腮腺炎疫苗组分：第二次 MMR 疫苗应该在第一次之后，最小间隔 28 天。以下是推荐人群：①居住在一个暴发腮腺炎的社区而且是易感染的年龄阶段；②高等教育机构的学生；③在医疗部门工作；④计划去国际旅行。接种灭活疫苗或在 1979 年之前接种不知类型腮腺炎疫苗者，应再次应用 MMR 疫苗 2 剂。

风疹疫苗组分：对于育龄妇女，无论哪年出生，都应该明确是否对风疹有免疫力。如果没有，未怀孕的妇女应该接种，对于没有证据证明存在免疫力的孕妇应该在妊娠完成或终止时、在离开医院前接种 MMR 疫苗。

在 1957 年之前出生的医护人员：对于 1957 年之前出生的医护人员缺乏麻疹、腮腺炎预防免疫的实验室证据，有或无风疹的实验室证据，医疗机构都应该①在适当的时间间隔给予 2 剂量的疫苗（应对麻疹和腮腺炎），一剂量 MMR 疫苗（应对风疹）；②推荐在麻疹或腮腺炎暴发期间按照规定的间隔给予 2 剂量疫苗，在风疹暴发期间给予 1 剂量。完整的信息请查阅 http://www.cdc.gov/vaccines/recs/provisional/default.htm。

7. 肺炎球菌多糖疫苗（PPSV）

有下列指征者应接种：

医学上：慢性肺病（包括哮喘）；慢性心血管疾病；糖尿病；慢性肝炎；肝硬化；慢性酒精中毒；功能或解剖缺陷〔例如，镰状细胞病或脾切除术（如果有择期脾切除术计划，应在手术前至少 2 周接种）〕；免疫功能缺陷（包括慢性肾衰竭、肾病综合征）；人工耳蜗植入术、脑脊液漏。诊断 HIV 感染后尽快接种 PPSV 疫苗。

其他：长期居住在医疗护理机构或长期吸烟者。不常规推荐美国印第安人/阿拉斯加原住民或年龄小于 65 岁的人接种 PPSV 疫苗，除非他们有潜在的 PPSV 指征。然而，公共卫生当局可能会考虑推荐 50～64 岁居住在侵袭性肺炎球菌疾病风险增加地区的美国印第安人/阿拉斯加原住民应用疫苗。

8. 再次接种 PPSV

19～64 岁有慢性肾衰竭、肾病综合征；功能或解剖缺陷（例如，镰状细胞病或脾切除）；及免疫抑制条件的人推荐 5 年后再次接种。对于 65 岁及以上的人，若接种疫苗是在 5 年前或更早，且首次接种小于 65 岁，则建议他们再次接种。

9. 脑膜炎球菌疫苗

脑膜炎球菌疫苗适用人群应符合以下特点：

医疗方面：推荐解剖或功能缺陷者，或持续的补体成分不足的成年人，给予脑膜炎球菌结合疫苗的两剂。HIV 感染者也应该接受常规的两剂系列免疫。2 个剂量

应分别在 0 个月及 2 个月后。

其他：单剂疫苗被推荐用于未接种疫苗且住在宿舍里的大学一年级学生；经常接触到脑膜炎奈瑟菌菌株微生物学家；新兵；在脑膜炎球菌病流行或高度流行的国家及地区旅行或居住（例如，在干燥季节，如 12 月份到次年 6 月份，通过"脑膜炎带"的撒哈拉以南的非洲地区，尤其是长期接触当地居民者。沙特阿拉伯政府要求在一年一度的麦加朝圣期间，所有的旅行者都必须接种疫苗。

上述情况下，在联合疫苗中 4 价疫苗（MCV4）是 55 岁及以下人群的首选，A群脑膜炎球菌多糖疫苗（MPSV4）是 56 岁以上的成年人的优先选择。对于之前接种过 MCV4 或 MPSV4，但受感染风险仍然较高的人群，每 5 年再次接种一次（例如成人解剖或功能缺陷，或持续的补体成分的不足）。

10. 甲肝疫苗

预防免疫人群包括以下的指征，以及希望获得甲肝预防免疫的人群：

行为：男男同性恋或者注射吸毒者。

职业：工作中接触甲肝病毒或 HAV 感染灵长类动物的实验室工作人员。

健康方面：慢性肝病患者和正在接受凝血因子浓缩物治疗的人。

其他：在甲肝中高度流行的国家工作或旅行（国家名单见 http://wwwn. cdc. gov/travel/content diseases. aspx）。

未接种但最近可能会接触甲肝患者的人（例如家政人员或婴幼儿看护人员），若他们所接触的被收养者来自高或中度流行的国家且在到达美国后的 60d 内，则应该给予免疫。在确定收养计划时就应该给予两剂甲肝疫苗的首次剂量接种，理想的状态是在被收养人来到之前 2 周或以上。

单抗原疫苗制剂应给予 2 次剂量，按照 0 个月、6～12 个月（Havrix），或者 0 个月、6～18 个月（甲肝纯化灭活疫苗）。如果是甲、乙型肝炎联合疫苗（Twinrix）三次注射是在 0、1、6 个月；另外，还可以选择 4 剂量的免疫接种方案，给药 0 天、7 天和 21～30 天，随后在 12 个月加强 1 次。

11. 乙肝疫苗

适合疫苗接种指征的人群或者希望获得乙肝预防免疫的人群：

行为：性活跃、多性伴者（即在过去半年中有一个以上的性伴侣）；寻求评估或治疗性传播疾病（STD）者；当前或近期的注射吸毒者；男男同性恋。

职业：可能暴露于潜在的感染性血液或其他体液的医护人员和公共安全人员。

医疗：终末期肾病，包括接受血液透析的患者；HIV 感染者和慢性肝病患者。

其他：慢性乙型肝炎病毒感染者的家庭成员及性伴侣；残疾人保障机构的工作人员；去往 HBV 中高度流行国家的国际旅行者（具体国家名单在 http://wwwn. cdc. gov/travel/content diseases. aspx）。

在以下环境中的成年人均推荐乙肝疫苗的接种：性病治疗机构；HIV 检测治疗机构；药物滥用预防和治疗的医疗机构；针对注射吸毒者或男男性行为戒断的机构；惩教机构；终末期肾病慢性血液透析机构；残疾人护理机构。

对于未免疫或未完成免疫的人群提供 3 次剂量的系列乙肝免疫预防。第二次剂量应在第一次的 1 个月后，第三次应在第二次的至少 2 个月后（第一次的至少 4 个月后），如果是甲肝和乙肝的联合疫苗，是在第 0，1，6 个月接种。另外，还可以选择 4 剂量的免疫接种方案，给药 0 天、7 天和 21～30 天，随后在 12 个月加强 1 次。

接受血液透析或者其他免疫抑制条件下的成年人应接受 $40\mu g/ml$ 1 剂（Recombivax HB）三次注射，或者 $20\mu g/ml$（Engerix-B）两次注射的同时，在 0、1、2 个月和 6 个月接受 4 次注射。

12. 在一些特定的条件下，B 型流感嗜血杆菌（Hib）疫苗的应用

在未接受过流感疫苗的以下人群应考虑 Hib 疫苗 1 剂量：镰状细胞病、白血病、艾滋病病毒感染或有脾切除。

13. 免疫功能缺陷

灭活疫苗一般是可以接受的（例如肺炎疫苗、脑膜炎双球菌疫苗、流感疫苗即流行性感冒灭活疫苗）。而活疫苗一般应避免在人免疫缺陷或免疫抑制时应用。具体内容可登陆 http://www.cdc.gov/vaccines/pubs/acip-list.htm。

表 214-1　成人常用疫苗的禁忌证与注意事项

疫苗配方	禁忌证与注意事项
所有疫苗	**禁忌证** 以前对某种疫苗或对某种疫苗组分有严重的变态反应（例如，过敏反应） **注意事项** 中度或重度急性疾病，无论有无伴随发热，都应延期至疾病痊愈再行疫苗接种
破伤风-白喉联合疫苗	**注意事项** 以前接种含有破伤风类毒素疫苗后 6 周内发作吉兰-巴雷综合征。 有以前接种含破伤风类毒素疫苗后发作亚都斯型过敏反应史，应推迟至距最近一次疫苗接种后至少十年再行疫苗接种
破伤风-白喉-百日咳疫苗	**禁忌证** 既往有原因不明的脑病史（如昏迷、长期癫痫），而在 7 天内接种过含百日咳成分的疫苗，例如白喉破伤风无细胞型百日咳疫苗和白喉破伤风全细胞型百日咳疫苗 **注意事项** 以前接种含有破伤风类毒素疫苗后 6 周内发作吉兰-巴雷综合征。 不稳定的神经状况（例如脑血管事件、急性脑病事件）。 接种脑膜炎疫苗后发作亚都斯型过敏反应史，应推迟至距最近一次疫苗接种后至少十年再行疫苗接种。 妊娠期
人乳头瘤病毒疫苗	**禁忌证** 速发性酵母过敏史（宫颈癌疫苗） **注意事项** 如果妇女开始接种疫苗后发现怀孕，剩余剂量接种方案应被推迟至妊娠结束后。如果妊娠期间已经接种则无需干预。 妊娠期应用宫颈癌疫苗的报告体系已经建立。若有妊娠期应用四价人乳头瘤病毒疫苗的情况，患者和卫生保健供应者应该及时上报（电话：800-986-8999）
麻风腮三联疫苗	**禁忌证** 有对于明胶制品[a] 或新霉素速发型过敏反应史。 妊娠期 已知的严重的免疫缺陷（例如血液瘤和实体瘤，化疗，先天免疫缺陷，长期免疫抑制治疗，由于艾滋病病毒感染导致的严重免疫低下） **注意事项** 最近（近 11 个月内）接受含抗体的血液制品
水痘疫苗	**禁忌证** 妊娠期 已知的严重免疫缺陷 有对于胶制品[a] 或新霉素速发型过敏反应史 **注意事项** 最近（近 11 个月内）接收含抗体的血液制品

表 214-1 成人常用疫苗的禁忌证与注意事项（续）

疫苗配方	禁忌证与注意事项
三价注射流感疫苗	**禁忌证** 有对蛋类[b] 速发型过敏反应史 **注意事项** 有接种流感疫苗后 6 周内出现吉兰-巴雷综合征病史 妊娠不是禁忌证或注意事项。建议计划妊娠的妇女在流感季节接种
流感减毒活疫苗	**禁忌证** 有对蛋类[b] 速发型过敏反应史 年龄 50 岁以上者 妊娠期 免疫抑制，包括由药物或艾滋病病毒感染引起的；已知的严重免疫缺陷（例如血液瘤和实体瘤，化疗，先天免疫缺陷，长期免疫抑制治疗，由于艾滋病病毒感染导致的严重免疫低下） 某些慢性病，如糖尿病；慢性肺病（包括哮喘）；慢性心血管疾病（除了高血压）；肾、肝、神经或肌肉、血液学或代谢障碍。 与严重免疫缺陷需要隔离保护的患者密切接触者（例如位于骨髓移植隔离区） 密切接触轻度免疫抑制患者（例如未处于保护环境下的接受化疗或放疗的患者，感染艾滋病病毒者）不是禁忌证或注意事项。 **注意事项** 有接种流感疫苗后 6 周内出现吉兰-巴雷综合征病史
肺炎链球菌多糖	无
甲肝疫苗	**注意事项** 妊娠期
乙肝疫苗	**禁忌证** 速发型酵母过敏史
结合型脑膜炎球菌疫苗	**禁忌证** 年龄 55 岁以上（规定仅限 2 岁至 55 岁人群使用）。 对干燥的天然橡胶（乳胶）或含白喉类毒素疫苗有严重过敏史 **注意事项** 吉兰-巴雷综合征病史
脑膜炎链球菌多糖	**禁忌证** 对干燥的天然橡胶（乳胶）有严重过敏史
带状疱疹疫苗	**禁忌证** 年龄 60 岁以下 妊娠期 有对于胶制品[a] 或新霉素速发型过敏反应史

[a] 对明胶制品或含明胶制品产品有过敏史患者接种麻风腮三联疫苗、水痘疫苗、带状疱疹疫苗应该格外小心使用，可考虑接种前做明胶制品过敏皮试。然而，对此并无明确出版的操作流程。

[b] 关于蛋类过敏者安全接种流感疫苗已有相关出版规定

■ 旅行前的预防接种

旅行免疫接种的三种策略

- *常规免疫*（参阅图 214-1）与旅行计划无关。然而，美国的旅行者应当确保常规预防接种疫苗在有效期内，因为某些疾病（如白喉、破伤风、小儿麻痹症、麻疹）更有可能在除美国以外的地区被感染。

- *需求免疫*（如黄热病疫苗）是被国际法规规定进入某些特定地区时必须接种的。

- *推荐免疫*（如甲型肝炎、伤寒）之所以被推荐是因为旅行者处于日益增长的健康风险中，而这些措施可以给他们提供保护。表 214-2 列举了旅行前需要和建议接种的疫苗。

■ 预防疟疾等虫媒疾病

- 建议在前往疟疾流行地区前进行药物预防及其他预防措施，但是只有少于 50％ 的旅行者遵守了关于疟疾预防的基本建议。

- 药物预防方案包括氯喹、多西环素、阿托伐醌/氯胍和甲氟喹。

- 在美国，90％ 的恶性疟原虫感染病例发生在从非洲或大洋洲回国，或移民自非洲或大洋洲的人群中。

- 了解目的地有助于选择特别的治疗（如：是否有氯喹耐药的恶性疟原虫的出现）以及旅行者的行为和医疗史。

- 个人的防止蚊虫叮咬的保护措施，特别是在黎明和黄昏［如使用含避蚊胺的驱虫剂（25％～50％）、扑灭司林浸泡过的蚊帐，以及检查睡眠处］，可以防止疟疾和其他虫媒疾病（如登革热）。

■ 胃肠道疾病的预防

- 腹泻是导致旅行者生病的直接原因。尽管 20％ 的患者需卧床休息，腹泻仍是一个短暂的自限性疾病。

- 在非洲、中美、南美洲、东南亚等地的部分地区，腹泻的发生率接近每两周 55％。

- 旅行者们应该食用做好的熟食，剥皮或煮熟的水果和蔬菜，瓶装的或煮沸的饮料（也就是说，"煮沸，煮熟，剥皮，否则就不要吃"）。

- 旅行者腹泻的最常见病因是产毒的肠聚集性*大肠杆菌*，虽然*弯曲杆菌*和诺如病毒也常见。

- 旅行者们应当随身携带药品以便自行治疗。
  ◇ 轻至中度的腹泻服用洛哌丁胺和液体即可治愈。

表 214-2 旅行者常用疫苗

疫苗	基本剂量	加强间隔时间
霍乱，口服（CVD103-HgR）	1 剂	6 月
甲肝（Havrix）1440U/ml	2 剂，间隔 6~12 个月，肌内注射	无要求
甲肝（VAQTA，AVAXIM，EPAXAL）	2 剂，间隔 6~12 个月，肌内注射	无要求
甲肝、乙肝联合疫苗（Twinrix）	3 剂，0、1、6~12 月或 0、7、21 天，并在 1 年时进行乙肝加强免疫 1 次，肌内注射	无要求；12 个月（加强一次，快速免疫
乙肝（Engerix B）：快速免疫	3 剂，0、1、2 个月或 0、7、21 天时，并在 1 年时加强免疫 1 次，肌内注射	12 个月时加强一次
乙肝（Engerix B or Recombivax）：标准给药	3 剂，0、1、6 个月时，肌内注射	无要求
免疫球蛋白（甲肝预防）	1 剂，肌内注射	间隔 3~5 个月，决定于初始剂量
日本脑炎（JE-VAX）	3 剂，间隔 1 周，皮下注射	首次加强为 12~18 个月，其后为 4 年
日本脑炎（Ixiaro）	2 剂，间隔 1 月，皮下注射	最佳的加强方案尚未确定
四价脑膜炎双球菌［如 Menimmune（多糖），Menactra，Menveo］	1 剂，皮下注射	>3 年（最佳加强方案尚未确定）
狂犬病（HDCV），人用狂犬疫苗（RVA）或纯化鸡胚细胞疫苗（PCEC）	3 剂，0、7、21 或 28 天，肌内注射	无要求（暴露除外）
伤寒 Ty21a，口服减毒活疫苗（Vivotif）	4 剂，隔天 1 粒胶囊	5 年
伤寒 Vi 荚膜多糖，注射（Typhim，Vi）	1 剂，肌内注射	2 年
黄热病	1 剂，皮下注射	10 年

◇ 中至重度的腹泻服用氟喹诺酮类 3 天为一疗程，或单次双倍剂量服用。

- 在泰国，*弯曲杆菌*对喹诺酮药耐药率较高，故阿奇霉素成为更好的选择。

- 若既无发热又无便血，应加用洛哌丁胺，与抗生素联合用药。

● 碱式水杨酸铋预防腹泻有效率为 60%。对于某些患者（运动员，反复腹泻的旅行者，患有慢性疾病的人），若旅行时间小于 1 个月，每日单剂量的喹诺酮、阿奇霉素或利福昔明有效率在 $75\%\sim90\%$。

■ 其他旅行相关疾病的预防

- 旅行者感染性传播疾病的风险较高，通过使用避孕套可以避免这一感染。
- 避免在南美洲东北部、加勒比海、非洲、东南亚部分地区的淡水湖、溪流或某些河流中游泳或洗澡，以预防血吸虫病。
- 常识性的注意事项可以预防旅行相关的损伤：不要驾驶摩托车或乘坐超载公共交通工具，天黑后不要在发展中国家农村的公路上闲逛，不要过量饮酒。
- 不要赤脚行走，否则会增加感染钩虫病、线虫病和被蛇咬的风险。

■ 妊娠期间旅行

- 妊娠期间最安全的旅行时间是在孕期的 $18\sim24$ 周，这个时候自然流产和早产的风险都很低。
- 妊娠期间进行国际间旅行的相对禁忌证有：流产、早产、宫颈功能不全病史或患有毒血症或其他一般疾病（如心力衰竭、严重贫血）的人。
- 妊娠的整个过程应避免接触高风险区（如要求旅行者接种活病毒疫苗的地区或多药耐药疟疾流行地区）。
- 整个妊娠过程中，疟疾对母亲和胎儿的发病和死亡都有着显著的影响。

■ HIV 感染的旅行者

- HIV 阳性，并伴有 CD4＋ T 淋巴细胞计数降低者，应在出发前向旅游医学专业人员咨询，尤其是那些即将去往发展中国家旅行的人。
- 部分国家常规性地拒绝 HIV 阳性患者长久居住，尽管这些限制并未降低病毒的传播率。
- 确保 HIV 感染者的免疫接种及时有效是非常重要的，因为使用疫苗可以预防的疾病对于这些人来说是极其严重的。
- 疟疾在 AIDS 患者身上表现尤其严重；在感染疟疾时 HIV 病毒负荷倍增，随后 $8\sim9$ 个月下降。

■ 旅行归来的问题

- *腹泻*：旅行者腹泻之后，症状可能会持续存在，因为病原体（如蓝氏贾第鞭毛虫）持续存在，或更多的因为传染后的后遗症如乳糖不耐受或肠易激综合征。甲硝唑试验性治疗蓝氏贾第鞭毛虫病，免乳糖饮食，或者服用几周大剂量亲水胶体的试验（加上乳果糖或 PEG3350 一类的渗透性导泻药）可能会缓解症状。

- **发热**：对于从疟疾流行区归来的发热患者，疟疾应该是首先考虑的诊断。疟疾更容易在非洲感染；登革热在加勒比海和东南亚高发；伤寒发热最容易发生在南亚；立克次氏体发热在南非最为常见。

- *皮肤问题*：在归来的旅行者中，脓皮病，晒伤，昆虫叮咬，皮肤溃疡和皮肤幼虫移行症是最常见的皮肤问题；若皮肤问题持续存在，则考虑皮肤利什曼病、分枝杆菌感染或真菌感染。

更多内容详见 HPIM-18 原文版：Schuchat A, Jackson LA: Immuization Principles and Vaccine Use, Chap. 122, p. 1031; and Keystone JS, Kozarsky PE: Health Recommendations for International Travel, Chap. 132, p. 1042.

第 215 章
心血管疾病的预防

陈红　校　宋俊贤　译

　　心血管疾病已经成为发达国家引起死亡的首要原因，其预防的策略在于控制可改变的动脉粥样硬化危险因素（表 215-1）。通过明确并控制这些危险因素可以降低未来心血管事件的发生率。

表 215-1　公认的动脉粥样硬化危险因素

可改变的危险因素
吸烟
血脂异常（LDL 升高或 HDL 降低）
高血压
糖尿病
肥胖
缺乏运动
不可改变的危险因素
一级亲属中有早发冠心病史（男性年龄＜55 岁，女性＜65 岁）
年龄（男性≥45 岁，女性≥55 岁）
男性

■ 公认的动脉粥样硬化危险因素

吸烟

吸烟增加冠状动脉性心脏病（CHD）的发生率和死亡率。观察性研究显示戒烟能够在数月内使增加的冠状动脉事件风险下降，并使风险在 3～5 年后下降至从未吸烟人群的水平。通常情况下，医生应在问诊结束后询问患者的吸烟情况，必要时应该给予戒烟药物帮助患者戒烟。

血脂异常

LDL-C 升高和 HDL-C 降低均与心血管事件相关（见第 189 章）。血清 LDL-C 水平增加 1mg/dl，CHD 风险将增加 2％～3％；而血清 HDL-C 水平下降 1mg/dl，CHD 风险将增加 3％～4％。ATP Ⅲ 指南建议成人应每 5 年进行一次空腹血脂检查，主要包括总胆固醇、三酰甘油（甘油三酯）、HDL 和 LDL（通过计算或直接测定）。开始进行饮食干预或药物治疗取决于冠状动脉疾病（CAD）的风险和 LDL 水平（表 215-2），对于确诊为 CAD 或等危症的患者（如周围动脉疾病或糖尿病）应给予积极治

表 215-2　不同危险分层患者治疗性生活方式改善（TLC）及药物治疗的　LDL-C 目标值与起始干预值

危险分层	LDL-C 水平，mmol/L（mg/dl）		
	目标值	开始 TLC	开始药物治疗
极高危 ACS，或 CHD 伴有 DM，多个 CRF	＜1.8（＜70）	≥1.8（≥70）	≥1.8（≥70）
高危 CHD 或 CHD 等危症 （10 年心血管病风险 ＞20％） 若 LDL＜2.6（＜100）	＜2.6（＜100） [最佳目标： ＜1.8（＜70）] ＜1.8（＜70）	≥2.6（≥100）	≥2.6（≥100） [＜2.6（＜100）可考 虑处方药物]
中等高危 ≥2 个危险因素（10 年风险 10％～20％）	＜2.6（＜100）	≥3.4（≥130）	≥3.4（≥130） [2.6～3.3（100～129） 可考虑处方药物]
中危 ≥2 个危险因素 （风险＜10％）	＜3.4（＜130）	≥3.4（≥130）	≥4.1（≥160）
低危 0～1 个危险因素	＜4.1（＜160）	≥4.1（≥160）	≥4.9（≥190）

注释：ACS，急性冠状动脉综合征；CHD，冠状动脉性心脏病；DM，糖尿病；CRF，冠状动脉危险因素；LDL，低密度脂蛋白
资料来源：S Grundy et al；Circulation 110：227，2004.

疗。当 LDL 水平超过表 215-2 中目标值的 30mg/dl（0.8mmol/L）时，应开始进行药物治疗。如果在 LDL 控制后三酰甘油水平仍＞200mg/dl（2.6mmol/L），次要治疗目标是将非 HDL 水平（总胆固醇减去 HDL）控制在低于表 215-2 中目标值的 30mg/dl（0.8mmol/L）。对于单纯 HDL 降低的患者，鼓励进行积极的生活方式改善，主要包括戒烟、减轻体重和锻炼。可以考虑对确诊 CAD 的患者应用胆汁酸螯合剂或烟酸以增加 HDL 水平（见第 189 章）。

高血压

收缩压或舒张压超过 115/75mmHg 的"最佳"水平，与心血管疾病风险的增加有关（见第 126 章）；收缩压大于该水平 20mmHg，舒张压大于该水平 10mmHg 使心血管疾病风险增加 2 倍。控制血压升高将减少卒中、充血性心力衰竭及 CHD 事件的风险，其中糖尿病患者血压控制目标为＜140/85mmHg，慢性肾病患者血压的控制目标为＜130/80mmHg。单纯收缩压增高（收缩压≥140mmHg，但舒张压＜90mmHg）的老年患者给予降压治疗后心血管事件的比例也将下降。

降压药物治疗建议参考第 126 章。"高血压前期"患者（收缩压 120～139mmHg 或舒张压 80～89mmHg）应该进行生活方式改善，如富含蔬菜和水果的低脂饮食、超重者减轻体重、增加锻炼和减少酗酒。

糖尿病/胰岛素抵抗/代谢综合征

心血管疾病为糖尿病患者的主要死亡原因（见第 127 章和第 184 章）。糖尿病患者 LDL 水平通常接近平均值，但其 LDL 分子更小、更致密，故更易导致动脉粥样硬化；糖尿病患者的血脂异常主要表现为 HDL 降低和三酰甘油升高。严格控制 2 型糖尿病患者的血糖水平可减少微血管并发症（视网膜病变和肾病），但未显示可降低大血管并发症（CAD 和卒中）。相反，有效控制糖尿病相关危险因素（如血脂异常和高血压）能够减少心血管事件的发生；因此，应对糖尿病患者伴随的心血管危险因素进行积极干预。即使糖尿病患者没有 CAD 症状也应该进行降脂治疗（如他汀类药物），使 LDL＜100mg/dl。

未出现糖尿病的"代谢综合征"人群（胰岛素抵抗、中心性肥胖、高血压、高三酰甘油血症、低 HDL——见第 127 章）发生心血管事件的风险也较高。通过控制饮食、减轻体重，以及增加运动对减少代谢综合征的流行意义重大。

男性/绝经后状态

与同龄的绝经前女性相比，男性的冠心病风险更大，但女性在绝经后风险增大。绝经后妇女进行雌激素替代疗法可降低 LDL 并升高 HDL，并且在观察性研究中发现雌激素替代治疗与冠心病事件减少有关。然而，前瞻性临床研究并未发现这一益处，因此不推荐激素替代疗法用于降低心血管疾病风险，尤其对于老年女性。

■ 最新发现的危险因素

可在没有上述传统危险因素的早发血管疾病患者或明显早发血管疾病家族史的患者中有选择地进行评估。

同型半胱氨酸

血清同型半胱氨酸水平与心血管事件和卒中的风险具有等级相关性。补充叶酸及其他 B 族维生素可降低血清同型半胱氨酸水平，但前瞻性临床研究还未显示这种治疗可降低心血管事件。

炎症

血清炎症因子，如超敏 C 反应蛋白（CRP）与冠心病风险增加相关。CRP 可以预测未来发生心肌梗死的风险和急性冠状动脉综合征预后，它的作用和作为一个独立危险因素在心血管疾病预防中的作用目前正在被明确。

评估其他新发现的危险因素［如脂蛋白（a）、纤维蛋白原］的潜在益处还有待证实，并且目前也存在一定争议。

■ 预防

一级预防的抗血栓治疗

动脉粥样硬化斑块破裂继发血栓形成是急性冠状动脉事件的最常见原因。一级预防试验发现，长期口服小剂量阿司匹林可降低男性首次发生心肌梗死和女性卒中的风险。美国心脏病学会推荐心血管病高危的男性和女性（即根据 Framingham 研究标准，男性 10 年心血管风险≥10%，女性 10 年心血管风险≥20%）应服用阿司匹林（75～160mg/d）。

生活方式干预

鼓励有益身心的锻炼（每日＞30min，中等强度的体力活动）和合理的饮食（低饱和及反式脂肪酸，每周食用 2～3 次鱼类以保证 Ω-3 脂肪酸的足量摄入，平衡热量摄入和能量消耗）。建议适量乙醇摄入（不超过 1～2 次/天）。

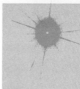

更多内容详见 HPIM-18 原文版：Libby P：The Pathogenesis, Prevention, and Treatment of Atherosclerosis, Chap. 241, p. 1983；Gaziano TA and Gaziano JM：Epidemiology of Cardiovascular Disease, Chap. 225, p. 1811；MartinGJ：Screening and Prevention of Disease, Chap. 4, p. 29.

第 216 章
恶性肿瘤的预防及早期发现

王杉 校 叶颖江 译

医疗照护最重要的功能之一是预防或尽早发现疾病从而使治疗更为有效。肿瘤的所有高危因素至今尚未明确。然而，许多可增加肿瘤风险的因素都可人为控制，表 216-1 列出了这样一些因素。医生每次访视均是倡导和教育健康生活方式的机会。对于普通风险且无症状的人群进行肿瘤筛查是件极复杂的工作。筛查的意义是及早发现疾病使其能获得治愈而非症状出现后再治疗。对于宫颈癌和结肠癌，已显示筛查可挽救生命。而对于其他肿瘤，筛查的意义尚不明确。筛查可带来危害；其来源于筛查试验自身、筛查阳性结果的确证试验，或对筛查疾病的治疗。此外，筛查的假阳性结果可影响生活质量。筛查工具的评价可能有偏倚，有赖于前瞻性随机研究。*领先时间偏倚*发生于当患者被提早诊断但自然病程并未受提早诊断的影响；因此仅延长了主体成为患者的时间，但其寿命并未延长。*病程长度偏倚*发生于筛查出进展缓慢、且还未引起医疗重视的肿瘤。*过度诊断*是病程长度偏倚的一种，被发现的肿瘤并不生长也不影响患者生存时间。*选择偏倚*是筛查试验中面对的现实问题，受

表 216-1 可降低癌症风险的生活方式
戒烟
维持健康的体重；均衡饮食[a]；维持热量平衡
每周至少锻炼 3 次
避免阳光暴晒
避免过量饮酒
安全的性生活，使用避孕套

[a] 未明确定义，目前推荐的是包括每天至少 5 次蔬菜水果，25g 纤维素，<30％来源于脂肪的热卡

试者并不同于普通人群，其可能具有家族史而使患病风险增加，或者志愿者普遍健康意识更高，从而影响筛查结果。

不同组织评估和推荐筛查实践指南所采用的标准不同（见表 216-2），对许多疾病生存资料的缺乏使其未取得一致性。以下四个领域值得注意。

1. *前列腺癌*　前列腺癌患者前列腺特异性抗原（PSA）水平升高，但是有许多被检测出前列腺癌的患者生命并未受到威胁。PSA 筛查并未改善生存。研究者们正努力开发能更有效识别致死性和非致死性前列腺癌的筛查试验（主要是游离与结合 PSA 和 PSA 增长率）。

2. *乳腺癌*　现有研究支持＞50 岁的女性每年应进行乳腺钼靶检查。然而，对于 40～49 岁的女性来说意义甚微。一项研究表明如果妇女从 40 岁开始筛查，其受益在 15 年后方可显现；但是，至于是否需要将筛查时间从 50 岁提前目前尚不清楚。40～49 岁的女性乳腺癌发病率相对较低，但乳腺钼靶检查的假阳性率较高。目前正在改进乳腺癌的筛查试验。

3. *结肠癌*　超过 50 岁后每年查大便潜血试验具有意义。然而，结肠镜检是诊断结直肠癌的金标准，但是价格昂贵，对于无症状的人群并不符合成本效益原则。

4. *肺癌*　对吸烟者进行胸部 X 线片和痰细胞学检查可早期发现更多肺癌患者，但是并未改善被筛查出患者的生存状况。相较于胸部 X 线检查，每 3 年进行一次低剂量螺旋 CT 扫描可使高龄吸烟者的肺癌死亡率降低 20％。然而，96％ 的阳性病例为假阳性，而且总生存率也仅仅提高了 6.7％。

高危人群癌症的预防

■ 乳腺癌

危险因素包括年龄、月经初潮早、未经产的或首次妊娠高龄、体重指数高、30 岁前接受放射线照射、激素替代治疗（HRT）、饮酒、家族史、具有 BRCAI 或 BRCA2 突变、先前乳腺增生病史。乳腺癌的危险因素评估模型已经建立，可预测个体发生乳腺癌的风险情况（参见：*www. cancer. gov/cancertopics/pdq/treatment/breast/ health professional ♯ Section_627*）。

诊断

对于具有乳腺癌家族史的高危妇女，采用 MRI 筛查比乳腺钼靶更为有效。

表 216-2　对无症状正常危险人群的筛查推荐[a]

试验或措施	USPSTF	ACS
乙状结肠镜	成人 50～75 岁：每五年检查一次（"A"）[b] 成人 76～85 岁："C" 成人≥85 岁："D"	成人≥50 岁：每五年检查一次
便潜血试验（FOBT）	成人 50～75 岁：每年检查一次（"A"） 成人 76～85 岁："C" 成人≥85 岁："D"	成人≥50 岁：每年检查一次
结肠镜	成人 50～75 岁：每十年检查一次（"A"） 成人 76～85 岁："C" 成人≥85 岁："D"	成人≥50 岁：每十年检查一次
粪便 DNA 检测	"I"	成人≥50 岁：检测，但间隔尚不确定
粪便免疫化学测定（FIT）	"I"	成人≥50 岁：每年检查一次
结肠 CT 检查	"I"	成人≥50 岁：每五年检查一次
直肠指诊	不推荐	男性≥50 岁，预期寿命大于 10 年；如果是非洲裔美国男性，则≥45 岁，或者其一级亲属中罹患前列腺癌时＜65 岁；如果具有多名亲属罹患前列腺癌时＜65 岁，则≥40 岁；同时每年进行 PSA 检测
前列腺特异性抗原（PSA）	男性＜75 岁："I" 男性≥75 岁："D"	同"直肠指诊"
Pap 试验	女性＜65 岁：首次性接触后 3 年或自 21 岁起，至少每 3 年检测 1 次（"A"） 女性≥65 岁，规律且近期 Pap 试验正常："D" 女性因非肿瘤原因接受全子宫切除："D"	女性＜30 岁：首次性接触后 3 年或自 21 岁起，每年行标准 Pap 试验，隔年行体液检查。 女性 30～70 岁：如果近期三次正常，可每 2～3 年检测一次 女性≥70 岁，过去 10 年无异常 Pap 试验结果，可不再做检测。 女性因非肿瘤原因接受全子宫切除：无需检测
乳房自检	"D"	女性≥20 岁，乳房自检不失为一种筛查方法
乳房门诊检查	女性≥40 岁："I"（作为独立于乳房钼靶检查之外的项目）	女性 20～40 岁：每 3 年检测一次 女性≥40 岁：每年检测

表 216-2 对无症状正常危险人群的筛查推荐[a]（续）

试验或措施	USPSTF	ACS
乳房钼靶检查	女性 40～49 岁，应考虑患者情况，决策因人而异（"C"） 女性 50～74 岁：每 2 年检测一次（"B"） 女性≥75 岁：（"I"）	女性≥40 岁：每年检测
MRI	"I"	女性乳腺癌终身危险＞20%：每年进行 MRI 和乳腺钼靶检查 女性乳腺癌终身危险 15%～20%：讨论后决定是否每年进行 MRI 和乳腺钼靶检查 女性乳腺癌终身危险＜15%：无需每年 MRI 检查
全身皮肤检查	"I"	每月自行检测；医院应将皮肤检查作为常规肿瘤筛查项目

[a] 美国预防服务工作组（USPSTF）、美国癌症学会（ACS）针对普通人群推荐的筛查措施总结。上述推荐适用于特定情况下，不具有危险因素的无症状人群，绝不是取决于年龄与性别。[b] USPSTF 建议的字母定义如下："A"：USPSTF 强烈建议临床医师提供服务于符合条件的患者；"B"：USPSTF 建议临床医生提供服务于符合条件的患者；"C"：USPSTF 不推荐或反对常规提供服务；"D"：USPSTF 不建议对无症状患者常规提供服务；"I"：USPSTF 认为现有证据不足以认定推荐或反对常规提供服务

干预

对于未来 5 年患乳腺癌风险＞1.66% 的妇女，接受他莫昔芬或雷洛昔芬治疗可使其最终患病率降低 50%。对于激素敏感的乳腺癌的辅助治疗，芳香酶抑制剂辅助治疗整体优于他莫昔芬，其中，依西美坦可使高危绝经后妇女患乳腺癌的风险降低 65%。对于具有家族史的妇女应该进行基因 *BRCAI* 和 *BRCA2* 突变的检测，携带此基因突变的妇女患乳腺癌的可能性超过 80%。双侧乳腺预防性切除至少可预防 90% 的乳腺癌发生，与常规的治疗方法相比，双侧乳腺预防性切除是更为彻底预防乳腺癌的措施。此外，对于具有 *BRCAI* 和 *BRCA2* 突变的妇女行双侧卵巢输卵管切除可使卵巢癌和输卵管癌的发生危险减少 96%。

■ 结直肠癌

危险因素包括高饱和脂肪酸、低蔬菜和水果饮食、吸烟、饮酒。炎症性肠病或遗传性疾病如家族性肠息肉（APC 基因突变，常染色

体显性遗传）和遗传性非息肉性大肠癌（DNA 突变与 hMSH2 和 hMLH1 基因修复不匹配）是更强烈但较少见的危险因素。

干预

溃疡性结肠炎和家族性结肠息肉病的患者通常接受全结肠切除术。对于家族性结肠息肉病患者，非甾体抗炎药（NSAIDs）可减少息肉的数量和大小。塞来考昔、舒林酸甚至阿司匹林均具有疗效，其中塞来考昔已被 FDA 批准。补充钙剂可降低腺瘤的复发，但是否可降低结直肠癌的患病风险以及增加生存率尚无定论。妇女健康研究发现，接受激素替代治疗的女性结直肠癌患病风险显著降低，但血栓性疾病和乳腺癌患病率的增加抵消了其获益。对于其他危险人群，目前研究正在评价应用 NSAIDs 伴或不伴表皮生长因子（EGF）受体抑制剂治疗。

■ 肺癌

危险因素包括吸烟、放射线暴露、石棉和氡气暴露。

干预

唯一有效的预防措施是戒烟（详见第 217 章）。NSAIDs 和 EGF 受体抑制剂的作用正在评价。类胡萝卜素、硒、维 A 酸、维生素 E 均无效。

■ 前列腺癌

危险因素包括年龄、家族史以及可能包括食物脂肪摄入。非洲裔美国人发病风险增高。尸体解剖发现在年龄＞70 岁的男性中前列腺癌发病率高达 70%～80%。

干预

对于直肠指检正常且 PSA 水平＜3ng/ml，以及年龄≥55 岁的男性人群，每天服用非那司丁可使前列腺癌发生率降低 25%。非那司丁亦可预防前列腺的良性增生，但有些患者发生性欲下降的不良反应。曾应用非那司丁预防的前列腺癌患者 Gleason 分级比对照组高；然而由于雄激素缺乏，细胞形态可发生改变，所以在雄激素缺乏状态下，Gleason 分级是否是肿瘤侵袭的可靠指标尚未明确。另一种 5α 还原酶抑制剂度他雄胺亦有类似作用。FDA 回顾资料显示这类药物主要减少低分级患者的患癌风险，但是前列腺癌对其的风险尚不明确。目前，每减少 3～4 例低分级癌就相应增加 1 例高分级癌，因此需要更多的随访研究评价预防性治疗后出现的高分级肿瘤和未经过预防性荷尔蒙阻滞剂治疗的肿瘤是否具有相同的侵袭性。

■ 宫颈癌

危险因素包括过早性生活、多个性伴侣、吸烟、感染人乳头瘤病毒（HPV）亚型 16、18、45 和 56。

干预

定期 Pap 试验几乎可发现所有的*宫颈癌前病变*（宫颈上皮内瘤变，CIN）。CIN 如果不经治疗，可发展为原位癌及浸润性宫颈癌。手术切除、冷冻和激光治疗有效率可达 80%。年龄大于 30 岁、先前有 HPV 感染、既往曾因宫颈上皮非典型增生接受过治疗的患者复发率最高。一种包含针对 6、11、16、18 亚型抗原的疫苗（Gardasil）已经显示可 100% 预防这些亚型的 HPV 感染。该疫苗已经被推荐用于 9～16 岁女性，并可预防超过 70% 的宫颈癌，但是对于已经感染过 HPV 的人群疫苗无效。

■ 头颈部肿瘤

危险因素包括吸烟、喝酒、HPV 感染。

干预

口腔黏膜白斑，即口腔黏膜的白色缺损，发生率为 1/1000～2/1000，其中 2%～3% 可发生头颈部癌症。30%～40% 的患者口腔黏膜白斑可自行消退。维 A 酸治疗（13-顺视磺酸）可增加白斑自行消退的概率。维生素 A 可使约 50% 的患者获得完全缓解。但是，对于已经确诊头颈部癌症并接受局部治疗的患者中，维 A 酸并未能取得相同的疗效。发生第二肿瘤是头颈部癌症的常见特征，初步研究显示，维 A 酸可预防第二肿瘤的发生。然而，后期大量的随机研究并未证实这一点。维 A 酸联合 NSAIDs 及 EGF 受体抑制剂的治疗仍处于研究阶段。

患者的早发现教育

患者可被指导以发现癌症早期的预警信号。美国癌症学会给出了 7 个主要的癌症预警症状。

- 排便或排尿习惯的改变
- 溃疡不愈
- 异常的出血或流脓
- 乳房或身体其他部位的包块
- 慢性消化不良或吞咽困难
- 疣或痣发生明显改变
- 持续的咳嗽或声嘶

更多内容详见 HPIM-18 原文版：Crosswell JM，Brawley OW，Kramer BS：Prevention and Early Detection of Cancer，Chap. 82，p. 655.

第 217 章
戒　烟

许俊堂　校　王岚　译

在美国，每年有超过 400 000 人死于吸烟，占全国死亡的 1/5。除非戒烟，否则近 40％的吸烟者最终将早逝；吸烟可导致的主要疾病见表 217-1。

临床思路　尼古丁成瘾

医师面对所有的患者，均应询问其是否吸烟，既往的戒烟经历，以及现在是否具有戒烟的意愿。对于无意愿戒烟的患者，应鼓励及推动他们戒烟。医师需告知患者吸烟是影响健康的重要因素，且传递的内容需清晰、鲜明及个体化。与患者协商决定自会面起数周内开始戒烟的日期，医疗机构人员需在拟定戒烟当日对患者进行随访接触。将戒烟辅助付诸实践需对医疗服务体制做出改变，一些简单的改变包括：

- 对患者调查问卷上增加关于吸烟和戒烟意愿的问题。
- 将询问患者是否吸烟纳为医疗机构人员初始接诊采集生命体征时的工作内容。
- 在医疗病历记录下吸烟为其健康问题。
- 自戒烟之日起自动对患者进行随访。

治疗　尼古丁成瘾

- 临床操作指南中建议了多种药物与非药物的干预措施辅助戒烟（表 217-2）。
- 现已有多种尼古丁替代产品，包括非处方的尼古丁贴剂、咀嚼胶和口含片，以及需开具处方的尼古丁口鼻吸入剂；这类产品可使用 3～6 个月，随着其使用剂量递减，而逐渐控制烟瘾。

表 217-1　吸烟者患病的相对风险

疾病或状态	吸烟者	
	男性	女性
冠状动脉性心脏病		
35～64 岁	2.8	3.1
≥65 岁	1.5	1.6
脑血管病		
35～64 岁	3.3	4
≥65 岁	1.6	1.5
主动脉瘤	6.2	7.1
慢性呼吸道阻塞	10.6	13.1
癌症		
肺癌	23.3	12.7
喉癌	14.6	13
唇癌、口腔癌、咽部癌	10.9	5.1
食管癌	6.8	7.8
膀胱癌，其他泌尿器官癌	3.3	2.2
肾癌	2.7	1.3
胰腺癌	2.3	2.3
胃癌	2	1.4
宫颈癌		1.6
急性髓系白血病	1.4	1.4
婴儿猝死综合征		2.3
新生儿呼吸窘迫综合征		1.3
低出生体重儿		1.8

- 已经证实有效的处方药物包括：抗抑郁药如安非他酮（300mg/d，分次服用，可使用长达 6 个月）以及伐尼克兰，为尼古丁乙酰胆碱受体部分激动剂（初始剂量 0.5mg 每日 1 次，第 8 日加量为 1mg 每日 2 次；可使用长达 6 个月）。此类药物对于既往曾有抑郁症状的患者更为有效。
- 可乐定或去甲替林可用于一线药物治疗失败的患者。
- 当前推荐是给予药物性治疗，多为尼古丁替代疗法或伐尼克兰，可适用于全部有意愿的戒断者，同时将提供咨询辅导及其他支持作为戒断治疗的一部分。

■ 预防

约 90% 的吸烟者在青春期开始吸烟，因此需及早展开预防行动，最好在初中阶段就开始。接触青少年的医生应时刻留心此问题，筛查

表 217-2　临床操作指南

医生行动内容
询问：每次访视均系统地筛查吸烟者
建议：极力主张所有吸烟者戒烟
确认有戒烟意愿的吸烟者
协助戒烟中的患者
安排随访接触

有效的药物干预[a]
一线治疗
　尼古丁咀嚼胶（1.5）
　尼古丁贴剂（1.9）
　尼古丁鼻喷剂（2.7）
　尼古丁吸入剂（2.5）
　尼古丁口含片（2.0）
　苯丙胺（2.1）
　伐尼克兰（2.7）
二线治疗
　可乐定（2.1）
　去甲替林（3.2）

其他有效干预措施[a]
医生或其他医疗人员辅导（10min）（1.3）
强化戒烟方案（咨询与辅导至少 4～7 次，每次 20～30min，持续至少 2 周，最优为 8 周）（2.3）
基于临床的吸烟状态评价系统（3.1）
非临床人员辅导，以及来自家庭和朋友的社会支持
电话辅导（1.2）

[a] 括弧内的数值为施行干预措施相较未干预者成功戒烟比值

吸烟者，对其再三强调大部分青少年及成人并不吸烟的事实，并阐释任何类型的烟草均可成瘾及危害健康。

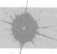

更多内容详见 HPIM-18 原文版：Burns DM：Nicotine Addiction, Chap. 395, p. 3560.

第 218 章
女性健康

郭丹杰　校　张静　译

　　两性中最常见的死亡原因是心血管疾病与癌症，其中，肺癌是

导致癌症死亡的第一杀手。但仅针对女性而言，首要导致癌症死亡的却是乳腺癌。然而，人们对此普遍认识不足。因此，对于乳腺癌的各种可控性的危险因素也关注不足，包括血脂异常、高血压及吸烟等。此外，在美国，由于女性平均寿命较男性平均寿命长 5.1 年，因此许多年龄相关性疾病（如高血压、阿尔茨海默病等）的疾病负担主要集中在女性。关于围绝经期及绝经后激素替代治疗的内容详见第 186 章。

健康与疾病的性别差异

■ 阿尔茨海默病（另可参阅第 194 章）

女性遭受阿尔茨海默病（Alzheimer disease，AD）侵袭的人数近乎是男性的 2 倍之多，其一是由于老龄女性人口多于男性，其二是颅脑体积、结构和功能组织存在性别差异。绝经后的激素替代治疗将可能损害女性的认知功能，并使之罹患阿尔茨海默病。

■ 冠心病（另可参阅第 128～130 章）

女性冠心病（coronary heart disease，CHD）的临床表现与男性不同，其发病年龄一般较男性晚 10～15 年，但更容易伴有合并症（如高血压、充血性心力衰竭及糖尿病）。女性 CHD 患者症状常不典型，可表现为恶心、呕吐、消化不良和上背部疼痛等。临床医师因此较少对女性胸痛患者作出 CHD 的诊断，以及进行心脏诊疗性操作。女性与男性具有相同的 CHD 传统危险因素，但女性对可控危险因素接受的干预措施较男性少。女性绝经后或卵巢切除术后，CHD 的发病率显著增加，表明内源性雌激素具有心脏保护作用。然而，在妇女健康倡议（Women's Health Initiative，WHI）及其他随机对照试验中，绝经后女性应用激素替代治疗并未能表现出心脏保护作用，联合孕激素治疗反而伴随心血管事件的增加。目前，对于内源性与外源性雌激素出现如此矛盾效应的原因知之甚少，可能与女性阶段性雌激素缺乏后，再暴露于高雌激素水平而形成的负效应相关。

■ 糖尿病（另可参阅第 184 章）

2 型糖尿病（diabetes mellitus，DM）在男女性中的发病率相当。多囊卵巢综合征及妊娠期糖尿病常见于绝经前女性，二者均使患者罹患 2 型 DM 的风险增加。另外，绝经前女性若患有 DM，其发生 CHD 的风险将与男性相当。

■ 高血压（另可参阅第 126 章）

高血压是一种年龄相关性疾病，在 60 岁以后，女性患病较男性更为多见。降压药物对男性与女性患者同样有效，但是药物不良反应更多发生于女性。

■ 自身免疫病（另可参阅第 169 章）

大多数自身免疫病更常见于女性，包括自身免疫性甲状腺疾病、自身免疫性肝病、系统性红斑狼疮、类风湿关节炎、硬皮病、多发性硬化及特发性血小板减少性紫癜。目前仍不清楚上述疾病出现性别差异的具体机制。

■ HIV 感染（另可参阅第 114 章）

与 HIV 高危感染的异性伴侣性接触是导致 HIV 传播增长最快的途径。女性相较于男性更容易遭受 HIV 感染，同时女性 HIV 患者 CD4 细胞计数较男性下降更快。其他性传播疾病，如衣原体感染和淋病等，是导致女性不孕的重要原因；乳头瘤病毒感染则使女性更易罹患宫颈癌。

■ 肥胖（另可参阅第 183 章）

女性肥胖的发生率高于男性，部分是由于女性特殊的危险因素——妊娠和绝经。身体脂肪分布也存在性别差异，女性多在臀部和大腿，而男性则在腹部及上半身（呈中心型肥胖）。中心型肥胖者发生代谢综合征、糖尿病及心血管疾病的风险更高。肥胖将增加女性绝经后乳腺癌及子宫内膜癌的发生风险，其部分原因是脂肪组织内雄激素可芳构化成雌酮。

■ 骨质疏松症（另可参阅第 188 章）

相较于同龄的男性，绝经后女性发生骨质疏松症更为普遍。这是由于男性在青年期积存的骨量更多，而骨量丢失又比女性缓慢；尤其在 50 岁以后，绝经后女性将出现骨丢失加速。此外，男女钙摄入、维生素 D 及雌激素水平不同，均是影响性别间骨形成及骨丢失差异的因素。相当大部分生活在北半球的老年女性都存在维生素 D 缺乏。骨质疏松性髋部骨折是老年女性致残的主要原因，亦是导致死亡的重要原因。

■ 药理学

整体而言，相对于男性，女性体重较轻，器官体积较小，体脂比例较高但体内水分总量较低。女性性腺激素、月经周期及妊娠均可影响其药物代谢及作用。另外,女性相较于男性服用更多的药物,包括各类非处方及保健品。由于使用更多的药物,结合其生物学差异,而致使女性药物不良反应报告更为频繁。

■ 心理疾病 (另可参阅第 208 章及第 210 章)

抑郁、焦虑及进食障碍 (神经性贪食症或神经性厌食症) 在女性中更为常见。妊娠期女性抑郁的发生率为 10%,而绝经后女性为 $10\% \sim 15\%$。

■ 睡眠障碍 (另可参阅第 62 章)

睡眠中,女性慢波活动增多,δ波活动时相不同于男性,且睡眠纺锤波数量更多。相较于男性,女性更少发生睡眠呼吸暂停,这可能与体内雄激素水平较低相关。

■ 酗酒与烟草依赖 (另可参阅第 211 章及第 217 章)

药物滥用更多见于男性。然而,相较于男性,女性酗酒者更不易被发现,且更少地寻求外界帮助。当女性决定戒酒时,将更多地选择求助于医师。尽管女性酗酒者摄入的乙醇量少于男性,但其承受乙醇损害的程度与男性相当。酗酒还使女性面临其特有的风险,即对生育和胎儿产生不利影响 (胎儿酒精中毒综合征)。另外,即使适度饮酒,也将增加女性罹患乳腺癌、高血压及卒中的风险。男性吸烟者虽多于女性,但是其戒烟比例增长更为迅速。吸烟对肺部疾病 (COPD 及肿瘤) 的影响在女性中更为显著。

■ 针对女性的暴力行为

家庭暴力是造成女性受伤的最常见原因。除了外在明显的创伤痕迹,还可能表现为慢性腹痛、头痛、药物滥用及进食障碍。性侵犯是女性最常遭受到的罪行之一 (美国数据显示其国内约 1/5 的女性曾遭受性侵犯),且施暴者更多是配偶、前配偶或者熟识的人,而并非陌生人。

更多内容详见 HPIM-18 原文版:Dunaif A:Women's Health, Chap. 6, p. 50.

第十七篇　药物不良反应

第219章
药物不良反应

冯婉玉　校　张昊　译

药物不良反应是临床中最常见的问题，也是导致患者住院的常见原因。其中，接受多种药物治疗的患者最为多见，其原因如下：

- 自己错误服用药物（老年人中非常普遍）；
- 药物效应超过预期（如：阿司匹林和华法林）；
- 细胞毒性反应（如对乙酰氨基酚引起肝细胞坏死）；
- 免疫机制（如：奎尼丁引起血小板减少、肼屈嗪诱导系统性红斑狼疮）；
- 遗传性获得性酶缺陷（如磷酸伯氨喹引起G6PD缺乏患者发生溶血性贫血）；
- 特异性反应（如氯霉素诱发再生障碍性贫血）。

识别

临床病史极其重要，实践中需关注如下情况：

- 非处方药或外用制剂也可能是导致不良反应的原因
- 既往对相同药物的反应
- 用药与发生临床症状之间的时间联系
- 停药或减量时临床表现可获得缓解
- 审慎调整用药后临床表现反复发生（对于轻度不良反应者）
- 孕见情形：①生化异常：如红细胞G6PD缺乏而导致药物诱导的溶血性贫血；②粒细胞缺乏、血小板减少、溶血性贫血患者出现异常血清抗体。

表219-1列出了部分药物的常见不良反应（并未包含完整及详尽信息）。

表 219-1　药物不良反应的临床表现

多系统表现	
过敏反应	**血管性水肿**
头孢菌素类	ACE 抑制剂

表 219-1　药物不良反应的临床表现（续）

右旋糖酐	**药物诱发红斑狼疮**
胰岛素	头孢菌素类
碘化剂或造影剂	肼屈嗪
利多卡因	碘剂
青霉素类	异烟肼
普鲁卡因	甲基多巴
苯妥英	**高热**
普鲁卡因胺	抗精神病药
奎尼丁	**血清病**
磺胺类	阿司匹林
硫脲嘧啶	青霉素
发热	丙硫氧嘧啶
对氨基水杨酸	磺胺类
两性霉素 B	
抗组胺药	
青霉素	

内分泌表现

肾上腺皮质功能减退	胍乙啶
白消安	锂剂
酮康唑	大多数抗精神病药
泌乳（也可以引起闭经）	甲基多巴
甲基多巴	口服避孕药
吩噻嗪类	镇静剂
三环类抗抑郁药	**甲状腺功能紊乱**
男性乳房女性化	乙酰唑胺
钙通道阻滞剂	胺碘酮
洋地黄	氯磺丙脲
雌激素类	氯贝丁酯（安妥明）
灰黄霉素	考来替泊和烟酸
异烟肼	金盐
甲基多巴	碘剂
苯妥英	锂剂
螺内酯	口服避孕药
睾酮	吩噻嗪类
性功能障碍	保泰松
β受体阻滞剂	苯妥英
可乐定	磺胺类
利尿剂	甲苯磺丁脲

代谢异常表现

高胆红素血症	**低血糖症**
利福平	胰岛素
高钙血症	口服降糖药
可吸收碱的抗酸剂	奎宁
噻嗪类利尿剂	
维生素 D	

表 219-1 药物不良反应的临床表现（续）

高血糖	高钾血症
氯噻酮	ACE 抑制剂
二氮嗪	阿米洛利
恩卡尼	细胞毒药物
依他尼酸（利尿酸）	洋地黄过量
呋塞米	肝素
糖皮质激素	锂剂
生长激素	利尿酸
钾制剂包括食盐替代品	呋塞米
含钾盐的药物	静脉营养液
螺内酯	噻嗪类利尿剂
琥珀酰胆碱	**低钠血症**
氨苯蝶啶	1. 稀释性
低钾血症	卡马西平
碱诱导的碱中毒	氯磺丙脲
两性霉素 B	环磷酰胺
利尿剂	利尿剂
庆大霉素	长春新碱
胰岛素	2. 盐消耗
泻药滥用	利尿剂
盐皮质激素，部分糖皮质激素	灌肠剂
渗透性利尿剂	甘露醇
拟交感神经药	**代谢性酸中毒**
四环素类	乙酰唑胺
茶碱	三聚乙醛
维生素 B_{12}	水杨酸盐
高尿酸血症	螺内酯
阿司匹林	
细胞毒药物	
口服避孕药	
噻嗪类利尿剂	

皮肤表现

痤疮	结节性红斑
合成及雄激素类固醇	口服避孕药
溴化物	青霉素类
糖皮质激素	磺胺类
碘剂	**剥脱性皮炎**
异烟肼	巴比妥类
口服避孕药	金盐
脱发	青霉素类
细胞毒药物	保泰松
乙硫异烟胺	苯妥英
肝素	奎尼丁
口服避孕药（停药效应）	磺胺类
湿疹	
卡托普利	

表 219-1   药物不良反应的临床表现（续）

乳膏和洗液	**固定性药疹**
羊毛脂	巴比妥类
外用抗组胺药	卡托普利
外用抗菌剂	保泰松
外用局麻药	奎宁
多形性红斑或 Stevens-Johnson 综合征	水杨酸盐类
巴比妥类	磺胺类
氯磺丙脲	**色素沉着**
可待因	博莱霉素
青霉素	白消安
保泰松	阿司匹林
苯妥英	糖皮质激素
氯喹和其他抗疟药	**皮疹（非特异性）**
促肾上腺皮质激素	别嘌呤醇
环磷酰胺	氨苄西林
金盐	巴比妥类
维生素 A 过量	吲达帕胺
口服避孕药	甲基多巴
吩噻嗪类	苯妥英
苔藓样皮疹	**皮肤坏死**
对氨基水杨酸	华法林
抗疟药	**中毒性表皮坏死溶解症（大疱性）**
氯磺丙脲	别嘌呤醇
金盐	巴比妥类
甲基多巴	溴化物
吩噻嗪类	碘剂
光照性皮炎	萘啶酸
卡托普利	青霉素类
氯氮卓	保泰松
呋塞米	苯妥英
灰黄霉素	磺胺类
萘啶酸	**荨麻疹**
口服避孕药	阿司匹林
吩噻嗪类	巴比妥类
磺胺类	卡托普利
磺酰脲类	依那普利
四环素类，尤其是去甲金霉素	青霉素类
噻嗪类利尿剂	磺胺类
紫癜（另参见血小板减少症）	
别嘌呤醇	
氨苄西林	
水杨酸盐类	
磺胺类	
砜类	
四环素类	
噻嗪类利尿剂	

表 219-1　药物不良反应的临床表现（续）

血液系统表现

粒细胞缺乏症（另参见全血细胞减少）	凝血异常/凝血酶减少
卡托普利	头孢孟多
卡比马唑	头孢哌酮
氯霉素	拉氧头孢
细胞毒药物	**嗜酸性粒细胞增多**
金盐	对氨基水杨酸
吲哚美辛	氯磺丙脲
甲巯咪唑	依托红霉素
羟基保泰松	丙咪嗪
吩噻嗪类	L-色氨酸
保泰松	氨甲蝶呤
丙硫氧嘧啶	呋喃妥因
磺胺类	甲基苄肼
甲苯磺丁脲	磺胺类
三环类抗抑郁药	细胞毒药物
溶血性贫血	金盐
对氨基水杨酸	美芬妥因
头孢菌素类	保泰松
氯丙嗪	苯妥英
氨苯砜	奎纳克林
胰岛素	磺胺类药物
异烟肼	三甲双酮
左旋多巴	齐多夫定（AZT）
甲灭酸	**单纯红细胞再生障碍性贫血**
美法仑	硫唑嘌呤
甲基多巴	氯磺丙脲
青霉素类	异烟肼
非那西丁	苯妥英
普鲁卡因胺	**血小板减少（另参见全血细胞减少）**
奎宁丁	乙酰唑胺
利福平	阿司匹林
磺胺类	卡马西平
G6PD 缺乏的溶血性贫血	羧苄西林
见表 68-3	氯磺丙脲
白细胞增多	氯噻酮
糖皮质激素	呋塞米
锂剂	金盐
淋巴结病	肝素
苯妥英	吲哚美辛
扑米酮	异烟肼
巨幼细胞性贫血	甲基多巴
叶酸拮抗剂	拉氧头孢
氧化亚氮	保泰松
口服避孕药	苯妥英和其他乙内酰脲

表 219-1　药物不良反应的临床表现（续）

苯巴比妥	奎尼丁
苯妥英钠	奎宁
扑米酮	噻嗪类利尿剂
氨苯蝶啶	替卡西林
三甲氧苄氨嘧啶	

全血细胞减少（再生障碍性贫血）

卡马西平

氯霉素

心血管系统表现

心绞痛加重	**心律失常**
α 受体阻滞剂	多柔比星
β 受体阻滞剂的停药效应	抗心律失常药
麦角胺	阿托品
甲状腺素过量	抗胆碱酯酶
肼屈嗪	β 受体阻滞剂
二甲麦角新碱	洋地黄
米诺地尔	吐根碱
硝苯地平	锂剂
缩宫素	吩噻嗪类
抗利尿激素	拟交感神经药
甲状腺激素	利尿剂
三环类抗抑郁药	左旋多巴
维拉帕米	吗啡
房室传导阻滞	硝酸甘油
可乐定	吩噻嗪
甲基多巴	鱼精蛋白
维拉帕米	奎尼丁
心肌病	**高血压**
阿霉素	可乐定的停用效应
柔红霉素	促肾上腺皮质激素
吐根碱	环孢素
锂剂	糖皮质激素
吩噻嗪类	拟交感神经作用的单胺氧化酶抑制剂
磺胺类	非甾体抗炎药
拟交感神经药	口服避孕药
液体潴留或充血性心力衰竭	拟交感神经药
β 受体阻滞剂	拟交感神经作用的三环类抗抑郁药
钙通道阻滞剂	**心包炎**
雌激素	吐根碱
吲哚美辛	肼屈嗪
甘露醇	二甲麦角新碱
米诺地尔	普鲁卡因胺
保泰松	**血栓栓塞**
类固醇	口服避孕药
低血压	
钙通道阻滞剂	

表 219-1 药物不良反应的临床表现（续）

含枸橼酸盐的血

呼吸系统表现

呼吸道阻塞	肺浸润
β受体阻滞剂	阿昔洛韦
头孢菌素类	胺碘酮
胆碱能药	硫唑嘌呤
非甾体抗炎药	博莱霉素
青霉素类	白消安
喷他佐辛（镇痛新）	卡莫司汀（BCNU）
链霉素	苯丁酸氮芥
酒石黄（黄色药物）	环磷酰胺
咳嗽	美法仑
血管紧张素转化酶抑制剂	氨甲蝶呤
肺水肿	二甲麦角新碱
造影剂	丝裂霉素 C
海洛因	呋喃妥因
美沙酮	甲基苄肼
丙氧酚	磺胺类

消化系统表现

胆汁淤积性黄疸	弥漫性肝损伤
合成类固醇	对乙酰氨基酚（扑热息痛）
雄激素	别嘌呤醇
氯磺丙脲	对氨基水杨酸
依托红霉素	氨苯砜
金盐	依托红霉素
甲巯咪唑	乙硫异烟胺
丙戊酸钠	格列本脲
磺胺类	氟烷
四环素类	异烟肼
维拉帕米	酮康唑
齐多夫定（AZT）	甲巯咪唑
呋喃妥因	氨甲蝶呤
口服避孕药	甲氧氟烷
吩噻嗪类	甲基多巴
便秘或肠梗阻	单胺氧化酶抑制剂
氢氧化铝	烟酸
硫酸钡	硝苯地平
碳酸钙	呋喃妥因
硫酸盐铁	苯妥英
铁离子交换树脂	丙氧芬
阿片类	丙硫氧嘧啶
吩噻嗪类	马洛芬
三环类抗抑郁药	利福平
维拉帕米	水杨酸盐类

表 219-1　药物不良反应的临床表现（续）

腹泻或结肠炎	**口腔环境**
抗生素（广谱）	1. 齿龈增生
秋水仙碱	钙通道阻滞剂
洋地黄	环孢素
抗酸药中的镁	苯妥英
甲基多巴	2. 唾液腺肿胀
肠道溃疡	溴苄铵
固体氯化钾配置品	可乐定
吸收障碍	胍乙啶
对氨基水杨酸	碘剂
抗生素（广谱）	保泰松
考来烯胺	3. 味觉障碍
秋水仙碱	双胍类
考来替泊	卡托普利
细胞毒药物	灰黄霉素
新霉素	锂剂
苯巴比妥	甲硝唑
苯妥英	青霉胺
恶心或呕吐	利福平
洋地黄	4. 溃疡
雌激素	阿司匹林
硫酸亚铁	细胞毒药物
左旋多巴	甲紫（龙胆紫）
阿片类	异丙肾上腺素（舌下含服法）
氯化钾	胰酶
四环素类	
茶碱	
胰腺炎	
硫唑嘌呤	
依他尼酸（利尿酸）	
呋塞米	
糖皮质激素	
阿片类	
口服避孕药	
磺胺类	
噻嗪类利尿剂	
消化性溃疡或出血	
阿司匹林	
利尿酸	
糖皮质激素	
非甾体抗炎药	

泌尿系统表现

膀胱功能障碍	**肾病综合征**
抗胆碱能药物	卡托普利

表 219-1　药物不良反应的临床表现（续）

丙吡胺	金盐
单胺氧化酶抑制剂	青霉胺
三环类抗抑郁药	苯茚二酮
结石	丙磺舒
乙酰唑胺	**阻塞性尿路病**
维生素 D	肾外：二甲麦角新碱
浓缩功能不良性多尿（或肾源性尿崩症）	肾内：细胞毒药物
	肾功能不全
地美环素	环孢素
锂剂	非甾体抗炎药
甲氧氟烷	氨苯蝶啶
维生素 D	**肾小管酸中毒**
出血性膀胱炎	乙酰唑胺
环磷酰胺	两性霉素 B
间质性肾炎	四环素类降解产物
别嘌呤醇	**肾小管坏死**
呋塞米	氨基糖苷类
青霉素，尤其是甲氧苯青霉素	两性霉素 B
苯茚二酮	黏菌素
磺胺类	环孢素
噻嗪类利尿剂	甲氧氟烷
肾病	多黏菌素类
止痛剂（如非那西汀）	放射性碘造影剂
	磺胺类
	四环素类

神经系统表现

肌无力恶化	**头痛**
氨基糖苷类	麦角胺（停药效应）
多黏菌素类	硝酸甘油
锥体外系反应	肼屈嗪
丁酰苯，如氟哌啶醇	吲哚美辛
丙吡胺	**周围神经病变**
乙胺丁醇	胺碘酮
乙硫异烟胺	氯霉素
苯乙哌啶酮	氯喹
肼屈嗪	氯磺丙脲
异烟肼	安妥明
左旋多巴	地美环素
甲基多巴	维生素 A 过量
二甲麦角新碱	口服避孕药
甲氧氯普胺	四环素类
甲硝唑	**病性发作**
萘啶酸	苯丙胺类
呋喃妥因	兴奋剂

表 219-1 药物不良反应的临床表现 (续)

口服避孕药	异烟肼
吩噻嗪类	利多卡因
苯妥英	锂剂
多黏菌素、黏菌素	萘啶酸
甲基苄肼	青霉素类
链霉素	吩噻嗪类
甲苯磺丁脲	毒扁豆碱
三环类抗抑郁药	茶碱
长春新碱	三环类抗抑郁药
假性脑瘤 (或颅内高压)	长春新碱
胺碘酮	**卒中**
糖皮质激素、盐皮质激素	口服避孕药

眼部表现

白内障	**青光眼**
白消安	散瞳剂
苯丁酸氮芥	拟交感神经药
糖皮质激素	**视神经炎**
吩噻嗪类	对氨基水杨酸
色觉转变	氯霉素
巴比妥类	乙胺丁醇
洋地黄	异烟肼
安眠酮	青霉胺
链霉素	吩噻嗪类
噻嗪类利尿剂	保泰松
角膜水肿	奎宁
口服避孕药	链霉素
角膜混浊	**视网膜病**
氯喹	氯喹
吲哚美辛	吩噻嗪类
维生素 D	

耳部表现

耳聋	呋塞米
氨基糖苷类	去甲替林
阿司匹林	奎宁
博莱霉素	**前庭疾病**
氯喹	氨基糖苷类
红霉素	奎宁
依他尼酸 (利尿酸)	

骨骼肌肉表现

骨病	氯喹
1. 骨质疏松	安妥明
糖皮质激素	糖皮质激素
肝素	口服避孕药

表 219-1　药物不良反应的临床表现（续）

2. 骨软化	肌炎
氢氧化铝	吉非罗齐
抗惊厥药	洛伐他汀
苯乙哌啶酮	
肌病或肌痛	
两性霉素 B	

精神系统表现

躁狂或混乱状态	**幻觉状态**
金刚烷胺	金刚烷胺
氨茶碱	β 受体阻滞剂
抗胆碱能药	左旋多巴
抗抑郁药	哌替啶
西咪替丁	麻醉剂
洋地黄	喷他佐辛
糖皮质激素	三环类抗抑郁药
异烟肼	**轻度躁狂、躁狂或兴奋反应**
左旋多巴	糖皮质激素
甲基多巴	左旋多巴
青霉素类	单胺氧化酶抑制剂
吩噻嗪类	拟交感神经药
镇痛药和安眠药	三环类抗抑郁药
抑郁	**精神分裂症样或妄想狂的反应**
苯丙胺停药	苯丙胺
β 受体阻滞剂	溴化物
中枢性降压药（利舍平、甲基多	糖皮质激素
巴、可乐定）	左旋多巴
糖皮质激素	麦角酸
左旋多巴	单胺氧化酶抑制剂
困倦	三环类抗抑郁药
抗组胺药	**睡眠障碍**
抗焦虑药	食欲抑制剂
可乐定	左旋多巴
大多数镇静剂	单胺氧化酶抑制剂
甲基多巴	拟交感神经药
三环类抗抑郁药	

数据来源：*Adapted from AJJ Wood：HPIM-15，pp.432-436.*

更多内容详见原文版：Roden DM：Principles of Clinical Pharmacology, Chap. 5, p. 33, in HPIM-18; Wood AJJ: Adverse Reactions to Drugs, Chap. 71, p. 430, in HPIM-15.

第十八篇 实验室参考值

第220章
临床重要的实验室数值

王辉 校 夏长胜 译

前言

在本章的撰写过程中，作者考虑到现况国际单位（SI）被大多数国家和一些医学期刊所应用。然而，也有临床实验室依旧采用"传统单位"。因此，本章同时列出两种系统的参考数值。

本章中所提及的大部分检测分析结果的参考区间，仅供作为一般性指导，而非绝对正常值。由于方法学、分析试剂和标本采集方法的差异，可能造成临床实验室之间参考值不同。因此，出于诊断与处置患者的目的时，应当使用进行相关检测项目的实验室所提供的参考数值区间来阐释检测结果。

实验室检测参考值

（表 220-1 至表 220-5）

表 220-1　血液学及血凝分析

检测	标本	国际单位	传统单位
活化凝血时间	全血	$70\sim180s$	$70\sim180s$
活化蛋白 C 抵抗（V 因子 Leiden 突变）	血浆	不适用	比值>2.1
ADAMTS13 活性	血浆	$\geqslant0.67$	$\geqslant67\%$
ADAMTS13 抑制物活性	血浆	不适用	$\leqslant0.4U$
ADAMTS13 抗体	血浆	不适用	$\leqslant18U$
α_2-抗纤溶酶	血浆	$0.87\sim1.55$	$87\%\sim155\%$
抗磷脂抗体			
狼疮抗凝物质筛查（PTT-LA）	血浆	阴性	阴性
血小板中和试验	血浆	阴性	阴性
稀释的蝰蛇毒筛查	血浆	阴性	阴性

表 220-1　血液学及血凝分析（续）

检测	标本	国际单位	传统单位
抗心磷脂抗体	血清		
IgG		0~15 任意单位	0~15GPL
IgM		0~15 任意单位	0~15MPL
抗凝血酶Ⅲ	血浆		
抗原		220~390mg/L	22~39mg/dl
活性		0.7~1.30U/L	70%~130%
抗 Xa 检测（肝素测定）	血浆		
普通肝素		0.3~0.7kIU/L	0.3~0.7kIU/L
低分子肝素		0.5~1.0kIU/L	0.5~1.0IU/ml
达那肝素（Orgaran）		0.5~0.8kIU/L	0.5~0.8IU/ml
自身溶血试验	全血	0.004~0.045	0.4%~4.50%
葡萄糖诱导的自身溶血试验	全血	0.003~0.007	0.3%~0.7%
出血时间（成人）		<7.1min	<7.1min
骨髓：见表 220-8			
血块收缩	全血	0.50~1.00/2h	50%~100%/2h
冷（沉淀）纤维蛋白原	血浆	阴性	阴性
D-二聚体	血浆	220~740ng/ml FEU	220~740ng/ml FEU
血细胞分类计数	全血		
相对计数			
中性粒细胞		0.40~0.70	40%~70%
杆状中性粒细胞		0.0~0.05	0%~5%
淋巴细胞		0.20~0.50	20%~50%
单核细胞		0.04~0.08	4%~8%
嗜酸性粒细胞		0.0~0.6	0%~6%
嗜碱性粒细胞		0.0~0.02	0%~2%
绝对计数			
中性粒细胞		$(1.42~6.34)×10^9/L$	$1420~6340/mm^3$
杆状中性粒细胞		$(0~0.45)×10^9/L$	$0~450/mm^3$
淋巴细胞		$(0.71~4.53)×10^9/L$	$710~4530/mm^3$
单核细胞		$(0.14~0.72)×10^9/L$	$140~720/mm^3$
嗜酸性粒细胞		$(0~0.54)×10^9/L$	$0~540/mm^3$
嗜碱性粒细胞		$(0~0.18)×10^9/L$	$0~180/mm^3$

表 220-1 **血液学及血凝分析 (续)**

检测	标本	国际单位	传统单位
红细胞计数	全血		
成年男性		$(4.30\sim5.60)\times10^{12}/L$	$(4.30\sim5.60)\times10^6/mm^3$
成年女性		$(4.00\sim5.20)\times10^{12}/L$	$(4.00\sim5.20)\times10^6/mm^3$
红细胞寿命测定	全血		
正常寿命		120 天	120 天
同位素示踪,半衰期 $(t_{1/2})$		25～35 天	25～35 天
红细胞沉降率	全血		
女性		0～20mm/h	0～20mm/h
男性		0～15mm/h	0～15mm/h
优球蛋白溶解时间	血浆	7200～14 400s	120～240min
II 因子,凝血素	血浆	0.50～1.50	50%～150%
V 因子	血浆	0.50～1.50	50%～150%
VII 因子	血浆	0.50～1.50	50%～150%
VIII 因子	血浆	0.50～1.50	50%～150%
IX 因子	血浆	0.50～1.50	50%～150%
X 因子	血浆	0.50～1.50	50%～150%
XI 因子	血浆	0.50～1.50	50%～150%
XII 因子	血浆	0.50～1.50	50%～150%
XIII 因子检测	血浆	不适用	阳性
凝血因子抑制试验	血浆	<0.5Bethesda 单位	<0.5Bethesda 单位
纤维蛋白降解产物	血浆	0～1mg/L	0～1μg/ml
纤维蛋白原	血浆	2.33～4.96g/L	233～496mg/dl
葡萄糖-6-磷酸脱氢酶 (红细胞)	全血	<2400s	<40min
Ham 试验 (酸化血清试验)	全血	阴性	阴性
血细胞比容	全血		
成年男性		0.388～0.464	38.8～46.4
成年女性		0.354～0.444	35.4～44.4
血红蛋白			
血浆	血浆	6～50mg/L	0.6～5.0mg/dl
全血	全血		
成年男性		133～162g/L	13.3～16.2g/dl
成年女性		120～158g/L	12.0～15.8g/dl

表 220-1 血液学及血凝分析（续）

检测	标本	国际单位	传统单位
血红蛋白电泳	全血		
血红蛋白 A		0.95～0.98	95%～98%
血红蛋白 A$_2$		0.015～0.031	1.5%～3.1%
血红蛋白 F		0～0.02	0%～2.0%
血红蛋白（除了 A、A$_2$ 和 F）		无	无
肝素诱导性血小板减少症抗体	血浆	阴性	阴性
未成熟血小板分数（IPF）	全血	0.011～0.061	1.1%～6.1%
关节液结晶	关节液	不适用	未见结晶
关节液黏蛋白	关节液	不适用	只有I型黏蛋白存在
白细胞			
碱性磷酸酶（LAP）	全血	0.2～1.6μkat/L	13～100μ/L
白细胞计数（WBC）	全血	(3.54～9.06)×10^9/L	(3.54～9.06)×10^3/mm^3
平均血红蛋白含量（MCH）	全血	26.7～31.9 皮克/细胞	26.7～31.9 皮克/细胞
平均血红蛋白浓度（MCHC）	全血	323～359g/L	32.3～35.9g/dl
网织红细胞平均血红蛋白含量（CH）	全血	24～36pg	24～36pg
平均红细胞体积（MCV）	全血	79～93.3fl	79～93.3μm^3
平均血小板体积（MPV）	全血	9.00～12.95fl	9.00～12.95fl
红细胞渗透脆性	全血		
直接法		0.0035～0.0045	0.35%～0.45%
间接法		0.0030～0.0065	0.30%～0.65%
部分活化凝血活酶时间	血浆	26.3～39.4s	26.3～39.4s
血纤维蛋白溶酶原	血浆		
抗原		84～140mg/L	8.4～14.0mg/dl
活性		0.70～1.30	70%～130%
纤溶酶原激活物抑制剂 1	血浆	4～43μg/L	4～43ng/ml
血小板聚集	富血小板血浆	不适用	二磷酸腺苷、肾上腺素、胶原、瑞斯托霉素或花生四烯酸诱导下>65%血小板聚集
血小板计数	全血	(165～415)×10^9/L	(165～415)×10^3/mm^3

表 220-1 血液学及血凝分析（续）

检测	标本	国际单位	传统单位
血小板平均体积	全血	6.4～11fl	6.4～11.0μm^3
激肽释放酶原	血浆	0.50～1.5	50%～150%
激肽释放酶原检测	血浆		无缺乏
蛋白 C	血浆		
总抗原		0.70～1.40	70%～140%
活性		0.70～1.30	70%～130%
蛋白 S	血浆		
总抗原		0.70～1.40	70%～140%
活性		0.65～1.40	65%～140%
游离抗原		0.70～1.40	70%～140%
凝血酶原基因突变 G20210A	全血	不适用	不存在
凝血酶原时间	血浆	12.7～15.4s	12.7～15.4s
游离红细胞原卟啉	全血	每升红细胞 0.28～0.64μmol	每分升红细胞 16～36μg
红细胞体积分布宽度	全血	<0.145	<14.5%
爬虫酶时间	血浆	16～23.6s	16～23.6s
网织红细胞计数	全血		
成年男性		0.008～0.023 红细胞	0.8%～2.3% 红细胞
成年女性		0.008～0.020 红细胞	0.8%～2.0% 红细胞
网织红细胞血红蛋白含量	全血	>26 皮克/细胞	>26 皮克/细胞
瑞斯托霉素辅因子（功能性血管性血友病因子）	血浆		
O 型血		0.75 正常平均值	75% 正常平均值
A 型血		1.05 正常平均值	105% 正常平均值
B 型血		1.15 正常平均值	115% 正常平均值
AB 型血		1.25 正常平均值	125% 正常平均值
血清素释放试验	血浆	<0.2 释放	<20% 释放
红细胞镰变试验	全血	阴性	阴性
蔗糖溶血试验	全血	<0.1	<10% 溶血
凝血酶时间	血浆	15.3～18.5s	15.3～18.5s
总嗜酸性粒细胞	全血	(150～300)×10^6/L	150～300/mm^3
转铁蛋白受体	血清、血浆	9.6～29.6nmol/L	9.6～29.6nmol/L
血黏度			
血浆	血浆	1.7～2.1	1.7～2.1

表 220-1　血液学及血凝分析（续）

检测	标本	国际单位	传统单位
血清	血清	1.4～1.8	1.4～1.8
血管假性血友病因子（vWF）抗原（Ⅷ因子：R抗原）	血浆		
O型血		0.75 正常平均值	75% 正常平均值
A型血		1.05 正常平均值	105% 正常平均值
B型血		1.15 正常平均值	115% 正常平均值
AB型血		1.25 正常平均值	125% 正常平均值
血管假性血友病因子多聚体	血浆	正常分布	正常分布

表 220-2　临床化学及免疫学

检测	标本	国际单位	传统单位
乙酰乙酸盐	血浆	49～294μmol/L	0.5～3.0mg/dl
促肾上腺皮质激素（ACTH）	血浆	1.3～16.7pmol/L	6.0～76.0pg/ml
谷丙转氨酶（ALT或SGPT）	血清	0.12～0.70μkat/L	7～41U/L
白蛋白	血清	40～50g/L	4.0～5.0mg/dl
醛酸酶	血清	26～138nkat/L	1.5～8.1U/L
醛固酮（成人）			
仰卧，正常钠相关饮食	血清、血浆	＜443pmol/L	＜16ng/dl
站立，正常	血清、血浆	111～858pmol/L	4～31ng/dl
甲胎蛋白（成人）	血清	0～8.5μg/L	0～8.5ng/ml
α₁ 抗胰蛋白酶	血清	1.0～2.0g/L	100～200mg/dl
氨	血浆	11～35μmol/L	19～60μg/dl
淀粉酶（方法依赖性）	血清	0.34～1.6μkat/L	20～96U/L
雄烯二酮（成人）	血清		
男性		0.81～3.1nmol/L	23～89ng/dl
女性			
绝经前		0.91～7.5nmol/L	26～214ng/dl
绝经后		0.46～2.9nmol/L	13～82ng/dl
血管紧张素转化酶（ACE）	血清	0.15～1.1μkat/L	9～67U/L
阴离子间隙	血清	7～16mmol/L	7～16mmol/L
载脂蛋白 A-1	血清		
男性		0.94～1.78g/L	94～178mg/dl

表 220-2　临床化学及免疫学（续）

检测	标本	国际单位	传统单位
女性		1.01～1.99g/L	101～199mg/dl
载脂蛋白 B	血清		
男性		0.55～1.40g/L	55～140mg/dl
女性		0.55～1.25g/L	55～125mg/dl
动脉血气	全血		
〔HCO_3^-〕		22～30mmol/L	22～30meq/L
Pco_2		4.3～6.0kPa	32～45mmHg
pH		7.35～7.45	7.35～7.45
Po_2		9.6～13.8kPa	72～104mmHg
谷草转氨酶（AST 或 SGOT）	血清	0.20～0.65pkat/L	12～38U/L
自身抗体	血清		
抗着丝点抗体 IgG		≤29AU/ml	≤29AU/ml
抗双链 DNA 抗体		<25IU/L	<25IU/L
抗肾小球基底膜抗体			
IgG 或 IgA 定性		阴性	阴性
IgG 抗体定量		≤19AU/ml	≤19AU/ml
抗组蛋白抗体		<1.0U	<1.0U
抗 Jo-1 抗体		≤29AU/ml	≤29AU/ml
抗线粒体抗体		不适用	<20 单位
抗中性粒细胞胞质抗体		不适用	<1∶20
丝氨酸蛋白酶 3 抗体		≤19AU/ml	≤19AU/ml
髓过氧化物酶抗体		≤19AU/ml	≤19AU/ml
抗核抗体		不适用	1∶40 阴性
抗胃壁细胞抗体		不适用	未检出
抗核糖核蛋白抗体		不适用	<1.0U
抗 Scl70 抗体		不适用	<1.0U
抗 Sm 抗体		不适用	<1.0U
抗平滑肌抗体		不适用	<1.0U
抗 SSA 抗体		不适用	<1.0U
抗 SSB 抗体		不适用	阴性
抗甲状腺球蛋白抗体		<40KIU/ml	<40IU/ml
抗甲状腺过氧化物酶抗体		<35KIU/L	<35IU/L
B 型钠尿肽（BNP）	血浆	特定年龄和性别：<100ng/L	特定年龄和性别：<100pg/ml
本周（氏）蛋白，血清定性	血清	不适用	未检出

表 220-2 临床化学及免疫学（续）

检测	标本	国际单位	传统单位
本周（氏）蛋白，血清 定量	血清		
游离 kappa		3.3～19.4mg/L	0.33～1.94mg/dl
游离 lambda		5.7～26.3mg/L	0.57～2.63mg/dl
K/L 比率		0.26～1.65	0.26～1.65
β_2 微球蛋白	血清	1.1～2.4mg/L	1.1～2.4mg/L
胆红素	血清		
总胆红素		5.1～22μmol/L	0.3～1.3mg/dl
直胆胆红素		1.7～6.8μmol/L	0.1～0.4mg/dl
间胆胆红素		3.4～15.2μmol/L	0.2～0.9mg/dl
C 肽	血清	0.27～1.19nmol/L	0.8～3.5ng/ml
C1 酯酶抑制蛋白	血清	210～390mg/L	21～39mg/dl
CA125	血清	＜35kU/L	＜35U/ml
CA19-9	血清	＜37kU/L	＜37U/ml
CA15-3	血清	＜33kU/L	＜33U/ml
CA 27-29	血清	0～40kU/L	0～40U/ml
降钙素	血清		
男		0～7.5ng/L	0～7.5pg/ml
女		0～5.1ng/L	0～5.1pg/ml
钙	血清	2.2～2.6mmol/L	8.7～10.2mg/dl
离子钙	全血	1.12～1.32mmol/L	4.5～5.3mg/dl
总二氧化碳含量（TCO_2）	血浆（海平面）	22～30mmol/L	22～30meq/L
碳氧合血红蛋白（一氧化碳容量）	全血		
非吸烟者		0.0～0.015	0%～1.5%
吸烟者		0.04～0.09	4%～9%
意识丧失和死亡者		＞0.50	＞50%
癌胚抗原（CEA）	血清		
非吸烟者		0.0～3.0μg/L	0.0～3.0ng/ml
吸烟者		0.0～5.0μg/L	0.0～5.0ng/ml
铜蓝蛋白	血清	250～630mg/L	25～63mg/dl
氯化物	血清	102～109mmol/L	102～109meq/L
胆固醇：见表 220-5			
胆碱酯酶	血清	5～12kU/L	5～12U/ml
嗜铬粒蛋白 A	血清	0～50μg/L	0～50ng/ml
补体	血清		
C3		0.83～1.77g/L	83～177mg/dl

表 220-2 临床化学及免疫学（续）

检测	标本	国际单位	传统单位
C4		0.16～0.47g/L	16～47mg/d
总补体		60～144 CAE 单位	60～144 CAE 单位
皮质醇			
空腹．8a.m.～12:00中午	血清	138～690nmol/L	5～25μg/dl
12:00中午～8p.m.		138～414nmol/L	5～15μg/dl
8p.m.～8a.m.		0～276nmol/L	0～10μg/dl
C 反应蛋白	血清	<10mg/L	<10mg/L
超敏 C 反应蛋白	血清	心血管病风险 低：<1.0mg/L 平均值：1.0～ 3.0mg/L 高：>3.0mg/L	心血管病风险 低：<1.0mg/L 平均值：1.0～ 3.0mg/L 高：>3.0mg/L
总肌酸激酶	血清		
女性		0.66～4.0μkat/L	39～238U/L
男性		0.87～5.0μkat/L	51～294U/L
肌酸激酶同工酶 MB	血清		
质量		0.0～5.5μg/l	0.0～5.5ng/ml
总活性成分（电泳）		0～0.04	0%～4.0%
肌酐	血清		
女性		44～80μmol/L	0.5～0.9mg/dl
男性		53～106μmol/L	0.6～1.2mg/dl
冷球蛋白	血清	不适用	未检出
半胱氨酸蛋白酶抑制剂 C	血清	0.5～1.0mg/L	0.5～1.0mg/L
脱氢表雄酮（DHEA）（成年）			
男性	血清	6.2～43.4nmol/L	180～1250ng/dl
女性		4.5～34.0nmol/L	130～980ng/dl
脱氢异雄酮硫酸盐			
成年男性	血清	100～6190μg/L	10～619μg/dl
成年女性（绝经前）		120～5350μg/L	12～535μg/dl
成年女性（绝经后）		300～2600μg/L	30～260μg/dl
11-脱氢皮质醇（成年）（血清混合物）	血清	0.34～4.56nmol/L	12～158ng/dl
二氢睾酮	血清、血浆		
男性		1.03～2.92nmol/L	30～85ng/dl
女性		0.14～0.76nmol/L	4～22ng/dl
多巴胺	血浆	0～130pmol/L	0～20pg/ml

表 220-2　临床化学及免疫学（续）

检测	标本	国际单位	传统单位
肾上腺素			
卧位（30min）	血浆	<273pmol/L	<50pg/ml
坐位		<328pmol/L	<60pg/ml
站位（30min）		<491pmol/L	<90pg/ml
促红细胞生成素	血清	4~27U/L	4~27U/L
雌二醇	血清、		
女性	血浆		
月经周期中			
卵泡期		74~532pmol/L	<20~145pg/ml
中期峰值		411~1626pmol/L	112~443pg/ml
黄体期		74~885pmol/L	<20~241pg/ml
绝经后		217pmol/L	<59pg/ml
男性		74pmol/L	<20pg/ml
雌酮			
女性			
月经周期中	血清、		
卵泡期	血浆	<555pmol/L	<150pg/ml
黄体期		<740pmol/L	<200pg/ml
绝经后		11~118pmol/L	3~32pg/ml
男性		33~133pmol/L	9~36pg/ml
游离脂肪酸（非酯化）	血浆	0.1~0.6mmol/L	2.8~16.8mg/dl
铁蛋白	血清		
女性		10~150μg/L	10~150ng/ml
男性		29~248μg/L	29~248ng/ml
卵泡刺激素（FSH）	血清、		
女性	血浆		
月经周期中			
卵泡期		3.0~20.0IU/L	3.0~20.0mIU/ml
排卵期		9.0~26.0IU/L	9.0~26.0mIU/ml
黄体期		1.0~12.0IU/L	1.0~12.0mIU/ml
绝经后		18.0~153.0IU/L	18.0~153.0mIU/ml
男性		1.0~12.0IU/L	1.0~12.0mIU/ml
果糖胺	血清	<285μmol/L	<285μmol/L
γ-谷氨酰转肽酶	血清	0.15~0.99μkat/L	9~58U/L
胃泌素	血清	<100ng/L	<100pg/ml
胰高血糖素	血浆	40~130ng/L	40~130pg/ml
葡萄糖	全血	3.6~5.3mmol/L	65~95mg/dl
葡萄糖（空腹）	血浆		
正常		4.2~5.6mmol/L	75~100mg/dl
糖尿病风险增高		5.6~6.9mmol/L	100~125mg/dl

表 220-2　临床化学及免疫学（续）

检测	标本	国际单位	常用单位
糖尿病		空腹≥7.0mmol/L OGTT，餐后 2h≥11.1mmol/L 存有高血糖症状者，随机血糖≥11.1mmol/L	空腹≥126mg/dl OGTT，餐后 2h≥200mg/dl 存有高血糖症状者，随机血糖≥200mg/dl
生长激素	血清	0～5μg/L	0～5ng/ml
糖化血红蛋白 A_{1c} 　糖尿病前期 　糖尿病	全血	0.04～0.06 血红蛋白分数 0.057～0.064 血红蛋白分数 HbA_{1c}≥0.065 血红蛋白分数（美国糖尿病协会推荐）	4.0%～5.6% 5.7%～6.4% HbA_{1c}≥6.5%（美国糖尿病协会推荐）
HbA_{1c} 用于估计平均血糖	全血	eAg mmol/L=1.59×HbA_{1c}-2.59	eAg mg/dl=28.7×HbA_{1c}-46.7
高密度脂蛋白（HDL） （见表 220-5）			
同型半胱氨酸	血浆	4.4～10.8μmol/L	4.4～10.8μmol/L
人绒毛膜促性腺激素（hCG）	血清		
未受孕女性		<5IU/L	<5mIU/ml
受孕 1～2 周		9～130IU/L	9～130mIU/ml
受孕 2～3 周		75～2600IU/L	75～2600mIU/ml
受孕 3～4 周		850～20 800IU/L	850～20 800mIU/ml
受孕 4～5 周		4000～100 200IU/L	4000～100 200mIU/ml
受孕 5～10 周		11 500～289 000IU/L	11 500～289 000mIU/ml
受孕 10～14 周		18 300～137 000IU/L	18 300～137 000mIU/ml
6 个月		1400～53 000IU/L	1400～53 000mIU/ml
9 个月		940～60 000IU/L	940～60 000mIU/ml
β-羟基丁酸	血浆	60～170μmol/L	0.6～1.8mg/dl
17-羟孕酮 　男性 　女性	血清	<4.17nmol/L	<139ng/dl
卵泡期		0.45～2.1nmol/L	15～70ng/dl
黄体期		1.05～8.7nmol/L	35～290ng/dl
免疫固定电泳	血清	不适用	未检出条带

表 220-2　临床化学及免疫学（续）

检测	标本	国际单位	常用单位
免疫球蛋白，定量（成人）			
IgA	血清	0.70~3.50g/L	70~350mg/dl
IgD	血清	0~140mg/L	0~14mg/dl
IgE	血清	1~87KIU/L	1~87IU/ml
IgG	血清	7.0~17.0g/L	700~1700mg/dl
IgG_1	血清	2.7~17.4g/L	270~1740mg/dl
IgG_2	血清	0.3~6.3g/L	30~630mg/dl
IgG_3	血清	0.13~3.2g/L	13~320mg/dl
IgG_4	血清	0.11~6.2g/L	11~620mg/dl
IgM	血清	0.50~3.0g/L	50~300mg/dl
胰岛素	血清、血浆	14.35~143.5pmol/L	2~20μU/ml
铁	血清	7~25μmol/L	41~141μg/dl
总铁结合力	血清	45~73μmol/L	251~406μg/dl
铁饱和度	血清	0.16~0.35	16%~35%
缺血修饰白蛋白	血清	<85KU/L	<85U/ml
关节液结晶	关节液	不适用	无结晶
关节液黏蛋白	关节液	不适用	仅含Ⅰ型黏蛋白
甲酮（丙酮）	血清	阴性	阴性
乳酸	血浆、动脉血	0.5~1.6mmol/L	4.5~14.4mg/dl
	血浆、静脉血	0.5~2.2mmol/L	4.5~19.8mg/dl
乳酸脱氢酶	血清	2.0~3.8μkat/L	115~221U/L
脂肪酶	血清	0.51~0.73μkat/L	3~43U/L
脂肪：见表 220-5			
脂蛋白（a）	血清	0~300mg/L	0~30mg/dl
低密度脂蛋白（LDL）（见表 220-5）			
黄体生成素（LH） 女性	血清、血浆		
月经周期中			
卵泡期		2.0~15.0U/L	2.0~15.0mIU/ml
排卵期		22.0~105.0U/L	22.0~105.0mIU/ml
黄体期		0.6~19.0U/L	0.6~19.0mIU/ml
绝经后		16.0~64.0U/L	16.0~64.0mIU/ml
男性		2.0~12.0U/L	2.0~12.0mIU/ml
镁	血清	0.62~0.95mmol/L	1.5~2.3mg/dl
甲氧基肾上腺素	血浆	<0.5nmol/L	<100pg/ml
高铁血红蛋白	全血	0.0~0.01	0%~1%

表 220-2 临床化学及免疫学（续）

检测	标本	国际单位	常用单位
肌红蛋白	血清		
男性		20～71μg/L	20～71μg/L
女性		25～58μg/L	25～58μg/L
去甲肾上腺素	血浆		
卧位（30min）		650～2423pmol/L	110～410pg/ml
坐位		709～4019pmol/L	120～680pg/ml
站位（30min）		739～4137pmol/L	125～700pg/ml
氨基末端肽（交联）	血清		
女性（绝经前期）		6.2～19.0nmol BCE	6.2～19.0nmol BCE
男性		5.4～24.2nmol BCE	5.4～24.2nmol BCE
BCE＝相当骨胶原的量			
N 端钠尿肽前体	血清、血浆	<125ng/L，至 75 岁	<125pg/ml，75 岁之前
		<450ng/L，>75 岁	<450pg/ml，>75 岁
5′核苷酸酶	血清	0.00～0.19μkat/L	0～11U/L
渗透压	血浆	275～295mosmol/kg 血清水	275～295kg/kg 血清水
骨钙素	血清	11～50μg/L	11～50ng/ml
氧含量	全血		
动脉（海平面）		17～21	17%～21%（体积）
静脉（海平面）		10～16	10%～16%（体积）
氧饱和度（海平面）	全血	分数	百分比
动脉		0.94～1.0	94%～100%
静脉		0.60～0.85	60%～85%
甲状旁腺激素（全段）		8～51ng/L	8～51pg/ml
碱性磷酸酶	血清	0.56～1.63μkat/L	33～96U/L
无机磷	血清	0.81～1.4mmol/L	2.5～4.3mg/dl
钾	血清	3.5～5.0mmol/L	3.5～5.0meq/L
前白蛋白	血清	170～340mg/L	17～34mg/dl
前降钙素	血清	<0.1μg/L	<0.1ng/ml
孕酮	血清、血浆		
女性			
卵泡期		<3.18nmol/L	<1.0ng/ml
月经中期		9.54～63.6nmol/L	3～20ng/ml
男性		<3.18nmol/L	<1.0ng/ml
催乳素	血清		
男性		53～360μg/L	2.5～17ng/ml
女性		40～530μg/L	1.9～25ng/ml
前列腺特异性抗原（PSA）	血清	0.0～4.0μg/L	0.0～4.0ng/ml

表 220-2　临床化学及免疫学（续）

检测	标本	国际单位	常用单位
游离前列腺特异性抗原	血清	总 PSA 在 4～10μg/L 时，游离 PSA： ＞0.25，低前列腺癌风险 ＜0.10，高前列腺癌风险	总 PSA 在 4～10ng/ml 时，游离 PSA： ＞25%，低前列腺癌风险 ＜10%，高前列腺癌风险
蛋白比例	血清		
白蛋白		35～55g/L	3.5～5.5g/dl（50%～60%）
球蛋白		20～35g/L	2.0～3.5g/dl（40%～50%）
α₁		2～4g/L	0.2～0.4g/dl（4.2%～7.2%）
α₂		5～9g/L	0.5～0.9g/dl（6.8%～12%）
β		6～11g/L	0.6～1.1g/dl（9.3%～15%）
γ		7～17g/L	0.7～1.7g/dl（13%～23%）
总蛋白	血清	67～86g/L	6.7～8.6g/dl
丙酮酸盐	血浆	40～130μmol/L	0.35～1.14mg/dl
类风湿因子	血清	＜15kIU/L	＜15IU/ml
五羟色胺	全血	0.28～1.14μmol/L	50～200ng/ml
血清蛋白电泳	血清	不适用	正常模式
性激素关联球蛋白（成人）	血清		
男性		11～80nmol/L	11～80nmol/L
女性		30～135nmol/L	30～135nmol/L
钠	血清	136～146mmol/L	136～146meq/L
成长调节素-C（IGF-1）（成人）	血清		
16 岁		226～903μg/L	226～903ng/ml
17 岁		193～713μg/L	193～713ng/ml
18 岁		163～584μg/L	163～584ng/ml
19 岁		141～483μg/L	141～483ng/ml
20 岁		127～424μg/L	127～424ng/ml
21～25 岁		116～358μg/L	116～358ng/ml
26～30 岁		117～329μg/L	117～329ng/ml
31～35 岁		115～307μg/L	115～307ng/ml
36～40 岁		119～204μg/L	119～204ng/ml
41～45 岁		101～267μg/L	101～267ng/ml
46～50 岁		94～252μg/L	94～252ng/ml
51～55 岁		87～238μg/L	87～238ng/ml

表 220-2 临床化学及免疫学（续）

检测	标本	国际单位	常用单位
56～60 岁		81～225μg/L	81～225ng/ml
61～65 岁		75～212μg/L	75～212ng/ml
66～70 岁		69～200μg/L	69～200ng/ml
71～75 岁		64～188μg/L	64～188ng/ml
76～80 岁		59～177μg/L	59～177ng/ml
81～85 岁		55～166μg/L	55～166ng/ml
生长抑素	血浆	＜25ng/L	＜25pg/ml
游离睾酮	血清		
女性（成人）		10.4～65.9pmol/L	3～19pg/ml
男性（成人）		312～1041pmol/L	90～300pg/ml
总睾酮	血清		
女性		0.21～2.98nmol/L	6～86ng/dl
男性		9.36～37.10nmol/L	270～1070ng/dl
甲状腺球蛋白	血清	13～318μg/L	1.3～31.8ng/ml
甲状腺结合球蛋白	血清	13～30mg/L	1.3～3.0mg/dl
促甲状腺激素	血清	0.34～4.25mIU/L	0.34～4.25μIU/ml
游离甲状腺素（FT4）	血清	9.0～16pmol/L	0.7～1.24ng/dl
总甲状腺素（T4）	血清	70～151nmol/L	5.4～11.7μg/dl
游离甲状腺指数	血清	6.7～10.9	6.7～10.9
转铁蛋白	血清	2.0～4.0g/L	200～400mg/dl
三酰甘油（甘油三酯） （见表 220-5）	血清	0.34～2.26mmol/L	30～200mg/dl
游离三碘甲状腺原氨酸 （FT3）	血清	3.7～6.5pmol/L	2.4～4.2pg/ml
总三碘甲状腺原氨酸 （T3）	血清	1.2～2.1nmol/L	77～135ng/dl
肌钙蛋白 I（因检测方 法而异） 　健康人群的第 99 百 　分位	血清、 血浆	0～0.04μg/L	0～0.04ng/ml
肌钙蛋白 T 　健康人群的第 99 百 　分位	血清、 血浆	0～0.01μg/L	0～0.01ng/ml
尿素氮	血清	2.5～7.1mmol/L	7～20mg/dl
尿酸	血清		
女性		0.15～0.33mmol/L	2.5～5.6mg/dl
男性		0.18～0.41mmol/L	3.1～7.0mg/dl
血管活性肠肽	血浆	0～60ng/L	0～60pg/ml
锌原卟啉	全血	0～400μg/L	0～40μg/dl
锌原卟啉（ZPP）与血 红素比值	全血	每摩尔血红素 0～ 69μmol 锌原卟啉	每摩尔血红素 0～ 69μmol 锌原卟啉

表220-3 毒理学及治疗药物监测

药物	治疗范围		中毒水平	
	国际单位	传统单位	国际单位	传统单位
对乙酰氨基酚	66~199μmol/L	10~30μg/ml	>1320μmol/L	>200μg/ml
阿米卡星				
峰值	34~51μmol/L	20~30μg/ml	>60μmol/L	>35μg/ml
谷值	0~17μmol/L	0~10μg/ml	>17μmol/L	>10μg/ml
阿米替林/去甲替林（药物总量）	430~900nmol/L	120~250ng/ml	>1800nmol/L	>500ng/ml
苯丙氨酸	150~220nmol/L	20~30ng/ml	>1500nmol/L	>200ng/ml
溴化物	9.4~18.7mmol/L	75~150mg/dl	>18.8mmol/L	>150mg/dl
轻微中毒			6.4~18.8mmol/L	50~150mg/dl
严重中毒			>18.8mmol/L	>150mg/dl
致死			>37.5mmol/L	>300mg/dl
咖啡因	25.8~103μmol/L	5~20μg/ml	>206μmol/L	>40μg/ml
卡马西平	17~42μmol/L	4~10μg/ml	>85μmol/L	>20μg/ml
氯霉素				
峰值	31~62μmol/L	10~20μg/ml	>77μmol/L	>25μg/ml
谷值	15~31μmol/L	5~10μg/ml	>46μmol/L	>15μg/ml
利眠宁	1.7~10μmol/L	0.5~3.0μg/ml	>17μmol/L	>5.0μg/ml
氯硝西泮	32~240nmol/L	10~75ng/ml	>320nmol/L	>100ng/ml
氯氮平	0.6~2.1μmol/L	200~700ng/ml	>3.7μmol/L	>1200ng/ml

药物	参考范围		中毒值	
可卡因			>1.0μg/ml	>3.3μmol/L
可待因	13～33ng/ml	43～110nmol/ml	>1100ng/ml（致命）	>3700nmol/ml
环孢素				
肾移植				
0～6个月	250～375ng/ml	208～312nmol/L	>375ng/ml	>312nmol/L
6～12个月	200～300ng/ml	166～250nmol/L	>300ng/ml	>250nmol/L
>12个月	100～150ng/ml	83～125nmol/L	>150ng/ml	>125nmol/L
心脏移植				
0～6个月	250～350ng/ml	208～291nmol/L	>350ng/ml	>291nmol/L
6～12个月	150～250ng/ml	125～208nmol/L	>300ng/ml	>208nmol/L
>12个月	100～150ng/ml	83～125nmol/L	>150ng/ml	>125nmol/L
肺移植				
0～6个月	300～450ng/ml	250～374nmol/L	>450ng/ml	>374nmol/L
肝移植				
初始	250～350ng/ml	208～291nmol/L	>350ng/ml	>291nmol/L
维持	100～200ng/ml	83～166nmol/L	>200ng/ml	>166nmol/L
地西洋	100～300ng/ml	375～1130nmol/L	>500ng/ml	>1880nmol/L
地西洋（及其代谢物）				
地西洋	0.2～1.0μg/ml	0.7～3.5μmol/L	>2.0μg/ml	>7.0μmol/L
去甲地西洋	0.1～1.8μg/ml	0.4～6.6μmol/L	>2.5μg/ml	>9.2μmol/L
地高辛	0.5～2.0ng/ml	0.64～2.6nmol/L	>3.9ng/ml	>5.0nmol/L
丙吡胺	2～5μg/ml	5.3～14.7μmol/L	>7μg/ml	>20.6μmol/L

表 220-3 毒理学及治疗药物监测（续）

药物	治疗范围		中毒水平	
	国际单位	传统单位	国际单位	传统单位
多虑平和去甲多虑平				
多虑平	0.36~0.98μmol/L	101~274ng/ml	>1.8μmol/L	>503ng/ml
去甲多虑平	0.38~1.04μmol/L	106~291ng/ml	>1.9μmol/L	>531ng/ml
乙醇				
行为改变			>4.3mmol/L	>20mg/dl
法定醉酒界限			≥17mmol/L	≥80mg/dl
重度急性酒精暴露			>54mmol/L	>250mg/dl
乙烯乙二醇				
中毒			>2mmol/L	>12mg/dl
致死			>20mmol/L	>120mg/dl
乙琥胺	280~700μmol/L	40~100μg/ml	>700μmol/L	>100μg/ml
依维莫司	3.13~8.35nmol/L	3~8ng/ml	>12.5nmol/L	>12ng/ml
氟卡尼	0.5~2.4μmol/L	0.2~1.0μg/ml	>3.6μmol/L	>1.5μg/ml
庆大霉素				
峰值	10~21μmol/ml	5~10μg/ml	>25μmol/ml	>12μg/ml
谷值	0~4.2μmol/ml	0~2μg/ml	>42μmol/ml	>2μg/ml
海洛因（吗啡）			>700μmol/L	>200ng/ml（同吗啡）
布洛芬	49~243μmol/L	10~50μg/ml	>970μmol/L	>200μg/ml

丙咪嗪（和代谢物）				
去甲丙咪嗪	375~1130nmol/L	100~300ng/ml	>1880nmol/L	>500ng/ml
总丙咪嗪及去甲丙咪嗪	563~1130nmol/L	150~300ng/ml	>1880nmol/L	>500ng/ml
拉莫三嗪	11.7~54.7µmol/L	3~14µg/ml	>58.7µmol/L	>15µg/ml
利多卡因	5.1~21.3µmol/L	1.2~5.0µg/ml	>38.4µmol/L	>9.0µg/ml
锂	0.5~1.3mmol/L	0.5~1.3meq/L	>2mmol/L	>2meq/L
美沙酮	1.0~3.2µmol/L	0.3~1.0µg/ml	>6.5µmol/L	>2µg/ml
甲基苯丙胺	0.07~0.34µmol/L	0.0~0.05µg/ml	>3.35µmol/L	>0.5µg/ml
甲醇			>6mmol/L	>20mg/dl
氨甲蝶呤				
低剂量	0.0~0.1µmol/L	0.01~0.1µmol/L	>0.1mmol/L	>0.1mmol/L
高剂量（24h）	<5.0µmol/L	<5.0µmol/L	>5.0µmol/L	>5.0µmol/L
高剂量（48h）	<0.50µmol/L	<0.50µmol/L	>0.5µmol/L	>0.5µmol/L
高剂量（72h）	<0.10µmol/L	<0.10µmol/L	>0.1µmol/L	>0.1µmol/L
吗啡	232~286µmol/L	65~80ng/ml	>720µmol/L	>200ng/ml
霉酚酸	3.1~10.9µmol/L	1.0~3.5ng/ml	>37µmol/L	>12ng/ml
硝基氢氰酸盐（硫氰酸盐）	103~499µmol/L	6~29µg/ml	860µmol/L	>50µg/ml
去甲替林	190~569nmol/L	50~150ng/ml	>1900nmol/L	>500ng/ml
苯巴比妥	65~172µmol/L	15~40µg/ml	>258µmol/L	>60µg/ml
苯妥因	40~79µmol/L	10~20µg/ml	>158µmol/L	>40µg/ml
游离苯妥因	4.0~7.9µg/ml	1~2µg/ml	>13.9µg/ml	>3.5µg/ml
游离百分比	0.08~0.14	8%~14%		

表 220-3　毒理学及治疗药物监测（续）

药物	治疗范围		中毒水平	
	国际单位	传统单位	国际单位	传统单位
去氧苯巴比妥及代谢物				
去氧苯巴比妥	23~55μmol/L	5~12μg/ml	>69μmol/L	>15μg/ml
苯巴比妥	65~172μmol/L	15~40μg/ml	>215μmol/L	>50μg/ml
普鲁卡因酰胺				
普鲁卡因酰胺	17~42μmol/L	4~10μg/ml	>43μmol/L	>10μg/ml
N-乙酰普鲁卡因胺	22~72μmol/L	6~20μg/ml	>126μmol/L	>35μg/ml
喹咪丁	6.2~15.4μmol/L	2.0~5.0μg/ml	>19μmol/L	>6μg/ml
水杨酸盐类	145~2100μmol/L	2~29mg/dl	2900μmol/L	>40mg/dl
雷帕霉素（谷值）				
肾移植	4.4~15.4nmol/L	4~14ng/ml	>16nmol/L	>15ng/ml
他克莫司（FK506）（谷值）				
肝肾移植				
初始	12~19nmol/L	10~15ng/ml	>25nmol/L	>20ng/ml
维持	6~12nmol/L	5~10ng/ml		
心脏移植				
初始	19~25nmol/L	15~20ng/ml	>25nmol/L	>20ng/ml
维持	6~12nmol/L	5~10ng/ml		
茶碱	56~111μg/ml	10~20μg/ml	>168μg/ml	>30μg/ml

硫氰酸盐				
注射硝普盐后	103~499μmol/L	6~29μg/ml	860μmol/L	>50μg/ml
非吸烟者	17~69μmol/L	1~4μg/ml		
吸烟者	52~206μmol/L	3~12μg/ml		
妥布霉素				
峰值	11~22μg/L	5~10μg/ml	>26μg/L	>12μg/ml
谷值	0~4.3μg/L	0~2μg/ml	>4.3μg/L	>2μg/ml
丙戊酸	346~693μmol/L	50~100μg/ml	>693μmol/L	>100μg/ml
万古霉素				
峰值	14~28μmol/L	20~40μg/ml	>55μmol/L	>80μg/ml
谷值	3.5~10.4μmol/L	5~15μg/ml	>14μmol/L	>20μg/ml

表 220-4　维生素及微量元素

检测	标本	参考区间	
		国际单位	传统单位
铝	血清	$<0.2\mu mol/L$	$<5.41\mu g/L$
砷	全血	$0.03\sim0.31\mu mol/L$	$2\sim23\mu g/L$
钙	全血	$<44.5nmol/L$	$<5.0\mu g/L$
辅酶 Q10（泛醌）	血浆	$433\sim1532\mu g/L$	$433\sim1532\mu g/L$
β-胡萝卜素	血清	$0.07\sim1.43\mu mol/L$	$4\sim77\mu g/dl$
铜	血清	$11\sim22\mu mol/L$	$70\sim140\mu g/dl$
叶酸	红细胞	$340\sim1020nmol/L$	$150\sim450ng/ml$
叶酸	血清	$12.2\sim40.8nmol/L$	$5.4\sim18.0ng/ml$
铝（成人）	血清	$<0.5\mu mol/L$	$<10\mu g/dl$
汞	全血	$3.0\sim294nmol/L$	$0.6\sim59\mu g/L$
硒	血清	$0.8\sim2.0\mu mol/L$	$63\sim160\mu g/L$
维生素 A	血清	$0.7\sim3.5\mu mol/L$	$20\sim100\mu g/dl$
维生素 B_1（硫胺素）	血清	$0\sim75nmol/L$	$0\sim2\mu g/dl$
维生素 B_2（核黄素）	血清	$106\sim638nmol/L$	$4\sim24\mu g/dl$
维生素 B_6	血浆	$20\sim121nmol/L$	$5\sim30ng/ml$
维生素 B_{12}	血清	$206\sim735pmol/L$	$279\sim996pg/ml$
维生素 C（抗坏血酸）	血清	$23\sim57\mu mol/L$	$0.4\sim1.0mg/dl$
1,25-二羟基维生素 D_3	血清、血浆	$36\sim180pmol/L$	$15\sim75pg/ml$
25-羟基维生素 D_3	血浆	$75\sim250nmol/L$	$30\sim100ng/ml$
维生素 E	血清	$12\sim42\mu mol/L$	$5\sim18\mu g/ml$
维生素 K	血清	$0.29\sim2.64nmol/L$	$0.13\sim1.19ng/ml$
锌	血清	$11.5\sim18.4\mu mol/L$	$75\sim120\mu g/dl$

表 220-5　低密度脂蛋白胆固醇、总胆固醇及高密度脂蛋白胆固醇

低密度脂蛋白（LDL）胆固醇	
$<70mg/dl$	极高危患者的治疗靶目标
$<100mg/dl$	理想值
$100\sim129mg/dl$	近于/高于理想值
$130\sim159mg/dl$	临界高值
$160\sim189mg/dl$	高
$\geqslant190mg/dl$	极高
总胆固醇	
$<200mg/dl$	理想值
$200\sim239mg/dl$	临界高值
$\geqslant240mg/dl$	高

表 220-5 低密度脂蛋白胆固醇、总胆固醇及高密度脂蛋白胆固醇（续）

高密度脂蛋白（HDL）胆固醇	
<40mg/dl	低
≥60mg/dl	高

资料来源：*Executive summary of the third report of the National Cholesterol Education Program（NCEP）expert panel on detection，evaluation，and treatment of high blood cholesterol in adults（adult treatment panel Ⅲ）. JAMA 2001；285：2486-97. Implications of Recent Clinical Trials forthe National Cholesterol Education Program Adult Treatment Panel Ⅲ Guidelines. SM Grundy et al for the Coordinating Committee of the National Cholesterol Education Program；Circulation110：227，2004.*

特定标本检测参考值

（表 220-6 至表 220-9）

表 220-6 脑脊液[a]

成分	参考区间	
	国际单位	传统单位
渗透压	292～297mmol/kg 水	292～297mosmol/L
电解质		
钠	137～145mmol/L	137～145meq/L
钾	2.7～3.9mmol/L	2.7～3.9meq/L
钙	1.0～1.5mmol/L	2.1～3.0meq/L
镁	1.0～1.2mmol/L	2.0～2.5meq/L
氯化物	116～122mmol/L	116～122meq/L
CO_2 含量	20～24mmol/L	20～24meq/L
P_{CO_2}	6～7kPa	45～49mmHg
pH	7.31～7.34	
葡萄糖	2.22～3.89mmol/L	40～70mg/dl
乳酸	1～2mmol/L	10～20mg/dl
总蛋白		
腰椎	0.15～0.5g/L	15～50mg/dl
脑池	0.15～0.25g/L	15～25mg/dl
脑室	0.06～0.15g/L	6～15mg/dl
白蛋白	0.066～0.442g/L	6.6～44.2mg/dl
IgG	0.009～0.057g/L	0.9～5.7mg/dl
IgG 指数[b]	0.29～0.59	
寡克隆区带（OGB）	<2 条带，未出现在匹配的血清标本中	

表 220-6　脑脊液[a]（续）

成分	参考区间	
	国际单位	传统单位
氨	$15\sim47\mu mol/L$	$25\sim80\mu g/dl$
肌酐	$44\sim168\mu mol/L$	$0.5\sim1.9mg/dl$
髓鞘碱性蛋白	$<4\mu g/L$	
脑脊液压力		$50\sim180mmH_2O$
脑脊液体积（成人）	$\sim150ml$	
红细胞	0	0
白细胞		
总量	$0\sim5$ 单个核细胞/微升	
分类		
淋巴细胞	$60\%\sim70\%$	
单核细胞	$30\%\sim50\%$	
中性粒细胞	无	

[a] 脑脊液中的物质浓度是动态平衡的结果，推荐同时检测血浆相应指标。不过，由于达到平衡状态有时间滞后性，可迅速波动的血浆成分（如血糖），其脑脊液中的水平在滞后期结束前很难达到稳定值。

[b] IgG 指数＝脑脊液 IgG 抗体（mg/dl）×血清白蛋白（g/dl）/血清 IgG（g/dl）×脑脊液白蛋白（mg/dl）

表 220-7　尿液及肾功能检测

	参考区间	
	国际单位	传统单位
酸度（滴定值）	$20\sim40mmol/d$	$20\sim40meq/d$
醛固酮	普通膳食：$6\sim25\mu g/d$	普通膳食：$6\sim25\mu g/d$
	低盐膳食：$17\sim44\mu g/d$	低盐膳食：$17\sim44\mu g/d$
	高盐膳食：$0\sim6\mu g/d$	高盐膳食：$0\sim6\mu g/d$
铝	$0.19\sim1.11\mu mol/L$	$5\sim30\mu g/L$
氨	$30\sim50mmol/d$	$30\sim50meq/d$
淀粉酶		$4\sim400U/L$
淀粉酶清除率/肌酐清除率比值 $[(Cl_{am}/Cl_{cr})\times100]$	$1\sim5$	$1\sim5$
砷	$0.07\sim0.67\mu mol/d$	$5\sim50\mu g/d$
本周蛋白，尿，定性	不适用	未检出
本周蛋白，尿，定量		
游离 Kappa	$1.4\sim24.2mg/L$	$0.14\sim2.42mg/dl$
游离 Lambda	$0.2\sim6.7mg/L$	$0.02\sim0.67mg/dl$
K/L 比值	$2.04\sim10.37$	$2.04\sim10.37$

表 220-7 尿液及肾功能检测（续）

	参考区间	
	国际单位	传统单位
钙（10meq/d 或 200mg/d 膳食钙）	<7.5mmol/d	<300mg/d
氯化物	140～250mmol/d	140～250mmol/d
柠檬酸盐	320～1240mg/d	320～1240mg/d
铜	<0.95μmol/d	<60μg/d
粪卟啉（Ⅰ型及Ⅲ型）	0～20μmol/mol 肌酐	0～20μmol/mol 肌酐
游离皮质醇	55～193nmol/d	20～70μg/d
肌酸（类肌酸）		
女性	<760μmol/d	<100mg/d
男性	<380μmol/d	<50mg/d
肌酐	8.8～14mmol/d	1.0～1.6g/d
多巴胺	392～2876nmol/d	60～440μg/d
嗜酸性粒细胞	<100 嗜酸性粒细胞/ml	<100 嗜酸性粒细胞/ml
肾上腺素	0～109nmol/d	0～20μg/d
肾小球滤过率	>60ml/(min·1.73m^2) 非裔美国人其结果×1.21	>60ml/(min·1.73m^2) 非裔美国人其结果×1.21
葡萄糖（葡萄糖氧化酶法）	0.3～1.7mmol/d	50～300mg/d
5-羟吲哚乙酸（5-HIAA）	0～78.8μmol/d	0～15mg/d
羟基脯氨酸	53～328μmol/d	53～328μmol/d
碘（随机尿）		
世界卫生组织碘缺乏病分类：		
正常	>100μg/L	>100μg/L
轻度缺乏	50～100μg/L	50～100μg/L
中度缺乏	20～49μg/L	20～49μg/L
严重缺乏	<20μg/L	<20μg/L
酮（丙酮）	阴性	阴性
17-酮甾类	3～12mg/d	3～12mg/d
肾上腺素类		
肾上腺素	30～350μg/d	30～350μg/d
去甲肾上腺素	50～650μg/d	50～650μg/d
微量白蛋白		
正常	0.0～0.03g/d	0～30mg/d
微量白蛋白尿	0.03～0.30g/d	30～300mg/d
临床蛋白尿	>0.3g/d	>300mg/d
微量白蛋白/尿肌酐比值		
正常	0～3.4g/mol 肌酐	0～30μg/mg 肌酐
微量白蛋白尿	3.4～34g/mol 肌酐	30～300μg/mg 肌酐

表 220-7　尿液及肾功能检测（续）

	参考区间	
	国际单位	传统单位
临床蛋白尿	>34g/mol 肌酐	>300μg/mg 肌酐
β₂-微球蛋白	0～160μg/L	0～160μg/L
去甲肾上腺素	89～473nmol/d	15～80μg/d
氨基端肽（交联）		
女性，绝经前	17～94nmol BCE/mmol	1～94nmol BCE/mmol
女性，绝经后	26～124nmol BCE/mmol	26～124nmol BCE/mmol
男性	21～83nmol BCE/mmol	21～83nmol BCE/mmol
BCE＝相当骨胶原的量		
渗透压	500～800kg/kg 水	500～800kg/kg 水
草酸		
男性	80～500μmol/d	7～44mg/d
女性	45～350μmol/d	4～31mg/d
pH	5.0～9.0	5.0～9.0
磷酸盐（磷）（随摄取量改变）	12.9～42.0mmol/d	400～1300mg/d
胆色素原	无	无
钾（随摄取量改变）	25～100mmol/d	25～100meq/d
蛋白质	<0.15g/d	<150mg/d
蛋白/尿肌酐比值	男性：15～68mg/g	男性：15～68mg/g
	女性：10～107mg/g	女性：10～107mg/g
沉渣		
红细胞	0～2/高倍视野	
白细胞	0～2/高倍视野	
细菌	无	
结晶	无	
膀胱细胞	无	
鳞状细胞	无	
肾小管细胞	无	
宽大管型	无	
上皮细胞管型	无	
颗粒管型	无	
透明管型	0～5/低倍视野	
红细胞管型	无	
蜡样管型	无	
白细胞管型	无	
钠（随摄取量改变）	100～260mmol/d	100～260meq/d

表 220-7　尿液及肾功能检测（续）

	参考区间	
	国际单位	传统单位
比重		
限制饮水 12h 后	＞1.025	＞1.025
有意饮水 12h 后	≤1.003	≤1.003
肾小管重吸收（磷）	0.79～0.94 滤过负荷	79%～94%滤过负荷
尿素氮	214～607mmol/d	6～17g/d
尿酸（普通膳食）	1.49～4.76mmol/d	250～800mg/d
香草扁桃酸（VMA）	＜30μmol/d	＜6mg/d

表 220-8A　骨髓有核细胞分类计数[a]（见 HPIM-18 CHAPS. 57，E17）

	结果区间（%）	95%区间（%）	均值（%）
原始细胞	0～3.2	0～3.0	1.4
原红细胞	3.6～13.2	3.2～12.4	7.8
中性中幼粒细胞	4～21.4	3.7～10.0	7.6
嗜酸性中幼粒细胞	0～5.0	0～2.8	1.3
成熟红细胞	1～7.0	2.3～5.9	4.1
中性粒细胞			
男性	21.0～45.6	21.9～42.3	32.1
女性	29.6～46.6	28.8～45.9	37.4
嗜酸性粒细胞	0.4～4.2	0.3～4.2	2.2
嗜酸性粒细胞加嗜酸性中幼粒细胞	0.9～7.4	0.7～6.3	3.5
嗜碱性粒细胞	0～0.8	0～0.4	0.1
有核红细胞			
男性	18.0～39.4	16.2～40.1	28.1
女性	14.0～31.8	13.0～32.0	22.5
淋巴细胞	4.6～22.6	6.0～20.0	13.1
浆细胞	0～1.4	0～1.2	0.6
单核细胞	0～3.2	0～2.6	1.3
巨噬细胞	0～1.8	0～1.3	0.4
M：E（髓系：红系）比值			
男性	1.1～4.0	1.1～4.1	2.1
女性	1.6～5.4	1.6～5.2	2.8

[a] 基于 50 名健康志愿者骨髓涂片（30 名男性和 20 名女性）。
资料来源：*BJ Bain*：*Br J Haematol 94*：*206*，*1996*。

表 220-8B　骨髓细胞增生程度

年龄	结果区间（%）	95%区间（%）	均值（%）
10 岁以下	59.0%～95.1%	72.9%～84.7%	78.8%
10～19 岁	41.5%～86.6%	59.2%～69.4%	64.3%
20～29 岁	32.0%～83.7%	54.1%～61.9%	58.0%
30～39 岁	30.3%～81.3%	41.1%～54.1%	47.6%
40～49 岁	16.3%～75.1%	43.5%～52.9%	48.2%
50～59 岁	19.7%～73.6%	41.2%～51.4%	46.3%
60～69 岁	16.3%～65.7%	40.8%～50.6%	45.7%
70～79 岁	11.3%～47.1%	22.6%～35.2%	28.9%

资料来源：*From RJ Hartsock et al：Am J Clin Pathol 1965；43：326，1965.*

表 220-9　粪便检测

	参考区间	
	国际单位	传统单位
α-1-抗胰蛋白酶	≤540mg/L	≤54mg/dl
粪便总量	0.1～0.2kg/d	100～200g/24h
粪卟啉	611～1832nmol/d	400～1200μg/24h
脂肪		
成人		<7g/d
无脂膳食的成人		<4g/d
脂肪酸	0～21mmol/d	0～6g/24h
白细胞	无	无
氮	<178mmol/d	<2.5g/24h
pH 值	7.0～7.5	
钾	14～102mmol/L	14～102mmol/L
潜血	阴性	阴性
渗透压	280～325mosmol/kg	280～325mosmol/kg
钠	7～72mmol/L	7～72mmol/L
胰蛋白酶		20～95U/g
尿胆原	85～510μmol/d	50～300mg/24h
尿卟啉	12～48nmol/d	10～40μg/24h
水	<0.75	<75%

资料来源：*Modified from FT Fishbach，MB Dunning III：A Manual of Laboratory and Diagnositc Tests，7th ed. Philadelphia，Lippincott Williams & Wilkins，2004.*

■ 特殊功能检测（表 220-10 至 220-13）

表 220-10 循环功能检测

检测	参考区间	
	国际单位	传统单位
动静脉血氧含量差	30～50ml/L	30～50ml/L
心排血量（Fick 法）	每分钟 2.5～3.6L/m² 体表面积	每分钟 2.5～3.6L/m² 体表面积
收缩指数		
左心室内压最大上升速率 dp/dt	220kPa/s（176～250kPa/s）	1650mmHg/s（1320～1880mmHg/s）
DP（当左心室形成的压力＝5.3kPa 或 40mmHg 时）	(37.6±12.2)/s	(37.6±12.2)/s
正常收缩期平均射血率（血管造影）	3.32±0.84（每秒舒张期容积）	3.32±0.84
平均周径纤维缩短速度（血管造影）	1.83±0.56	1.83±0.56
射血分数: 每搏量/舒张末期容积（SV/EDV）	0.67±0.08（0.55～0.78）	0.67±0.08（0.55～0.78）
舒张末期容积	(70±20.0) ml/m²（60～88ml/m²）	(70±20.0) ml/m²（60～88ml/m²）
收缩末期容积	(25±5.0) ml/m²（20～33ml/m²）	(25±5.0) ml/m²（20～33ml/m²）
左心室作功		
每搏作功指数	(50±20.0) (g·m)/m²（30～110）	(50±20.0) (g·m)/m²（30～110）
左心室每分作功指数	1.8～6.6 [(kg·m)/m²]/min	1.8～6.6 [(kg·m)/m²]/min
耗氧指数	110～150ml	110～150ml
最大摄氧量	35ml/min（20～60ml/min）	35ml/min（20～60ml/min）
肺血管阻力	2～12 (kPa·s)/L	20～130 (dyn·s)/cm⁵
全身血管阻力	77～150 (kPa·s)/L	770～1600 (dyn·s)/cm⁵

资料来源：*E Braunwald et al*：*Heart Disease*，*6th ed*．*Philadelphia*，*W. B. Saunders Co*．，*2001*．

表 220-11 胃肠功能检测

检测	检测结果	
	国际单位	传统单位
吸收功能检测		
D-木糖：禁食一夜后，给予口服 D-木糖 25g（制成水溶液）		
收集随后 5h 的尿液	25%摄入剂量	25%摄入剂量
给药后 2h 的血清	2.0～3.5mmol/L	30～52mg/dl
维生素 A：先获取空腹血标本，再口服 200 000 单位溶于脂类中的维生素 A	3～5h 内血清水平应升高至空腹水平的 2 倍	3～5h 内血清水平应升高至空腹水平的 2 倍
血浆		90min 时>3.6（±1.1）$\mu g/ml$
尿液	6h 内回收>50%	6h 内回收>50%
胃液		
生成量		
24h	2～3L	2～3L
夜间	600～700ml	600～700ml
基础量（空腹）	30～70ml/h	30～70ml/h
化学反应		
pH 值	1.6～1.8	1.6～1.8
空腹滴定酸度	4～9$\mu mol/s$	15～35meq/h
酸排出量		
基础		
男性（均值±1 标准差）	(0.6±0.5)$\mu mol/s$	(2.0±1.8) meq/h
女性（均值±1 标准差）	(0.8±0.6)$\mu mol/s$	(3.0±2.0) meq/h
最大量［预先给予异丙嗪 50mg，或倍他唑（氨乙吡唑）1.7mg/kg 体重，或五肽胃泌素 6$\mu g/kg$ 体重的五肽胃泌素；以组胺酸性磷酸盐 0.004mg/kg 体重 SC］		
男性（均值±1 标准差）	(4.4±1.4)$\mu mol/s$	(16±5) meq/h
女性（均值±1 标准差）	(6.4±1.4)$\mu mol/s$	(23±5) meq/h
基础酸排出量/最大酸排出量比值	≤0.6	≤0.6
血清促胃泌素	0～200$\mu g/L$	0～200pg/ml
胰腺外分泌功能试验（给予胰泌素 1U/kg 体重 IV）		
80min 内胰液生成量	>2.0ml/kg	>2.0ml/kg
碳酸氢盐浓度	>80mmol/L	>80meq/L
30min 碳酸氢盐排出量	>10mmol	>10meq

表 220-12 成人正常超声心动图参考区间和分区值

	女性	轻度异常	中度异常	重度异常	男性	轻度异常	中度异常	重度异常
左心室测量								
间隔厚度, cm	0.6~0.9	1.0~1.2	1.3~1.5	≥1.6	0.6~1.0	1.1~1.3	1.4~1.6	≥1.7
后壁厚度, cm	0.6~0.9	1.0~1.2	1.3~1.5	≥1.6	0.6~1.0	1.1~1.3	1.4~1.6	≥1.7
舒张末期内径, cm	3.9~5.3	5.4~5.7	5.8~6.1	≥6.2	4.2~5.9	6.0~6.3	6.4~6.8	≥6.9
舒张末期内径/BSA, cm/m²	2.4~3.2	3.3~3.4	3.5~3.7	≥3.8	2.2~3.1	3.2~3.4	3.5~3.6	≥3.7
舒张末期内径/身高, cm/m	2.5~3.2	3.3~3.4	3.5~3.6	≥3.7	2.4~3.3	3.4~3.5	3.6~3.7	≥3.8
左心室容量								
舒张期, ml	56~104	105~117	118~130	≥131	67~155	156~178	179~201	≥202
舒张期/BSA, ml/m²	35~75	76~86	87~96	≥97	35~75	76~86	87~96	≥97
收缩期, ml	19~49	50~59	60~69	≥70	22~58	59~70	71~82	≥83
收缩期/BSA, ml/m²	12~30	31~36	37~42	≥43	12~30	31~36	37~42	≥43
左心室质量（二维）								
质量, g	66~150	151~171	172~182	≥183	96~200	201~227	228~254	≥255
质量/BAS, g/m²	44~88	89~100	101~112	≥113	50~102	103~116	117~130	≥131
左心室功能								
心内膜短轴缩短分数（%）	27~45	22~26	17~21	≤16	25~43	20~24	15~19	≤14
室壁内短轴缩短分数（%）	15~23	13~14	11~12	≤10	14~22	12~13	10~11	≤9
射血分数（%）	≥55	45~54	30~44	≤29	≥55	45~54	30~44	≤29
右心室测量								
右心室基底段内径（cm）	2.0~2.8	2.9~3.3	3.4~3.8	≥3.9	2.0~2.8	2.9~3.3	3.4~3.8	≥3.9

表220-12　成人正常超声心动图参考区间和分区值（续）

	女性	轻度异常	中度异常	重度异常	男性	轻度异常	中度异常	重度异常
右心室中段内径	2.7~3.3	3.4~3.7	3.8~4.1	≥4.2	2.7~3.3	3.4~3.7	3.8~4.1	≥4.2
基底部至心尖长径	7.1~7.9	8.0~8.5	8.6~9.1	≥9.2	7.1~7.9	8.0~8.5	8.6~9.1	≥9.2
主动脉瓣上方 RVOT 直径	2.5~2.9	3.0~3.2	3.3~3.5	≥3.6	2.5~2.9	3.0~3.2	3.3~3.5	≥3.6
肺动脉瓣上方 RVOT 直径	1.7~2.3	2.4~2.7	2.8~3.1	≥3.2	1.7~2.3	2.4~2.7	2.8~3.1	≥3.2
肺动脉瓣下肺动脉直径	1.5~2.1	2.2~2.5	2.6~2.9	≥3.0	1.5~2.1	2.2~2.5	2.6~2.9	≥3.0
右心室面积和功能（心脏四腔切面）								
舒张期面积, cm²	11~28	29~32	33~37	≥38	11~28	29~32	33~37	≥38
收缩期面积, cm³	7.5~16	17~19	20~22	≥23	7.5~16	17~19	20~22	≥23
面积变化分数, %	32~60	25~31	18~24	≤17	32~60	25~31	18~24	≤17
心房大小								
左心房内径, cm	2.7~3.8	3.9~4.2	4.3~4.6	≥4.7	3.0~4.0	4.1~4.6	4.7~5.2	≥5.3
左心房内径/BSA, cm/m²	1.5~2.3	2.4~2.6	2.7~2.9	≥3.0	1.5~2.3	2.4~2.6	2.7~2.9	≥3.0
右心房短轴, cm	2.9~4.5	4.6~4.9	5.0~5.4	≥5.5	2.9~4.5	4.6~4.9	5.0~5.4	≥5.5
右心房短轴/BSA, cm/m²	1.7~2.5	2.6~2.8	2.9~3.1	≥3.2	1.7~2.5	2.6~2.8	2.9~3.1	≥3.2
右心房面积, cm²	<20	20~30	30~40	≥41	<20	20~30	30~40	≥41
左心房容积, ml	22~52	53~62	63~72	≥73	18~58	59~68	69~78	≥79
左心房容积/BSA, ml/m²	16~28	29~33	34~39	≥40	16~28	29~33	34~39	≥40
主动脉瓣狭窄								
主动脉射血流速, m/s		2.6~2.9	3.0~4.0	>4.0		2.6~2.9	3.0~4.0	>4.0
平均压力阶差, mmHg		<20	20~40	>40		<20	20~40	>40

瓣口面积，cm²	>1.5	1.0~1.5	<1.0
瓣口面积指数，cm²/m²	>0.85	0.60~0.85	<0.6
流速比值	>0.50	0.25~0.50	<0.25
二尖瓣狭窄			
瓣口面积，cm²	>1.5	1.0~1.5	<1.0
平均压力阶差，mmHg	<5	5~10	>10
肺动脉压，mmHg	<30	30~50	>50
主动脉瓣反流			
射流紧缩口宽度，cm	<0.30	0.30~0.60	≥0.60
反流束宽度/LVOT 宽度，%	<25	25~64	≥65
反流束宽度 CSA/LVOT CSA，%	<5	5~59	≥60
反流容积，毫升/搏	<30	30~59	≥60
反流分数，%	<30	30~49	≥50
有效反流孔面积，cm²	<0.10	0.10~0.29	≥0.30
二尖瓣反流			
射流紧缩口宽度，cm	<0.30	0.30~0.69	≥0.70
反流容积，毫升/搏	<30	30~59	≥60
反流分数，%	<30	30~49	≥50
有效反流孔面积，cm²	<0.20	0.20~0.39	≥0.40

缩略词：BSA，体表面积；CSA，横截面积；LVOT，左心室流出道；RVOT，右心室流出道。

资料来源：Values adapted from American Society of Echocardiography, Guidelines and Standards. www.asecho.org/ria/pages/index.cfm? pageid = 3317. Accessed Feb 23, 2010.

表 220-13 肺生理学常用参考值总结

	缩略词	典型数值	
		男性 40 岁，75kg，身高 175cm	女性 40 岁，60kg，身高 160cm
呼吸力学			
呼吸量测定法：容积-时间曲线			
用力肺活量	FVC	5.0L	3.4L
一秒用力呼气量	FEV$_1$	4.0L	2.8L
FEV$_1$/FVC	FEV$_1$%	80%	78%
最大呼气中期流速	MMEF (FEF25~75)	4.1L/s	3.2L/s
最大呼气流量	MEFR (FEF200~1200)	9.0L/s	6.1L/s
呼吸量测定法：流量-容积曲线			
50%肺活量时最大呼气流量	V$_{max}$×50 (FEF50%)	5.0L/s	4.0L/s
75%肺活量时最大呼气流量	V$_{max}$×75 (FEF75%)	2.1L/s	2.0L/s
气流阻力			
肺阻力	RL (R$_L$)	<3.0 (cmH$_2$O/s)/L	
气道阻力	Raw	<2.5 (cmH$_2$O/s)/L	
特殊气道导率	SGaw	>0.13cmH$_2$O/s	
呼吸系统顺应性			
静态肺弹性回缩力（肺总量）	Pst TLC	(25±5) cmH$_2$O	
肺顺应性（静态）	CL	0.2L cmH$_2$O	
肺和胸廓顺应性	C (L+T)	0.1L cmH$_2$O	
动态顺应性（呼吸频率20次/分）	C dyn 20	(0.25±0.05) L/cmH$_2$O	
最大静态呼吸压			
最大吸气压	MIP	>110cmH$_2$O	>70cmH$_2$O
最大呼气压	MEP	>200cmH$_2$O	>140cmH$_2$O
肺容量			
肺总量	TLC	6.9L	4.9L
功能残气量	FRC	3.3L	2.6L
残气量	RV	1.9L	1.5L
吸气量	IC	3.7L	2.3L
补呼气量	ERV	1.4L	1.1L
肺活量	VC	5.0L	3.4L

表 220-13 肺生理学常用参考值总结（续）

	缩略词	典型数值	
		男性 40 岁，75kg，身高 175cm	女性 40 岁，60kg，身高 160cm
气体交换（海平面）			
动脉氧张力	Pao_2	(12.7±0.7) kPa [(95±5) mmHg]	
动脉二氧化碳张力	$Paco_2$	(5.3±0.3) kPa [(40±2) mmHg]	
动脉氧饱和度	Sao_2	0.97±0.02 (97%±2%)	
动脉血液 pH 值	pH	7.40±0.02	
动脉碳酸氢根	HCO_3^-	(24+2) meq/L	
碱过剩	BE	(0±2) meq/L	
一氧化碳扩散力	D_{LCO}	37ml CO/min/mmHg	27ml CO/min/mmHg
死腔容积	V_D	2ml/kg 体重	
生理死腔/死腔潮气量			
休息	V_D/V_T	≤35% V_T	
运动		≤20% V_T	
肺泡气－动脉血氧分压差	P (A-a)$_{O_2}$	≤2.7kPa≤20kPa (≤24mmHg)	

资料来源：*Base on AH Morris et al：Clinical Pulmonary Function Testing. A Manual of Uniform Laboratory Procedures，2nd ed. Salt Lake City，Utah，Intermountain Thoracic Society，1984.*

■ 其他（表 220-14）

表 220-14 体液及其他质量数据

	参考区间	
	国际单位	传统单位
腹水：见第 49 章		
体液		
总量占体重比率	50%（肥胖者）～70%	
细胞内	体重 30%～40%	
细胞外	体重 20%～30%	
血液		
总量		
男性	69ml/kg 体重	
女性	65ml/kg 体重	

表 220-14　体液及其他质量数据（续）

	参考区间	
	国际单位	传统单位
血浆容量		
男性	39ml/kg 体重	
女性	40ml/kg 体重	
红细胞容量		
男性	30ml/kg 体重	$1.15\sim1.21L/m^2$ 体表面积
女性	25ml/kg 体重	$0.95\sim1.00L/m^2$ 体表面积
体重指数	$18.5\sim24.9kg/m^2$	$18.5\sim24.9kg/m^2$

索　引